ZHONGGUO GANGCHANGBING ZHENLIAOXUE

中国肛肠病诊疗学

（修订版）

主　编　韩　宝　张燕生
副主编　李倩蕾　贾小强　徐慧岩

北京大学医学出版社

ZHONGGUO GANGCHANGBING ZHENLIAOXUE（XIUDINGBAN）

图书在版编目（CIP）数据

中国肛肠病诊疗学 / 韩宝，张燕生主编. —修订本. —北京：北京大学医学出版社，2020.11
ISBN 978-7-5659-2152-0

Ⅰ.①中… Ⅱ.①韩… ②张… Ⅲ.①肛门疾病－中西医结合－诊疗②直肠疾病－中西医结合－诊疗 Ⅳ.①R574

中国版本图书馆CIP数据核字（2020）第013681号

中国肛肠病诊疗学（修订版）

主　　编：**韩　宝　张燕生**
出版发行：北京大学医学出版社
地　　址：（100083）北京市海淀区学院路 38 号　北京大学医学部院内
电　　话：发行部 010-82802230；图书邮购 010-82802495
网　　址：http：//www.pumpress.com.cn
E-mail：booksale@bjmu.edu.cn
印　　刷：**三河市春园印刷有限公司**
经　　销：新华书店
项目策划：驰康传媒　**责任编辑**：袁朝阳　**责任校对**：马思志　**责任印制**：李　啸
开　　本：889 mm × 1194 mm　1/16　**印张**：29.75　**字数**：775 千字
版　　次：2020 年 11 月第 1 版　2020 年 11 月第 1 次印刷
书　　号：ISBN 978-7-5659-2152-0
定　　价：260.00 元

主编简介

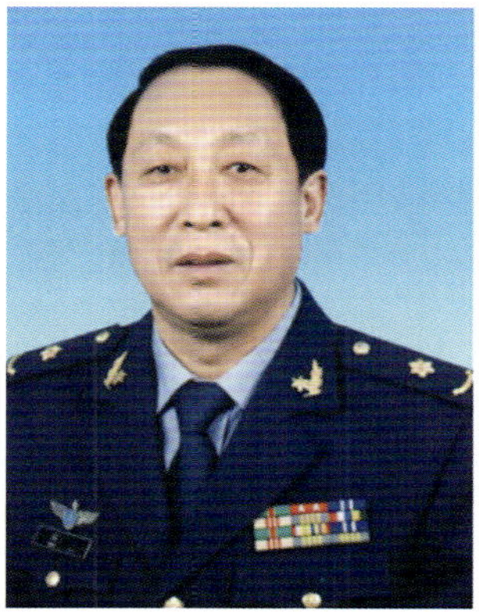

韩宝，主任医师，教授，博士研究生导师，中国人民解放军总医院中医肛肠科主任、北京马应龙长青肛肠医院院长、北京中医药传承“双百工程”导师。兼任中华中医药学会肛肠分会第四、五、六届理事会副会长兼秘书长，中国中医药研究促进会肛肠分会副会长兼秘书长，解放军中医药学会肛肠分会副主任委员，以及《世界中西医结合杂志》《中华中医药杂志》《现代中西医结合杂志》常务编委等职务。国家中医药管理局“十五”“十一五”“十二五”肛肠病重点专科带头人，国家发改委药品价格评审专家，中华中医药学会科学技术奖评审委员。由中华中医药学会授予“全国中医肛肠学科知名专家”“全国中医医院优秀院长”荣誉称号。从事肛肠外科临床工作 50 余年，采用微创、微痛中西医结合手术方法治疗各种常见肛肠病及疑难肛肠病 5 万余例，积累了丰富的临床经验。获得国家发明专利 3 项；主持科研课题 5 项，其中《注射方法治疗完全性直肠脱垂》获国家科技成果三等奖，《注射固脱技术在治疗盆底疾病中的应用》获得中国中医药研究促进会国际科技合作二等奖。主编学术著作 11 部，发表论文 50 余篇，出版教学光盘 3 部。

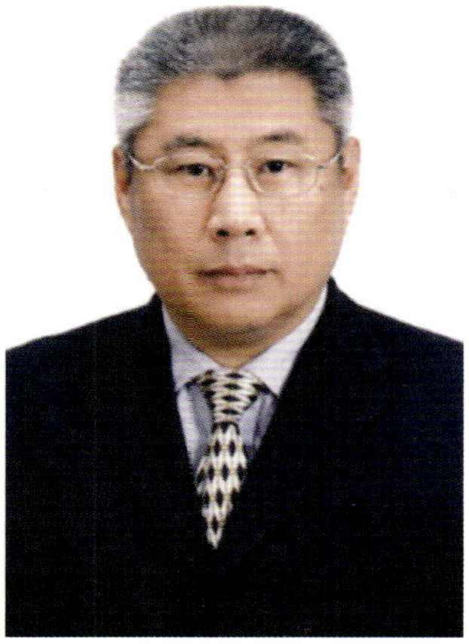

张燕生，主任医师、教授，博士生导师，北京马应龙长青肛肠医院副院长，国家中医药管理局中医师资格认证中心命审题专家。兼任中国民间中医医药研究开发协会肛肠分会会长、北京医师协会肛肠专家委员会主任委员、中国中医药研究促进会肛肠分会常务副会长，以及中华中医药学会肛肠分会顾问、中国中医药研究促进会理事、中医药高等教育学会临床教育研究会肛肠分会名誉会长、中国医师协会中西医结合医师分会肛肠专业委员会名誉主任委员、中国非公立医疗机构协会肛肠专业委员会名誉主任委员、中国医药教育协会肛肠专业委员会名誉主任委员等职务。师从全国首批名老中医施汉章教授，是北京市名中医指导老师、国家中医药管理局“中医优才班”指导老师，曾被中华中医药学会授予“全国中医肛肠学科知名专家”荣誉称号。从事中医外科及肛肠专业的临床、科研和教学工作 40 余年，主编、参编《中医外科学》《中西医结合外科学》《肛门直肠术后并发症的防治》等著作和教材 10 余部。

内容提要

中医肛肠病学是一门理论体系完整、诊疗技术独特、专科特色和优势显著的临床学科。本书作者在中医外科学及肛肠学古今不断发展的诊疗体系基础上，结合长期从事肛肠疾病诊疗工作的临床经验，从实践出发，以中医外科诊疗思路为特色，分 28 章详细阐述了中医肛肠病学的理论基础，诊疗特色、优势，常见肛肠疾病的病因病机、临床表现、专科及辅助检查、诊断要点、中医辨证治疗、中医外治法、手术治疗，以及国内外关于肛肠疾病的最新研究成果、最新临床诊疗技术和预防保健等内容。此外，在痔、直肠脱垂、炎症性肠病、便秘等疾病相关章节中还有针对性地介绍了专家的临床经验和典型医案。本书既可作为普通外科及肛肠科医师临床指导用书，也可作为中医外科医师职称考试辅导用书。

修订版编著者名单

主　编　韩　宝　张燕生

副主编　李倩蕾　贾小强　徐慧岩

编　委（以姓氏笔画为序）

马树梅　北京市石景山区中医医院
王　梅　北京市肛肠医院
王晓峰　中国中医科学院广安门医院
卢天宇　北京中医医院平谷医院
叶宇飞　中国人民解放军总医院
冯丽鹏　中国中医科学院广安门医院
曲牟文　中国中医科学院广安门医院
曲建辉　北京马应龙长青肛肠医院
任　毅　北京市石景山区中医医院
刘　芳　北京马应龙长青肛肠医院
刘仍海　北京中医药大学东方医院
杜炳林　中国中医科学院广安门医院
李　峨　中国中医科学院广安门医院
李　薇　北京中医药大学东方医院
李华山　中国中医科学院广安门医院
李倩蕾　北京马应龙长青肛肠医院
李淑娟　北京马应龙长青肛肠医院
张　东　北京马应龙长青肛肠医院
张书信　北京中医药大学东直门医院
张玉波　北京市第一中西医结合医院
张燕生　北京中医药大学东方医院
陈惠华　武汉市中医医院
周振东　北京马应龙长青肛肠医院
赵炳会　北京中医药大学东直门医院
赵艳艳　北京马应龙长青肛肠医院
赵新生　北京马应龙长青肛肠医院
柯　海　首都医科大学附属北京中医医院

贾小强　中国中医科学院西苑医院
贾海霞　北京马应龙长青肛肠医院
徐慧岩　中国人民解放军总医院
梅　荣　中国人民解放军总医院
曹　科　中国人民解放军总医院
盛贵仁　北京马应龙长青肛肠医院
韩　平　北京市监狱管理局中心医院
韩　宝　北京马应龙长青肛肠医院
韩笑冰　北京马应龙长青肛肠医院

附：第1版《中国肛肠病诊疗学》编著者名单

主　编　韩　宝　　张燕生

副主编　刘仍海　张书信　李华山　韩　平　陈惠华

编　委（以姓氏笔画为序）

马树梅　王晓峰　万照良　任　毅　曲年文　曲建辉　杜炳林
李　峨　李　薇　陈少明　陈颜颜　赵新生　赵艳艳　周振东
徐慧岩　高　杰　韩笑冰

编　者（以姓氏笔画为序）

丁　彤　马志永　王　奎　王　梅　王瑞民　毛宽荣　方承轼
卢天宇　冯丽鹏　叶宇飞　朱泽文　刘　芳　刘光亮　李　杨
李倩蕾　李淑娟　汪草原　张　东　张健柏　张淑伶　赵江涛
赵利军　梅　荣　曹　科　盛贵仁　韩丽清　韩笑春　霍　红

前 言

《中国肛肠病诊疗学》（修订版）是国内数十位中医肛肠病专家临床经验的结晶，它简明扼要地介绍了中医肛肠病学理论基础、临床诊疗思路与方法，重点阐述了常见肛肠疾病的病因病机、临床表现、专科及辅助检查、诊断要点、中医辨证治疗、中医外治法、手术治疗，以及国内外关于肛肠疾病的最新研究成果、最新临床诊疗技术和预防保健等内容，既丰富了传统医学的内涵，又完善了现代医学的治疗手段，极大地促进了我国肛肠病诊疗水平的提高。

该书第 1 版于 2011 年由人民军医出版社出版，至今已有 10 年。近年来随着中医外科学及多种交叉学科的融合发展，中医肛肠病学也有了较大的发展。应广大读者的需求，我们再次集结国内具有丰富临床经验的肛肠病学专家予以修订再版。本次修订是在秉承第 1 版突出临床实用特点的基础上，继续以我国著名肛肠病专家史兆岐先生学术思想为指导，优化了目录结构、丰富了诊疗内容，系统地总结、归纳了近 10 年来的诊疗新经验、新技术，并有针对性地融入了专家学术思想、诊疗经验及临床验案，进一步突出了中医外科学的特点和中西医结合诊疗优势，以使广大肛肠科临床工作者能够快速掌握中医肛肠病诊疗思路、方法、技术，达到“一学就会、一用就灵”的学习效果。

“研读经典”“大量实践”“名师指点”是学习中医的法宝，缺一不可。中医肛肠病学是一门古老而又年轻的临床医学，我们希望广大中医肛肠病临床工作者要对这一厚载中国传统文化的自然科学保持强大的理论自信，在学习中既要注重传承，又要师古而不泥古，不断汲取边缘学科研究成果，达到“守正创新”的目的。

本书在编写过程中得到了我国著名肛肠病专家田振国、李国栋、丁义江、杨明会等的鼓励和大力支持，在此，特别向他们致以衷心的感谢！书稿虽经多次审改，仍可能会有谬误和欠缺之处，恳请同道指正！

韩 宝 张燕生

目　录

第 1 章

中国肛肠病诊疗学发展史

中国肛肠病诊疗学作为中医学外科体系中的重要部分，伴随着中医学的发展，不断丰富和完善，形成了专科特色和优势显著，理论体系完整、诊疗技术独特的临床学科，为中华民族的繁衍昌盛做出了巨大的贡献。我们现以年代为依托，以文献为主线，将中国肛肠病诊疗学的发展历程简要地总结如下。

一、秦代之前

（一）甲骨文——肛肠病最早的文字记载

早在远古时代，人类在与自然界做斗争的同时，就已开始了与包括肛肠病在内的各种疾患的顽强抗争。在距今约三千年的商代，我国最古老的文字甲骨文中，就有一些可能与大肠疾病有关的古病名，如“疾腹”“疛”“腹不安”“病蛊”“下痢”等。

（二）《山海经》——肛肠病最早的治法记载

《山海经》是一部记述中国古代志怪的古籍，有关其成书年代，尚无统一定论，一般认为大致成书于春秋战国时期。有研究认为《山海经》成书于甲骨文形成之后，《五十二病方》《黄帝内经》成书之前。《山海经》中记载了大量疾病及药物，其中也有一些有关肛肠病的记述。“痔”“瘘”病名最早见于《山海经》，如《山海经·南山经》曰：“南流注于海，其中有虎蛟，其状鱼身而蛇尾，其音如鸳鸯，食者不肿，可以已痔。”《山海经·中山经》记载：“合水出于其阴，而北流注于洛，多𧓅鱼，状如鳜，居逵，苍文赤尾，食者不痈，可以为瘘。”“劳水出焉，而西流注于潏水，是多飞鱼，其状如鲋鱼，食之已痔衕。”

（三）《五十二病方》——肛肠病最早的诊疗记载

《五十二病方》，1973 年出土于湖南长沙马王堆三号汉墓之帛书，原无书名，整理小组按其目录后题有“凡五十二”字样命名。据考古学家考证，其成书年代应早于《黄帝内经》，在战国之前，是我国现存最早的医方著作，其中记载了大量有关肛肠疾病的内容。

1. 有关肛肠诊断及分类记载　该书将痔分为牡痔、牝痔、脉者（痔）、血痔四种。其中除脉痔和血痔仅有治法而无证候外，牡痔和牝痔均有完整的证候、治法记载。如“牡痔居窍旁，大者如枣，小者如枣覈（核）”“牡痔有蠃肉出，或如鼠乳状，末大本小，有孔其中”“牝痔之入窍中寸……后而溃出血……”“牝痔有空（孔）而栾”等。由以上文献记载可见，牡痔可能指外痔或肛瘘，牝痔多指内痔。《五一二病方》中将瘘管称作“巢”，如“巢塞直（脏，即直肠）者”

即指直肠有瘘管。其他肛肠病名如称直肠脱垂为“人洲出”等。

2. *有关肛肠病治法的记载* 《五十二病方》中还记载了内治法、结扎法、切开术、敷药法、药浴法、熏法、熨法、砭法、灸法、按摩法、角法等肛肠疾病的诸多治法。其中记载的“絜以小绳，剖以刀”治疗牡痔的方法，即是治疗外痔的结扎切开术。书中还记载了利用狗膀胱、竹管等制成的器具将病变引出肛外，切除病患的手术疗法。如“巢塞直（脏）者，杀狗，取其脬，以穿龠（yuè，此处指竹管），入直（脏）中炊（吹）之，引出，徐以刀劙（劙 lì，割破之意）去其巢，冶黄黔（芩）而娄（屡）傅之。”《五十二病方》中除了记载有世界上最早的肛肠病手术疗法外，还有保守疗法的记载。如“牡痔……与地胆虫相半，和，以傅（敷）之”。地胆虫即地胆，外用有腐蚀作用，此处所载用地胆等药物外敷治疗牡痔的方法，类似后世的枯痔疗法。又如治“牝痔之有数窍，蛲白徒道出者方；先道（导）以滑夏铤（探针）令血出……坐以熏下窍”的肛门探查术及熏治法，以及“煮一斗枣、一斗膏，以为四斗汁，置般（盘）中而居（踞）之”的坐浴法。此外，该书中还有用骆阮（药名）熏治牝痔；用干艾、柳蕈熏治朐痒；用小便煮公鼠治血痔等记载。

（四）《黄帝内经》——奠定肛肠病诊疗的理论基础

《黄帝内经》（又称《内经》）是中医四大经典之一，一般认为其成书于战国时期，最终成型于西汉。《黄帝内经》对肛肠疾病的论述非常系统全面，从解剖、生理、病因病机、诊断、治疗等均有阐释，为中国肛肠病诊治学的发展奠定了坚实基础。

1. *解剖方面* 古人关于肛肠解剖的认识主要见于《黄帝内经·灵枢》和《难经》（约成书于东汉以前）。《黄帝内经》对肛肠解剖、生理、病理等方面有详细论述。如《灵枢·肠胃篇》记述了回肠（结肠），广肠（直肠）的长度、大小、走行。说明战国时期的医家对大肠肛门的解剖进行了非常深入细致的研究。

2. *生理方面* 从《黄帝内经》的相关论述可以看出，当时的医家已对大肠肛门的生理功能有了较为深刻的认识，认识到大肠具有传输、排泄粪便的功能。如《素问·灵兰秘典论》中说：“大肠者，传导之官，变化出焉。”将大肠功能概括为“传导”“变化”等方面。这一观点成为后世对大肠生理认识的基础。此外，《黄帝内经》对肛门功能与脏腑的关系也有较明确的认识，如《素问·五脏别论》中载：“魄门亦为五脏使，水谷不得久藏。”《难经》中提出：“大肠者，肺之腑也，藏其魄，大肠下名肛门。”进一步明确了肺、大肠、肛门之间的生理关系。

3. *肛肠病分类方面* 《黄帝内经》中记载了“痔”“肠痈”“肠癀”（即脱肛）“锐疽”（即藏毛窦囊肿）“肠瘤”（大肠息肉）“昔瘤”（指肠道肿瘤）等肛肠病名。

4. *病因病机方面* 《黄帝内经》对肛肠病的病因病机有了较深入的认识，可归纳为两个方面。

（1）邪气致病的观点：如认为邪气客于太阳经时易致痔疾；寒邪留滞经脉，致“陷脉为瘘”“冬日重感于寒则泄”“寒气客于肠外，与卫气相搏，气不得荣，因有所结，癖而内着，恶气乃起，息肉乃生”“寒与热相搏，久留内着，……合而为肠瘤”。

（2）饮食起居所伤的观点：《黄帝内经》最早提出痔的发生与饮食不节有关。如《素问·生气通天论》中说：“风客淫气，精乃亡，邪伤肝也。因而饱食，筋脉横解，肠澼为痔。”最早将痔病的病理改变概况为“筋脉横解”，认为血管的瘀曲扩张是痔的主要病理改变，应该是痔的静脉曲张学说的最早提出者。《灵枢·经脉第十》：“是主筋所生病者，痔，疟。”《黄帝内经太素》进一步解释为：“肝主于筋，亦生于血，肝既伤已，又因饱食，谷气盛迫，筋脉解裂，广肠漏泄脓血，名之为痔也。”这里所说的筋和脉均指血管，应该是包括了静脉和动脉。《灵枢·百病始生》“阴络伤则血内溢，血内溢则后血”，在肝虚筋脉薄弱的情况下，过量饮食可致肛门直肠筋脉弛张，发生痔疾。

（3）综合因素致病的观点：《灵枢·上膈第六十八》岐伯曰：“喜怒不适，食饮不节，寒温不时，则寒汁流于肠中，流于肠中则虫寒，虫寒则积聚，守于下管，则肠胃充郭，卫气不营，邪气居之。人食则虫上食，虫上食则下管虚，下管虚则邪气胜之，积聚以留，留则痈成。”其中论述了包括情志、饮食、外感、虫等多种致病因素综合致的观点。

5. 诊断方面　《黄帝内经》对肛肠病脉象进行了初步总结。《灵枢·邪气脏腑身形》中记载了多种脉象在肛肠病诊断中的意义。如肺脉“微缓为痿瘘”“微涩为鼠瘘”；脾脉“涩甚为肠㿗”；肾脉“微涩为不月沉痔”。又如《素问·脉要精微论》中说：“数动一代者，病在阳之脉也，泄及便脓血。”

6. 治疗方面　《黄帝内经》记载了许多应用针灸治疗肛肠疾病的经验。如《黄帝内经·灵枢》中记载取阳陵泉治疗“飧泄”，取三里治疗“肠中不便”；取巨虚、上廉、三里等穴治疗大肠病；刺寒府治疗“鼠瘘”，取骨上治疗“痔”等。

二、汉代至五代十国

（一）《伤寒杂病论》——奠定肛肠病辨证施治的诊疗体系

《伤寒杂病论》是中国传统医学经典著作之一，为东汉张仲景所著。《伤寒杂病论》创造性地确立了辨证施治原则，奠定了理、法、方、药的理论基础。《伤寒杂病论》可分为《伤寒论》和《金匮要略》两部分。

1. 对肛肠病寒热辨证的要点　《金匮要略·五脏风寒积聚脉证并治第十一》“大肠有寒者，多鹜溏，有热者便肠垢；小肠有寒者，其人下重便血，有热者必痔”。认为水粪杂下的“鹜溏”多属“大肠有寒”；生“痔”为“小肠有热”。《伤寒论》114 条“太阳病，以火熏之，不得汗，其人必躁，到经不解，必圊血”。圊血即大便出血。《金匮要略·鸷惊吐衄下血胸满瘀血病脉证第十六》“病人自无血色，无寒热，脉沉弦有衄、浮弱，手按之绝者，下血”。

2. 提出辨远近血原则及治疗方法　《金匮要略·鸷惊吐衄下血胸满瘀血病脉证第十六》提出“下血先便后血，此远血也，黄土汤主之；下血先血后便，此近血也，赤小豆当归散主之”，指出了大便下血的辨别方法和治法。对于下利、便脓血、蛔厥等其他大肠肛门病，张仲景也确立了有关辨证论治和立方用药的原则。

3. 提出便秘的辨证论治原则　《伤寒论》六经辨证将便秘分阳明“阳结”、少阳“阳微结”、太阴“阴结”、少阴“纯阴结”等四大病证进行论治。

（1）阳结：“阳结”便秘，即阳明腑气结滞，阳气独盛，阴不足以济阳而出现之大便不通。如《伤寒论》179 条：“病有太阳阳明，有正阳阳明，有少阳阳明，何谓也？答曰：太阳阳明者，脾约是也；正阳阳明者，胃家实是也；少阳阳明者，发汗利小便已，胃中燥、烦、实，大便难是也。”而其细分又有脾约麻子仁丸证与承气汤证之不同。

①脾约麻子仁丸证：见于《伤寒论》247 条：“趺阳脉浮而涩，浮则胃气强，涩则小便数，浮涩相搏，大便则硬，其脾为约，麻子仁丸主之。”其证属胃热肠燥津亏所致，以大便硬为主症，治以麻子仁丸清热润肠通便。方中重用麻仁润肠以通便；大黄、枳实、厚朴为小承气汤，行气导滞、清热通便；杏仁降气润肠，芍药益阴和营，蜂蜜润燥通便。

②承气汤证：从《伤寒论》218 条：“阳明病，其人多汗，以津液外出，胃中燥，大便必硬，硬则谵语，小承气汤主之”，到《伤寒论》220 条：“阳明病，谵语，有潮热，反不能食者，胃中必有燥屎五六枚也，若能食者，但硬耳，宜大承气汤下之”，表明了阳明热结“大便难”之证由轻至重发展，故其治法也有小承气汤轻下实热

与大承气汤峻下实热之异。

(2)阳微结:“阳微结”见于《伤寒论》230 条:“阳明病，胁下硬满，不大便而呕，舌上白苔者，可与小柴胡汤。上焦得通,津液得下,胃气因和,身濈然汗出而解。”阳微结是指阳气郁伏于少阳半表半里，热结尚浅，只需以小柴胡汤和解少阳枢机郁结，大便一通，诸证均除。

(3) 阴结 :“阴结”,《伤寒论》太阴病篇虽未提及“不大便”，但其在《金匮要略·腹满寒疝宿食病脉证治第十》条文中有:“趺阳脉微弦，法当腹满，不满者，必便难。”考其便秘，当属太阴脾阳亏虚、寒凝内结、阻滞肠腑气机而致之太阴“阴结”证。

(4) 纯阴结 :少阴“纯阴结”，脉沉以候里，里为阴，故其为阴证，属少阴肾阳虚衰之里虚寒证，且当无表证存在，仅有一派少阴阳虚之里寒证，故言 :“假令纯阴结，不得复有外证，悉入在里。”少阴“纯阴结”为在太阴“阴结”基础上阳气虚损进一步发展加重而成。“纯阴结”为病结少阴,属虚寒之证,系太阴病“阴结”进一步发展至少阴病而成。“纯阴结”之便秘与“阴结”便秘，两者虽同为阴证便秘，但在病位上有太阴、少阴之别。

4. 提出热结旁流证治法　《伤寒论》:“下利，谵语者，有燥屎也，宜小承气汤。”认为谵语是阳明腑实，气机壅滞，热邪上扰所致。而下利为热结旁流之证。 一方面肠道有实邪阻塞，另一方面，燥热逼迫津液从旁而下，故结者自结，下者自下。热结旁流之证，最易伤津，津伤则燥热愈甚,故乘其下利谵语,病势尚未大甚之时，投小承气汤攻下之，乃通因通用之法。

5. 首创了肛门栓剂和灌肠术　《伤寒论》中首创了肛门栓剂和灌肠术。提出对津伤便秘者“不可攻之”,“宜蜜煎导而通之。”“食蜜七合。一味内铜器中，微火煎之。稍凝似饴状搅之。勿令焦着欲可丸。并手捻作挺。令头锐。大如指。长二寸许。当热时急作，冷则硬。以内谷道中，以手急抱，欲大便时乃去之。”蜜煎导类似现代所用肛门栓剂。书中还记载了用土瓜根及大猪胆汁“以灌谷道内”的方法治疗便秘,“大猪胆一枚，泻汁，和醋少许，以灌谷道中，如一食顷，当大便出。”提示当时已出现了灌肠疗法。一般认为,《伤寒论》是最早倡用导法治疗便秘的。

6. 明确了肠痈的病变部位、临床表现及治疗方药　《金匮要略·疮痈肠痈浸淫病脉证并治第十八》:“肠痈之为病，其身甲错，腹皮急，按之濡如肿状，腹无积聚，身无热。脉数，此为肠内有痈脓，薏苡附子败酱散主之。”

(二)《神农本草经》——汉之前的肛肠病药物研究成果的总结

东汉时期的《神农本草经》(公元 2 世纪)记载了约 15 种肛肠病名,最早记载了“脱肛”“瘘痔”“肠泄”等病名，并最早提出了“五痔”的名称，但未具体说明“五痔”的内容。《神农本草经·下卷虫兽部中品》最早提出脱肛的病名，书中记载“蛞蝓味咸寒，主贼风、歪僻、轶筋、脱肛、惊痫挛缩”。《神农本草经》所整理的汉以前有效药物 365 种中，记载可治疗肛肠病者就有 50 多种。

(三)华佗——外科鼻祖

汉代在手术疗法方面有较大突破，据《三国志·华佗传》记载，东汉末年的杰出外科学家华佗已能对发生于肠道中的病变进行剖腹手术，并成功地应用了口服“麻沸散”的麻醉方法进行手术。

(四)《针灸甲乙经》——记载大量肛肠病针灸治法

晋代皇甫谧所著的《针灸甲乙经》(公元 282 年)中专列出《足太阳脉动发下部痔脱肛第十二》，可谓是专篇论述肛肠病的最早文献。该篇较详细地叙述了运用针灸治疗肛肠病的方法，共列出攒竹、会阴、商丘等 7 个治疗痔的穴位，还有刺气街治脱肛的记载。如书中写道 :“痔痛，攒竹主之。痔，会阴主之。凡痔与阴相通者死。阴中诸病，前后相引痛，不得大小便，皆主之。痔骨蚀，商丘主之。痔，篡痛，飞扬、委中及承扶主之。痔篡痛，承筋主之。脱肛下，刺气街主之。”此外还记载了直肠尿道或阴道瘘，称之为“痔与阴通者”。

（五）《肘后备急方》——提出大便不通的救急方法

葛洪（公元261—341年）《肘后备急方》中记载：“治大便不通，土瓜采根捣汁，筒吹入肛中，取通。”由此可见，当时已出现古老的灌肠器具。

（六）《刘涓子鬼遗方》——现存第一部中医外科专著，进一步完善了“肠痈”的临床症状。

《刘涓子鬼遗方》（公元499年）记载：“病在上者当吐，在下者当下脓血，此谓肠痈之属也。”这一点与炎症性肠病中的克罗恩病及溃疡性结肠炎的临床表现相似。

（七）《诸病源候论》——全面论述肛肠病的病因病机及证候特点

隋代巢元方编撰的《诸病源候论》（公元610年）是我国现存最早的论述病因、病机、证候学专著，书中对肛肠疾病进行非常系统深入的阐释，虽没有记载治法和方药，但对临床诊治肛肠病具有非常高的指导价值。

1. 对肛肠病病因的认识

（1）对痔病病因的认识：《诸病源候论》提出痔病的病因主要包括房事不慎、劳伤气血、风伤肠络、肠内结热等。如书中记载“诸痔皆由伤风，房室不慎，醉饱合阴阳，致劳扰血气，而经脉流溢，渗漏肠间，冲发下部”，“皆因劳伤过度，损动血气所生”。

（2）对肛漏病因的认识：《诸病源候论》指出“凡痈疖，捻脓血不尽，而疮口便合，其恶汁在里，虽瘥，终能更发，变成漏也”“脓瘘候，是诸疮久不瘥成瘘”。认识到瘘是由痈疮转化而来。

（3）对肛门瘙痒病因的认识：《诸病源候论》曰：“谷道痒由胃弱脾虚，则蛲虫下侵谷道，重者食于肛门，轻者但痒也。蛲虫状极细微，形如今之蜗虫状也。”认为蛲虫感染是导致肛门作痒的原因之一，并指出脾胃虚弱是蛲虫感染继发瘙痒的根本原因。

（4）对其他疾病病因的认识：对于其他肛肠疾病，如大便失禁，《诸病源候论》认为多为大肠虚冷所致；脱肛病位在大肠，是由于大肠虚冷或由生产用力耗气导致气虚脱出，并明确指出小儿脱肛多由痢后大肠虚冷所致。

2. 对肛肠病概念及分类的认识　《诸病源候论》在前人的基础上，明确指出牡、牝、脉、血、肠五痔，并对其临床表现进行了叙述：“牡痔候，肛边生鼠乳出外者，时时出脓血也；牝痔候，肛边肿生疮而出血者；脉痔者，肛边生疮，痒而复痛出血者，肠痔者，肛边肿核痛，发寒热而出血者，肠痔也；血痔候，因便而清血随出者，血痔也。”《诸病源候论》还提出了气痔、酒痔的说法：“竟又有酒痔，肛边生疮，亦有出血，又有气痔，大便难而出血，肛亦外出，良久不肯入。”

《诸病源候论》还有其他肛肠疾病的重要记载，如“脱肛者，肛门脱出也”，阐明了脱肛的概念，“蚯蚓瘘者……其根在大肠，其状肿核溃漏”，是对肛瘘的准确描述。此外，书中还记载了“谷道生疮”“谷道虫”“谷道痒”“谷道赤痛”“大便难”“大便不通”等肛肠疾患，都有较前人更深入的认识。

《诸病源候论·痈疽病诸候·肠痈候》：“大便脓血，似赤白下，而寮（实）非者，是肠痈也。”指出了“肠痈”便血的特点。

3. 手术治疗方面的发展　隋代在手术治疗肠道损伤方面有了较大进展。《诸病源候论》中记述了“金疮肠断”手术续接的方法。认为“肠两头见者，可速续之”；对有“腹珊”（网膜）脱出者，先用丝线结扎血管，然后截除；对伤口有污染或异物者，提出必须予以清洗等处理，否则极易导致“疮永不合”或“纵合常令疼痛”。

缝合时“当次阴阳，上下顺逆，急缓相望，阴者附阳，阳者附阴……”，这种肠缝合方法与现代所采用的缝合法极为相似。巢氏提出缝合时“勿令气泄”，缝合后“即推内之”的原则，还记述了“金疮肠断”重症的预后，“若腹痛短气不得饮食者，大肠一日半死，小肠三日死”。在肠道术后护理方面，巢氏主张“作米粥饮之”，否则有致“肠痛决漏”的危险。这些记载充分说明了当时外科肠道手术及护理方面已具有相当的水平。

4. 对肛肠病防治的认识　在防治肛肠病方面，书中最早记载了导引之术：“一足踏地，一足屈膝，两手抱犊鼻下。急挽向身极势，左右换易四七，去痔五劳三里气不下。”充分体现了中医“未病先防，既病防变”的思想。

（八）《备急千金要方》——丰富了肛肠诊疗内容

唐代，在肛肠病的辨证论治和针灸等疗法上有了一些发展。《备急千金要方》(公元652年)是一部代表了唐初水平的医学全书。书中设有肛肠病专篇，记载有大量肛肠专科的内容，如卷十八《大肠府》、卷二十三《痔漏》等。《大肠府・肛门论篇三》中提出“热则通之，寒则补之”的治疗原则。在《痔漏・五痔第三》中系统论述了痔的分类、证候及主药，将辨病、辨证与论治有机地联系起来；该书记载了应用动物药，如䗪鱼、刺猬皮、鳗鲤鱼等治疗肛肠病的经验。此外，在针灸治疗肛肠病方面也有详细的论述。

（九）《外台秘要》——提出内外痔概念

《外台秘要》成书较《千金方》稍晚，由唐代王焘撰成于天宝十一年（752年），首次提出了内、外痔的概念，并对内、外痔的临床特征进行了描述。书中记载：“此病有内痔，外痔；内但便即有血，外有异。外痔下部有孔，每出血从孔中出，内痔每便即有血，下血甚者，下血击地成孔。出血过多，身体无复血色，有痛者，有不痛者。”这一论述对后世医家影响很大。

书中有用鲤鱼汤、羊脊髓治“痔”，用猪肝散治“脱肛”的记载。该书还具体记述了盐水灌肠治疗便秘的方法，“以水三升，盐三合使沸，适寒温，以竹筒灌下部立通也。”

三、宋代至中华人民共和国成立以前

据考证，早在宋代就已有肛肠学科专著刊出，如定斋居士的《五痔方》、滑寿的《痔瘘篇》、王伯学的《痔瘘论》等。可惜这些专著现都佚失。清同治十二年（公元1873年）又一部肛肠专著《马氏痔瘘科七十二种》问世，至今仍有珍本在世。专科著作的刊出，无疑对中医肛肠病学的形成和发展具有巨大的推动作用。这一时期的肛肠诊疗学发展成就可从以下医家、著作中窥见一斑。

（一）《太平圣惠方》——丰富发展内治法、外治法

宋代《太平圣惠方》（公元992年）中提出了“内消”和“托里”的内治原则，并记载了大量治疗肛肠疾患的有效方剂，其中仅用于治“五痔”的方剂就有213首，并载有治疗肛肠病的食疗方20余首。

《太平圣惠方・治痔肛边生鼠乳诸方》中最早记载了将砒霜溶于黄蜡中，捻为条子，纳于“痔瘘疮窍”之中的枯痔丁疗法。《太平圣惠方》中对痔的结扎疗法有明确记述，用蜘蛛丝缠紧系“痔鼠乳头”，使痔核不觉自落。

（二）金元四大家的贡献——丰富发展了肛肠病的辨证治疗

金元时代，著名的金元四大家为中医发展做出了很大贡献。

刘完素（公元1120—1200年）在所著《河间六书》中提出了“风湿邪热”致病说，并且强调热邪为患在其中的关键作用。刘完素认为大肠病“当泻三焦火”。

张从正（公元 1156—1228 年）在《儒门事亲》卷十五特专目收录痔疾方 13 首 。在《儒门事亲》中说："小肠有热则中外有痔。"他认为伤于"湿热"郁而下注是引起肛肠疾患的主要病机。张从正认为治痔应以通利肠胃为法。《儒门事亲・卷四・痔漏肿痛・十九》云："更加以葵羹、菠菜、猪羊血等，通利肠胃。""鸡鱼酒醋等物勿食之。"用食疗滑利大肠，保障大便畅顺 。在《儒门事亲・卷四・痔漏肿痛・十九》中明确提出"大忌房室"。在《儒门事亲・卷四・便痈・四十八》中强调"和气血通经络"。

李东垣在（公元 1180—1521 年）《兰室秘藏・痔漏门》中提出，痔漏一病"受病者燥气也。为病者胃湿也。胃刑大肠，则化燥火，以乘燥热之实，胜风附热而来，是湿、热、风、燥四气而合"。提出"苦寒泻火""辛温和血润燥，疏风止痛"的治则；认为"内伤脾胃，百病由生"的学术思想，强调饮食不节是造成脾胃虚损的原因。认为"因饱食行房……前因之气归于大肠"，肝木乘相火之势，木火刑金，煎灼大肠津液，因而便秘，久之为痔。李氏重视脾胃中焦之气，痔漏八方中，每方均有顾护脾胃之药，如"治大肠疼痛不可忍"的七圣丸中，李氏认为"积气生于脾脏傍，大肠疼痛阵难当，渐知稍泻三焦火，莫谩多方立纪纲"。

朱丹溪（公元 1281—1358 年）强调内因在肛肠病发病中的重要性，认为"脏腑本虚"是肛肠病发病的基础，并且较全面地对肛肠病致病因素进行了概括。朱丹溪提出痔疮专以凉血为主，"以解热调血顺气先之"。

（三）《外科发挥》——详细论述了肛肠病的治疗原则和方法

明代薛己《外科发挥》（公元 1528 年）中，专设多个篇章论述肛肠疾病，如卷四中的"肠痈"篇，卷七中的"便痈""悬痈""痔漏（附便血脱肛）"等篇，卷八中的"便秘门"篇。在"肠痈"篇中提出"小腹硬痛，脉迟紧者，瘀血也，宜下之。小腹痛，脉洪数者，脓成也，宜托之"的治疗原则。在"便痈"篇中提出"言于不便处肿毒，故为便痈也"。认为"大抵此证多患于劳逸之人，亦有内蕴热毒而生者，须辨虚实及成脓否，不可妄投药饵"。在"悬痈"篇中提出"痛或发热者，清肝解毒。肿痛者，解毒为主。肿痛小便赤涩者，肝经湿热也，宜分利清肝。不作脓或不溃者，气血虚也，宜补之"的治疗原则。在"痔漏（附便血脱肛）"篇中提出"大便秘涩，或作痛者，润燥除湿。肛门下坠，或作痛者，泻火导湿。下坠肿痛或作痒者，祛风胜湿。肿痛小便涩滞者，清肝导湿"的治疗原则；认为"原痔者，贫富男女皆有之。富者酒色财气，贫者担轻负重，饥露早行，皆心肝二血"。详细叙述了具有"治痔护肉"功效的"水澄膏"的药物制备、使用方法。在"便秘门"中提出"脉沉实而秘者，火在内者，宜泄之。脉涩而秘者，属血少，宜养血。脉浮而秘者，属气虚，宜补气。脉浮涩而秘者，气血俱虚也，宜补气血"的治疗原则。据考证，《外科发挥》是最早出现"便秘"一词的文献。

（四）《古今医统大全》——传承发展枯痔疗法及挂线疗法

明代《古今医统大全》（公元 1556 年），记载了当时的肛肠专科医生"浙衢鲁秋泉专门痔漏"，详述了涂敷枯痔散的方法，明确指出枯痔法的适应证是内痔。

在《古今医统大全》中引用了元朝医书《永类钤方》（公元 1331 年）关于治瘘法的记载，主张采用"挂线治法"治疗肛瘘，为肛瘘的治疗开创了新路。书中详细记述了挂线疗法，指出挂线疗法的适应证是"成漏穿肠串臀，支分节派，中有鹅管，年久深远者"；机制是"药线日下，肠肌随长，僻处既补，水逐线流，未穿疮孔，鹅管内消"；该书还介绍了药线的制作方法、挂线的操作方法以及疗程等，是有关挂线疗法最完整的古文献。

此外，书中还详细介绍了"锁肛"的手术及换药方法，并提出应"及早"手术的原则。

（五）《疮疡经验全书》——完善痔分类和病因认识

《疮疡经验全书》（公元 1569 年）中论述“痔分二十五”：“今痔变为五五二十五类，或左或右，或内或外，或状如鼠奶，形如樱桃，或脓或血，或痛或痒，或肿或……”，宋氏在二十五痔分法中提出了“子母痔”，较科学地阐释了内痔的好发区域。《疮疡经验全书》最早记载了痔的遗传因素，书中写道：“人生素不能饮酒，亦患痔者，脏虚故也。亦有父子相传者，母血父精而成。”

（六）《本草纲目》——肛肠病诊疗记载的宝库

《本草纲目》（公元 1590 年）中有大量关于肛肠病临床病证及方药的文献，第三卷“ 百病主治药”痔漏、脱肛、大便燥结和下血等章节中均有关于肛肠病的论述。关于痔漏的病因病机，李时珍认为“初起为痔，久则成漏。 痔属酒色郁气血热或有虫，漏属虚与湿热”。关于脱肛，李时珍认为“脱肛有泻痢、痔漏、大肠气虚也”。《本草纲目》各部的“ 附方”提及痔漏临床症状的共有 148 处。《本草纲目》中按脱出程度不同分为肠头挺出、肛门凸出、肛门脱出、大肠脱出、脱肛不收等；按原发病或病证类型不同分为下痢脱肛、痔漏脱肛、阳证脱肛、风热脱肛、虚冷脱肛、泻血脱肛、老小脱肛等。

有关肛肠病的外治法除熏洗法、外敷法之外，还有膏贴、胆汁调搽、绵裹纳下部、酒煎坐浴、捣饼坐、烟熏、熨法、热罨、灸法、塞药、掺法、结扎法等。书中还记载有生莱菔子捣敷脐中治脱肛不收的脐疗法，慈石面糊调涂囟上治大肠脱肛的涂囟疗法等。

《本草纲目》注重肛肠病的食疗，收集了治疗肛肠病症的各种食疗方 200 余首。如“痔疮初起，马齿苋不拘鲜干，煮熟食之”。以及五痔下血，桑耳作羹食，杏仁同米煮粥食；痔疮出血，橡子粉、糯米蒸熟食；肠痔滴血、肉痔出血，食鲫鱼；年久痔漏，食龟肉等。关于便秘方面饮食疗法的记载更为丰富。除此之外，还有许多服药食忌和饮食禁忌的内容。

（七）《外科正宗》——列证详尽，论治精到

陈实功在《外科正宗》（公元 1617 年）中系统总结枯痔散疗法，并记载了枯痔散和三品一条枪的配方和用法。对枯痔散应用的全过程，如术前准备、操作方法、术后换药都作了详细论述。《外科正宗》提出肛肠病“乃素积湿热”，加之“过食”“担轻负重”“七情”“酒色过度”等因素所致。对“肠痈”病的描述甚为详细，并在总结前人论述的基础上，根据病变部位的不同和疾病的不同阶段总结出宜下之、宜和而利之、宜托而补之、宜和而导之等消、托、补内治法三原则和具体方药。书中还专门对结核性肛瘘、肛门病兼杨梅下疳、砒中毒的防治等进行了详细论述。

（八）明清时代的肛门闭锁手术进展

明清时代，手术方法更广泛地运用于肛肠病的治疗，尤其是有关手术治疗先天性锁肛的记载颇多，并取得了较大的进展。

明代《证治准绳》（公元 1602 年）对此类手术所采用的器具，以及手术深度进行了说明，并指出，若患儿腹胀、不食、呻吟者，难以存活。

明代《简明医彀》（公元 1629 年）指出，锁肛属“罕有”之病，预后不良，“旬日后必不救”，要求手术应耐心细致，切开肠孔位置要恰到好处。

至清代，肛门闭锁的手术方法又有较大的改进，如《医门补要·肛门皮包》中提出应用剪刀进行手术，并要求术中应“以药速止其血”，使此类手术更加精细和完善。

（九）其他古文献记载

1.《魏氏家藏方》 南宋魏岘《魏氏家藏方》（公元 1227 年）进一步详细记载了枯痔法的具体用法。

2.《世医得效方》 元代《世医得效方》（1337 年）用“川白芷煮白芝作线”，并快手紧缠痔上，使其痔“自然干痿而落”。

3.《普济方》　明代《普济方》(1390 年)记载，宋朝宋高宗患痔疾，黄院子推荐临安痔科医生曹五为其采用的枯痔药物—取痔千金方是我国肛肠专科医师的最早记载。

4.《薛氏医案》　明代薛己《薛氏医案》约成书于明万历年间（1563—1620 年），其中论述了肛肠病与经络及气血分布关系。《薛氏医案•外科枢要》中写道："臀，膀胱经部分也。居小腹之后，此阴中之阴。其道远，其位僻，虽太阳多血，气运难及，血亦罕到，中年后，尤虑此患。"

5.《外科大成》　清代祁坤《外科大成》（公元 1665 年）将肛周痈疽分为 10 类，并附有大量的内治方药。《外科大成 • 卷二》详述了治疗肛瘘的"退管锭子"配制、使用方法及注意事项。

《外科大成 • 痔漏》中对肛管直肠癌进行了生动的描述："锁肛痔，肛门内外如竹节锁紧，形如海蜇，里急后重，便粪细而带扁，时流臭水，此无法治。"对肛裂的临床特点进行了详细的描述："钩肠痔：肛门内外有痔，摺缝破烂，便如羊粪，粪后出血臭秽大痛者。"

6.《古今图书集成》《古今图书集成 • 医部全录》（公元 1723 年）集前人之大成，书中设有专论肛肠病的《后阴门》，内容多达 4 卷，记载了有关肛肠病的医论、成方、单方、针灸、导引和医案，全面系统地整理了清代以前历代医学著作中的有关文献。在其所载治疗肛肠病的 242 首成方中，内服方剂有 175 首，317 首单验方中内服方 119 首。

7.《外科图说》　高文晋在其所著《外科图说》（公元 1834 年）中绘制有许多用于肛肠病诊疗的器械，如弯刀、钩刀、柳叶刀、笔刀、探肛筒、过肛针、小烙铁、方头剪、尖头剪等。其中不少器械设计独特合理，至今仍有应用。

四、中华人民共和国成立至今（公元 1949 年至今）

新中国成立后，肛肠学科的发展进入了一个兴盛时期。

（一）临床、教学及科研得到前所未有的发展

新中国成立后，国家高度重视肛肠学科的建设和发展，肛肠专业临床、教学和科研均得到了快速发展。新中国成立初期，先后建立了许多专科医院和研究单位，许多医院设立了肛肠专科。1955 年卫生部举办中医痔瘘疗法学习班，推广中医疗法。1956 年卫生部将肛肠病专家周济民、陈之寒、蒋厚朴等由重庆调入北京，成立了中国中医研究院痔瘘研究小组，中国中医研究院广安门医院与西苑医院肛肠科逢春而生，并成为全国肛肠学科的牵头单位。1957 年，痔瘘疾病的防治工作被列入国家 12 年远景规划，定为国家科研课题。1958 年在"西医学习中医"政策的推动下，许多西医人员开始学习并从事中医肛肠专业的临床和科研工作，促进了肛肠学科的发展，史兆岐教授便是其中一位卓有成就的代表人物。1963 年，痔瘘防治工作列入国家 10 年科研规划。1964 年，黄乃健对套扎疗法进行了系统研究，设计成功了牵拉式内痔套扎器，对这一疗法的推广普及做出了突出贡献。1966 年卫生部在北京召开了中西医结合针拨白内障、治疗痔瘘成果部级鉴定会议，初步肯定了切开挂线疗法治疗高位复杂性肛瘘，结扎法、枯痔法治疗内痔所取得的成绩。

从 1971 年开始，卫生部委托中国中医研究院和中华中医药学会先后举办了多次肛肠学习班，并组织编写了《中西医结合治疗肛门直肠疾病》一书，促进了新疗法、新技术的推广应用。

1975 年至 1977 年，以史兆岐为首的科研课题组研发了"消痔灵注射治疗晚期内痔新疗法"。1978 年，中国中医研究院广安门医院肛肠科和 19 个医疗单位用消痔灵注射法对 1168 例三期内痔和混和痔进行治疗，在注射方法上又有了进一步完善。1979 年 12 月，"消痔灵注射治疗晚期内痔新疗法"通过了中国中医研究院组织的专家鉴定。1980 年，该项成果获卫生部甲级科研成果奖；1985 年，获国家科技进

步二等奖；1991 年被国家中医药管理局列为指定向全国普及推广科研成果；2000 年马来西亚第二届世界中西医结合学术论坛年会金奖。史兆岐消痔灵注射液和消痔灵四步注射方法是肛肠领域唯一获得国家科技进步奖的项目，受到国内外的广泛关注和好评，多次在医药科技类、中医文化类成果博览会上获得金奖。在日本以“痔稳”的名称生产推广。消痔灵由国内走向世界，是中国传统医学对世界的贡献。

1977 年我国开展了全国范围内的肛肠病的发病情况普查，为我国肛肠病防治研究提供了珍贵资料。1978 年全国科学大会在北京召开，在这次盛会上荣获国家奖励的肛肠学科成果有“复杂性肛瘘的术式研究”（中国中医研究院）、“母痔基底硬化注射疗法及长效止痛剂的应用研究”（山西省稷山县痔漏医院）、“新 6 号枯痔液治疗内痔的研究”（重庆中医药研究所）和“内痔套扎疗法的研究”（山东中医学院附属医院）等几项。1980 年，福州人民医院经过长期的研究，阐明了枯痔钉治疗内痔的作用机制。1982 年，丁泽民提出分段齿形结扎法治疗环形混合痔，提高了疗效，并有效减少了术后并发症。

1981 年 3 月，中华中医药学会肛肠分会在杭州召开座谈会，讨论出版肛肠杂志的各项工作，确定刊名为《肛肠杂志》，成立了以陆琦教授为主编的杂志稿件编审组，西医稿件由王玉成教授主审，中医稿件由黄乃健教授主审，中西医结合稿件由陈永健教授主审，稿件的编辑加工由王玉成教授负责。1981 年《肛肠杂志》创刊号正式出版。1983 年 11 月在北京召开会议，经研究决定《肛肠杂志》由营口移至济南出版发行，并更名为《中国肛肠病杂志》。从 1984 年开始，杂志的出版工作由黄乃健教授负责。1993 年本刊由季刊改为双月刊，1998 年改为月刊。《中国肛肠病杂志》成为我国肛肠学界重要的学术交流刊物，目前已发行和交流到世界多个国家和地区，并成为世界肛肠学科主要刊物之一。

1985 年 10 月 22 日在西安举办“中华中医药学会首届肛肠专科医师提高班”，为我国肛肠学科培养了一批优秀人才。

2002 年以来，国家中医药管理局开始组织全国重点专科专病建设，经过“十五”“十一五”“十二五”的发展，目前我国肛肠科已建立了 68 个国家局级重点专科、14 个临床重点专科、16 个国家局级重点学科、20 个重点专科肛肠病协作组，发布了 21 个疾病中医标准化指南，11 个中医肛肠病种进入临床路径，并发布了《中医肛肠专科医院基本标准及等级评审标准》。

2006 年中华中医药学会肛肠分会、中华医学会结直肠肛门外科学组、中国中西医结合学会大肠肛门病专业委员会共同制定了痔、裂、瘘诊治指南。

2009 年，中华中医药学会组织田振国教授、韩宝教授等执笔编写《中医肛肠科常见病诊疗指南》（以下简称《指南》），《指南》是国家中医药管理局政策法规与监督司立项的标准化之一，是世界第一本中医肛肠诊疗指南。编写《指南》的目的在于规范肛肠科常见病症中的中医临床诊断、治疗，为临床中医师提供肛肠科常见病症中医常规处理策略与方法。该项目于 2009 年 9 月立项，2012 年正式发布。《指南》为中国中医药在世界领域赢得了声誉。

2010 年国家中医药管理局医政司组织编写 22 个专业 95 个病种的中医诊疗方案和中医临床路径，肛肠科包括肛痈（肛管直肠周围脓肿）、肛裂病（肛裂）、脱肛病（直肠脱垂）、痔（混合痔）、肛漏病（肛瘘）等。

2011 年国家中医药管理局医政司组织编写 24 个专业 105 个病种的中医诊疗方案和中医临床路径，肛肠科包括便秘病（便秘 - 结肠慢传输）、功能性肛门直肠痛、肛门湿疡病（肛门湿疹）、痔病（内痔）。

2012 年，国家中医药管理局成立了“中医医疗技术协作组”，致力于对成熟技术的标准化整理及验证，对优势技术的研究和管理。目前临床常用的肛肠类5项技术痔结扎技术（丁义江负责）、枯痔技术（李国栋负责）、挂线技术（赵宝明负责）、注射固脱技术（韩宝负责）和中药灌肠技术（田振国负责）经过整理，形成了较为系统、可操作性强、体现中医药特点的技术方法并得以规范和推广。马应龙肛肠诊疗技术研究院支持制作了“中医医疗技术肛肠类操作光盘”，为临床教学、专科医生培训和相关医务工作者的学习提供了有价值的参考。

2012年，中华中医药学会肛肠分会与马应龙药业集团股份有限公司合作，开展了第二次全国常见肛肠疾病流行病学抽样调查，对31个省市自治区，68 000余人进行了为期2年半的流行病学调查。此次调查结果显示，我国现阶段肛肠病发病率，从1975年的59%下降到50%，这和我国医药卫生事业的发展，尤其是肛肠病诊疗技术的进步密不可分。此项目获得湖北省科技成果奖，调查报告《中国成人常见肛肠疾病流行病学调查》一书，由武汉大学出版社出版。2013年11月21日在深圳市召开了中国肛肠病流行病调查总结表彰暨中华中医药学会肛肠分会学术交流大会，对肛肠病流调工作进行了全面总结，对先进个人、优秀集体以及做出特殊贡献的个人进行了表彰。2015年8月25日，中华中医药学会肛肠分会和马应龙药业集团有限公司在北京马应龙长青肛肠医院学术交流中心召开新闻发布会，公布最新中国肛肠疾病流行病学调查结果。

2013年，北京马应龙长青肛肠医院、辽宁省肛肠医院及郑州市大肠肛门病医院首批通过三级甲等专科医院等级评审。2014年，丁泽民、宋光瑞、陈明藩三位教授成为国医大师候选人。

近40年来，我国肛肠事业进入高速发展时期，不仅在许多省、市、县级中医院设立肛肠科，而且在许多西医院也逐渐成立了肛肠科。全国各地还成立了数十所肛肠专科医院和肛肠研究所。肛肠专业人员从新中国成立初期的千余人发展至目前的万余人。我国肛肠学科的专业教育也有了较大发展，一些高等和中等中医院校设置了肛肠专业，有的高等院校或科研院所设立了肛肠专业硕士、博士研究生培养点，建立了博士后流动站，培养了一大批专业人才。

（二）学术活动及学会建设

1. 改革开放前的学术活动 1956年刚刚成立的中国中医研究院就建立了痔漏研究小组。1964年卫生部委托中国中医研究院在北京召开了全国第一次痔瘘科研座谈会，初步制订了有关肛肠病的诊治标准，中医痔瘘的一些研究课题被列入国家两年科研奋斗目标。1975年在河北省衡水市召开了第一次全国中西医结合防治肛肠疾病协作组会议，会上成立了全国防治肛肠疾病协作组，制订了肛肠疾病诊断和疗效标准，同时制订了中西医结合防治肛肠疾病的五年研究规划，组织了全国范围内的科研协作。以衡水会议为契机，我国肛肠疾病防治事业进入了一个崭新的快速发展的新阶段。

1977年，在南京召开了第二次全国中医肛肠学术会议，大会提出了3年的奋斗目标和4个方面的要求，使肛肠疾病的中西医结合研究达到一个新的高度。

2. 中华中医药学会肛肠分会成立及其学术活动 1980年，中华中医药学会成立，全国中西医结合防治肛肠疾病协作组立即申请加入中华全国中医药学会并得到批准。1980年7月在福建省福州市召开了第三次全国肛肠学术会议并选举产生了第一届中华中医药学会肛肠分会理事会，丁泽民教授当选第一届会长，史兆岐教授当选秘书长。

中华中医药学会肛肠分会自成立以来，一代代肛肠人，励精图治，团结协作，积极推动学科发展，定期召开学术交流，组织全国性的科研合作和对外交流，为肛肠事业发展做出了卓越贡献。现将肛肠分会成立后的历届学术会议召开情况简介如下。

1983年10月21日在云南省昆明市召开第四次全国中医肛肠学术研讨会。1986年在辽宁省沈阳市召开第五次全国中医肛肠学术研讨会。1988年4月3日在湖北省洪湖市召开第二届换届会议及学术交流会，丁泽民教授当选会长，史兆岐教授当选秘书长。1989年10月26日在河南省安阳市召开第六次全国中医肛肠学术研讨会。1992年9月11日在四川省成都市召开第七次全国中医肛肠学术研讨会。1995年11月在江苏省南京市召开第八次全国中医肛肠学术研讨会。1998年9月在湖南省张家界市召开第三届换届会议暨第九次全国中医肛肠学术研讨会，丁义江教授当选会长，史兆岐教授当选秘书长。2000年在辽宁省沈阳市召开第十次全国中医肛肠学术研讨会。2003年在北京召开肛肠分会第四届换届会议暨第十一次全国中医肛肠学术会议，丁义江教授当选会长，韩宝教授当选秘书长。2006年在吉林市召开第十二次全国肛肠学术交流会暨第十一次中日肛肠学术交流会。2007年5月在沈阳召开中华中医药学会肛肠分会第五届会议换届会议暨便秘专题研讨会，田振国教授当选会长、韩宝教授当选秘书长。2009年10月16日在西安召开全国第十三次中医肛肠学术交流大会。2011年10月在北京召开中华中医药学会肛肠分会第六届换届会议暨全国中医肛肠学术交流大会，田振国教授当选会长，韩宝教授当选秘书长。2012年11月2日在湖南省长沙市召开了第十四次全国中医肛肠学术交流大会。2015年10月16日在河南省郑州市召开了中华中医药学会肛肠分会2015年学术年会，暨全国肛肠病流行病学调查发布会。2019年5月26日在北京召开肛肠分会第七届换届选举会议，于永铎教授当选会长，张虹玺教授当选秘书长。2019年9月20日在沈阳市召开中华中医药学会肛肠分会第十六次全国中医肛肠学术大会学术会议。

3. 其他肛肠学术团体　1990年，中国中西医结合学会大肠肛门病专业委员会成立，首任会长为吴佐周教授。该学会国内学术交流活跃，已举办17届全国性学术会议。

1992年，全国肛肠外科学组成立，后更名为中华医学会外科学分会肛肠外科学组，首届组长为喻德洪教授。1995年，中华医学会外科学分会结直肠外科学组的专业性期刊《结直肠肛门外科》创刊。

近三十年来，中华中医药学会、中华医学会、中国中西医结合学会三大学会相继成立了省级肛肠学会，定期开展形式多样的学术活动。在全国肛肠学科同仁的共同努力下，学术氛围越来越浓厚。相继成立了世界中医药学会联合会肛肠病专业委员会、世界中医药学会联合会盆底医学专业委员会、中医药高等教育学会临床教育研究会肛肠分会、中国医师协会肛肠专业委员会、中国民族医药学会肛肠科分会、中国中医药研究促进会肛肠分会、中国医师协会中西医结合医师分会肛肠病学专家委员会、全军肛肠学会、中国女医师协会肛肠分会、中国民间中医药研究开发协会肛肠科普分会等学术组织，促进了肛肠专业队伍的形成和壮大，有力地推动了我国肛肠事业的健康发展。

总之，新中国成立以来我国肛肠学科所取得的成就是前所未有的，是举世瞩目的。这些成就的获得，主要得益于党和政府的高度重视，得益于全国中医、西医、中西医结合三支力量长期密切协作，携手并进。中医、西医、中西医结合三支力量共荣发展是我国肛肠学科的显著优势和重要特色。

薪火传承，英杰辈出，前人所开创的事业，为后代的发展奠定了坚实的基础。我们相信，我国的肛肠事业在今后的发展中，必将焕发出更加绚丽的风采，为人类的健康事业做出更大贡献。

第 2 章

中医肛肠病学理论基础

第一节　中医对肛肠解剖生理的论述

一、中医对肛肠解剖的研究

古代中医非常重视人体解剖，并进行了深入的研究，形成了初步的解剖生理概念和理论。《汉书 · 王莽传》:“翟义党王孙庆捕得，(王) 莽使太医、尚方与巧屠共刳剥之，量度五脏，以竹筳导其脉，知其终始，云可以治病”，此为历史上记载较早的解剖事件。李约瑟（Joseph Needham）曾说 :“中国古代的解剖学出现较早，从扁鹊就开始了，到王莽时代广泛采用，并持续到稍晚的三国时期。”中医学发展正是基于早期解剖实践和形成的基本概念，如五脏六腑、形体官窍、经络循行、气血津液等。现将其中有关肛肠解剖生理的成就介绍如下。

（一）《黄帝内经》奠定了中医肛肠解剖生理的基础

约成书于战国时代的《黄帝内经》中就对人体解剖进行非常系统、全面的记述，如《黄帝内经 · 灵枢 · 经水篇》中记载 :“若夫八尺之士，皮肉在此，外可度量切循而得之，其死可解剖而视之，其脏之坚脆，府之大小，谷之多少，脉之长短，血之清浊，气之多少，十二经之多血少气，与其少血多气，与其皆多血气，与其皆少血气，皆有大数。”其中明确提出了解剖学的基本方法，即“度量切循而得之”，“解剖而视之”;研究的基本内容，包括脏腑质地、容积、血管长度、血液性状、气的容量、经脉气血含量及比例等。文中所称“皆有大数”，足以见得，当时的医学家所进行的解剖实践经验已非常丰富，已经基本掌握了一般规律，形成了成熟的见解和初步的理论，能够拿出带有普遍规律的人体解剖数据。

《黄帝内经》中对消化道的记述非常详尽，如《黄帝内经 · 灵枢 · 本脏》记载 :“六腑亦有大小、长短、厚薄、结直、缓急。”《黄帝内经•灵枢•肠胃篇》中记载 :“咽门重十两，广一寸半，至胃长一尺六寸。胃纡曲屈，伸之，长二尺六寸，大一尺五寸，径五寸，大容三斗五升。小肠后附脊，左环回周叠积，其注于回肠者，外附于脐，回运环十六曲，大二寸半，径八分分之少半，长三丈二尺。回肠当脐，左环回周叶积而下，回运环反十六曲，大四寸，径一寸寸之少半，长二丈一尺。广肠傅脊，以受回肠，左环叶脊，上下辟，大八寸，径二寸寸之大半，长二尺八寸。肠胃所入至所出，长六丈四寸四分，回曲环反，三十二曲也。”记述了胃肠道的大致形态、重量、大小、容积等。《灵枢•平人绝谷》

中记载："黄帝曰：愿闻人之不食，七日而死何也？伯高曰，……回肠大四寸，径一寸寸之少半，长二丈一尺。受谷一斗，水七升半。广肠大八寸，径二寸寸之大半，长二尺八寸，受谷九升三合八分合之一。"这段文字详细记载了回肠、广肠的容积。

20 世纪初，我国学者梁伯强曾经将《灵枢》中记载的解剖数据进行分析，认为古人的计量单位与我们今天所用并不相同，无法确切得出当时所描述的准确长度，但将《灵枢》中记载的食道长度与肠长度比例和德国 Spalterhalz 解剖学的相应长度比例进行对照发现，《灵枢》的食道、肠道长度比例为 1∶36，德国 Spalterhalz 解剖学为 1∶37，由此可见《灵枢》中的数据与现代解剖学的数据在食道肠道长度比例上惊人相似。这也从一个侧面可以看出，《灵枢》中所记载的解剖学成就达到了一个相对的高度。

约成书于东汉之前的《难经》对肛肠解剖的论述与《灵枢》大致相同。如《难经·四十二难》中记载："人肠胃长短，受水谷多少，各几何……。回肠大四寸，径一寸半，长二丈一尺，受谷一斗，水七升半。""广肠大八寸，径二寸半（按下文云，径二寸大半，以围三径一约之，其数正合，此处脱大字），长二尺八寸，受谷九升三合八分合之一"。"大肠重二斤十二两，长二丈一尺，广四寸，径一寸半，当齐（脐）右回十二曲，盛谷一斗，水七升半"。"肛门重十二两，大八寸，径二寸大半，长二尺八寸，受谷九升二合八分合之一"。《难经·四十四难》中记载："大肠小肠会为阑门，下极为魄门。"从上述内容可以看出，《难经》又有了一些补充和完善。

（二）脏腑图谱出现与肛肠解剖发展

五代时期的道士烟萝子绘有《内境图》，该图是我国现存最早的人体解剖图，为后世解剖图的蓝本。之后宋代以吴简的《欧希范五脏图》和杨介的《存真环中图》为代表，在解剖生理学研究方面取得了一些进展和突破。宋代庆历年间，杜杞镇压欧希范等起义，命宜州推官吴简率医师、画工进行尸体解剖，画成《欧希范五脏图》（图 2-1），图中对大小肠之关系和阑门之功能作了较详细地描述。

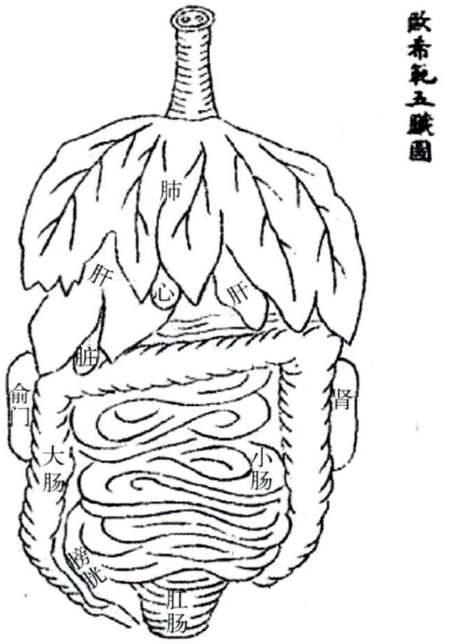

图 2-1 **欧希范五脏图**

《郡斋读书志》记载："崇宁间，泗州刑贼于市，郡守李夷行遣医并画工往，亲决膜，摘膏肓，曲折图之，尽得纤悉。介校以古书，无少异者，比《欧希范五脏图》过之远矣，实有益医家也。"《史记标注》引杨介云："其自喉咽而下，心肺肝脾胆胃之系属小肠，大肠腰肾膀胱之营垒其中，经络联附，水谷泌别，精血运输，源委流达，悉如古书，无少异者。"此次解剖有画工参与，并留下了史上著名的《存真图》。宋政和三年 (1113)，泗州名医杨介又在《存真图》的基础上益以十二经，绘成《存真环中图》，纠正了前人的一些错误，使其图谱达到了更高的水平。明·杨继洲《针灸大成》一书附"脏腑之图"(图 2-2)。图中清晰地画出了小肠、大肠、直肠、谷道（肛门）之间的衔接关系。

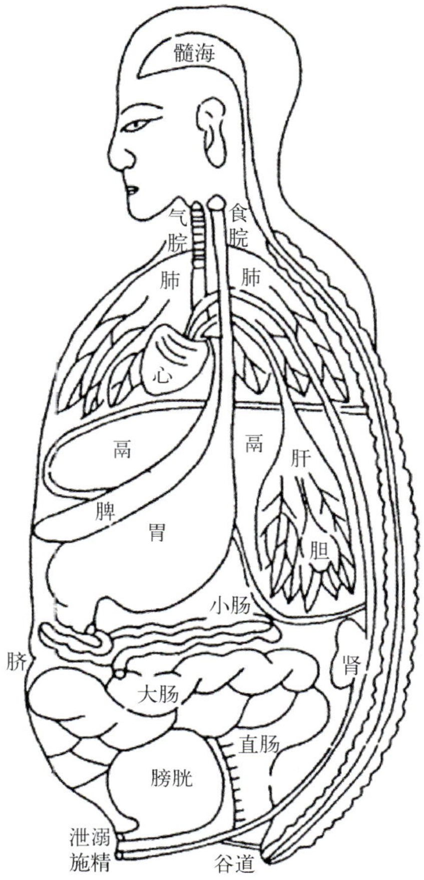

图 2-2 《针灸大成》中所附脏腑之图

（三）明清肛肠解剖的发展

明清时代医学文献中有关肛肠解剖的记载，多数沿袭了《黄帝内经》《难经》的论述，如《针灸聚英》(公元1529年)中记载："胃在膈膜下小肠上。小肠在脐上，大肠当脐。""大肠重二斤十二两，长二丈一尺，广四寸，经一寸。当脐右回十六曲，盛谷一斗，水七升半"。

在《医学入门》(公元1575年)中对肛门直肠有了更为精细的研究和记载："魄门者肺藏魄也，又曰广肠，言广阔于大小肠也，又曰肛门，言其处似车缸形也。肛之重也，仅十二两，肠之重也再加二斤，总通于肺，而心肾膀胱联络系膈。肛门亦大肠之下截也，总与肺为表里，大小肠之系自膈下与脊膂连心肾膀胱，相系脂膜筋络散布包裹，然各分纹理罗络大小肠与膀胱，其细脉之中乃气血津液流走之道。"对肛门直肠记述内容丰富的还有明代《医宗必读》(公元1637年)，书中记载："广肠傅脊以受回肠，乃出滓秽之路，大八寸，径二寸寸之大半长二尺八寸，受谷九升三合八分合之一。是经多气多血。难经曰，大肠二斤十二两。回肠者，以其回叠也，广肠即回肠之更大者，直肠又广肠之末节也，下连肛门，是为谷道后阴，一名魄门，总皆大肠也。"书中绘有"大肠肛门图"(图2-3)，对肛肠解剖形态又有了更为清晰的描述。

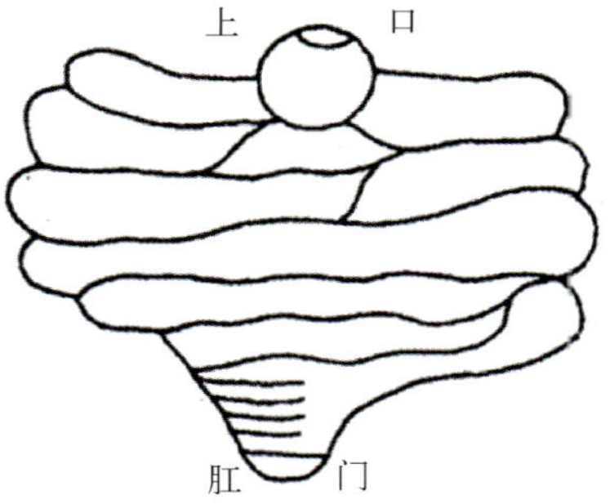

图 2-3 《医宗必读》肛肠解剖图

清代王清任《医林改错》一书中有"亲见改正脏腑图"一节，对前人的医书中有关脏腑的论述进行修正，首次绘制了肠系膜的图像，称之为"气府"(图2-4)。

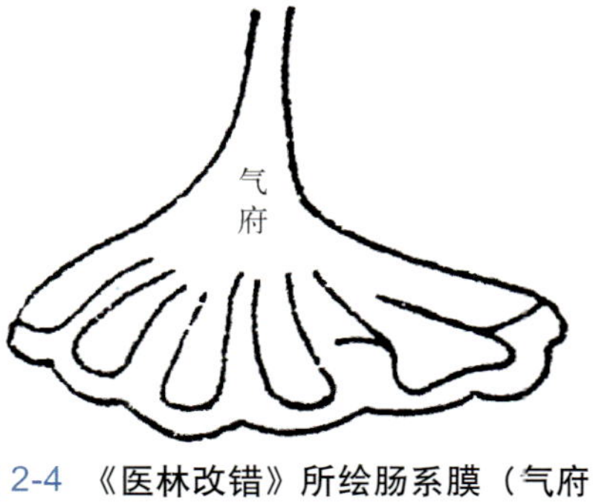

图 2-4 《医林改错》所绘肠系膜（气府）

总之，中医学自古以来就非常重视肛肠解剖，两千多年前就形成了肛肠相关的解剖的基本概念，对肛肠的解剖关系、特征、功能特点都有非常深入的研究。这些肛肠解剖的研究成果对认识肛肠疾病、形成中医肛肠学科理论体系起到了至关重要的作用。

二、中医对肛肠生理学的认识

中医认为，大肠肛门是人体的重要组成部分，在生理上具有独立的功能特点，与五脏等其他组织器官的功能活动也有密切的关系。大肠居腹中，其上口在阑门处接小肠，其下端连肛门。大肠的上段称为“回肠”，包括现代解剖学中的回肠和结肠上段；下段称为“广肠”，包括乙状结肠和直肠。

《素问·灵兰秘典论》说：“大肠者，传导之官，变化出焉。”大肠为阳府，属金，主津主收，本性燥，为传导之官，变化出焉。其特点泻而不藏，实而不满。大肠是一个管腔性器官，主要有传化糟粕与主津的生理功能。肛门为肺大肠之候，主行道，无化物之功。经曰魄门亦为五脏使，水谷不得久藏。肛门具有控制和排泄水谷糟粕的功能。

（一）大肠主传化糟粕

大肠接受由小肠下传的食物残渣，吸收其中多余的水液，形成粪便。大肠之气的运动，将粪便传送至大肠末端，并经肛门有节制地排出体外，故大肠有“传导之官”之称。故《素问·五脏别论》云：“夫胃、大肠、小肠、三焦、膀胱，此五者，天气之所生也，其气象天，故泻而不藏。此受五脏浊气，名曰传化之府，此不能久留，输泻者也。”《疡医大全》云：“经曰：大肠者传导之官，变化出焉，上受胃家之糟粕，下输于广肠，旧谷出而新谷可进，故字从肉从易又畅也，通畅水谷之道也。”如大肠传导糟粕功能失常，则出现排便异常，常见的有大便秘结或泄泻；若湿热蕴结大肠，可出现腹痛、里急后重、下痢脓血等。

大肠属六腑之一，六腑以通为用、大肠以通为用，以降为顺的这一生理特性，对维持食物的消化吸收和水液代谢起到了重要作用。《灵枢·平人绝谷》云：“平人则不然，胃满则肠虚，肠满则胃虚，更虚更满，故气得上下，五脏安定，血脉和利，精神乃居，故神者，水谷之精气也。”大肠的传化糟粕功能，实为对小肠泌别清浊功能的承接，同时，与胃气的通降、肺气的肃降、脾气的运化、肾气的蒸化和固摄作用有关。胃气的通降，实际上涵括了大肠对糟粕排泄的作用；肺与大肠相表里，肺气的肃降有助于糟粕的排泄；脾气的运化，有助于大肠对食物残渣中水液的吸收；肾气的蒸化和固摄作用，主司二便的排泄。大肠传导功能的实现，还有赖于气血的推动和濡养，只有气血旺盛，血脉调和，大肠才能传导有序，排泄正常。

（二）大肠主津

大肠接受由小肠下传的含有大量水液的食物残渣，将其中的水液吸收，参与体内的水液代谢，故说“大肠主津”。《脾胃论》说：“大肠主津，小肠主液，大肠小肠受胃之营气乃能行津液于上焦。”大肠变化靠小肠余气，太过则实，不及则虚。大肠的变化功能与小肠密切相关，小肠之余气，直接影响大肠的“变化”功能。大肠主津与肺肾气化功能密切相关。《灵枢·经脉》云：“大肠……是主津液所生病者。”张景岳注：“大肠与肺为表里，肺主气而津液由于气化，故凡大肠之泄或秘，皆津液所生之病。”大肠主津功能失常，则大肠中的水液不得吸收，水与糟粕俱下，可出现肠鸣、腹痛、泄泻等症；若大肠实热，消烁津液，或大肠津亏，肠道失润，又会导致大便秘结不通。小肠通过泌别清浊，清者上输于脾，浊者下输至大肠，其中还有部分未被小肠吸收利用的水液和精微物质，则要靠大肠的“变化”作用来完成，即将浊中之清重新吸收，浊中之浊由魄门排出。

（三）大肠与肺相表里

大肠与肺由手阳明大肠经与手太阴肺经的相互属络而构成表里关系。《医经精义》说：“大肠之所以能传导者，以其为肺之府，肺气下达，故能传导。”肺与大肠，一阴一阳，表里相合，脏腑相配。肺主气，主宣发与肃降。两者在生理上相辅相成，病理上又相互影响。

一方面肺气充足，肺的宣发肃降功能正常，则大肠传导功能正常。若肺气虚弱或宣降失常，可导致大肠传导功能失常。如肺气虚弱之气虚便秘，肺热下迫大肠之脱肛等。

另一方面，大肠肛门的传导排出糟粕的功能正常，有利于肺气的宣发和肃降，如大肠传导失司，腑气不通，魄门不能正常排泄，则可影响肺的宣发肃降，肺气上逆产生咳喘胸闷。若大肠传导过度，魄门失司，久泻耗气，则可出现气短乏力，语声低微等肺气不足之症。

肺合皮毛，大肠肛门与皮毛也有着密切的联系。《灵枢·本藏》云："肺合大肠，大肠者，皮其应。"外感泄泻就是在外邪侵入皮毛后，内应于大肠而发病。大肠肛门病有时可外现于皮毛，如痔瘘疾患可在背部找到相应的痔征结节等。

（四）肛门主司控制和排泄水谷糟粕

《素问·五脏别论》云："魄门亦为五脏使，水谷不得久藏。"魄门即为肛门，肛门的功能为控制和排泄水谷糟粕。肛门的功能与五脏相关。

肛门的功能与脾胃功能相关。脾胃为气血生化之源，脾气主升，胃气主降，为气机升降的枢纽。脾气健运气机升降有序，则肛门启闭正常。脾气具有升清固脱作用，脾气充足，升提有力则肛门直肠位置恒定，脾气不足，中气下陷则容易导致脱肛。脾主统血，《金匮要略注》中说："五脏六腑之血，全赖脾气统摄"脾的统摄功能失常，则可出现便血。

肛门功能与肾功能相关。肾司二便，开窍于前后二阴。肛门的功能与肾的气化功能息息相关。肾中精气充足，气化功能正常，则肛门开阖有度。反之，若肾的封藏失司，关门不利，可致久泻滑脱，出现脱肛等诸证。

肛门功能与肝功能相关。肝主疏泄，调畅气机肝的功能正常，则大肠肛门气机升降出入疏通条达，肛门开合有度。肝气不和，气机壅滞，可致大肠气机不利，肛门启闭失常，出现腹满胀闷，大便涩滞或泄泻等症。

肛门功能与心功能相关。心藏神，心为"五脏六腑之大主"。心神主宰魄门的启闭，"主明则下安"，心神正常则魄门启闭有序，排便有时有节。心神不明，则魄门启闭无序，大便失禁，无时无节。

第二节 肛肠病的病因病机

中医认为，肛肠病多由风、湿、燥、热、饮食不节、起居不慎、情志内伤、房劳过度等引起脏腑功能失衡，导致气血亏损，脾胃受伤，运化无力，升降失常，湿热内生，邪毒下注积聚肛门所致。如《医宗金鉴·外科心法要诀》中说："痔疮形名亦多般，不外风湿燥热源。"在《素问·生气通天论》中记载："因而饱食，筋脉横解，肠澼为痔。"提出了痔的病因病机是由于饮食不节，肠胃的气血瘀滞，筋脉和血管曲张弛缓而成。这与现代医学对痔的病理认识是一致的。《内经》还对肠道息肉、肿瘤、便血、泄泻、肠澼、肠蕈、肠道寄生虫等肛肠病的病因病机进行了论述。《疡科心得集》引冯楚瞻的论述说："风寒暑湿热外邪所乘，皆可下血。"《证治要诀》中"血清而色鲜者为肠风，热盛则迫血妄行，血不循经，则下溢而成便血"更明确说明了肠风下血的临床表现和热邪致病的病机转变。《灵枢·痈疽》云："寒气客于筋脉之中则血泣，血泣则不通，不通则卫气归之，不得复反，故痈肿，寒气化为热，大热不止，热胜则肉腐，肉腐则为脓。"又如《河间医学六书》记载："风热不散，谷气留溢，传于下部，故令肛门肿满，结如梅李核，甚者及变而为漏也。"指出了肛周脓肿、肛瘘是由感受外邪，入里化热腐肉，成脓，成瘘。《医宗金鉴·外科心法要诀》中记载"肛门围绕折纹破裂，便结者，火燥也。”扼要地指出了肛裂的病因系由血热肠燥、大便秘结、排便努挣所致。现将导致肛门直肠疾病发病的常见因素及其机制分述如下。

一、外感六淫

1. 风　风为阳邪，风为百病之长，其性善行而数变，常与火、热、寒、湿邪合而为病。如果夹热邪损伤肠络，可使血不循经而下溢，其便血的特点是：血色鲜红，下血暴急呈喷射状，正如《证治要诀·卷八·肠风脏毒》记载："血清而色鲜者，为肠风。"《见闻录》记载："纯下清血者，风也。"风夹湿邪侵袭肛门肌腠，则可引起肛门潮湿，营卫不和则肛门瘙痒。风邪内伤脾土则可引起腹泻，如《素问·风论篇》中说："久风入中，则为肠风飧泄。"但临床见到风与其他邪气兼夹同时致病居多。

2. 寒　寒为阴邪，易伤阳气，阳气受损，失却温煦，脾胃阳虚，温运无力，下利清谷，滑脱不尽，甚则导致脱肛的发生。寒性凝滞，阴寒偏盛，气血涩而不畅，肛门乃生阴证疮疡，日久难愈；如果寒邪入于肠络经脉，日久气血痰凝，易发直肠息肉、肿瘤；如果寒邪损及脾胃，可以引起急、慢性腹泻等。

3. 湿　湿分内外，其性重着黏腻，常先伤于下，每与风、寒、热邪互结，下注大肠、肛门，导致该部经络阻滞而生肛肠病，如痔、痈、瘘、泄泻、湿疹、直肠息肉和肿瘤等。湿邪引起的便血，色泽晦暗，因此《见闻录》中记载："色如烟尘者，湿也。"

4. 燥　燥为阳邪，易伤津液。与燥邪相关的肛肠病有便秘、肛裂等。

5. 火（热）　火热为阳邪，易与风、湿之邪共同损伤肛肠，与其有关的疾病有便秘、痔、肛痈等。

6. 虫积　如蛔虫过多可导致肠梗阻；蛲虫骚扰可引发肛门湿疹、肛裂、肛窦炎、肛痈、肛瘘；血吸虫卵的刺激可引起结直肠肿瘤等疾病。

二、内伤七情

怒伤肝，肝失疏泄，郁久化火，火旺伤阴，而致肠燥便秘。如果阴虚火旺则炼液为痰，痰湿阻滞脉络则生阴疮肿核或肿瘤。忧思伤脾，脾气虚弱，无力升托，大便不调，久泻久痢，日久则为脱肛等病症。正如《薛氏医案选·痔漏篇》中所说："原痔者，贫富男女皆有之。富者，酒色财气；贫者，担轻负重，饥露早行，皆（伤）心肝二血。喜则伤心，怒则伤肝，喜怒无常，风血侵于大肠，到谷道无出路，结积成块，出血生乳，各有形象。"

三、饮食不节

《疮疡经验全书·痔漏篇》中说："脏腑所发，多由饮食不节，醉饱无时，恣食肥腻、胡椒辛辣、炙煿醲酒、禽兽异物，任情醉饱，耽色不避，严寒酷暑，或久坐湿地，恣意耽看，久忍大便，遂致阴阳不和，关格壅塞，风热下冲，乃生五痔。"过食生冷或恣食膏粱厚味、醇酒、炙煿、辛辣等刺激性食品，可致脾胃运化失职，寒湿或湿热内生，壅结肠道，导致气血不和，糟粕积滞，以致发生腹痛、腹泻、痔等肛门直肠的诸多疾病。

四、劳逸失当

如果长期负重或久站，久坐久蹲；早婚纵欲，房事过度，或妇女生育过多，气血亏损；或过度安逸，很少活动等均易导致机体脏腑功能不调，肛肠局部气血不和，甚则筋脉横解，邪气蕴结而发生痔及其他肛肠病。

五、体质虚弱

先贤在长期的医疗实践中发现，肛肠病的发生与阴阳失调、脏腑本虚有着重要关系。正如《丹溪心法》云："痔者皆因脏腑本虚，外伤风湿，内蕴热毒，醉饱交接，多欲自戕，以致气血下坠，结聚肛门，宿滞不散，而冲突为痔也。”阐明了脏腑虚弱是本，多种致病因素引起邪气结聚肛门而出现的症状是标。

1. 气虚　《素问·通评虚实论篇》中说：“气虚者，肺虚也。”《疮疡经验全书·痔漏篇》中说：“肺与大肠相为表里，故肺脏蕴热则肛闭结，肺脏虚寒则肛脱出，此至当之论。又有妇人产育过多，力尽血枯，气虚下陷，及小儿久痢，皆能使肛门突出。”说明肛门直肠疾病的发生，气虚也是其因素之一。如脾胃本身的功能失常，中气不足，老年气血衰退，小儿久泻久痢，妇人生育过多，以及某些慢性疾病，均可导致气虚。气虚下陷，无以摄纳，因而引起直肠脱垂不收，内痔脱出不纳。同时，气血相依，气行则血行，气虚则血瘀，五脏六腑，四肢百骸失去濡养，从而抵御外邪能力降低，故在肛门直肠周围发生痈疽。初期症状不明显，溃后可见脓水稀薄，久不敛口。

2. 血虚　常因失血过多或脾虚化源不足所致。在肛门直肠疾病中，长期便血易导致血失过多，气随血脱，血虚则气虚，气虚无以摄血又致出血，更致血虚，如此往复，形成恶性循环。血虚生燥，无以润滑肠道。则大便燥结，努责排便；气血相依，血虚则气不足，故肛漏溃后久不敛口，术后腐肉不脱，新肌生长缓慢等。

六、瘀血阻滞

《东医宝鉴·血篇》中说：“盖气者，血之帅也。气行则血行，气止则血止，气温则血滑，气寒则血涩。气有一息之不运，则血有一息之不行。”气机失畅，血行不畅，故气滞血瘀，气虚则血失统摄而不循常道，气弱则血行无力，缓而瘀阻，瘀血阻络或寒而血凝，致气血不畅，则可发为痔疮，或发为肛周痈疽，或发为肠息肉等。所以，气血失调，经络瘀阻，就会引起血瘀，这是发生肛肠病的一个重要因素。另外，或久坐久立，或负重远行，或生育过多，或久泻久痢，或排便努挣，或气虚失摄等，均可导致血液瘀滞肛门不散；或血络损伤，血离经脉，溢于肛门皮下，瘀血凝聚成块，发为血栓外痔等。

总之，肛肠病发生的因素，不外乎外感六淫，内伤七情，房事过度，饮食不节，因而阴阳失调，脏腑亏损，气血不和，经络阻滞，瘀血浊气下注而成。各种病因，可以单独致病，也可以合而致病。病程也有长短和缓急之分，病性又有寒热、虚实之别，或寒热虚实相兼，出现错综复杂的证候。所以，在临证时，必须审证求因，全面分析，进行辨证论治。

第三节　肛肠病的中医辨证特点

“望、闻、问、切”四诊是辨证论治的基础，运用中医基础理论对疾病性质进行分析判定并组方治疗的过程，是中医理论的重要组成部分。虽然肛肠病变多以局部表现为主，但由于人体内部气血经络以及脏腑之间的联系，肛肠病与脏腑仍然具有密不可分的关系。局部病变往往是脏腑功能或气、血、津液运行失常的反应。故《外科启玄》说：“凡疮疡，皆由五脏不和，六腑壅滞则令经脉不通而生焉。”此即“有诸内，必形诸外”的传变关系。所以肛肠病的诊断必须在整体观念的基础上，辨清阴阳属性，脏腑虚实，气血盛衰，经络所在，发病缓急，病程长短，病位深浅，以及肿痛痒脓等病症的性质，才能作出准确诊断。

一、辨阴阳

阴阳是八纲辨证的总纲，辨阴阳是临床辨证的关键环节。《素问·阴阳应相大论》指出：“善诊者，察色按脉，先别阴阳。”又如《景岳全书》所说：“凡诊病施治，必须先审明阴阳，乃为医道之纲领。”又如《疡科纲要》中说：“疡科辨证首重阴阳。”这些都说明阴阳辨证在临床诊疗中的重要意义。在肛肠复杂的病症中同样需要抓住疾病的关键和本质，确定疾病的阴阳属性。

（一）阴证阳证的特征

1. 阴证　是指气血虚弱，功能衰退为特征的证候。凡阴证者，多表现为精神不振，声低语微，面色晦暗或苍白，排便无力，便出困难或下痢失禁，舌质淡苔白，脉沉无力等一派虚弱证候。如属脱出性肛肠病，则肿物易脱难收；如果属痈疡性肛肠疾患，则起病缓慢，局部皮色紫暗、苍白或者不变，皮肤不热或者微热，肿势平塌或者下陷，界限不清，按之柔软或者坚硬，自觉症状不明显但是持久，溃脓较晚，脓水稀薄，溃后难敛；属于泄泻性肛肠病，则大便清稀，完谷不化，臭秽不甚，肛门肌肉无力，腹痛隐隐，喜温喜按，排便无力，反复发作，迁延不愈等。另外，阴证多指病发在五脏，局部病变的病位较深。

2. 阳证　是指以功能亢进躁动兴奋等为特征的证候。阳证多表现为精神亢进、声高息粗、面红目赤、身热、便结、尿黄、舌红、苔黄、脉数等。如果属痈疡性肛肠疾患，则起病迅速，局部红肿热痛，肿势局限高起，柔软而有弹性，溃脓较早，脓液稠厚，有臭味，脓尽较易愈合；如果为泄泻性肛肠病，则大便秽浊黏稠，或粪水杂下，甚至热结旁流，臭秽难闻，腹痛较甚，肛门灼热疼痛，病情变化较快。另外阳证多指病发在六腑，局部病变的病位较浅。

（二）辨阴证和阳证的依据

1. 发病与病程　急性发作，病程较短者多属阳证；发作缓慢，病程较长者多属阴证。

2. 病位　病位浅在皮下，或仅在肌腠者，多为阳证；病位深在脏腑，或在筋肉骨脉之中者，多为阴证。

3. 皮肤黏膜的色泽和温度　肛周皮肤红肿，灼热疼痛，皆属阳证；皮肤不热或者微热，甚或僵冷紫暗或皮色不变，黏膜变白或者晦暗，感觉不甚明显者多属阴证。

4. 疼痛性质　痛处局限较重，常为灼痛、绞痛、刺痛、剧痛等多为阳证；患处不痛或者隐痛、冷痛、酸痛、抽痛、钝痛者，多属阴证。

5. 肿势　肛周肿势高突，根脚收束，病位局限，边界清晰者多为阳证；肿势散漫，根脚不收，病位蔓延疮形不整，溃口塌陷，甚至固着有根，根深不移者多属于阴证。

6. 肿块硬度　肿块软硬适度，溃后渐消者，属阳证；肿块坚硬如石者或柔软如棉者属于阴证。

7. 脓血的性质　肛周痈疡溃破，如脓出黄稠而厚，略带腥味，或下利赤白脓血，红多白少，黏稠量多，或纯泻鲜血者，多属阳证；如脓出清稀，色淡似水，甚则绿黑稀薄、腥臭恶臭者，或下利赤白脓血，白多赤少，稀薄如水或纯下血水晦暗者，多属阴证。

8. 全身证候　在局部病变初发的同时，伴见发热、恶寒、口渴、溲赤、便秘，脓毒溃出后诸证渐消者，多属阳证。如果病变初期全身症状不明显，病变进程中伴见骨蒸潮热，面色潮红，消瘦乏力或面色苍白，神疲自汗等症状者，多为阴证。

二、辨气血津液

气血津液是人体生命活动的物质基础，气血充足，运行畅通，百病不生。如果气血津液的质与量或运动状态出现异常，则可导致人体相关的脏腑发生病变。正如《素问》所说：“气血不和百病乃变化而生。”气血津液异常是肛肠病的常见病理变化，因此，对气血津液的辨证在肛肠病的诊断具有重要的作用和意义。

（一）辨肛肠病气血异常

常见气血异常有气虚、气陷、气滞、血虚、血瘀、血热等。

1. 气虚　肛肠病属于气虚者常见少气懒言、神倦乏力或头晕目眩、自汗，动则尤甚，排便乏力，舌淡苔白，脉弱。气虚常见于老年人元气亏虚，久病体弱，或先天不足，后天失养。如果以脾气虚为主，可见腹胀纳少，食后腹胀，大便溏薄，面色萎黄，四肢无力；如果脾虚摄纳无权，则可见便血量多色淡，肛门脱出，无力回纳；如果肾虚下元不固，则见肛门失禁，滑脱不禁，伴有神疲乏力、耳鸣耳聋、腰膝酸软。

2. 气陷　肛肠患者属于气陷者，表现为大便溏泄、腹部及肛门坠胀，脱肛，肛内肿物易脱出难回纳，伴有头晕眼花、神疲乏力等症状。

3. 气滞　由于情志不调，外伤或术后不调，导致气机郁滞，升降失司，多表现为腹胀肠鸣，大便秘结，或腹痛欲泻，泻后痛减。

4. 血虚　肛肠患者属于血虚者多表现为面色淡白，唇甲色淡，头晕眼花，大便干燥，舌淡脉细，此证多见于脾胃虚弱，气血化生无源者，或由于长期便血，术后或外伤失血过多，或劳神太过，阴血耗伤者。

5. 血热　肛肠病属于血热者肿痛多为红肿热痛，常伴有心烦，口渴，身热，舌绛，脉数等。

6. 血瘀　肛肠病属于血瘀者多表现为疼痛和局部肿块。出血多为暗红色带有血块。疼痛常表现为刺痛、刀割，痛处固定不移而拒按，舌质紫暗有瘀斑、瘀点，脉细涩。

（二）辨肛肠津液异常

1. 大肠津亏　大肠干结，数日难行，伴有口干咽燥，口臭，舌红少津，苔黄燥，脉细涩。常见于素体阴亏或素食辛辣醇厚之人。

2. 津液耗伤　属于津液耗伤较重的多见于唇舌焦裂，眼眶凹陷，皮肤干燥，面容憔悴，性情狂躁，甚至舌红而干，脉细数无力。此证多由大汗、大吐、壮热耗津过度所致。

三、辨肛肠病常见症状

（一）便血

便血是内痔、肛裂、息肉痔、锁肛痔（即直肠癌）等疾病的共有症状。出血部较低，表现为血不与大便相混，附于大便表面，或便时点滴而下，或一线如箭。凡血多而无疼痛者，多为内痔；凡便血少而有肛门疼痛者，多为肛裂；凡儿童便血，大便次数和性质无明显改变者，多为息肉痔；凡血与黏液相混，色晦暗，肛门有重坠感者，应考虑有锁肛痔的可能；凡便血鲜红，血出如箭，多因风邪引起，有时伴有口渴，尿赤，便秘，舌红，脉数等症状，属于风热肠燥的症候；凡便血色淡，多为血虚肠燥，常伴有面色无华，心悸，神疲乏力，舌质淡和脉沉细等症状。

（二）肿胀

肿胀的发生，多为局部经络阻塞，气血凝滞所致。邪客于经络之中，就会引起血行不利，瘀阻不通；不通则气血瘀滞，阻于局部经络，故发生肿胀。《素问·阴阳应象大论篇》中说：“先痛而后肿者，气伤形也；先肿而后痛者，形伤气也。”由此可见，先痛后肿，其痛多在肉分，病位深隐；先肿后痛，其病多搏于皮肤，病位表浅。凡局部肿胀，肿处高起，根脚收束，颜色赤红，肿块软硬适度，属于阳证、实证，多见于肛门痈疽实证；局部肿胀，患处平塌下陷，根脚散漫，颜色紫暗或皮色不变，肿块柔软如棉，属于阴证、虚证，多见于肛门痈疽虚证。所以，《外科证治全书·论肿篇》中说：“故火毒壅滞则红肿焮痛而成痈，寒痰壅滞则白塌木肿而成疽。”

（三）疼痛

肛门疼痛的发生，多为局部气血壅滞不通所致。凡寒、热、虚、实、瘀、风、气，皆能为痛。患处色赤有烧灼痛感，属于热证；患处色白有疼痛感，属于寒证；患处不胀不闷，揉按反而疼痛减轻，属于虚证；患处又胀又闷，稍一触按即感疼痛，属于实证；患处痛如肌肉撕裂，微有肿胀，属于瘀证；患处痛无定处，上下走动，属于风证；痛如针刺而又肿胀，属于气证。此外，还可进一步根据不同症状辨证施治，如肿胀高突，并有胸闷腹胀，体倦身重，食欲缺乏，发热，苔黄腻，脉濡数等症状，多为湿热阻滞，常见于肛门周围痈疽、肛裂或外痔感染患者。如微痛微肿，常伴有低热，神疲乏力，头晕，心悸，便溏或便秘，舌质淡红，苔黄或腻，脉濡细等症状，多因气血不足，兼湿热下注，常见于肛门周围痈疽而症状不明显的患者。

（四）脱出

内痔、直肠脱垂、息肉痔和肛乳头肥大均可见脱出症状。多因气血虚衰，中气下陷，摄纳无力而形成脱出不收。患者常伴有面色无华，头晕眼花，心悸气短，自汗盗汗，舌质淡，脉沉细弱等症状。如果脱出嵌顿肛门而肿痛的，则为湿热下迫，气血瘀滞；热盛熏灼，就会引起局部糜烂，患者常伴有寒热并作，口干喜饮，大便秘结，小便短赤，舌质红，苔黄或腻，脉弦数等症状。

（五）流脓

常见于肛门周围痈疽或肛瘘。凡脓出黄稠带粪臭者，多为湿热蕴阻肛门，热盛肉腐而成，患者常伴有口苦身热，身重体倦，食欲不振，小便赤，苔黄或腻，脉滑数等症状，常见于内痔嵌顿、直肠脱垂嵌顿及肛瘘等实证；凡脓出稀薄不臭或微带粪臭味者，则因气血不足、气血虚衰，兼有湿热下注肛门而成，患者常伴有疮缘潜行呈空壳状，疮面凹陷，一般无发热或仅有低热，咳嗽，咯血，骨蒸盗汗或面色萎黄，神疲乏力，舌质淡红，苔黄腻、脉细数或濡缓等症状，常见于直肠脱垂、内痔脱垂或肛瘘等虚证。

（六）便秘

便秘是痔、肛裂、肛周脓肿、肛管直肠癌的常见症状。凡腹满胀痛，拒按而大便秘结者，多为燥热内结，患者常伴有面赤，口臭，身热，心烦，小便短赤，舌质红，苔黄燥，脉数等症状。凡腹满作胀，喜按而大便秘结，患者常伴有面色白，头晕心悸，神疲乏力，舌质淡，脉细无力等症状，多为血虚肠燥。

（七）肛门潮湿

肛门潮湿多见于内痔脱出、直肠脱垂和肛瘘等，常有黏液溢出或脓性分泌物流出，多为湿热下注或热毒蕴结所致。患者常伴有局部坠胀肿痛，口干，食欲缺乏，胸闷不舒，大便稀溏或秘结，小便赤，苔黄或腻，舌质红，脉弦或数等症状。

（八）坠胀

坠胀是便秘、肛隐窝炎、直肠炎患者常有的症状。伴有排便不畅，肛门堵塞感者，多见于出口梗阻型便秘；伴有脓血或黏液者，多见于直肠癌、肛隐窝炎、直肠炎等。伴有乏力，气短，舌淡，脉沉细弱等症状，多为中气不足，升提无力；坠胀伴身重体倦，食欲缺乏，溲赤，苔黄或腻，脉弦或数者，多为湿热下注大肠，蕴阻肛门。

（九）便频

便次增多，腹泻，伴有腹痛、呕吐，多为急性肠炎。便意频繁，但排出困难，无脓血黏液者，多为出口梗阻型便秘。便次增多，伴有脓血黏液、里急后重，应考虑溃疡性结直肠炎、直肠癌等。舌淡，苔薄白，脉沉细无力，多属脾胃虚弱，脾失健运。舌红，苔黄或腻，脉弦滑有力，多为湿热下注所致。

四、辨分泌物

分泌物稠、臭，局部肿痛，灼热，口干，纳呆，胸闷不舒，便溏或干结，溲赤，舌红，苔黄腻，脉弦数，多为湿热下注或热毒蕴结所致，常见于内痔嵌顿、直肠脱垂嵌顿及肛瘘等实证。分泌物清稀不臭，多为气血不足之象，常见于直肠脱垂、内痔脱垂或肛瘘等虚证。

五、辨肛肠病发病部位

肛门病的部位常用膀胱截石位表示，以时钟十二点等分标记法，将肛门分为12个点位。肛门前面（会阴）正中，称为12点；肛门后面（尾骶）正中，称为6点；肛门左面正中，称为3点；肛门右面正中，称为9点，其余依次类推。内痔好发于齿线以上3点、7点、11点处；赘皮外痔多发生于肛门缘6点、12点处；环形的结缔组织性外痔多见于经产妇；血栓性外痔好发于肛门缘3点、9点处；肛裂好发于肛门6点、12点处；肛瘘外口发生于3点、9点连线前面距肛缘在5 cm以内的，其管道多为直行，发生于3点、9点连线后面的，其管道往往弯曲，而且其内口多在6点附近；凡瘘管外口距肛缘较远的，其管道亦长；绕肛而生的蹄铁形肛瘘，其内口往往在6点附近。通过辨别部位对各种疾病的发生情况，可直接用图表示，作为记录之用。同时，通过临床观察，可以对常见肛门直肠病的好发部位，以及瘘管管道的发展规律，具有一个初步的概念。

第四节　肛肠病的中医治疗方法

一、内治法

内治法可用于疾病的不同时期。肛肠病虽然病证繁多，但究其治则，仍可概括为消、托、补三大治则。临床上应根据病势的不同情况而灵活运用。

（一）消法

所谓消法，是根据肛肠病证初期的症状特点，运用各种治法方药，使之消散的治疗方法。《外科启玄》："消者，灭也，灭其形症也……内阴壅滞，必然外攻，治当内消，使绝其源而清其内，不令外发，故云内消。"有表邪者解表；里实者通里；热毒蕴结者清热解毒；寒邪凝结者温通；湿阻者理湿；气滞者行气；血瘀者活血化瘀等。此外，还应结合患者的体质强弱，发病部位及所循行的经络等，综合分析制订出治疗原则。凡未成脓者，宜先用内消，即使不能消散，也可移深出浅，转重为轻。如果脓液已成，则不可用内消之法，以免脓毒内蓄，毒散不收，甚则气血受损转为重症或难治之症。

1. *解表*　凡肛周炎性疾病发病初起，表证明显者多用疏表散邪的药物。其有风寒、风热之不同，治疗也当区别。风热者治以疏风清热，选银翘散为主，常用金银花、连翘、荆芥、牛蒡子、薄荷等；风寒者治以解表散寒，选荆防败毒散为主，常用荆芥、防风、桂枝、细辛等。本证应该分清表里虚实，过汗体虚者忌用。

2. *疏风凉血*　适用于风热交迫大肠的肠风下血等证。因为风热之毒壅于大肠，损络迫血，血渗肠间，故以疏风凉血为法。常选用槐花散、槐角丸等加减。本法凡下血证属风邪热毒所致皆可应用。但本法所用方药性味寒凉，凡便血日久，血色淡红，神疲倦怠者，或便血日久，咽干口燥等气阴不足者均不宜应用。

3. *清热利湿*　适用于湿热下注大肠肛门所致的便血、肛门肿痛、下利、脱出等疾患。常可见肛门肿胀，灼痛或大便黏滞不爽，里急后重，或脱出肿痛，肛门糜烂渗出等。由于肛肠病多属湿热为患，故清热利湿是肛肠科最为常用的内治法之一。如湿热蕴阻于肛门以肿痛、便秘、尿赤为主证者，宜清热除湿、活血解毒、止痛消肿，选秦艽苍术汤或止痛如神汤等；如湿热蕴结大肠，气血不和所导致的下利脓血，腹痛腹泻，里急后重，肛门灼热等症，治宜清肠化湿、调和气血，选芍药汤和白头翁汤等；如肝经湿热，循经下注，致肛周肿痛、肛周湿痒者，治宜清利肝胆湿热，选龙胆泻肝汤等；如水湿泄泻者，治疗宜淡渗利湿，选除湿胃苓汤等。本治法所用的方药含有苦寒或泻下之品，故脾胃虚寒者慎用。

4. 清热解毒　适用于热毒蕴结而致肛门直肠周围脓肿、内痔嵌顿及外痔等症见局部红肿热痛，全身恶寒发热，便秘，尿赤，苔黄，脉弦者。治宜清热解毒，选黄连解毒汤、仙方活命饮、五味消毒饮加减。

5. 通里　是用泻下通便的药物通降腑气，排出宿便，使病邪随之外出的方法。常用具体方法有攻下、润下、温下和攻补兼施等。如肛痈红、肿、热、痛俱甚兼躁热烦渴、腹胀便秘、溲赤等属于阳明腑实证者，治宜清热通腑，方选小承气汤等；如果肛痈伴大便秘结，舌红苔黄少津，证属津液不足者，治宜润肠通便，选方麻子仁丸、五仁丸等。老年患者出现大便不通，手足不温，舌淡苔白，脉沉等表现者，证属阳虚寒滞证，治宜温阳通便，方选大黄附子汤或三物备急丸等；久病体虚者宜用攻补兼施。血虚者养血通便，方选润肠汤；气虚者补气通便，方选黄龙汤等；阴阳两虚的便秘，方选济川煎加减等。

6. 散寒通滞　适用于体虚寒凝患者，本证表现为患处漫肿，隐痛不红不热，口不渴，形寒肢冷，舌苔白，脉迟等症状。治宜温阳通脉、散寒通滞，方用阳和汤。

7. 软坚散结　适用于气滞血凝所致肛周脓肿、肛门直肠肿瘤、骶尾部囊肿，症见肛周肿块，局部浸肿，不痛或微痛，苔黄腻，脓弦滑。常用方药海藻玉壶汤加减。

8. 清热凉血　适用于热入营血所致的出血，常见内痔、直肠息肉、肛肠病术后出血、炎症性肠病等。症见血色鲜红，病初或呈喷射状；口苦，尿黄，便干，苔黄，舌红，脉数。常用凉血地黄汤、十灰散、槐角丸等加减。

9. 养阴清热　适用于久病伤阴，症见潮热，盗汗，颧红，舌红少津，脉细数等，治宜养阴清热，方选青蒿鳖甲汤或知柏地黄丸等。

10. 活血化瘀　可广泛用于多种肛肠病的治疗，根据病性病位分清主次缓急，在运用活血化瘀的同时适当配合其他的方法，以使标本兼治，诸证皆除。如果气滞血瘀俱重，治宜行气活血并重，方选行气止痛汤；如果血瘀大肠而腹痛，便血紫黑，甚则腹中有块，治宜散结活血破瘀，方选桃仁承气汤；如果寒邪内中肛肠，凝滞不去，治宜散寒通经，活血化瘀，方选少腹逐瘀汤或失笑散；如果湿与热结肠腑，经络阻隔致肿痛，治宜清热除湿，活血止痛，方选止痛如神汤等。总之，活血化瘀的基础上可以根据兼证辅助以益气、滋阴、养血、温阳等以达到治疗目的。

（二）托法

所谓托法，是指扶助正气，托毒外出，或使血脉调和，毒邪消散不致内陷的一种治疗方法。《外科启玄》说：“托者，起也，上也。痈毒之发，外之内者，邪必攻内，自然之理。当用托里汤加升麻、金银花使荣卫通行，血脉调和，疮毒消散。故云疮家无一日不托里也。”可见托法一般主要应用于疾病的中期，不致疮疡内陷。托法有透托和补托之分。透托法适用于脓肿已成，毒盛而正气不虚，尚未溃破或脓出不畅之实证，代表方透脓散加减；补托法适用于肿疡毒势虽盛，但正气已虚，不能托毒外出致疮形平塌，根盘散漫之虚证，具体治疗时又有益气托毒和温阳托毒两法，代表方分别是托里消毒散和神功内托散加减。

（三）补法

顾名思义，所谓补法是用补养的药物恢复正气，调和阴阳，使之康复的一种治疗方法。《外科启玄》说：“言补者，治虚之法也，经云，虚者补之。”此法适用于毒势已去，或肛肠病术后局部病灶已除，但精神衰疲，正气虚弱，脓水清稀，疮口难敛者。如气血虚弱者，宜补养气血；脾胃虚弱者，宜健脾和胃；肝肾不足者，宜补养肝肾。但邪毒未尽之时，切勿单用补法，以免留邪为患，久治不愈。

1. 补中益气　适用于脾气虚弱，中气下陷所致的直肠脱垂、久泻、久痢等肛肠疾患。方用补中益气汤、提肛散等。临证时可灵活运用，如果脾虚不运而便秘者，可倍升麻、柴胡、当归，煎成后调入蜜和麻油，意在升清降浊；久泻，清阳下陷者宜加诃子、乌梅肉等。

2. 养血益阴　适用于因久病阴血亏虚之证，如失血后、迁延性炎症性肠病及肿瘤的辅助性辨证治疗等。常选用四物汤、六味地黄丸、益胃汤等。本法所用的药物均有滋腻碍胃之品，故应该增加醒脾开胃之品。

3. 温补脾肾　适用于脾肾阳虚所致的泄泻、便秘、痈疡等，治宜温补脾肾。常选用四神丸、真人养脏汤、苁蓉润肠丸等。

二、外治法

（一）熏洗疗法

熏洗又称坐浴，是指将药物水煎或用开水浸泡后，趁热熏蒸，熏后用药液洗涤患处的治疗方法。《五十二病方》中记载有“气熨”法。《证治准绳》记载：“淋洗之功，痈疽初发，则宣拔邪气，可使消退；已成洗之，则疏导腠理，调和血脉，探引热毒，从内达外、易深为浅，缩大为小；红肿蔓延，洗之则收。殷紫黯黑，洗之红活；逐恶气，祛风邪，除旧生新。”临床常用祛毒汤、苦参汤、五倍子汤等，也可用热水或食盐水。熏洗法临床应用广泛，疗效显著，具有清热解毒、消肿止痛、活血通络、收敛止血、燥湿止痒的功效，适用于各种肛肠病及手术后。使用时将药液盛入盆内，先熏后洗10～15分钟，每天2次或便后坐浴。

1. 祛风除湿，杀虫止痒　用于肛门潮湿瘙痒者，选方如苦参汤。

2. 清热解毒，消肿止痛　用于热毒蕴结之肛门肿痛等症，选方如祛毒汤等。

3. 清热燥湿，活血消肿　用于湿热下注之肛门肿痛。选方五倍子汤等。

4. 活血化瘀，软坚散结　用于局部肿块及瘢痕等症，选活血化瘀、软坚散结药物外洗。

（二）药物外敷疗法

药物外敷疗法是指应用药物配制成的膏剂、散剂、栓剂等直接涂敷患处的一种治疗方法。该法主要用于肛门肿痛、皮肤湿烂瘙痒、术后常规换药和术后并发症的治疗。由于药物的外敷疗法能使药物直接作用于病变局部，所以具有良好的治疗效果。

1. 膏剂　肛肠科常用的膏剂为软膏，是将具有一定治疗作用的中药加工成细粉，或经溶媒提取浓缩成的流浸膏，加入适宜的基质，均匀混合制成的一种半固体状态。油膏具有均匀、细腻、软滑、稠度适宜、易于涂布等特点，适用于痔、肛裂、肛痈、肛门瘙痒症等多种肛肠病及术后换药等。常用的药膏有九华膏、清凉膏、金黄膏、回阳玉龙膏、生肌玉红膏等。使用时应针对疾病的不同阶段和疾病的不同性质分别选择。外痔发炎肿痛，选用清凉膏；肛裂疼痛选用九华膏；肛痈早期属于阳证者选用金黄膏，而阴证之肿痛则选用回阳玉龙膏；术后伤口换药可用生肌玉红膏。

2. 箍围药　古时称为敷贴，是借助具有箍集围聚、收束疮毒作用的药物局部涂敷，使肿疡缩小甚至消散。常用箍围药物的选择：阳证者，选用金黄散、玉露散等；阴证者，选用回阳玉龙散等；半阴半阳证者，选用冲和散。箍围药还应根据病情的需要，选择相应的液体调成糊状，方可使用。阳证者多用菊花汁、金银花露或冷茶汁调制，取其清凉解毒之力；阴证多用酒、醋调制，取其温通散瘀之功；半阴半阳证多用葱、姜、韭菜捣汁，取其辛温助阳，温通散瘀之力，也可用蜂蜜调制。

3. 掺药　将多种不同的药物分别或共同研制成粉末，即成散剂，根据制方规律和各种不同作用配成不同的方剂，掺布于膏药、敷贴或直接掺布于患处。掺药种类繁多，作用各不相同，主要有以下几类。①提脓祛腐药：具有提脓祛腐作用，能使滋水排出，腐肉脱消，适用于脓肿溃破期，水未尽，腐肉未脱，或肛管疾病滋水淋漓者。常用药物如九一丹等。②腐蚀药：腐蚀药具有腐蚀作用，撒布或外敷患处，能使病变组织腐蚀脱落，适用于内痔、肛瘘患者。常用的腐蚀药物有枯痔散、白降丹等。③止血药：选用具有收敛止血作用的散剂，撒布于出血的创面，外用纱布包扎固定，可以达到止血的目的。常用的止血剂：溃疡出血选桃花散；创伤出血选如圣金刀散；上述原因也可选云南白药。④生肌收口药：具有解毒、收敛、促进新肉生长的作用，适用于脓水将尽，腐脱新生时。常用的生肌收口药物有生肌散、八宝丹等。

4. 栓剂　是肛肠科常用的一种药物剂型。即将不同的药物制成不同的栓剂，纳入肛内，使其熔化后直接作用于局部。随着科学技术的发展，栓剂的配方及临床应用有了较大的进展，适应证也日渐广泛。目前，栓药主要用于便秘、痔疮、肛裂、肛瘘、肛周脓肿、炎症性肠病、肛肠病术后换药、某些肛肠病手术前肠道消毒等。常用的栓剂有马应龙麝香痔疮栓等。药物栓剂的溶点与体温相似，在常温下是固体，纳入肠腔后即可逐渐溶化。应用时嘱患者先排空大便，清洗肛门后，用肛门栓剂助推器或用镊子夹持，将栓剂纳入直肠内。每次 1 枚，每天 1 ～ 2 次。如果是便秘患者，便前纳入栓剂后可以刺激肠黏膜产生排便感。

（三）灌肠疗法

灌肠疗法是将药液用灌肠器经肛门注入直肠内，以达到治疗目的的方法。可分为清洁灌肠和保留灌肠两种。清洁灌肠是向直肠内注入液体，帮助粪便排出，适用于便秘的治疗和术前肠道准备，需反复灌洗，直至排出物为清水样且不含粪渣为止。保留灌肠是将少量药液注入直肠内，主要用于治疗炎症性肠病、大肠肿瘤、肛门炎性疾病等。常用药物为具有清热解毒、活血止痛、凉血止血和缓解肠痉挛作用的中药煎剂或西药溶液。一般保留灌肠的药液以 50 ～ 150 ml 为宜，否则过少药液涂敷不全，过多会难以保留而过早排出，减弱或失去治疗作用，药液温度以 38℃为宜，过高会损伤肠黏膜，过低则药物不易保留；每天灌肠 1 ～ 2 次，以每晚 1 次或早、晚各 1 次为宜。

三、手术

手术是治疗肛肠病常用的一种方法。通过手术可以去除病灶，矫正病变，消除病症，适用于局部有病理损害，临床症状较重，或症状反复发作，或采用非手术疗法效果不显著，或病情有恶化趋势者。常用的方法简要介绍如下。

（一）枯痔疗法

枯痔疗法为传统治疗内痔的主要疗法，是将枯痔钉插入痔核内或将枯痔散涂于痔核表面，使痔核枯干、坏死、脱落而痊愈。

1. 枯痔钉疗法　又称插药疗法，是将以药物制成的两端尖锐、质地较硬的药条，插入痔核中，通过使病变组织坏死、脱落，达到治疗目的。用药后可使痔核缩小或消失，之后改用生肌药收口。

2. 枯痔散疗法　枯痔散为掺药之一种，很早即用于治疗痔疮，具有独特之功效。应用时，先暴露痔核，将枯痔散调成糊状均匀地涂于痔核表面，然后用纱布固定。涂药前，先用护痔膏或凡士林涂于痔核周围，以防腐蚀正常组织。根据枯痔散效用大小，涂药次数不尽相同。可每天 1 次或 2 次，至痔核干枯变黑即可停药，待其自行脱落后用生肌药收口；对流出的分泌物及时清理，避免刺激皮肤。此法因疗程长，痛苦较大，目前已较少单独使用。

（二）注射疗法

注射疗法将药液注入痔内使痔核萎缩或枯死，适用于内痔、息肉、直肠脱垂等。因药液注射后所产生的病理机制不同，可将药物分为硬化剂和坏死剂两类。由此衍生出来的治疗方法称为硬化萎缩法和坏死脱落法。

1. 硬化萎缩法　即药物注射后组织产生硬化萎缩。主要用于内痔、息肉和部分直肠脱垂的治疗。此法所用的药液浓度较低，可称其为弱性溶液。如注射内痔，痔核少的一般注射1次，也可重复注射，常用药液如消痔灵注射液等。

2. 坏死脱落法　即药物注射后组织发生坏死脱落。此法所用药液较硬化剂浓度高，可称强性溶液。每个痔核仅注药1次。常用药物有痔全息注射液等。

上述两种药物注射时采用的浓度或剂量有变化时，其作用机制也将产生变化。

（三）结扎疗法

结扎疗法是传统治痔的主要疗法，迄今已近千年的历史，如《太平圣惠方》即有“用蜘蛛丝，缠系痔鼠乳头，不觉自落”的记载。至明代已普遍采用。最早的结扎法比较简单，前人称此法为“系(ji)”,仅适用于基底较细的痔体。所用结扎物品有蜘蛛丝、马尾、蚕丝、药线等。现代采用丝线结扎，亦可用胶圈套扎。结扎的方法可分：

1. 单纯结扎，即在痔根部以线系。

2. 贯穿结扎，于痔核基底部穿针引线后再系。

结扎也可配合注射、剥离等。单纯结扎适用于内痔、息肉、肛乳头纤维瘤等；贯穿结扎适用于结扎组织较大者；套扎适用于Ⅰ、Ⅱ期内痔或顶大蒂小的息肉等；结扎剥离又称为外剥内扎，适用于混合痔。

（四）挂线疗法

挂线疗法是中医治疗肛瘘的传统疗法之一，早在明代已广泛采用。古代多用药线,利用重力,以线代刀剖开瘘管组织，现常用具有弹性的橡皮筋勒开瘘管组织。主要用于高位肛瘘或脓肿、直肠狭窄等。挂线时用探针引导橡皮筋从外口进入，由内口引出后收紧橡皮筋，并在绕过的组织表面钳夹收紧橡皮筋的基底部，用丝线结扎。其原理是利用皮筋的机械力量对组织进行缓慢的切割，同时勒割的慢性刺激可使断端与周围组织产生炎性反应并粘连固定，因此不会引起肛门失禁。随着橡皮筋圈内组织的不断割断，其下方组织也在不断的修复，直至将原有的瘘管填满塞实。挂线法常合用切开法，即将如内括约肌、外括约肌皮下部、皮肤及皮下组织等切开，将高位部分肌肉组织挂线。

（五）其他手术方法

肛垫保留手术如痔上黏膜钉合术；病灶切除术如肛瘘、外痔、肛窦切除术；修补术如直肠阴道瘘、直肠前突修补术；脓腔引流术；肠造口术如结肠癌、直肠癌乙状结肠造口术等；根治术如结肠癌、直肠癌根治术（保肛或不保肛手术）等。

四、其他疗法

（一）针灸疗法

针灸疗法具有悠久的历史和丰富的经验，根据古今文献记载，此法可治疗肛门肿痛、便血、脱肛、便秘、腹泻、痢疾等20多种肛肠科病症，具有行气止痛、活血化瘀、清热解毒、温经散寒、补气养血等作用。具体有体针、耳针、挑治、穴位注射和穴位埋线等方法。

1. 体针　常用承山、长强、足三里、百会、气海、关元、三阴交、阴陵泉、中脘等穴位。

2. 灸法　是将艾条、药捻或药棒点燃，隔物或直接放在患处或穴位上，借着药力、火力的温暖作用，达到温阳祛寒、活血散瘀、疏通经络、拔引郁毒的目的。如此可使肛周肿疡未成者易于消散，已成者易于溃破，已溃者易于生肌收口。注意凡热毒之证不可使用。

3. 耳针　耳针对肛门肿痛、便血、便秘等也有良好的疗效，常用的穴位如大肠、直肠、肛门、皮质下、神门等。同时也可在耳轮找出反应点，用毫针刺激后再埋皮内针固定，可随时按压埋针处，以加强疗效。也可采用压丸法，即在耳穴反应点置王不留行籽，以胶布粘好后，随时按压。

（二）足底按摩疗法

足底按摩疗法是一种古老的防治疾病的方法。该疗法与针灸疗法中的耳针、体针相似，也是以局部体现整体，通过局部治疗来防治全身疾病的治疗方法。实践证明，本法治疗肛肠病具有止血、止痛、止痒、缓解痉挛等作用。脚部大肠的反射区位于右脚侧面通往跟骨的区域。升结肠在这个区域往前延伸至脚底的中央。凡内痔脱垂、出血、肛门湿疹、肛门神经痛、直肠脱垂、肛门术后水肿、习惯性便秘等，均可在脚底反射区触压按摩治疗。

（三）激光疗法

激光疗法一般分为切割法、烧灼法、照射法和光针法四种。

1. *切割法*　切割的器械为二氧化碳激光器。原理是利用激光对组织的切割作用，适用于肛瘘、痔、低位直肠息肉。

2. *烧灼法*　烧灼的器械是二氧化碳激光器。原理是运用激光产生高温烧灼作用，适用于肛裂、肛门尖锐湿疣等。

3. *照射法*　照射的器械为氦氖激光照射器。原理是利用激光的光化效应、热效应、电磁效应等促进局部的血液循环，加速创面的愈合，适用于肛周炎症肿块，经久不愈的溃疡创面和肛肠术后创面不愈者。

4. *光针法*　光针的器械为氦氖激光光针仪。原理是利用激光的各种效应，对机体产生针灸样作用，适用于直肠脱垂、痔出血、便秘、腹泻、疼痛等症。

（四）冷冻疗法

冷冻疗法的治疗原理是利用液氮迅速气化产生的急剧降温作用，使组织细胞内形成冰晶，导致细胞脱水、坏死，适用于内痔、肛门尖锐湿疣等。

（五）肛管扩张疗法

肛管扩张疗法的原理是在局麻下，将栉膜带环钝性撕裂，解除肛门括约肌痉挛，适用于肛裂、Ⅰ期内痔出血等。

（六）微波疗法

微波疗法是利用微波能量辐射对人体产生生物效应的机制而起到治疗的作用，适用于内痔出血、直肠息肉、低位直肠癌等。

第五节　肛肠病中医诊治特点及优势

中医肛肠病诊疗学是中医外科学诊疗体系的重要分支，伴随着中医学的发展，历经数千年，经过无数医家不断探索，继承创新，尤其是近30年来与边缘科学相结合而得到不断完善。中医肛肠病诊疗学凝聚了中华民族智慧，是中华民族宝贵的文化遗产，具有很高的实用价值和学术价值。熟悉中医肛肠病学诊治特点及优势，有助于我们更好地继承和发扬中医学在肛肠病诊疗中的成就。当代中国肛肠病学科既有别于两千年前的古代中医，又有别于西方医学。中医肛肠学科所涉及的范围越来越广，表现为多个学科之间的互相结合、互相交叉、互相渗透，中国肛肠学科中医特色显著，中医优势明显，同时其外科特性决定了必须与时俱进，不断汲取现代医学发展的成果。肛肠病的中医诊治特点和优势主要体现在以下几个方面。

一、诊疗理念的特色和优势

（一）整体观念

中医学是在天人合一、形神合一的中国哲学基础上发展起来的。中医学认为人体是一个有机整体，与自然环境关系密切，同时也是物质与精神和谐统一的有机体，在整体观指导下结合数千年诊疗经验所形成的整体观念和辨证论治体系是中医理论中最精髓的内容，也是中医生命力之所在。中医在对机体的整体性及人与自然、社会统一性认识的基础上，形成了整体观医学模式。所谓整体观念包括两个方面，一是重视人体本身的统一性、完整性，二是重视人与自然界密切关联。中医认为，人体是一个有机的整体，人体的各个组成部分以五脏为中心，配以六腑，通过经络系统的联络作用把全身各组织器官联结成一个有机的整体，并通过气血津液的不同作用，来完成人体统一协调的功能活动。构成人体的各个组成部分之间在结构上不可分割，在功能上相互协调、互为补充，在病机上则相互影响。肛肠是人体的重要组成部分，肛肠局部的病变与整体之间的关系紧密，在生理上，大肠肛门的功能依赖脏腑、气血、经络的维护协调，在病机上，肛肠疾病的发生、发展及转归，与全身脏腑、气血、经络等关系密切。中医认为，人的生长壮老已受自然规律的制约，人的生理病机也随着自然的变化而产生相应的变化。人应积极主动地适应自然。一旦环境变化过大，或个体适应调节能力减弱，人就会发生病理变化而罹病。中医对肛肠疾病的认识，首先将重点放在肛肠局部病变与整体病机变化的关联上，把肛肠局部的病机变化与整体病机反应统一起来。肛肠局部的病机变化，与全身的脏腑、气血、阴阳的盛衰有关。这种密切的关系决定了在诊治疾病时，可以通过面色、形体、舌象、脉象等外在的变化，来了解和判断其内在的病变，进而作出正确的诊断和治疗。中药、针灸、推拿按摩、饮食气功等疗法都是通过对整体与局部的调节，进而达到对大肠肛门病变的治疗作用。中医治疗肛肠疾病的整体观念，还体现在重视自然环境变化及心理因素对大肠肛门疾病的影响。

另外，中医肛肠疾病有病名诊断为先的特点，与内科疾病以症状命名不同，肛肠疾病的命名是疾病特征的整体概括，可以体现出该病的基本诊断信息，包括疾病的病因、特点及属性，换句话说，肛肠疾病的名称是根据疾病的特性及归属来命名的。根据病名即可辨别该病的病位、病因、临床特点及属性等信息，如钩肠痔、锁肛痔、肛痈、肛漏、脱肛、肠痈、锐疽等。钩肠痔，“痔，后病也。”“钩肠”体现出病因由外伤引起，同时体现了疼痛、出血的临床症状，比较准确地概括了肛裂的基本诊断信息。肠痈，是发生肠道的“痈”，为内痈，肠痈的表现也具有痈的共性，表现出“阳”的属性，治疗应采用治痈的思路，根据病期的不同，初起、成脓、溃后，分别应用消、托、补法。例如溃疡性结肠炎属难治性疾病，按现代医学分科思路被归属于中医内科疾病“泄泻”“久痢”等，但根据大量的中医外科古籍资料显示，溃疡性结肠炎的临床症状及并发症与中医肛肠科疾病“肠痈”的相关记载十分贴切，运用治痈之法治疗溃疡性结肠炎临床疗效十分显著。可见想要更好地运用中医，疾病的中医病名归属是非常重要的，值得我们深入研究。

（二）整体辨证与局部辨证相结合

辨证论治是中医的基本诊疗模式，同时也体现了中医学同病异治、异病同治、因人而异的个体化治疗理念。如《素问·至真要大论》有云：“谨守病机，各司其属，有者求之，无者求之，盛者责之，虚者责之，必先五胜，疏其血气，令其调达，而致和平。”疾病是一个动态发展变化过程，辨证是根据中医望闻问切四诊所收集的资料，综合分析，辨清疾病的病性、病位、邪正关系以及发展趋向，概括为某种性质的证的思维过程。论治则是根据辨证的结果，确定相应治则治法。辨证论治是在中医哲学思维的指导下完成其理法方药体系构建，亦是中医最具特色的诊断与治疗方法。对于肛肠疾病，需有机地结合辨病与辨证，认识疾病深层次的核心病机，是取得临床疗效的关键所在。肛肠疾病的辨证，通过四诊所收集的病史信息、症状和体征，通过分析、综合，辨清疾病的病因、性质、部位，以及邪正之间的关系，概括、判断为某种性质的证，然后根据辨证的结果，确定相应的治疗方法。中医肛肠科的辨证有其特色，在肛肠病的辨阴阳中存在“半阴半阳证”，即是通过局部辨证而得出。其特点是病变部位漫肿不高，似阳证而又不甚焮热肿痛，似阴证而又不甚木硬平榻；微红微热，似冷而非冷，不肿而实；似热而非热，虽肿而实虚，痛而无脓，肿不易消，不易溃脓；溃脓后仍痛，创口闭合迟缓。在临床中常可遇到此类病证，如“肛痈”“肛漏”等，选择治疗方法及遣方用药须阴阳兼顾。总之，辨证是决定治疗的前提和依据，论治是治疗疾病的手段和方法。通过辨证论治的效果可以检验辨证论治的正确与否。

（三）中西医结合

中西医结合是中国特有的医学模式，也是当代中国肛肠病学科的重要特色。新中国成立后，党和政府非常重视中西医结合，正是在这一政策的推动下，中医肛肠学科得到了迅速发展。中医是一个具有极大包容性的学科，这也是中医历经数千年不断发展而不消亡的奥秘所在。随着中西医结合的不断深化，中医肛肠学科本身理论和治疗方法也得以升华。中西医结合追溯源流，首推近现代中西医汇通学派代表人物—张锡纯（1860—1933 年）及其著名代表作《医学衷中参西录》。新中国成立初期，毛泽东主席提出“团结中西医，用两种方法治疗”。因此，“中西医结合”成为了我国肛肠学科发展中的特有过程及基本方针之一。在科技快速发展的今天，中医肛肠学科不能一味固守传统，更要求从现代科技进步中汲取创新和发展的动力，这符合中医的本质与传统，中医肛肠学科数千年的发展，正是不断包容吸纳不同民族、不同学科的成果和智慧的结果。

二、治疗方法的特色和优势

中医肛肠病诊疗学历经千百年，形成了以结扎疗法、枯痔疗法、挂线疗法等为代表的众多的，特色和优势明显的核心技术，当代又与现代医学结合，不断传承创新，形成现代中国肛肠学科新的核心技术。

（一）结扎疗法

结扎疗法是中医治疗痔的传统治疗方法。中医应用结扎疗法治疗痔病，可以追溯到成书于两千多年前的《五十二病方》。1973 年长沙马王堆汉墓出土的帛书《五十二病方》中就提到了痔的结扎疗法：“牡痔居窍旁……系以小绳，剖以刀。”这也是世界上关于痔结扎疗法的最早记载。之后历代医家都对痔病的治法有进一步的完善和丰富。至明清时期，结扎疗法已被广泛应用于临床。明代的陈实功在《外科正宗》中使用芫花、壁钱与白线同煮至汤干制备药线，进一步发展和完善了结扎疗法。明代徐春甫在《古今医统大全》提到“治外痔有头者，以药线系之，候痔焦黑落下，再用线裹猪鬓沾药当纳于窍中，永不发”，更是进一步肯定了结扎法的临床疗效。直到今天，结扎疗法因其远期疗效可靠、并发症少等优势，仍是治疗痔疮的一种重要方法，并且在传统结扎法的基础上不断传承创新，演变成多种具有中医特色和优势的结扎技术，如分段齿形结扎术、高悬低切术、药线结扎术等。

（二）枯痔疗法

枯痔疗法是在药物外敷法基础上发展起来的一种中医传统治疗方法，其历史可以追溯到唐代。唐代王焘《外台秘要》（公元 752 年）记载，使用水银、白矾配制枯痔药物。枯痔疗法盛行于宋朝，南宋魏岘《魏氏家藏方》（公元1227年）又进一步详细记载了枯痔法的具体用法，尤其是枯痔时在痔核周围先涂膏剂以保护健康组织，使枯痔法更加完善。据明代《普济方》（公元1390年）记载，宋朝宋高宗患痔疾，朝中黄院子推荐临安痔科医生曹五为其医治获效，即是采用的枯痔药物——取痔千金方。明代《古今医统大全》（公元1556年）详述了涂敷枯痔散的方法，明确指出枯痔法的适应证是内痔。陈实功在《外科正宗·痔疮论》（公元1631年）中记载了枯痔散和三品一条枪的配方和用法。对枯痔散应用的全过程，如术前准备、操作方法、术后换药都作了详细论述，同时对枯痔药的制法、药物中毒的防治也有详尽的说明。陈实功在《外科正宗》中指出："诸痔欲断其根，必须枯药。"受到后世的推崇。传统中医枯痔疗法由于多数枯痔药物中含有砒、汞等成分，严重的毒副作用限制了枯痔疗法的发展。后代医家，经过筛选，提取其中的有效成分，制成注射剂，采用注射疗法将药物置于痔核内或其他肛肠疾病的病变部位，从而达到治疗效果。因此，中医肛肠注射疗法与中医枯痔疗法具有密切的传承关系。

（三）挂线疗法

中医治疗肛瘘和肛周脓肿等疾病时特别重视挂线技术的应用。挂线疗法是中医肛肠学科的核心技术之一，也是中医对肛瘘治疗最重要的贡献之一。明代的徐春甫《古今医统大全》引用了现已佚失的元代著名医书《永类钤方》关于治肛瘘的记载。书中总结了挂线疗法的操作方法："不拘数疮，上用草探一孔，引线系肠外，坠铅锤悬，取速效；"明确了挂线时间"线落日期，在疮远近，或旬日半月，不出二旬"；同时还总结了挂线疗法的疗效"线既过肛，如锤脱落，百治百中"，"未穿疮孔，鹅管内消，七日间肤全如旧"；最重要的是《古今医统大全》还初步阐释了挂线疗法治疗肛瘘的机制"药线日下，肠肌随长，僻处既补，逐线流。""譬筑堤防决，水既归潜，众流具涸，有何泛滥"。其后挂线疗法得到众多医家不断改进、创新、完善。目前，中医肛肠科的挂线疗法主要分为两大类，一是引流挂线，这是一种非常好的引流方式，可有效控制或缓解炎症反应；二是切割挂线，这种方法因其缓慢切开，给断端生长以及与周围组织产生粘连提供了时间和机会，从而具有防止肛管直肠环突然断裂回缩而引起肛门失禁的优点。到目前为止，切割挂线在肛瘘治疗中，特别是高位复杂性肛瘘的治疗中，仍是保护肛门括约肌常用方法。挂线疗法在减少肛门括约肌损伤、保护肛门功能方面的治疗优势也得到了众多肛肠病学专家和学者的关注，在肛肠科难治性疾病，如高位肛瘘、复杂性肛瘘、跨间隙肛周脓肿等疾病的治疗得到了广泛的运用。

（四）注射疗法

20世纪30年代，西方的内痔注射疗法进入我国，但由于临床疗效不理想，发展缓慢。从20世纪50年代末开始，许多中医肛肠专家致力于在枯痔疗法基础上研制新型肛肠注射药物，并研制出许多以中药为基础的注射液，取得较好的效果。1956年重庆李雨农等为了减少传统枯痔散可能引起的砒中毒，在中医枯痔散疗法的基础上发展并研制成功新6号枯痔液。1958年，陈济民用内痔枯脱油进行注射治疗。这些均获得了较好的疗效。20世纪70年代以后，新的坏死枯脱注射液和硬化萎缩注射液相继问世，为推动痔的注射疗法做出了积极贡献。20世纪70年代，我国著名肛肠病专家史兆岐教授、周济民教授等，根据中医"下者举之""酸可收敛、涩可固脱"的理论，将广泛用于枯痔丁配方的药物白矾，以及自古以来广泛用于治疗痔疮的，具有酸涩收敛作用的五倍子，作为主药，提取出有效成分硫酸钾铝和五倍子鞣酸等，研制成功了"消痔灵"注射液，并根据痔的解剖特点，形成独特的四步注射技术，取得理想的临床疗效，在国内外引起高度关注和赞誉。之后，在此基础上，经过临床探索，不断拓展消痔灵注射治疗的适用范围，在治疗直肠脱垂、直肠前突、直肠黏膜松弛、食道静脉曲张症，及肛肠疾病术后止血等方面，取得了许多新进展、新突破、新成果。

国内外西医治疗痔疮、直肠脱垂、直肠黏膜脱垂普遍采用手术切除方法，手术带来创伤大、痛苦多、费用昂贵、术后并发症多等问题，对于老人、儿童以及基础病多的患者手术带来的问题更为突出。中医肛肠注射疗法采用中药制剂，直接注射到病变部位，在治疗痔疮、直肠脱垂、直肠前突、直肠黏膜内脱垂等多种肛肠疾病方面，更加行之有效、应用广泛。如20世纪70年代研制成功的消痔灵注射液，具有疗效好、并发症少、操作简便等优点，先后获得卫生部科研成果甲级奖（1980）、国家科技进步二等奖（1985）、南斯拉夫一诺瓦国际发明奖（1986）、比利时尤里卡世界发明一级骑士勋章金奖（1986）、中国医药科技成果金杯奖（1990）、中国中医药科技成果“神农杯”金奖（1990）等，产生了巨大影响。

从20世纪80年代以来，以消痔灵注射液为代表的中医肛肠注射疗法在海外有较大影响。史兆岐教授多次应邀到日本做消痔灵注射治疗的技术指导及学术交流，现场演示消痔灵注射治疗内痔脱垂方法，在日本医学界引起强烈反响。日本专家对消痔灵注射能治疗内痔脱垂感到惊叹，并把消痔灵注射疗法引进日本，现日本许多肛肠专科医院已将消痔灵注射疗法作为治疗内痔的重要疗法之一。迄今为止，先后有日本、韩国、马来西亚、俄罗斯、印度尼西亚、阿联酋、阿曼等国家，以及我国的香港、澳门、台湾等地区引入消痔灵注射疗法，并取得满意疗效。

（五）综合治疗

中医治疗肛肠疾病强调综合治疗。肛肠疾病不仅存在局部病变，而且与整体的脏腑、气血、经络、阴阳关系密切，所以，肛肠疾病的治疗一定要重视内治法、外治法、手术疗法的综合应用，协调互补，标本同治，方可达到更好的治疗效果。中医肛肠科内治法包括消、托、补三大法。中医强调治病求本，内治是针对核心病机从根本上进行调理和治疗，旨在消除内在的病机因素，恢复机体的正常功能。根据肛肠科疾病特点，疾病所处阶段不同，内治外治兼用则可提高疗效，防止并发症、后遗症的发生。常用的中医药外治方法包括油膏外敷法、熏洗法、掺药法、热敷法、按摩法、灌肠法等。中医药外治方法对肛肠疾病有着非常重要的治疗作用。外治与内治的方法不同，但医理是一样的，正如《理瀹骈文》曰：“外治之理，即内治之理，外治之药，即内治之药，所异者法耳。”

近年来，随着中医学的发展与进步，包括熏洗法、热敷法、敷药法等常用的中医药外治方法因其简单易行、效果好、副作用小等独特优势，被广泛运用于内痔、外痔、混合痔、肛周湿疹、肛裂、肛瘘、肛周脓肿以及肛肠手术后所导致的肛门肿胀、疼痛、出血、瘙痒等并发症的治疗。

三、疾病预防的特色和优势

中国医学历来重视“预防为主，防治结合”。“治未病”的思想是中国医学一直遵循的治疗理念。早在《内经》中就有记载，如《素问·四气调神大论》云：“不治已病治未病。不治已乱治未乱，此之谓也。夫病已成而后药之，乱已成而后治之，譬犹渴而穿井，斗而铸锥，不亦晚乎？”未病先防是指在疾病未发生之前，通过饮食调理、改变不良的生活方式、加强锻炼等各种措施以提高人体对疾病的防御能力，防止疾病的发生。这种“未病先防”理念契合我国当前的社会结构、经济基础、医疗水平，对于发挥中医在防治肛肠疾病方面的特殊优势具有重要意义。肛肠疾病预防包括合理饮食、起居有常、形体运动，以及中医导引等。

肛肠学科范畴在拓展，肛肠疾病谱在变化，

不断有新的技术运用于临床，时代的进步与发展给中医肛肠病学带来了新的挑战和机遇。为使中医药更好地服务于肛肠临床，除了紧跟时代的脚步，合理地把传统医学与现代医学有机结合外，我们还需保持中医肛肠的特色诊疗优势，重视传统中医肛肠病学的继承与发展。特别是需要重视传统文献医籍的学习与整理，加强中医肛肠学术经验的发掘和传承，并将中医肛肠专业名老专家的学术经验、体会进行系统的整理和推广。此外，还需充分利用现代诊疗技术推动中医药现代化发展，实施中医药诊疗技术的质量控制管理和规范化研究，促进中医肛肠专科诊疗工作的规范化、标准化。传统中医理论必须与实践运用相结合，才能彰显出中医药的生命力和魅力。因此，我们需要进一步应用中医药的理论来丰富和发展肛肠学科，比如加强中医的脏腑、气血、经络、针灸等理论对于肛肠疾病诊疗的指导作用。而且，还应加强基础研究和临床研究，为中医肛肠病学的发展提供进一步的支撑力量。我们坚信只要坚持传承精华，守正创新，中医肛肠病学的未来将会更加美好。

第 3 章

肛肠的现代解剖生理学认识

第一节 胚 胎 学

人胚发育至第 3 周，由于胚的头褶与尾褶的发生，使人胚卷折成圆筒形。其中，卵黄囊顶部的内胚层被卷入体内形成一直管，称为原肠管。原肠管的头端称为前肠，尾端称为后肠，与卵黄囊相连接的中段称为中肠。

一、泄殖腔膜与泄殖腔管

1. 泄殖腔膜　人胚发育到第 4 ～ 5 周，后肠末端逐渐膨大，并与其前面的尿囊相通，形成泄殖腔。其尾端被源于外胚层的一层上皮细胞膜封闭，称为泄殖腔膜；泄殖腔膜使泄殖腔与体外相隔。

2. 泄殖腔管　后肠与尿囊间的中胚层皱襞形成并逐渐移向尾侧，同时其间充质从泄殖腔开始向腔内生长，与腔中央部融合成为尿生殖膈，将泄殖腔分为前后两部分。前部为尿生殖窦，后部为直肠。随着尿生殖膈的发育完全，尿生殖窦与直肠间交通越来越小，逐渐形成一个小管道，称为泄殖腔管。此管于胚胎发育第 7 周时完全封闭。

二、尿生殖膈

尿生殖膈在泄殖腔中央部汇拢融合后，尾端向外突出成为会阴巨状突，并变成以后的会阴部。发育到第 8 周时，泄殖腔膜随之分为前方的尿生殖膜和后方的肛膜两部分。肛膜破裂后与直肠相通，形成肛门，肠腔可与外界相通。发育至第 4 个月时，由于会阴向前后迅速发育增长，最后使肛门后移到正常的位置。

三、肛管

直肠末端称为肛管，来源于泄殖腔膜的腹侧面，胚胎第 7 周时，先是在肛门部形成一个外胚层凹陷，称为原肛或肛凹。原肛起初由肛门肌肉围成环状，继而中央出现数个结节状肛凸，并融合成脐状，最后形成肛管，借肛膜与原始直肠相隔。肛膜的上方为内胚层，下方为外胚层。大约在胚胎发育第 8 周时肛膜才破裂，原肛与直肠相通，即成为正常的肛管和直肠。

四、会阴部肌肉

会阴部肌肉包括肛门外括约肌，均起源于泄殖腔膜两侧的中胚层组织的局部间质。人胚发育至第 2 个月时，已出现环绕泄殖腔周围的皮肌形态，即为原始的泄殖腔括约肌。在人胚发育至第3个月时，由于两侧肛结节在会阴中线融合，形成会阴中央带，将直肠从尿生殖结构中分离出来，并将泄殖腔括约肌分隔成前方的尿生殖窦括约肌和后方的肛门外括约肌。当第4～5个月外生殖器形成后，尿生殖窦括约肌发育成三角韧带以下的全部肌肉，即尿道膜部括约肌、坐骨海绵体肌、球海绵体肌、会阴浅横肌等，以后再分化出会阴深横肌。肛门外括约肌是泄殖腔括约肌的一部分，与尿生殖肌群是同源的。它们的血管分布和神经支配也是相同的，所以在结构和功能方面两者有着密切的联系。但外括约肌和肛提肌的发育是各自独立的，前者来自泄殖腔括约肌后部，后者来自脊柱尾部肌节。胚胎发育时，若骶骨有4节，则肛提肌是正常的，若少于4节，则常有肛提肌发育不全。

五、原始肠管

原始肠管发生于卵黄囊顶部的内胚层，在发育的第3周开始时，分成3个区域，前肠在头褶内，后肠及其腹侧的外生尿囊自较小的尾褶内生长出来，两者之间是中肠，在该阶段自腹侧开口于卵黄囊。经过“生理性疝形成”、“返回腹腔”及“固定”阶段后，中肠在主胰乳头下方发育成小肠、升结肠和近端2/3的横结肠。该节段由中肠（肠系膜上）动脉供应，伴有相应的静脉和淋巴回流。中肠和后肠的交感神经支配来源于胸8～腰2神经，经过内脏神经和腹盆腔自主神经丛。中肠的副交感传出神经来自脑干神经节前细胞体的第10对脑神经（迷走神经）。

远端结肠（横结肠远端1/3、降结肠、乙状结肠）、直肠和齿状线以上肛管部分都来自后肠。因此，该节段由后肠（肠系膜下）动脉供应，伴有相应的静脉和淋巴回流，它的副交感传出神经来自腰2～腰4神经。

第二节　结肠解剖特点

一、基本结构

大肠分为盲肠、结肠和直肠，是从回肠末端至肛门的粗大肠管，长度120～200 cm，平均约150 cm，约占小肠的1/4。大肠管径5～8.5 cm，以盲肠处管径最大，向直肠方向逐渐变细，至乙状结肠末端其内径仅约2.5 cm，到直肠末段管径又变大，在肛管上方直肠处形成直肠壶腹。

与小肠相比，大肠的肠管管径大，大部分位置较固定；其纵肌层虽是完整的一层，但除了远端的乙状结肠及直肠外，其他部位聚集增厚形成3条纵带。每条宽0.5～1 cm，统称为结肠带。其中一条位于横结肠系膜附着处，称系膜带；另一条附着于大网膜，称网膜带，两者之间的一条为独立带。

二、结肠脂肪垂与系膜

结肠肠管游离面散在许多大小不等、形状不定的脂肪凸起，称为肠脂垂，它是由肠壁浆膜下的脂肪组织集聚而成。肠脂垂有时内含脂肪量过多，可发生扭转，甚或陷入肠内，引起肠套叠。由于结肠带的存在，使结肠壁皱折形成结肠袋。在腹部X线片中可能显示为来自肠壁的不完整的分隔（图3-1）。大肠的主要功能是吸收水分和溶于水的物质。

三、结肠走行与周围器官

一般而言，大肠呈弧形走行，从右髂窝处向上延续，在右侧腹部上行，穿过中上腹部，在左侧腹部下降，越过左侧髂窝并向下外侧进

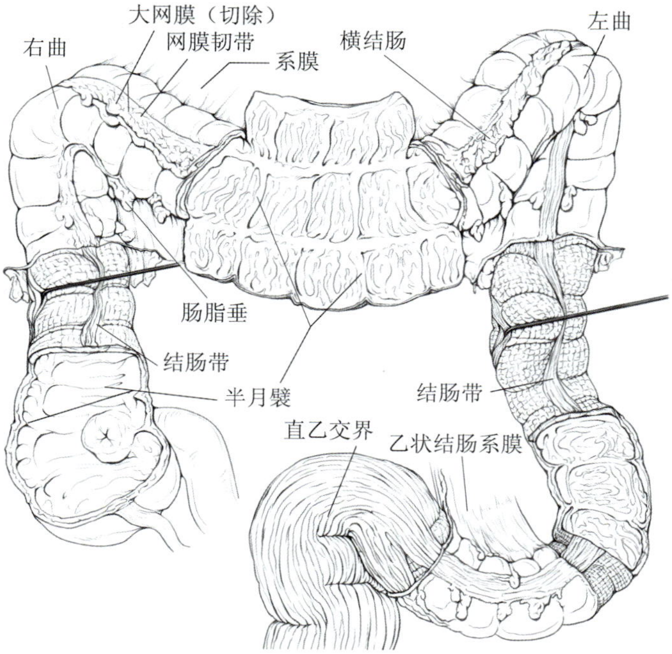

图 3-1　**结肠脂肪垂与系膜**

入盆部（图 3-2）。自右侧髂窝开始，盲肠向上直接延续为升结肠，沿右腰区和右季肋区上升至肝下，后弯曲向左成结肠右曲（肝曲）；之后凸向前下方成弓形弯曲，称为横结肠。在左季肋区，结肠再次弯曲向下形成结肠左曲（脾曲）。降结肠经左腰区和左髂区并延为乙状结肠，位于左侧髂窝内。乙状结肠之后下降进入盆部成为直肠，并终止于盆底平面以下的肛管。尽管直肠与乙状结肠相连续，但它还是具有自己的一些特点，无论在解剖还是功能上都与各部分结肠有明显的区别。

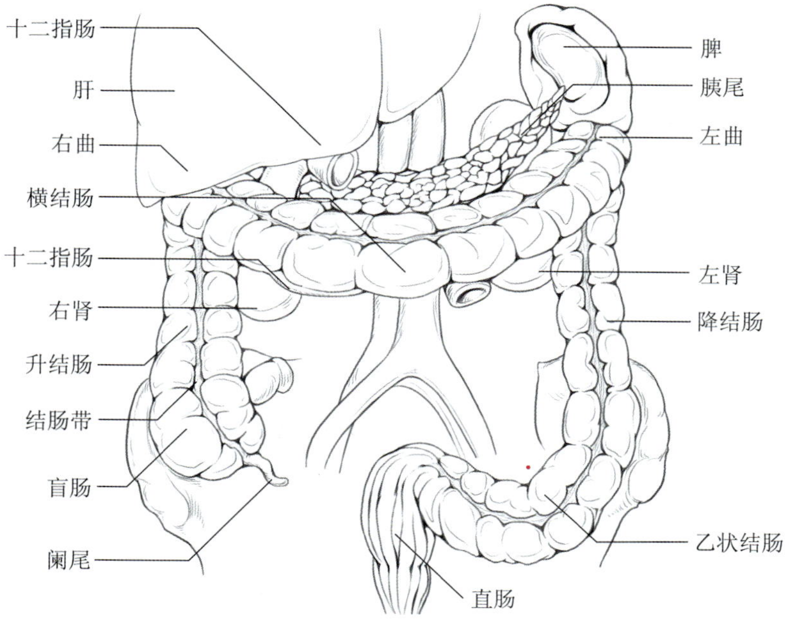

图 3-2　**大肠走行**

四、结肠各段特点

（一）盲肠

盲肠宽约 8.5 cm，长约 5.6 cm，位于腹后壁，系于肠系膜。位置约相当于腹股沟韧带外侧半的上方；下端距腹股沟韧带中点平均为 4 ～ 5 cm，充盈时可向下稍越过腹股沟韧带。盲肠的位置每个人并不完全一致，部分可见高位盲肠，另有部分盲肠位于髂前上棘和脐连线（棘脐线）的上方。更为罕见的是盲肠位于左髂窝或腹腔中部，这是由于胚胎发育时肠管的异位旋转所致。在盲肠和升结肠移行处的左后壁上，是回肠末端的开口，多呈卵圆形裂隙，上下两缘各有一半月形黏膜皱襞，称回盲瓣或结肠瓣。回盲瓣及其系带均突入大肠腔内，为回肠末端环肌层增厚所致。回盲瓣有结肠面和大肠面，其黏膜结构有明显不同。前者与回肠末端的黏膜近似，尚有小肠绒毛存在；后者则与大肠黏膜相同，无绒毛，但有腺状隐窝及大量管状腺的开口，这在纤维结肠镜检查时可以识别。回盲瓣体表投影在腹股沟韧带中点上方 8 ～ 10 cm 处。

（二）升结肠

升结肠长 12 ～ 20 cm，直径为 6 cm，位于腹腔右侧，上至肝右叶下方，向左弯成结肠右曲而移行于横结肠，下端平右髂嵴，上端在右第 10 肋处横过腋中线。结肠右曲位于第 9、10 肋软骨深面，后面与右肾前下外侧部相邻；上面及前外侧与肝右叶的下面接触；内侧前方紧靠胆囊底，胆石有时可穿破胆囊到结肠内。内侧后方有十二指肠降部，在行右半结肠切除术时，应注意防止十二指肠的损伤，尤其在粘连时更应注意。

（三）横结肠

横结肠长 40 ～ 50 cm。直径为 5.2 cm，位于上腹部，被宽阔的横结肠系膜连于腹后壁，活动度较大。横结肠系膜根部与十二指肠下部、十二指肠空肠曲和胰腺关系密切，在胃、十二指肠及胰腺等手术时，应注意防止损伤横结肠系膜内的中结肠动脉，以免造成横结肠的缺血坏死。分离横结肠右半部时，应防止损伤十二指肠和胰腺。横结肠的体表投影一般相当于右第 10 肋软骨前端和左第 9 肋软骨前端相连的弓状线上。结肠左曲是大肠中除直肠外最为固定的部分。其位置较右曲高且偏后，约在第 10、11 肋平面。左曲弯曲的角度一般要比右曲小，故在纤维结肠镜检查时，左曲比右曲更难通过。

（四）降结肠

降结肠长 25 ～ 30 cm，直径 4.4 cm，在左髂嵴附近连于腹后壁，降结肠较升结肠距正中线稍远，管径较升结肠为小，位置也较深。腹膜覆盖其前面及两侧，偶见有降结肠系膜。降结肠的后面有股神经、精索或卵巢血管以及左肾等，内侧有左输尿管，前方有小肠。在降结肠切除术时，应注意防止左肾及输尿管的损伤。降结肠的下部由于肠腔相对狭小（2.2 ～ 2.5 cm），如有病变易出现梗阻，又因该处肌层较厚，可因炎症及其他刺激而造成痉挛（图 3-3）。

（五）乙状结肠

乙状结肠始于骨盆入口，至直肠终止，多数在髂嵴平面上下各 0.5 cm 的范围内；通常在小骨盆处形成一松动的肠襻。乙状结肠完全包绕在腹膜内，扇形的乙状结肠系膜将它连于盆壁后部和腹壁下后部。系膜根部呈倒 V 形附着于腹壁后部。乙状结肠位置极其多变，可能保持折叠状态，与髂肌上的腹膜相接触，或者跨过男性直肠与膀胱之间的盆腔，或女性直肠与子宫之间的盆腔，甚至可到达右侧盆壁。终点位置相对固定，正好在第 3 骶椎水平中线的左面，并在此处向下弯曲，延续为直肠。乙状结肠与降结肠和直肠的连接处是固定的，但在它们之间的活动度很大，因此其周围关系也很多变（图 3-4）。

乙状结肠外侧为左髂外血管、闭孔神经、卵巢或输精管以及骨盆外侧壁；后方为左髂内

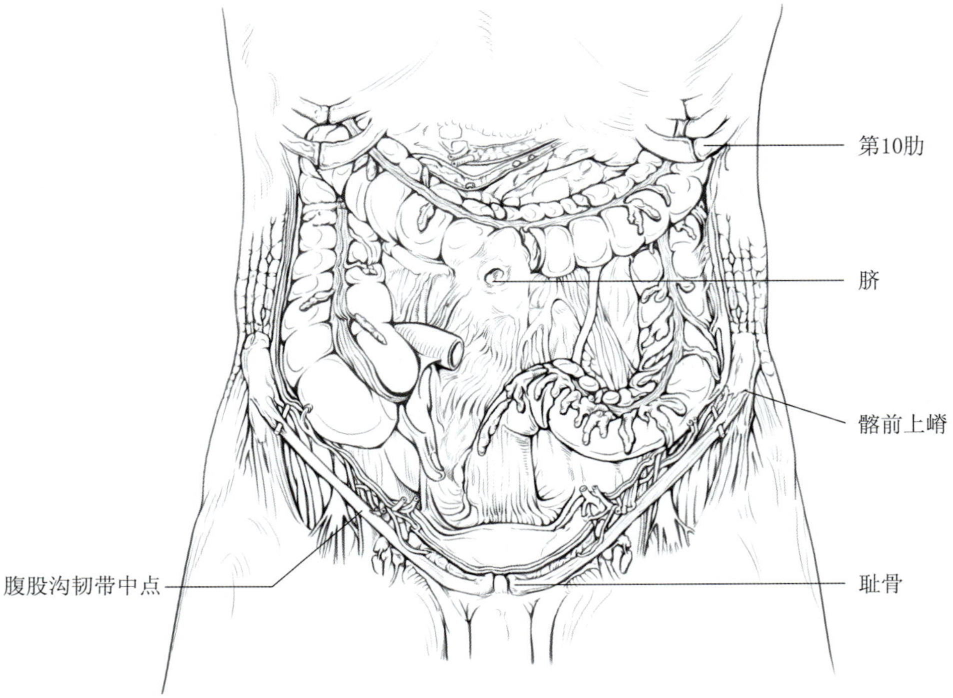

图 3-3 大肠与体表标志的大致关系

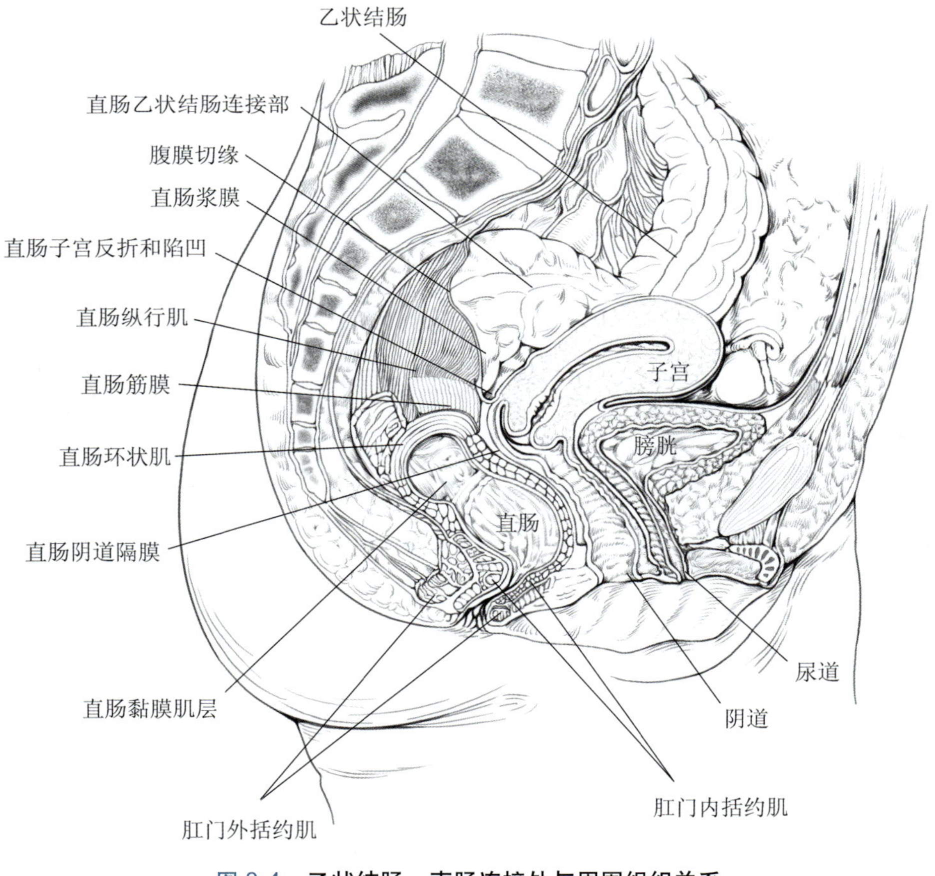

图 3-4 乙状结肠、直肠连接处与周围组织关系

血管、性腺血管、输尿管、梨状肌和骶丛；下方为膀胱（和子宫）；上方右侧与回肠末端的肠襻相邻。性腺血管和输尿管被乙状结肠系膜分隔至独立的筋膜层内。在乙状结肠的肠系膜分离中可以辨别包绕乙状结肠的筋膜，因为它不像输尿管和性腺血管周围的疏松结缔组织那样含有大量小血管。

乙状结肠的位置和形态变化较大，主要取决于其本身的长度、系膜的长度和活动度、其充盈扩张的程度（当充盈扩张时可进入腹腔，排空时再回到盆腔），以及直肠、膀胱和子宫的状态（当上述器官扩张时，乙状结肠位置升高，空虚时再回到原位）。乙状结肠的长度和管径还与不同的种族有关。

五、结肠系膜

在胎儿时，肠管翻转之后，大部分盘曲的肠管被固定于后腹膜腔，其他部分肠管通过肠系膜系于腹膜腔。后腹膜腔内薄层结缔组织，即横隔，分隔结肠和其他腹膜后组织。横隔没有血管分布，也不能阻止疾病在腹膜腔内的传播。结肠系膜由包含结缔组织和脂肪组织的脏腹膜形成，其行于腹膜后，内有血管、神经和淋巴结。大肠系膜为腹后壁和结肠之间的血管、神经提供通路，称为腹膜下间隙。

六、结肠袋及结肠带

在盲肠近端至升结肠起始部位常缺如，升结肠和横结肠近端结肠袋比较稀少。这些部位结肠带较细薄，且只占有结肠周围的一小部分。盲肠的浆膜面肠脂垂很少，在升结肠表面的肠脂垂也很有限。从横结肠中部至降结肠的远端，结肠袋逐渐增多，结肠袋成为乙状结肠的特征。结肠带宽通常比较恒定，肠脂垂数量增多，乙状结肠最多，肥胖的人肠脂垂相对较大。除横结肠外，位于结肠浆膜下的结肠带位置相对固定。结肠带均向前，一条正对于肠系膜，位于结肠肠系膜对侧，即独立带，另外两条位于独立带与肠系膜之间的后外侧（网膜带）和后中侧（结膜系膜带）。盲肠和降结肠的结肠带，这些腹膜后结构，其后外侧结肠带在结肠壁至腹膜返折的视野中被忽视。在横结肠，结肠带旋转 90°，即前面变成下面，后内变成后面，后外侧面变成上面，这主要是由于此段结肠独立的位置和其运动所致。在乙状结肠的远侧，结肠带增宽以包绕更多的结肠肠管。在直肠乙状结肠处形成 2 条肌性带，即前带和后带，并相互联合，形成一个覆盖直肠的完整的纵行肌。因此，直肠不存在结肠带和肠脂垂。

七、结肠皱襞

由黏膜和黏膜下层组成，有时跨越肠腔，但不会形成一个完整的环。结肠袋和结肠黏膜的外观有助于内镜检查时判断内镜所到达的水平位置。在盲肠存在结肠袋的部位，3 条结肠带下端会聚，在盲肠壁上形成三叶草形的“阑尾”，更低的盲肠部位缺少结肠袋，但在阑尾根部可见到黏膜。盲肠上部和升结肠可见到浅而长的结肠袋，横跨 1/3 肠腔。横结肠中的结肠袋最多，长的结肠袋形成三角形状横跨肠腔，这段肠壁最薄，内镜检查时最容易发生穿孔。相比横结肠，降结肠和乙状结肠的结肠袋厚而短，故形状更圆，围绕肠腔。降结肠的直径最小，在内镜检查时，黏膜下血管更明显。直肠黏膜下血管比其他部位丰富，在内镜检查时，可在此处看见明显的静脉，特别是在肛门直肠交界处以上最多。

八、动脉血液供应

主要是肠系膜上动脉和肠系膜下动脉。肠系膜上动脉的结肠分支供应源于中肠的大肠部分（盲肠、阑尾、升结肠和右 2/3 横结肠）；肠系膜下动脉和少量髂内动脉的分支供应源于后肠的大肠部分（左侧横结肠、降结肠、乙状结肠、直肠和肛管上段）。它们在结肠肌层之间分支并供应肌层，继续分成黏膜下支并进入黏膜。其终末支再次分成长动脉和短动脉，其或者直接穿入肠壁，或者在穿过环形平滑肌之前，在浆膜下层走行一小段距离，再发出分支至并至肠脂垂（图 3-5）。

（一）肠系膜上动脉

起自腹主动脉前壁，相当于第 1 腰椎平面，位于腹腔动脉起点以下 1.0 ～ 1.5 cm 处。该动脉在胰腺后面经十二指肠下部前面穿出，随即进入小肠系膜。

1. *中结肠动脉*　发自于肠系膜上动脉，通常在其前外侧面发出主干与右结肠动脉形成吻合。它在胰腺钩突的下方上行，位于十二指肠第 3 段的前方，之后向上位于横结肠系膜根部，在中线右侧发出终末支。中结肠动脉主干多数由中线右侧进入横结肠系膜，故手术中切开横结肠系膜，宜在中线左侧进行。有时，中结肠动脉可起于右结肠动脉、胰背部动脉或更少的副肝右动脉（自肠系膜上动脉发出）。中结肠动脉主要分为左、右两支，但通常在肠系膜内形成更多的分支。

2. *右结肠动脉*　在中结肠动脉起点下方 1 ～ 3 cm 处起于肠系膜上动脉，有时两者可合起一干，有时右结肠动脉与回结肠动脉共干起始。右结肠动脉经腹后壁腹膜的深面横行向右，至升结肠附近分为升支和降支，分别与中结肠动脉右支和回结肠动脉的结肠支吻合，并沿途分支至升结肠。右结肠支通常与中回肠支起源于同一干支。少数情况右结肠支起自肠系膜上动脉的右侧，有时甚至缺如。有时起自于回结肠支，此时就称之为副右结肠动脉。

3. *回结肠动脉*　在右结肠动脉起点的下方，或两者共干起自肠系膜上动脉。经腹膜后向右下方斜行，至盲肠附近先分为上、下二干，由此二干再发出以下分支。一是结肠支，多为上干的延续，向上与右结肠动脉降支吻合，主要分布于升结肠；二是盲肠支，起自回结肠动脉分歧部或上干，分为前、后两支，分布于盲肠；三是回肠支，为下干的延续，向下至回肠末端附近与肠系膜上动脉的终末支吻合，并分支至回肠末段；四是阑尾动脉，可起自回肠支、盲肠支或回结肠动脉本干。

4. *盲肠、阑尾、降结肠和右 2/3 横结肠血*

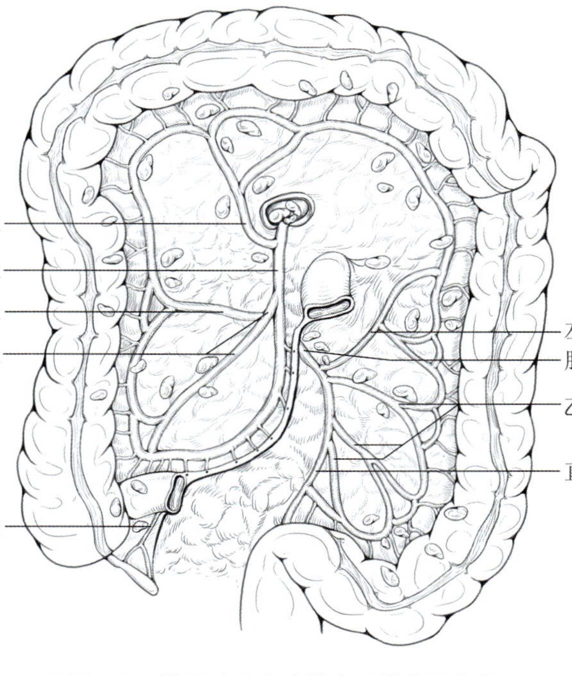

图 3-5A　**结肠动脉血液供应（横结肠上翻）**

液供应 来源于肠系膜上动脉的回结肠动脉、右结肠动脉和中结肠动脉。在小肠肠系膜根部及回肠支动脉的后面，肠系膜上动脉发出分支形成回结肠支。虽然回结肠支的终末分支有许多种，但通常分为上动脉支和下动脉支，上动脉支与右回肠动脉支相吻合，下动脉支与肠系膜上动脉远端相吻合。可能会出现一个较大的分支位于中结肠动脉后面，并与之平行走行于横结肠系膜中。这使肠系膜上动脉与肠系膜下动脉直接吻合，即称为里奥朗弓（arc of Riolan）。

（二）肠系膜下动脉

管径较肠系膜上动脉小，在腹主动脉分叉的上方 3 cm 或 4 cm 处，十二指肠水平部后方起于腹主动脉的前部或左前外侧部。动脉起始处常被十二指肠上部掩盖，所以直肠切除时，如在腹主动脉处高位结扎该动脉，须将十二指肠稍向上向右移动。它在腹膜的后方，首先下行于腹主动脉的前方，然后行于腹主动脉的左侧，在左输尿管的内侧越过左髂总动脉，然后进入乙状结肠系膜根部，并在乙状结肠系膜内继续下行。在远侧，肠系膜下静脉位于动脉的外侧。肠系膜下动脉的分支有左结肠动脉、乙状结肠动脉（可能有数支）和直肠上动脉。

1. *左结肠动脉* 起点距肠系膜下动脉根部为 2.5 ～ 3.5 cm。经腹膜后方向左上走向脾曲，分升、降二支。升支进入横结肠系膜与中结肠动脉吻合，降支下行进入乙状结肠系膜与乙状结肠动脉吻合，沿途分支分布于降结肠和脾曲。左结肠动脉多数为 1 支，有时为 2 支。

2. *乙状结肠动脉* 常为 2 ～ 6 支，一般分为第 1、2、3 乙状结肠动脉，直接起自肠系膜下动脉，或与左结肠动脉共干发出，乙状结肠动脉行于乙状结肠系膜内，每支又分为升支与降支，互相吻合成动脉弓，分支分布于乙状结肠。最上一支乙状结肠动脉的升支上行，与左结肠动脉的降支吻合，最下一支乙状结肠动脉与直肠上动脉之间缺乏边缘动脉，二动脉间称 Sudeck 点，若在此点以下结扎直肠上动脉，将引起直肠上部坏死。

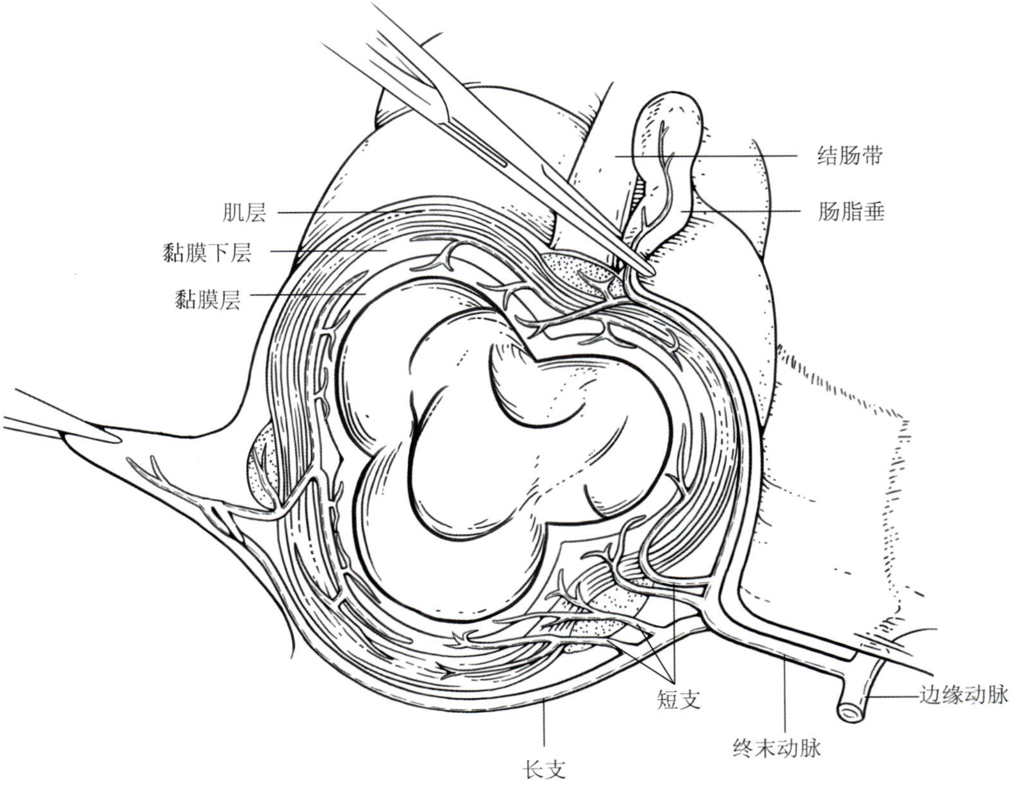

图 3-5B 结肠边缘动脉供应

（三）边缘动脉

边缘动脉紧贴肠壁平行走行，是由回结肠动脉、左结肠动脉、中结肠动脉和右结肠动脉的主干和分支联结而成。肠系膜内末端形成吻合，在肠系膜内与结肠平行走行，发出直小动脉和短动脉供应结肠。在脾曲位置，边缘动脉接受来自中结肠动脉（肠系膜上动脉的一支）左支的血液，并发出分支，与左结肠动脉升支形成吻合，供给降结肠的上部。乙状结肠动脉上方与左结肠动脉降支形成吻合供应降结肠。结肠脾曲和横结肠远端 1/3 的血液供应主要来自于左结肠动脉或者中结肠动脉的左支。结肠脾曲的边缘动脉有时缺如或管径很细，没有任何临床意义。当主要的结肠动脉发生问题，例如肠系膜下动脉分支阻塞或狭窄时，边缘动脉可以扩张，并代偿形成侧支循环（图 3-5B）。

当肠系膜上动脉发生慢性的、进行性的阻塞时，结肠的边缘动脉会发生明显的扩张。这是由于在此情况下，其需要供应整个中肠襻（除了近段，其由回结肠动脉代偿供应）。腹主动脉或髂总动脉阻塞时，可引起边缘动脉同样的扩张以及肠系膜下动脉的扩张，此时边缘动脉通过来自髂内动脉上行的直肠中部血管，成为下肢血液侧支供应的重要来源。

切除降结肠和乙状结肠时，肠系膜下动脉的结扎应靠近边缘，保留左结肠动脉的分叉，这样使得通过边缘动脉来自中结肠动脉的血液可以持续流过左结肠动脉至近段降结肠。更少的根治切除术，结扎部位靠近左结肠动脉的分叉时，可影响或切断血供，导致降结肠更易出血。对于左结肠静脉同样如此，如果肠系膜下静脉被结扎，静脉分支在降结肠至中结肠静脉之间形成静脉回流，而结扎分支就会明显减少回流。

九、静脉回流

结肠静脉主要通过肠系膜上静脉和肠系膜下静脉汇入肝门静脉，直肠一部分血液引流经直肠中静脉汇入髂内静脉和经直肠下静脉汇入阴部静脉。肠系膜上静脉收集中肠的血液(盲肠、

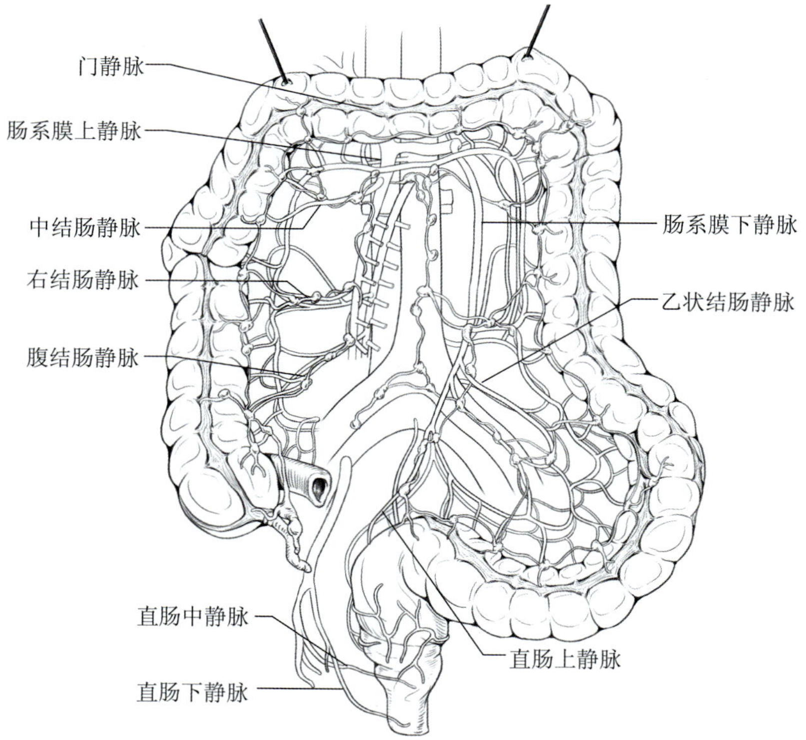

图 3-6　**结肠静脉（横结肠上翻）**

阑尾、升结肠和右 2/3 横结肠）；肠系膜下静脉收集后肠的血液（左横结肠、降结肠、乙状结肠、直肠和肛管上部）（图 3-6）。

1. 肠系膜上静脉　引流中结肠静脉、右结肠静脉和回结肠静脉的血液。盲肠、阑尾、升结肠和右 2/3 横结肠的血液汇入肠系膜弓，随后进入与同名动脉伴行的属支静脉，最后汇入肠系膜上静脉。其位于同名动脉的右侧。静脉往往与相应的动脉分支伴行。

2. 肠系膜下静脉　引流直肠、乙状结肠和降结肠的血液。它起始于直肠静脉丛的直肠上静脉，并通过该丛与直肠中、下静脉相联系。直肠上静脉与直肠上动脉伴行，离开盆腔后，经左输尿管的内侧跨过左髂总血管，延续为肠系膜下静脉。它位于肠系膜下动脉的左侧，在腹膜后方和左腰大肌前方上行；它可跨过睾丸或卵巢血管，也可位于其内侧，然后经十二指肠空肠曲的上方或后方，最后汇入脾静脉。有时肠系膜下静脉也可终止于脾静脉和肠系膜上静脉的结合部或直接汇入肠系膜上静脉。如果有十二指肠隐窝或十二指肠旁隐窝存在，该静脉常位于窝的前壁。肠系膜下静脉的属支来自于乙状结肠静脉、中结肠静脉和左结肠静脉。

十、淋巴回流

结肠淋巴组织以回盲部最多，乙状结肠次之，肝曲和脾曲较少，降结肠最少。分为壁内丛、中间丛和壁外丛。

1. 壁内丛　包括结肠黏膜、黏膜下层、肌间和浆膜下淋巴网。由小淋巴管互相交通，并与其上方和下方的淋巴网相连。其上下交通不如围绕肠壁交通丰富，因此，结肠癌围结肠壁环形蔓延比上下纵行蔓延较快，容易造成肠梗阻。

2. 中间丛　即连接壁内丛与壁外丛的淋巴管。

3. 壁外丛　包括结肠壁外的淋巴管和淋巴结，这些淋巴结包括结肠上淋巴结、结肠旁淋巴结、结肠间淋巴结和结肠终端淋巴结 4 群。结肠上淋巴结是位于结肠浆膜面的微小淋巴结，有时位于肠脂垂内。结肠旁淋巴结位于升结肠和降结肠的内侧缘以及横结肠和乙状结肠的系膜缘。结肠间淋巴结沿结肠血管（回结肠动脉、乙状结肠动脉、直肠上动脉、右结肠动脉、中结肠动脉和左结肠动脉）排列。结肠终端前淋巴结毗邻肠系膜上、下动脉的主干，并注入位于其相应的主动脉前淋巴结附近，这通常引流体位最高的淋巴液。

结肠淋巴回流方向有一定顺序，常由壁内丛至壁外丛到结肠上淋巴结，再到结肠旁淋巴结，然后经各结肠动脉附近的中间淋巴结至中央淋巴结。故结肠各部癌肿的淋巴结转移范围，通常按上述方式扩散。手术方式的选择亦应考虑结肠的淋巴回流规律。

盲肠、升结肠和横结肠近端的淋巴输出管回流至肠系膜上动脉淋巴结，横结肠远端、乙状结肠和直肠的淋巴输出管回流至肠系膜下动脉淋巴结。此外，横结肠远端或结肠脾曲血供来自于中回肠动脉，附近的淋巴回流至肠系膜上淋巴结（图 3-7）。

结肠直肠癌时的淋巴结根治术要清除肿瘤位置附近最容易发生癌转移的淋巴结。肿瘤如果累及直肠和乙状结肠，要清除肠系膜下动脉的结肠终端前淋巴结并在根部或左结肠动脉起始部以下位置结扎肠系膜下动脉。日本结肠和直肠癌协会有详细描述的结肠内与肿瘤原发位置相关的淋巴结分组。

十一、神经支配

（一）右半结肠

支配盲肠、阑尾、升结肠和横结肠的右 2/3 的交感神经来自 5 ～ 12 胸段。这些交感神经节前轴突没有在交感干内形成突触，而是通过内脏大小神经进入下腹神经丛，与腹腔神经节和肠系膜上神经节的交感神经元形成突触。这些神经丛内的节后神经纤维的轴突，沿肠系膜上动脉的分支分布，并自动脉旁神经丛发出纤维

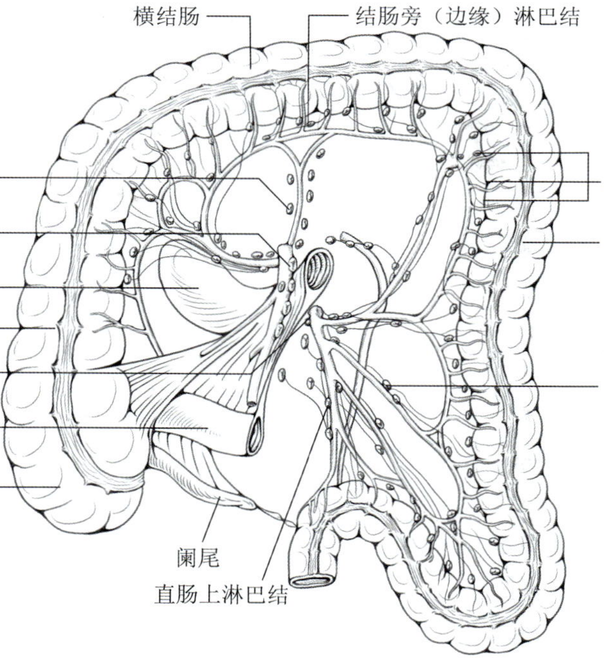

图 3-7　**结肠淋巴结（横结肠上翻）**

支配肠壁。副交感神经来自右迷走神经的腹腔支，该支参加腹腔丛和肠系膜上丛，伴肠系膜上动脉及其分支，分布至盲肠阑尾、升结肠及横结肠右侧部。

（二）左半结肠

支配横结肠的左 1/3、降结肠、乙状结肠、直肠和肛管上部的交感神经，来自腰和上部骶髓节段。其中腰内脏神经纤维沿着腹主动脉丛和肠系膜下丛分布，骶内脏纤维沿着上腹下丛和下腹下丛分布。肠壁节后神经纤维轴突，通过位于肠系膜下动脉分支上的动脉旁神经丛到达肠壁。副交感神经行于盆内脏神经中，起自骶 2 ～ 4 节段。分支经上腹下丛和下腹下丛，在肠系膜下动脉处分支，支配直肠和肛管上部。一些支配降结肠和乙状结肠的分支也走行于此神经丛内。更多的分支直接通过腹后壁组织，分布到结肠脾曲、降结肠和乙状结肠。神经在大肠壁内的终末分布的形式与小肠相似。

结肠交感神经兴奋回盲瓣的肌肉组织，抑制结肠和直肠的肠壁肌，有些神经纤维是收缩血管的。副交感神经支配结肠和直肠肌的肌肉组织活动，抑制肛门内括约肌的收缩。副交感神经中的内脏传入纤维传递膨胀感觉的传入冲动、痛觉冲动，支配直肠和肛管上部的交感和副交感神经中的传入纤维传导。

（三）主要神经丛（图 3-8，图 3-9）

1. 肠系膜上丛　肠系膜上丛位于胰腺后方，肠系膜上动脉根部周围的主动脉前组织中。该丛是腹腔丛向下的延续，包括右迷走神经与腹腔的神经分支。其分支伴肠系膜上动脉进入肠系膜，分为许多亚丛沿着该动脉分支分布。肠系膜上神经节位于该神经丛的上部，通常在肠系膜上动脉起始部的上方，来自脊髓第 10 胸节至第 3 腰节侧角内的交感神经节前纤维至此节交换神经元，节后纤维形成次级的神经丛，伴随肠系膜上动脉的分支如回结肠动脉、右结肠动脉及中结肠动脉分布至盲肠阑尾、升结肠和横结肠的右侧部（即右半结肠）。

2. 腹主动脉丛（肠系膜间丛）　在主动脉的两侧和前方，肠系膜上、下动脉起始部之间，

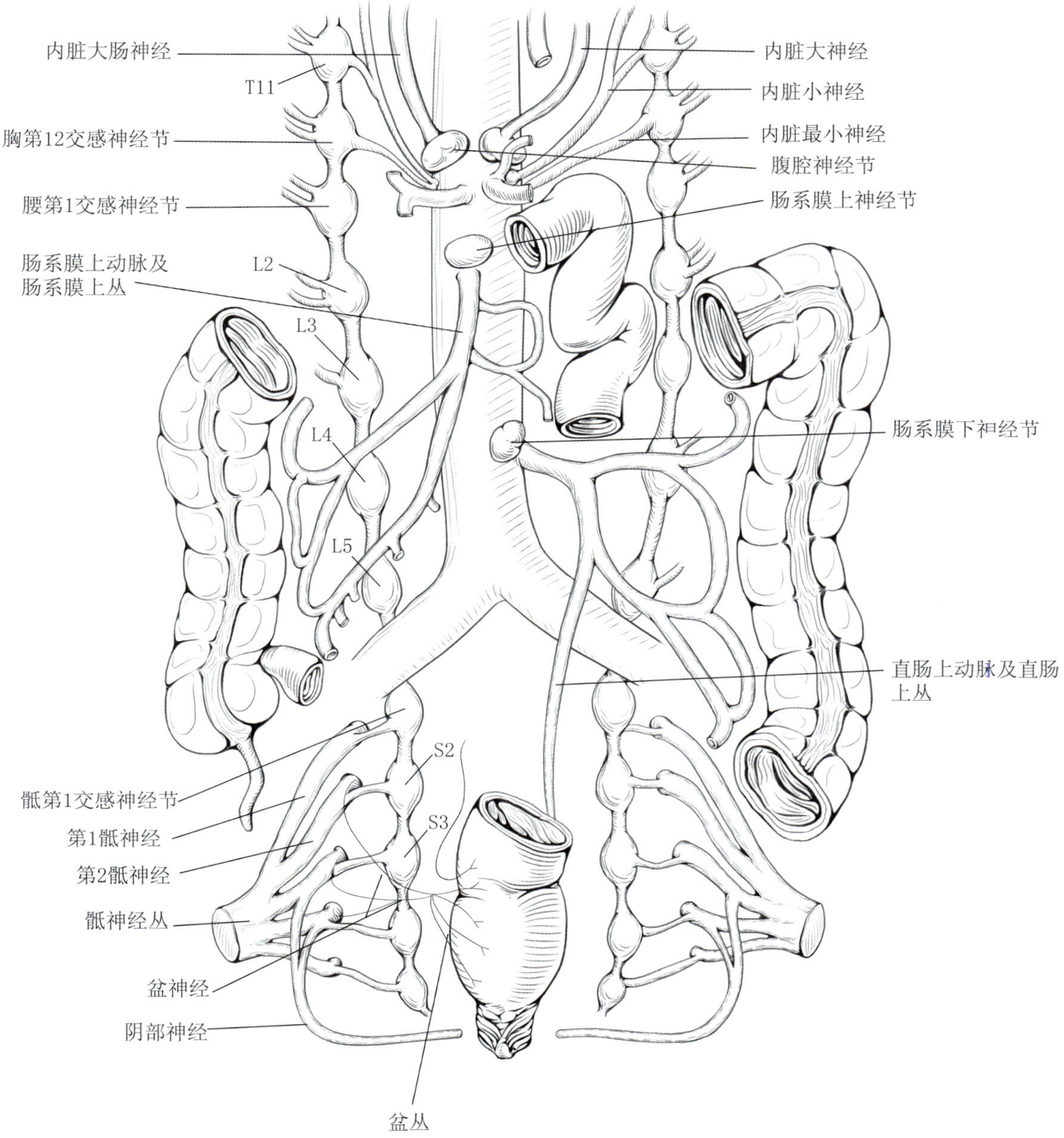

图 3-8　**结肠神经支配（横结肠上翻）**

由 4 ～ 12 条肠系膜间神经组成，由斜行的分支所连接。在上方该神经丛与腹腔丛相延续，下方与上腹下丛相延续。腹主动脉丛由腹腔神经丛的交感和副交感神经形成，并接受来自第 1 和第 2 腰内脏神经的纤维分支。该神经丛与睾丸丛、肠系膜下丛、髂丛和上腹下丛相联系。

3. 肠系膜下丛　位于肠系膜下动脉的根部周围。主要来自主动脉丛、第 1 和第 2 腰内脏神经（交感神经纤维），也接受来自上腹下丛（交感和副交感神经纤维）的神经纤维。交感神经节前纤维至此节交换神经元，节后纤维形成次级的神经丛。随肠系膜下动脉的分支，如左结肠动脉、乙状结肠动脉、直肠上动脉，分布于横结肠左侧部、降结肠、乙状结肠和直肠上部（即左半结肠）。

4. 上腹下丛　在主动脉分叉前方，左髂总

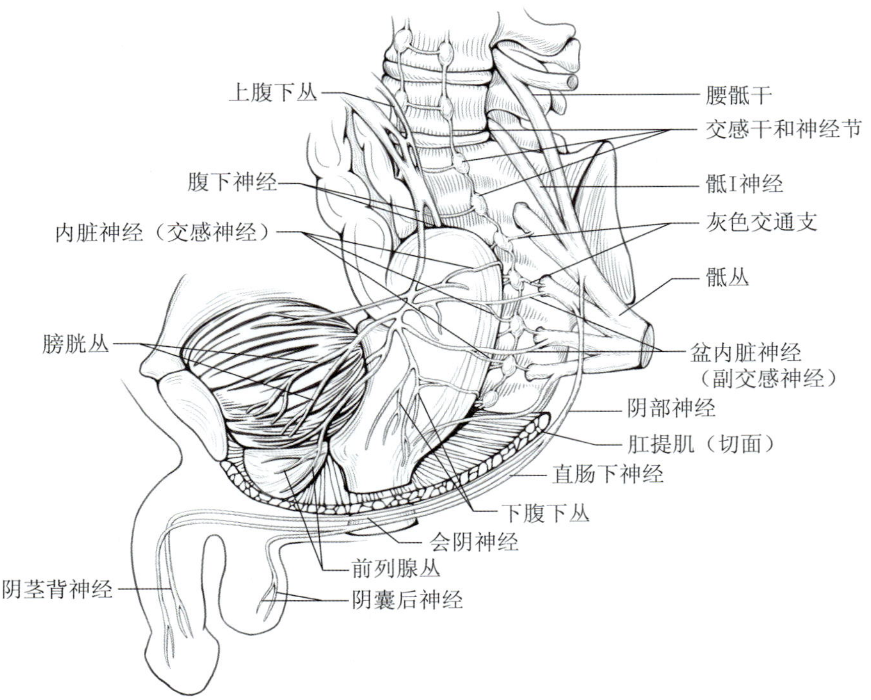

图 3-9 **主要盆腔神经丛**

静脉和骶中血管的前方，以及第5腰椎体和骶骨岬的前方，两侧髂总动脉之间。常被称为骶前神经。上腹下丛位于腹中线的左侧，腹膜外结缔组织中，很容易从前面剥去壁腹膜。丛内有散在的神经元，由主动脉丛和第3、4内脏腰神经（主要是交感神经）的分支形成。除了交感神经纤维外，该丛还含有来自盆内脏神经的副交感纤维，自两支下腹下丛上升。这两个下腹下丛分支被称为左、右腹下神经，后者位于腹膜外疏松结缔组织中，在直肠系膜起始部的后外侧，在髂内动脉内侧越过盆缘。上腹下丛分支与肠系膜下丛、输尿管丛、睾丸丛、卵巢丛和髂内动脉丛相连。

交感节前纤维轴突来自下3个胸段和上2个腰段，在腰部或骶交感干的神经节中，或者在主动脉下段以及上腹下丛或下腹下丛中形成突触。副交感节前轴突来自脊髓的第2～4骶段的神经元。

5. 下腹下（盆）丛　位于腹膜外薄结缔组织内，直肠系膜的外侧。其外侧是髂内血管，还有肛提肌、尾骨肌和闭孔内肌。上方是膀胱上动脉和闭孔的脐动脉，后方是骶尾神经丛。男性位于两侧精囊、前列腺和膀胱后部的外侧。女性位于子宫颈、阴道穹和膀胱后部的外侧，并经常延伸入子宫阔韧带。

下腹下丛由左、右腹下神经（主要是交感神经）和盆内脏神经的副交感神经（骶2～4）的长分支形成，最低位腰内脏神经和骶内脏神经的分支也参与组成，该丛支配膀胱和远侧的输尿管。在男性，该丛支配输精管、精囊、前列腺、附属腺和阴茎。女性则支配卵巢、输卵管、子宫、子宫颈和阴道。交感神经节前突触发自低位胸脊髓节段和上2个腰脊髓节段，其在腰骶部交感干，或者主动脉下部、上腹下或下腹下神经丛内形成突触。副交感节前纤维来自脊髓的第2～4段神经元。

第三节　直肠解剖学特点

一、基本结构

（一）形态

直肠在第 3 骶椎处与乙状结肠相延续，其末端为肛管上端（图 3-10）。

1. 直肠骶曲　直肠沿骶尾骨凹面下降，形成一个突向后方的弯曲，叫做直肠骶曲，进一步下行绕过尾骨尖，向后下方，穿过盆膈移行于肛管。

2. 直肠会阴曲　直肠与肛管的直肠肛门交界处，位于尾骨尖前方稍下 2 ～ 3 cm（男性正对前列腺尖），肛管自直肠下端向后下方走行并形成一弯曲，称直肠会阴曲。

3. 直肠肛管角　直肠会阴曲与肛管上端形成的角称直肠肛管角。

4. 侧曲　直肠在额状面上还偏离中线，形成 3 个侧曲：上方的侧曲突向右，中间的突向左，最后一个侧曲突向右，但直肠上下两端处于同一个轴线上。

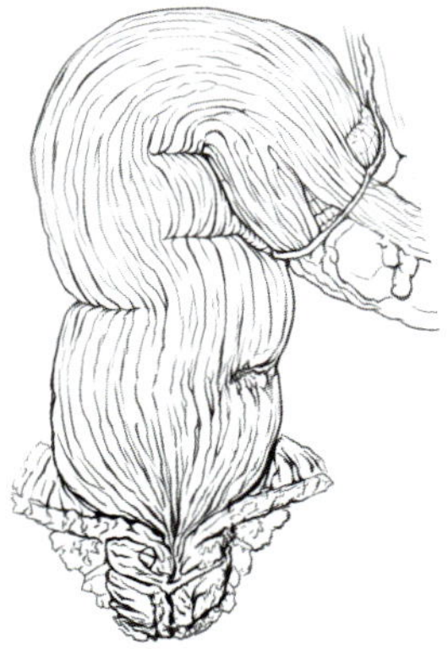

图 3-10　直肠形态

（二）直肠壶腹

临床一般把肛门外口向上约 15 cm 定义为直肠。其管腔口径与乙状结肠相同，其下部膨大，称作直肠壶腹，具有储存粪便的生理功能。与乙状结肠不同的是，直肠没有结肠袋、肠脂垂和系膜。结肠带在直肠与乙状结肠连接处的上方 5 cm 处，形成 2 条肌性带，沿直肠前后壁内下降。肌性带进而互相融合并形成环形的纵肌，并存在于直肠的全段。在直肠壶腹，前方的纵行肌纤维向前越过会阴体，形成肌性的直肠尿道部。另外，两层平滑肌层从第 2、3 尾骨前方向前下越过，在肛管后壁位置和纵行的肌纤维一起弯曲形成直肠尾骨肌。

（三）直肠的覆盖及其毗邻关系

直肠的上 1/3 在前面和外侧面有腹膜覆盖。如果乙状结肠和回肠在盆腔里，则直肠在前方与乙状结肠或回肠肠曲相毗邻，也可能与膀胱（男性）或子宫（女性）相毗邻。中 1/3 的直肠只在前方被腹膜覆盖，向前返折成直肠膀胱陷凹或直肠子宫陷凹。腹膜这一返折的位置，男性较女性高。直肠膀胱陷凹离肛门 7.5 cm（大约一只环指的长度），而直肠子宫陷凹离肛门 5.5 cm。直肠下 1/3 全部位于腹膜外。直肠为腹腔内外各半的肠道。

直肠空虚时，下部的黏膜出现数条纵行皱襞，直肠扩张时消失。另外，直肠内壁还有 3 条（数量可能有所不同）永久的半月形的直肠横襞或水平襞，在直肠扩张时最明显。直肠横襞有阻止粪便排出的作用，最上面的一个靠近直肠起始部，可在肠壁的左侧或右侧；偶尔还环绕直肠一周。中间的直肠横襞最大，位置也最恒定，恰位于直肠壶腹的上方，从直肠前壁和右侧壁突向肠腔，正好位于直肠会阴曲的前方，该横襞内环肌层较其余层发达。最下方的一个位置不恒定，一般多位于直肠左侧壁，距中横襞约 2.5 cm。有时可出现第 4 个横襞，在直肠左壁，中间横襞上方 2.5 cm 处。

二、直肠系膜、筋膜和间隙

直肠系膜及其内容和直肠在肛提肌平面紧

密联系。

直肠系膜是起源于胚胎后肠的独立部分，包括直肠上动脉及其分支，肠系膜上静脉及其属支、直肠上动脉周围的淋巴管道及淋巴结，以及肠系膜下神经丛的分支。

直肠系膜被直肠系膜筋膜回绕，后者源自脏腹膜。它又经常被称为直肠系膜的脏层筋膜、直肠的深筋膜或下腹部鞘的骶前翼。这层筋膜在后方和直肠系膜结合，如此便行于直肠后间隙和骶前筋膜的前方。直肠系膜和其筋膜被疏松网形结缔组织所包围，并借其与真骨盆的后壁和外侧壁分开。在上方，直肠系膜筋膜和连接乙状结肠筋膜的结缔组织相融合。在外侧，直肠系膜筋膜在直肠周围展开，在前方和较厚的筋膜相连续。在男性，这层筋膜即直肠膀胱筋膜，在女性，其形成了直肠阴道隔膜。

在 MRI 上，直肠系膜呈一个含有脂肪的信封状物，其中含有显示为低信号的血管（这是因为血流呈信号衰减），淋巴结呈高信号，直肠系膜内的细小神经无法显示，但是系膜内交织的结缔组织呈低信号的条索。直肠系膜筋膜在轴面观上是围绕直肠的低信号带。在 MRI 中观察这一层是否被肿瘤侵犯有助于制订术前放疗计划以及评估手术切除的成功概率。

在前外侧，下腹下神经丛的下支以及直肠中动脉静脉的分支进入直肠系膜。它们被筋膜包裹，并一起被称为直肠外侧韧带。直肠中部血管的数量和直径随个体不同而不同，其可能非常小或者缺如。直肠外侧韧带在 CT 或 MRI 上无法显示，只能在手术中对直肠牵引时被看到。此韧带的筋膜很薄弱，故在直肠的支持方面所起的作用可能很小。壁层筋膜覆盖肛提肌和盆侧壁的肌肉，其形成覆盖在骶骨上的较致密的筋膜组织。

三、直肠的毗邻

位于直肠和直肠系膜后方的 3 块骶椎、尾骨、骶交感神经借位于正中的骶前筋膜与直肠和直肠系膜分开。

1\. *直肠旁窝*　在腹膜返折的上方，即直肠两侧的上部为腹膜形成的直肠旁窝，窝内常有回肠襻或子宫附件伸入，左侧有乙状结肠。在腹膜返折的下方，有坐骨、下三对骶神经和尾神经的前支、交感干、下外侧的骶血管、尾骨以及肛提肌。

2\. *Treitz 直肠尾骨肌*　直肠下部纵肌向后连于尾骨前韧带，称 Treitz 直肠尾骨肌。其作用为排便时使直肠相对固定。在腹膜返折以上平面的前方，有乙状结肠或末端回肠（如果它们在盆腔里），或者直肠与膀胱底上部（男性）和子宫体或颈部、阴道上部（女性）相连系。在男性，在返折线以下有膀胱底和精囊的下部、输精管、输尿管盆部和前列腺。在女性，在返折线以下有阴道下部。

3\. *直肠阴道隔膜*　在女性，直肠阴道隔膜由一层致密的结缔组织组成，并与直肠和阴道壁外层的结缔组织相连续。在绝经前期或生产后，直肠阴道隔膜的结缔组织会发生萎缩，减弱了其对直肠前壁和阴道后壁的支持作用。

4\. *直肠乙状部*　为乙状结肠下端移行为直肠的交界部，一般长约 3 cm。起始位置相当于第 1 骶椎的上缘即骶岬的位置。前面及两侧有腹膜，后面无腹膜直接附着于骶骨前面，相当于第 1 骶骨下缘的高度。该部无结肠袋、结肠带和肠脂垂，结肠的特征消失，肠腔直径明显变小，黏膜皱襞明显地改变为平滑的黏膜。直肠乙状部在临床上有着重要的意义，是癌肿的好发部位，镜检时常可看到溃疡性结肠炎和息肉病的病理改变。在仰卧位手术时，乙状结肠由盆腔上移，直乙曲消失，不易辨清，此时在确定肿瘤位置时，常以骶岬作标志。肿瘤发生在骶岬以下为直肠肿瘤，如在骶岬以上为乙状结肠肿瘤。

四、动脉血液供应

提供直肠上 2/3 血供的是直肠上动脉。直肠中动脉的分支可能也供给中间 1/3 的直肠，直肠下动脉的升支提供下 1/3 直肠的血供。小部分血供也来自骶中动脉，它是腹主动脉位于正中的终末支，其在骶直肠筋膜处进入直肠肛门连接处的肠后壁（图 3-11）。

1. 直肠上动脉（痔上动脉）　是肠系膜下动脉的主要延续支。它下行于乙状结肠系膜内，入盆穿过左侧髂总血管，越过通常位于腹中线左侧的骶隆起。它在两侧还被下腹下神经越过。直肠上动脉位于骶上部椎体的前方，进入直肠上系膜。首先在中线内下行，并在第 3 骶椎处分为两支下行。这两支在沿直肠下行的过程中，首先位于直肠壁后外侧，然后行于其外侧。终末支在直肠系膜上部的位置穿过肌层，进入直肠黏膜下层，并在黏膜下层与直肠下动脉的升支相吻合。

直肠上动脉左右二支的分支位置，通常是在 Douglas 窝底，腹膜返折平面之后，多数平第 2 骶椎（56.2%），其次是第 1 骶椎（25%）和第 3 骶椎（18.3%）。在外科手术中，难于确定骶椎平面，可以骶岬为标志。骶岬至动脉分支处的距离：男性 5.5 cm，女性 5.1 cm。

2. 直肠中动脉　来自髂内动脉的前支，在直肠外侧韧带内从前外侧进入直肠系膜。这条动脉经常缺如，主要为直肠中段和下段的肌肉提供血供，但与直肠上下动脉的分支吻合很少。

3. 直肠下动脉（痔中动脉）　阴部内动脉的终末支。其从外侧进入肛管上部，并供给内外括约肌、一部分肛管以及肛周皮肤。其同样发出升支供应黏膜下层，并与直肠上动脉的终末支吻合。直肠下动脉若起自髂内动脉时，主干较长，在直肠侧韧带内容易寻找。若起自阴部内动脉或膀胱下动脉时，主干较短，且紧贴肛提肌上面，较难发现。动脉管径一般很小（0.1 ～ 0.25 cm），断裂后不致引起严重出血，但有部分病例出血也可能很剧烈，故手术时应予以结扎。直肠下动脉与直肠上动脉、肛门动脉之间有着广泛吻合，直肠血液供应虽然主要来自直肠上动脉，但不应忽视直肠下动脉和肛门动脉的作用。实验证明：结扎直肠上动脉后，后两者有能力营养腹膜返折以上 8 ～ 10 cm 长的残留直肠段，甚至完全切断直肠侧韧带，牺牲了直肠下动脉，腹膜返折以下的直肠段仍获

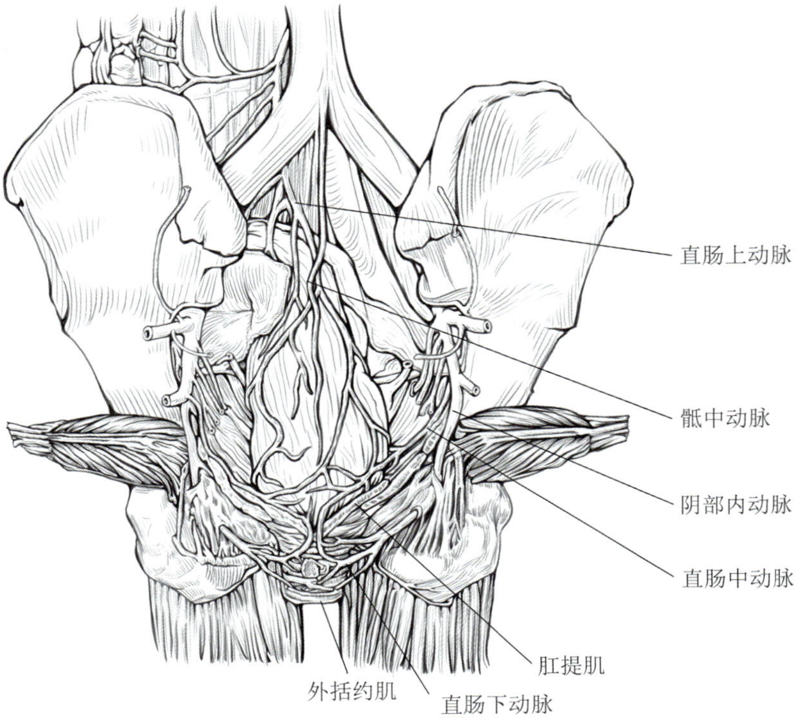

图 3-11　直肠主要供血（后面观）

得很好的血液供应。

4. 骶中动脉　起自腹主动脉分歧部上方约1 cm处的动脉后壁，沿第4、5腰椎和骶尾骨前面下降，行于腹主动脉、左髂总静脉、骶前神经、痔上血管和直肠的后面，其某些终末分支可沿肛提肌的肛尾缝下降至肛管和直肠。骶中动脉在外科上的意义是切除直肠时将直肠由骶骨前面下拉，并在与尾骨分离时，切断此动脉有时会引起止血困难。

五、静脉回流

直肠静脉丛围绕直肠，并从前面与膀胱静脉丛（男性）和子宫阴道静脉丛（女性）相连接。直肠静脉丛由内外两部分组成（图3-12）。

（一）内静脉丛

内静脉丛，即黏膜下静脉丛。位于直肠和肛管黏膜上皮深面；静脉丛呈横行环状排列，其旁支穿经直肠肌层，齿线以上的肛管黏膜下丛又名内（上）痔丛；齿状线以下的肛管静脉丛，称外（下）痔丛，位于直肠肌层表面和肛门皮下，由肛管壁内静脉、肛周静脉、直肠壁外静脉汇集而成，沿外括约肌外缘连成一个边缘静脉干。在肛管内，直肠内静脉丛具有纵行的膨大部分，在紧靠肛瓣上方通过环形的横行分支相互连接。这些膨大部分在肛管的左外侧部、右前外侧和右后外侧部最明显。直肠内静脉丛主要将血流引至直肠上静脉，但与直肠外静脉丛具有广泛的吻合。

（二）外静脉丛

外静脉丛，即外膜下静脉丛。位于直肠肌层的外面。较黏膜下静脉粗大，由稀疏、不规则的斜行静脉相互交织而成。内痔丛的旁支在此汇成直肠上静脉（痔上静脉），经肠系膜下静脉入门静脉；外痔丛分别汇入直肠上静脉、直肠下静脉和肛门静脉。直肠外静脉丛下部向下

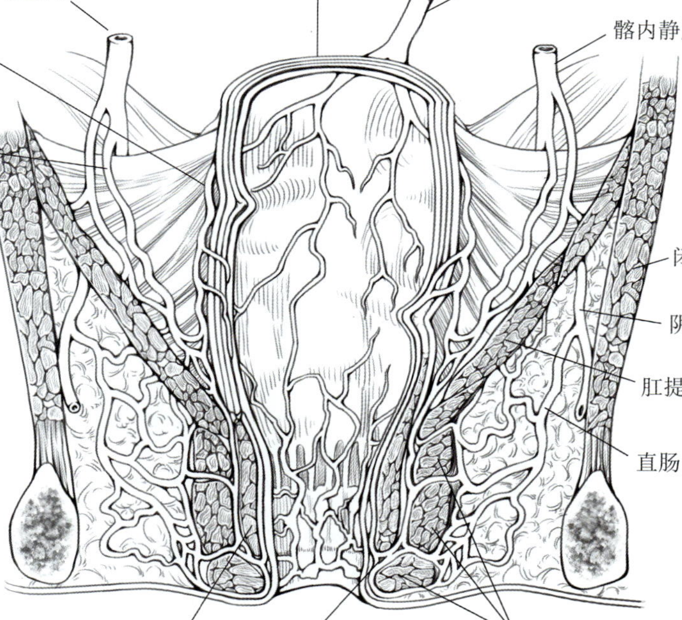

图3-12　**直肠静脉分布**

通过直肠下静脉将血液引至阴部内静脉，中部经直肠中静脉回流至髂内静脉，其上部回流至直肠上静脉。它是肠系膜下静脉的起始端，通过直肠静脉丛建立了门静脉系和体静脉系之间的交通。

1. 直肠上静脉（痔上静脉） 来自直肠内静脉丛。直肠上静脉的属支以约 6 条静脉的形式走行于直肠黏膜下层内。其静脉的直径相对较大。之后其在距肛门口 7.5 cm 的位置进入直肠壁。这些静脉联合并形成了直肠上静脉。后者在直肠筋膜和乙状结肠筋膜的根部与直肠上动脉伴行，并越至中线的左侧，并延续呈肠系膜下静脉。

2. 直肠中静脉 沿着直肠中动脉走行，并在盆外侧壁注入髂内静脉前支。

3. 直肠下静脉（痔中静脉） 位于齿状线以下的肛管皮肤下层，是外痔的好发部位，直接或经阴部内静脉流入髂内静脉。

4. 肛门静脉（痔下静脉） 包绕肛管，由阴部内静脉注入髂内静脉，最后入下腔静脉。

5. 交通 支直肠上、下静脉间有广泛交通。黏膜下静脉丛的分布较均匀，故直肠上、下静脉间交通的确切部位不易识别；而在直肠下1/3 的外膜内，上述二静脉间的交通部位却很明显。

六、淋巴回流

淋巴回流起自直肠以及齿状线水平以上的肛管的淋巴管向上，起初行于直肠壁内，之后形成直肠表面的淋巴管网，最后注入直肠系膜内的直肠上淋巴结。这些淋巴结往往与直肠纵行肌的外部肌纤维很近。直肠旁淋巴结位于直肠系膜内，与直肠壁的距离不一。淋巴回流总的方向是向上，并沿着直肠上动脉走行。淋巴结位于直肠系膜的疏松脂肪结缔组织之中。这些淋巴结在注入位于肠系膜下动脉起始部的淋巴结中间组。

七、神经支配

直肠基本由肠系膜下神经丛控制。交感和副交感纤维形成了神经丛，并沿直肠上动脉分支走行。直肠中神经丛也由部分神经纤维支配直肠，其沿直肠中动脉走行。这些神经都来自下腹下神经丛。

第四节 肛管解剖学特点

一、基本结构

肛管起自肛门直肠交界处，终止在肛门外界（图 3-13）。

肛管是直肠壶腹下端至肛门之间的狭窄部，长为 3 ～ 4 cm，前壁较后壁稍短。肛管的长轴指向脐，它与直肠交界处由于耻骨直肠肌的牵拉而形成一个角，即肛门直肠角（90° ～100° ），位于尾骨前方 2 ～ 3 cm，尾骨尖偏下，前列腺尖部对面，或与女性会阴体齐高。

1. 肛管外界是鳞状上皮在该位置的返折，这种鳞状上皮衬于肛管下段表面并且在肛管外界与会阴部的皮肤相连续。肛管外界皮肤的色素沉着标志肛门外括约肌的范围。肛管外界的判断可能非常困难，特别是在男性，会阴部的皮肤会延伸进入肛管的下段内。尽管如此，由于相连的纵行肌层的纤维会造成外部上皮的皱褶，故有皱褶的上皮可以被用来判断肛门外口的位置。功能上的肛管和解剖上的肛管大致相同，是一个压力很高的区域。

肛管包括内部的上皮层，有血管走行的黏膜下层、内外括约肌，以及纤维肌肉组织构成的支持组织。女性肛管长度略短。在非排便时，由于外括约肌的作用，肛管并不是一个圆形的管道，而是一个椭圆形的缝隙。肛管通过肛尾

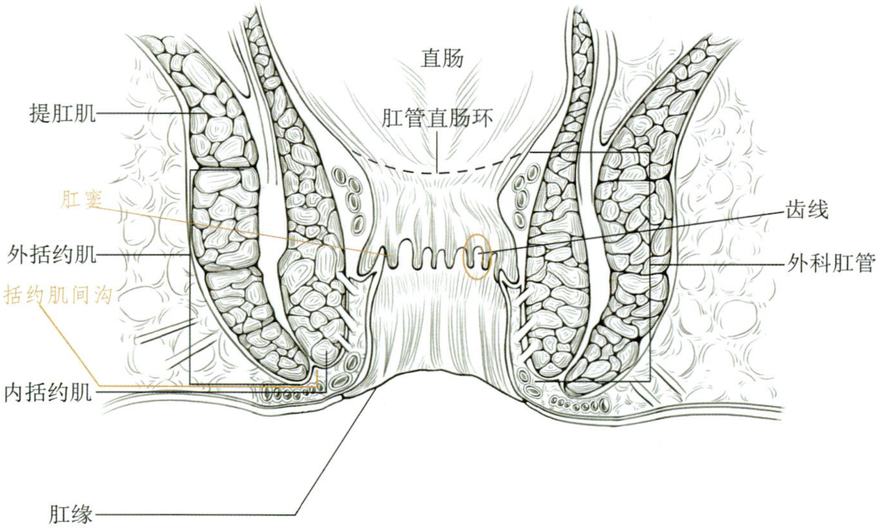

图 3-13　肛管解剖

韧带在后方与尾骨相联系。肛尾韧带是位于中央的纤维弹性组织，可能还含有一些骨骼肌纤维，走行于尾骨和外括约肌后部之间。在这个位置上方即提肌板缝，它是髂尾肌两层的融合，并与前方的耻骨直肠肌相融合。在耻骨直肠肌和髂尾肌之间是一个潜在的“肛后间隙”。

2. 肛管两侧和后方被坐骨直肠窝内的疏松脂肪组织所包围。发生感染时，肛周脓肿的脓液可以通过这个潜在的通路从直肠的一侧流向另一侧。肛管外侧，是坐骨嵴的体外标志。阴部神经也在此处越过坐骨嵴。肛管前方，会阴体将肛管和膜部尿道和阴茎球部（男性）或阴道下部（女性）分隔开。

3. 肛管上段上皮与直肠相同，为单层柱状上皮，部分为分泌细胞，其他为吸收细胞，伴有许多管状腺或隐窝。皮下组织活动度高，扩张性较大，含有极其丰富的黏膜下动脉和静脉丛。直肠上血管的终末支向下走行到达肛柱。黏膜下静脉或注入黏膜下静脉丛，或穿过内括约肌上部的纤维，注入肌间静脉丛。

4. 肛柱　肛管中段有 6 ～ 10 条垂直皱襞，即肛柱，或称直肠柱。在儿童时期肛柱的结构很清楚，成年人则不明显。每个肛柱内有直肠上动脉和静脉形成的末端分支，这些分支在管壁左外、右后和右前三个象限最大。在这三个位置，皮下组织增厚并形成三个“肛垫”。这三个肛垫支持肛管，并帮助控制肛管内的液体和气体不被释放。肛垫同样在痔的病理发生过程中非常重要。

5. 肛直肠线　距齿状线上方约 1.5 cm，是肛柱上端的连线。指检时，手指渐次向上触及狭小管腔的上缘，即达该线的位置。此线与内括约肌上缘、联合纵肌上端以及肛管直肠肌环上缘的位置基本一致。

6. 肛乳头　为三角形的上皮凸起，在肛柱下端，沿齿状线排列 2 ～ 6 个，基底部发红，尖端灰白色，高 0.1 ～ 0.3 cm，肥大时可达 1 ～ 2 cm。肛乳头由纤维结缔组织组成，含有毛细淋巴管，表面覆以皮肤。

7. 肛瓣　肛柱下端之间有小的新月形皱襞，称肛瓣。

8. 肛窦　每个肛瓣上方有一个小的凹陷，称肛窦。

9. 齿状线　肛瓣和肛窦一起形成齿状线。

10. 肛隐窝　有 6 个左右的肛腺开口于肛瓣的小陷凹，即肛隐窝处。这些分支的腺导管由复层柱状上皮围成。这些腺体可能会出现囊性膨胀，其可能会破溃到内括约肌，甚至有时进入外括约肌。

11. *肛梳* 齿状线下方的黏膜光滑，称为肛梳。此处的上皮是非角化的复层扁平上皮，含有汗腺、皮脂腺以及毛囊，同时含有大量的躯体神经末梢。其向下延伸，直到括约肌间沟，即内括约肌下界的一个凹陷，一般很难用肉眼辨认，能摸到不能看到。括约肌间沟下方的上皮由带毛的角化复层的上皮构成，其与肛周皮肤相连续。此处的黏膜下层含有丰富的动脉和静脉丛，并且较肛管上段含有更多的结缔组织，其和联合纵肌层的肌纤维在括约肌间沟的位置可能有纤维联系。

12. *过渡带* 鳞状上皮和柱状上皮的交界处往往被称为过渡带，过渡带的高度和位置变化不一。其中经常包含鳞状上皮的小岛，并一直延伸到柱状上皮黏膜。包含有温度觉感觉器的神经末梢位于过渡带上部的黏膜下层。此部分的黏膜下层拥有一种高度特化的“取样”功能，并参与抑制排便的过程。通过这种功能，当肛管上部松弛以使得直肠内容物和肛管上部的上皮相接触时，此段肠段可对直肠内容物进行“分辨”。

13. 直肠肌性黏膜一直延伸到肛管上段。来自纵行肌的纤维穿过内括约肌并且包围了黏膜下静脉丛。之后其转向上行与肌性黏膜融合，并形成肌性的黏膜下肌层。

二、肌肉

肛管被由纵肌层分隔的肛门内外括约肌所包围，并与上方的耻骨直肠肌和耻骨尾骨肌相连。

（一）肛门内括约肌

肛门内括约肌是一层环状的肌层，由斜行排布的平滑肌纤维构成，并与直肠的环形肌相连续，珠白色。上界平肛管直肠肌环平面，下达括约肌间沟，包绕肛管上2/3部。肌束为椭圆形，连续重叠呈复瓦状排列。上部纤维斜向内下，中部逐渐呈水平，下部有些纤维稍斜向上，下端最肥厚，形成一条清楚的环状游离缘，有联合纵肌的弹性纤维环绕。它终止在外括约肌的浅表和皮下成分交汇处。其厚度不一（1.5 ～ 3.5 mm），主要取决于肛管内的高度以及肛管是否有扩张。其在女性比较薄，并随着年龄的增长而增厚。其也可能由于某些疾病而增厚，例如直肠下垂和慢性便秘。括约肌的下部被来自联合纵肌的肌纤维穿过。这些肌纤维进入肛管下段的黏膜下层。

（二）肛门外括约肌

肛门外括约肌是一横纹肌形成的骨骼肌管复合体，主要包含了Ⅰ型骨骼肌纤维（慢抽搐纤维），这与其收缩期的延长相一致。尽管既往认为外括约肌有皮下层、浅层和深层三层组成，但外括约肌形成了一个独立的功能和解剖的整体。

1. *皮下层* 宽0.3～0.7 cm，厚0.3～1.0 cm。肌束环绕肛门呈圆形，可触知，肌束稍向外排列，或与内括约肌在同一垂直平面构成肛管下端的侧壁。皮下部的上缘与内括约肌下缘相邻，两者之间有联合纵肌纤维构成的肛门肌间隔穿行至肛管皮下，与括约肌间沟相应。

2. *浅层* 宽0.8 ～ 1.5 cm，厚0.5 ～ 1.5 cm。位于皮下部外侧稍上方，在外括约肌深部与皮下部之间，肌束呈梭状环抱肛管中部，为外括约肌中最大最长和收缩力量最强的部分，其后部肌束附着于尾骨后外侧面，构成肛尾韧带的重要成分。外括约肌浅部和皮下部的解剖学排列，对括约肌修复术以及肛瘘、肛裂手术都非常重要。外括约肌浅部之上、深部之下有前后两个间隙，女性的前间隙不明显。

3. *深层* 宽0.4 ～ 1.0 cm，厚0.5 ～ 1.0 cm。肌束呈圆形，环绕内括约肌和直肠纵肌层的外面。其后部肌束的上缘与耻骨直肠肌后部密切接触，两者常不易分开。外括约肌的深部前方游离，有部分纤维交叉向外延伸与会阴深横肌连续，止于坐骨结节。大部肌束与耻骨尾骨肌沿直肠前壁延伸的纤维连合，构成肛管直肠肌环的前部。

直肠内超声和MRI显示外括约肌上部的纤维和耻骨直肠肌最下部的纤维相融合。在前方，一些外括约肌上部的纤维互相交叉进入会阴浅横肌；在后方，一些纤维附着于肛尾缝上。外括约肌的中间纤维的大部分都围绕着内括约肌的下部，此部分在前面附着于会阴体，后面通过肛尾缝附于尾骨。来自两侧括约肌的一些纤维也在此处交叉，并在前中线和后中线形成接合。下段的纤维位于内括约肌平面之下，并借黏膜下层和最下端的肛门上皮相分隔。

肛门外括约肌的长度和厚度在不同的性别有所不同，在女性，前部较短，管壁略薄，管腔犹如一个不对称的锥体。在女性，耻骨直肠肌和球海绵体肌在腹膜下部的外括约肌处相融合。在男性，外括约肌与腹膜中央点相分隔，正是在此处，耻骨直肠肌与球海绵体肌相融合。因此，在外括约肌和腹膜之间存在一个外科学上的裂隙。

（三）耻骨肛管肌

耻骨肛管肌起自耻骨内面，分左右两片包裹直肠下端以及内括约肌直至肛门口，形成一个“肛管套”，对盆底起到类似“吊床”的支持作用，并参与组成前列腺的悬带组织，在排便时收缩肛管，起到类似括约肌的作用。它的血供主要来自臀下动脉，以及阴部动脉的深部分支。静脉回流入髂内静脉的后支。神经支配主要有阴部神经及骶丛分支（骶3～骶4）。

三、纤维肌结构

（一）联合纵膜和纵肌层

纵肌层位于肛门外括约肌和内括约肌之间。其包含了一层纤维肌层，即联合纵膜、括约肌间隙及其内的结缔组织。纵肌层含有肌性和纤维弹性两个组成部分。肌性部分由来自耻骨肛管肌的横纹肌纤维、耻骨直肠肌的最内层与直肠纵行肌的平滑肌融合构成。在男性，其终止于内括约肌下界的上方。纵肌层之后全部为纤维弹性组织，并分裂成隔，行于外括约肌皮下的肌束之间，终止于肛周皮肤。被这些隔包围的区域既是经常指的肛周间隙。最外围的隔在外括约肌纤维之间延伸直到坐骨直肠窝的脂肪。位于最中央的隔通过内括约肌的纤维，到达肛管壁内层，并参与形成括约肌间沟。联合纵膜接受来自支配内括约肌相同的神经节的自主神经纤维的支配。

（二）其他的纤维肌性结构

肛窦下方的肛管黏膜下层由平滑肌、弹性纤维和胶原性结缔组织构成，其主要来自联合纵膜，在内括约肌束之间向内下降。有些纤维束在终止前向外翻转，绕内括约肌下缘重新汇入纵行纤维。但是，大部分纤维继续向下向内斜行，然后进入括约肌间沟下方的真皮内。这些联系可能是造成肛周皮肤皱襞的原因之一。此隔终止于蜂巢形分布的纤维里，这种结构防止了最下部肛管的轻易扩张。这点同时也解释了此处聚集的脓液或血液会引起强烈疼痛，原因是小容量的液体高速流过造成皮下组织高压。

四、血液循环

1. *动脉*　供给肛管的动脉来自直肠上动脉的终末支、阴部动脉的直肠下支以及骶正中动脉的分支。供给肛管内层的动脉并不是完全相同的。前方，特别是后方的中线上皮的血供相对肛管两侧的血供较差。这也是慢性肛裂患者无法愈合的原因。肛管内括约肌血供来自直肠上血管的终末支和直肠下血管的分支。外括约肌的血供来自直肠下血管的终末支和骶正中动脉的小分支。

2. *静脉*　肛管上部黏膜，内括约肌以及联合纵膜的静脉血液通过直肠上静脉回流入肠系膜下静脉。肛管下段和外括约肌的静脉血液通过阴部静脉的直肠下支回流入髂内静脉。

五、淋巴回流

来自肛管上部黏膜、内括约肌和联合纵膜的淋巴向上回流入直肠的黏膜下和内部淋巴结。肛管下部上皮和外括约肌的淋巴向下由肛周淋巴丛进入阴部外淋巴结。耻骨直肠肌的淋巴流入髂内淋巴结。此淋巴回流对直肠下部和肛管上部肿瘤非常重要。如果肿瘤较局限，恶性侵犯仅限于直肠系膜淋巴结。但是，如果肿瘤侵犯了耻骨直肠肌或外括约肌的相连组织，肿瘤将侵犯以上淋巴结，并需要进行进一步手术切除或行放射治疗。

六、神经支配

（一）内括约肌

内括约肌接受交感和副交感神经系统的支配，其神经纤维来自直肠下段。交感神经源自下两个腰髓节段，形成下腹下神经丛，支配括约肌并引起括约肌的收缩。副交感神经纤维源自第 2 ～ 4 骶髓节段，通过下腹下神经丛造成括约肌的舒张。直肠受刺激后，肛门内括约肌会松弛，这提示了局部反射通路位于直肠下部感觉纤维和括约肌运动纤维之间。这种括约肌松弛也会在盆壁的躯体感觉纤维受刺激后发生。这也提示了在骶髓节段存在额外的反射通路。

（二）外括约肌

外括约肌接受来自阴部神经的直肠下支的支配，其起自第 2 ～ 4 骶髓节段的神经根前部。支配外括约肌的神经有四种，根据它们的起源和走行可分为 2 组。

1. 骶 4 会阴支和肛门尾骨神经　起自骶 4 前支，垂直穿过尾骨肌与肛提肌之间的裂隙，沿肛尾韧带外侧 10 cm 处下行至肛门后端。肛门尾骨神经是尾丛的分支，分布于尾骨至肛门区的皮肤。

2. 肛门神经和会阴神经　支配外括约肌的主要神经是肛门神经，它多数在外括约肌区穿入肌肉内，而会阴神经多在肛提肌区穿入肌后，下行一段距离进入外括约肌。两者均有分支支配外括约肌与邻近的肛提肌。

七、肛管直肠周围间隙

在肛管、直肠外科解剖间隙中含有脂肪结缔组织，任何原因引起的肛隐窝感染和炎症都可以波及邻近组织即黏膜下、皮下及会阴骨盆腔等，尤其肛周脓肿及肛瘘大多发生在肛门周围定型的组织间隙内；但也有发生在非定型的组织内，所以在临床上必须了解这些间隙的解剖构造。

1. 黏膜下间隙肛管上皮或直肠黏膜与内括约肌或直肠环肌之间。

2. 括约肌间间隙内外括约肌之间的间隙。

3. 坐骨直肠间隙在坐骨直肠窝内，在外括约肌的外侧提肌之下，坐骨肛管横隔之上，左右各一，可在肛管后相通。

4. 肛门周围间隙位于坐骨肛管横隔及肛门周围皮肤之间，左右可在肛管后方相通。

5. 骨盆直肠间隙在直肠外侧壁，提肌上、腹膜下之间的间隙，直肠后壁与骶前筋膜之间为直肠后间隙，可与两侧骨盆直肠间隙相通。

6. 肛管后深间隙位于肛提肌之下肛尾韧带之上。

7. 肛管后浅间隙为肛尾韧带之下与肛周皮肤之间，可与肛周围间隙相通。

第五节　盆底和会阴解剖特点

盆底和会阴在解剖学上是两个不同的形态概念，盆底即指盆膈，盆膈以下封闭骨盆下口的全部软组织称会阴。

一、盆底基本结构

（一）梨状肌

梨状肌形成部分真骨盆的后外侧壁，附着于骶骨及近髂嵴后下方髂骨处臀肌和骶髂关节囊的前表面，有时位于骶结节韧带骨盆面的上方。通过坐骨大孔出骨盆，在骨盆内，梨状肌的前表面与直肠（特别是左侧）、骶丛和髂内血管的分支相毗邻，其后表面与骶骨相接触。

（二）闭孔内肌

闭孔内肌与其内上表面的筋膜形成了真骨盆的部分前外侧壁。它附着于闭孔周围结构，包括耻骨下支、坐骨支、位于骨盆界线下方和后方的髋骨上的骨盆结构以及坐骨大孔上方的部分。它也与闭孔膜的盆内侧面部分相贴。闭孔内肌被厚的筋膜层所覆盖，从骨盆的内表面不能直接观察到其本身的肌纤维。这层筋膜与部分肛提肌纤维相贴附，这样只有此肌肉的上部位于真骨盆内容物的外侧，而下部则形成了部分坐骨肛门窝的界线。

在男性，上部位于膀胱、闭孔血管、膀胱血管和闭孔神经的外侧。在女性，闭孔内肌和其筋膜的内侧为子宫阔韧带、子宫腔内的输卵管末端和子宫血管。

（三）肛提肌

1. *耻骨尾骨肌*　为肛提肌的重要组成部分。附着于耻骨体的后方并几乎向后方水平走行。在尿道及其括约肌穿过盆底处，最内侧的纤维直接走行于其外侧。在男性这些纤维在前列腺的外下方，被称为尿道耻骨肌。它们与尿道内部条纹状的平滑组织共同组成了尿道括约肌复合体，并且其纤维在尿道的正后方中线上相互交叉。在女性，这部分肌肉的纤维走向后方，形成了阴道后壁周围的吊带，被称为耻骨阴道肌。男性和女性的这部分耻骨尾骨肌附着于会阴体，一些成分还附着于肛直肠交界处。这部分肌肉中的一些纤维有时被称为耻骨直肠肌，它们与纵行的直肠肌和筋膜交织混合，从而形成了联合性的肛管纵行外膜。在直肠后方，耻骨尾骨肌的部分纤维形成了一个腱性交叉作为部分的肛提肌，即一个厚的肌性吊带（即耻骨直肠肌），它是肛直肠交界周围的封套。一些纤维与肛门外括约肌相互混合。

2. *髂骨尾骨肌*　髂骨尾骨肌为一退化的肌肉，在肛提肌各部中变化最大。主要起自肛提肌腱弓的后部和坐骨棘的盆面，起点长度约4 cm，有时起始的腱弓与闭孔内肌之间形成很大的裂隙，称盆外侧裂隙。肌束向后下内行，在耻骨尾骨肌扁腱的下方止于肛尾缝。由于骨盆向前倾斜，髂骨尾骨肌形成坐骨直肠间隙后方拱形的顶；耻骨尾骨肌、耻骨直肠肌和外括约肌构成坐骨直肠间隙的内侧壁。此肌一般较薄弱，甚至完全缺如或大部分被纤维组织所代替。在髂骨尾骨部的最后方可以有一个副条存在，有时被称为髂骨骶骨肌。

3. *坐骨尾骨肌*　坐骨尾骨肌可以是独立的肌肉，有时称之为尾骨肌。它位于肛提肌的最后上方，以三角形肌腱鞘向上延伸，它的顶点附着于盆壁和坐骨棘的尖端。肌肉的底部附着于尾骨和第5骶椎节段的外侧缘。坐骨尾骨肌很少有缺失，但是可以几乎完全为腱性而非肌性。它位于骶棘韧带的盆面而且可以与之融合，尤其是坐骨尾骨肌呈腱性时尤甚。因为肌肉和韧带共存，所以骶棘韧带可能是坐骨尾骨肌退化的部分或是其腱膜（图3-14）。

肛提肌的上表面即骨盆面与膀胱、前列腺之间和子宫与阴道之间以及直肠和腹膜之间仅由筋膜（即盆膈上筋膜、脏层筋膜和腹外筋膜）所分隔。下表面即会阴部的表面形成了坐骨直肠窝的内壁和其前隐窝的上壁，两者都被盆膈下筋膜所覆盖。后界被网型组织从尾骨分隔开来。两块肛提肌的内侧界被脏器出口所分隔，这个出口有尿道、阴道和直肠肛管通过。

肛提肌血供主要来源于臀下动脉、膀胱下动脉和阴部内动脉的分支。神经支配主要来自第2、3、4骶段分支，通常情况下，第2、3骶段通过

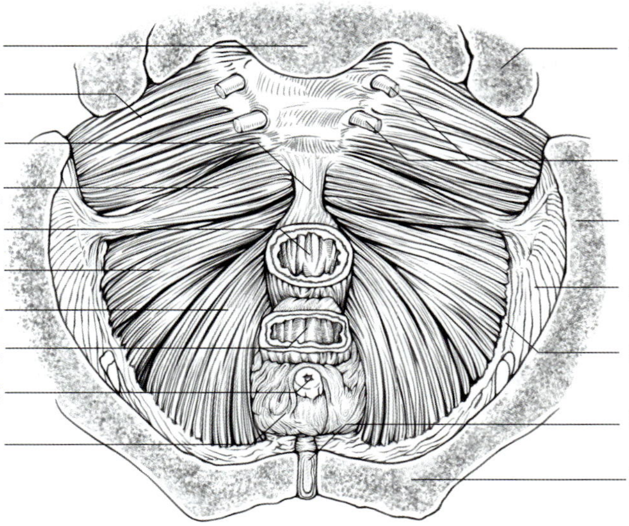

图 3-14　**盆底肌**

阴部神经支配耻骨尾骨肌（耻骨直肠肌和耻骨阴道肌或者耻骨尿道肌），由第 3、4 骶段形成的骶丛直接分支支配坐骨尾骨肌和髂骨尾骨肌。

（四）盆筋膜

盆筋膜可以简单地划分为盆筋膜壁层和盆筋膜脏层。前者主要形成了盆部肌肉的被膜，而后者形成了盆内脏器及支配其的血管和神经的被膜。闭孔内肌盆面的壁层盆筋膜分化为闭孔筋膜。在上方它与髂骨弓状线后部相连接，并且与髂筋膜相延续。在前方，当其沿着闭孔内肌的起始线走行时，它逐渐与髂筋膜分离，髂骨和耻骨的一部分骨外膜在它们之间跨过。它在闭孔血管和神经的下方弓形弯曲，覆盖闭膜管并向前附着于耻骨后。在闭膜管的后方，筋膜明显呈腱性，并且为肛提肌提供了强大的附着点。在肛提肌附着点的下方，它变细并且在会阴形成了部分的坐骨直肠窝外侧壁。它与骨盆的骨膜和覆盖在梨状肌的筋膜相延续。

（五）盆膈筋膜

盆膈筋膜覆盖着盆膈的上下两面。在下方的是薄的盆膈下筋膜，它在外侧与闭孔筋膜相延续。它覆盖了坐骨肛门窝的内壁，并且向下与尿道括约肌和肛门外括约肌相结合。盆膈上方的筋膜称盆膈上筋膜，在临床上通常称为盆内筋膜。在前方，盆膈上筋膜与耻骨体后方相附着，高出其下缘 0.2 cm，并且向外侧伸展穿过耻骨上支，与闭孔筋膜相融合并且沿一条不规则的线直到坐骨棘。向后方，梨状肌表面筋膜和骶尾韧带前部相延续。在内侧，其与盆膈上筋膜和脏层盆筋膜相融合。这样，在肛提肌附着处上方的闭孔内肌筋膜是由闭孔筋膜和盆膈上、下筋膜和肛提肌发出的纤维组成的。这些结构融合增厚，成为肛提肌腱弓。在其下方，在盆膈上筋膜内有盆筋膜的腱弓，它是一条自耻骨联合下部到坐骨棘下缘的白色条带（骨盆弓形腱筋膜），与外侧的膀胱固有韧带相附着。在前方，同一筋膜形成两条厚的条带，在男性为成对的耻骨前列腺韧带，在女性则称为耻骨尿道韧带。

二、会阴基本结构

会阴是一个近似于菱形的区域，它位于盆底的下方，在股部的内侧面及骶骨和尾骨的前面。会阴的前界是耻骨联合及其弓状韧带，后界是尾骨，在前外侧是坐骨耻骨支和坐骨结节，在后外侧是骶结节韧带（图 3-15）。会阴的深方界线是盆膈的下表面，而浅方界线是与股内侧面和下腹壁相延续的皮肤。连接两侧坐骨结节的分界线（坐骨间线）将会阴分为前方的尿生殖三角和后方的肛三角。尿生殖三角面向下方和前方，而肛三角面向下方和后方。

（一）肛三角

肛三角包含肛管及括约肌，还有坐骨肛门窝及其包含的神经和血管。肛三角表面有浅筋膜和深筋膜。

1. 肛门外括约肌　见前述。

2. 浅筋膜　此处的浅筋膜较薄并与会阴、股骨和臀部皮肤的浅筋膜相延续。

3. 深筋膜　位于肛提肌的下表面，肛提肌附着处下方与闭孔内肌表面上的筋膜在其外侧起始处相延续。深筋膜位于坐骨肛门窝及其外侧壁的深部。

4. 坐骨肛门窝　是近似马蹄形的区域，占据了肛三角的大部。肛管及其括约肌在这个区域的中心。坐骨肛门窝的深部内侧界由肛提肌表面上的深筋膜形成。在前外侧，该窝的外侧界在深部是闭孔内肌表面上的深筋膜，而浅部则为坐骨结节表面上的骨膜。在后外方，该窝的外侧界由臀大肌的下缘和骶结节韧带构成。在前方，该窝的浅层界线由尿生殖三角内的肌肉后面构成。在此深方，直到向前方到达肛提肌与耻骨附着处下方的耻骨后面为止，坐骨肛门窝和会阴膜深方组织之间没有筋膜界线。在后方，坐骨肛门窝内有肛门外括约肌与尾骨尖的附着处。坐骨肛门窝在恶性肿瘤切除肛管和肛直肠连接时是一个重要的外科区域。这个区域包含了肛管内的所有肌性结构，在此切除遇到的血管较少。它通向肛提肌的下表面，经此可以进行切除手术。

5. 肛尾韧带　是一条走在肛门外扩括约肌中部和尾骨之间的分层的肌性腱膜结构。骶前筋膜的最下部在该韧带深部的上方，在两者之间有髂尾肌中缝最后部的纤维。这三个结构有时一起被称为肛后板。肛尾韧带中缝的分裂可以引起肛三角的下降，使肛三角后部较低，但是这对排便过程的影响并不明显。

（二）尿生殖三角

尿生殖三角的后界是坐骨间线，后者通常位于会阴横肌的后缘。该三角的深层前外侧界

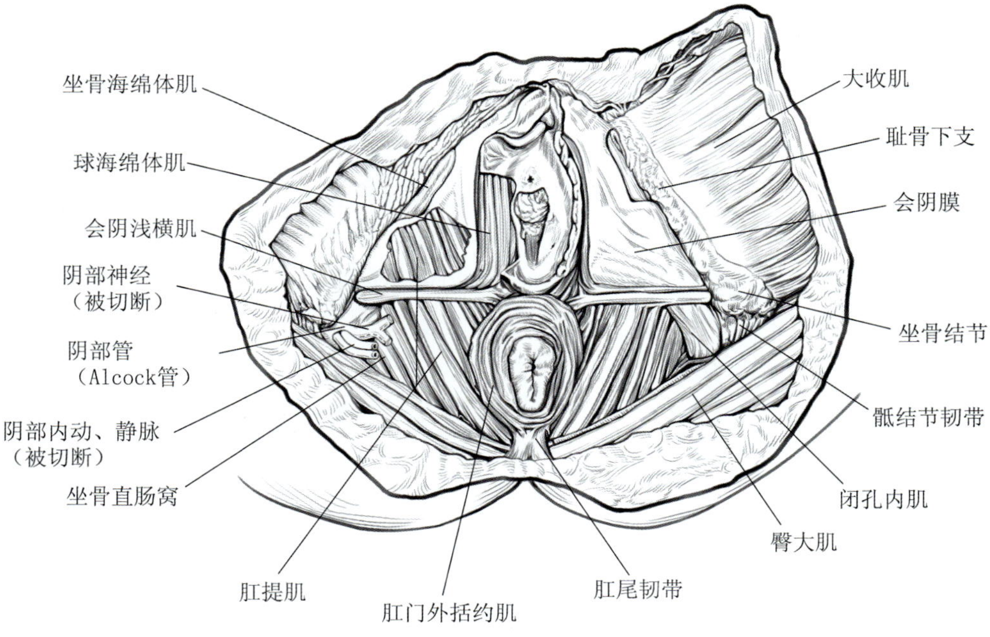

图 3-15　盆底肌及会阴结构

是耻骨联合和坐骨耻骨支。在男性，尿生殖三角在浅面延伸包绕了阴囊和阴茎脚。在女性，它延伸至阴唇和阴阜的下界。尿生殖三角被强大的会阴膜分为两部分。会阴深间隙在膜的上方，会阴浅间隙在其下方。女性的尿生殖三角所包括的肌肉、筋膜和间隙与男性的相似。但是由于阴道和女性外生殖器的存在使其在体积和布局上有一些差异。

1. 会阴浅横肌　是一条狭窄的肌肉，它几乎是横向穿过肛管前方的会阴浅间隙。这些肌肉偶尔会很小或者缺如。该肌每一侧均附着于坐骨结节内侧面和前面。在内侧，虽然一些纤维可以进入同侧的海绵体球或肛门外括约肌，但是大多数肌纤维进入了会阴体。

2. 会阴深横肌　从坐骨耻骨支的内侧面伸展穿过尿生殖三角，形成了一片不完全的肌肉。在后方，此层肌肉附着于会阴体，并在此与对侧的肌肉交叉。在前方肌肉缺如，脏器结构穿过盆内筋膜和会阴膜。一些纤维在后方穿过肛门外括约肌的深部，在前方穿过尿道括约肌。与会阴浅横肌一起，这些肌肉在中部的平面上拴住会阴体，并且支撑通过这些肌肉的内脏管道。这些肌肉由阴部血管和神经的会阴部分支来支配。

3. 会阴浅筋膜（Colles 筋膜）　在会阴前方的皮肤下形成了一个界线清晰并在手术视野下能够辨认的平面。在后方，它牢固地附着于会阴浅横肌表面上的筋膜和会阴膜的后界。在外侧，它附着于坐骨耻骨支的边缘，向后到达坐骨结节。

4. 会阴深筋膜　附着于坐骨耻骨支和会阴膜的后缘以及膜层表面的会阴体。在前方，它与阴茎或阴蒂的悬韧带以及腹外斜肌筋膜和腹直肌鞘相融合。

5. 会阴体　其界线不清楚，是由位于肛管和尿生殖三角连接处中线上的纤维肌肉组织聚集而成。它附着于在尿生殖深间隙和浅间隙内的多种结构。在后方，由肛门外括约肌中部发出的纤维和联合性纵向包被与会阴体相融合。在上方，它与包括从肛提肌发出的纤维（耻骨直肠肌或耻骨阴道肌）在内的直肠前列腺隔或直肠阴道隔相延续。在前方，会阴深横肌和会阴浅横肌以及海绵体球也附着并发出纤维至会阴体。会阴体与会阴膜和会阴浅筋膜相延续。因为，会阴浅筋膜向前进入会阴部的皮肤，所以会阴体被拴在会阴皮肤的中部。在这里，会阴体表面经常有皱纹存在。在男性，它与阴囊皮肤的会阴缝相延续。在女性，会阴体直接位于大阴唇的后方联合和阴道入口的后方，并且与其附着。

6. 球海绵体肌　位于肛门前方，男性包绕尿道球和尿道海绵体后部，止于阴茎海绵体的侧面和背面的筋膜，收缩时可使尿道变短变细，协助排尿和射精，并参与阴茎勃起，在女性环绕阴道口和尿道口，称阴道括约肌，可缩小括约阴道口和尿道口。

7. 坐骨海绵体肌　男性的坐骨海绵体肌覆盖着阴茎脚并且通过腱性和肌性纤维于后方附着于坐骨结节的内侧面和阴茎脚两侧的坐骨支。这些纤维以腱膜形式结束并附着于阴茎脚的两侧和下面。女性的坐骨海绵体肌与阴蒂小脚相连，并与坐骨耻骨支有较小的连接。其他方面与男性相应的肌肉相似。

8. 尿道括约肌　包括内部的横纹肌和尿道的平滑肌以及肛提肌的耻骨尿道肌部分，而肛提肌在这些肌肉的最密集处围绕着尿道。在男性，它围绕尿道膜部；在女性，它围绕尿道的下 2/3。在男性，肌纤维还到达膀胱颈的最下部，在两者之间，纤维位于前列腺的表面。大量的纤维围绕着尿道膜部，一些纤维附着于坐骨耻骨支的内表面。在女性，括约肌结构包绕着超过中 1/3 的尿道。它在上方与膀胱颈的平滑肌混合，在下方与尿道下部和阴道的平滑肌混合。

第六节　大肠与肛门生理学特点

一、肛肠各层组织

大肠壁的各层组织结构皆类似小肠（图 3-16），分为黏膜层、黏膜下层、肌层、浆膜层。

（一）黏膜

结肠黏膜苍白，光滑，有许多半月形皱襞。直肠黏膜较厚，颜色较深，血管较多，松弛地贴附在黏膜下层上。

1. 盲肠、结肠和直肠上段的上皮肠腔表面分布着柱状细胞、黏液（杯状）细胞和少数覆盖淋巴小结的微皱褶（M）细胞。柱状细胞和黏液细胞也可见于肠腺；肠腺内另外还有干细胞和神经内分泌细胞。肠腺通常没有潘氏细胞，但盲肠内可能有。①柱状（吸收）细胞：也称吸收细胞，是数量最多的上皮细胞类型，行使离子交换及其他转运功能，其中包括水分吸收，此功能在结肠内尤为显著。虽然柱状细胞的结构略有不同，但其顶部都有微绒毛，与小肠的肠细胞相比它们较短而且不规则。所有细胞的顶部周围都有典型的连接复合体，限制了由肠腔向肠壁的细胞外扩散。②黏液（杯状）细胞：黏液细胞也称杯状细胞，在结构上类似于小肠的黏液细胞，但数量更多。在大部分的结肠中，

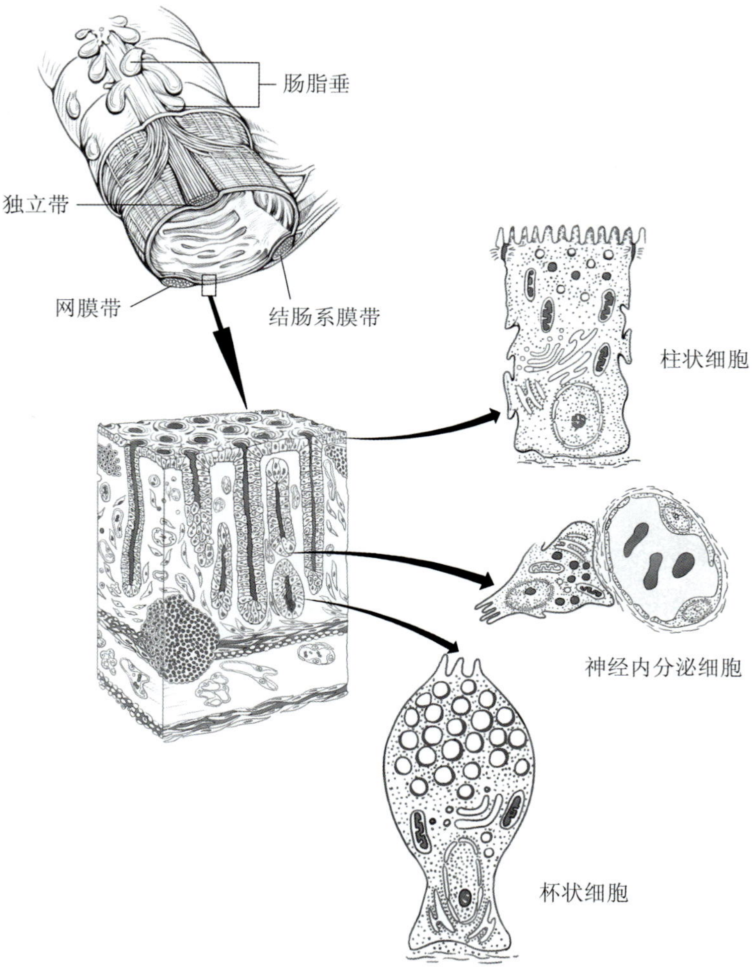

图 3-16　肠壁组织解剖

其数量少于吸收细胞，但在直肠两者数量相当，而远端黏液细胞的量会更多。③微皱褶（M）细胞：微皱褶细胞也与小肠的微皱褶细胞相同，有长钝的微绒毛，覆盖淋巴小结，呈立方形或肥圆形。④干细胞：干细胞是大肠内其他类型上皮细胞的来源，位于肠腺基底部或近基底部，进行周期性有丝分裂，产生向肠腔面迁移的细胞：其后代分化，约5天后凋亡并脱落。⑤神经内分泌细胞：神经内分泌细胞主要位于肠腺基底部，其分泌物主要进入固有层。

2. 大肠的肠腺（隐窝） 大肠肠腺（隐窝crypts）是窄而直的管状腺，比小肠腺更长、更多、更密，从黏膜表面观察，其开口呈筛状，肠腺由矮柱状上皮细胞围成，主要是杯状细胞，在它们之间分布着柱状吸收上皮细胞和神经内分泌细胞。上皮性干细胞位于腺的底部，可产生所有这三种细胞。

3. 固有层 由支撑着上皮的结缔组织组成。腺周围的结缔组织形成特殊的纤维鞘。孤立淋巴小结在盲肠、阑尾和直肠的固有层中最多，但也零散存在于大肠的其他部位。淋巴小结的结构与小肠的相同，且输出淋巴管起源于其中。隐窝之间的固有层中心没有淋巴管。

4. 黏膜肌层 大肠的黏膜肌层十分类似于小肠，有明显的纵行层和环行层。

（二）黏膜下层

大肠的黏膜下层与小肠的相似。

（三）肌层

肌层由外纵内环两层平滑肌组成。除了大部分盲肠的外侧肌层以外，纵行纤维通常形成一连续层，大体可见它们聚集成纵带，或称结肠带。带之间的纵行层很薄，小于环行肌的一半。环行纤维在整个盲肠和结肠形成一薄层，在肠壁囊袋之间特别聚集增厚，它们在直肠形成一厚层，于肛管形成肛门内括约肌。纵行层和环行层之间存在肌纤维交叉，特别是结肠带附近此现象更常见。结肠带中的纵行纤维向环行纤维偏离，可能从一定程度上解释了结肠带的形成。

（四）浆膜

浆膜或腹膜脏层具有一定的变化。腹膜沿结肠形成小的充满脂肪的肠脂垂，乙状结肠和横结肠最多，但从直肠开始基本消失。浆膜下的结缔组织把腹膜贴附在肌层。

二、大肠的分泌和吸收

（一）大肠的分泌

回盲部以下的大肠黏膜没有绒毛，但有许多分泌腺（隐窝），在隐窝间的黏膜为柱状上皮细胞。结肠的隐窝和上皮细胞中有密集的含黏液的杯状细胞，因此，结肠的分泌物富含黏液，水样液的分泌很少。不过，在病理情况下，结肠黏膜受到强刺激（如某些细菌毒素），可分泌大量液体，其量每天可达500 ml以上。正常情况下，结肠分泌浓稠的黏液，可保护肠壁免受机械损伤，也保护肠壁免受细菌的侵蚀。

结肠还分泌HCO_3^-，以HCO_3^-和Cl^-交换扩散的方式进行分泌。所以其分泌物呈碱性。由于HCO_3^-可以中和食物的残渣在发酵时的酸性产物，故粪便表面常为中性，而其中心的pH可达4.8。结肠分泌物中含有溶菌酶，但不含肠激酶转化酶、脂肪酶和蛋白酶等。此外结肠分泌物中还含有0.4%的黏蛋白。刺激引起结肠分泌增加可能是通过局部反射完成的，似与外来神经无关。但副交感神经兴奋或拟副交感药均可引起结肠分泌增加，并伴有结肠运动和血流量增加。刺激交感神经引起相反的变化，减少正在进行的分泌。运动也减弱，血管也收缩。一般来说，分泌、运动和血流量三者是互相平行的。

大肠内分泌激素都属于旁分泌。由于大肠全切除术后，患者的其他消化器官未曾见到明显的功能异常，因此大肠上的内分泌激素可能只与大肠功能有关。虽然各种激素的药理作用对其他器官有影响，但在生理情况下，对其他器官的功能作用并不重要。现仅就与大肠有关并产生于大肠的激素分述如下。

1. 血管活性肠肽（VIP） VIP（vasoactive intestinal peptide）分布很广，不仅见于大肠，也存在于中枢神经系中。正常情况下，血浆内所含的 VIP 只是一种神经递质漏入血液中的结果。血浆中的 VIP 水平并不反映生理状态，因肽有传递系统的特异性，总是通过神经纤维和靶细胞上特异性受体来实现。一些神经生理学实验的结果表明 VIP 是作为神经递质起作用的。如在刺激神经引起胃松弛及肠血管扩张之后，VIP 局部浓度增加。在结肠中，VIP 似乎特别和粪便储存功能与肠功能的稳态有密切关系。已知 VIP 对肠肌可引起长时间的松弛作用。免疫细胞化学的研究发现 VIP 神经和结肠肌纤维之间有密切关系，这表明 VIP 对肠肌的直接影响。

总之，VIP 的生理作用甚广，除对胃肠道平滑肌作用外，还可能调节小肠内液体和电解质转运；激活腺苷酸环化酶，促进肠液和胰液的分泌，刺激胰岛素、胰高血糖素分泌，肝糖原分解，抑制胃酸分泌；抗前列腺素 F20 或组胺所致的支气管痉挛，扩张血管使血流增加。

2.P 物质　分布于全身组织，但以脑和肠为最多，在中枢神经系统中以垂体、松果体和黑质内最多。此外在脊髓后角的浓度很高。P 物质的生理作用尚不明确，但有较强的药理作用，刺激肥大细胞释放组胺，胃肠平滑肌运动增强，胆囊收缩；刺激胰腺外分泌功能和抑制胆汁分泌；刺激生长激素和生乳素分泌。

3. 生长抑素　主要存在于黏膜的 D 细胞中，但少量也可在小肠壁上以及局部的自主神经中发现。生长抑素的主要作用如下。

（1）抑制胃素、CCK、促胰液素、GIP、PP、促胃液素、肠胰高血糖素等多种胃肠道激素的分泌。

（2）抑制胰高血糖素 L- 多巴的分泌。

（3）抑制生长素、促甲状腺素、催乳素的释放。

（4）对神经系统的作用：镇定、自发性运动减少、降低体温等。

4. 铃蟾肽　最先是从两栖类皮肤提取出来的，其后也在某些哺乳动物，包括人身上发现，在人的结肠中，主要发现于自主神经中；当然它比 VIP 及 P 物质都要少。铃蟾肽的主要作用是刺激胃肠平滑肌收缩、促胃液素和胰酶分泌、红细胞生成；使肾小球小动脉收缩，从而激活肾素 - 血管紧张素系统；使血压升高，尿量减少；降低体温，可能是影响体温中枢而参与体温调节。

5. 肠升糖素　是含 100 个氨基酸的多肽，并含有整个胰升糖素的分子序列，肠胰高血糖素生理作用尚不明确，似乎没有促进肝糖原分解和胰岛素分泌的作用，可能减慢小肠蠕动，增加小肠吸收率和促进胃肠黏膜生长等。在增生或部分切除肠管时此激素水平升高，饥饿时则降低。

6. 胰多肽　生理功能不详，但生物学作用相当广泛，对胃酸和胰液的分泌、胆囊收缩和胃肠运动都有促进作用。还能促进肝糖原分解，降低血中三酰甘油。

7. 5- 羟色胺（5-HT）　生理作用也相当广泛，它既能刺激平滑肌，特别与肠的分节运动有关，又能使周围血管扩张、支气管平滑肌收缩，抑制胃酸分泌。

8. 神经降压素　中枢神经系统和胃肠道都存在。其生物学作用是抑制胃酸、胰岛素分泌和释放高血糖素；促进生长素、催乳素释放、肝糖原分解；增加血管壁通透性，使血压下降；降低体温，可能参与体温调节。

（二）大肠的吸收

1. 对水和电解质的吸收　大肠的吸收功能研究较少，这可能由于食物经过小肠时各种营养物质几乎已被全部消化吸收，90%的水分和电解质也已被吸收，其余进入大肠的已经为数不多了的缘故，所以大肠在这方面的功能较少受到注意。尽管如此，大肠的吸收作用仍然是不能忽视的。大肠虽然不能主动吸收糖、氨基酸和小分子肽类等营养物质，其黏膜面积和对水的通透性均小于小肠，但由于内容物在大肠停留的时间长，所以仍可充分发挥其吸收作用。

每天约有2 L的液体进入大肠，其中含100～200 mmol/L的Na^+和Cl^-。食物残渣通过大肠，其中约80%的水和90%的NaCl被吸收，与此同时K^+和HCO_3^-分泌入大肠内。每天由粪便丢失的水为100～150 ml；丢失的电解质中，Na^+约6 mmol/L，K^+约160 mmol/L，HCO_3^-约8 mmol/L。粪便内的某些有机负离子系由细菌水解未消化的糖和纤维素而来，占负离子总数的50%～70%。在粪便所具有的pH条件下，这些负离子都离子化，故不易被吸收。如果进入大肠的糖和纤维素增加，都将提高不被吸收的负离子数量，这将引起粪便内液体容积增加，故有通便的效应。灌注等渗溶液入大肠，经过一定时间后再收集灌注液，测出大肠吸收水的能力为5 000 ml/24 h。

大肠各部分的吸收能力大小不一。右结肠的吸收能力最大，其余依次为横结肠、降结肠，吸收能力逐渐减少，到达直肠其吸收能力已微不足道了。由于存在这种吸收能力的差别，因此临床可观察到：回肠造口排出的大便成稀糊状，横结肠造口排出的大便即已成形，而乙状结肠造口排出的则为干燥大便。右半结肠切除后的患者由于水分吸收障碍，故术后，常出现暂时性的腹泻，直到左半结肠吸收水分的功能代偿后才趋好转。全结肠切除后，吸收水分的功能则移交给回肠。末段30 cm回肠在水分的吸收上起重要作用。钠是大肠吸收最多而且最重要的阳离子，每天约有196 mmol进入大肠，大肠可吸收99%，仅0～2 mmol/L钠不被吸收，随粪便丢失。Cl^-的吸收量亦大，在正常情况下，大肠分泌少量K^+进入肠腔，但在实验情况下，如果肠腔内K^+浓度超过15 mmol/L时，K^+可较多的被大肠吸收。

2. 食物中纤维素对消化活动的作用

（1）食物中的纤维素可分为三组：①结构纤维；②树胶和植物黏液；③储存的多糖如瓜拉树胶等。它们不同于可消化的多糖如淀粉等。

（2）食物中的纤维如何调节胃肠道的功能，现认为它主要包括以下几个方面：①纤维素多能缩短肠内传送的时间，增加粪便的容积；②能改变水的吸收，大部分多糖纤维能与水结合，形成凝胶、果胶、树胶，它们能结合一部分水，限制水吸收，并使容积膨胀加大；③纤维素能与阳离子结合，从而增加钙、铁、镁、锌等的排泄，使含阳离子的粪便增加；④纤维素在调节胆酸的肠肝循环中具有重要作用，纤维素能结合较多胆酸，使其随粪便排出；⑤食物中纤维素多可降低食物中热量的比率，减慢含能物质的摄取率，从而改善人们不正常的肥胖状态。

3. 脂肪和蛋白质的吸收　一般认为，大肠主要吸收水和电解质，但大肠也具有吸收脂肪的有限能力，新生动物的大肠还能吸收蛋白质。脂肪主要在近侧小肠被吸收，正常时小剂量的脂肪在此部位被吸收87%～95%。但进食大量脂肪时，则有较多的脂肪进入远侧肠段。近来有报道回肠也能吸收不少脂肪，但是它处理吸收脂肪的能力差，亦即将后者充填入乳糜微管并释放入乳糜管的能力差，故脂肪堆集于其上皮细胞内。

4. 其他物质的吸收

（1）胆汁酸：由肝分泌的胆汁进入肠腔后，大部分在回肠被吸收，重新送到肝，加以利用，形成所谓胆汁的肠-肝循环，只有5%～10%的胆汁酸通过小肠而到达大肠，在结肠被吸收。胆汁酸在结肠吸收的量虽然很少，但它有助于结肠吸收水和电解质的功能。

（2）挥发性脂肪酸：大肠内的挥发性脂肪酸主要指醋酸、丙酸、丁酸等短链脂肪酸，其中以醋酸的含量最多，约占60%。它们主要由食物残渣在结肠内受细菌的作用分解而来，这些挥发性脂肪酸生成后，大部分被结肠吸收，一部分被细菌分解，生成H_2、CH_4和CO_2等，成为大肠内的气体，还有一部分挥发性脂肪酸则由粪便排出。

（3）尿素：人体新陈代谢过程中每天由肝合成的尿素大部分经肾排泄，小部分（6～9g）则被分泌入结肠，受到结肠中的细菌所含尿素酶的作用，分解成氨和碳酸。所生成的氨大部分又被结肠吸收，进入肝，用以再合成尿素和氨基酸，此即尿素的肠-肝循环。通过这个途径合成氨基酸，对于动物其营养价值颇为重要。但对于人类来说，在蛋白质供给充足时，则不具重要性。只有当营养不良或蛋白质类食物受限制时，对于维持氮平衡才具有一定的重要性。

大肠除有上述的吸收功能外，尚有分泌功能。大肠黏膜上的杯状细胞可分泌黏稠的黏液，呈碱性反应。结肠分泌的黏液可以中和粪便中的酸性物质，并有润滑作用，使粪便易于通过。从黏膜面给以触觉刺激，直接刺激杯状细胞，或刺激支配结肠远端的副交感神经，可引起杯状细胞分泌黏液增多。所以，由于严重的情绪紊乱而引起副交感神经高度兴奋时，分泌入大肠的黏液明显增加，可以引起频繁便意，此时排出的多为黏液，少量含或不含粪便。

三、大肠的运动

大肠运动少而缓慢，对刺激的反应也较迟缓，这些特点对于大肠作为粪便暂时的储存场所是适合的。

（一）运动方式

运动方式可分为袋状往返运动、分节推进运动、集团推进运动和蠕动。后两种运动能使大肠内容物向前推移较大的距离。在人类，这些运动方式所产生的频率，可根据生理情况而不同。一般来说，空腹对袋状往返运动产生频率较高，而餐后或副交感神经兴奋时，则分节推进运动、多袋推进运动和蠕动产生的频率增加。

1. *袋状往返运动*　由环行肌无规律收缩所引起，使肠壁各个不同部位的黏膜反复向肠腔皱褶。它的作用是可以促进内容物的混合和向两个方向作短距离的移位，但并不向前推进。这是在空腹时最多见的一种运动方式。进食或副交感神经兴奋，这种运动就减少。

2. *分节推进运动*　是一个结肠袋收缩，其内容物被推移到下一段的运动，有时可以发生向相反方向的运动。虽然结肠分节性收缩，在理论上可将肠内容物挤向上、下两端，但实际上肠内容物是朝肛门端移动，因为这种运动向下移动的距离较大，而逆向推移距离只有向下推移距离的1/2～1/3。据报道，有长达18 cm的一段结肠可产生分节推进运动。

结肠也有像小肠那样的分节运动，收缩时结肠内压升高，可达1.33～8.0 kPa，略高于直肠肛门内压。分节运动的频率：盲肠和升结肠略高于远端结肠，后者又略高于直肠。因此，分节运动也可将肠内容物缓慢地向肛门推送。

睡眠时分节运动立即减少或消失。散步可使其恢复。进食可立即引起分节运动，它是增加结肠分节运动的主要生理性刺激，停止进食尚可持续30分钟。分节收缩受胆碱能刺激，可通过5-羟色胺、前列腺素E和摄食而增强。但阿托品、儿茶酚胺及睡眠可使之减弱。

3. *集团推进蠕动*　是一种进行较快、推进较远（可达15 cm）、收缩强烈的蠕动。每天发生2～3次。常从结肠肝曲开始，将大便推进到左结肠。此类运动一般在进食后，谈论食物和排便时发生。进食后发生者又称为“胃-结肠反射”。如果此反射过分敏感，则每餐之后均有排便活动，此多见于儿童。正常人的结肠向前运送速度每小时约5 cm，进食后每小时约10 cm。服用钡剂后4.5小时入盲肠，4.5～6小时到肝曲，6～9小时到脾曲，11小时到降结肠，18小时到盆结肠，24小时后开始排出。但运送时间可因钡剂量不同，及其他因素和情绪影响而有变化。

4. *蠕动*　是消化道管壁顺序舒缩向前推进的一系列波形运动。内容物后方的肠肌收缩，前方的肠肌宽息，形成蠕动波，将内容物向前缓慢推进。一般可使粪块以每分钟 1 ～ 2 cm 的速度向前推进。后端因肌肉收缩可使肠腔闭合并将其中内容物挤走，处于闭合状态的肠管可持续 5 分钟以上，甚至达 1 小时之久。结肠也可逆蠕动（图 3-17）。

（二）运动调节

结肠运动至少受下列四种因素的调节。

1. 肌源性调节　肌电图研究揭示，结肠平滑肌细胞在相对静息状态下，细胞膜的电位很不稳定，出现缓慢的节律性波动，称为慢波或基础电节律。慢波沿肠肌传播并不引起肠肌收缩，但在慢波的基础上受到机械牵拉以及神经或化学物质作用时，可使慢波进一步除极化，爆发动作电位，通过兴奋 - 收缩耦合作用，使肠肌收缩。一些化学物质如乙酰胆碱、组胺、P 物质和 5- 羟色胺等即通过这一作用途径来提高结肠的自动节律性活动，而肾上腺素和去甲肾上腺素则可降低结肠平滑肌的活动。

2. 内在神经丛的调节　内在神经丛主要是肌间神经丛和黏膜下神经丛，有神经节细胞在肠壁内组成网络，构成一个简单的整合系统，调节肠肌的运动。内在神经丛对肠肌运动的调节有两种方式。一种是肠腔黏膜受到机械性刺激时，传入冲动到达内在神经丛，经过整合以后，对肠肌的运动起调节作用，使刺激点后方的肠管收缩加强而刺激点前方的肠肌运动受抑制。其结果使蠕动波沿着一定的方向推动内容物前进。如果另一种是机械刺激肠壁的肌肉层，可引起受牵拉部位上下方的肠管运动受到抑制。

3. 外在神经调节　外在神经指支配结肠的交感神经和副交感神经。一般来说，前者对结肠运动有抑制作用而后者有兴奋作用。

4. 激素调节　乙酰胆碱、胃泌素抑胃肽（GIP）等均可加强结肠的运动和加速其排空，目前认为进食后引起结肠运动增强，可能是一个包括神经反射和胃肠激素在内的复合过程。

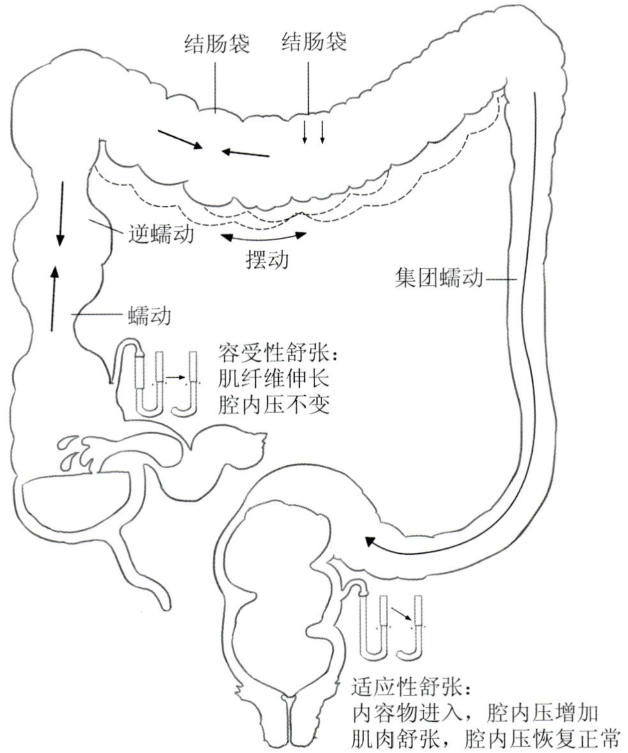

图 3-17　结肠蠕动模式图

四、大肠内的细菌与气体

（一）细菌

大肠内的细菌主要来自空气和食物，并由口腔入胃，最后到达大肠。大肠内的酸碱度和温度等环境对一般细菌的繁殖极为适宜，所以细菌得以在这里大量繁殖。粪便中的细菌占其固体总量的20%～30%，结肠内每克内容物含细菌数为10^9～10^{11}。大肠内细菌种类很多，主要是厌氧菌，其中无芽胞厌氧菌、杆状菌占99%以上，主要为脆弱类杆菌、成人双叉杆菌、好气真杆菌等。其余为大肠埃希菌、草绿色链球菌、唾液链球菌、乳酸杆菌，此外还有少量的费隆球菌、杆菌、胨球菌、胨链球菌、梭状芽胞杆菌、粪链球菌以及大肠埃希菌以外的肠杆菌如克氏菌属变形杆菌等。正常情况下，肠道一些细菌可以利用食物残渣合成人体所必需的维生素，如维生素B_1、维生素B_2及叶酸等B族维生素和维生素K。

如食物中缺乏维生素时，它们在大肠内的合成吸收常可予以补偿，因此对人体的营养具有重要意义。若长期使用广谱抗生素，肠内细菌被大量抑制和杀灭，就可能引起体内B族维生素和维生素K的缺乏。初生婴儿由于结肠内菌株尚未形成，维生素K缺乏，凝血酶原时间延长。

大肠内的消化作用主要依靠细菌。大肠液虽然含有二肽酶和微量淀粉酶，但消化作用不大。大肠中有些细菌所含的酶，能使植物纤维和糖类分解或发酵，产生乳酸、醋酸、CO_2、沼气等；有些细菌能使脂肪分解成脂肪酸、甘油和胆碱等；有些细菌能使蛋白质分解成氨基酸、肽、氨、硫化氢、组胺和吲哚等。细菌分解蛋白质又称腐败作用，其产物有毒性，可能引起机体中毒。

（二）气体

正常人的消化道中，大约含150 ml气体，其中50 ml在胃内，100 ml在大肠内，小肠内几乎没有气体。大肠内的气体60%～70%是经口吞入的空气的残余，其余则为细菌发酵的产物。据研究，平均每天约有1000 ml的气体排出肛门，如果某段大肠发生梗阻或蠕动停滞，则很快发生气体积存而引起气胀。

消化管内正常量的气体不产生症状，但如果出现过量的气体，所产生的症状与气体所在的部位有关。过量的气体在食管内会造成频繁的嗳气；胃内过多的气体往往造成腹胀感，小肠内气体过多可引起肠绞痛，结肠内气体过多则引起过度排气。如果肠的血液循环不良，肠吸收气体的能力减弱，或者肠麻痹、肠梗阻，可使气体排出通道不畅，大量气体积滞于胃肠道内，引起腹胀或腹痛。临床上，腹部手术中胃肠道胀气或术后产生严重腹胀，必须进行胃肠减压。

五、排便与肛门自制

（一）排便

1. 排便反射　直肠经常处于排空和塌陷状态，这是由于直肠与乙状结肠之间有一定的角度以及直肠黏膜螺旋状皱褶，两者均阻止粪便进入直肠；并且直肠收缩频率较乙状结肠高，产生相反方向的运动，使得直肠内容物反向进入结肠。排便是一种反射运动。粪便进入直肠时，对直肠的充胀间接刺激了耻骨直肠肌内牵张感受器，其传入冲动沿骶神经或盆神经和腹下神经的传入纤维传至排便中枢，此中枢位于骶髓，由中枢发出的冲动沿盆神经的副交感纤维传出，引起降结肠、乙状结肠和直肠收缩，肛门内括约肌宽息。同时，由骶髓中枢经骶神经和阴部神经的传出冲动，使耻骨直肠肌和肛门外括约肌宽息，肛直肠角伸直，肛门直肠呈漏斗状，结果粪便被排出体外。直肠排空粪便后，内外括约肌可发生反跳性收缩。正常情况下，排便反射是在大脑皮质的控制下进行的。直肠的充胀刺激引起的传入冲动，同时还上传到大脑皮质的高级中枢，并引起便意。在大脑皮质高级中枢的参与下，其下传冲动一方面可以加强骶髓排便中枢的活动，另一方面还可以使一些骨骼肌如腹肌、膈肌等的收缩加强，腹内压增加，促进排便。但如果这时环境情况不许可，大脑皮质下传的冲动可以抑制骶髓排便中枢的活动，使括约肌的收缩增强，结肠稍为宽息，排便暂时受到控制。病理情况下，如中枢神经系统损伤，骶髓排便中枢与大肠的神经联系被离断以后，排便动作虽然仍可发生，但变为无力而不完全，而且不受意识的控制。

2. 排便过程　正常人排便时，结肠远端和直肠的纵行肌收缩，使直肠变短，并消除了结肠远端和直肠之间的角度；这时直肠内压力升高，肛内、外括约肌舒张；此时膈下降到深吸气的位置，以增加腹腔内压，加上腹壁肌用力收缩，可使腹内压进一步增加。升高腹内压有双重效果，即压迫直肠帮助排便及刺激肛提肌收缩。此时漏斗形的肛提肌移成扁平位并被抬高，向外侧牵拉裂隙韧带，拉开肛管上（入）口。同时，肛门悬带收缩，上提外括约肌皮下部以打开肛管下（出）口。联合纵肌收缩时可缩短并开放肛管上口，使肛直肠角变钝或消失，此时肛管与直肠成一直线，以利于粪便泵出。直肠肌收缩和腹内压增加均使直肠内压上升，不过只有直肠肌收缩引起的直肠内压升高才能开放肛管以允许排便。因为它能导致反射性内括约肌放松和肛直肠角变大。除非直肠收缩，否则再用力使腹内压升高也不能开放肛管。因此，排便动作开始，直肠内压升高必须是粪便进入直肠后反射性直肠肌收缩的结果。

为了控制肛管肌肉组织的活动，自肛管传入的感觉信息，在多个水平的神经系统，包括脊髓、脑干、丘脑和皮质处进行整合。神经活动监督并控制着排便过程，以及其他精细的直肠和肛管内活动，例如区分粪便和气体；局部调整粪便的量和活动；直肠和肛管内的自净活动；以及同其他会阴和腹部肌肉活动保持协调（图 3-18）。

（二）肛门自制

正常人处于静息状态下肛门直肠部为一高压区，阻止粪便泄漏，即对排便具有一定的自制力。只有较大量的内容物进入直肠时，才引起排便反射。如果进入直肠的内容物较少，则由于自制力的作用，可对其进行调节，并不都引起排便动作。例如给患者做直肠指检时，虽然肛管直肠部的感觉神经末梢受到一定的刺激，直肠壶腹部的压力稍有升高，但通过调节作用，直肠壶腹部迅速发生容纳性舒张，压力下降到原来水平。如果进入直肠的内容物稍多一点，则不但引起直肠壶腹部的容纳性舒张，还引起肛门外括约肌等的收缩，实现自制作用。

肛门自制的定义是有随意延缓排便、鉴别

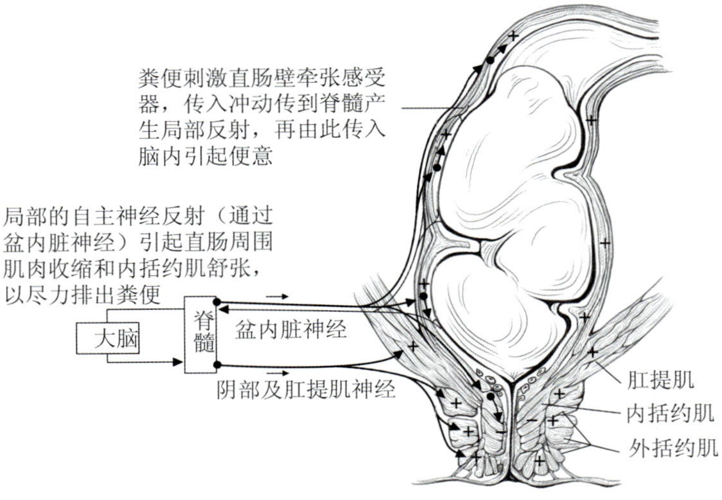

图 3-18　**排便与肛门自制**

直肠内容物性质及保持夜间控制排便能力。参与此项功能的因素很多，如肛门括约肌、肛直肠角、肛门直肠感觉、直肠抑制反射、粪便的容积及稠度、直肠容量及可耐受量、远端结肠的推进力及直肠的顺应性等。肛门自制是由上述多种因素交互作用的结果。耻骨直肠肌在肛门自制中有重要作用。Parks 提出的拍击（瓣状）阀门学说认为：由于耻骨直肠肌向前牵拉肛直肠角呈直角，任何原因引起的腹内压增高，总伴随耻骨直肠肌反射性收缩使该角变小。据 Parks 的观点，最下部的直肠前壁黏膜如瓣状覆盖在肛管上端，腹内压可驱其堕入肛管上口使其阻塞，从而防止直肠内容物的溢漏，腹内压愈大则肛管关闭愈紧。排便时，腹内压并无影响，由于直肠内压升高，可驱使粪块自动启开直肠前壁而进入肛管。同时，由于耻骨直肠肌放松，肛直肠角增大，肛门直肠开放呈漏斗状，此时腹内压升高更有助于将直肠内容物驱出。

第七节　肛肠病病理学特点

一、发育畸形

（一）肠憩室

1. 先天性憩室　因本病由 Meckel（1809 年）首先报道，故先天性憩室又称梅克尔（Meckel）憩室，是消化道最常见的一种先天性畸形，是卵黄管未完全闭锁的结果，其发生率为 1%～2%。好发于小肠，尤以距回盲瓣 100 cm 之内的回肠为多见，结肠和阑尾则少见。本病以儿童为多见，亦见于成人。男性多于女性，其比例约为 3 ∶ 1。患者多无症状，4%的病例可出现肠套叠、憩室炎或肠出血等。

胚胎发生第 3 周时，卵黄囊形成于消化道的腹侧，靠一短而宽的卵黄管与消化道相通。此管随胚胎的发育而渐伸长、变窄。至第 5 周时，此管全部闭锁，并与胚胎脱离。如果闭锁不全，则可发生多种畸形，例如近端不闭锁，即形成梅克尔憩室；全长不闭锁，则可形成自脐瘘；如近脐部的一段不闭锁，则形成卵黄肠管囊肿以及脐窦、脐息肉等。

憩室多发生于肠系膜对侧的肠壁上，呈指状或袋形向肠腔外突出，其腔与肠腔相通，其直径约 1～3.5 cm，长为 1～11 cm。憩室壁的肉眼形态与肠壁相似。憩室常具有正常肠壁的全层结构，但因卵黄管黏膜起自多能方向分化的细胞，故憩室内可见有异位的胃、十二指肠、结肠黏膜或胰腺组织，其中异位胃黏膜更多见。

2. 后天性憩室　也称假憩室，病因尚不清楚，多由肠壁环形肌有薄弱处，如系膜脉管和神经进入处、慢性便秘导致肠腔内压持续性升高、年龄增长和肥胖引起的组织变性，导致肠壁黏膜和黏膜肌层呈憩室状突出而发生，多见于肠壁的系膜侧。后天性憩室壁通常只含有所在部位的黏膜、黏膜肌层及黏膜下层。

（二）异位组织

子宫内膜异位可发生于小肠和阑尾，也可见于肛管、直肠和乙状结肠。

（三）巨结肠症

先天性巨结肠症，又称 Hirschsprung 病，是一种比较常见的先天性消化道畸形。从新生儿直至老年均可发生，但以新生儿和幼儿为多见。本病发生率为 1/（2 000～5 000），是由于结肠位于黏膜下的神经丛（Meissner 神经丛）和位于肌层的神经丛（Auerbach 神经丛）缺少神经节细胞所致。由于部分肠段发生痉挛，肠蠕动消失，导致肠内容物积聚，肠腔发生代偿性扩张和肠壁肥厚而形成巨结肠症。

在大多数病例中，无神经节细胞的肠段是直肠或乙状结肠，少数病例累及全结肠乃至回肠末端 20 cm。近端肠管明显扩张，肠壁各层明显增厚如皮革状，结肠带不明显，袋形也消失，浆膜变厚而粗糙。以常见型为例，右半结肠极度扩张，壁变薄，肠腔内积粪，形成粪石，扩张肠段的黏膜可因长期受压而发生炎症和溃疡。

在狭窄痉挛的肠段内，壁内 Auerbach 和 Meissner 神经丛神经节细胞完全消失或数量大减，节细胞较正常者小，且有空泡变性，神经纤维由于胶原化而增粗，神经膜细胞数目增加，根据无神经节细胞的范围即长度分为超短段型、短段型、常见型、长段型、全结肠型和全肠型六型。

二、炎症

（一）局限性肠炎

局限性肠炎，又称克罗恩病，病因不明，病变常为复发性肉芽肿。此病属全身性疾病，有时可伴有关节炎、葡萄膜炎、结节性红斑、胆石症和其他肠道以外的病变。80%的病例累及回肠，也常同时累及结肠。典型的好发部位是距回盲瓣 15 ～ 25 cm 的末端回肠，偶见病变仅累及结肠而不累及回肠者。消化道的其他部位，如食管、胃、十二指肠等也可累及。临床上患者常有腹痛、体重减轻、腹泻、呕吐、恶心、发热、大便带血、食欲差、便秘等。病变的肠段界限清晰，有时多个病变肠段间有正常肠段，形成跳跃式病变。急、慢性期的肠道病变肉眼观察形态则有不同。

（二）溃疡性结肠炎

溃疡性结肠炎，又称特发性溃疡性结肠炎，简称溃疡性结肠炎，病因不明。本病以肠黏膜广泛急性和慢性炎症伴溃疡形成为特点，为全身性疾病，部分病例可伴游走性多关节炎、关节粘连性脊椎炎、葡萄膜炎、肝非特异性炎症和各种皮肤病变。好发于女性，青年和老年人都可患此病。病变最先累及直肠，后渐向近侧的结肠扩展，直至累及整个结肠，约 10%的病例可一直扩展至回肠。此病的临床表现常可反复发作，第 1 次发作时多表现为腹痛、腹泻、带血性黏液样便，可持续几天至数月，然后症状渐消失，但间隔数月至几年后可再次发作。病变晚期尚可伴有胃肠道以外症状。

（三）肠结核

肠结核好发于淋巴组织丰富的回盲部，占全部病例的 85%，很少局限于小肠或结肠。根据肠结核病变的不同可分为下列两型。

1. 增生型　肠壁局限性或弥漫性增厚，黏膜面形成弥漫性分布的小息肉，肠腔狭窄或梗阻。镜下主要特征为结核性肉芽肿，伴有干酪样坏死。

2. 溃疡型　较多见，溃疡常呈多发性，形态不规则，边缘不齐如鼠咬状，溃疡的长轴与肠的长轴相垂直，此系病灶沿带状分布的淋巴管方向扩展所致，病灶若累及深部，可致肠的浆膜面形成粟粒状小结节。

（四）肠血吸虫病

肠道病变常由血吸虫虫卵引起，病变部位常见于回肠末段、结肠、直肠等。在结肠中，以盲肠、乙状结肠和降结肠病变为著。

1. 早期病变　主要累及肠固有膜和黏膜下层，表现为局部黏膜充血水肿、点状出血和浅表小溃疡形成。在镜下可见灶内有大量嗜酸性粒细胞浸润，并可形成嗜酸性脓肿，重者局部组织坏死严重，且伴有大量中性粒细胞浸润，表面黏膜上皮破溃而形成溃疡。

2. 晚期病变　肠壁明显增厚，黏膜可增生呈颗粒状，粗糙不平，甚至形成息肉或黏膜萎缩，皱襞消失。在增生和萎缩的肠黏膜间夹有浅灰色的小溃疡。切面可见肠壁内有黄色质硬的小结节，此系钙化虫卵集结处。有时肠道可有局部肿块形成，通常由增生的纤维细胞、黏膜上皮、沉积的虫卵组成，可被误认为肿瘤。

镜下可见病变深处沉积的虫卵部分钙化或

全部钙化，以黏膜下层为最多。由于虫卵的不断沉积，黏膜部分腺体被破坏而发生萎缩，表面上皮破溃则形成浅溃疡。因受慢性刺激部分腺体发生息肉状增生，含有虫卵的息肉则称为虫卵性息肉。少数病例可形成管状或绒毛状腺瘤。

三、良性肿瘤及肿瘤样病变

（一）上皮性良性肿瘤

根据组织学观察及生物学行为特点，结肠黏膜表面上皮和腺体增生而突出黏膜者大致可分为两大类：一类为新生物，称为腺瘤；另一类为非新生物，仍称息肉。腺瘤可发生于整个胃肠道，以直肠和乙状结肠为最多见，小肠少见，仅为大肠的 1/2。大肠腺瘤约占肠道良性腺瘤的 1/3 ～ 1/2；男性的发病率较高，男女之比约为 2 ∶ 1，多为青壮年人。腺瘤可单发或多发，后者占全部病例的 1/3 ～ 1/2。单发性腺瘤按其形态可分为管状、绒毛状及管状绒毛状腺瘤。以管状绒毛状腺瘤多见，占总数的 45%；其次为管状腺瘤占 40%；绒毛状腺瘤占 15%。

1. 管状腺瘤　肉眼观察可分为两种：一种是带蒂的腺瘤，多见；另一种是无蒂者，少见，底宽，呈半球形或球形。腺瘤表面光滑或呈分叶状，表面为正常黏膜所覆盖，中心为血管纤维组织。镜下示腺瘤由许多排列紧密的腺体所组成，其腺体略有不同程度的异型性。分化良好的腺管常由具有黏液分泌功能的单层高柱状上皮细胞组成，核长，染色体之间有少量纤维血管组织。

2. 绒毛状腺瘤　体积一般较管状腺瘤大，大者直径可达 10 cm（平均为 2 ～ 4 cm）。多无蒂，质软，底宽，单发为多见，表面呈绒毛或菜花状，可伴有灶性出血或溃疡。镜下可见肿瘤形成许多指状或分支的乳头，每个乳头表面覆盖着有分泌黏液功能的分化良好的单层高柱状细胞或不同程度的异型上皮细胞。当异型性明显时，其细胞核由杆状变成较大圆形，核浆比增大，染色变深，核仁明显，核分裂象增多。每个绒毛的中央为纤维血管组织。

3. 管状绒毛状腺瘤　为上述两种成分的混合。

（二）非上皮性肿瘤

血管源性肿瘤可见于各段肠道，单个或为多发，可引起出血或肠阻塞。组织学类型可分为毛细血管型、海绵状和淋巴血管型。结肠和直肠的血管瘤可引起出血，偶尔可因大出血而危及生命。

四、恶性肿瘤

肠道的恶性肿瘤多起源于上皮，尤以腺癌最为多见，其次是类癌，而鳞状细胞癌则在肛管常见。

（一）腺癌

腺癌好发于大肠，其中 65%的病例发生于直肠和乙状结肠，其次为盲肠，其余部位发生机会大致相等。盲肠、结肠和直肠腺癌的形状与其生长方向和过程有关；当肿瘤仅在某一段肠壁内生长，且向肠腔内突出时，称为隆起（蕈伞）型；若肿块中央大部分组织坏死、脱落后形成溃疡，边缘隆起曲折如堤状，称为溃疡型；若癌组织向肠壁呈浸润性生长，肠壁呈硬管状，肌层结构分界不清，称为浸润型。在镜下根据病变发展过程可分为原位癌、早期浸润和浸润癌。

1. 原位癌　指癌变组织仅限于上皮基底膜内者。镜下示上皮或腺上皮细胞不典型增生，核异型、深染、核分裂象多见，无分泌功能。本型常发生于肠黏膜的浅表部分、腺瘤顶部或深部腺体。

2. 早期浸润癌　亦称黏膜内癌，腺体增生呈不规则形，与邻近腺体合并或共壁，癌细胞突破基底膜，在固有层内出现微小的癌细胞浸润灶，一般累及或破坏黏膜肌层。

3. 浸润癌　最多见，癌肿突破黏膜肌层或进入黏膜下层。由于该处组织疏松，富于血管和淋巴管，故易发生肿瘤的扩散。

根据腺癌的组织形态学，可有高分化、中等分化和低分化之分。高分化腺癌细胞多排列成管状，伹其腺体轮廓不规则，腺癌细胞单层或两层，分泌功能减少或消失；分化较差或中等的腺癌腺腔结构虽存在，但常见相邻的腺体呈共壁现象，腺瘤细胞增生成假复层，细胞核分裂象也多些；低分化癌则缺乏腺腔结构，细胞异形性大，分裂象多。

（二）鳞状细胞癌

鳞状细胞癌多发生于肛管，偶发生于直肠。发生于肛管的鳞状细胞癌由于其起源组织的不同，癌的成分和癌的分化程度也不同。肛管近端即齿线以上部分由泄殖腔演化而来，故其癌肿呈现多样化，有时可伴有移行细胞癌、黏液表皮样癌。鳞状细胞癌以低分化、无角化和间桥的类型为多见。肛管远端为皮肤组织，发生的鳞状细胞癌多以分化性角化型为主。腺鳞癌十分少见，故诊断时必须以见到细胞间桥和角化细胞为依据。

（三）类癌

类癌，又称嗜银细胞癌。阑尾最常见，但也可见于小肠、结肠和直肠。类癌体积较小，一般直径＜1.5 cm，最大不超过 3.5 cm。瘤体位于黏膜上皮之下，在黏膜深部及黏膜下层，可向肠腔突出，其表面覆盖薄层黏膜，有时表面可有溃疡形成。如累及浆膜层，则常引起纤维增生、粘连和收缩，可导致阻塞。细胞分化可由典型分化良好的直到分化低的小细胞性类癌。典型的类癌细胞呈现多边形，胞质中等，核圆而染色不深，细胞大小、形状、染色均匀一致。有时呈卵圆形，少数呈柱形或短梭形。类癌的恶性程度取决于生物学行为，除非是低分化类癌。肿瘤直径＜1 cm 者较少转移，＞2 cm 者几乎都有转移，但分化良好者即使有转移，也能存活数年。

（四）非上皮性恶性肿瘤

非上皮性恶性肿瘤，以平滑肌肉瘤为最多见。平滑肌肉瘤可发生于空肠、回肠、十二指肠，也可见于大肠。肿瘤可向肠壁外突出，或向肠腔内生长，大小不等、质软，常伴坏死。镜下诊断依据有以下几点：①每 10 个高倍镜视野下见有 5 个以上核分裂；②细胞异型；③细胞坏死。如核分裂少于 5 个而后两者存在，也足以诊断为恶性。

第4章

肛肠病的临床诊断

第一节　肛肠病常见症状

一、便血

便血，是指血液经肛门排出的一种异常表现，也是肛肠病常见症状之一。通过分析其色、质、量及特点，如便血与排便及其他症状和体征的关系等，可为检查方法的选择及疾病诊断提供重要参考依据。

【病因】

1. 上消化道疾病　胃、十二指肠溃疡、应激性溃疡、食管静脉曲张破裂、胃癌等。

2. 下消化道疾病

（1）小肠疾病：肠结核、肠伤寒、急性出血性坏死性肠炎（洗肉水样大便，并有特殊腥臭味）、克罗恩病、小肠肿瘤等。

（2）结肠疾病：急性细菌性痢疾（黏液性脓血便，脓多血少、白多红少）、阿米巴痢疾（果酱样暗红色脓血便，血多脓少，红多白少）、血吸虫病、溃疡性结肠炎、结肠憩室炎、缺血性结肠炎、结肠息肉、结肠癌。

（3）肛门直肠疾病：肛管直肠损伤、直肠炎、直肠息肉、直肠癌、痔、肛裂、肛周脓肿、肛瘘等。

3. 全身性疾病　血液病如白血病、血小板减少性紫癜、血友病、维生素C及维生素K缺乏症、急性传染病（如流行性出血热）等。

【临床特点】

便血一般可表现为急性大出血、慢性少量出血及间歇性出血；颜色可有鲜红、暗红、黑粪等；其性质可分纯鲜血、脓血、黏液血便等；便血量由少到多可表现为卫生纸染血、点滴下血、喷射状出血等；便血与排便的关系可为先便后血、先血后便、便血混杂、血液附着于大便表面等。

1. 肛管良性疾病　血色大多鲜红或暗红，大多不与粪便相混杂，点滴而下或呈喷射状，而且多为间歇性发作。

（1）内痔：大便血色鲜红，无痛，不与大便相混杂，点滴而下，甚或喷射状者，多为内痔。

（2）肛裂：便时肛门有撕裂样疼痛，便后有鲜红色血染于卫生纸或点滴而下，或粪便表面带鲜血者，常为肛裂。

（3）肛周脓肿或肛瘘：肛周肿痛，破溃，便时肛门流脓血，伴发热、头痛、周身不适，常为肛周脓肿或肛瘘。

（4）直肠息肉：儿童便后滴血，色泽鲜红，无明显肛门疼痛，多为直肠息肉。

（5）溃疡性结肠炎：大便频数，黏液血便，血色暗红，腹痛，应考虑溃疡性结肠炎。

2. 直肠癌　大便习惯改变如便意频繁或排

便困难，血色暗红，与粪便相混，肛门坠胀，粪便恶臭，应考虑直肠癌。

3. 阿米巴痢疾　大便频数，黏液血便为果酱色，伴有腹部疼痛不适，应考虑阿米巴痢疾。

4. 肛肠病术后便血　多发生于术后24小时内或术后7天左右，常见原因如痔核结扎不牢固发生脱落、痔核结扎过深、手术创面过大、硬化剂使用不当、术后大便干燥排出困难、凝血机制障碍等。术后出血特点为手术创面可见活动性出血，并逐渐将外盖敷料渗透，若患者自觉下腹部坠胀，欲排大便，且感觉逐渐明显，提示出血流入直肠内，当积血较多时，肠蠕动增快，并将黑褐色积血及兼夹的血块迅速排出。出血量多或反复出血者可有全身表现，如头晕、心慌、四肢乏力、出汗、血压低、心率快，甚至休克，应及时寻找出血原因并给予相应处理。

5. 粪便特点描述

（1）柏油样大便：大便稀薄、黏稠、漆黑、发亮，形似柏油，称柏油样大便。多见于上消化道出血，柏油样便若持续2～3天，说明出血量在500 ml以上。

（2）黏液血便：正常粪便中的少量黏液因与粪便均匀混合不易察觉。若肉眼可见排出的大便中带有黏液称为黏液便，若发红疑有血则称为黏液血便。黏液便在显微镜下可见少量白细胞，无脓细胞；黏液血便是在黏液便的基础上，显微镜下可见到红细胞。若看到黏液与粪便均匀混合，其黏液可能来自小肠或近端结肠；若黏液仅附着于粪便表面，呈现一定的清亮光泽，则说明黏液来自远端结肠或直肠。大量的黏液提示有肠道炎症、过敏反应或息肉等疾病。

（3）脓血便：当肠道有病变，如痢疾、溃疡性结肠炎、肠道肿瘤常表现为脓血便。大便在显微镜下可见有白细胞或红细胞。脓血的多少取决于炎症类型及其程度。

（4）隐性便血：胃肠道少量出血时，粪便外观颜色无变化，肉眼及显微镜均不能证实，需要行粪便隐血试验方能确定的出血，称为隐性便血。

（5）便血“假阳性”：服用某些药物如铁剂、铋剂；食物如动物血、肝等，可排出黑粪，前者隐血试验阴性，后者隐血试验阳性，但都并非消化道出血引起，成为便血的“假阳性”，应注意鉴别。

【问诊要点】

为明确便血的最终诊断，必须详细询问病史，并结合其他症状、体征进行全面、综合考虑。

1. 便血诱因可通过询问病史得知，如是否有饮食不节，进食生冷或辛辣刺激的食物可诱发或加重溃疡性结肠炎及痔病等。

2. 便血颜色、性质及出血量可以帮助推测出血的部位、速度及可能的病因，结合患者的一般情况，如是否伴有头晕、眼花、心慌、出汗等，可以帮助判断血液丢失的情况。

3. 是否伴有腹痛、肛门疼痛、里急后重、发热等，如腹痛时排血便或脓血便，便后腹痛减轻，多见于细菌性痢疾、阿米巴痢疾或溃疡性结肠炎；如感觉排便未净，排便频繁，但每次排便量甚少，且排便后未感轻松，提示为肛门、直肠疾病，多见于痢疾、直肠炎及直肠癌；若便血伴发热，可见于肛周脓肿、溃疡性结肠炎、结直肠肿瘤等。

【相关检查】

对于每一位便血患者，都必须做肛门指诊，以排除直肠下段的肿瘤。对便次增多或伴黏液血便者，必要时应行结肠镜检查，以明确便血的原因与部位，同时应做血常规、大便常规、隐血试验等实验室检查。

【诊断】

1. 确定是否便血　便血一般来讲多靠“肉眼”确定。但也有肉眼不能看到的出血，临床称之为“隐性便血”，需要实验室“隐血”试验提供依据。当严格饮食控制后，仍连续3次隐血试验“阳性”，须结合其他检查以明确出血的原因及部位。

2. 确定出血部位　按其出血的部位可分为上消化道出血和下消化道出血。

（1）上消化道出血：包括食管、胃、十二

指肠出血。便血色泽如柏油或伴有呕血；如果上消化道出血量多，肠道蠕动较快时，其便血也可成暗红色，甚至有紫红色血块或鲜红色血便。

（2）下消化道出血：包括小肠、结肠、直肠、肛管出血。如果为小肠少量、慢性出血，其色泽紫暗或发黑，血块中有时可见黏膜环纹印记；结肠、直肠、肛管出血，由于血液在肠内停留时间较短，便血的颜色多为鲜红；结肠出血时，血与大便常混杂，乙状结肠或直肠出血，血液多附着大便表面，或呈脓血状并与大便混杂；肛管的疾病如痔、肛裂的出血多为红色，并呈喷射状、滴状或卫生纸染血，与排便有密切关系，排出的粪便与血液并不混杂。

3. 确定出血量　出血量多少与部位有关。

（1）大量便血（一次出血 600 ml 以上）：应考虑上消化道或急性出血性坏死性肠炎。

（2）中等量便血（一次出血在 400 ～ 600 ml）：多见于肠系膜及门静脉血栓形成。

（3）少量便血（一次出血在 200 ～ 400 ml）：多见于降结肠、乙状结肠、直肠的肿瘤、直肠或结肠溃疡、肠套叠等。

（4）微量出血（一次性出血在 200 ml 以内）：多见于肛管的痔、肛裂等病及手术后的出血。

4. 出血量的粗略判断　出血伴头晕时，失血量占全身血量的 10%～ 15%；如果兼有出冷汗、肢冷、脉搏增快，失血量占 16%～ 20%；如果兼有脉搏快、弱，血压下降，呼吸急促，失血量约＞ 30%。一般认为，上消化道出血 50 ml，就可以出现大便发黑；出血在 10 小时以后，可以见到血红蛋白、红细胞降低。一般血红蛋白每降低 1 g/L，出血量在 200 ml 左右。

【鉴别诊断】

确定便血症状存在后，还要根据病史排除一些影响因素。

1. 全身性疾病　如白血病、过敏性疾病（胃肠型荨麻疹）等，往往伴有其他器官出血，或伴有全身性疾病的症状与体征。

2. 呼吸系统及口腔疾病　出血被咽下后，也可以有便血表现，因此在有便血症状出现时，要注意排除上述疾病的影响。

3. 其他影响因素

（1）口服某些中草药、铁剂、铋剂时，大便可呈暗褐色或黑色，但大便隐血试验均为阴性。

（2）食用过多的肉类、猪肝、动物血之后大便可变暗褐色，大便隐血试验呈阳性，但素食后即转为阴性。

（3）口服酚酞制剂后，大便有时呈鲜红色，可能被误认为大量“便血”。

【中医理论】

《黄帝内经》对便血的原因、程度、并发症、预后等有较为详细的记载。张仲景在《金匮要略》中根据“血”出现在大便“先、后”的不同，断定出血部位有远近，原因有虚实，治疗有补、清之不同。

1. 辨近血与远血　先血后便，血色鲜红，大便带血、滴血或射血，血与粪便不混者，为近血，舌红苔黄，脉浮数，多为风热肠燥、灼伤血络所致，治以疏风清热、凉血止血；先便后血或血液与粪便相混，色黑如漆或呈柏油样，为远血，舌淡苔白，脉细，多为脾虚统摄失职，治以健脾益气固摄。

2. 辨肠风和脏毒　便血色泽鲜红，质清稀，其下如溅者，为肠风，多为风热伤及肠络所致；便血黯浊黏稠，肛门坠胀，便意不尽，肛门潮湿者，多属脏毒，为湿热蕴结肠道，伤及血络所致。

3. 辨实证和虚证　一般来讲，病程短，发病年龄轻，血量较少，质地浓稠，呈间断发作，伴肛门疼痛者，多为实证；病程长，年老体弱，血量较多，质地清稀，呈持续性发作，伴肛门松弛脱出者，多为虚证。

二、疼痛

疼痛是伴随组织损伤或潜在的组织损伤，并由此引起的一种痛觉体验，是肛肠病的主要症状之一。疼痛意味着机体有损伤，才会引起机体的自主神经反应、情感反应、躯体运动性反应和行为反应，并提醒患者主动求治，这是一种保护反应，对人体是有利的一面。但在绝大多数情况下，疼痛给人体带来严重危害。轻微疼痛可使患者精神痛苦，影响饮食起居，导致生活质量下降；严重的疼痛将引起人体各个系统功能失调、免疫力低下而诱发各种并发症，甚至引发致痛性残疾或影响患者的生命。了解肛肠病疼痛形成的原因，对于制订正确的解决方案、促进患者的康复有着重要意义。

【分类及产生机制】

疼痛有急性与慢性之分。慢性疼痛多指超过正常组织愈合时间（一般为 3 个月）的疼痛。大多数医师从实用出发，认为持续超过 6 个月的疼痛才是慢性疼痛。一般分为以下四种基本类型。

1. 组织损伤性疼痛　近代生理学研究证明，躯体组织损伤，如外伤、烧伤、风湿、炎症、癌症等所产生的疼痛是由致痛性化学物质引起，即由损伤细胞释放出的 K^+、乙酰胆碱、三磷酸腺苷（ATP）、组胺、5- 羟色胺或由损伤局部合成的缓激肽、前列腺素等。这些致痛物质作用于感受器——游离神经末梢，经 A8 和 C 类传入纤维，将痛觉信息传到脊髓，再沿脊髓丘脑束、脊网束、脊中脑束、脊颈束和脊柱突触后纤维束上传到丘脑外侧核群和丘脑内侧核群。由 A8 纤维传入到丘脑外侧核群的冲动，经特异投射系统上传到中央后回产生定位准确的锐痛；而由 C 类纤维传入的冲动到丘脑内侧核群，经非特异投射系统传导到边缘系统则引起弥漫性、定位模糊的钝痛。

生理研究发现，脊髓是各处传入冲动、脑下行冲动汇集影响痛觉的关键部位。脊髓后角胶质区有抑制性中间神经元，它是痛觉信息能否进入丘脑的闸门。沿 C 类纤维传入的痛觉信息可抑制胶质区的抑制性中间神经元的活动，使闸门开放，痛觉信息得以上传大脑而产生疼痛。而沿 A 类粗纤维传入的触觉信息则可兴奋胶质区抑制性中间神经元而使闸门关闭，这时沿 C 类纤维传入的痛觉信息，便不能再上传到大脑，使痛觉减弱或消失。所以轻揉皮肤，或用机械刺激均可兴奋 A 类粗纤维而止痛。此外，研究证明，大脑皮质的心理活动、情绪等都可通过下行纤维影响闸门开关而提高或降低对疼痛的耐受性。

2. 心理生理障碍性疼痛　是一种由紧张、焦虑、抑郁等心理因素所引起的生理障碍而产生的不适感和情感体验，这时并无组织损伤，或者只有潜在的损伤可能性。如工作紧张、心理紧张可引起自主神经功能紊乱，从而使某个部位的血管或肌肉痉挛而产生疼痛，如颈外动脉分支痉挛而致偏头痛；或紧张通过锥体束引致颈肌、背肌、肩胛肌痉挛而产生的头痛、颈痛、背痛和肩胛痛；某些乙状结肠痉挛引起的持续性左下腹隐痛等。这是一种解脱压力、摆脱窘境的心理转换方式。这种疼痛很明显的特点就是随着精神压力的消长而消长。

3. 躯体妄想性疼痛　是指精神分裂症患者或严重抑郁症患者诉说的疼痛。实际上，既无组织损伤，也无生理障碍，患者主诉的疼痛很含糊、很奇特，其分布不能用一般解剖生理知识解释，如肛门神经官能症患者所指的肛门疼痛，可以用精神治疗解除。另外，某些患者术后产生局部疼痛，却又查不到任何原因，即是一种特殊的幻觉性疼痛，其产生机制仍不明确。

4. 内脏痛和牵涉痛　当某一内脏有组织损伤时，不仅感觉到该内脏不适，而且在远离该内脏的部位感受到疼痛，前者称内脏痛，后者称牵涉痛或放射性痛。牵涉痛的部位都在与内脏的同一脊节支配的皮肤区或肌肉区，如心肌梗死时一方面有心前区不适（内脏痛），另一方面也沿胸 1 ～ 2 支配的皮肌区向左前臂放射产生疼痛，支配的左肩也可受刺激产生肩痛。肝胆区病变患者除觉肝胆区不适外，也可牵涉右背、右肩感到疼痛。肛窦炎患者除局部坠胀疼痛外，也可放射至骶腰部或会阴部。

【临床特点】

下面所涉及的疼痛是指以肛管、直肠、结

肠疼痛为主的症状，尤其以肛门为主。由于肛管齿线以下由痛觉非常敏感的体神经所支配，该部位易感受各种不良因素刺激，从而产生各种不同性质的肛门疼痛，如刺痛、肿痛、坠痛、跳痛、灼痛等。而结肠或直肠由自主神经所支配，其疼痛以隐痛、胀痛、坠痛或绞痛为主。肛管、结肠疼痛的性质多样，术前术后原因不同，具体表现如下。

1. *术前疼痛*

（1）刺痛：肛门疼痛如针刺，是淤血疼痛特点之一，常见于肛裂、肛窦炎、血栓外痔等。肛裂常因排便时肛管扩张刺激溃疡面，引发撕裂样刺痛，持续数分钟或数小时方能减轻或缓解。肛窦炎患者大便时自觉肛门部刺痛，但一般不甚剧烈，数分钟内消失，亦可在夜间短时间出现阵发性刺痛，多为炎症波及肛管括约肌，引起其痉挛所致，同时可伴有肛门坠胀感。血栓外痔急性发作时，患者常感觉肛门部突然剧烈的刺痛，呈持续性，排便、行走、端坐时加重，检查时可见肛缘皮肤隆起，色泽紫暗，皮下可触及一肿物，光滑，界限清楚，此乃为排便努挣或用力负重，造成肛缘皮下痔外静脉破裂，致离经之血淤积皮下而成。有的血栓外痔在第 3 ～ 4 天时，因其中的含铁血红素释放后刺激皮下的神经末梢，致使刺痛症状更为明显。此外，肛门直肠外伤或异物（如鱼骨、竹刺进入肛窦内）均可出现肛门部剧烈的持续性刺痛，肛诊时可触及异物。

（2）肿痛：肛周肿痛多为局部感染、化脓或组织间液体渗出滞留所形成。中医认为由各种原因造成病变部位的经络阻隔，津液滞留，气血凝滞，蕴而化热，腐肉成脓。但不同部位有各自肿痛的特点，高位肛周脓肿如骨盆直肠间隙、直肠后间隙、黏膜下间隙的脓肿初期以直肠内胀痛为主，同时可伴有高热；低位肛周脓肿如坐骨直肠间隙、肛周皮下间隙的脓肿初期以肿痛为主，同时病变处皮肤红肿，皮温增高，全身低热或无寒热；炎性外痔肿痛局限在肛缘皮肤，并可见肛缘皮肤肿胀，色泽光亮，触之软，皮下无硬结；嵌顿痔或直肠脱垂嵌顿除肿痛外，肛门处可见脱出变色的痔核或直肠。

（3）坠痛：指肛门部位坠胀疼痛不适，多为肛门直肠炎症性疾病所致。中医认为其为局部气血瘀阻所致。直肠炎症除坠痛以外，尚有排便次数增多、黏液血便，实验室检查可以找到特异性或非特异性炎症的依据；肛窦炎的坠痛特点是时轻时重，平卧后减轻，发作时肛门潮湿明显；直肠肿瘤的坠痛已属于中晚期，除坠痛外还有便次增多，黏液、血与大便相混，肛门指诊可以触及肿瘤；其他系统如泌尿、生殖系统疾病因炎症刺激亦可导致肛门坠胀，应注意加以鉴别。

（4）跳痛：肛门周围伴有节律性的搏动性疼痛，痛如鸡啄，可以伴有恶寒发热等全身症状，病位多在深部，常见于肛门直肠周围脓肿或肛肠病术后合并感染化脓者。专科检查于病变局部触之皮温升高，且有波动感。

（5）灼痛：痛而烧灼，凡湿热火毒瘀阻肛门经络导致疼痛者，均可出现不同程度的灼痛。如肛周单纯疱疹除灼痛外，肛缘皮肤有簇状红色丘疹；肛管皮肤溃疡多见于腹泻后，可见肛管上皮表面不规则损伤，触痛明显；会阴部坏死性筋膜炎肛周皮肤灼痛明显，病变进展较快，皮下组织坏死液化但不易流出，全身症状明显，处理不当很快出现中毒性休克；肛管癌出现的灼痛呈持续性，肿物较硬，触之剧痛，病理组织切片可以证实；直肠淋病除灼痛外，尚有同性恋史，症状有里急后重，镜检有脓性分泌物，细菌培养呈阳性。

（6）绞痛：以痛如刀绞而名，如肠梗阻、结肠激惹综合征等。完全性结肠梗阻除绞痛外，尚有腹胀，停止排气、排便，甚则呕吐及其他全身症状；结肠激惹综合征腹泻型的特点是腹痛即泻，泻后痛减。

2. *术后疼痛* 为肛肠病术后三大并发症的首位，尤其以肛门疼痛最为常见。

（1）主要原因：有麻醉方法选择不当；手术操作失误（如消痔灵注射入肛管皮下、外剥内扎时外痔剥离不到位、PPH钉合位置过低、高位肛瘘挂线时皮筋过紧等）；手术中损伤肛周组织过多；术后肛门创缘水肿、创面感染；术后麻醉止痛方法选择不当或不及时；创面恢复期瘢痕压迫刺激局部的神经末梢；术后患者精神紧张，肛门括约肌处于持续痉挛状态；术后粘连性肠梗阻；术后大便干燥，排出时撕裂肛门创面；肛门不洁，粪便污物的刺激；伤口换药操作粗暴；过度增加肛门部张力的动作，如咳嗽、翻身、大小便等均可导致疼痛发生。

（2）疼痛性质：术后疼痛可为持续性或间歇性，轻者仅觉局部不适，重者坐卧不安，影响饮食和睡眠。针对术后疼痛，尤其是持续性疼痛的患者，不能一味归结为精神因素所导致，医师首先需要根据不同的手术方式、差异性的临床表现、针对性的实验室辅助检查，综合分析并找出确切的原因后，给予正确处理。因为止痛仅是临床对症处理的措施之一，根本的治疗必须通过精神指导、药物治疗或手术治疗解除致痛的病灶。

（3）个体特征：由于疼痛是人的理性因素、情感因素和生理因素等相关作用的结果，尤其是肛周有较多的神经分布，不同个体对疼痛的感受是不同的，同一个体在不同时期对疼痛的反应也不一样。不同疾病、不同患者、不同病情和病程都可出现各式各样的疼痛表现，尤其对于抑郁症伴有肛门直肠疼痛表现的患者，则需要临床医师在慎重排除器质性病变后，侧重加强心理指导。临床上肛肠病出现术前、术后疼痛的原因是复杂的，因此要求医师务必进行综合分析，仔细鉴别，确定根源，科学处理。

【中医理论】

中医学认为，疼痛的发生多为局部气血壅滞不通所致，如风、寒、湿、热、气虚、血瘀、痰瘀皆能导致肛、肠部位的经络瘀阻，局部气血运行不畅或阻滞不通。并认为先痛后肿，其病多在肉分，病位深隐；先肿后痛，其病多位于皮肤，病位表浅。起病急骤，局部肿胀高突，根盘收束，颜色赤红，疼痛剧烈，肿块软硬适中，这是属于阳证、实证，如肛周脓肿。治疗除手术外，内治应辅以消法、托法为主。慢性发作，局部肿胀处平塌下陷，根盘散漫，皮色紫暗或皮色不变，疼痛和缓，肿块柔软如棉，这是属于阴证、虚证，如结核性肛周感染。治疗除手术外，内治应辅以托法或补法为主。对于腑气不通，应根据具体情况行气通腑治疗。

三、脱垂

脏器或组织在各种原因的影响下脱离原位置，并向下移位，称为脱垂。肛肠病中，常见脱垂症状的疾病有直肠脱垂、直肠息肉、痔及肛乳头肥大等。上述疾病属中医“人洲出”“肠蕈”“脱肛”“肠痔”“悬珠痔”的范畴。由脱垂导致的临床表现有排便异常、便秘、局部坠胀、疼痛、会阴部不适、便血、潮湿、瘙痒等。临床上不同的疾病，症状也有所不同，尤其是局部的脱垂特征是诊断及鉴别诊断的关键。

【病因】

1. *黏膜或肠壁组织脱垂*　常见疾病如直肠脱垂、内痔脱垂。

2. *增生性肿物脱垂*　常见疾病如直肠息肉脱垂、肛乳头肥大脱垂。

【临床特点】

1. *直肠脱垂*　根据脱出组织不同分为两型。不完全性直肠脱垂（即直肠黏膜脱垂），表现为直肠黏膜层脱出肛外，脱出物为半球形，其表面可见黏膜沟。完全性直肠脱垂（即直肠全层脱垂），脱垂的直肠呈圆柱形或圆锥形，脱出部分可见以直肠腔为中心呈同心圆排列的黏膜环形沟。因直肠黏膜反复脱出暴露于肛门外，常发生充血、水肿、糜烂、出血，肛周皮肤潮湿、瘙痒。

2. *内痔脱垂*　Ⅱ～Ⅲ期的内痔脱出表面呈颗粒状，可伴便鲜血，便后可自行或用手还纳。如果内痔脱出，未及时复位嵌于肛外者属Ⅳ期的嵌顿性痔，因局部血液循环和淋巴回流障碍，可见局部红肿疼痛，甚或痔黏膜糜烂坏死。此外，外痔表面为皮肤，因持续存在于肛门外而非由肛门内脱出，需注意鉴别。

3. 直肠息肉脱垂　多见于有蒂的息肉，无蒂息肉脱垂于肛门外多见于直肠息肉较大，排便时其基底部牵引直肠黏膜脱至肛门外。有蒂的直肠息肉多成纺锤形；无蒂的直肠息肉基底较宽，周围有直肠黏膜延续。直肠息肉脱出时可见头圆，活动度大，表面光滑，颜色鲜红，质软，可有一枚或数枚，可因大便时擦破表面而出血。

4. 肛乳头肥大　又称肛乳头瘤，排便时可脱垂于肛门外，其基底部在齿线处，可见一枚或多枚芽状凸起，色灰白，表面光滑，触之韧，不易出血。

【中医理论】

中医学认为其病因多由脏腑气血不足，经络阻塞，气滞血瘀，湿、痰、津、液滞留，最终导致脏腑气血虚衰，中气下陷，收摄无权所致。临床有虚证、实证、虚实夹杂证之分。

1. 虚证　脱垂临床根据表现不同，大致可分为气虚下陷证、肾气不固证和气血两虚证。治疗多以补气益血，健脾益肾，收敛固摄为主。

2. 实证　临床每以湿热下注证多见。治疗以清利湿热为主。

3. 虚实夹杂证　兼有两证的表现，治疗以扶正祛邪为主。

四、排便障碍

正常每天排便 1 ～ 2 次，或 1 ～ 2 天排便 1 次；大便排出畅快，一般在 5 分钟内可排空粪便；每天大便重量在 150 ～ 200 g（与进食多少及食物的种类有关）；大便质软，黄褐色（与饮食有关）。排便生理过程：食物经消化吸收后剩余食糜残渣由小肠、结肠逐级输送到直肠，粪团在直肠内膨胀所致的机械性刺激，引起便意及排便反射和随后的一系列肌肉活动，直肠平滑肌的推动性收缩，肛门内、外括约肌松弛，腹肌与膈收缩使腹压增高，最后将粪便排出体外。如果上述的任何环节存在缺陷即可导致排便障碍。

一般连续 6 个月排便间隔时间超过 3 天；每次排空粪便的时间超过 5 分钟，有排便不尽或不爽感，甚至需用手法帮助排便；在正常饮食情况下每天大便的重量低于 150 g；大便的性质为干硬大便或成形软便，称为排便障碍。排便障碍指由于大肠的形态、动力、肠腔内微生态、自主神经功能调节、直肠周围组织的变化等，影响肠腔内容物顺利排出，如功能性便秘与器质性便秘。

如果偶尔发生一次或几次，则不能诊断为排便障碍，仅称排便异常。排便异常是指受各种原因影响，排便时及排便后出现异常表现。

排便习惯改变，多指排便持续时间、次数、性状、规律紊乱。突发的、急性的，多考虑感染性或非特异性炎症性肠病；逐渐明显紊乱的，要注意考虑除外直肠息肉，结、直肠癌等疾病；紊乱以便秘、腹泻交替出现，并伴有腹痛即泻，泻后痛减，其他检查未见明显异常的，要考虑结肠易激综合征的可能。有的人在饮食、环境变化及肛肠病术后会有短暂的紊乱，应属于正常现象。

排便不尽，多指排便后有“意犹未尽”的现象，相当于“后重”。如果“后重”伴有黏液血便，直肠、肛管无占位性病变者，一般应考虑炎症性肠病；如果“后重”时轻时重，平卧后好转，并伴有肛门潮湿，肛门指诊隐窝深大并有压痛，应考虑肛窦炎；如果“后重”明显，需要特殊体位或挤压肛门及会阴时仍有粪便排出者，要考虑功能性便秘，如直肠前突多见于经产后的患者，肛门指诊时可见直肠前壁向阴道突出；直肠黏膜脱垂或套叠的患者，蹲位肛门指诊可及壅滞的直肠黏膜；盆底失弛缓者，肛管直肠环宽、厚，张力增大，有矛盾收缩现象等。在考虑功能性便秘存在时，还要进行排粪造影等其他相关检查。

【病因病机】

1. 功能性便秘　正常排便的生理功能可由

于某些原因出现紊乱，不能正常、按时将粪便排出体外从而引起排便困难者，称为功能性便秘。大致原因有：①胃肠道运动缓慢；②营养缺乏及内分泌紊乱；③结肠内的菌群失调；④粪便量较少，不能产生足够的压力去刺激直肠壁的神经感受细胞产生排便反射，从而引起排便困难；⑤排便动力缺乏；⑥乱用刺激性泻药或灌肠；⑦精神神经因素的影响；⑧药物因素的影响等。

2. 器质性便秘　结、直肠及肛门出现了器质性的病变，阻碍或影响了粪便的正常通过和排出者，称为器质性便秘。常见原因有肠腔狭窄、肠管结构异常、外来压迫等。例如：①克罗恩病、结直肠及肛门良恶性肿瘤及肛肠病术后引起的肛管狭窄；②腹部手术后并发粘连性肠梗阻等；③腹腔内巨大肿瘤如卵巢囊肿、子宫肌瘤以及妊娠、腹水等压迫大肠等。

【问诊要点】

对于便秘患者，必须重点询问大便质地、排便频率、每次排便的时间、排便的通畅程度、排便方式、伴随症状、原发疾病，及以往治疗方法等。

【临床表现】

排便间隔时间延长，无便意，大便干结或不干，脘腹胀满，直肠指诊无粪便，结肠传输功能检查提示传输缓慢，结肠镜检查无异常者，可考虑为结肠传输缓慢型便秘。如果有便意，但排出困难，排便时间延长，直肠指诊有粪便触及，可考虑出口障碍型便秘。

1. 直肠前突　多发生于经产妇，实际为直肠前壁和阴道后壁的疝，临床表现为便意频而排出困难或排便不尽感，排便时肛门和会阴部坠胀，严重时患者需用手指插入阴道内向后推压帮助排便。

2. 直肠内脱垂或套叠　常有排便困难及肛门坠胀阻塞感，症状会随着站立和蹲坐时间延长而加重，有时需手法排便，严重者可出现黏液血便。

3. 盆底失弛缓综合征

（1）排便需要过度用力，便条细，欲便不能，便次频繁，便意不尽，排便前后有肛门及骶尾部疼痛，直肠下段有重压及堵塞感，常需灌肠或依赖泻剂。如果经结肠镜检查无异常后，在经排粪造影就可以明确出口障碍型便秘原因，如直肠前突、直肠黏膜内脱垂、直肠黏膜内套叠、盆底失弛缓、盆底松弛、盆底疝等。

（2）需要注意有些功能性便秘患者伴有精神神经系统的症状，或者就是精神神经系统障碍所致，要注意与精神神经科或心理医师配合治疗。

【诊断思路】

器质性便秘可以根据病史、手术史获得极其珍贵的参考资料。如长期黏液血便、消瘦、腹胀肠鸣、近期出现排便不畅甚则大便不通者，应考虑克罗恩病；如果大便次数增多后出现腹胀、呕吐、大便不通，伴有形体消瘦者，应考虑右半结肠占位病变；如果腹胀肠鸣，伴有形体消瘦，近期出现排气、排便不畅甚则大便不通者，应考虑左半结肠占位病变；如有便意频繁，伴有黏液、血与大便相混、大便不通者，要考虑直肠占位病变；有腹部手术史，伴有腹痛、腹胀、呕吐、停止排气排便者，应考虑粘连性肠梗阻；妇女伴有腹部肿物而出现的便秘，要注意是否由妇科肿瘤压迫所致；有些肛肠病术后出现肛管狭窄导致的粪便排出困难甚至粪便嵌塞等都属于器质性便秘范畴。上述考虑还要结合其他相关检查给予证实。

随着饮食结构、工作方式、社会压力、人口老龄化等因素的影响，便秘的发生率越来越高。短时间的便秘对身体影响不大，而症状的持续存在则对身体有许多不利的影响，轻者可引起痔、肛裂、肛门感染等肛门直肠疾病发生，严重者可诱发或加重高血压、心肌梗死、脑出血等心脑血管疾病，甚至导致死亡。因此，当患有便秘时，需要通过病史、体征、直肠指诊、粪便常规、内镜和X线等检查，以便查明病因并积极治疗。

【中医理论】

对排便异常与障碍，一般归属“阳结”“阴

结”“脾约”“大便难”“里急后重”“五更泻”等范畴。尤其明•薛己在《外科发挥》中设有“便秘门”，专门针对便秘进行辨证论治的记载，这也是古文献中第1次提出“便秘”的病名。对引起“排便异常与障碍”的各种表现，在中医文献中归结为虚、实及虚实夹杂等。

1. 虚证　如肺脾气虚证、气阴两虚证、脾肾两虚证。

2. 实证　如热结便秘、气滞便秘。

3. 虚实　如肝郁脾虚证、阳虚寒凝证等。

治疗则根据补其不足，泻其有余，祛邪扶正的原则而确立。

五、肛周分泌物

肛周分泌物是肛门直肠疾病的常见症状之一，为肛肠病变组织所分泌出的液体，也可由其他疾病继发。肛周分泌物过多，常有肛门潮湿及瘙痒感。但肛周分泌物的多少、性质如何、颜色变化、发生时间、有无脱出物等，是伴随着疾病的不同而变化的。

【病因病机】

根据分泌物的性质，一般分为炎性分泌物、脓性分泌物、肠黏膜分泌物、腺体或瘤体分泌物、皮脂腺分泌物等。

【临床表现】

1. 分泌物不多，时轻时重

（1）肛管炎症：①慢性肛窦炎：肛门分泌物一般不多，而且时轻时重，分泌物呈浅黄色，经常污染内裤，肛窦炎急性发作时可有肛门坠胀，甚至波及骶尾部、会阴部，有欲便不尽的感觉；②肛裂：陈旧性肛裂可有分泌物，尤其是有潜行性瘘管时，分泌物多呈脓性或脓血性，便时伴有肛门疼痛；③肛瘘：静止期的肛瘘分泌物很少或没有，但在发作期除肿胀、疼痛外，分泌物增多，性质为脓血性。

（2）肛周皮肤病：①肛周湿疹：分泌物渗出不多，并以不规则皮疹、瘙痒、容易复发为特点。病变常局限在肛门口及周围皮肤，也可蔓延至会阴等；急性期肛周皮肤潮红，可见丘疹、丘疱疹，其内可见水样液体，经搔抓破溃渗出，如果合并感染可为脓性渗出，局部潮湿糜烂。②肛周化脓性汗腺炎：炎症时轻时重，反复发作，逐渐形成皮下窦道或瘘管，流出黄白夹杂糊状有臭味的脓性分泌物。

（3）肛门不洁或患有蛲虫病：①大便后不洗浴，致使肛周皮肤皱褶内藏有粪便残渣，刺激周围皮肤分泌液体，甚至引起瘙痒；②蛲虫在繁殖期，蛲虫由肠内爬至肛缘，可将肠液带至肛周皮肤，除导致分泌物增多外，还引起人体静止时（如晚间即将入睡时）肛门部剧烈瘙痒。

2. 分泌物较多，持续加重

（1）性传播疾病：①肛周尖锐湿疣：初起肛周可见小而柔软的淡红色赘生物，逐渐增大融合成乳头状、菜花状，易发生糜烂、渗液、出血，赘生物间可淤积脓性分泌物，伴恶臭，随病情持续发展而加重；②直肠淋病：重者常常有大量的黄白色，有臭味，稀淡如奶的分泌物由肛门流出，有里急后重，或有黏液脓血便，肛门部皮肤糜烂、有裂口。

（2）脱出性疾病：①内痔、直肠反复脱出暴露于外，可将肠内的分泌物或黏膜腺体分泌的液体污染肛周皮肤，或由于脱出物被括约肌束缚，常发生水肿、充血、糜烂、出血、坏死等，导致黏液分泌增多；②息肉、较大的肛乳头瘤脱出：某些息肉本身分泌量较大，如绒毛乳头状瘤，其分泌的液体如蛋清样，当瘤体脱至肛外时，其分泌物更多并可刺激肛周皮肤而引起瘙痒；肛乳头瘤较大时可以脱出肛外，将直肠或肛腺分泌的液体引流至肛缘，导致肛缘分泌物持续增多。

（3）肿瘤性疾病：发生于肛管直肠的恶性肿瘤晚期，其早期特点是便血，大便习惯改变，便血鲜红或暗红，量不多，常同时伴有黏液，呈持续性，甚或肛门矢气所带出黏液血性分泌物。

（4）肛肠病术后：肛肠病术后创面炎性渗出、结扎痔核坏死脱落、脓腔腐烂组织脱落等，局部渗液临床多见；还有高位或复杂的肛瘘术后组织缺损，导致肛门暂时或永久性闭锁不全，也可引起分泌物增多。

此外，对女性患者应注意排除外阴及阴道炎症，其特点是阴道分泌物增加，可波及肛周引起局部潮湿及瘙痒。

【中医理论】

中医将肛缘潮湿及出现分泌物归结为“湿”或“湿热”所致，并根据不同的表现找出其产生的根源。

1. *辨虚实*　如果滋水量多，色黄质稠且味臭者为实证；如果滋水稀薄，绵绵不断，质清稀者多为虚证。

2. *辨湿热*　热重于湿表现为皮肤潮红、水疱、糜烂、潮湿、边界弥漫、瘙痒剧烈；湿重于热表现为皮色不红，但滋水淋漓不断、瘙痒较甚、红或不红、水疱不多，但滋水浸淫。

3. *辨邪正*　一般来说，病程较短，疼痛剧烈，脓水较多者，为邪实；如果病程较久，经常有脓水溢出，污染内裤，伴有神疲乏力或心烦口干者，多为正虚。

六、腹痛

腹痛是一种常见症状，多由腹腔脏器疾病引起，但某些胸部及全身性疾病也可引起腹痛。对腹痛患者，临床医师最重要的就是询问病史，配合体格检查及必要的辅助检查进行诊断。一般将腹部分为七个区域（右上腹部、右下腹部、上腹部、中腹部、下腹部、左上腹部、左下腹部）。腹痛体格检查时又将腹部分为八区，即在上述七个区域之外加上广泛性或部位不定区。腹痛的部位、腹痛的性质、患者的年龄性别等基本信息及腹痛时其他伴随症状都是鉴别诊断的重要依据。

（一）急性腹痛

【病因病机】

急性腹痛的主要病因为腹内脏器的病变，包括脏器的炎症、穿孔、破裂、梗阻、套叠、扭转、绞窄、栓塞、痉挛等器质性病变及功能性改变；其次为腹外脏器如泌尿系结石导致或全身性病变所致，如腹型过敏性紫癜。

【临床特点】

1. *病变特点*　肠套叠、钳闭性腹股沟疝、胆道蛔虫病等以幼儿多见；急性阑尾炎等以年轻人多见；宫外孕破裂等为女性妇科病；铅中毒引起的腹痛有长期铅接触史。

2. *病史特点*　胆道蛔虫病、蛔虫性肠梗阻患者既往有蛔虫感染史；胃、十二指肠溃疡穿孔、急性胰腺炎、急性胃肠炎与暴饮暴食有关；急性胆囊炎与饮酒或进食油腻食物相关；既往有腹部手术史的患者要考虑肠梗阻的可能。

3. *疼痛部位*　急性阑尾炎可见转移性右下腹痛；胆绞痛位于右上腹胆囊区，向右侧背部放射；肾绞痛位于肾区，沿输尿管向外阴放射；小肠绞痛常位于脐周；大肠病变出现的疼痛多在下腹部等。需要注意的是有些疾病表现为急性腹痛，但病变却在腹外器官，如急性心肌梗死、急性心包炎等。

4. *疼痛程度及性质*　胃、十二指肠溃疡穿孔多为突发剧烈刀割样、烧灼样、持续性上腹痛，通常强迫静卧位以减轻疼痛；肠绞痛特点为逐步加剧，疼痛呈阵发性，往往持续数分钟；阵发性钻顶样疼痛多为胆道蛔虫的特征。

5. *伴随症状*　急性腹痛伴血尿，常为泌尿系结石；急性腹痛伴呕吐、腹胀、排便排气停止，常提示肠梗阻；伴腹泻需排除急性中毒及急性胃肠炎、阑尾炎，女性患者要注意急性盆腔炎；伴血便的老年患者要注意缺血坏死性肠炎，儿童要注意肠套叠，除此之外还需注意绞窄性肠梗阻、急性出血性坏死性肠炎、腹腔内大血管急性阻塞；伴寒战、高热需考虑化脓性胆管炎、腹腔脏器脓肿等；急性腹痛伴休克，须注意急性内出血，急性胰腺炎，胃、十二指肠溃疡穿孔，急性心肌梗死等。

【诊断思路】

急性腹痛时，应结合病史及全面检查，首先区别疼痛来自于腹腔内或腹腔外，其次进一步定位、定性，特殊患者如女性就诊时应考虑妇科疾病的可能性。

1. *急性右上腹痛* 常见疾病如肝脓肿、肝癌破裂、肝海绵状血管瘤破裂、胆道蛔虫病、急性胆囊（胆管）炎、胆石症、胆囊扭转、右半结肠癌梗阻、右侧胸膜炎、右肋间神经痛、急性心肌梗死。

2. *急性左上腹痛* 常见疾病如脾梗死、脾破裂、急性脾扭转、急性胰腺炎、急性胰腺脓肿、左半结肠癌梗阻、左侧胸膜炎、左肋间神经痛。

3. *急性上、中腹部疼痛* 常见疾病如急性胃肠炎，胃黏膜脱垂症，胃、十二指肠溃疡穿孔，胃癌急性穿孔，急性胃扭转，急性胃扩张，急性出血性坏死性肠炎，肠系膜动脉急性梗阻，急性肠系膜淋巴结炎，肠系膜静脉血栓形成，腹主动脉瘤，夹层主动脉瘤，急性门静脉血栓形成，急性心肌梗死，急性心包炎。

4. *急性下腹部疼痛* 常见疾病如肾结石绞痛、肾梗死、急性肾盂肾炎、肾破裂、输尿管结石绞痛，女性要考虑急性盆腔炎、异位妊娠破裂、妊娠子宫扭转、痛经，男性要考虑急性前列腺炎、精囊炎。

5. *急性左下腹疼痛* 常见疾病如急性乙状结肠憩室炎；左侧钳夹性腹股沟疝或股疝；女性：左侧卵巢囊肿扭转、左侧卵巢破裂、左侧输卵管炎。

6. *急性右下腹疼痛* 常见疾病如急性阑尾炎、急性局限性肠炎、回肠远端憩室炎、右侧钳闭性腹股沟疝或股疝；女性要考虑右侧卵巢囊肿扭转、右侧卵巢破裂、右侧输卵管炎。

7. *急性广泛性或部位不定疼痛* 常见疾病如急性原发性或继发性腹膜炎；急性肠穿孔、急性机械性肠梗阻、急性缺血性肠炎；大网膜扭转、急性铊中毒、慢性铅中毒等重金属中毒、尿毒症、急性血卟啉病、糖尿病酮症酸中毒、麻醉品肠道综合征、腹型过敏性紫癜、腹型风湿病、结缔组织病、低钙血症、低钠血症、腹型癫痫、神经官能性腹痛。

（二）慢性腹痛

慢性腹痛起病缓慢、病程较长，是临床常见症状。其原因复杂，与急性腹痛病因相互交叉，因此诊断上有一定难度。

【病因】

肛肠病腹痛主要由大肠病变所引起，如炎症、肿瘤、溃疡、穿孔、梗阻、肠扭转等。肛肠病中较常见的腹痛，如阑尾炎有转移性右下腹痛的特点；乙状结肠扭转多见于老年人，对于乙状结肠冗长、习惯性便秘、经常服用缓泻药、乙状结肠结肠憩室、乙状结肠癌者更易发生。急性发作的乙状结肠扭转多发生于青年人，表现为腹部外观不对称，局部触及膨胀的团块，腹部呈弥漫性疼痛，立位腹部 X 线片上可见扭转的近端、远端各有一个液平面；亚急性与慢性发作者多为老年人，腹胀明显，腹痛不重，有里急后重，但脓血便不常见，钡剂灌肠可见钡柱尖端在梗阻的直、乙交界处呈鸟嘴样改变；结肠憩室穿孔可呈全腹疼痛，有压痛、反跳痛、肌紧张，腹透可见膈下游离气体；结肠套叠较少见，多继发黏膜下脂肪瘤、带蒂肿瘤、憩室、游动盲肠等，发作时除疼痛外，尚有其他梗阻的症状。

【临床特点】

1. *既往病史* 如急性阑尾炎、急性胰腺炎、急性胆囊炎、腹部手术史等，对提供慢性腹痛的诊断有帮助，除此之外还需注意有无其他并存的病因。

2. *疼痛部位* 就诊时患者能指明疼痛部位者，对疾病诊断有一定意义。突然发生的剧烈腹痛常常提示肠穿孔、肠绞窄或肠系膜血栓形成；克罗恩病、阑尾炎、回盲部套叠、阿米巴痢疾等常引起右下腹痛；乙状结肠溃疡性结肠炎可出现左下腹痛；直肠穿孔引起的腹痛多有外伤史；左右季肋部的疼痛多与结肠功能紊乱或过敏性大肠综合征有关。肛肠手术后，由于肠功能减退，或肛管排气不通畅，常出现腹胀，并伴有游走性腹痛，经肛门排气后，疼痛可以缓解。

3. 疼痛性质　节律性、周期性中上腹痛多见于溃疡病；肝癌疼痛多为进行性加剧；肠道寄生虫病多见隐痛或绞痛并往往可以自行缓解；直肠炎伴有里急后重；结肠炎多见阵发性痉挛性腹痛，排便后疼痛可缓解等。出现阵发性腹痛多为肠梗阻或肠痉挛，持续性钝痛多见于局部感染，如阑尾脓肿；如果腹痛患者喜温喜按，一般多为肠粘连造成的不全梗阻或肠痉挛。反之，拒按并伴有发热者，常为腹膜炎或阑尾炎。

4. 胃下垂患者站立过久及活动后会出现疼痛加剧，仰卧时可缓解；胃黏膜脱垂患者左侧卧位可使疼痛减轻，而右侧卧位可使疼痛加重；胰腺癌患者仰卧时疼痛加重，前倾位、胸膝位或俯卧位时疼痛减轻等。

5. 伴随症状　伴有发热，多提示慢性炎症及肿瘤的可能性。如果兼有呕吐，多见于胃溃疡合并幽门梗阻、胃黏膜脱垂症、胃癌等，也可见慢性胆道疾病、慢性盆腔疾病、肾结石等；兼有腹泻者，可见于慢性肝病及胰腺疾病及肠道慢性炎症；兼有便血者，尤其是脓血便者应考虑慢性痢疾、溃疡性结肠炎、克罗恩病、大肠癌等，如果单纯血便需注意肠结核、炎症性肠病、大肠肿瘤等；伴有腹部包块时，要注意炎症性包块、肿瘤、胃下垂、慢性脏器扭转等疾病。

有些疾病发病常常由较轻的腹痛渐变为较重的腹痛，因此临床上容易被忽视，延误诊断。大肠癌、肠结核、溃疡性结肠炎、粘连性肠梗阻等慢性腹痛合并急腹症或引起肠穿孔时，应尽快手术。

【体格检查】

在腹壁上看到胃型、肠型，是幽门梗阻、肠梗阻的典型体征。触诊要明确全腹压痛还是局部压痛。全腹压痛表示病灶弥散、如麦氏点压痛为阑尾炎的体征。检查有压痛时要注意有无肌紧张与反跳痛。肌紧张往往提示为炎症，而反跳痛则表示病变涉及腹膜。腹部如触及有压痛和边界模糊的包块，多提示为炎症；无明显压痛，边界较清晰的包块，提示有肿瘤的可能性。听到亢进的肠鸣音提示肠梗阻，而肠鸣音消失则提示肠麻痹的可能。下腹部和盆腔的病变，常需做直肠指诊或妇科双合诊。如子宫颈有举痛可能提示宫外孕破裂等。由于腹外脏器的病变亦可引起腹痛，故心和肺的检查必不可少。

【辅助检查】

1. 实验室检查

（1）血、尿、便常规检查：如血白细胞总数及中性粒细胞增高提示炎症病变；尿中出现大量红细胞提示泌尿系统结石、肿瘤的可能；脓血便提示肠道感染、大肠癌的可能；血便提示绞窄性肠梗阻等。

（2）血液生化检查：血清淀粉酶增高提示为胰腺炎，是腹痛鉴别诊断中最常用的血生化检查。血糖与血酮的测定可用于排除糖尿病酮症引起的腹痛。血清胆红素增高提示肝胆疾病等。肝、肾功能及电解质的检查对判断病情亦有帮助。

2.X 线检查　腹痛检查中应用最多。如膈下发现游离气体可判断胃肠道穿孔；肠腔积气扩张、可见气 - 液平者则可诊断肠梗阻；泌尿系部位的钙化影可提示泌尿系结石。

3. 影像学检查　内镜下逆行胰胆管造影及经皮穿刺胆管造影对胆系及胰腺疾病的鉴别诊断甚有帮助。超声与 CT 检查对肝、胆、胰疾病的鉴别诊断有重要作用。内镜检查可用于胃肠道疾病的鉴别诊断，对慢性腹痛的诊断有意义。

4. 心电图检查　了解心肌供血情况，以排除心肌梗死和心绞痛。

【诊断】

根据慢性腹痛部位与特点，结合相关病史、检查等进行全面分析，可对慢性腹痛的患者做出诊断。分析腹痛时应明确病因，腹痛定位、定性，结合体格检查及各项检查来诊断，不可主观片面。尤其急性腹痛患者，当遇到诊断不明的急腹症时，应当联合相关科室的医师共同分析解决。

1. 慢性右上腹痛　常见疾病如慢性病毒性

肝炎、肝癌、慢性肝脓肿、慢性胆道疾病、慢性胆囊炎、胆囊结石、胆囊息肉样变、原发性胆囊癌、胆囊切除术后综合征、右半结肠癌、空肠综合征、肝曲综合征。

2. *慢性左上腹痛* 常见疾病如慢性胰腺炎、胰腺癌、左半结肠癌、脾曲综合征、慢性脾周围炎。

3. *慢性上、中腹部疼痛* 常见疾病如食管裂孔疝，贲门癌，食管炎，食管溃疡等食管疾病，慢性胃炎，胃黏膜脱垂症，胃、十二指肠溃疡，胃癌，胃下垂，非溃疡性消化不良，十二指肠憩室与憩室炎等，胃、十二指肠疾病，空、回肠憩室与憩室炎，原发性小肠肿瘤，肠系膜淋巴结结核，肠系膜动脉硬化，腹主动脉瘤。

4. *慢性下腹部疼痛* 常见疾病如肾下垂、游走肾、慢性肾盂肾炎、泌尿系结石、慢性膀胱炎、结肠癌、慢性盆腔炎、子宫肌瘤、慢性前列腺炎、慢性精囊炎。

5. *慢性左下腹疼痛* 常见疾病如慢性细菌性痢疾、溃疡性结肠炎、直肠或乙状结肠癌、结肠憩室与憩室炎、肠易激综合征、慢性左侧输卵管卵巢炎。

6. *慢性右下腹疼痛* 常见疾病如慢性痢疾、慢性阑尾炎、肠结核、克罗恩病、盲肠癌、白塞综合征、慢性右侧输卵管卵巢炎。

7. *慢性广泛性或部位不定疼痛* 常见疾病如结核性腹膜炎、腹膜粘连、腹膜癌、腹型恶性淋巴瘤、消化道多发息肉综合征、慢性假性肠梗阻、肠道寄生虫病、血卟啉病、系统性肥大细胞增多症、内分泌功能紊乱、腹型过敏性紫癜、结缔组织病、神经官能性腹痛。

【中医理论】

中医腹痛指胃脘以下、耻骨毛际以上部位的疼痛。病变脏腑涉及肝、胆、脾、肾、大小肠、膀胱等，病变性质有虚、实、寒、热之分，实有寒凝、湿热、食积、气滞、血瘀的不同；虚为脏气虚寒。腹痛的基本病机归纳为：脏器气机阻滞，气血运行不畅，经脉痹阻，“不通则痛”；脏腑经脉失养，气血运行无力，“不荣则痛”。

一般来说，寒痛，腹痛拘急，疼痛暴作，痛无间断，遇冷痛剧，得热则减；热痛，痛在脐腹，痛处有热感，时轻时重，或伴便秘，得凉痛减。新病多实，伴腹胀、呕逆、拒按；久病多虚，痛势绵绵，喜揉喜按。治疗当以“通”为原则，并应根据寒热的轻重，虚实的多少，采用实则泻之、虚则补之、热者寒之、寒者热之的原则进行治疗。

七、腹胀

腹胀是指腹部胀满不适，肠鸣亢进，嗳气、排气较多等症状的统称。胃肠积气、腹腔内积液及腹腔肿瘤是引起腹胀的主要原因。正常消化道管腔本身存有少量气体，量 100 ～ 150 ml，主要分布在胃和结肠，这些气体的成分为氮、氧、氢、二氧化碳及甲烷等，70%来源于吞咽的空气，20%来源于血液弥散，10%由食物残渣经细菌发酵产生。肠腔内气体潴留过量，导致胃肠积气，甚至引起肠腔扩张，此时可见腹部膨隆，患者自觉腹胀。

【病因病机】

1. *吞气过多* 食管上括约肌在吞咽时开放，空气随饮食进入胃肠，而吞咽液体要较固体食物多摄入空气，因此一次性大量进食饮料、滔滔不绝地说话、嚼口香糖，或囫囵吞枣地咽下食物时，不少空气也随着吞咽而使胃内空气增多。流涎及唾液过量分泌引起吞咽频繁时也会造成吞食空气较多。

2. *产气过多* 消化不良或吸收不良，可因未消化食物能给肠道细菌提供产气基质，使肠腔积气。如进食过量豆类及某些蔬菜如韭菜、芹菜、洋葱等以及一些不易被消化的糖类和纤维素时，可使肠道内细菌的分解加快，产生过多二氧化碳及氢等气体，使患者腹胀、排气增多。小肠病变患者可因糖类吸收不良而产生大量气体。长期应用广谱抗生素导致肠道菌群失调，如果厌氧菌过度生长也会产气而致腹胀。

3. *肠运动麻痹* 各种腹膜炎、溃疡性结肠炎并发中毒性巨结肠等导致的肠运动麻痹，气体郁结肠腔而致腹胀。

4. 肠道气体吸收障碍　腹腔内大部分气体，经肠壁血管吸收后，由肺部排出体外。肠炎、自主神经功能紊乱、门静脉淤血等，使肠壁血液循环发生障碍，影响肠腔内气体吸收，从而引起腹胀。

5. 肠道气体排出障碍　肿瘤、炎症、手术后引起的肠粘连等，会使肠蠕动功能减弱或消失；先天性巨结肠症、粪潴留等使肠腔狭窄、闭塞，肠腔内的气体不能排出体外，因而引起腹胀。肝硬化、肝脾大、结核性腹膜炎、腹腔急性化脓性炎症、低钾血症、肠系膜血管栓塞等导致腹水，形成腹腔内积液而引起腹胀。腹腔巨大肿瘤或因腹腔肿瘤引起的癌性腹水皆可引起腹胀。

【伴随症状】

1. 嗳气　是胃肠胀气常见伴随症状，除此之外，频繁嗳气是胃肠神经官能症的特殊表现。再有慢性胃炎、胃下垂、幽门梗阻迷走神经切断术后、胃溃疡等也可见嗳气。

2. 腹痛　伴有剧烈腹痛的多见于机械性肠梗阻、急性腹膜炎及肠系膜血管病。伴左上腹疼痛可见急性胃扩张、胰腺炎等；伴右上腹疼痛，常见胆囊疾病、原发性肝癌、结肠肝曲综合征等；腹痛，但排气、排便后疼痛缓解者，多见于结肠激惹综合征、便秘、消化不良等。

3. 排气增多　见于摄入豆类及某些蔬菜，如韭菜、芹菜、洋葱等以及一些不易被消化的糖类和纤维素，或肠道菌群失调、便秘、胃肠道功能紊乱等。

4. 腹泻　可见肠道感染、肠道菌群失调、吸收不良、慢性肝病、慢性胰腺疾病、慢性胆囊疾病等。

5. 便秘　多见于先天性巨结肠综合征、肠梗阻、盆底失弛缓、肿瘤导致的狭窄等疾病。

6. 肠鸣音亢进　多见于肠梗阻、肠道感染等。

7. 呕吐　见于幽门梗阻、腹膜炎、肠梗阻、肝胆疾病等。

8. 不排气　多见于肠梗阻。低位肠梗阻以腹胀为主，高位肠梗阻以呕吐为主。

【常见疾病】

1. 胃肠疾病　急、慢性胃炎，胃、十二指肠溃疡，胃下垂，胃扩张，胃癌；炎症性肠道疾病如溃疡性结肠炎、克罗恩病等；短肠综合征，肠系膜上动脉综合征，肠梗阻，胃肠神经官能症，结肠激惹综合征等。

2. 肝、胆、胰疾病　急、慢性肝炎，肝硬化，原发性肝癌；慢性胆囊炎，胆石症；慢性胰腺炎，胰腺癌等。

3. 心血管疾病　充血性心力衰竭，心绞痛；肠系膜血管栓塞，肠系膜动脉硬化症等。

4. 腹膜疾病　急性腹膜炎，结核性腹膜炎，腹膜癌等。

5. 其他疾病　伤寒，哮喘，低钾血症，结缔组织病，黏液性水肿，腹部手术后，肥胖，营养不良等。

【辅助检查】

1. 血常规　白细胞计数增高和中性粒细胞增高常提示肠腔内、腹腔内或脏器的感染。腹水患者应首先通过腹水常规检查确定为漏出液或渗出液。有时通过腹腔穿刺抽出少量液体即可确诊为炎症、出血、消化道或胆道穿孔。恶性肿瘤腹腔转移患者的腹腔穿刺液中，可能找到肿瘤细胞。各种感染所致的腹胀有红细胞沉降率增快、血培养阳性等。

2. 大便常规　如果粪便中含有脂肪粒和大量未消化的肌纤维，常提示消化不良综合征；大便的细菌培养可以了解致病菌及感染原因；大便菌群比例可以了解肠道内细菌是否平衡，以及推断由不平衡导致何种疾病的可能性。

3. 腹部X线检查　如果见小肠、结肠内多个液平面可诊为机械性肠梗阻；如果见结肠充气扩张可见消化不良或麻痹性肠梗阻。

4. 消化道造影

（1）钡剂：对诊断幽门狭窄及十二指肠淤积症有很大帮助。

（2）钡剂灌肠：怀疑结肠病变时常需做钡剂灌肠检查，如诊断先天性巨结肠、结肠冗长症、炎症性肠病、狭窄、功能性排便障碍、肿瘤等。

（3）内镜检查：胃镜检查对引起腹胀的上消化道疾病诊断有较大意义，乙状结肠镜或电子肠镜检查对引起腹胀的下消化道疾病诊断十分重要。

（4）CT 检查：CT 对因腹部肿物或肿瘤引起的腹胀有时具有诊断意义。通过本项检查不仅可测量肿物的大小，还可确定肿物为实性、囊性，CT 检查还常可提示肿物来源于某脏器或显示其与周围脏器的关系。

（5）超声波检查：B 超检查易于显示软组织（如肝、脾）、液体（包括腹水）及囊肿等囊性病变，对于部分先天性肥厚性幽门狭窄的诊断、肠套叠与急性阑尾炎的诊断等有意义；对肠套叠与急性阑尾炎也有诊断意义。

【中医理论】

《素问·至真要大论》认为："诸气膹郁，皆属于肺。诸湿肿满，皆属于脾。诸胀腹大，皆属于热。"《诸病源候论》云："腹胀者，由阳气外虚，阴气内积故也。"而《三因方》是对腹胀做了较全面的论述，说："胀满之端，皆胃与大肠……假如怒伤肝，肝克脾，脾气不正，必胀于胃，名曰胜克，或怒乘肺，肺气不传，必胀于大肠，名曰乘克。忧思聚结，本脏气郁，或实或虚，推其感涉，表里明之，皆内所因；或冒寒暑风湿，随其经络，传至阳明，至胀满者，属外所因；饮食饥饱，生冷甜腻，聚结不散，或作肿块，膨胀满闷，属不内外因。"即腹胀之因无外乎外感风寒湿热，内伤七情饮食及脾胃虚弱尔。

八、腹泻

腹泻有急性腹泻与慢性腹泻之分。

（一）急性腹泻

急性腹泻，每天大便一般 3 次以上，并有粪质稀薄，24 小时粪便重量超过 200 g；或每天粪便少于 200 g，但多于 3 次，并伴有肛门周围不适、里急后重或大便失禁等。

腹泻的发生主要取决于肠道蠕动、分泌及吸收功能是否失调，因此根据肠道的不同功能，结合腹泻的次数、形状、性状、颜色、气味的特点来大致判断是哪一部分肠道发生了病变。小肠病变所致腹泻一般每天 3 ～ 6 次，大便为糊状或水样便，量一般较多，偶尔因混有胆汁，颜色可呈现黄绿色；而结肠病变所致腹泻，尤其越靠近肛门，大便次数越多，每天 10 次或更多，量较少，伴有里急后重或腹痛，大便中常常混有黏液或脓血。

【发生机制】

1. *渗透性腹泻*　主要是由于在肠腔内有不吸收性溶质的贮积而引起的。可分为：①摄入吸收不良性溶质，如盐类泻剂；②摄入不易消化的食物，如乳糖酶缺乏患者摄入乳糖后；③黏膜转输机制失效，主要见于葡萄糖 - 半乳糖吸收不良者。

2. *分泌性腹泻*　主要是对小肠黏膜分泌性刺激的结果，可以出现吸收抑制作用，也可以是水和电解质向肠腔内分泌。多见于：①肠毒素引起的分泌，典型的见于亚洲霍乱；②胰腺性霍乱综合征，又称为 VIP 瘤综合征，或为水样腹泻 - 低钾血症 - 低盐酸综合征；③特发性分泌性腹泻，病原不明，其严重程度及预后变动范围较大；④类癌综合征，促发因素为结肠肿瘤切除回肠后引起的胆汁酸性腹泻，或由于肿瘤压迫使淋巴回流受阻，或肿瘤引起亚急性小肠梗阻；⑤甲状腺髓样癌，可能为多发性内分泌新生物综合征的一部分；⑥佐林格 - 埃利森综合征，为促胃液素瘤发生的分泌性腹泻，具有独特的病理生理特点；⑦胆汁酸性腹泻，不吸收的胆汁酸使结肠黏膜出现分泌作用造成腹泻。

3. *动力性腹泻*　主要原因为：①肠蠕动过度降低可使细菌在小肠内过分生长；②"小肠急迫"减少小肠黏膜与其内容物接触的时间，产生大量性质异常的液体，加重结肠负荷；③由于肠内容物异常，内源性结肠激惹或炎症，造成结肠排空。部分患者是肠易激综合征、迷走神经切断性腹泻、胃部分切除后倾倒综合征等所致。

4. 形态异常性腹泻 由于药物（多为化疗制剂）及某些疾病破坏了小肠的完整黏膜、良好的血液循环供应以及完整的神经组织而导致腹泻，如病毒性胃肠炎、细菌感染伴组织侵袭、口炎性腹泻、放射性肠炎、Whipple病、淀粉样变、血管结缔组织病（系统性红斑狼疮、硬皮病、结缔组织病）、炎症性肠病、小肠淋巴瘤、回盲部结核、小肠缺血、肠系膜血管炎、憩室炎、盆腔炎、获得性免疫缺陷综合征（AIDS）等。

5. 原因不明性腹泻 除上述机制外，仍有一些腹泻的发生机制不明，如某些药物、内分泌疾病、神经系统疾病及某些变态反应性疾病等。

【临床特点】

急性腹泻主要指排便次数增多，伴有不同程度稀便，病程较短，一般在2～3周，不超过2个月。常见原因为急性细菌、病毒、寄生虫感染，急性中毒及全身性疾病。

1. 引起急性腹泻的细菌 主要是沙门菌属、金黄色葡萄球菌、变形杆菌、肉毒杆菌、铜绿假单胞菌、韦氏杆菌、真菌（如麦角菌）等。这些急性细菌性腹泻起病较急，一般还伴有恶心、呕吐，腹部绞痛，恶寒、发热，大便次数较多，并且粪便中常混有未消化的食物，有时伴有恶臭。大多数急性腹泻患者腹泻程度都较重，后期可表现为电解质紊乱、肌肉痉挛、少尿或尿闭，严重时可因急性肾衰竭或周围循环衰竭而造成死亡。因此，患者的呕吐物及粪便培养、血清凝集反应等均有助于诊断。还有由痢疾杆菌、霍乱弧菌、副溶血弧菌等引起的急性传染性腹泻，往往起病急骤，带有很强的传染性及流行性，粪便多为水样、脓血样、黏液血样等，次数每天多为10次以上，伴有腹痛、发热等，病死率极高。大便常规镜检可见大量红细胞及白细胞，粪便培养可鉴别。

2. 病毒感染 主要是由轮状病毒所致，一般多为儿童夏秋季流行性无菌性腹泻。成年人也有感染，主要表现为高度传染性，病死率较低，发热较轻，伴有恶心、呕吐等。从粪便中分离病毒是最准确的诊断方法。

3. 肠道寄生虫感染 多见于阿米巴痢疾，急性血吸虫病也可引起急性腹泻，但随着我国逐步消灭血吸虫，该病已较少见。阿米巴痢疾起病一般缓慢，以腹痛、腹泻为主要表现，伴有里急后重，大便脓血样或米泔水样，气味较臭，大便镜检可见红细胞及白细胞，同时发现阿米巴滋养体是诊断本病的关键。

4. 急性中毒 主要由摄入有毒植物、动物、药物及化学制剂所致。家庭常见植物类急性中毒见于食用发芽马铃薯、白果等，野外以误食毒蕈中毒为主。动物类急性中毒引起腹泻多为食用河豚、某些动物肝、鱼胆等。促用药物哌嗪、氟尿嘧啶、新斯的明，中药如番泻叶、大黄等均可引起腹泻，但一般停药后可缓解。大量、长期应用抗生素造成的菌群比例失调，也可引起药物性肠炎。接触化学类制剂如有机磷农药、锌盐、砷剂等都可引起腹泻，血清胆碱酯酶活性测定可鉴别有机磷中毒，而某些重金属含量测定则可鉴别锌、砷等中毒。

5. 全身性疾病 如急性全身性感染、过敏性紫癜、变态反应性胃肠病、异基因骨髓移植后引发的移植物抗宿主病等均可引起急性腹泻。急性全身性感染如败血症、急性病毒性肝炎、流行性感冒等，这些疾病早期表现均可出现排糊样或水样便，一般无脓血、黏液成分。过敏性紫癜引起腹泻一般伴有便血表现，血常规见嗜酸性粒细胞增多、多发对称关节肿痛、束带试验阳性等有助于鉴别。变态反应性胃肠病主要表现为进食某种食物后，出现肠道血管神经性水肿，引起腹泻。常见的有鱼、虾、蟹、蛋等过敏，也有对食用菠萝过敏。移植物抗宿主病中有50%以上患者可出现不同程度的急性腹泻，临床一般伴有广泛性皮疹、腹部隐痛或绞痛、血清胆红素升高等表现。

【中医理论】

腹泻属于中医“肠澼”“泄泻”“痢疾”等

范畴，是以排便次数增多，粪质稀溏，甚则泻出如水样便为主症的病证。腹泻多由感受外邪、饮食不节、情志失调、脾胃虚弱、肾阳虚衰等原因引起，其病位在肠，与脾、肝、肾密切相关，病机关键在于脾虚湿盛，运化失常。

1. 实证　表现一般为暴泻，常见证型有寒湿内盛、湿热伤中、食滞肠胃。

2. 虚证　表现为久泻，常见证型有脾胃虚弱、肾阳虚衰、肝气乘脾。

【治疗原则】

以运脾化湿为大法，分虚实缓急而治。

（二）慢性腹泻

慢性腹泻，指腹泻症状持续或反复超过2个月。

【病因病机】

主要由消化系统疾病、全身性疾病引起。主要见于肠源性慢性腹泻、胃源性慢性腹泻、胰源性慢性腹泻、肝胆疾病所致腹泻。全身性疾病引起的腹泻主要见于内分泌、代谢障碍性疾病，如甲状腺功能亢进、肾上腺皮质功能减退、糖尿病、类癌综合征、卓-艾综合征、凡-莫综合征、水电解质紊乱等；其他如尿毒症、硬皮病、糙皮病、药物性慢性腹泻（抗生素性腹泻）、神经官能性腹泻等。

一些由全身性疾病引起的腹泻中，腹泻只是伴随症状。因此，在此主要讨论肠源性慢性腹泻。肠源性慢性腹泻主要分为慢性肠道细菌感染性疾病、肠道寄生虫病、炎症性肠病、功能性肠病、大肠肿瘤、肠道消化吸收不良、其他原因引起的肠炎。

【临床特点】

1. 肠道慢性细菌感染　是长期感染某种细菌或肠道菌群失调引起的慢性腹泻。

（1）慢性细菌性痢疾：可见长期腹泻，伴有腹胀、腹痛。也可见腹泻便秘交替进行。大便常常伴有黏液或带脓血，左下腹压痛，里急后重。有些患者出现发热、体重减轻等。大便常规培养对该疾病诊断有特别重要的意义，粪便性质与结果阳性率相关，一般规律为：脓血便＞黏液血便＞黏液便＞稀水样便＞成形便。

（2）肠结核：病变常累及回肠下段及盲肠，多见于20～40岁青壮年，腹泻通常每天3次左右，多为餐后发作，大便多不成形，多无黏液脓血，肠道大量出血更罕见，伴有发热、盗汗、消瘦等。患者多数既往有结核病病史。病史结合放射钡剂检查是诊断肠结核的主要依据。如放射钡剂检查阴性，上述症状存在，则应定期随诊或进行诊断性抗结核治疗。

（3）肠道菌群失调：最具代表性的疾病是小肠污染综合征，也称为小肠细菌过度孳生或盲襻综合征，是由小肠内厌氧菌过度孳生引起。老年体弱或有腹部手术史，长期腹泻需考虑本病的可能性。主要表现为慢性腹泻或脂肪泻，伴有贫血、低蛋白血症水肿、消瘦等。临床上^{14}C-木糖呼气试验是诊断本病的理想方法。

2. 肠道寄生虫病

（1）慢性阿米巴痢疾：多在急性发病后，疾病进程减缓，病变多累及盲肠与右侧结肠，乙状结肠与降结肠次之，因此腹痛以右下腹为主。发热、排便次数及里急后重等症状较急性发病期减轻，大便色暗红，如果呈酱样，常有特别的恶臭。大便常规镜检可见溶组织阿米巴滋养体或包囊，一般取样时取脓血便、血便找到滋养体机会较大，包囊检出率较低。

（2）肠鞭毛虫病：多见于梨形鞭毛虫感染，又称为蓝氏贾第鞭毛虫。发病多见于6～8个月，腹泻病程较长，腹泻症状较轻，多为稀水样。大便常规镜检发现梨形鞭毛虫滋养体可确诊。

（3）结肠小袋纤毛虫病：多为感染纤毛虫所致，有与病猪接触史。主要表现为稀便及腹痛，大便一般每天3次左右，少量黏液，个别可混有血液。肠镜检查可见肠黏膜小溃疡，常被一层白色假膜覆盖，其假膜易拭去，拭去后基底充血或出血。大便镜检或将假膜做涂片检查发现此虫即可确诊。

（4）肠道蠕虫病：多由重度感染钩虫、姜片虫、绦虫等引起，一般多见慢性腹泻及腹痛，大便常规镜检以找到虫卵或幼虫为主要诊断依据。

3. 炎症性肠病 主要为慢性非特异性溃疡性结肠炎及局限性肠炎（克罗恩病）。

（1）慢性非特异性溃疡性结肠炎：发病以腹泻、腹痛、脓血便为主要症状，伴有发热、消瘦、腹胀、食欲减退等其他症状，疾病后期伴有不同程度关节、眼、口腔、皮肤、肝、脾等肠外表现。轻者大便每天4次以下，重者每天10次以上，病程较长，反复发作，经久不愈。钡剂灌肠及结肠镜检查是诊断本病的主要方法。钡剂灌肠所见黏膜组织粗乱及（或）细颗粒变化。多发性溃疡或假性息肉。肠管狭窄、缩短，结肠袋消失，可呈管状。结肠镜可见黏膜有多发性浅溃疡伴充血、水肿，病变大多从直肠开始，且呈弥漫性分布。黏膜粗糙呈颗粒状，质脆、易出血，或附着脓性分泌物。可见假息肉，结肠袋往往变钝、消失。

（2）局限性肠炎：是一种慢性、反复发作性、非特异性的全肠壁炎，病变呈节段性分布。好发于回肠、结肠和肛周。肛周主要表现为浅表的肛裂、溃疡、肛周皮赘、脓肿、肛瘘、肛门直肠狭窄等，常常多种病变同时存在，且易反复发作。典型临床表现为腹泻，或便秘，右下腹或脐周疼痛，伴有呕吐，腹部可见相应部位的包块。常常伴有发热、多关节炎、肠梗阻、虹膜睫状体炎、皮肤病变、淀粉样变、营养不良等。钡剂灌肠及全消化道造影、结肠镜等有助于鉴别诊断。X线表现为胃肠炎性变，如裂隙状溃疡、鹅卵石征、假息肉、单发或多发性狭窄、瘘管形成等。病变呈节段性分布。肠镜可见跳跃式分布的纵行或匍行性溃疡，周围黏膜正常或增生呈鹅卵石样，或病变活检有非干酪坏死性肉芽肿或大量淋巴细胞浸润。

4. 功能性肠病 主要指肠易激综合征中腹泻型或腹泻便秘交替型，患者常常伴有腹痛或便秘。精神因素是发病或使症状加剧的重要原因，患者腹痛即泻，泻后痛减，各项检查及化验均可见正常。

5. 肠肿瘤 常见的有结直肠癌及小肠恶性淋巴瘤。

（1）慢性腹泻伴有黏液血便需除外结直肠癌，大部分直肠癌指诊即可检出，但结肠镜检查是诊断结直肠癌的主要方法。

（2）腹泻、腹痛、发热及腹部肿块是小肠恶性淋巴瘤的主要临床表现，本病需与肠结核、局限性肠炎等相鉴别。一般小肠恶性淋巴瘤病情发展较快，全身症状较重，并发出血及肠梗阻的概率较前两种疾病多，诊断不明时可行剖腹探查。

6. 肠道消化吸收不良 肠道消化吸收不良引起腹泻主要见于口炎性腹泻、发酵性消化不良、糖裂解酶缺乏症、Whipple病等。

7. 其他放射性肠炎 一般以腹泻为主要症状，多为盆腔脏器肿瘤患者接受放射线治疗后损害结肠出现类似慢性结肠炎的病象。仔细询问病史即可诊断。其中医理论、治疗原则参考“急性腹泻”。

九、肛门瘙痒

肛门瘙痒男女老少皆见，但好发于中老年人，为肛肠病常见症状之一，临床可分为原发性与继发性两类。原发性瘙痒仅以痒为主，原因不明，无原发性皮肤损害；继发性瘙痒产生于原发性疾病，伴有明显的特异性皮肤损害。肛门瘙痒属于中医“谷道痒”或“肛门痒”的范畴，并认为与肛门不洁，虫毒骚扰，湿热下注，血虚、血热等因素有关。

【病因】

1. 全身性因素

（1）内分泌紊乱：如糖尿病、甲状腺功能亢进症或减退症、脑垂体功能不全、更年期、性激素减少等。

（2）过敏反应：如摄入某些食物（尤其是辛辣刺激性调味品，烟、酒，或鸡蛋、鱼、虾、蟹及药物的作用如吗啡、奎宁、麻醉药、抗生素），其他如花粉、日常生活用品、化学用品等均可引起的过敏反应。

（3）精神因素：如抑郁、神经官能症、癔症、过度兴奋等。

（4）肝肾功能不全：如胆酸、尿素等代谢物的蓄积并刺激皮肤。

（5）遗传因素：有家族遗传史者肛门瘙痒症的发病率可达 60%。

（6）其他：如营养不良、某些血液疾病、皮肤病的局部反应等。另外，环境因素，如天气炎热，以及湿度过大等也可导致肛门局部瘙痒。

2. 局部因素

（1）肛门局部不洁，粪便污渍的刺激。

（2）内衣或化工产品的摩擦与刺激。

（3）肛门周围疾病的影响，如肛窦炎、肛瘘、肛裂、直肠脱垂、痔核脱出、肛门闭合功能障碍、直肠肿瘤晚期、肛门病术后或围术期内、肛周皮肤病（神经性皮炎、肛周汗腺炎、肛周湿疹、皮肤真菌感染、尖锐湿疣等性传播疾病）、妇科疾病（阴道滴虫、阴道炎、子宫脱垂）、寄生虫（蛲虫排卵期、较少见的疥疮和虱病）等均可引起分泌物增加并刺激皮肤而引起瘙痒。

【常见疾病】

1. 肛门瘙痒症　肛门瘙痒症是较为常见的疾病，其特点是肛门周围瘙痒难忍，检查肛门时，轻者可见轻度抓痕、破溃、糜烂、结痂、皮肤皲裂、色素减退或加深，重者可见皮肤增厚，苔藓样变化。

2. 老年性瘙痒症　常见于 60 岁以上老年人，瘙痒以躯干四肢为主，其次为会阴部及肛门，长期搔抓后皮肤可见湿疹样改变，与老年人皮肤干燥、萎缩有关。

3. 精神性瘙痒症　瘙痒可泛见全身或局限于肛门，瘙痒部位无明显皮肤损害及搔抓痕，瘙痒感觉被夸大，伴有神经精神症状，患者或有皮肤寄生虫恐惧症。

4. 痔　外痔反复发炎，刺激肛门皮脂腺，会使肛门汗腺分泌增多，引起肛门皮肤充血、潮湿发痒；内痔反复脱出使肛门松弛，肠液及肛管分泌物刺激肛周皮肤引发瘙痒。

5. 肛瘘　肛瘘引起外口反复流脓水，日久刺激肛周皮肤，使其潮湿发痒。

6. 肛裂　由于肛裂溃疡及皮下分泌物刺激肛周皮肤，引起肛门潮湿及瘙痒，可伴有肛门疼痛，便血等。

7. 直肠脱垂　直肠黏膜长期反复脱出，肛门松弛，造成黏液分泌多，长期刺激肛周皮肤可见瘙痒。一般伴有肛门坠胀、便秘等。

8. 肛周湿疹　表现为肛门皮肤潮湿发红，疼痛，鳞屑，局部有粟米样丘疹，散在或密集分布，或局部有渗液，或局部皮肤增厚、苔藓样病变。

9. 肛窦炎　肛窦炎引起的肛周瘙痒是由于炎性分泌物对肛门皮肤的刺激，肛门镜可见肛窦深大及充血。

10. 蛲虫病　肛门瘙痒于夜间及安静就座时加重，有时可见肛门周围皮肤湿疹样改变，甚至细小白虫。

11. 肛门尖锐湿疣　因感染人类乳头瘤病毒引起肛门皮肤生成乳头状小瘤，单发或成簇生长，菜花样，生长迅速，伴有出血、疼痛，分泌物渗出等。

【临床特点】

肛门瘙痒是一种自觉症状，引起瘙痒的机制不很明确，一般认为表皮内及真皮浅层的游离神经末梢是痒觉感受器，当这些感受器受到物理、化学刺激后导致局部组胺、激肽、蛋白质分解酶等化学性介质释放，后者作用于神经末梢，引起冲动。目前无法测定瘙痒性质和程度的方法，个体对瘙痒感觉程度不同，受精神因素影响较大。

典型肛门瘙痒初起一般局限于肛门周围皮肤轻度瘙痒，如果长期不愈，瘙痒会蔓延至会阴部，尤其是在会阴部前后皮肤最重。瘙痒在夜间加重，有时如虫爬、蚁走，有时如蚁咬、火烤，患者一般难以入睡，坐卧不安。患者因瘙痒难耐而狠抓皮肤，皮肤被抓破则见出血、糜烂、刺痛，瘙痒与疼痛交加更加难受，患者日久会引起神经衰弱、精神委靡等。

检查时可见肛门皮肤潮湿或干燥，散在或密集的粟粒状丘疹，局部可见渗液，或可见肛周皮肤粗糙增厚、局部色素沉着、鳞屑样等变化。

【诊断】

根据典型的肛门瘙痒史，结合临床表现、体征，大部分可以明确导致出现该症状的原发疾病，但有些病因还不十分明确。

【鉴别要点】

1. 原发性瘙痒　一般来讲对于肛门局部无原发病变，也无特异性皮肤损害者，均属于原发性瘙痒，如仅有瘙痒、抓痕而无潮湿、糜烂者，应从神经系统、全身疾病或遗传因素查找出现瘙痒的原因。

2. 继发性瘙痒　对于肛门局部有原发病变，并伴有特异性皮肤损害者，均属于继发性瘙痒，如肛周潮湿、糜烂应考虑肛周、肛管炎症性、脱出性疾病及性传播疾病所致；便后瘙痒，时间较短，多为肛门不洁；夜间入睡时瘙痒，时间呈间断性，多为蛲虫到肛门口排卵所致；长期瘙痒，不拘时间，多为肛周皮肤病；妇科某些疾病也可以导致肛门瘙痒，临床要注意进行鉴别；肛门部手术后，在创面修复期，其伤口有轻度瘙痒属于正常现象。如果在术后半年或以上，肛门潮湿伴瘙痒时，在肯定伤口愈合良好时，应考虑肛门闭合功能障碍；此外对原因不明的肛门瘙痒，还应进行详细的全身体检，有针对性地作实验室的检查，如血、尿、大便常规，肝、肾功能，尿糖、血糖、糖化血红蛋白试验及或组织或涂片等检查，以便为确定诊断提供帮助。

【中医理论】

肛门瘙痒在《五十二病方》中称为“朐痒”。以后的医学文献将其归属于“谷道痒”或“肛门痒”的范畴，并认为与肛门不洁，虫毒骚扰，湿热下注，血虚、血热等因素有关。

【治疗原则】

主要根据临床表现特点、局部辨证治疗由痔、肛窦炎、肛周脓肿、肛瘘、直肠脱垂、蛲虫、尖锐湿疣等引起的继发性瘙痒，再结合全身状况应用健脾燥湿、清热解毒、杀虫止痒、凉血祛风、养血熄风等原则，采用中药内服或外治的方法进行治疗。

十、发热

正常体温在 36 ～ 37℃，一般将体温上升超过正常值 0.5℃者，称为发热。许多疾病常是由于早期出现发热而被察觉的，因而它是疾病的重要信号，甚至是潜在恶性病灶（肿瘤）的信号。在疾病的整个病程中，体温曲线变化往往反映病情变化，对判断病情、评价疗效和估计预后均有重要参考价值。发热分为生理性或病理性两种。前者如剧烈运动，月经前期、妊娠期等体温高于正常 0.5℃时，属于生理性发热。后者是在致热原的作用下，使体温调节中枢的调定点上移而引起的调节性体温升高，如传染性或炎症性疾病引起的发热，则属于病理性发热；也有少数病理性体温升高是因体温调节机构障碍而产生，如鱼鳞病或是先天性汗腺缺陷，因散热障碍，夏季可出现发热；甲状腺功能亢进造成异常产热而致的发热，以及高温环境下（中暑）引起的发热均属此类，但其本质应不同于发热，故有人称为“过热”。

【病因病机】

病理性发热的病因可分为以下两大类。

1. 感染性发热　各种病原体如细菌、病毒、真菌、支原体、立克次体、寄生虫等引起的感染，促使机体产生并释放内源性致热源导致发热。

2. 非感染性发热

（1）无菌性坏死物质的吸收，如手术后组织损伤、血管栓塞、肿瘤组织坏死等。

（2）抗原 - 抗体反应，如风湿热、药物反应等。

（3）中暑、重度催眠药中毒、脑出血等直接损害体温调节中枢。

（4）自主神经功能紊乱：阴虚体质者、绝经期妇女、大病初愈的患者可出现低热。

【临床特点】

1. 发热程度

（1）低热：口腔温度不超过 38℃，常见于活动性肺结核、风湿热、溃疡性结肠炎（活动期）、浅表脓肿。

（2）中等发热：口腔温度在 38 ～ 38.9℃，常见于急性深部的感染。

（3）高热：口腔温度在 39 ～ 41℃，见于急性感染中的败血症。

（4）超高热：口腔温度超过 41℃，见于中暑。

2. 发热过程　一般分为 3 个阶段。

（1）体温上升期：体温可在几小时内迅速达到 39 ～ 40℃或以上，或数天内逐渐上升达高峰。此期常有疲乏无力、肌肉酸痛、畏寒或寒战等。

（2）高热期：体温上升达高峰之后保持一定时间，持续时间的长短可因病因不同而有差异。

（3）体温下降期：如同体温上升期一样，下降期也可表现为骤降和渐降至正常水平，此期表现为出汗多，皮肤潮湿。

【分类】

1. 稽留热　体温恒定的维持在 39 ～ 40℃或以上的高水平，达数天或数周。24 小时内体温波动范围不超过 1℃。常见于大叶性肺炎、伤寒高热期。

2. 弛张热　体温常在 39℃以上，波动幅度大，24 小时内体温波动范围超过 2℃且都在正常体温以上。常见于败血症、重症肺结核及化脓性疾病如高位肛周脓肿等。

3. 间歇热　体温骤升达高峰后持续数小时，又迅速降至正常水平，无热期可持续 1 天至数天，如此高热期与无热期反复交替出现。常见于疟疾、急性肾盂肾炎等。

4. 波状热　体温逐渐上升达 39℃或以上，数天后又逐渐下降至正常水平，持续数天后又逐渐升高，如此反复多次。常见于布鲁菌病。

5. 回归热　体温急骤上升至 39℃或以上，持续数天后又骤然下降至正常水平。高热期与无热期各持续若干天后规律性交替 1 次。可见于回归热病等。

6. 不规则热　发热的体温曲线无一定规律，可见于结核病、风湿热、支气管肺炎等。

【诊断思路】

肛肠外科发热的原因与普通外科相同，临床表现一般先有症状后发热，如先疼痛后发热则多考虑外科疾病。

肛肠外科发热，首先考虑感染，寻找感染部位，即使缺乏感染证据时（如白细胞不高、血培养阴性），或临床已有感染的充分证据，治疗过程中如果发热无明显好转时，应考虑是否感染部位脓肿已形成；抗生素剂量是否不足或对病原菌不敏感等，不要轻易放弃对感染的诊断；中老年患者不明原因的长期低热，进行性消瘦，找不到感染的证据，或经系统抗感染治疗无效者，应考虑肿瘤的可能性；肛肠病发生急、慢性感染并形成脓肿，可由于其发生部位深浅不一，发热程度也不相同，脓肿位于肛提肌以下者，肛门局部红肿热痛明显而全身症状较轻，体温可正常或在 38℃以下；肛提肌以上的脓肿，因病位深隐，肛门局部症状较轻而全身症状重，可出现寒战高热、乏力、脉数以及其他全身中毒表现；此外，结核性疾病以低热为主，或为午后潮热，或为潮热盗汗，伴发口渴、咳嗽、消瘦等。结核性肛周脓肿有其自身特点，常为成脓缓慢、疼痛隐隐、脓液清稀、外口凹陷皮色暗淡等。

特异性炎症性肠病（如急慢性直肠炎、细菌性痢疾、肠结核等）的致病菌侵入直肠导致急性直肠炎发作，肛门内肿胀灼痛、便意频繁、里急后重、黏液血便，全身可呈现持续发热；细菌性痢疾为痢疾杆菌引起的一种常见肠道传染病，多发于夏秋季节，以乙状结肠和直肠为重，急性期可表现为畏寒、高热（39℃以上）、腹痛、腹泻、脓血便和里急后重感；肠结核是指结核杆菌侵入肠道引起的慢性特异性感染，大多数病例继发于开放性肺结核，活动期内除腹痛、腹泻等一般表现外，常有低热、不规则热或弛张热，盗汗，乏力、消瘦、纳差等全身结核毒血症表现；非特异性炎症性肠病（如溃疡性结肠炎、克罗恩病等）为临床常见病，主要表现为腹痛、腹泻及黏液脓血便，慢性复发性病例，常伴发低热持续不退，急性发作时，则可呈现高热，可严重影响患者的生活工作。

此外，肛肠科疾病术后发热在临床较为多见，主要体现在以下几方面：环形混合痔、复杂肛瘘及脓肿，因手术中组织损伤过多，坏死产物吸收，常可引起发热，一般在38℃以下，为术后吸收热，3天左右自行消退，可不处理；内痔、直肠脱垂，采用消痔灵注射术，因注射的局部组织发生无菌性炎症也可出现低热，如果体温超过38℃，且持续数天不退热，同时伴肛门局部坠胀疼痛等表现，应高度重视是否因注射不当（如注射部位过浅或过深，注射药量过多）造成局部坏死、脓肿形成或炎症扩散发生肝脓肿等；肛门直肠周围脓肿术后，如果体温持续不降或下降后再度回升，肛门肿痛未见减轻，多考虑术中脓液未完全排出或脓腔引流不通畅，再次出现脓液蓄积；术后药物的使用不当，如抗生素过敏反应，输血反应可出现不同程度的发热，严重者可致生命危险；因手术消毒不严格，局部麻醉时细菌或脓液随针头或器械带入正常组织内，术后继发感染而出现发热也时有发生。此外，患者如果存在贫血（痔出血或全身疾病引起）、风湿热等全身疾病，术后体质虚弱抵抗力下降可继发上呼吸道感染、泌尿系感染等，均可出现不同程度的发热。

【中医理论】

肛肠病所见的发热多由“毒蕴”所致，如肛周脓肿、术后吸收热等；也有因“内伤”而成，如炎症性肠病等。临床根据辨证将其分为虚证、实证或虚实夹杂证。

【治疗原则】

由毒邪蕴结所致的发热初期当选用“消法”中的清利湿热，解毒散结；若脓成者速当引流使其外泄。因“内伤”而成的发热病史较长，或有反复发作的特点，临床辨证以虚证或虚实夹杂为主，治疗需根据不同特点施以“补虚扶正”或“扶正祛邪”的原则进行论治。

第二节　肛肠病检查方法

一、体位选择与病变部位标记

（一）体位选择

肛肠病患者在检查、手术、换药过程中都需要特定的体位。可选的体位很多，体位的选择原则需要满足以下要求：①充分显露病变区域；②方便医师操作；③适宜患者的身体情况；④使用海绵垫衬垫舒适，以免手术时间较长，组织受到压迫而损伤；⑤不要压迫心肺，影响心排血量和呼吸；⑥配合深部照明的灯光。检查及治疗肛肠病时，应根据患者身体情况和检查具体要求选择以下不同的体位。

1. 侧卧位　肛肠科检查及手术治疗时最为常用的体位，让患者向左或向右侧卧于检查床上，臂部靠近床边，双膝向腹部靠近屈曲90°，使肛门及臀部充分暴露（图4-1）。该体位适用于老年体弱及重病的患者，也是临床上患者容易接受的检查体位。

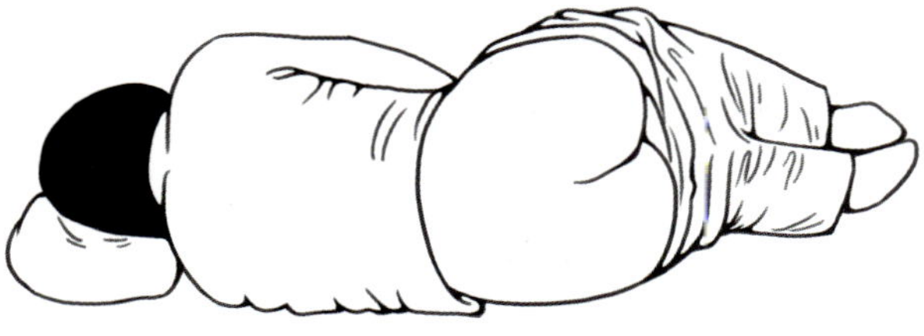

图4-1　侧卧位

2. 截石位　肛门病发生的部位常用膀胱截石位表示，以时钟面的十二等分标记法。患者仰卧，两腿分开放在腿架上，将臀部移至手术台边缘，使肛门暴露充分（图4-2）。适用于肛门大部分、直肠的部分手术。

3. 加强截石位　患者仰卧在床上，两大腿向腹侧屈曲，两侧小腿下段近于踝关节的稍上方放在腿架上，臀部靠近床边，两大腿分开，适用于肛门大部、直肠的部分手术，尤其对于肥胖者及女性更为适宜。

4. 胸膝位　是外科疾病中最常用的检查方法（图 4-3），特别对乙状结肠镜检查最为方便。但由于此体位不能持久，因此对年老体弱及重病员，应酌情采用。患者跪俯检查床上，两肘和胸部紧贴床铺，两膝屈起，臀部抬高，使肛门充分暴露，适用于检查直肠下部及直肠前部的病变。

5. 俯卧位　患者俯卧，腿略低，双下肢分开，将臀部垫高，用宽胶布敷贴在两侧臀部呈 45°向前斜拉开，固定在手术台边。如果将手术台下半部放低，使双下肢与躯体呈 45°，称为俯卧折刀位。这两种体位均适合手术操作，也便于助手的配合。

6. 蹲位　患者蹲下做排大便的姿势（图 4-4），用力增加腹压，适用于检查直肠脱垂、三期内痔和直肠下段息肉。结合直肠指诊时可触及到距肛缘较远的肿物及直肠内脱垂的程度。

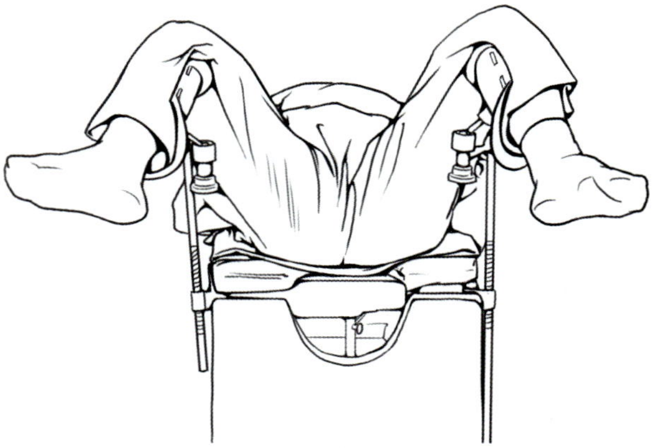

图 4-2　截石位

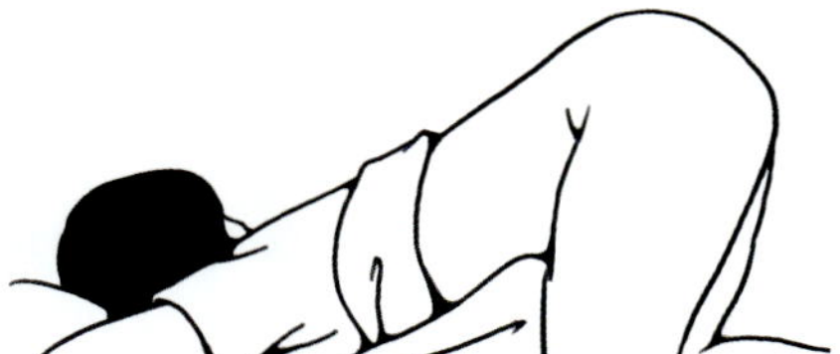

图 4-3　胸膝位

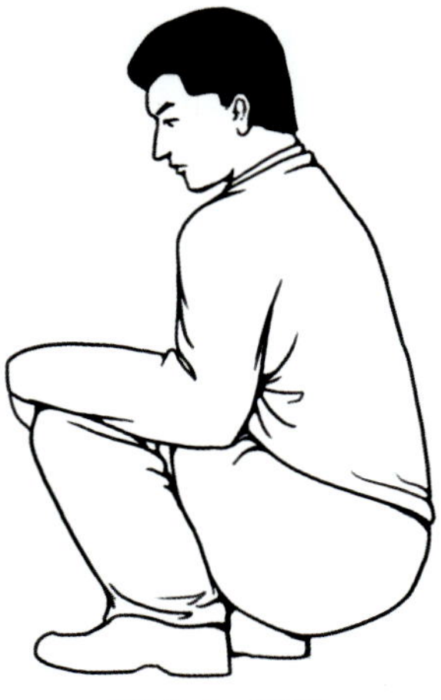

图 4-4　蹲位

7. 蹲位照镜法　是一种简便而实用的方法，但由于检查方法受体态的限制，医务人员视触都极不方便，因此在蹲位检查方法的基础上，采用蹲位照镜检查，即蹲位时在肛门的垂直方向置一个普通镜子，利用镜面的反射便能看到病变全部情况，患者自己也可以拿着镜子观看病变。此法极为简便、实用，是一种有效的检查方法。

8. 弯腰扶椅位　患者向前弯腰，双手扶椅，露出臀部，此种体位方便，不需特殊设备，适用于团体检查（图 4-5）。

9. 屈膝仰卧位　患者仰卧床上，屈膝弯腿，双手紧托膝部或膝窝，此法可以增加腹压，使乙状结肠和直肠降至盆底，便于检查。

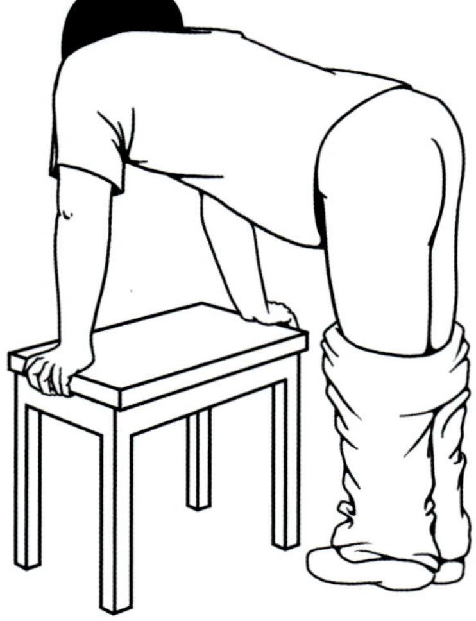

图 4-5　弯腰扶椅位

10. 膝直立位　在胸膝位的基础上，改变检查体位，让患者头胸部抬高，臀部稍低下，使乙状结肠和直肠降低，使肿瘤下移，可扪及较高部的直肠肿瘤。

（二）病变部位标记

肛门直肠病变的部位常采用截石位的时钟标记法表示。即将肛门比作时钟，无论何种体位均以肛门上方中点为12时，下方中点为6时，其余位置按顺时针指向表示（图4-6）。也可以患者的肛门四周不同方向表示：前位（会阴侧）、后位（骶尾侧）、左中位、右中位、左前位、右前位、左后位、右后位，无论采用何种体位和标记方法，均应在病案书写中标记清楚或用图示进行标记。

二、一般检查

一般检查这里特指在肛肠科的门诊诊室里可以完成的检查，包括视诊、指诊、探针、肛门直肠镜检查。

（一）视诊

视诊是局部检查的第一步，主要观察病变位置、形态、性状、颜色、分泌物、排泄物等。

1. 病变位置　注意观察是否在两个坐骨结节连线的中点，是否有异位、变形、缺如等。

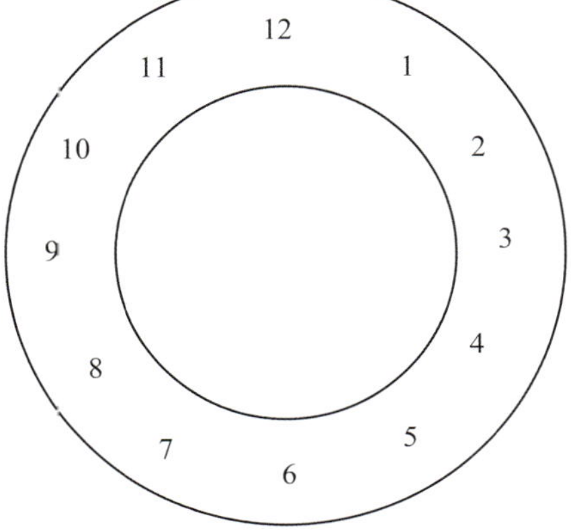

图4-6　体位及病变部位标记

2. 肛周皮肤及毛发分布　观察肛周皮肤有无丘疹、红斑、糜烂、渗出、脱屑、抓痕等皮损以及毛发分布有无异常，还应注意皮肤有无红肿，溃口及形态、大小、位置、数目。

3. 有无污物　肛周常见的污染物有血迹、脓液、粪便等。如为血迹，常见于内痔、肛裂或肛管癌等，并注意与妇女月经来潮相区别；如为脓液多见于肛周脓肿溃破或肛瘘；如经常粪水污染衣裤则应考虑有否肛门失禁等。

4. 有无肿物　如肛门有肿物应注意其大小、位置、形态、颜色及有无根蒂，分辨是肛门外固有还是肛门内脱出。辨别肿物来源的方法是观察肿物表面是皮肤还是黏膜，如为黏膜则源于齿线以上，还可以通过观察肿物的根部所在位置来判断来源。另外，应注意肛管有无裂伤及深度、肛管皮肤颜色有无异常等。

（二）指诊

肛门、直肠指诊检查是最常用的简便且十分重要的方法，可以了解许多肉眼观察不到的情况。

【检查方法】

右手戴乳胶手套，示指端涂少许润滑油剂，示指与肛门平面呈45°夹角，轻轻按揉肛缘，待患者肛门括约肌放松后，示指向脐部方向缓慢插入肛管。注意操作一定要轻柔，禁用暴力，手指翻转时一定要缓慢，最大限度地避免患者肛门的痉挛性疼痛或肠痉挛性不适。

1. 肛周指诊　按压肛周皮肤有无压痛、肿块、瘘口、索状物，并注意这些病理改变的位置及距肛门缘的距离、数目、形态、大小、深浅、硬度及走向等。

2. 直肠指诊

（1）检查肛管及直肠下端：有无异常改变，如皮肤变硬，肛乳头肥大，硬结，狭窄，肛门括约肌收缩强弱，男子可触及前列腺和膀胱，女性可以触及到子宫颈，两侧可以触及坐骨直肠窝，骨盆侧壁，其后方可以触到骶骨和尾骨。

（2）检查肛管直肠环：此环在肛管后方及

两侧易触到，而肛管前部不能触到。

(3) 检查肛管：直肠前、后壁及其周围有无触痛，搏动，肿块及狭窄，并应注意肿块大小、硬度、活动性及狭窄程度。对高位的肿块可使用胸膝位、膝直立位或截石位做直肠指诊，以便可以扪及较高部位的直肠肿物。

【常见疾病】

在直肠指诊时可触到的几种常见的肛管直肠病变情况。

1. 直肠癌　在肠壁上可摸到高低不平的硬块，活动度差，基底广泛，肠腔可狭窄，指套上染有脓血、黏液分泌物或脱落的坏死组织。

2. 直肠息肉　可摸到质软而可推动的肿块，基底部大小不一，边缘清楚，指套上染有血渍。

3. 内痔　一般内痔柔软而不易摸到。但如有血栓形成则可触到光滑的硬结，触痛明显。

4. 肛瘘　可触及条索状物，有时在齿线及齿线上方可触及小硬结（即肛瘘的内口）。

5. 肛门直肠周围脓肿　肛管直肠深部脓肿可在直肠内摸到隆起，有波动感。

【临床意义】

1. 术前肛门指诊可基本诊断疾病。

2. 术后肛门指诊可帮助判断病情、创面愈合情况等，如可以发现肛门有无狭窄，伤口的愈合情况，结扎线脱落情况，是否还有漏诊，肛门直肠环的情况等。

【注意事项】

1. 检查前嘱患者排空大便。

2. 直肠有前后两个弯曲，在指诊时指检方向应先从患者腹侧脐部方向伸入，待通过肛管后再顺尾骨方向向后上进入。

3. 检查时动作应轻柔、细致，从下而上或从上而下，先健侧再患侧，凡手指所能触及的肛管直肠周壁均应触摸，以防遗漏病变。

4. 注意体位的变换以便触摸得更为清楚，如侧卧指诊疑有问题时，可让患者改蹲位用力努挣，有助于触及较高部位的病灶。

5. 必要时直肠与腹部或直肠与阴道双合诊配合应用。

6. 肛裂患者一般不做指诊检查，如需检查应在局麻下进行，未行指诊检查的原因要告知患者并在病案中书写清楚。

7. 检查者要事先测好示指三节的长度及第一节的宽度，以便对病灶进行测量。

8. 指诊结束应注意指套有无脓性分泌物、血迹及气味异常与否，必要时行进一步的检查。

9. 发现的异常改变要在病案中详细写明。

（三）探针检查

【探针种类】

探针是专门用于各种瘘管及窦道的检查和治疗器械。探针可分为棒状探针和有槽探针两大类。棒状探针从外形上又可分为钩状探针和直形探针，直形探针最为常用，如自行车的辐条状，从其顶端形状上可分为有球头探针和圆形无球头探针。从探针所用材料上可分为银质探针（软质）、铜质探针（中等硬度）、合金探针（较硬）等。有槽探针一般分为直形（如小汤匙状）和镰状（如小镰刀状）两种，均用于肛瘘手术。

【检查方法】

根据肛瘘、肛周脓肿及窦道不同类型选择相应的探针进行检查。如直形肛瘘可用球头硬质探针；马蹄形肛瘘则应用软质探针；内盲瘘选用钩形探针，用分叶式肛门镜显露可疑肛窦，钩形探针检查以确定内口部位。探针检查时一般从外口插入，通过瘘管管道或脓腔到达内口并进入直肠内，示指要在直肠内行指诊配合检查，当探针在管道内遇有阻力时切不可强行探入以防造成假道。

（四）肛门直肠镜检查

肛门直肠镜检查虽属于内镜检查的范畴，但因其简单、易用，可在诊室进行，是诊断肛门部疾病不可缺少的检查器械。在有条件做结肠镜的单位，肛门镜检查常受到忽视。实际上肛门镜与结肠镜各有优缺点，不能相互替代。肛门镜是诊断痔疮、肛窦炎和肛管其他病变的最佳器械；尤其是当医师需治疗肛管直肠疾病时，肛门直肠镜是必不可少的。

【主要种类】

肛门直肠镜可分为筒状肛门镜和分叶式肛门镜两大类。筒状肛门镜因其筒形和开口形状不同又可分为喇叭形肛门镜、圆筒（直筒）肛门镜、缺口肛门直肠镜等。根据其口径不同可分为大、中、小三种不同型号，筒状肛门镜的用材为镀锌铁质和一次性 PVC 塑料质两种。分叶式肛门镜因其叶片数量不同又有二叶肛门镜及三叶肛门镜，这些肛门镜还有的配置了冷光源，以使肠腔显露更加清楚。目前临床上还有在手术中特制的肛门自动拉钩及指套上附有摄影镜头 [（CCD）可输出图像的数码检查设备]。

【适用范围】

肛门直肠镜主要应用于肛管和直肠下端病变的检查，还可借助肛门镜，钳取上述部位病变的活组织标本，也可通过肛门镜进行治疗。不同类别和型号的肛门镜，临床应用有所不同。筒状肛门镜主要用于肛肠病的常规检查和对内痔等肛肠病进行注射治疗。其中圆筒肛门镜多用于检查，喇叭形肛门镜则用于治疗。分叶肛门镜主要用于肛瘘、肛周脓肿、肛窦炎等疾病的检查和治疗。

【检查步骤】

镜检前应首先排空直肠粪便，然后选择适当体位和合适的肛门镜，并帮助患者消除紧张情绪，做好准备工作。检查时体位一般多采用侧卧位和膝胸位。检查前注意镜筒与镜栓是否配套，然后在肛门镜前部表面涂适量的润滑油剂。筒状肛门镜与分叶肛门镜操作方法略有不同，以筒状肛门镜为例，其步骤如下。

1. 进镜　检查者右手持镜柄，拇指紧顶镜栓，左手协助牵开患者肛门，先使肛门镜头部在肛缘作适当按揉，以促使肛门松弛。镜筒指向患者脐部，缓缓推压使肛门镜进入肛管。当肛门镜推入约 4 cm 即到达直肠环时，再将镜筒推向骶部，使其充分进入直肠内。

2. 观察　取出镜栓后，首先应观察取出的镜栓顶部有无脓液、血液、黏液，然后再边退镜，边观察肠腔情况，应注意直肠黏膜有无充血、水肿、糜烂、溃疡、出血、脓血、肿物等，还应注意其形状、颜色、位置及有无出血点。注意肛瓣有无充血、水肿，肛窦口有无脓液溢出，肛乳头有无异常肥大。最后观察齿状线下的皮肤区，注意有无与齿状线上黏膜隆起相关的肿物，肛管皮肤有无损伤等。如果有直肠黏膜松弛脱垂者，可见直肠镜腔内充满黏膜无空隙，看不到近端肠腔，加大腹压脱垂更明显。

【注意事项】

1. 检查前应对患者做好解释工作，解除顾虑，取得配合。

2. 如进镜时患者痛苦较大，应立即停止，检查原因。如为括约肌痉挛，可换用小号肛门镜。

3. 观察时，光源要充足。

4. 退镜观察时，如需再进镜，应先放入镜栓，再推镜向上，或全退出后重新进镜，以免损伤组织。

5. 使用分叶肛门镜，当叶片在直肠内已张开时，注意不得闭合叶片，以免夹伤组织。

（五）辅助检查

肛肠病患者辅助检查要依据不同疾病的诊断、鉴别诊断及手术的需要选作血、尿、大便常规，血型，粪便隐血，出凝血时间，凝血酶原时间，血小板计数和红细胞沉降率，血生化，肝功能等常规实验室检查，消化道肿瘤标志物检查和组织病理学检查。

1. 常规检查

（1）血常规检查可以帮助了解患者是否有贫血、感染等情况。

（2）尿常规检查可以帮助了解患者肾的情况，以及是否患有泌尿系炎症、糖尿病等。

（3）大便常规检查可帮助了解患者是否患有肠道炎性疾患、肠道寄生虫病等。粪便隐血实验则是协助诊断消化道出血疾患、大肠癌和钩虫病的重要手段，可作为肛肠病普查的重要方法之一，但应严格注意隐血试验前的饮食禁忌，以避免假阳性的发生。

（4）出血时间（BT）、凝血时间（CT）或凝血酶原时间（PT）常作为手术前的常规检测项目，目的在于及时发现有出血倾向性的疾病，保证手术患者的安全，如怀疑患者凝血因子缺乏，可进一步做血小板功能（PC）等化验检查。

（5）红细胞沉降率（ESR）测定，在肛肠科临床中常用于炎症性肠病、肛肠结核性疾病、大肠恶性肿瘤、贫血、全身感染的辅助检查。

（6）对原因不明的脓液、渗出液要及时进行细菌培养和药敏试验。

（7）免疫学检测：对于有免疫因素存在的疾病，可进行免疫学指标的检测。如E-玫瑰花结形成试验和淋巴细胞转化率；有关体液免疫功能的血清免疫球蛋白测定等；有关自身免疫抗体的免疫荧光技术等，这对了解患者的免疫功能和疾病的发病原因及疗效判定有很大帮助。目前，流式细胞仪在临床检验医学的应用范围不断拓宽，许多检查项目已成为临床诊断、治疗方案选择、预后判断不可缺少的项目，经常可查的项目有：细胞免疫功能：T细胞亚群（CD3、CD4、CD8等）；体液免疫功能：B淋巴细胞（CD19、CD20等）；NK细胞（CD16、CD56）；血小板膜糖蛋白、血小板抗体的测定；白血病的分类研究；肿瘤学的DNA含量测定、区分二倍体与非整倍体；细胞凋亡的检测。

2.肿瘤标志物检查

放射免疫分析是一种放射性核素体外微量测定技术，它具有特异性强、灵敏度与精确度高的特点，测量精度可达纳克（ng）、皮克（pg）水平。其基本原理是标记抗原（*Ag）和未标记抗原或被测样品（Ag）对特异性抗体（Ab）的抑制性竞争结合作用。根据这一原理，在反应后只要测出Ag-Ab量，就可对照标准曲线查出被测样品中Ag的量。血液中存在的肿瘤标志物也属抗原之类，故可用此法进行定量测定。测定肿瘤标志物可用于肿瘤的普查、诊断、预后随访、监护治疗及检测复发。

（1）癌胚抗原（CEA）：为一种糖蛋白，在3～6个月的胎儿消化管中可以检出。Gold于1965年首先从人结肠癌组织和胎儿肠组织中提取到CEA。CEA不仅存在于癌细胞内，并向血液中释放，故可从血液中及其他体液中检测出来。CEA放射免疫分析有助于诊断结肠癌及其他消化道肿瘤，尤其对疗效观察、复发检测及预后判断有重要临床价值。在测定CEA时，由于血标本的处理不同，测得的健康人正常值可有很大不同。如将血标本用提取法预先清除血清中α2-巨球蛋白和IgM等对反应的干扰，正常值较低（＜5μg/L）；如血标本不加处理直接测定，则正常值较高（15～20μg/L），临床多采用前者。

恶性肿瘤患者，血清CEA测定有很高的阳性率，其中结直肠癌阳性率为70%～85%，肺癌为50%～65%，胃癌和食管癌为35%～45%。手术前CEA检测能预示肿瘤的状态、存活期，CEA浓度愈高，预后愈差，存活期愈短。结直肠癌手术后或放疗、化疗时，连续测定CEA将有助于疗效的观察。手术完全切除者，一般术后6周CEA恢复正常；术后有残留或微转移者，可以下降，但不能恢复正常；无法切除而仅作姑息手术者，一般呈持续升高。在放疗或化疗中，只要CEA下降，说明有疗效，如果不变甚至上升，则应变换治疗方案。术后CEA水平增高是复发的征兆，约50%的手术患者，早期复发的信号是CEA水平升高，且较临床早3～8个月，如每月持续增高＞12.6%，则更有理由提示复发的可能。结肠癌并发结肠梗阻及近端肠腔扩张者，血中CEA水平可以很高，经旁路手术解除梗阻而肿瘤未曾切除，血中CEA水平也会迅速下降，显示血中CEA水平与肠道CEA水平具有一定关系。

由于CEA分子具有多个抗原决定基，除恶性癌肿特异性抗原决定基外，尚有非特异的交叉反应性抗原，故可引起假阳性结果。一些内脏炎症，如肝炎等有时也会出现CEA增高，应结合临床进行分析鉴别。

（2）CA类肿瘤相关抗原：CA19-9、CA50、

CA72-4、CA125、CA242抗原是一种在各种上皮类恶性肿瘤中常常出现升高的糖类抗原，可以从各种不同组织的原发或转移癌中分离出来，而正常成熟组织则不存在。因此这类抗原是一种普遍的肿瘤相关物质，而不特属于某器官。正常细胞表面的糖类一般与糖脂和糖蛋白交联成复合物，细胞膜的这些物质在细胞的信息传递、生长和分化中起不同作用。细胞癌变后，由于糖基转化酶的失活或某些胚胎期活跃而成熟期又静止的一些转化酶被激活，造成细胞表面糖类的变化。CA19-9、CA50、CA72-4、CA125、CA242等抗原的出现，可认为是上述变化的结果。这类抗原是一种以唾液酸糖脂和唾液酸糖蛋白为主要成分的糖类抗原，它们同属于糖类抗原一类。

（3）β2微球蛋白（β2-M）：是一种分子量小，因电泳显示在β2球蛋白区带内而得名，由100个氨基酸肽键组成，无糖，分子量11 800。β2-M是人组织相容性抗原（HLA）的组成部分，HLA分子由一个β轻链（即β2-M）和一个α重链组成。α重链具有同种异型决定基，从而决定HLA的特异性；而β轻链则无同种异型，也无同种抗体。人体除红细胞及滋养细胞外，几乎所有细胞均能合成β2-M并附着于细胞表面。正常人β2-M的产量相当恒定。肿瘤细胞及淋巴细胞产生β2-M的能力很高，是体内β2-M的主要合成场所。β2-M的合成速度为0～200 ng/106个细胞/24 h。结合在细胞膜上的β2-M与HLA的α重链，其产生的速率是一致的，但β2-M可与HLA重链分离，以游离的形式释放于细胞外介质中，进而进入血循环。

正常人血清β2-M值＜2.8 mg/L。多种实体瘤、淋巴瘤及骨髓瘤血清β2-M多呈现增高，阳性率在45%～80%。实体瘤中结肠癌、胃癌的阳性率为62%，肺癌、原发性肝癌阳性率为75%。淋巴瘤的阳性率为81.8%。血清β2-M升高与肿瘤的细胞量有关，故可用以评估其对治疗的反应及预后。

3. 病理学检查　主要用于肿瘤疾患、炎症性肠病等诊断，对于确定疾病的性质、肿瘤的良性与恶性，其组织学类型与分化程度，以及恶性肿瘤的扩散范围等都有着决定性的作用，是一种准确可靠的检查方法。在肛肠专科检查中，对于可疑病变都应做病理检查。如系肠腔内位置较高的病变，可在内镜下直接做涂片，进行脱落细胞学检查，或通过内镜进行钳取活检，但应特别注意钳取技巧，避免并发症发生。对于位置较低能够暴露的病变，可用切取法从病变处切取小块组织送检，对一些不易确诊的其他疾病，也应做病理检查。可疑病变1次脱落细胞学检查或活组织病理切片检查不能确诊时，应多次重复检查直至确诊。目前，临床上有全自动病理分析仪可对肿瘤的恶性程度进行电脑处理和指导化疗药物的周期性选择。肿瘤病理组织化疗药物的药敏实验也已开展，这些项目的开展对疾病治疗的靶向性有很大价值。

三、结肠内镜检查

在19世纪中期，最早的内镜被应用于直肠检查。医师在患者的肛门内插入一根硬管，借助于蜡烛的光亮，观察直肠的病变是内镜的雏形。在此后的发展中，随着科技的进步，经历了纤维内镜和电子内镜的数次革命，现在放大内镜、小肠内镜的应用拓宽了检查领域，极大提高了病变的检出水平和准确性。使内镜检查成为消化道疾病不可缺少的重要方法。

（一）乙状结肠镜

乙状结肠镜是一种简单、经济、易行的检查方法，当怀疑直肠上端及乙状结肠有病变时可即用乙状结肠镜进行进一步检查。

【主要种类】

乙状结肠镜分为纤维乙状结肠镜和直筒电子乙状结肠镜。后者目前在专业的肛肠医院和肛肠门诊仍在应用。临床常按长度和口径分为几个类型。镜身长度多为25 cm、30 cm、35 cm

三种，镜管直径一般成人多为2 cm，而用于直肠狭窄的成年患者和婴幼儿的镜管口径多为1.3 ～ 1.5 cm。

【主要部件】

一般每套乙状结肠镜由以下部件构成：①一次性PVC塑料质乙状结肠镜镜筒和肛门镜；②镜身（含有冷光源和CCD图像采集设备）；③光导纤维；④主工作站（计算机、视频摄录器、显示器、打印机、冷光源和气泵）；⑤附件：擦拭器、活检钳等。

【适应证】

1. 患者体检或直肠、乙状结肠肿瘤普查。

2. 原因不明的便血或大便习惯改变，或左下腹部及肛门不适者。

3. 慢性腹泻、里急后重、大便带有脓血黏液者。

4. 大便变形，或细或扁者。

5. 取直肠、乙状结肠黏膜或病变组织的活检标本。

【禁忌证】

1. 肛管直肠急性炎症以及近期发作的冠心病、高血压等患者，应慎重或延期检查。

2. 精神病患者或儿童等难以配合的人群。

3. 有出血倾向或凝血功能障碍的患者取黏膜活检应慎重。

4. 肛门狭窄、孕妇或腹部有巨大肿瘤压迫肠腔者。

【检查前准备】

1. 了解患者的病史及病情，并进行详细的视诊、指诊等局部检查。

2. 做好解释工作，消除患者紧张情绪和顾虑，以取得合作。必要时使用解痉和镇静药物。

3. 直筒PVC镜筒为一次性使用，患者无须传染病学检查。

4. 一般无须灌肠，检查前排净大便即可。如遇便秘患者，检查前可用甘油灌肠剂灌肠，以达到清洁肠道的目的。

5. 选择适当体位。乙状结肠镜检查最理想体位是膝胸位。年老体弱者可选用侧卧位，但进镜难度较大。不正确的体位是造成检查失败和引起意外发生的主要原因，所以体位选择一定要慎重。

【操作步骤】

基本操作原则是循腔进镜。具体步骤如下。

1. 打开、检查设备运转良好；检查主页面输入患者资料；镜筒套入镜身，镜筒表面和肛门镜表面涂润滑剂。

2. 患者取膝胸位，做直肠指诊，再次了解肛管及直肠末端情况，扩张润滑肛管并放入肛门镜。

3. 检查者站在患者左后位，右手持镜，左手顶紧肛门镜镜筒，乙状镜通过肛门镜镜筒进入直肠壶腹，将肛门镜退出。

4. 监视器监视下循腔进镜是乙状结肠镜检查操作的基本原则，寻腔的方法是上下左右旋转镜筒方向，寻找黏膜皱襞，如不理想可适当注入空气使肠腔轻度扩张，或稍退镜再寻找。进镜时，遇到肠蠕动收缩时可稍等待收缩波过去后再进镜；可根据所见直肠瓣的位置估计镜头端所在位置，当越过上直肠瓣时即到达直-乙交接处。

5. 直-乙交接处肠腔狭窄并转折，且黏膜皱襞小而多，镜检常在此处受阻通过困难，这也是造成肠穿孔的好发部位。通过该部位的方法是，因肠段多向左下方转折，可将镜端稍向此方向压迫，同时配合充入少量气体，常可顺利通过。进入乙状结肠后尽量将乙状结肠镜送至最深处，一般可进至25 ～ 30 cm的深度，进入乙状结肠后患者常有左下腹不适或微痛。

【观察方法】

进镜完毕后，边缓慢退镜边上下左右旋转镜端方向以仔细观察，采集视频图片，并打印检查报告。

1. 正常所见　乙状结肠黏膜皱襞小而多，呈环形走向，黏膜粉红色，表面光滑而有光泽。在直肠肠腔常有上、中、下三个直肠瓣，边缘光滑而清晰，正常的直肠黏膜呈淡红色，表面平滑有光泽，黏膜下血管网清晰可见。退至肛管直肠环处可见肠腔变窄，即进入肛管，肛管部分此时应仔细观察，避免遗漏。

2. 病变观察

（1）黏膜炎症及受损程度：轻度炎症黏膜仅有充血、水肿，黏膜下血管纹理不清楚甚至消失；中度则见黏膜粗糙、轻度糜烂，触之易出血等；重度可见黏膜广泛充血，糜烂重，有溃疡形成，黏膜表面可有假膜或增殖凸起的假性息肉，有大量脓血性或黏液性分泌物等。

（2）肠道肿物或狭窄：应注意其位置、形态、颜色、大小、移动度、数量，与周围正常黏膜界限是否清楚等。必要时取活组织行病理检查。

【注意事项】

1. 动作轻柔，循腔进镜。直视下循腔进镜是乙状结肠镜检查的基本原则，须始终遵循。进镜时用力要柔缓，顺其自然，不可勉强。

2. 及时排除观察障碍因素。如粪便堵塞或大量分泌物覆盖，反射性肠痉挛等，粪便或分泌物影响视野无法检查时，少量可用擦拭器取出，量多时应终止检查再次做肠道准备，或用吸引器将分泌物吸除。如遇反射性肠痉挛可暂停进镜，并适当退镜以避免刺激，待痉挛解除后再设法通过。

3. 不可充入过多气体。气体充入过多可使肠内压升高，肠壁张力增大，因炎症等病变已很脆弱的肠壁，镜检时稍不注意即有造成穿孔的危险。所以进镜时不可充入过多气体，对病情较重者应尽可能避免充气。

4. 钳取组织标本时需要避开血管，钳夹肠壁组织不可过深或撕拉组织，取活检后观察止血是否充分，一定要完全止血后再退镜。

5. 乙状结肠镜检肠管段未见病变，但肠腔近端仍有脓血性内容物，需进一步做电子结肠镜检查。

6. 镜检后，应嘱患者适当休息。

【并发症处理】

1. 肠穿孔　结肠穿孔早期腹膜刺激征（腹痛、腹肌紧张）表现不突出，容易误诊，主要表现为细菌感染、中毒性休克，病死率较高应提高警惕，及时进行必要的检查以明确诊断，一旦确诊应立即行手术治疗。

2. 出血　表现为镜检后便血不止，里急后重，乏力自汗，头晕，面色苍白甚至休克。可用云南白药粉或白芨粉调糊、明矾液、凝血酶等止血药灌肠止血。发生休克时应作相应急救。

（二）电子结肠镜

深处腹腔内的大肠以肛门开口与外界相通，这就极大地方便了借助内镜直视下对大肠病变的观察。结肠镜不仅是诊断大肠及回肠末端疾病的重要工具，更重要的是可以用来治疗一些大肠疾病，如大肠息肉的摘除、大肠出血的止血、肠扭转复位、假性肠梗阻的治疗、大肠吻合口良性狭窄的扩张以及盲肠造口等。

【主要种类】

电子结肠镜可分为长、中、短三型。长镜又称全长结肠镜，长度为180（165～185）cm，可通过回盲部进入回肠末端。中长肠镜长度为150（100～150）cm，可插至升结肠或进入回盲部。短镜长度为60（55～75）cm，可插至降结肠或结肠脾曲。

【主要构件】

结肠镜一般由操作部、镜管部、光端可曲部、镜头部等部件构成。附件主要由光源、吸引器、监视器，活检钳、照相机、录像机、高频电凝切器、圈套器、微机、打印机等构成。

【适应证、禁忌证】

基本同乙状结肠镜的相关论述，只是检查范围包括了整个结肠所有肠段，肠道准备更为严格。

【检查前准备】

1. 传染病患者　如肝炎病毒，常规检查乙肝＋丙肝＋梅毒＋艾滋病，如有阳性，又必须行肠镜检查，建议患者转传染病医院进行检查。有条件的医院可以安排几个专门肠镜检查项目，且安排在每天最后一位受检，以便有足够的时间进行充分的消毒灭菌。

2. 检查项目选择　视病情决定是否需要血

常规、生化、血糖、凝血功能、心电图等检查。

3.肠道准备　关于镜检成败，胃肠道的清洁度是关键因素。如果检查时结肠内仍有许多食物及粪便残留，会影响进镜及观察，甚至不能完成检查，或因食物及粪便的掩盖而造成漏诊。因此，检查前做好胃肠道清洁尤为重要。

清洁肠道的方法有很多种，广泛应用的是口服泻药法，其共同之处在于都需要保证充足的液体摄入（需要 2 000 ml 以上），以防止水、电解质失衡。对患有心血管疾病和肾病的患者这一点更要特别关注。对于应用利尿药物的人在服药之前应检查血清电解质，必要时服用补充钾的制剂。检查前服用泻药是最常用、最可靠的方法。常用的泻药有聚乙二醇电解质散剂、硫酸镁、甘露醇和番泻叶等。服用方法：检查前 1 天晚饭应避免食入难以消化的食物，避免过饱；检查当日提前 4 小时开始服用肠道清洁剂。便秘者于检查前进低脂、少渣半流质、流质饮食 1 ～ 2 天，特别强调检查前 2 天内不得进食青菜、水果等。检查当日或前一日根据要求口服清洁肠道药物。如果清肠效果不理想，可立即再服泻药或重新准备。部分肠道清洁不理想的受检者可选择大肠水疗或清洁灌肠，以辅助清洁肠道。

（1）服泻药法

①聚乙二醇电解质散：将数小包药粉一并倒入容器中，加温开水至 1 000 ml，搅拌使之完全溶解，即可服用。首次服用以觉得 8 分饱为度，以后每次间隔时间为 15 ～ 20 分钟，以尽可能快，但不要过饱为度（以免引起呕吐），直至服完。通常需服用两盒，第二盒用法同上。注意观察大便的清洁度，以排出清水样大便为最佳（淡黄色水样便也可）。如药物已服完，但大便仍有残渣，可再服温开水或糖水或糖盐水，直至排出无渣水样便时。

②甘露醇法：于检查前 2 ～ 3 小时口服 20% 甘露醇溶液 250 ml，同时服凉开水或糖盐水 1 500 ～ 2 000 ml，待患者排除清水后即可检查。其缺点是甘露醇可在肠道内被细菌分解，产生易燃气体，当达到可燃浓度时，如进行高频电凝手术，可能引起爆炸，故不宜于肠镜检查中作电灼电切息肉治疗。对诊疗的要求有一定的局限性。另外，可引起身体脱水，安全性欠佳。不推荐使用。

③番泻叶法：将 10 g 番泻叶用 500 ～ 1 000 ml 沸水冲泡当茶饮，共计 2 次，于检查前 12 小时口服 1 次，再于检查前 2 ～ 3 小时口服 1 次。此法可致肠绞痛和肠黏膜充血，清肠效果欠佳，并产生较多泡沫而影响观察。故现已不常用。

④硫酸镁法：每次 5 ～ 20 g，清晨空腹服用，同时饮水 100 ～ 400 ml，也可用水溶解后服用。此药用于导泻时，大剂量服用可引起水、电解质平衡紊乱，故现已很少使用。

（2）结肠灌洗法：也可用于肠道清洁准备。如限制水摄入的心血管病、正在做血液透析的肾病患者，低位肠梗阻的患者，怀疑粪性肠梗阻者，因不能口服泻药准备肠道者，均可采用结肠灌洗的方法清洁肠道。具体操作是首先禁食，静脉补液营养支持，上、下午各 1 次连续行 3 ～ 4 次结肠灌洗即可达到基本清洁肠道要求（有专用的结肠灌洗仪器）。严重便秘的患者在规定的时间内服用泻药难以排便通畅者，结肠灌洗可以作为肠道准备的辅助方法。

4.检查前用药　绝大多数患者肠道准备完毕后即可直接行电子肠镜检查，无须解痉、镇静、麻醉等特殊药物。但对于不能配合的小儿患者可常规于检查前给予水合氯醛（10% 浓度，按 0.3 ～ 0.5 ml/kg 剂量）灌肠或口服，使之安静入睡以便于完成检查治疗；对不能配合的精神障碍患者或过度紧张和焦虑的患者给予地西泮适当镇静处理。

5.肠镜无痛检查　口服药物方法与普通肠镜检查相同，但要强调的是在检查前的 6 小时禁止进食水，以免麻醉中出现意外。检查当日须有家人陪同前来。检查后当天内不宜驾车、进行机械操作、作重要决策工作，不宜饮酒。

【体位】

患者取左侧卧位，也可取仰卧屈膝位。

【操作步骤】

进镜的基本原则是直视下前进，循腔进镜。

1. 通过直肠　当镜端通过直肠后患者由左侧卧位转为仰卧位（或不改变体位）。到达乙状结肠起始处，向右调整角度钮或顺时针旋转镜身60°～90°，再调整角度钮，向上使镜头对准乙状结肠起始弯曲处，缓缓插入，使其通过弯曲部而达移行部。此时将镜头向上并固定，然后缓缓向外撤出肠镜，这样乙状结肠及镜身可被拉直，使移行部的锐角消失（钩拉取直法），镜身继续推进即可送到降结肠。此法1次不成功时可重复钩拉1～2次。如仍不能通过乙状结肠移行部时可采用α形转位法：助手于右手握住镜身逆时针旋转，同时用左手在腹壁上触摸镜头并将其从左向右推移，边推边旋转镜身，术者也随着逆时针旋转操作部，最终镜头从左侧腹转到右侧腹，使乙状结肠移行部由急弯变慢弯，肠镜较易通过。

2. 通过降结肠　降结肠由后腹膜固定，呈比较直的隧道管腔，循腔进镜便可通过。当到达左曲时，解除镜身在乙状结肠形成的圈是必要的难点，助手可握镜身作顺时针旋转，边转边退镜身，很快镜身襻就可消失，将镜身拉长（旋转取直法）。

3. 通过左曲　进左曲时主要在寻找横结肠的开口处。因为左曲为膨大的盲端，与降结肠接结处的开口常位于盲端稍下的内侧方，故应向各方向调镜头，仔细辨别。

4. 通过横结肠及右曲　横结肠的肠系膜较长，始末两端固定于左曲和右曲，中段活动范围大，常常下垂明显，使升、横、降结肠呈M形，造成进镜困难，可采用“Γ”型转位法通过。进镜方法是当镜头通过左曲到达横结肠下垂的最低点时，助手在腹壁外将下垂的横结肠向上推，这样镜头则容易循腔通过。达右曲盲端时应缓慢后退镜身，寻找升结肠开口，调节镜头向左下方较易发现。

5. 通过升结肠达盲肠　只要通过右曲，几乎都可通过升结肠达盲肠。到达盲肠后可从侧面观察到回盲瓣，也可进镜对回肠末端进行观察。

结肠走行变化多异，故进镜方法也应灵活掌握，当操作熟练时，每个术者均有自己进镜的经验。总的原则是循腔进镜，反复抽气，采用钩拉、旋镜、变换体位、防襻等方法。

【观察要点】

退镜时要慢，边退边看，上、下、左、右四壁均应仔细窥视，切勿放过观察结肠黏膜的机会。发现问题应该记清病变性质、范围及部位，可先摄影，而后取活体组织检查，在完成活检后，细致观察病灶处无出血时再缓慢退镜。正常黏膜管壁柔软，有时可见蠕动波，肠腔可见半环形皱襞、黏膜润泽，小血管清晰可见，黏膜表面不附挂任何分泌物或肠内容物。

【并发症处理】

1. 膈下游离气体过多　向肠腔内注气，膈下有游离气体表现并不一定意味着结肠有开放性的穿孔。最常见的是检查后患者腹部胀痛不适，腹部立位X线检查偶可发现膈下少量游离气体，常被高度怀疑为肠穿孔，为此行不必要的剖腹探查。

2. 肠穿孔　多发生在盲目进镜的情况下，一种是镜头紧贴肠壁时盲目进镜致肠管直接破裂，一种是过分伸展肠管致浆膜撕裂形成迟发性穿孔。一旦发生应立即剖腹探查。

3. 肠梗阻　当患者患有腹股沟疝时，要特别小心地进行充气操作，结肠过度膨胀导致疝出的乙状结肠发生梗阻已有报道。

4. 系膜撕裂　肠管过度伸展除会造成浆膜撕裂外，还可能会造成肠系膜撕裂，致腹腔内出血；小肠疝入裂孔中形成绞窄性肠梗阻已有报道。

5. 爆炸　甘露醇准备肠道可致大肠内产生甲烷等易燃易爆气体，在一个封闭的肠道系统里便形成了爆炸的潜在危险。取活检只能用活检钳夹取，切忌电灼。

【术中应用】

1. 术前已行内镜下“息肉”切除，病理证实为癌，须追加根治性手术时的术中定位。

2. 在腹腔镜辅助下做结肠切除术时的病灶定位。

3. 左半肠癌因不全梗阻，术前未能完成肠镜检查，术中需确定近端是否存在多原发癌或其他情况。

4. FAP 患者行大肠切除术，小肠息肉可在术中内镜下同时切除。

5. 在开腹手术探查中发现了一个没有预见到的息肉，为了避免肠腔污染，可在内镜下切除。

（三）放大结肠镜

利用高倍率、高分辨率放大结肠镜观察结肠黏膜表面细微结构，为微小病变特别是早期大肠癌的检出及内镜下有的放矢的活检和治疗带来了极大的方便。常用的有变焦放大电子结肠镜、窄频影像技术和共聚焦显微结肠镜。

最常用的变焦放大电子结肠镜兼有常规内镜和变焦扩大内镜的功能，对小病灶变焦扩大倍数达 100 ～ 200 倍。采用染料内镜下喷洒可将病变的范围及表面形态清楚地显示出来，然后采用放大结肠镜对大肠黏膜腺管开口形态（pit 形态）进行辨认和评价。pit 形态分类对于判断肿瘤性、非肿瘤性病变以及早期癌具有重要意义，也是近年来内镜下结肠肿瘤诊断方法的重要进展之一，通过放大内镜对 pit 形态观察可以大致预测病理组织学诊断以及早期结肠癌的浸润深度。

【隐窝开口分型】

日本学者工藤分类法最具临床意义（表 4-1）。工藤等认为，诊断符合率可达 100%。

表 4-1　肠黏膜隐窝形态工藤分类法

类型		主要特征
Ⅰ		圆形隐窝，排列比较整齐无异型性，一般为正常腺管开口而非病变。
Ⅱ		呈星芒状或乳头状，排列尚整齐无异型性，腺管开口大小均匀，一般为过形成腺管开口特征，多为炎性或增生性病变而非腺瘤性。
Ⅲ	Ⅲl	称为大腺管型，隐窝形态比正常增大，排列规则无结构异型性，为隆起性腺瘤的基本形态，其中约 86.7% 为腺瘤，其余为黏膜癌。
	Ⅲs	小腺管型，是比正常要小的隐窝聚集而成，隐窝没有分支，为凹陷型肿瘤的基本形态。此型多见于高度异型增生的腺瘤，亦可见黏膜癌（28.3%）。
Ⅳ		为分支及脑回样，此型隐窝为隆起病变，Ip、Isp、Is 多见。类似珊瑚样改变是绒毛腺瘤特征所见。黏膜内癌可占 37. 2%。
Ⅴ	VA	pit 排列不规则，不对称，大小不均，也称为 amorphous sign+，绝大部分为早期癌
	VN	pit 消失或无结构（non-structure），皆为浸润癌

【操作步骤】

放大结肠镜观察病变，一般要结合色素染色技术。

1. *肠道清洁*　要满意，以免微小、凹陷的病变被粪便黏液覆盖而遗漏，可用放大结肠镜仔细观察、确认病变，必要时病变处黏膜可点墨标记。

2. *除去粪便和黏液*　用水反复冲洗病变表面，除去粪便和黏液，以免染色不均匀；必要时加入蛋白酶冲洗，或用 5 g/L 甘油液冲洗。

3. *喷洒染色剂*　常用色素 0.1% ～ 0.5% 靛胭脂（indigocarmine）直接喷洒，靛胭脂几乎不被消化道吸收，主要是隐窝着色，故可清楚显示隐窝的形态和大小。黏液白苔、癌组织、肠上皮化生、异型增生均不着色。靛胭脂很容易用水冲洗，且复原较快，可反复染色观察直至满意。常用的色素还有 0.2% ～ 1.0% 亚甲蓝，喷洒于被观察部位，直接存留病变处，能清楚观察表面凹凸不平，将微小病变显露出来，亚甲蓝是经肠上皮细胞吸收后着色，黏液白苔、癌组织、肠上皮化生均深染，1 次染色后不易用水冲掉，不能反复染色。其他还有许多色素如奥辛蓝（alcin blue）、结晶紫（crystal violet）等都常用于黏膜染色。总之色素与其他药物一样，大剂量应用须慎重，染色要在局部进行。确认病变后应将多余色素液体吸引出去。

4. 结肠镜观察

（1）用放大 100 倍以上结肠镜，观察经上述处理的病变部位，可清楚观察隐窝，判断病变性质，如是肿瘤，或不是肿瘤，是良性肿瘤还是癌。

（2）放大结肠镜观察对隆起型早期大肠癌一般较少遗漏，对于平坦、凹陷型早期大肠癌则极易漏掉，如侧方发育型肿瘤（LST）常规肠镜检查极易漏诊。因此，必须采用黏膜染色及放大内镜仔细观察。LST 的腺管开口形态以Ⅲs 型和Ⅳ型为主，如表现为Ⅴ型，则应高度警惕黏膜下层癌。

5. 内镜下治疗　随着结肠镜对早期大肠癌诊断技术的不断进展，特别是放大结肠镜的临床应用，通过内镜治疗早期大肠癌已成为可能，目前内镜治疗的绝对适应证是指没有转移的黏膜内癌，切除后可达治愈目的。如将黏膜下层垂直向下分为 3 等份 sm1、sm2、sm3，内镜治疗应止于 sm1（即浅黏膜下层）病变。进一步判断可做非提起征试验（non-lifting sign）进行浸润深度诊断，阳性者不宜做内镜治疗；也可借助超声内镜判断肿瘤浸润深度。切除方法有多种，高频电息肉切除术、内镜下黏膜切除术（EMR）、黏膜下剥离术（ESD）等都是最有效的治疗方法。

【诊断】

切除的标本要伸展、固定，测量标本及病变大小后，全瘤送检做连续切片，如组织学证实：①癌浸润深度达 sm2 以下；②切除断端有癌浸润；③有血管内癌浸润；④低分化腺癌或未分化腺癌，具备其中 1 项者都应追加常规手术。

1. 窄频影像技术（narrow band imaging, NBI）　原理为肿瘤性息肉或病灶（neoplastic lesion or adenomatous lesion）在形成时有新生血管（angiogenesis），而非肿瘤性息肉或病灶（如增生性息肉）则无此现象。传统的内视镜光源由红蓝绿三种颜色组成（RGB），而 NBI 无红色光源并将蓝光与绿光的频宽缩小，于是 NBI 的光源遇到肿瘤或息肉内的血管时因血管是红色而将光线完全吸收，又因窄频而使血管与周围非血管组织对比更强，如此一来肿瘤性息肉在低倍下如咖啡豆一般，非肿瘤性息肉则与周围黏膜颜色无异。高倍镜下在肿瘤性息肉表面可以看见网状构造，而非肿瘤性息肉无此构造。NBI 与染色内视镜有类似的诊断正确率，可以称呼为电子染色内镜。

2. 共聚焦显微镜（LCM）　因具有超高的分辨率（可达 0.001 mm），能清楚地显示组织的显微结构，广泛应用于细胞生物学实验室。近年来，将 LCM 整合于传统电子内镜的头端诞生了共聚焦内镜（confocal endoscope）。该镜除能作标准电子内镜检查外，还能同时生成共聚焦图像，在内镜检查过程中能够对体内组织实时成像，实现了活体内组织学检查，其每一个合成图像大致可以代表组织标本的一个光学切面，能达到和活检标本病理切片检查雷同的效果，在内镜下直接判断病变的组织结构，被称为“光活检”或“虚拟活检”。以 PENTAX EC-3870CIK 为例，其可将图像放大至令人惊叹的 1000 倍（无数码变焦时放大倍率可达 500 倍）；而且不仅可观察到黏膜组织表面的图像，也可以到表面以下的水平切片。最大观察深度为 250 幺米。共聚焦激光内镜的诞生标志着内镜检查的一个新的时代到来，预示着内镜检查从宏观走向微观，从表层走向深层，从影像走向功能。

四、小肠内镜

（一）胶囊内镜

胶囊内镜是消化道系统无损伤性诊断的一种革命性的技术创新。

【适应证】

1. 不明原因消化道出血，尤其怀疑小肠出血者。

2. 不明原因缺铁性贫血。

3. 不明原因慢性腹痛、腹泻、消瘦者。

4. 临床疑为炎症性肠病、肠结核、小肠肿瘤者。

5. 其他影像学检查怀疑小肠病变者。

【禁忌证】

1. 明确或怀疑有胃肠梗阻、消化道畸形、消化道穿孔、较大憩室、狭窄及瘘管者，因为摄像胶囊有不能顺利通过肠道的危险。

2. 严重吞咽困难，不能顺利吞入摄像胶囊者。

3. 体内置入心脏起搏器或其他电子仪器，因为电子仪器会干扰胶囊内镜的工作。

4. 妊娠期。

【检查方法】

患者像服药一样将“智能胶囊”服下，随着胃肠肌肉的运动节奏沿着胃→十二指肠→空肠与回肠→结肠→直肠的方向运行，同时对经过的肠段连续摄像，并以数字信号传输图像给患者体外携带的图像记录仪进行存储记录，工作时间达 6 ～ 8 小时，在智能胶囊吞服 8 ～ 72 小时后就会随粪便排出体外。医师通过影像工作站分析图像记录仪所记录的图像就可以了解患者整个消化道的情况，从而对病情作出诊断。

【优点】

1. 操作简便　整个检查仅为吞服胶囊、记录与回放观察 3 个过程。

2. 安全卫生　胶囊为一次性使用，可避免交叉感染，且检查过程无痛无创；其外壳采用不能被消化液腐蚀的医用高分子材料，对人体无毒、无刺激性，能够安全排出体外。

3. 视野扩展　全小肠段真彩色图像清晰微观，突破了小肠检查的盲区，大大提高了消化道疾病诊断检出率。

4. 方便自如　患者无须麻醉，无须住院，行动自由，不耽误正常的工作和生活（只需注意检查当天不从事重体力劳动和剧烈运动即可）。

（二）术中肠镜

在手术过程中，经远端自然孔道或在小肠切一个小孔，经切口向口侧观察至十二指肠及胃；向肛侧观察至盲肠，结合术前的胃镜、结肠镜检查，能在手术中观察全小肠黏膜，大大提高小肠疾病的检查率，从而配合外科医师制订手术方案。如家族性腺瘤性息肉病患者行全大肠切除时或 P-J 综合征患者术中均需要常规探查全部小肠，尽可能摘除小肠息肉；对出血部位的术中定位等。

五、超声检查

超声检查是利用人体对超声波的反射进行观察。一般称为 US 的超声波检查，是用弱超声波照射到身体上，将组织的反射波（echo）进行图像化处理。B 超、彩色多普勒以其无创、经济、可重复的优势广泛应用于临床。在肛肠病主要应用于消化道肿瘤、肠梗阻、肠套叠和盆腔、会阴部、肛门周围疾病的检查。20 世纪 80 年代后随着高频超声探头、腔内超声探头不断出现，超声探头与内镜整合的超声内镜，以及在超声引导下定位、穿刺活检，进一步扩大了超声技术在肛肠病的应用范围。

（一）常规超声

【检查前准备】

1. 禁食　要求患者禁食 8 小时以上，以保证胆囊胆管内充盈胆汁，并减少胃肠道的内容物和气体的干扰。通常在前 1 天晚饭后开始禁食，次日上午空腹检查。下午检查者中午需禁食。

2. 膀胱、前列腺检查　需充盈膀胱，并于检查前 1 ～ 2 小时饮水 1 000 ～ 1 500 ml，喝水后不要排尿，使膀胱适度充盈，以利于检查。

3. X 线胃肠钡剂造影　钡是超声的强反射和吸收剂。胆囊、胆管附近胃肠道内残存有钡剂，会影响超声检查，应在 X 线胃肠造影 3 天后，胆系造影 2 天后再做超声检查。

4. 进行胃镜、结肠镜检查的患者，需检查2天后再做超声检查。

5. 腹部胀气者影响胆囊、胆管及胰腺图像的观察，可服用乳酶生片剂3天后检查。

【临床意义】

B超可以清晰地显示各脏器及周围器官的各种断面像，由于图像富于实体感，接近于解剖的真实结构，所以应用超声可以早期明确诊断。早期发现肝占位性病变的检出已达到1 cm水平。还可清楚地显示胆囊、胆总管、肝管、肝外胆管、胰腺、肾上腺、肾、输尿管、膀胱和前列腺等。B超检查能检出是否有占位性病变，尤其对积液与囊肿的物理定性和数量、体积等测量相当准确。亦可用于小血管的判断，测定血流方向及速度等，可广泛应用恶性肿瘤的检查。对于会阴部、臀部体表的超声检查主要用于鉴别囊实性包块、臀部脓肿的B超引导穿刺、明确肛瘘瘘管走行方向、涉及肛门括约肌的多少等，用以指导手术方案的确立。

（二）结肠超声

【检查前准备】

1. 常规肠道清洁同肠镜检查前准备方法。

2. 胃肠超声造影剂的种类较多（包括多种饮料、胃超声显像剂、粉剂食品调制的稀糊以及中药制剂等），根据造影剂在胃肠道内的超声成像效果，一般分为无回声型声学造影剂和有回声型声学造影剂两种。

（1）无回声型声学造影剂：这类造影剂比较常用，优点是使用方便，效果较好，患者乐意接受。分为含气类和无气类：含气类充盈造影剂主要是含碳酸氢钠的饮料，如汽水；无气类充盈造影剂以脱气水为主，如温开水、茶水、20%甘露醇溶液以及不含碳酸氢钠的部分纯液体饮料等。牛奶、人乳亦可作为充盈性造影剂（主要用于婴幼儿胃肠道超声造影）。

（2）有回声型声学造影剂：包括等回声、混合回声类，主要是一些谷物经研磨加工的粉剂，如“胃窗85”、稀钡及海螵蛸混悬液等。目前，该类造影剂已较少使用。

3. 降低结肠张力检查前肌内注射山莨菪碱10～20 mg，以降低结肠张力。

【检查方法】

1. *口服法肠道超声检查* 常规清洁肠道，并空腹待检；检查时口服肠道显像剂50～100 ml，饮水500～1 000 ml（或口服20%甘露醇250 ml），待肠道充盈有便意时再做超声检查。检查时沿结、直肠走向进行纵横的多方位、多切面的连续扫查。

2. *灌肠法结肠超声检查* 待肠道清洁后，于检查前选用消毒的肛管或Foley导尿管，送达肠腔后将气囊充气，在超声监视下以均匀速度注入温生理盐水。与此同时，超声探头在腹部进行扫查。注水量应以充分显示病变部位及患者能耐受为限，一般扫查直肠上段或乙状结肠病变注水量为500～1 000 ml，探测回盲部病变注水量最多可达到2 500 ml，可适量加入二甲硅油50～100 ml消除气泡。

3. *观察要点*

（1）采用不同体位依次观察直肠、乙状结肠、降结肠、结肠脾曲、横结肠、结肠肝曲、升结肠至回盲部。

（2）观察肠道充盈情况、肠道清洁度、肠壁厚度、层次结构、柔软度、肠壁各层关系的连续性、病灶的部位、大小及浸润程度等。

【注意事项】

1. 灌肠后一般均能耐受30～60分钟，但结肠炎患者肠蠕动频繁，耐受性差，可先灌注半量，夹住导管，如果充盈度较好即不必再灌。

2. 横结肠的曲度较大，平卧位时横过脊柱前的结肠略高于两侧腹部，液体多流向右曲或左曲，如果横结肠充盈欠佳时，可转动体位调整。

3. 肠道的清洁准备极为重要。长期便秘、环形病变肠腔狭窄、肠道内粪便积存较多时则影响检查，需清洁灌肠后再行检查。

4. 肠蠕动过快要警惕小而单发的肿瘤。

5. 年老体弱病重或狭窄严重者可选用导尿

管灌肠；导管插入太浅、灌注速度快、压力高，患者不易耐受也影响检查。

【临床意义】

B超对腹部实质性脏器的检查已普及。但对结直肠而言，由于内容物与气体的存在，使得腹部超声探查病变受到一定的限制，检查游离肠段有死角，具体定位难度大，一般认为它对肠道疾病的诊断误诊率、漏诊率高。结肠超声主要观察肠壁增厚、肠道扩张和肠道内容物移动等改变，以及腹水、腹腔内较大占位等。亦还可以检测到血管的血流情况，显示异常血供的情况，如结肠血管瘤、肠系膜血管异常，肿瘤的血供信号，也可用于疑有结直肠占位性病变的一种无创的筛查。

（三）腔内超声

【适应证】

1. 直肠占位性病变尤其黏膜下病变者，要明确其与肠壁的关系，鉴别是肠腔内、肠壁间还是肠壁外。

2. 实性肿瘤为明确有无浸润，浸润层次，有无肿大的淋巴结；估计恶性肿瘤的分期。

3. 直肠癌术后的随访观察，吻合口有无病变；评价治疗效果。

4. 排便异常（失禁或便秘）、肛管直肠先天畸形、外伤致肛门直肠损伤等，需评价括约肌发育或损伤状况。

5. 疑有直肠黏膜下及肛管括约肌间脓肿时；复杂瘘管走向及与括约肌的关系不明确时，可用B超确定。

6. 会阴部组织病变可在直肠腔内超声引导下定位取组织活检。

【检查前准备】

1. 排便，饮水适当充盈膀胱。常规肛诊检查，了解有无肿块、出血、狭窄或肛门周围异常。

2. 腔内探头套上避孕套后用橡皮筋扎好，由探头的内孔注入生理盐水 30 ～ 50 ml 后抽吸，将套内气体排除，避孕套薄膜紧紧贴敷上晶体表面，套外涂用超声耦合剂。

【检查方法】

1. 腔内直接探查　患者侧卧位，双腿紧贴胸前，在肛门松弛状态下，探头缓缓插入，其晶体面对耻骨联合（即前列腺的中位）。插入深度一般为探头的顶端达到充盈膀胱的中部，这样，前列腺、精囊或子宫均可显示。探头的晶体与直肠壁可直接接触，随着探头手柄的转动，各方位直肠均可探查。

2. 腔内间接探查　插入直肠后，再从探头远端小孔注入 30 ～ 50 ml 生理盐水充满套内，使探头晶体通过水囊显示直肠壁各层组织结构，对直肠黏膜可获得更为清晰的图像。

【临床意义】

直肠肛管腔内超声扫查（transrectal ultrasonography，TRUS）使用腹部线阵超声仪，选择腔内用棒式探头，常用频率为 5.0 MHz、7.5 MHz，能显示直肠周围组织及脏器轮廓，用于宏观定位；12 MHz 以上，可对直肠壁提供更清晰的图像，适用于小病灶的肠壁层次定位，适用于直肠中下段和肛管的检查，能清楚地显示直肠壁的各层结构及肛管周围复杂的解剖结构；具有无创伤、操作简单、价格低廉等优点。对直肠黏膜下肿瘤、动力学改变性疾病，特别是肛门失禁的诊断有着重要的参考价值；也是前列腺疾病的首选影像学检查。

（四）内镜超声

内镜超声是将微型超声探头装在内镜前端，随内镜送入胃肠道进行超声检查的一种技术，这项技术称为内镜超声检查术（endoscopic ultrasonography，EUS）。

【检查前准备】

1. 微型超声探头微型超声探头的基本组成是外鞘和换能器芯两部分，有可拆卸式和不可拆卸式，以后者较常用。探头的直径为 1.7 ～ 3.4 mm，长约 200 cm，工作频率常用为 7.5 ～ 30 MHz。有带水囊的有不带水囊的，后者因体积更小，更为常用。

2. 去泡剂常用为二甲硅油，它可去除表面张力，使泡沫破裂消失。因黏液中的泡沫掩盖病变，影响内镜观察，泡沫中的气体又可反射声波干扰超声成像，因此，超声内镜检查对去泡要求比普通肠镜检查更高。

3. 水囊带水囊的微探头每次插镜前均应仔细检查水囊完好无损，并反复注水测试，排尽囊中气泡。不带水囊的微探头使用时需向肠腔内注入足够的水，以便使被检部位能够潴留水。

【检查方法】 主要是调节超声图像。

1. 检查任何部位均先用低倍原图，呈现病灶后再逐级放大。

2. 显示局部病灶可取放大的半圆图。

3. 观察消化道或其外邻近器官时均先用 7.5 MHz，待初步显示病灶后再切换成 12 MHz 以反复比较显示。7.5 MHz 显示病灶实质回声较好，12 MHz 显示消化道壁或病灶近场的边界较好。

【注意事项】

1. 插入方法与普通结肠镜相同。探头尽可能插足够深度后，抽尽空气，注入脱气水，边退镜边实时超声扫描。

2. 为获得最佳的 EUS 图像，须将病灶完全浸入脱气水中，此时可根据病灶的位置调整患者的体位。另外，尽可能把换能器保持在肠腔中心，与病灶平行，使结肠各层得到良好的聚焦。

3. 应将换能器慢慢地在病变部位前后移动以观察到病变的深层边界，了解病变的全貌。

4. 勿将结肠瓣半月襞当作病变，稍稍进镜或退镜可区分黏膜病变与皱襞。

5. 辨别正常结直肠周围结构有助于判定方位：于直肠部可见前列腺、精囊、膀胱、阴道、子宫；于乙状结肠可见膀胱底部、左侧卵巢、髂内血管；于结肠左曲部可见脾、左肾及胃底体部；于横结肠上方可见胃，后方可见胰腺；于结肠右曲（肝曲）部可见肝、胆囊；于升结肠后方可见右肾。男性的前列腺、精囊、女性的阴道及膀胱为最易识别的界线及结构，一般将前列腺或阴道在屏幕上定在 6 点钟位置，依靠其来迅速地确定病变的方位。

6. 对可疑部位可反复探查。

7. 检查完毕退镜前应将水囊抽空后再退出。

【优点】

用于检查黏膜层以下的深层病变。EUS 技术排除了腹壁及肠气的干扰，并采用较高的探头频率，可清晰显示消化道管壁及周围脏器的良恶性病变。超声肠镜性能与普通肠镜性能已接近，可用于常规的肠镜检查，遇到需要超声检查的病变时，只需切换监视器即可，图文资料可同样保存。同样在需要组织学检查时，可行超声内镜引导下穿刺技术（EUS guided fine needle aspiration，EUS-FNA）。EUS 指导内镜下的治疗已在临床开始应用，相信随着 EUS 的广泛应用，将对消化道疾病的诊断及治疗起到更大的作用。

【临床意义】

微型超声探头因其具有较高的频率，分辨力高，更能清晰地显示管壁的层次结构，且扫描时采用腔内水充盈法，可保持隆起性病灶的自然状态。

1. *黏膜层起源的息肉病灶*　内镜下发现可疑局限性隆起型病灶后，先用染色法染色，用放大内镜观察其腺管开口类型，初步判断组织学类型以及早期结肠癌的浸润深度；再对肿瘤性病变进行超声内镜检查，明确肿瘤浸润的深度及病灶蒂部的血供情况，从而为病变的镜下正确处理提供快速而准确的依据。

2. *溃疡性结肠炎（UC）*　主要累及黏膜层，有时累及黏膜下层。常规内镜难以判断病变累及深度，在常规内镜基础上结合 EUS/MS 检查，一方面可了解结肠黏膜表面的形态改变，另一方面还可判断炎症累及肠壁的深度，这样可有效地弥补 UC 在诊断上的不足。

【展望】

超声内镜问世二十几年来，其技术不断进步，功能逐渐拓展。EUS 安全性高、患者耐受性较好，尤其在消化系统各种良恶性疾病的诊断、定位中较其他各项传统的检测手段具有明显的优势，具有较好的推广前景。将超声内镜与镜下活检两个原本独立的检查方法结合起来，以强化 EUS 的优势成为目前 EUS 技术发展中最令人感兴趣的问题之一。它填补了普通内镜、体表超声和 CT 等所不能覆盖的一些特殊适应证的空白。扇扫超声内镜能够实时观察及监控穿刺针的前进方向和深度，使内镜超声引导下的细针穿刺技术得以实现；彩色多普勒和能量多普勒的应用避免了刺穿血管的可能；而超声引导下的细针穿刺活检技术增加了纵轴超声内镜对上消化道和胰腺肿瘤等疾病的检查应用；内镜超声引导下的消化道囊肿造口术使引流更精确，减小了出血和穿孔的风险；即使是上消化道很微小的肿瘤内镜超声都能清晰地显示，而且内镜超声对胰腺肿瘤和黏膜下病变的大小和局部浸润范围有良好甚至精确的判断，是其他影像学技术难以比拟的。如今，内镜超声引导下的三大介入技术：内镜超声引导下的细针穿刺吸取细胞学检查、内镜超声引导下的引流技术、内镜超声引导下的细针注射技术的临床应用越来越频繁和广泛。

（五）术中超声

术中超声检查常用于结直肠外科手术中。

1. 用以协助肠癌淋巴结转移、肝转移的进一步判断。

2. 对术中肝肿瘤射频消融治疗辅助定位。

3. 在腹腔镜探头上的超声装置直接探查腹腔内脏器，既能提供内脏表面的病理表现，又能展现组织深层的结构，为腹部疾病的准确诊断和治疗方案的确立提供依据。

4. 解决腹腔镜不可触摸和缺乏对深部组织的探查能力这两大弊端，有利于分辨组织结构，发现潜在风险，协助完成手术。

5. 在超声引导下还可开展穿刺取样、药物注射、引流及介入物理治疗等，大大丰富了腹腔镜治疗的手段。

六、X 线检查

（一）腹部 X 线检查

腹部 X 线片是腹部外科急腹症的首选检查，对肛门直肠及盆底疾病的临床价值不大，但对消化道穿孔、梗阻有极高的临床意义。

【适应证】

1. 消化道肿瘤、炎症、外伤，以及肠道检查治疗等引起的消化道穿孔。

2. 肠梗阻，并判断梗阻程度。

3. 消化道不透 X 线的结石；腹部异常钙化，可根据钙化的形态、部位作出诊断。

4. 可观察腹腔内脏器（肝、肾、脾等）的轮廓、位置和大小改变。

5. 腹部 X 线片对诊断新生儿消化道畸形亦有很大的意义。先天性小肠狭窄时，闭锁以上的肠管内充气扩张并有液平面形成，而闭锁以远的肠管内无气体；先天性巨结肠、肛门闭锁、结肠旋转不良、畸形，胎粪性腹膜炎都能在腹部 X 线片上有明显的表现。

【检查前准备】

检查当天早晨禁食，尽量排空大便。

（二）消化道造影

消化道造影对胃肠道病变的诊断具有方便、快捷、准确等优点，多年来得到广泛应用，并一直作为胃肠道疾病诊断的基本方法之一。近年来由于内镜和其他影像技术的发展，临床应用受到了挑战，但仍不可完全取代。现在常用双重对比造影法。常用的造影剂为硫酸钡，按部位可分为上消化道造影、下消化道造影。肛肠病常用下消化道造影检查。

小肠造影检查

尽管小肠占整个消化道全长的 75%、全部黏膜面积的 90%，但其发病率却相对较低。

【适应证】

1. 无法解释的消化道出血。

2. 腹泻或脂肪泻、消瘦。

3. 无法解释的腹痛、反复肠梗阻。

4. 不明原因的发热。

5. 区分溃疡性结肠炎和克罗恩病性结肠炎。

【检查前准备】 禁食。

【检查方法】

1. 采用（50%～70% W/V）稀钡 300 ml，用口服法或灌钡法把造影剂送入小肠。灌钡法是通过鼻胃管注入造影剂，鼻胃管的尖端正好位于十二指肠悬韧带处，是目前小肠造影检查中较精确的方法，其主要优点是通过插管越过幽门，可以人为控制钡剂的灌注速度。需要插管也是最大的缺点，患者痛苦大，所以目前应用较少。

2. 大量的钡剂有助于观察小肠的弥漫性黏膜病变。加压法可帮助更好地观察病变，也常规用于回盲部病变的观察。开始时，通过透视观察，如果钡剂充分进入小肠，则可摄片，摄片的频率取决于钡剂通过的速度，通常每隔 30～60 分钟摄 1 张片，逐段观察各组小肠，至钡剂到达结肠为止。正常人钡液通过小肠需 2～6 小时。需要注意末段回肠的显示一般不宜注射低张药物，因小肠低张后，肠管呈普遍性扩张，与正常肠段不易区分，应用逐段加强法检查，因为此肠段易被盆腔肠段覆盖但此处又是经常发现问题的部位，因此必须特别注意，克罗恩病就是典型的例子。

【缺点】

费时，间隙检查、肠襻重叠易遗漏病灶，且肠腔内张力不够，回肠区短小、轻微病变不易发现。

结肠造影

向结肠内灌入高密度或低密度物质使之显影的 X 线检查方法称为结肠造影。造影所用的高密度物质称为阳性造影剂，主要是硫酸钡悬液；低密度物质称阴性造影剂，主要是空气。结肠造影的绝对禁忌证为肠穿孔和肠坏死，急性肠炎及急性阑尾炎也不能进行结肠造影检查。现代数字胃肠、数字摄影（DR）、数码冲片（CR）等设备使拍片质量有了显著提高，并可全程录像拍片回放从而使诊断更为可靠。结肠造影依方法不同可分为 4 种。

1. 钡剂灌肠　是一种传统的结肠造影方法，于彻底清洁肠道之后进行。造影时向大肠内灌注 30%～40% W/V 的硫酸钡悬液 800～1 000 ml，先跟随钡剂行充盈相检查，并逐段加压，然后排出钡液行黏膜相检查。亦可于黏膜相检查之后向肠腔内注气扩张肠管进行“双重对比”检查。

钡剂灌肠主要用于检查结、直肠的形态、位置、器质性状况及某些较大或较为明显的病灶。但总体上说疾病检出率较低，不仅难以检出单发的 1 cm 以下的病灶，甚至有可能遗漏较大病灶。究其原因主要是充盈相检查时肠腔内积存大量钡液，可能淹没或遮盖了病灶；其次直肠、乙状结肠位置较深，肝曲和脾曲位于肋弓深部，这些肠段的肠管弯曲、重叠又难以加压检查，加之黏膜相常因钡剂不能排空而效果不佳，而却又是病变的好发部位。至于充气后的“双重对比”检查则因结肠内存留钡剂较多、钡剂浓度过低，未采用低张等，效果明显不如直接低张法结肠双重对比造影。

2. 结肠气钡双重对比造影　结肠气钡双重对比造影于 20 世纪 70 年代传入我国，80 年代起在国内迅速普及和推广，是检查结、直肠器质性病变的主要方法，目前已将本法列为结肠造影的常规方法。

（1）肠道准备：检查前 2 天进行肠道准备。需要注意的是严格控制饮食 2 天，且药物导泻达 4 次以上，终末排泄物内基本没有粪渣者不必清洁灌肠，对肠道准备不充分者才使用清洁灌肠，清洁灌肠至少应于造影前 3 小时进行，并于清洁灌肠后给予开塞露促其排出肠内水分。

（2）低张：目的是松弛肠壁平滑肌，便于肠管舒张，减轻腹胀。一般于灌注造影剂之前肌内注射盐酸山莨菪碱（654-2）20 mg。注射前需排空小便，有禁忌证者不能使用。

（3）造影剂灌注：颗粒均匀型双重对比造影用 80%～100% W/V 的硫酸钡悬液 150 ml 左右，先灌入直肠，再注入空气 1000 ml 左右。检查过程中需多次调整和变换体位，以使钡剂均匀涂布全部大肠黏膜，并将拟显示部位置于高处，用气体扩张局部肠管拍摄点片。

(4) 优缺点：优质的结肠双重对比造影片可以显示大肠黏膜的细微结构（无名沟），黏膜轮廓线犹如素描一样纤细、连续而光整，肠腔扩张良好，影像清晰、透明，富有立体感，可显示单发的 2 ～ 3 mm 大小的病灶。结肠气钡双重对比造影的诊断正确率已接近纤维结肠镜。检查后患者仅有轻度腹胀及眼花、口干等低张药物不良反应，无明显不适，且造影方法简便，容易被患者接受。结肠双重对比造影要求在 20 分钟左右完成检查，时间过长会引起钡膜龟裂，影响造影效果，因此对操作者的技术熟练程度要求较高。此外，检查过程中要求患者多次转换体位，有些年老体弱或行动不便者难以配合。结肠双重对比造影成功与否除决定于放射科医师的技术水平外，很大程度上取决于患者肠道准备的情况，不仅要求清洁亦要求肠壁黏膜面干燥。临床医师应督促和指导患者做好肠道准备工作。

3. 钡剂法结肠造影　适用于因肛门括约肌失禁而难以进行结肠双重对比造影，或因年老体弱、行动不便、心脏疾患等不能耐受结肠双重对比造影者。

(1) 造影方法：①肠道准备，可口服泻剂或最低限度应于造影前 1 小时清洁灌肠 2 次。肠道清洁的程度会直接影响造影效果。造影当日晨禁食禁水至检查结束。②造影剂，以 20% 的甘露醇或山梨醇 175 ml 加硫酸钡 100 g 配制成 50% W/V 的硫酸钡悬液，加生理盐水 100 ml。亦可用 80% W/V 的硫酸钡悬液 200 ml 加生理盐水 100 ml。③检查，上述造影剂任取一种口服，待钡剂充盈全部大肠时可进行检查，检查结束前不能排便。亦可于检查结束后排出钡剂，注气行“双重对比”检查。

(2) 优缺点：属顺行检查，方法简便，无不良反应，还可用于观察肠管功能改变。由于所使用的钡剂浓度较低，可在一定程度上显示重叠的肠管。用生理盐水调制的钡剂不易干涸和絮凝；使用甘露醇或山梨醇配方者具有高渗作用，可使组织间液进入肠腔，钡剂通过较快。缺点是肠道内钡剂较多，影像明显不如结肠双重对比造影清晰，难以观察和发现结直肠细小病灶。

4. 经腹部结肠造口结肠双重对比造影

(1) 适用于因低位直肠癌根治术或肠管创伤所致暂时性或永久性结肠造口患者。

(2) 肠道准备、钡剂浓度及低张均与结肠双重对比造影相同，唯钡剂用量可视所检结肠长度酌减。

(3) 经造口行结肠双重对比造影的关键是防止气钡从造口溢出，需使用带有圆锥或漏斗状杯口的肛管（如结肠灌洗器带有圆锥的灌肠管；或用小口塑料瓶剪成漏斗状，插入外径与瓶口内径相符的肛管，用胶带封闭周围缝隙）。也可使用 Foley 尿管，但效果欠佳。

(4) 根据造口方向插入肛管，由患者手持圆锥或漏斗状杯口用力封堵造口；使用 FoLey 尿管者则于附囊注气后由患者向外牵拉，无论体位如何转换均不得松手，可取得满意造影效果。

(5) 结肠双造口者欲检查远端结肠和直肠时须用碘水或有机碘剂。如果使用钡剂则检查结束一定要用生理盐水反复冲洗干净，以免干结在肠腔内。

（三）结肠传输功能检查

肠道传输功能检查即是口服标志物后，通过观察标志物在胃肠道中的运行和分布情况，来推测胃肠道内容物的运行速度，从而判断消化道的传输功能。

【原理】

正常成年人结肠顺行推进速度约为 8 cm/h，逆行推进速度约为 3 cm/h，每小时净推进距离约 5 cm。通过口服不透 X 线的标志物，使其混合于胃肠道内容物中，在比较接近生理的前提下，摄片观察标志物在结肠内的运动情况及传输速度，从而判断结肠壁神经肌肉的功能状态，此方法即为不透光标志物追踪法。

【常用标志物】

主要有分解代谢类（如乳糖、柳氮磺吡啶

等)、不透X线类和放射性核素类[如^{99}Tc(锝99)、^{131}I(碘131)、^{111}In(铟111)等]三类。分解代谢类和不透X线类标志物主要分别用于检测小肠及结肠传输功能,而核素类标志物可用于小肠及结肠运输功能检查。平时提及的肠道运输功能检查,主要指的是结肠运输功能检查。

【检查方法】

主要有不透光标志物追踪法及放射性核素闪烁扫描法。前者以其简单、安全、无创性、无须特殊设备等优点,在临床上得到广泛应用。而放射性核素闪烁扫描法因需特殊设备、患者暴露于放射性核素等,其应用受到一定限制。现就不透光标志物追踪法做一介绍。

1. 标志物的制备与选择 国外有商品化标志物供应,但国内未见到,有条件的单位通常自行制备,方法各不相同。标志物制备需达到以下条件。

(1)标志物的性状:根据人体消化道生理特点、消毒及X线要求,标志物应无毒、无害、无刺激;通过消化道时不碎裂、变形和吸收;体积、重量接近于粪渣,易被粪便裹在一起推进;在X线片中能清晰显影。

(2)常用材料:硫酸钡。

(3)制作规格:硫酸钡含量不少于60%,制作成不同形状的颗粒,其中有粗棒状、细棒状或圆形小颗粒(图4-7)。标志物经消毒后每胶囊内装20粒,为1次用量。

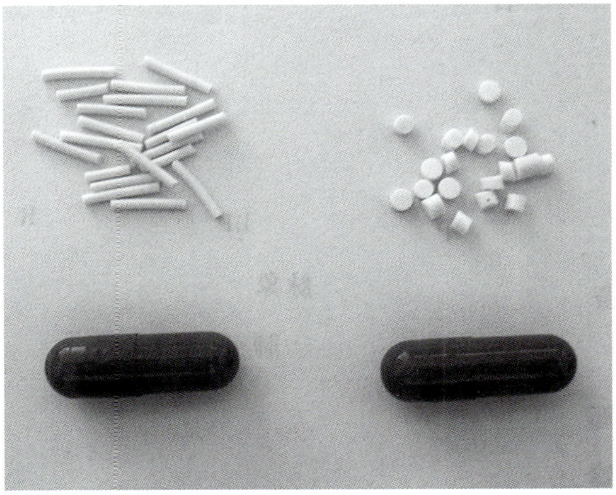

图4-7 硫酸钡胶囊

2. 服用标志物和拍片方法 从检查前3天起,停止使用一切可能影响消化道功能的药物及按一定标准给予饮食(每天含14 g左右纤维),保持正常生活习惯不作特殊改变。因检查期间不能使用泻药,也不能灌肠,对于那些已多日未能排便,估计难以继续坚持完成检查者,待其排便后再按要求进行准备。因黄体期肠道转运变慢,故育龄妇女做此项检查时,应避开黄体期。

(1)1粒5片法:检查当日晨服胶囊1粒(内装20枚不透光标志物)。胶囊融化后标志物散落于胃肠道中,每隔24小时摄仰卧位腹部X线片1张,逐日观察标志物在肠道内移动及排出的情况,直至标志物全部排空为止。如果标志物虽未排尽但已连续摄片5张,亦应停止摄片。

(2)3粒3片法:在3粒胶囊内分别装入不同形状的阳性标志物各20枚,简称M1、M2、M3,连续3天早晨各服1粒胶囊,至4天早晨摄72小时片,至5天早晨摄96小时片,至6天早晨拍摄120小时片为止。

(3)3粒5片法:首日服胶囊M1,24小时摄片后服M2,48小时摄片后服M3,然后逐日摄72小时、96小时、120小时X线片。

(4)3粒1片法:连续3天,每天限定同一时间服用胶囊,第1天服M1,第2天服M2,第3天服M3,第3天空,第3天在相同时间拍片。

上述四种方法中,1粒5片法只用一种标志物,检查期间只要有1天结肠传输不正常既可能造成假相,检查的偶然性比较大。3粒3片法因每天所服标志物各不相同,在一张照片中可分辨不同日期所服入标志物的分布情况。3粒5片法除能提供M1每天运行情况外,还能显示M2在96小时以内,M3在72小时内标志物逐日分布及数目,尤其可对三种标志物前3天的传输情况进行横向对比,结果更加可靠,但需多次拍片,费用稍高。第4种3粒1片法较为方便,也便于对前3天M1、M2、M3使用情况的观察,所以临床上采用较多。

【读片分析】 每张腹部X线片分脊柱左、

脊柱右及盆腔三个区域，分别表示左半结肠、右半结肠和乙状结肠的位置（图 4-8）。观察各部位的标志物粒数。正常人排便的差异很大。60%以上的人每天排便 1 次，也有人每天排便 1 ～ 2 次，或 2 ～ 3 天排便 1 次，这与每个人的生活习惯，饮食习惯及个体差异有关。其次，结肠内容物向前推进的速度也与食物种类及数量有关。钡剂造影中钡剂平均 4.5 小时达盲肠，6 小时达结肠肝曲，9 小时达结肠脾曲，11 小时达降结肠，18 小时入盆腔大肠，24 小时开始排出体外。进食高纤维素食物者平均 14.5 小时开始排出，而进低纤维素食物者平均要 28 小时才开始排出，时间几乎增加 1 倍。我国正常人服用标志物后应于 3 天内基本排空(80%以上)。超过 72 小时（96 小时以内）大肠存留 4 粒以上者为传输功能相对延缓，至 120 小时仍存 4

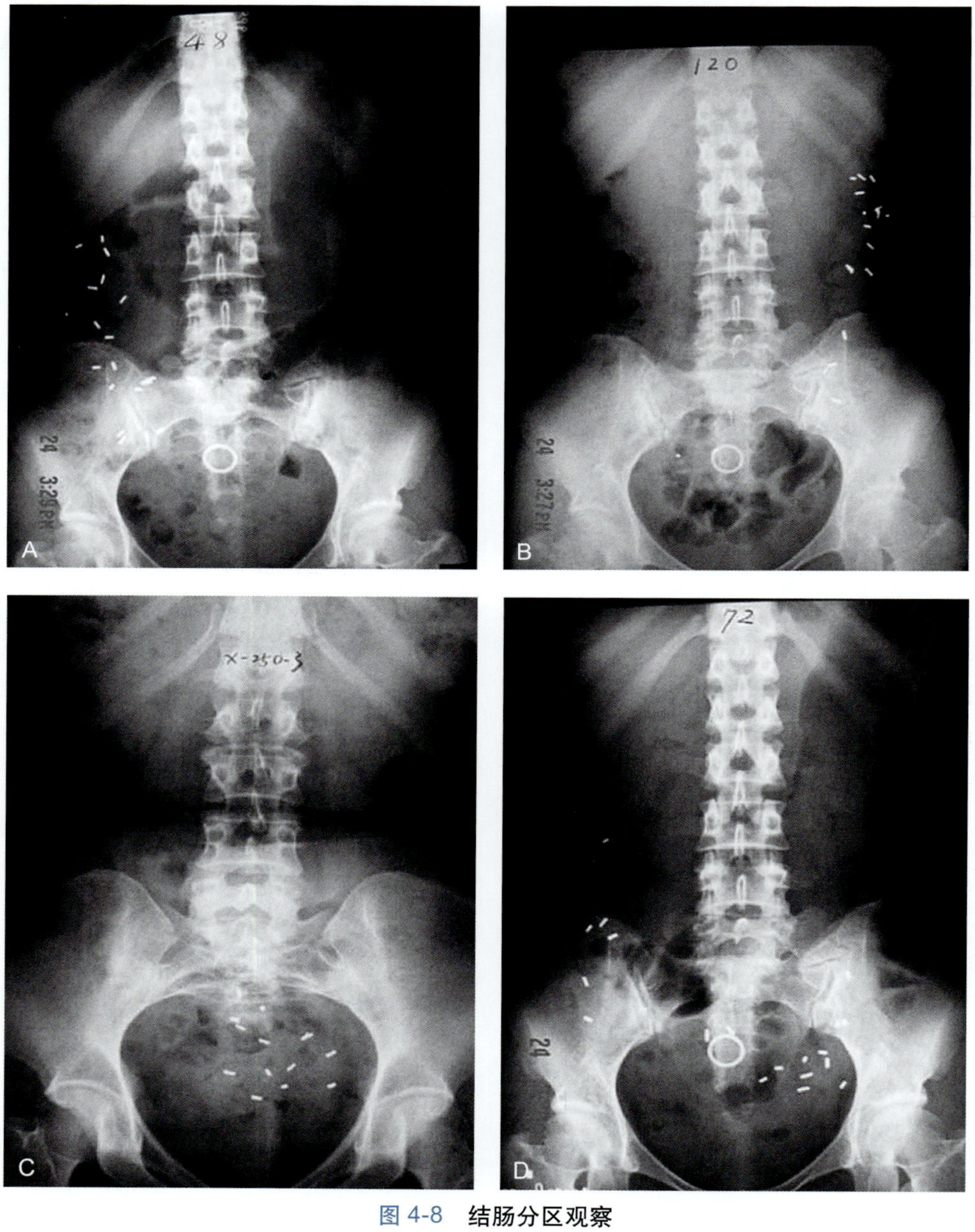

图 4-8　**结肠分区观察**

A. 右半结肠区域；B. 左半结肠区域；C. 乙状结肠区域；D. 混合性便秘

粒以上者为绝对延缓。

结肠传输延缓可以是全结肠，亦可是某一肠段。前者表现为标志物虽排空延缓，但仍逐日前移，数量减少；后者则表现为标志物长时间滞留于某一肠段。功能性出口梗阻所致便秘的结肠传输试验也可呈现标志物排空延缓，但其特点是标志物在结肠内传输正常，只是长时间堆积于直肠及乙状结肠内不能排出。

人体的结肠传输及排便过程受诸多因素影响，同一患者在相同情况下的两次结肠传输试验可以出现完全不同的结果。结肠内多 1 ～ 2 粒或少 1 ～ 2 粒标志物也不足得出不同的诊断。因此，对结肠传输试验的结果亦不应绝对化，尤其是对作出结肠慢传输而拟行部分或全结肠切除者必须重复多次进行结肠传输试验。

【正常值】

结肠传输试验正常值：正常人的大肠传输快慢个体差异较大，但仍有以下规律。

1. 24 小时标志物全部通过回盲部进入大肠，否则为回盲部以上病变。

2. 48 小时右半结肠区标志物存留少于 1 粒；左半结肠区标志物存留少于 3 粒，否则提示病变在左半或右半结肠区内。

3. 72 小时全大肠内标志物存留量少于 4 粒，即在 72 小时内排出 16 粒（80%）以上，否则即为结肠传输功能迟缓。

4. 标志物在 24 ～ 48 小时到达降结肠远端或直乙部，但排出时间超过 72 小时，是由出口梗阻疾病所致。

5. 标志物在结肠各部位传输减慢，并在直乙部、降结肠远端停留时间延长，排出困难。说明结肠传输缓慢和出口梗阻同时存在。

【传输指数计算】

运输指数（TI）= 第 5 天直乙部存留的标志物数 / 第 5 天全大肠其他各部标志物数。反映了直乙部存留与大肠其他各部位相比的权重值。TI 以 0.5 为中位数，其值越小，越接近 0，慢传输的可能性越大，其值越大，越接近 1.0，出口梗阻的可能性越大。

【传输延时原因】

有假性慢传输、真性慢传输、出口阻塞功能改变三种情况。

1. 假性慢传输　如结肠肝曲或脾曲处过长扭曲、横结肠下垂、乙状结肠冗长等造成排空时间延长。应进行下消化道造影、结肠镜等检查，以进一步明确诊断。

2. 真性慢传输　肠道壁神经丛中神经细胞减少甚至缺如，或神经丛受到内外源性损害，肠平滑肌功能减弱，致使肠蠕动乏力或受阻。

3. 出口阻塞　造成出口阻塞的病因有盆底痉挛综合征、耻骨直肠肌综合征、直肠前突、直肠内脱垂、会阴下降等。

【注意事项】

1. 整个检查期间患者不得服用任何影响胃肠道功能的药物，应特别注意某些有神经或精神症状者所服用的作用于中枢神经系统的药物，防止出现假阳性或假阴性。

2. 患者检查前 3 天开始直至检查结束，每天饮食中必须含有足够的纤维素。

3. 告诫患者检查期间必须注意饮食卫生及冷暖，不得出现腹泻。一旦发生腹泻必然导致假阴性。

4. 照片尺寸应上至剑突，下包括耻骨联合，以免遗漏位于结肠脾曲和直肠远端的标志物。

（四）排粪造影

排粪造影（defecography）是指将模拟的粪便（如钡糊）灌入直肠乙状结肠内，患者坐在特制的马桶上进行排便动作，在符合生理状态下对肛直部及盆底肌进行静态和动态 X 线观察的一种检查方法。主要用于诊断直肠内脱垂、直肠前突、会阴下降综合征、盆底痉挛综合征及小肠或乙状结肠疝、会阴疝等排便障碍性疾病。排粪造影检查国外始于 20 世纪 60 年代后期，但一度未能推广应用，直至 20 世纪 80 年代初再度兴起。国内由上海长海医院于 1985 年最先开展，此后迅速在国内普及。目前已成为诊断排便障碍性疾病的常规检查。排粪造影方法简便、快速，可重复操作，不但能明确诊断此类疾病，而且可了解病变的严重程度、范围及治疗效果，为临床治疗提供可靠的客观依据。其重要的诊断价值，目前尚无任何一种检查技术能够取代。随着影像技术和肛肠学科的发展，多重同步造影已在临床上开展，多重同步造影包括排粪造影与盆腔造影、女性阴道内放置浸碘油纱条、结合排尿膀胱造影同步进行，动态观察排便过程中盆底腹膜及各脏器位置、形态的改变，观察更加有立体感，诊断更为准确、形象、客观，特别适用于出口梗阻型便秘合并泌尿系或妇科症状等盆底疾患。无论是排粪造影，还是多重同步造影均需放射科医师与临床医师的密切配合，有条件者要行全程录像，便于分析影像资料，以免误诊。

【检查前准备】

1. 肠道准备　检查前清洁肠道，口服泻剂或清洁灌肠。

2. 同步钡剂透视检查前 4 小时口服钡剂，以同步进行全消化道钡剂透视，特别是检查盆底小肠疝。

3. 造影剂

（1）钡剂法：颗粒均匀型双对比造影用 80% W/V 的硫酸钡悬液 300 ml 加少量羧甲基纤维素钠，以加强钡液对黏膜的涂布或附着。

（2）钡糊法：颗粒均匀型双重对比造影用硫酸钡粉 150 g，淀粉 100 g，生理盐水 500 ml 搅拌加热成均匀光滑的糊状，用 300 ml 灌肠。

4. 专用坐桶　排粪造影用坐桶很重要，是取得优质影像的重要因素之一。桶壁要求与臀部组织的透 X 线性相近；桶身需能升降旋转以便从不同角度观察和完成不同高度患者的拍摄，能够解决排出物的收集和卫生等问题。国内应用的主要 DS- Ⅰ型坐桶。

【检查方法】

令患者坐于可透 X 线的马桶上先行透视，然后在患者排便过程中，分别摄取侧位静坐、提肛、力排充盈相片及黏膜相片，最后拍正位相片。摄片范围包括骶尾骨、耻骨联合、肛门下缘。

【测量项目】

1. 耻尾线（PCL）　画出耻骨联合下缘与尾骨尖的连线，相当于盆底，以便用比例尺进行其余数值的测定。

2. 肛直角（ARA）　是肛管轴线与直肠壶腹轴线的夹角，但在实际测量中选择与平行直肠壶腹远端后缘、末端在耻骨直肠肌压迹处的平行线的夹角，前者称前角为肛直角实际角度，后者称后角为肛直角近似角度。后角的正常值为：静坐：101.9° ±16.4°；力排：120.2° ±16.7°；力排与静坐差：18.3° ±16.5°。

3. 肛上距（DUAC）　为外科肛管上缘中点至耻尾线的垂直距离。该中点在耻尾线以上的长度为负值，以下为正值。肛上距的正常参考值为力排时≤ 30 mm，经产妇为≤ 35 mm，超过即为会阴下降（PD）。

4. 乙耻距（DSPC）　DSPC 和小耻距即分别为充钡的乙状结肠或小肠最下曲的下缘与耻尾线的垂直距离。耻尾线以上为负值，以下为正值。正常力排时应为负值，否则，即为内脏下垂（SP）。

5. 肛管长度（ACL）　为外科肛管上缘中点至肛门缘的距离。静息时男（37.67±5.47）mm，女（34.33±4.19）mm，平均为（37.03±6）mm。

6. 骶直间距（DSR）　为充钡的直肠后缘至骶尾骨前缘的距离，分别测至骶 2、3、4 骶尾关节和尾骨尖的距离，正常＜ 10 mm，＞ 20 mm 即为骶直分离。

【正常影像】

排便开始时间为 1 秒，＞ 10 秒为异常。直肠内钡剂排空时间为 10 秒左右，＞ 30 秒为异常，直肠内容物残留率小于灌入量的 1/3，＞ 1/3 为异常。力排与静坐比较：肛直角增加，应＞ 90° ；肛上距增大，但不应＞ 30 mm，经产妇不＞ 35 mm；肛管开大，直肠大部或近于全排空，显示粗细均匀 1 ～ 2 mm 的黏膜皱襞，耻骨直肠肌压迹消失，乙（小）耻距增大，但仍为负值。

【结果判断】

1. 会阴下降（PD） 力排时肛上距≥ 31 mm，经产妇≥ 36 mm。

2. 直肠前壁黏膜脱垂（AMP） 肛管上部前方呈凹陷状，而直肠肛管结合部的后缘光滑连续。

3. 直肠内套叠（IRI） 分为两种：直肠内黏膜套叠，在直肠内形成厚约 3 mm 的环形套叠；直肠内全层套叠，套叠环的厚度＞ 5 mm。分类包括直肠近段套叠、远段套叠和直肠套入肛管三种。

（1）直肠内套叠的测量：深度：套叠入口至其顶端的距离；厚度：套叠环内外环间宽度；肛门距：套叠顶端至肛门的距离；涉及范围：深度乘 2 加肛门距；多发套叠：直肠内有两处以上彼此不连续的套叠；多重套叠：为几个套叠连续重叠在一起。

（2）直肠内套叠的分度：中华医学会肛肠外科学组按其套叠的深度和厚度分为四度，Ⅰ度：皱襞深度 3 ～ 5 mm；Ⅱ度：16 ～ 30 mm；Ⅲ度：＞ 31 mm 或多发、多重或厚度＞ 5 mm；Ⅳ度：直肠脱垂。

4. 直肠前突（RC） 直肠壶腹部远端呈囊袋状突向前方（阴道）深度≥ 6 mm 者。

（1）直肠前突深度：由突出的顶点至模拟正常直肠前壁虚线的距离。

（2）直肠前突程度：轻度 6 ～ 15 mm；中度 16 ～ 30 mm；重度≥ 31 mm 或伴有其他异常者。

（3）直肠前突的部位：高位突入阴道上段 1/3；中位突入阴道中段 1/3；低位突入阴道下段 1/3。

5. 盆底痉挛综合征（SPFS） 为用力排粪时盆底肌肉收缩而不松弛的功能性疾病。力排时肛直角不增大，仍在 90° 或更小，合并直肠前突时出现“鹅头征”。分度，Ⅰ度：肛直角静坐正常，力排＜ 90° ；Ⅱ度：肛直角静坐、力排均＜ 90° ；Ⅲ度：肛直角静坐、力排均＜ 90° 伴耻骨直肠肌痉挛压迹（PRMI）及会阴下降（PD）；Ⅳ度：静坐力排肛直角均＜ 90° 并伴耻骨直肠肌肥厚症（PRMH）及会阴下降（PD）。

6. 耻骨直肠肌肥厚症（PRMH） 是耻骨直肠肌综合征的主要原因，可表现为肛直角变小，肛管变长，钡剂不排，静坐、提肛和力排时耻骨直肠肌部均平直不变或少变，呈“搁架征”。

7. 内脏下垂（SP） 力排时盆腔脏器如小肠、乙状结肠和子宫等下缘下垂在耻尾线以下者。

8. 盆底疝（PFH） 分为小肠疝（EC）和乙状结肠疝（SC），为力排时小肠疝入直扬（膀胱）子宫陷窝，甚至疝入阴道内或阴道外，排粪造影与腹腔造影同步进行则更为明确。

9. 骶直分离（S-RS） 力排时骶直间距＞ 20 mm，且直肠近段向前下移位，并折曲成角，小肠或乙状结肠位于骶直间隙内。

（五）窦道、瘘管造影

窦道是一个病理性盲管，由深部组织通向体表，只有一个外口。窦道内壁多为伴有感染的肉芽组织，其外层为坚硬的纤维组织。最常见的病因是继发于脓肿穿破或切开后引流不畅，或残余脓腔留有未清除的坏死组织所致。此外还有异物存留、特异性感染或先天性窦道等。多数窦道细而狭长，或直或弯，少数则呈分支状。X 线窦道造影的目的在于确定窦道范围，有无残腔、异物以及和邻近器官的关系。

瘘管是指连接体表与脏腔或脏腔与脏腔之间的病理性管道。前者称外瘘，如肠瘘、肛瘘；后者称为内瘘，如直肠膀胱瘘、直肠阴道瘘等。瘘管有两个口，位于原发病灶的口称为原发性口，位于体表和延及其他器官处的口称为继发性口。一般通称位于体表上的继发性口为外口，原发性口为内口，瘘管或窄或宽或直或曲，有时有分支，众多分支可呈树枝状。瘘管内壁大多数为肉芽组织所覆盖，管壁外层为大量纤维组织，形成坚硬的条索，触诊极易与正常组织相区别。X 线瘘管造影能判明瘘管行径、范围、分支、相邻器官和内口位置，为手术治疗提供有利条件。

窦道或瘘管造影所用的造影剂必须无毒性反应，无刺激性，黏稠度中等，对比好。常用

40%碘化油，它有一定黏稠度、附着性好、对比度高及显影清晰等优点。但瘘管与腹腔相通者禁用，易引起炎性反应，可用有机碘溶液如泛影葡胺代替，浓度常较碘油为淡。少数肠道的窦道和瘘管造影可用稀钡，但也绝对不能漏入腹腔，否则会产生异物反应和钡肉芽肿。

【适应证】

窦道或瘘管，但在急性炎症期不宜造影，须待炎症控制后方可进行。

【检查前准备】

应用碘剂做造影的患者术前应做常规碘过敏试验。

【检查方法】

患者一般取卧位，窦道或瘘管开口尽可能朝上，先用空针抽吸其中可能存在的分泌物或脓液，再将装有造影剂并去除其内气泡的注射器直接插入管口，在透视监控下缓慢注入，并维持一定压力，适当转动患者体位，以利充盈。为防止对比剂外溢，可在窦道或瘘管口周围用无菌纱布裹住。注射完毕仍应将注射器插在其内，保证对比剂在摄片前不会立即反流于体表。对于较长瘘管，尤其是分支较复杂瘘管，最好从瘘管插入较细橡皮管或塑料管处注射，这样才有可能显示瘘管的全貌，以及它与感染病灶之间的关系。揩去体表造影剂，在开口处贴上金属标记，根据透视决定摄取互成直角两张照片。瘘管内口位于肠壁的患者，在瘘管造影的同时，还可用少量稀薄钡剂涂布肠壁，以观察瘘管与肠道关系、连通情况和内口的确切位置等。

七、CT 检查

（一）普通 CT 检查

CT 检查是根据人体不同组织对 X 线的吸收与透过率的不同，应用灵敏度极高的仪器对人体进行测量，然后将测量所获取的数据输入电子计算机，电子计算机对数据进行处理后，CT 机可摄下人体被检查部位的断面或立体的图像，发现体内任何部位的细小病变。CT 图像是以不同的灰度来表示，反映器官和组织对 X 线的吸收程度，具有高的密度分辨力（density resolution），清晰地显示由软组织构成的器官，并在良好的解剖图像背景上显示出病变的影像。

【适应证】

腹部及盆部疾病的 CT 检查应用日益广泛，主要用于肝、胆、胰、脾、腹膜腔及腹膜后间隙，以及泌尿和生殖系统的疾病诊断，尤其是占位性病变、炎症性和外伤性病变等。

【检查前准备】

1. *肠道准备方法*　同结肠镜检查准备。

2. *对比剂*　选择灌注或口服造影剂，使消化管壁内外形成对比。造影剂有 3 类。

（1）等密度造影剂：实际上就是饮用水。

（2）低密度造影剂：为脂类和气体。

（3）高密度造影剂：以 1%～2%泛影葡胺应用最多。

3. *增强扫描剂*　根据病情需要静脉注射对比剂行增强扫描，需事先准备对比剂。通常选用非离子型造影剂，如碘海醇等。

（1）检查前需要进行碘过敏试验。

（2）凡对碘过敏者、甲状腺功能亢进症患者，和心、肺、肾功能不良者都应忌用造影剂，对老年人及糖尿病患者则慎用。

（3）CT 增强扫描患者在静脉注射造影剂之前常规使用地塞米松 10 mg 静脉注射，也可起到预防碘剂过敏的作用。

（4）在实施检查中应有一系列的对应防范措施，一旦发生变态反应，迅速纠正过敏性休克，及防止喉头水肿产生的窒息缺氧等。

【注意事项】

1. 检查一般采用仰卧位，根据需要也可采用俯卧位或侧卧位。

2. 检查前适量饮水及保持膀胱充盈。女性患者在阴道内预置棉塞或气囊以利于阴道与子宫颈的定位。

3. 扫描上界应包括结肠的肝区、脾区，下界应达到耻骨联合下缘，相当于肛门口上。如果腹、盆腔分次检查应注意腹盆扫描范围有一个重叠区域，以免遗漏游离的乙状结肠病变。

4. 层距一般为 10 mm，病变区可补充间隔为 5 mm 的薄层扫描。

5. 检查时注入对比剂，更能良好地显示肠壁的层次。

【读片分析】

1. 熟悉正常的横断解剖。

2. CT 图像是大体解剖、大体病理解剖和生理变化的反应，理解图像也应以解剖、病理和病生为基础。

3. CT 最大的优点是密度分辨率高、显示横断面解剖和可以自静脉内注入造影剂做增强检查，最大的缺点是不同的病理变化可以形成相同或相似的图像，因而诊断必须密切结合临床，结合其他影像学的检查结果，相互补充，彼此印证，才能取得较高的诊断正确率。CT 并不能取代传统的 X 线检查或其他影像学检查，这是 CT 诊断必须遵循的原则。

4. CT 值是图像像素内组织结构线性衰减系数相对的读数，现采用 HU，一般反映了该组织的密度，但受到很多因素的影响。阅读 CT 图像要注意观察 CT 图像的 CT 值，作为分析诊断的参考，但不能完全依靠 CT 值，还要同时注意分析影响 CT 值的各种因素。

5. 正常结构的改变如移位、挤压、变形、扩大或消失，常提示附近有占位性病变。

6. 病变的大小、形状、密度、边缘以及附近组织的改变均系读片要点。

7. 造影剂注入后的强化反应对病变的诊断具有很大价值，可以不增强、均质性增强、不规则周围性增强、内部不均匀增强、环状增强和多发性增强等，均代表病变中不同病理结构的不同变化。

【应用范围】

钡剂造影检查和内镜检查对评价肛肠病变应是首选的主要方法，但 CT 在某些方面仍有其独特价值。钡剂和内镜两者都主要限于检查肠腔的内表面、管径和形态、壁内或腔外的病变，更重要的是可直接看到肠壁及其附近的组织和器官。由于 CT 显示的是横断面解剖平面，故可避免体内各种组织的相互重叠。因此，对评价腔外病变 CT 显然较钡剂的“腔内造影”优越。目前肛肠科 CT 检查主要用于以下几方面。

1. 判定大肠肿瘤的性质，明确恶性肿瘤的分期，以便做出治疗计划。

2. 发现复发的大肠肿瘤，并明确其病理分期，便于临床上及早处理。

3. 明确大肠肿瘤对各种治疗后的反应。评价引起大肠移位的原因。

4. 阐明钡剂检查或内镜所发现的肠壁内和外压性病变的内部结构，便于进一步明确其性质。

5. 对钡剂检查发现的腹部肿块作出评价。明确肿块的起源及与周围组织的关系。通过增强检查还能显示出肿块内部的细微结构。

6. 测定 CT 值可鉴别囊性或实质性病变、脂肪瘤、血管瘤等。还可判断病变有无出血、坏死、钙化和气体存留，这是一般放射学检查所不及的。

【临床意义】

CT 能独特地显示肠道层面，能将肠壁内、肠壁外以及邻近组织器官显现得一清二楚，对于肠道肿瘤能显示腔内形态、肠壁的浸润程度、肠外邻近组织、器官受累范围，局部淋巴结有无肿大，以及有无远处转移等。CT 在大肠肛门疾病的诊断中占有重要地位，尤其是目前多层螺旋 CT 快速大范围扫描和强大的后处理功能为新的大肠肛门病检查提供了有利手段。

（二）CT 仿真结肠镜（CTVC）检查

CT 仿真结肠镜（CT virtual colonoscopy，CTVC）检查是一项新的结直肠检查技术，1994 年 Vining 首次报道。CTVC 是利用特殊的计算机软件将结肠的螺旋 CT 扫描后获得的图像数据进行处理，重建出结肠管腔内表面立体图，从而达到纤维内镜效果。

【适应证】

与纤维内镜比较，CTVC 检查舒适无创，适应范围广，尤其是用于无症状的高危人群的筛选检查，无穿孔、出血等并发症。对结肠梗阻性病变的应用已超出纤维内镜的诊断范围，可从梗阻点远、近端任意观察结肠内腔病变，对 5 mm 以上的结肠肿瘤病变的细节显示与结肠镜相似，可作为结肠镜的模拟检查培训。但是，CTVC 不能观察肠黏膜颜色、水肿及细小溃疡、扁平病灶，不能活检。

【检查前准备】

肠道完全清洁至关重要，否则直接影响肠道的观察。准备方法同纤维结肠镜或传统的气钡双重造影检查，具体方法为：检查前 2 天进少渣饮食；前 1 天，口服 50%的硫酸镁 60 ml（晨 30 ml，晚 30 ml），并大量饮水 1 000 ～ 2 000 ml，禁食至检查前，扫描前 5 ～ 10 分钟肌内注射山莨菪碱 10 ～ 20 mg，嘱患者左侧卧位，经肛门用肛管注入适量空气或二氧化碳 1 000 ～ 1 500 ml，待患者觉得腹部饱胀时再仰卧位获得定位相，观察结肠内气体足够时再行螺旋扫描，如果有必要再导入气体至结肠充气足够为止。

【检查方法】

X 线束宽度 6 ～ 10 mm，螺距 1.5 ～ 2 mm，重建间隔 3 ～ 5 mm，扫描范围为左膈下至直肠末端，扫描时间 30 ～ 40 秒。如果患者屏气时间过长，则分段 2 ～ 3 组相联系列，间隔时患者呼吸 5 ～ 10 秒，常规仰卧位，如发现结肠内残存肠液可能掩盖病变，可变换体位，采用俯卧位或侧位重新扫描。

【图像处理】

1. CTVC　将螺旋 CT 薄层扫描的资源数据输入工作站，用 GE Hispeed CT/ I 下挂的 3D 或 NAVIGATOR 软件选择 CTLUNG 进入，然后用平滑成像模式（smooth mode）获得 CTVC 图像，阈值为 −600 ～ −800 HU，视角 25° ～ 60°，常规 45°，选“black in white”成像模式，显示屏上出现互动式 4 幅图像，分别是 CTVC 重建图像，轴位、冠状位及矢状位图像，在后 3 个位置上，分别移动导航光标，全方位选择所观察部位的病变，同时可加上人工伪彩。再应用“fly through”或电影模式（movie loop mode）即可产生连续的 VE 影像。

2. SSD　在最小密度投影（Min IP）的基础上用 SURFACE 表面软件或直接用 3D 软件选择 CTLUNG，对整个结肠行 SSD 图像重建，制作结肠内气体肠壁界面的三维图像，类似于钡剂灌肠充盈相。立体感强，直观效果好。运用 CUT OFF 软件可切除阻挡病变的肠壁或者兴趣段肠管，充分暴露病变。并同时应用旋转功能和局部放大显示病变细节。

3. RAY　SUM 技术在 SSD 基础上使用 Raysum 软件，获得类似结肠钡剂双重造影图像，可使肠腔透明观察肠腔内病变轮廓和肠壁情况。

【结果分析】

尽管 VE 图像上有方向标记，但仅凭 VE 图像进行病变定位有一定困难，应结合轴、矢、冠状位，CT 重建图像及后处理技术如 MPR、SSD 等才能达到 100%准确定位。一般来讲，CTVC 对病变的定性诊断能力较差，须紧密结合二维图像诊断，结肠内的粪块、钡斑、肠管的塌陷、外压性改变、回盲瓣等较难与息肉及肿瘤鉴别，须紧密结合二维图像诊断，通过二维影像的密度改变鉴别其性质，如粪块内密度不均匀，有气泡；钡斑的密度较高；塌陷的肠管没有气体充盈；回盲瓣在特殊的部位；外压性改变如体瘦的人腹主动脉、腰大肌、小肠的外压均可通过二维影像鉴别。如果鉴别困难，还可以通过静脉注入造影剂，息肉及肿瘤经注入造影剂后明显强化。而对于腔内肿块与管腔的整体结构与形态，CTVC 可显示肿块与黏膜的关系及表面细节，邻近黏膜皱襞的改变对定性诊断有一定的帮助，甚至起决定性作用。如结肠癌或息肉，根据肿块的形态或溃疡周围的黏膜皱襞，肿物的特点区别良、恶性。

【缺点】

1. 技术限度　结肠扫描的范围很长，每一病例的重建图像达几百幅，需较高容量的螺旋 CT 及较高的软硬件配置。另外，图像分析耗时长，每一病例的图像分析时间 20 ～ 60 分钟。

2. 临床限度　像钡剂灌肠和结肠镜一样，CTVC 尚有许多问题亟待解决。

（1）结肠的粪便伪影易导致假阳性，从理论上讲需要用特定对比剂标记粪便，在处理图像过程中再将标记物删减。

（2）扁平病灶不容易检出，粪便标记有可能帮助发现扁平病灶，如果粪便标记成功的话，也可以标记正常黏膜，这样的话，很容易区别息肉和新生物，也容易发现扁平灶。

（3）结肠充气不足，肠液过多影响 CTVC 观察，易导致假阴性。如果充气过度，结肠的黏膜皱襞被展平，则影响黏膜细节的观察；充气的小肠重叠，则影响 SSD 的观察。

八、MRI 检查

磁共振成像（magnetic resonance imaging，MRI）与 CT 成像基本原理不同，它不是由 X 线透过人体强度的衰减，而是利用人体组织中原子核运动所产生能级和相位变化，经过电子计算机运算处理而转变成图像。人体组织中大量存在并能产生较强信号的氢原子核（H）或称质子，具有自旋及磁矩的物理性能。在外加磁场的作用下，质子以一种特定方式绕磁场方向旋转。经受一个频率与质子自旋频率相同的射频脉冲激发，便引起质子共振，即所谓磁共振，并发生质子相位与能级变化。在射频脉冲停止激发后，质子的相位和能级又由非平衡状态转入平衡状态，亦即由激发后状态转变为激发前状态，这个过程称为弛豫过程，经历的时间称为弛豫时间（T1 和 T2）。它反映质子的运动特征。这些能级变化和相位变化所产生的信号均能为位于身体附近的接收器所测得，经过电子计算机的运算处理转变成图像。因此，构成人体组织的磁共振成像的要素是身体组织中的质子密度和质子弛豫时间常数（T1 和 T2）。尤其是后者在成像中起主导作用。因为人体组织之间质子密度的差异仅为 10%，而弛豫时间则可相差百分之几百，甚至可以反应分子结构上的差异，这就开拓了磁共振成像作为疾病诊断的广阔前景。磁共振成像与 CT 均属计算机成像，图像都是体层图像，有共同病理生理与病理解剖基础，因此解释图像的许多原则是相同的。

【优点】

与 CT 相比，磁共振成像有以下优点：①没有电离辐射，对机体无甚不良影响；②可以直接作出横断面矢状面和各种斜面图像；③没有 CT 图像中的伪影；④比 CT 有更高的软组织分辨率；⑤不需注射造影剂即可使心腔和血管腔显影。

【缺点】

在下列几个方面不如 CT：①空间分辨率差；②价格昂贵；③对体内金属起搏器、金属异物易产生“导弹效应”，属检查禁忌。

【临床应用】

1. 直肠癌诊断　MRI 除与 CT 一样可提供直肠横断面图像信息外，还可提供直肠矢状面图像。较 CT 优越的是其可检测到软组织内的细微变化。由于脂肪与软组织 MRI 信号的不同，故能较易检测到肿瘤的局部扩展。同样可以从没有增大淋巴结中 MRI 信号的改变诊断淋巴结的瘤转移。MRI 检测肝转移癌的灵敏度与 CT 相等。故 MRI 是术前评估直肠癌的理想检查。目前直肠癌磁共振成像的临床诊断多是采用整体线圈自旋回波技术。原发肿瘤可呈局部肠壁增厚，在静注 DTPA 后增强。良好的肠道准备和利用造影剂或球囊的膨胀以扩张肠腔有利于原发肿瘤的检测。病灶的信号取决于射频脉冲系列的选择和肿瘤的组织学性质。在普通 T1 序列（短 TR/TE）肿瘤与直肠周围脂肪对比呈均匀低强度信号，有利于应用该序列对壁外肿瘤扩展的检查。应用 T2 系列（长 TR/TE）随着回波时间的延长，病灶逐渐变亮，故而限制壁外检查的应用。但是，利用球囊膨胀与小视野照相技术，T2 序列可描绘肠壁的层次，因而该系列有助于检查肿瘤的肠壁壁内扩散。变更体表线圈技术在评估肿瘤局部扩展方面已取得了进展。应用双重体表线圈之后，特别是应用直肠腔内线圈，对直肠肿瘤的分期更为明确。在T2图像上浸润性癌肿肠壁内浸润呈低强度信号、局限性肠壁增厚和完整肌肉层，而肌层内的浸润则表现为肌层的不连续或被等强度或较高强度信号肿瘤所阻断。磁共振成像通过对信号变化的分析，可以评估肿瘤的细胞成分。这种特殊性能可用来鉴定会阴肿块，亦即CT图像上常不能与肿瘤复发区别的术后骶前广泛纤维化的堆积。因为T2自旋回波成像对液体内容物敏感，逐渐延长回波与重复时间能显示信号变化，可以辨别无细胞性斑痕（纤维化）和肿瘤的复发，其表现是在回波时间延长时纤维性肿块内缺乏亮的信号。但对已经放射治疗患者MRI的应用价值受到一定限制，在没有肿瘤组织但有水肿的情况下也可出现亮的信号。

2. *排粪障碍性疾病的诊断* 排粪造影在提示肛管直肠功能障碍的功能与形态的异常方面已发挥它很好的作用，但其投影性能和不能显示直肠周围软组织，使它的应用价值常受到限制。而MRI却可以它多层面显像能力、没有电离辐射、高度软组织分辨率使盆腔组织器官完整成像来弥补排粪造影的不足。MRI能清晰地显示盆腔软组织在矢状面和冠状面图像上，并以梯度回波快速扫描技术获得患者静态、盆底收缩以及用力排便图像。MRI还可分析组织对另一组织的相对移动性，特别在有标记部位如直肠瓣，故可用以评估直肠后壁固定在骶骨上的情况，以利于规划手术方案。MRI在测定肛直角与盆底位置的观察者间误差方面比排粪造影少。但MRI采取平躺位置进行时不能反映真实的排粪功能，常常遗漏排粪过程的许多形态和功能变化。随着敞开型MRI系统的诞生，在能取得患者直立的MRI图像之后，MRI与排粪造影相结合的MRI排粪造影变为现实。将一特置排粪造影用座凳放在超导式敞开型的两磁壁间，患者在检查前直肠内灌入300 ml左右含戊酸双甲基葡胺造影液，造影液内配制有土豆粉以模拟粪便。患者坐在座凳上后，用一根可弯曲的传导接受射频线圈绑在其骨盆的周围。根据轴定位相，计划摄取直肠肠腔矢状面多层相与排粪同步进行。每层1.5 cm厚。采用以下系列参数：TR/TE23.9/11.3 ms，转角90°，1次激发。32 cm视野连接256×128矩阵，使平面分辨能力达到1.25 mm×2.5 mm。提供每2 s一幅图像，激发射频带宽12.5 kHz。应用MRI排粪造影可评估直肠邻近结构与间隙而不必再将造影剂注入阴道、膀胱、小肠或腹腔内。直肠与周围结构如前列腺、阴道、膀胱、小肠或耻骨直肠肌均能区分得开。多相位矢状面梯度回波照相能完整地分析排粪时的肛直角、肛管的开放、耻骨直肠肌功能、盆底位置以及会阴下降程度等。此外还可观察直肠前后壁的细微情况，MRI空间分辨能力足可描绘有关形态上的变化，如内套叠与直肠膨出等。提高到1张/2秒照相的时间分辨率也足以显示排粪过程的动态改变。同时显示肛管、直肠周围软组织可协助评价由耻骨直肠肌反常收缩引起的盆底痉挛综合征以及由盆底薄弱引起的会阴下降综合征。显示位置低下的小肠可协助诊断小肠疝。敞开型MRI系统开展的MRI排粪造影检查，将是非常有前景的检查排粪功能障碍新方法。

3. *盆底疾病的诊断* CT被认为是目前研究盆底疾病最合适的检查手段，它对于盆底的各种组织均能较清晰地显示，尤其是肌肉、韧带等各种软组织的形态、密度、位置关系对于盆底功能的判断具有重要意义。在许多地方已经开展磁共振下的动态排粪造影，相比X线下的排粪造影甚至多重造影都具有更多的优势。开罗大学的RANIA教授运用静态磁共振和动态磁共振相结合的方法对尿失禁、盆底器官脱垂、大便失禁及其他盆底疾病进行了对比观察。他发现盆底器官脱垂合并肛提肌无力的占47%（16/34）；盆底器官脱垂合并筋膜组织缺陷的占32%（11/34）。压力性尿失禁患者合并尿道支持组织结构缺陷的占85%（25/29）；而并无合并膀胱颈下降者。没有肛门括约肌缺陷的患者如果肛提肌无力也会出现大便失禁。他认为静态与动态磁共振相结合对盆底疾病的诊断价值更大。

4. *其他* 利用MRI水成像技术，有的单位开始检查骶尾部囊肿，脓肿、肛瘘，精确地分辨周围的组织结构，判别窦道的走行，做出较为准确的定位、定性的诊断，指导临床治疗。

九、肛管直肠压力测定

肛管直肠压力测定是通过生理压力测试仪检测肛管直肠内压力和肛管直肠间的生理反射，获得实际测量时的有关肌肉活动资料，以了解肛管直肠的功能状态。

【测定装置】

测压仪通常由探头、压力转换器、放大器和显示描记仪组成，根据探头的不同，有三种类型：球囊式、灌注式、微型转换器式。

【测定方法】

受试者取左侧卧位，保持安静。无须任何肠道准备，测压前不做指诊及肛门镜检查，如欲排便者可排空大便，将探头送入直肠内，每次拉出 0.5 cm 或 1 cm，或用自动牵引装置将插入直肠的探头以一定的速度持续拖出。

【判断指标】

1. 直肠静息压　受试者安静状态下直肠内压力，是腹内压、直肠壁收缩及肠壁弹性的综合结果。

2. 肛管静息压　受试者安静状态下测得的肛管内压力，是内外括约肌联合作用的结果，主要由内括约肌产生，占 74%～85%。

3. 肛管缩榨压　受试者尽力收提肛门时测得的压力，是在肛管静息压的基础上外括约肌、盆底肌活动增强的结果。

4. 括约肌功能长度　将探头插入直肠内（通常 10 cm）连接拖动装置，描记压力曲线，曲线之高压区长度即括约肌功能长度，正常人平均 4.2 cm，男性较女性长。

5. 直肠肛管抑制反射　静息状态下肛管内括约肌的自主收缩将肛管关闭，当直肠扩张时，肛管内括约肌反射性松弛，直肠强烈扩张时，外括约肌也松弛，此即直肠肛管抑制反射。39 周以内及 2 700 g 以下的未成熟儿无此反射。

6. 直肠顺应性　是指直肠内单位压力变化所引起的直肠容量的变化。通常从压力——容量曲线的直线部分求出。

【应用范围】

对排便不能节制的患者，肛肠测压有一定的诊断意义，括约肌的损伤伴有肛管静息压或肛管收缩压的下降，同时结合排粪造影和肌电图检查则更有意义。肛肠测压对便秘患者的诊断常有帮助。先天性巨结肠症患者直肠肛管抑制反射消失，耻骨直肠肌肥厚患者常有括约肌功能长度增加。测压对肛裂和痔患者选择括约肌切断术或扩肛术有一定意义，如肛管静息压低则不应行该手术。在治疗便秘和便失禁时，肛肠测压可用于生物反馈训练。在行括约肌重建术时，术前、术后行肛肠测压，所得资料有重要研究价值，能在术前确定很多危险因素。

十、盆底肌电图检查

肌电图是通过检测肌肉自发的或诱发的生物电活动，来了解神经、肌肉系统的功能变化，借以对肌肉及其支配神经的生理功能、病理改变进行研究，并协助临床诊断的一门科学。肌电图技术用于肛肠生理研究及肛肠病的诊断与治疗，是为肛肠肌电图。

【检查方法】

受试者取侧卧位，将同心针状电极或单纤维电极由尾骨尖下方或肛门两侧刺入耻骨直肠肌或肛管外括约肌，进针时测试者可将手指插至肛管直肠内引导进针方向。记录静息状态、轻度收缩、用力收缩及作排便动作时的肌电活动，分析其位相、时程、频率及波幅等。

【应用范围】

盆底肌电图有助于评价盆底肌肉神经支配情况和分析大便失禁的原因。Law 等报道肌电图可检测出外括约肌缺损的部位和范围。Strijers 等发现 26 名不同肛肠病患者中（包括便秘、失禁等）阴部神经末梢运动潜伏期正常，而纤维密度增加，表明肌源性因素在这些疾病中起着重要作用。Farouk 等发现在失禁患者中，内括约肌肌电频率为 0.25 Hz，较对照组 0.44 Hz 低，表明它的电化学解偶联和松弛受到了不正常的抑制。他们还发现慢性肛裂患者内括约肌一过性松弛的频率（1 次 / 小时）少于对照组（4 次 / 小时）。该证据支持内括约肌张力过高是这种疾病的病因的假说。

第三节　临床诊断思维与治疗决策

一、病史采集

病史采集是了解患者的发病原因、症状以及患病过程的主要方法，通过病史采集收集患病的细节，找出诊断线索，是正确诊断的基础，在疾病的诊断中占据首要位置。详细问诊需要询问症状的诱因、特点、性质、伴随症状、发生频率、缓解因素等，其他如既往史、个人史、家族史等也必不可少，可以为鉴别诊断提供依据。需要强调的是，问诊时需要有和蔼的态度、平和的语气，注意保护患者的隐私，避免诱导式或责难式提问，从而取得患者的信任，得到可靠的病史信息。

以下是几个肛肠科患者病史中常见的症状。

1. *出血*　要注意便血的形式，如卫生纸上染血还是在便盆中被发现；出血的颜色是淡红色，鲜红色，红褐色，黑色或隐性出血（如隐血）；出血伴随的症状如大便的性状、疼痛、脱出、便频、腹泻、里急后重、血与大便是否相混等。通过其病史特点的采集，将对出血的原因有一个初步的确定，并可以指导选择进一步检查的方法。

2. *疼痛*　是肛肠病常见的症状之一，应注意疼痛出现的时间、部位、特点及其伴随的症状。一般来讲肛门、直肠周围组织的感染性疼痛常出现在发热之前；疼痛出现在腹部者要注意炎症、痉挛或梗阻所致的不同特点；疼痛出现在肛门及其周围者多见于血栓外痔、嵌顿痔、肛裂、肛窦炎、肛周脓肿、肿瘤晚期对骶尾部组织的浸润等。

3. *排便情况*　大便与肛肠病的关系密切，也是问诊的重点之一。问诊内容包括排便的性状、次数、是否规律、通畅与否、与便血的关系及有无黏液脓血等。大便变细或变形，便意频繁者，规律紊乱，夹有脓血，应首先考虑肛门直肠的癌变；老年人突发便如粪汁，里急后重，便意频繁、肛门坠胀等，要考虑粪便嵌塞；排便规律改变，甚至腹泻者，要高度重视有无结、直肠的占位病变。

4. *肛门或肛周肿物*　要注意询问并检查、记录肛门或肛周肿物生长的时间、部位、色泽、质地、大小、原位还是脱出、可否复位、疼痛程度、有无波动、活动与否及其与周围组织的关系等。

5. *肛门分泌物*　肛门的分泌物通常来自于肛周皮肤、肛管或直肠，常污染内裤，可由先天性、病理性、医源性、老年性等原因所致，并伴有肛门周围的瘙痒或刺痛。患者常因肛门潮湿就诊。检查时要注意分析肛门潮湿伴随的症状如反复肿痛、瘘管、增生性肿物、肿物脱出、是否继发于其他系统病变如脊髓损伤造成的肛门闭合不严等。

二、检查方法的选择

对以肛门、直肠部症状和体征为主诉的患者除了详细的问诊外，做详细的肛门直肠检查及辅助检查也至关重要。两者都要重视，密切配合，通过检查才能判定病变的部位、性质、程度及与其他组织器官的联系，细致的检查才能提供更明确的诊断依据。一般来说，病史结合肛门视诊、指诊及肛门镜检查后，可以对肛肠科疾病做出初步判断，为了验证或鉴别诊断，可以加选1～2项辅助检查项目，即可得到确定诊断。例如，便血为主要症状，专科检查可见内痔出血，但指套有鲜红或暗红血迹，应加选电子纤维结肠镜检查以除外结直肠病变。有时为了进一步确定疾病的范围、严重程度等，加选针对性的检查，以便于制订治疗方案。例如，肛周肿痛为主要症状，专科检查可见肛周红肿包块，范围局限，触痛明显，可及波动感，初步诊断为肛周脓肿，可以加选腔内超声检查，以了解感染范围、分布及复杂程度，以确定手术方式。选择检查方法前，需要了解各种疾病的特异性检查指标，各种检查的优势劣势，同时还要结合患者自身情况（能否配合完成该项检查），尽量采用简、便、廉的检查方法确定诊断，避免增加不必要的负担。

三、诊断与治疗决策

在接诊肛肠科患者之前，对肛肠科的疾病要有充分的了解，需要扎实的基本功，对本章中介绍的常见症状、常用检查方法及辅助检查要有全面的掌握，才能做到准确的诊断疾病。采集病史的过程亦是医师思考的过程，通过问诊，可以初步做出诊断假设，同时也会得出为了鉴别所需要做的检查项目，得到诊断依据，然后修正诊断假设，如此反复多次，最终得出正确诊断。

患者此次就诊前，可能接受过其他医疗机构诊治，问诊时也要询问清楚，特别注意患者进行过哪些检查、得出何种结果、做出何种诊断及应用治疗的时间、方法、药物及疗效，可以作为本次诊治的参考，但不可“先入为主”、照搬套用，应独立思考，做出判断。

肛肠学科近年发展较快，在科技的带动下衍生出多种现代治疗新技术、新成果。更重要的是，肛肠学科属于中医外科，传统中医外科治疗方法在治疗肛肠科疾病中有绝对的优势，近年来也取得较大发展，例如消痔灵注射液（中药制剂）注射固脱技术治疗直肠脱垂（脱肛），如运用中医外科消、托、补法治疗溃疡性结肠炎（肠痈）都取得良好的临床疗效。所以在疑难病症治疗方法的选择上，不可拘泥于常规思路，应多读中医外科经典，汲取精华，以收到意想不到的良好疗效。

第 5 章

肛肠病与水、电解质平衡

一、体液含量和分布

（一）体液含量

因性别、年龄、胖瘦不同而异。肌肉组织含水量较多（75%～80%），脂肪组织含水量较少（10%～30%）。通常成年男性体脂量少于女性，含水量多于女性；成年男性体液总量一般占体重的60%，女性为55%，两者均有 ±15%的变化幅度。年龄越小含水量越多，新生儿为80%，婴儿约占70%，12 岁时约占65%，儿童 14 岁以后，其体液量所占比例即与成年人相仿。这与体内脂肪含量有关。

（二）体液分布

包括细胞内液和细胞外液两大部分。

1. 细胞内液　绝大部分存在于骨骼肌中，男性约占体重的40%，女性的肌肉不如男性发达，故女性的细胞内液约为体重的35%。细胞外液则男、女性均占体重的20%。

2. 细胞外液　又分为血浆及组织间液两部分，其中血浆占体重的5%，组织间液占体重的15%，以上各部分液体比例相对恒定，它们之间又不断地进行交流，保持着动态平衡，对维持机体水和电解质平衡起着重要作用，故又称“功能性细胞外液”。另有一小部分组织间液存在于颅腔、胸腔、腹腔、眼球、关节腔及消化道中的“第三间隙”，为1%～2%（占组织间液的10%左右），仅有缓慢交换和取得平衡的能力，对体液平衡作用甚小，故称为“无功能性细胞外液”。胃肠消化液虽属无功能性细胞外液，但其变化仍会导致机体水电解质及酸碱平衡的明显失调，这种病理变化在外科常见。水的生理功能有调节体温、作为溶剂（维持体内物理、化学环境的稳定状态）、运输作用（运送养分到细胞中并将其中的代谢产物带走）和润滑作用。

二、水的平衡

正常成年人 24 小时总的水出入量为 2 000～2 500 ml。入水量：饮水 1 000～1 500 ml，食物含水 700 ml，内生水 300 ml；出水量：呼吸带出水 350 ml，皮肤蒸发 500 ml，尿液 1 000～1 500 ml，粪带出水 150 ml。出现异常情况时，失水量可有很大变化，熟知这些变化，有助于预防体液平衡紊乱的发生。

水平衡的一般规律是“多进多排，少进少排，不进也排”。如果停止进水，机体仍继续从肺、皮肤和肾排出水；若禁食数日又未补液，将可导致严重缺水。

三、电解质含量、分布和生理功能

（一）含量

体液主要阳离子有 Na^+、K^+、Ca^{2+}、Mg^{2+}，阴离子有 Cl^-、HCO_3^-、HPO_4^{2-}和蛋白质。它们的正负总电荷数相等，而保持电中性，其半透膜两侧分子数亦基本相等，故渗透压基本相等，一般为 290 ～ 310 mmol/L。

（二）分布

在细胞内液和细胞外液中的分布差异很大。

1. *细胞内液*　骨干阳离子以 K^+为主，阴离子有蛋白质、磷酸根等；细胞外液中的骨干阳离子以 Na^+为主，阴离子有 Cl^-和 HCO_3^-等。这是因为细胞膜上的“钠泵”作用，使细胞储钾排钠而造成的（这是一个耗能的过程）。电解质总量大于组织间液及血浆，因细胞内液中蛋白质 2 价离子渗透压较低，故细胞内外渗透压仍然相等。

2. *细胞外液*　组织间液和血浆中的电解质组成与浓度基本相同，但血浆中蛋白质远远高于组织间液，这对维持血容量与两者间水分交流有重要作用。由于电解质能自由出入毛细血管壁，所以，只要检验血浆中的电解质成分，就可反映整个细胞外液的电解质情况（表 5-1）。

（三）生理功能

1. 维持体液的晶体渗透、水分恒定和酸碱平衡。

2. 维持神经、肌肉、心肌细胞的静电位，并参与其动作电位的形成，其中 K^+、Na^+、Ca^{2+}都分别起着重要作用。

3. 参与新陈代谢，是一系列酶的激活剂或辅助因子。

4. 构成组织的成分，Ca^{2+}、Mg^{2+}是骨骼和牙齿的组成成分。

5. *氯（Cl^-）和碳酸氢根（HCO_3^-）*　均是细胞外液中的主要阴离子，与钠离子共同维持其晶体渗透压，稳定含水量。为了保持血中阴离子总量的相对恒定，HCO_3^-常对 Cl^-的增减起代偿作用，即 Cl^-减少时 HCO_3^-代偿性地增加。HCO_3^-为体内“碱储备”，故其增减可

表 5-1　细胞内外液中主要电解质的含量（mmol/L，mEq/L*）

电解质		细胞外液		细胞内液	
		mmol/l	mEq/l	mmol/l	mEq/l
阳离子	Na^+	142	(142)	15	(15)
	K^+	5	(5)	150	(150)
	Ca^{2+}	2.5	(5)	1	(2)
	Mg^{2+}	1	(2)	13.5	(27)
	阳离子总量	150.5	155	179.5	194
阴离子	Cl^-	103	(103)	1	1
	HCO_3^-	27	(27)	10	10
	HPO_4^{2-}	1	(2)	50	100
	SO_4^{2-}	0.5	(1)	10	20
	有机酸	6	6	-	-
	蛋白质	16	(16)	63	63
	阴离子总量	153.5	155	134	194

注：*为体现阴阳离子等电，本表以 mEq/l 为单位，若以 mmol/l 为单位，则阴阳离子颗粒数不相等。

影响酸碱平衡。如剧烈呕吐，可因 Cl^- 大量丢失，HCO_3^- 代偿增加而引起低氯性碱中毒；如连续大量输入大量等渗盐水，因 Cl^- 增加过多而 HCO_3^- 减少，可引起高氯性酸中毒；正常血浆 Cl^- 浓度为 103 mmol/L；血浆 HCO_3^- 浓度为 27 mmol/L。通常以二氧化碳结合力（CO_2CP）来表示，CO_2CP 是指血浆 HCO_3^- 中的 CO_2 含量，正常范围为 23 ～ 31 mmol/L（50%～ 70% Vol）。

四、体液平衡的调节

体液和渗透压的稳定是由神经 - 内分泌系统调节的。体液的正常渗透压通过下丘脑 - 垂体后叶 - 抗利尿激素系统来恢复和维持，血容量的恢复和维持则是通过肾素 - 醛固酮系统。此两系统共同作用于肾，调节水与电解质的吸收及排泄，以达到维持体液平衡之目的。血容量与渗透压相比，前者对机体更为重要，当血容量锐减又兼有血浆渗透压降低时，前者对抗利尿激素分泌的促进大大强于低渗透压对抗利尿激素分泌的抑制作用，机体以优先保持和恢复血容量，保证重要器官的灌流和氧供，维护生命安全。在临床上，常以观察尿量来估计缺水程度，借尿量与比重的关系来了解肾的功能。

五、水电解质平衡失调

体内水电解质由于疾病、创伤等因素的影响而发生改变，一旦这些变化超过机体的代偿调节能力，便会产生体液平衡失调。

（一）体液平衡失调的类型

1. 容量失调　为细胞外液中等渗性体液的减少或增加（无渗透压改变）。其中，分布性变化是容量失调表现的另一特殊类型，即细胞外液在体内被“扣押”于无功能间隙，引起功能细胞间隙的缩减。

2. 浓度失调　指细胞外液中水的减少或增加，导致渗透微粒的浓度即渗透压发生变化。由于 Na^+ 占细胞外液渗透微粒的 90%，故浓度失调就表现为低钠血症或高钠血症。

3. 成分失调　细胞外液中的其他离子浓度改变，虽有各自的病理生理影响，但不致引起渗透活性颗粒总数的显著变化，对细胞外液渗透压影响不明显。如低钾血症或高钾血症，低钙血症或高钙血症，低镁血症或高镁血症，酸中毒或碱中毒等。

（二）电解质平衡调节规律

正常人的血清钠浓度为 136 ～ 145 mmol/L。成年人一般每天需摄入 100 ～ 200 mmol 钠，相当于 4 ～ 5 g 氯化钠。细胞外液中钠是最主要的电解质，其平衡规律是：“多进多排，少进少排，不进不排。”由于水和钠的关系非常密切，故细胞外液缺水时必然和失钠同时存在。引起水和钠异常的原因不同，缺水和失钠的程度也不同。

六、水、电解质平衡失调的类型

根据水、电解质在细胞外液中缺失的比例，可分为等渗、高渗和低渗缺水三种类型。

（一）等渗性缺水

等渗性缺水（isotonic dehydration），又称急性缺水或混合性缺水，是外科临床中最常见的类型，即血钠浓度正常的细胞外液容量减少。特征：水和钠按其在血液中的正常比例丢失，无钠盐及渗透压的明显改变。以细胞外液（包括循环血量）迅速减少为突出表现。

【病因】

1. 消化液的急性丢失，如大量呕吐、腹泻、肠瘘等。

2. 体液在所谓“第三间隙”中扣押，如肠梗阻、急性弥漫性腹膜炎、腹膜后感染等大量体液聚积于肠腔、腹腔或软组织间隙。

3. 大面积烧伤早期大量渗液。

【临床表现】

根据缺水缺钠程度，将等渗性缺水分为三度。

1. 轻度　缺水症状为口渴、少尿；缺钠症状有厌食、恶心、软弱无力，体液丧失占体重的2%～4%。

2. 中度　当体液大量迅速丧失达体重5%（相当于细胞外液的20%）时，可出现血容量不足，表现为脉搏细快，肢端湿冷；"三陷一低"即眼窝下陷，浅表静脉瘪陷，皮肤干陷（弹性差），血压下降或不稳。

3. 重度　体液继续丢失达体重的6%～7%（相当于细胞外液的24%～28%）时，即可出现休克。常伴有代谢性酸中毒。若患者主要丢失胃液，而大量失 H^+ 和 Cl^- 则可伴发低氯低钾性碱中毒。

【实验室检查】

1. 血常规　红细胞计数、血红蛋白及血细胞比容增高，示血液浓缩。

2. 尿液检查　尿钠减少或正常，尿比重升高。

3. 血清 Na^+、Cl^- 及血浆渗透压　均在正常范围。

4. 二氧化碳结合力、血气测定分析　区别有无代谢性酸中毒或碱中毒。

【治疗】

积极治疗原发病，以减少水和钠的继续丧失。补液补钠按临床表现估计，如体重60 kg，有脉搏细速、血压下降等症状，表示细胞外液丧失量占体重5%，则补液量为3 000 ml等渗盐水或平衡液。按血细胞比容计算：

补等渗盐水量（ml）＝血细胞比容上升值÷血细胞比容正常值×体重（kg）×0.2*

注：*常数0.2，即细胞外液占体重的20%

补液补钠方法：一般临床上先补给计算量的1/2～2/3，再加上每天NaCl需要量4.5 g及水2000 ml。

注意生理盐水中含 Cl^- 量为154 mmol/L，明显高于血 Cl^- 含量103 mmol/L，正常情况下可通过肾保 HCO_3^- 排 Cl^- 来调节。但在重度脱水和休克时，肾血流量减少，以致排氯减少，大量输入盐水有导致高氯性酸中毒的危险。因此，输液量大时，宜选用平衡液。

（二）高渗性缺水

高渗性缺水（isotonic dehydration），又称原发性缺水，即为伴有细胞外液减少的高钠血症。特征：水钠同时损失，但失水多于失钠；细胞外液减少且渗透压升高，细胞内液缺水程度超过细胞外缺水。临床以口渴为特征性表现。

【病因】

1. 水摄入不足　主要见于口腔、咽、食管疾患伴吞咽困难、昏迷及其他危重患者给水不足者。

2. 水分丢失过多　高热或高温环境大量出汗或烧伤暴露疗法均可从汗液丢失大量水分。

3. 鼻饲　要素饮食、静脉高营养不恰当地输入过多高渗溶液。

【临床表现】

根据失水程度，将高渗性缺水分为三度。

1. 轻度缺水　失水量占体重的2%～4%。除口渴外，无其他症状。

2. 中度缺水　失水量占体重的4%～6%。极度口渴，乏力，眼窝明显凹陷，唇舌干燥，皮肤弹性差，心率加速，尿少，尿比重增高。

3. 重度缺水　失水量占体重6%以上。除有上述症状外，可出现烦躁、谵妄、昏迷等脑功能障碍症状、血压下降乃至休克、少尿乃至无尿、氮质血症等。

【实验室检查】

1. 红细胞计数、血红蛋白、血细胞比容轻度增高。

2. 尿比重升高（＞1.025）。

3. 血钠＞150 mmol/L，血浆渗透压＞320 mmol/L。

【治疗】

积极治疗原发病，尽早解除缺水或失液的原因。补液量根据失水程度，可按体重百分比的丧失量来估计，成年人每丧失体重的1%，补液400～500 ml；也可根据血钠浓度计算：

补液量（ml）=［血钠测定值（mmol/L）－142］× 体重（kg）×4*

注：* 式中常数4，女性换为3，儿童换为5。

补液方法：轻度失水者，口服补液；若患者不能口服或中、重度缺水者，宜静脉补液。初期补充5%葡萄糖溶液或0.45%氯化钠溶液，待血钠、尿比重降低后，可补充5%葡萄糖生理盐水，补液速度原则上先快后慢，第1天补给计算量的1/2或1/3，其余量第2天补完，同时应加上每天生理需要及额外丢失量。高渗性缺水者也缺钠，只因缺水更多，才致缺钠浓度升高。所以，纠正缺水时宜适当补钠，防止纠正了缺水反而出现低钠血症。若同时有缺钾需纠正时，应在尿量超过40 ml/h后方可补钾。经过补液治疗后，酸中毒仍未纠正时，可补给碳酸氢钠溶液。

（三）低渗性缺水

低渗性缺水，又称慢性缺水或继发性缺水，即为伴有细胞外液减少的低钠血症。特征：水钠同时丧失，但失钠多于失水。主要为细胞外液减少。

【病因】

1. 胃肠道消化液持续丧失，如反复呕吐、腹泻、胆胰瘘、胃肠道长期吸引或慢性肠梗阻，钠随消化液大量丧失，补液不足或仅补充水分。

2. 大创面慢性渗液。

3. 大量应用排钠性利尿药（如噻嗪类、依他尼酸等）时，未注意补给适量钠盐。

4. 急性肾衰竭多尿期、失盐性肾炎、肾小管性酸中毒、Addison病等肾排钠增多，又补充了水分。

【临床表现】

根据缺钠程度分为三度。

1. 轻度缺钠　每千克体重缺钠相当于氯化钠0.5 g，血清钠＜135 mmol/L。患者感觉乏力、头昏、手足麻木，但无口渴感，尿量正常或稍多，尿钠、氯减少，尿比重低。

2. 中度缺钠　每千克体重缺钠相当于氯化钠0.5～0.75 g，血钠＜130 mmol/L，患者除上述症状外，尚有厌食、恶心、呕吐，脉搏细速，血压不稳定或下降，脉压变小，浅静脉萎陷，视物模糊，站立性晕倒。尿少，尿中几乎不含钠和氯。

3. 重度缺钠　每千克体重缺钠相当于氯化钠0.75～1.25 g，血钠＜120 mmol/L。除有上述中度缺钠症状外，还有肌痉挛性抽痛、腱反射减弱或消失，患者神志不清、木僵乃至昏迷。常伴有严重休克、少尿或无尿。尿素氮升高。

【实验室检查】

1. 红细胞计数、血红蛋白、血细胞比容明显增高。

2. 尿液检查。尿 Na^+、Cl^- 明显减少乃至缺如，尿比重＜1.010。

3. 血钠＜135 mmol/L，血浆渗透压＜280 mmol/L，血非蛋白氮、血尿素氮可增高。

【治疗】

积极处理致病原因。补液量估算按临床缺钠程度计算，如体重60 kg患者，有中度缺钠，估计每千克体重丧失氯化钠0.5 g，则宜补氯化钠30 g。按血钠浓度计算：

补钠量（NaCl·g）=［142－血钠测定值（mmol/L）］÷17 * × 体重（kg）×0.6**。

注：* 按钠盐1 g = 17 mmol Na＋计算氯化钠的量；** 女性换为0.5。

补液补钠方法：一般临床上先补给计算量的一半，再加上每天氯化钠需要量4.5 g，其余一半的钠可在次日补给。轻度和中度缺钠者可选用等渗盐水或5%葡萄糖生理盐水。例如，缺钠30 g，先补一半15 g，再加生理需要量4.5 g，当日共需补给氯化钠19.5 g，则可用5%葡萄糖盐水2 000 ml补充。重度缺钠者已出现休克时，应快速补充晶体溶液和胶体溶液，补充血容量，改善血循环，提高血压（晶体液用量要比胶体液大2～3倍）。接着静脉给予高渗（5%）氯化钠溶液200～300 ml，尽快纠正血钠过低，以提高血浆渗透压；然后根据计算所得的补钠量再给予调整，结合病情决定是否需要继续补充高渗盐水或改用等渗盐水。

补液时应注意加上每天生理需要量 2 000 ml；缺钠伴有酸中毒时，宜在补充血容量和钠盐的基础上予以纠正；缺钠常常伴有缺钾，在尿量达 40 ml/h 后补充钾盐。

（四）低钾血症

血清钾正常值为 3.5 ～ 5.5 mmol/L，98 % 的钾存在于细胞内，是细胞内液中的主要阳离子，虽然细胞外液中钾含量仅占总钾量的 2%，但有极为重要的生理作用：钾能增加神经 - 肌肉的兴奋性；参与维持正常心肌的舒缩；参与细胞的正常代谢如糖原、肌蛋白的合成等；维持细胞内的渗透压和酸碱平衡。钾的来源全靠食物摄入。钾的平衡规律是“多进多排，少进少排，不进也排”。血清钾＜ 3.5 mmol/L 为低钾血症（hypokalemia）。

【病因】

1. *钾摄入不足* 见于长期禁食而补钾不足或未补钾者。

2. *钾丢失后排出过多* 呕吐、腹泻、长期胃肠引流或消化道外瘘失钾；使用排钾性利尿药、失钾性肾病（急性肾衰多尿期、肾小管酸中毒等）；原发性或继发性醛固增多症和皮质醇增多症等尿钾排出过多。

3. *钾在体内分布异常* 全身总钾量未减少，而是血清钾向细胞内转移，见于家族性低钾性周期性麻痹、应用大剂量胰岛素及葡萄糖静脉滴注、急性碱中毒、棉酚中毒等。

【临床表现】

轻度低钾可无任何症状，当血清钾＜ 3mmol/L 时，即可出现症状。

1. *神经肌肉系统症状* 表情淡漠、倦怠嗜睡或烦躁不安；肌肉软弱无力，腱反射迟钝或消失，眼睑下垂，后延及躯干四肢，当血清钾＜ 2.5 mmol/L 时，可出现软瘫、呼吸无力、吞咽困难。

2. *消化系统症状* 食欲缺乏、口苦、恶心、呕吐、腹胀，重则肠麻痹。

3. *循环系统症状* 低钾引起心肌兴奋性、自律性增高，传导性降低，表现为心悸、心动过速，心律失常、传导阻滞，严重时室颤，停搏于收缩状态。

习惯上把上述三方面表现称为“低钾三联症”。

4. *泌尿系统症状* 慢性失钾可影响肾小管功能，对抗利尿激素不敏感，导致肾浓缩功能障碍，出现多饮、多尿、夜尿增多，严重时出现蛋白尿和颗粒管型。膀胱收缩无力而排尿困难。对酸碱平衡的影响：低钾时，细胞内 K^+ 移至细胞外，细胞外 H^+ 移入细胞内，细胞内 H^+ 浓度增加，而细胞外 H^+ 浓度降低，出现细胞内酸中毒和细胞外碱中毒并存。此外，因肾小管上皮细胞内缺钾，故排 K^+ 减少而排 H^+ 增多，出现代谢性碱中毒，同时排出反常性酸性尿。

【实验室检查】

1. 血清钾＜ 3.5 mmol/L。

2. 尿钾＜ 20 mmol/L，多提示胃肠道失钾；尿钾＞ 20 mmol/L，多提示肾失钾。

3. 心电图早期 T 波低平、双相倒置，继之 ST 段下降、Q-T 间期延长和 U 波出现，或 T、U 波融合。

【治疗】

治疗原发病，以终止和减轻继续失钾；对长期禁食、慢性消耗和体液丧失较多者注意补钾，每天预防性补钾 40 ～ 50 mmol（氯化钾 3 ～ 4 g）。补钾原则与方法如下。

1. *尿多补钾* 休克、脱水、缺氧、酸中毒、肾衰竭等未纠正前，尿量＜ 40 ml/h，或 24 小时尿量少于 500 ml，暂不补钾。

2. *尽量口服* 轻度低钾且能口服者，口服氯化钾 1 ～ 2 g/ 次，每日 3 次；或服用氯化钾肠溶片以减少胃部不适。也可进食含钾食物，如香蕉、榨菜、菠菜、紫菜、海带等。口服者 90% 可被吸收，且最为安全，“需多少吸收多少”。不能口服或严重缺钾者，则需静脉补给。

3. 低浓度、慢速度　静脉补钾应均匀分配。切记引起高钾血症的最主要原因是单位时间内高浓度、快速度补给，而不是全日的总量。故静脉输给的液体中氯化钾浓度不能高于3‰（即＜40 mmol/L）、每分钟应少于80滴（即＜20 mmol/h），严禁以10%氯化钾溶液直接静推、静脉滴注，以免一过性高钾血症危及生命。分阶段补给：正常情况下，注射后的钾约15小时后才能与细胞中的钾平衡，全身缺钾状况需较长时间才能纠正，一般需要4～6天或更长。因此，所需钾量不强求一次性补足，宜分阶段按计划补给，一般性缺钾每天补充氯化钾3～6 g即可。特殊情况的严重缺钾，虽日补钾量可高达8～12 g或更多，也必须在心电图、尿钾测定的监护下，严格控制单位时间内的浓度、速度补给。不可操之过急，以防高钾血症及钾从尿中大量排出，达不到补钾的目的。

（五）高钾血症

血清钾浓度＞5.5 mmol/L称高钾血症（hyperkalemia）。

【病因】

1. 钾摄入过多　见于补钾过量、输大量库血、应用大量含钾药物等。

2. 肾排钾减少　如急慢性肾衰竭伴少尿或无尿，为临床最常见且最重要的原因；长期应用保钾利尿药及血管紧张素转换酶抑制药；导致盐皮质激素减少而使钾潴留于血清内的疾病，如肾上腺皮质功能减退症、双侧肾上腺切除等。

3. 细胞内钾释出或外移　见于重症溶血、大面积烧伤、创伤、中毒性感染、缺氧、休克、急性酸中毒、高钾性周期性麻痹、输注精氨酸等。

【临床表现】

1. 神经肌肉传导阻碍　血钾轻度增高，仅有四肢乏力、手足感觉异常（麻木）、肌肉酸痛。当血清钾＞7.0 mmol/L时，可出现软瘫，先累及躯干，后波及四肢，最后累及呼吸肌，出现呼吸困难。

2. 心血管症状　有心肌应激性降低的表现：血压波动（早期增高、后期下降），心率缓慢，心音遥远而弱，重者心搏骤停于舒张期、其症状常与肾衰竭症状同时存在。

有的患者出现一些不能用原发病来解释的临床表现时，即应警惕可能有高钾血症，应立即检查血钾浓度，并做心电图检查，以明确诊断。

【辅助检查】

1. 血清钾＞5.5 mmol/L。

2. 心电图　早期改变为T波高尖，基底变窄；当血清钾＞8.0 mmol/L时，P波消失，QRS波增宽，Q-T间期延长。严重时出现房室传导阻滞，心室颤动。但碱中毒常掩盖高钾血症心电图改变；高镁血症可产生类似高钾的心电图改变，判断时要予以注意。

【治疗】

高钾血症是危急症，应紧急处理，如立即停止钾（包括药物和食物）摄入，积极治疗原发病，切断钾的来源。

1. 对抗心律失常　应用钙剂拮抗钾对心肌的抑制作用。立即静脉推注葡萄糖酸钙1～2 g，30分钟后可重复使用1次，以后以10%葡萄糖溶液500 ml加葡萄糖酸钙2～4 g静滴维持。

2. 降低血钾浓度，使K^+暂时转入细胞内。

（1）静脉注射5%碳酸氢钠溶液60～100ml，再继续静脉滴注100～200 ml，以提高血钠浓度并扩容，促使Na^+-K^+交换，使K^+转入细胞内，使血清K^+浓度得以稀释或从尿中排出。

（2）使用高渗糖溶液加胰岛素静脉滴注，当葡萄糖转化为糖原时将K^+带入细胞内，暂时降低血K^+浓度，用25%～50%葡萄糖溶液100～200 ml或10%葡萄糖溶液500 ml，按每4～5 g葡萄糖加1 U胰岛素的比例，静脉滴注，3～4小时后可重复用药。

3. 促使排钾阳离子交换　树脂15～20 g，饭前口服，每天3～4次；或加入温水或25%山梨醇溶液100 ml中，保留灌肠0.5～1小时，每天3～6次；给予高钠饮食及排钾利尿药；病情严重且血钾进行性增高，尤其肾功能不全者，予腹膜透析或血液透析。

第6章

肛肠病与营养支持

一、营养物质的代谢

机体所需的营养基质有三类：①供应能量的物质主要是糖类和脂肪；②蛋白质是构成身体的主要成分，是生命的物质基础；③机体内的各种元素如维生素、电解质（含微量元素）和水。从食物摄取的营养素转变为能量，以化学能的形式发挥作用，ATP是其主要中间贮能物质。

（一）糖类

糖类是人体最主要的供能物质，是我国膳食的主要成分，热量的主要来源。糖类经口进入肠道后，在小肠上段受水解酶的作用，以单糖的形式被吸收，一半以上是葡萄糖，其余是果糖和乳糖。其后代谢有三条途径。

1. *直接用作能源*　葡萄糖被吸收后很快被氧化，以血糖形式随血液循环分布全身；体内的一些组织如中枢神经系统、红细胞、骨髓、肾上腺髓质等，只能利用葡萄糖供能。

2. *以糖原形式储存*　小部分葡萄糖经胰岛素的调节转化为糖原储存。

3. *转化为脂肪糖原储存*　这是十分有限的，总量约500 g，其中200 g是肝糖原，可以转化成葡萄糖为身体利用，其余300 g是肌糖原，仅能被肌肉本身利用，饥饿状态持续24小时即可把肝糖原耗尽。如无外源性糖类后续补充，则体内蛋白质将经糖原异生途径转化成葡萄糖供应能量。体内无储备的蛋白质，均是各器官、组织的组成成分，如果蛋白质作为能源而被消耗，必然会损害器官功能。在禁食早期，如能每天经静脉补给葡萄糖100 g，虽然提供的热量有限，但却能明显减少蛋白质的糖原异生。

（二）蛋白质

蛋白质是最重要的营养物质，是生命存在的方式，是所有器官功能活动的物质基础；其多种多样的结构具有各种生物学功能，是器官的效应因子，如酶促反应、激素调节、肌肉收缩和免疫应答等，在生命活动中起着极其重要的作用。蛋白质占人体体重的15%左右，成人平均每天需蛋白质1 g/kg体重，用于身体的生长、组织的修复更新、维持血液循环中蛋白质的含量和制造酶等。摄入的蛋白质经肠道中的蛋白酶水解，最终产物为氨基酸，吸收后经由门静脉进入肝。

氨基酸是蛋白质的基本单位，氨基酸的代谢去路有三条：①合成蛋白质；②自身分解，氮转变为尿素，氮链氧化供能生成二氧化碳和（或）以糖或脂肪储存起来；③合成非必需氨基酸和其他小分子物质，如嘌呤和嘧啶。当人体处于创伤、饥饿状态、感染等分解代谢占优势时，能量摄入不足，肌肉蛋白质就会首先分解为氨基酸，经转氨和脱氨作用进行代谢。

（三）脂肪

脂肪是人体能量的主要储存形式。一定量脂肪释放的能量比等量的糖和蛋白质高1倍多。皮下脂肪和其他部位储存的脂肪在饥饿时可动用，以作为主要的供能来源；脂类还是机体重要的构成成分，它以多种形式存在于人体的各种组织中。食物中的脂肪摄入后，在小肠内受胆汁及脂肪酸的作用被水解为甘油和脂肪酸。其中长链脂肪酸被乳化为乳糜小球的脂蛋白复合物，由小肠吸收，经淋巴系统、胸导管入血；游离的中长链脂肪酸以非酯化的形式直接吸收入门静脉。脂蛋白可在肝内或直接在脂肪中水解，释放脂肪酸，重新酯化成三酰甘油储存起来。

脂肪组织中90%是储存的三酰甘油，脂肪的主要生理功能是氧化供能，每克脂肪氧化可供37.68 kJ（9 cal）。空腹时，体内脂肪氧化可提供50%以上的能量需要，禁食1～3天后，85%的能量来自脂肪。当糖类摄入不足时，三酰甘油被动员，分解成甘油和脂肪酸，部分甘油经糖生成作用转化为葡萄糖，游离脂肪酸则氧化生成乙酰辅酶A，经三羧酸循环释出能量。

二、正常营养需要

为了维持生命和身体各个器官的正常活动，每个人都必须从外界摄取食物。食物中能产生能量的营养素有蛋白质、脂肪、糖类，经过氧化转变为能量。有了能量和各种营养素的补充，才能保证人体正常的生长发育和新陈代谢，以适应各类生理状况及各种环境条件下的功能需要。

（一）能量的单位

一般以千卡（kcal）表示，国际法定单位是用焦耳（J）表示。1 kcal=4.18 kJ。食物中的三大营养素的实际产热量（能量系数）分别如下。

1 g 蛋白质 16.7 kJ/g（4 kcal/g）。

1 g 脂肪 37.68 kJ/g（9 kcal/g）。

1 g 糖类 16.7 kJ/g（4 kcal/g）。

（二）基础代谢和基础代谢率

在空腹、清醒、安静的非应激状态下，适宜的气温（18～25 ℃）环境中人体维持基本的生命活动，进行新陈代谢消耗的热能称为基础能量消耗（BEE）。单位时间内，人体每1 m^2 体表面积所消耗的维持基础代谢的热能称为基础代谢率。通常成年男性每千克体重每小时约消耗4.2 kJ（1 kcal），即日需能量1 500～1 800 kcal；成年女性的基础代谢率比男性低2%～12%；老人比中年人低10%～15%；儿童比成人高10%～12%。

BEE值的测定可采用Harris-Benedict公式计算，此公式较临床上间接热仪所测值高出约10%：

男性BEE＝66.5＋13.7×体重(kg)＋5.0×身高（cm）－6.8×年龄（岁）

女性BEE＝65.1＋9.6×体重(kg)＋1.8×身高（cm）－4.7×年龄（岁）

（三）机体热能消耗

不同的劳动强度、不同年龄、不同的环境气候条件、不同的生理状态如妊娠、哺乳，人体能量的消耗均不相同。影响人体能量的消耗的主要因素如下。

1. *年龄*　年龄反映了生理活动状态。如以20～39岁为基数，40～49岁能量消耗减少5%；50～59岁减少10%；60～69岁减少20%。

2. *气温*　以10℃作为基数，每升高10℃，能量供给就减少5%；相反，每下降10℃则增加约3%。

3. *劳动（或活动）强度*　除上述生理或环境情况外，劳动（或活动）强度是影响热能需要量的最主要因素。强度和持续时间作为计算的指标，劳动（或活动）强度不同，其消耗能量的数值显著不同：重体力劳动每小时消耗的能量可达 0.628 ～ 1.255 MJ（150 ～ 300 kcal），而轻体力劳动每小时则为 0.313 MJ（75 kcal）。年龄、性别相当的成年人，重体力劳动者在单位时间内热能消耗较轻体力劳动者多 1 ～ 4 倍。

（四）应激能量需要

1. 计算公式

应激能量需要 = 为基础能量消耗（BEE）× 校正系数

2. 校正系数择期大、中手术约为 1.2；多发性骨折为 1.3；严重感染为 1.5；大面积烧伤为 2.0。严重感染体温每升高 1℃，对热量需要相对增加 5% ～ 8%。一般每千克体重不超过 146.3 kJ（35 kcal）。

三、营养支持

在外科患者中，尽管由于一些疾病本身的原因，加之麻醉、手术创伤及禁食等，会使有的患者存在不同程度的营养问题，但是，这一情况并不意味所有患者都需要营养支持。一般说来，对非消化道手术而营养情况较好的患者，往往通过病因治疗和补充液体与电解质等，以及在较短时间内恢复进食，即可使患者顺利恢复，营养状况也能逐渐改善，并不需要特殊的营养支持。只有严重营养不良的患者和一些严重创伤、感染或术后发生严重并发症，估计在较长一段时间内不能很好进食的患者，才需要采取营养支持治疗。

（一）适应证

1. 胃肠道梗阻　如贲门癌、幽门梗阻、高位肠梗阻，或妊娠剧吐、神经性拒食等，由于营养物质不能进入肠道，难以建立充足的肠内营养者，采用肠外营养支持可降低手术并发症及病死率。

2. 胃肠道外瘘及短肠综合征　肠外瘘者，食物仅经过一段肠道即从瘘口溢出，肠道实际吸收面积不足，且有大量消化液丢失。严重影响营养的消化吸收，常伴的腹内感染又会引起高分解代谢，因而营养不良的状况迅速产生，每天趋严重。采取禁食和营养支持治疗，不仅使患者能获得充分的能量和氮源，以利于代谢正常进行，还可以使消化道完全处于安静状态，极大限度地减少消化液的分泌，有利于瘘口的愈合，或为再次手术创造条件。因某种疾病而切除大量小肠所致的短肠综合征，也因肠道实际吸收面积减少，在代偿期以前需肠外营养支持，有的残留小肠过短不足以维持肠内营养者，甚至需终身肠外营养支持以维持生命。

3. 消化道广泛炎症性疾病　炎性粘连性肠梗阻、坏死性胰腺炎、克罗恩病、溃疡性结肠炎等，在急性发作或术前准备时，适当的肠外营养支持可使肠道休息，减少胰液分泌，有利于减轻炎症病理损害和控制症状。

4. 高代谢状态　严重创伤、大面积烧伤、严重感染和复杂手术后，机体处于高分解代谢状态，患者进食不足，长期负氮平衡，采取营养支持，对度过危险期、促使正常愈合及抵抗感染等有积极作用。

5. 肿瘤患者接受化疗和大面积放疗　肿瘤患者在手术前后接受化疗或大面积放疗，尤其是化疗期间，由于药物的毒性和胃肠道黏膜上皮细胞对化学药物的易感性或不耐受性，患者常出现恶心、厌食、腹泻等过重反应，此时如无营养支持，常因体质下降而不能完成全程化疗，又由于抵抗力降低而致肿瘤发展。肠外营养可改善患者营养状态，提高免疫力，既利于支持患者完成化疗，也可减少并发症。

6. 肝、肾衰竭　晚期肾病患者因肠黏膜水肿而吸收不良，并常有恶心、厌食等症状；因肝衰竭时蛋白质合成功能低下，均需全胃肠外营养治疗，只是不能采用一般肠外营养支持，常需调整特殊的营养溶液的成分组成进行治疗。

7. 大手术围术期营养　一些已造成营养状况极差的疾病需手术治疗，如食管切除、全胃切除等术前、术后用肠外营养支持，可提高患者对手术的承受能力，减少并发症和病死率。

（二）肠外营养

肠外营养（PN）也称人工胃肠，指通过静脉途径提供患者所需的全部营养要素的营养支持方式，包括热量（糖类）、必需和非必需氨基酸（蛋白质）、脂肪、电解质、维生素和微量元素，使患者在不进食的情况下以维持良好营养状态的一种治疗方法。它可提供足够各种必需的营养物质和维护正氮平衡，防止或减少体内蛋白质消耗，重建和恢复机体的无脂细胞群，促进康复，还可使机体得到正常的生长发育，伤口愈合和体重增加。与一般静脉输液的根本区别在于，后者仅能供给患者所需的部分热量及电解质。

1. *肠外营养支持方法* 有两种：对于一般用量不大、PN 支持不超过 2 周的患者，可采用周围静脉输注；对于需长期支持的，则采用经中心静脉导管输入为宜。常采用经锁骨下静脉或颈内静脉途径置入导管至上腔静脉，尤以右颈内静脉穿刺插管并发症少、成功率高。全营养混合液常 12 ～ 16 小时输完，也可以 24 小时连续滴注。一般情况下，置入的导管可保留 3 个月以上。

2. *肠外营养的要求和制剂*

（1）营养液的基本要求：其中含有七大营养物质，如糖类、脂肪乳剂、氨基酸、电解质、维生素、微量元素和水。提供足够的能量、保持机体正氮平衡是 PN 支持的关键。一般要求：①每天应能供给氮 0.2 ～ 0.24 g/kg 体重，热量 167 ～ 188 kJ/kg（40 ～ 45 kcal/kg），氮（g）和热量之比 1∶628 ～ 837 kJ（1∶150 ～ 200 kcal）；②含有适量的电解质、维生素和微量元素；③钾与氮的比例为 5 mmol∶1 g，镁与氮的比例为 1 mmol∶1 g，磷量为每 4 184 kJ（1 000 kcal）供磷 5 ～ 8 mmol/L；④氨基酸和葡萄糖应同时滴注，以保证氨基酸能为机体所充分利用，不致作为热量被浪费掉；⑤在较长时间的不用脂肪乳剂的肠外营养治疗过程中，应定期补充脂肪乳剂，以防发生必需脂肪酸的缺乏；⑥补充胰岛素以防应用高浓度的葡萄糖后发生高血糖。

（2）肠外营养制剂

①葡萄糖：葡萄糖是肠外营养的主要能源物质，来源丰富，价格低廉，机体所有的组织、器官都能利用葡萄糖能量。但机体利用葡萄糖的能力有限，为 5 mg/（min • kg）（kg 指体重）。如单纯用其作为热量来源，主要的代谢产物是丙酮酸和乳酸，而且血清中胰岛素水平可以是正常人饭后的 4 倍，游离脂肪酸和酮体减少。所以，如过量或过快输入可能导致高血糖、糖尿，甚至出现高渗性非酮性昏迷，葡萄糖如与脂肪乳共同作为热量来源，则上述情况可避免。此外，应激状态下机体利用葡萄糖的能力下降，多余的糖将转化为脂肪沉积在器官内，形成脂肪肝。高浓度（25%或 50%）的葡萄糖液输注时对静脉壁的刺激很大，不宜经周围静脉补给，故目前 PN 不用单一的葡萄糖能源。

②脂肪乳剂：是 PN 的一种重要能源。脂肪乳剂按其脂肪酸碳链长度分为长链三酰甘油（LCT）及中链三酰甘油（MCT）两种，LCT 内含有人体必需脂肪酸（EAA）；MCT 内不含 EAA，其在体内代谢较 LCT 快，极少沉积在组织、器官内，但大量输入后可发生毒性反应。临床应用时，常由其提供 30%～ 50%的热量，10%脂肪乳剂溶液含热量 4.18 kJ（1cal）/ml，且为等渗，可经由周围静脉输入。脂肪乳剂安全无毒，在应激状态时其氧化率不变，甚至加快。单独输注时须注意速度要慢，开始时每分钟 1 ml，500 ml 需 5 ～ 6 小时输完。输注速度太快可致胸闷、心悸或发热反应。通常比较普遍使用的是 LCT。对于特殊患者（如肝功能不良）临床上常将 MCT 与 LCT 合用，重量比为 1 ∶ 1。

③复方氨基酸溶液：是肠外营养的唯一氮源，分平衡型和非平衡型两类。平衡型氨基酸溶液含必需氨基酸 8 种，非必需氨基酸 2 种，其组成符合人体合成代谢的需要，适用于大多数患者。特殊氨基酸溶液配方成分不同，专用于不同的疾病。例如适用于肝病的制剂中含支链氨基酸较多，含芳香氨基酸较少；用于肾病

的制剂主要是8种必需氨基酸，非必需氨基酸仅含少数两种精氨酸、组氨酸；用于严重创伤或危重患者的制剂含更多的支链氨基酸或含谷氨酰胺二肽等。

④维生素：常用的复合维生素制剂含有三种维生素，每支注射液的含量即是正常人每天的基本需要量。

⑤微量元素：也是复方注射液，每支含锌、铜、铁、锰、铬、碘等多种微量元素，每天1支即可。如果缺铬可引起糖尿病、神经病变及抗感染能力下降；锌缺乏可发生皮炎。

⑥水和电解质：每天水的入量以2000 ml、尿量以1000 ml为基础计算。成人主要需要的电解质有钠、钾、氯、钙、镁、磷、镁，镁的补充用25%硫酸镁。磷在合成代谢及能量代谢中发挥重要作用，磷的补充常用有机磷制剂甘油磷酸钠，含磷10 mmol。其他电解质按常规补给。

3. 全营养混合液　将肠外营养所需的营养素按照一定的比例在无菌条件下混合、配制，盛放于三升（3L）塑料袋内，供静脉输注，即为全营养混合液（TNA）。其优点有三：①混合后高浓度葡萄糖被稀释，使经周围静脉输注成为可能；②由于脂肪乳剂被稀释，避免了其单独输注容易造成输入过快的不良反应；③全封闭的输注系统大大减少了污染的机会，使用更安全。

PN治疗所需费用较大，技术要求高，有并发败血症的危险，而其适应证又和肠内营养基本相同。因此，凡尚有部分消化道可被利用时，应试用肠内营养来代替肠外营养。

（三）肠内营养

肠内营养（EN）是将营养物质经胃肠道途径供给患者的营养支持方式。当肠功能存在（完好或部分功能）且能安全使用时，就应尽量选用经胃肠营养支持。肠内营养（EN）具有节省费用、使用方便、容易监护、并发症少等优点。膳食的直接刺激有助于促进胃肠运动及消化道激素和酶的分泌，维护肠黏膜屏障功能；EN能使营养物质经肠道吸收入肝，在肝内合成机体所需的各种成分，且可发挥肝的解毒作用，符合生理状态。长期PN的患者，可给予逐渐增量的EN作为过度，有助于早日恢复正常膳食。

1. 要素饮食　是指包括自然食物的各种营养素，含有氨基酸、葡萄糖、脂肪、多种维生素和矿物质（含微量元素）的治疗饮食。要素饮食的配方均为化学组成明确的膳食（根据病理生理和生物化学知识），采用现代食品技术和制药技术人工配成，含有人体必需的各种营养素，加水后形成溶液或较稳定的混悬液。

（1）常用制剂：有粉剂和溶剂两种制剂，粉剂需加水后使用，它们的浓度均为24%，可供能4.18 kJ（1cal）/ml。EN制剂大致分为两类。

① 以蛋白水解产物或氨基酸为主的制剂：其蛋白质源为乳清蛋白水解产物、肽类或氨基酸，糖类源为低聚糖、糊精，脂肪源为大豆油及中链三酰甘油，不含乳糖。溶液渗透压较高，适用于胃肠道消化吸收不良者。

② 以整蛋白为主的制剂：其蛋白质源为酪蛋白或大豆蛋白，糖类源为麦芽糖、糊精，脂肪源为玉米油或大豆油。不含乳糖，溶液渗透压较低，适用于胃肠道功能正常者。

有的制剂中还含有谷氨酰胺、膳食纤维（可溶性果胶）。前者可直接被肠黏膜利用；后者有调整肠动力的作用，而且在结肠内可被细菌分解为短链脂肪酸（SCFA），被吸收供能。

以上两种制剂内均含有生理需要的电解质、维生素及微量元素。

（2）特殊制剂

① 创伤后用制剂：外科常用。其热量分配、热量密度和支链氨基酸的含量均高，维生素C、维生素E、维生素B复合物，钙、磷、铜与锌含量较多，适用于大手术后、烧伤、多发性创伤和脓毒血症等高分解代谢患者。

② 肝衰竭要素膳：其氮源为四种纯氨基酸，支链氨基酸含量较高，占35.6%，而芳香氨基

酸较少，仅 3.3%，可减轻肝性脑病的症状。

③ 肾衰竭要素膳：其氮源为 8 种必需氨基酸及组氨酸，目的在于重新利用体内分解的尿素氮以合成非必需氨基酸，既减轻了氮质血症又合成了蛋白质。

2. EN 的输入途径与输注方法

（1）输入途径：可以用口服的方式，但由于营养制剂有特殊气味，患者常不愿接受，故多需经导管输入。常用的方式有经鼻胃管、鼻十二指肠管和鼻 - 空肠管，也常采用经胃、空肠造口管途径。

（2）输注方法：营养液的输入应缓慢、均匀，常需输液泵控制输注速度。通常为使肠道适应，初用时可稀释成 12%浓度，速度控制为 50 ml/h，每 8 ～ 12 小时后逐次增加浓度和速度，经 3 ～ 4 天后达到全量，即浓度 24%，速度为 100 ml/h，总量 2 000 ml/d。

3. EN 特殊情况处理

（1）年龄小于 3 个月的婴儿不能耐受高张力体膳的喂养。宜采用等张的婴儿膳，使用时要注意可能产生的电解质紊乱，并补充足够的水分。

（2）小肠广泛切除后，宜采用 PN4 ～ 6 周，以后才能采取逐步增量的 EN。

（3）胃部分切除后，不能耐受高渗糖的膳食，其易产生倾倒综合征，有些患者仅能耐受缓慢的滴注。

（4）空肠造口的患者，不论在造口的上端或下端喂养，均有困难，因为缺少足够的小肠吸收面积，不能贸然进行管饲，以免加重病情。

（5）处于严重应激状态，如麻痹性肠梗阻、上消化道出血、顽固性呕吐、腹膜炎或腹泻的急性期，均不宜予肠内营养。

（6）严重吸收不良综合征和衰弱的患者，在 EN 以前应予一段时间 PN，以改善小肠酶的活力及黏膜细胞的状态。

（7）症状明显的糖尿病、接受大剂量类固醇药物治疗及糖代谢异常的患者，都不耐受膳食的高糖负荷。

（8）先天性氨基酸代谢缺陷病的儿童，不能采用一般的 EN 膳食。

第 7 章

肛肠病的护理与康复

因肛肠病部位特殊，护理工作也有其特殊性，要求精细，护士要有良好的素养，热爱护理专业，树立全心全意为伤病员服务的思想，具备救死扶伤的人道主义精神，对待患者要讲文明礼貌，要向古代医学家孙思邈在《千金方•论大医习业》中所说的那样去做："如果有疾厄来求者，不得问其贵贱贫富，长幼妍媸，怨亲善友，华夷愚智，普同一等，皆如至亲之想……见彼苦恼，如果己有之，深心凄怆，勿避险夷，昼夜寒暑，饥渴疲劳，一心赴救。"患者入院后往往想法很多，如怀疑不易治好，担心预后不佳，恐惧检查痛苦，对医院的生活环境不习惯等。因此，精神紧张，神志不安。护理人员应细心了解、详细分析患者的思想状况，解除他们的思想顾虑，消除影响治疗的障碍，使患者尽快适应病房环境，感到病房温暖如家，进而积极配合治疗。"三分治，七分养"，这是长期医疗实践中总结出来的经验，也体现了护理的重要性。

一、一般护理

（一）中医护理

中医护理是中医学中一个重要的内容，在历代医学著作中都有记载。如《内经》中"谨和五味""肾病毋多食咸""病热少愈，食肉则复，多食则遗，此其禁也"；《伤寒论》中提到的"服桂枝汤时，药后可进热粥，以助药力，并复温取汗"，既是对外感患者服药后的护理要求。中医护理学随着医学的发展而不断完善，但整体观与辨证施护始终是中医护理的核心和精髓。

1. 整体观　中医整体观对护理的要求是把人体看成是一个有机的整体，人体的五脏六腑、四肢百骸、五官九窍、肌肤皮毛等部分，通过经络气血的联系，在生理上相互影响，在病理上相互转变，都体现出统一的整体性，因而局部病变可以影响其他部位及全身，全身的病变也影响着局部。中医学把人体防疫疾病和修复机体病变的能力称为正气，把各种致病因素称为邪气。疾病过程就是正邪交锋的过程。在治疗和护理上，既要重视邪气和正气的矛盾，又要重视局部和整体的矛盾，以采取各种有利于机体战胜疾病的措施。例如，肺热壅盛患者可出现咳嗽、痰黄、胸痛、发热、烦躁等证，但由于肺与大肠相表里，肺热壅盛患者也多伴有便秘、肛门坠胀等症状，如果孤立地看待肺热症状，不认真辨别"肺与大肠相表里"的内在联系，不进行通腑泻热的措施，就不能进行正确的治疗和护理。其他如脾气不升所致的直肠脱垂，饱食所致的肠风下血等，都隐喻着对护理工作提出了一定的要求。

中医学整体观的另一特点是重视人与自然界的有机联系，自然界的变化必然直接或间接地影响人体的功能活动，如古有“春夏应养阳，秋冬应养阴”的保健护理原则。因此，注意研究和观察自然界变化与人体的关系，并找出它们的规律，如在肛肠病的护理中，换药勿当风，及时避污秽，就是顺应自然的护理特点之一。

2. 同病异护与异病同护　每种病均有不同的病理特点，但每种病在不同的阶段，可出现不同的证候；而不同的病，在某一阶段中往往又可出现相同的证候。因此，因时、因地、因人制宜制定护理细则，才能达到异病同护和同病异护的原则。也就是说，在护理上既要求重视针对某一疾病特点进行一般护理，更要注意随证候变化、病情变化，采用特殊护理。例如，外感热病患者初期都有表证，解表是总则，护理也应从解表的特点出发，做好避风保暖，助汗等护理以利解表。表证有表热、表寒、表虚、表实的不同，患者有年龄、体质、地域、生活习惯的不同，发病也有春、夏、秋、冬四时节气的不同，这就需要采取不同的护理方法。又如对有汗者要防止发汗太过；对无汗者要给热饮并盖被助汗；对老年患者要预防汗多虚脱；对儿童患者要注意无汗所致的高热惊厥。这就是辨证施护的中医特点。再如夏季热病易耗气伤阴；过食生冷会伤脾生湿；寒冷季节易伤阳气；雨湿季节湿邪易于稽留。因此，要求护理上也应顺应自然并根据四时气候的不同而有所侧重，以使机体早日康复，减少并发症的出现。一般来讲日常怕热的人体质偏热，每天常怕冷的人体质偏寒，阴虚的人多盗汗，阳虚的人多自汗。也有在同一条件下，不同体质的人患有同一种疾病时可以出现不同的临床表现等，因此要求在饮食搭配，衣服增减，病房分配等护理方面都应有所区别。总之，既要看到人与自然的关系，又要看到个体特点，才能做到同病异护与异病同护。

3. 运用“阴阳学说”指导护理工作　在护理实践中，常可见到一些慢性消耗性危重患者，死于午夜前后。用阴阳来解释，夜为阴，午夜为阴中之阴，阳气极衰，阳不附阴，导致“阴阳离决精气乃绝”。因此，值夜班时对慢性病危重患者应多加巡视，以防患于未然。另外，在肛肠科护理中，对阴证疮疡患者，如结核性肛门脓肿、结核性肛瘘等，脓水不尽，其质稀薄，久不收敛，疮面颜色苍白，疼痛不显，嘱其进营养丰富的温性食物，如葱、小茴香、鸡肉、猪骨髓等，并艾灸局部 15 ～ 20 分钟，可促进创面愈合。反之，对阳证疮疡患者，如肛周脓肿，局部红肿热痛，饮食宜清淡，忌辛辣烟酒等刺激性食物，患处可用蒲公英、紫花地丁、野菊叶等清热解毒药捣烂如泥，用 50% 乙醇调匀外敷，以消肿止痛。

4. 根据标本缓急进行护理　肛肠科疾病中常遇到痔核脱出或直肠脱出引起嵌顿，大肠穿孔引起的急性腹膜炎，下消化道出血引起的休克及急性尿潴留等，“急则治其标”，出现了嵌顿、中毒、休克等危象，护理重点与治疗应以解除这些标证为先，及时做好还纳、镇静、保暖、止血等护理工作，为彻底解除危象打好基础，争取时间。“缓则治其本”是指疾病处于缓解期或慢性病的治疗。如对年老虚衰，中气不足，兼杂慢性支气管炎而患直肠脱垂者，其治疗除局部熏洗，固脱并预防外感及七情劳伤外，关键是调理脾肾，以求治本，这就要求护理工作的重点侧重于饮食、祛痰、防寒、保暖、体位锻炼等方面。标本同治是指标病、本病同时俱急，在时间或条件上不允许单独侧重护理某一方面。

5. 预防为主　未病先防、既病防变，体现了中医治疗和护理上预防为主的思想。中医学强调七情六淫、劳倦内伤、饮食不节、房事过度等均可引起经络阻塞、气血不和、阴阳失调脏腑损伤。如大怒伤肝，气机郁结而致胸胁胀痛；肝气上逆可致眩晕、头痛、目赤、耳鸣；肝气犯胃又可引起食欲缺乏、呕吐、吞酸、腹胀等。所以平时生活起居宜适寒温、调情志、节饮食、劳逸结合、房事适度，促进身体健康。

6. 中药煎服方法　中医治病离不开中草药

的煎煮，而煎服方法适当与否往往决定着治疗效果的好坏。因此，要了解草药的四气五味，掌握好煎煮细则，才能达到预期效果。

（1）服药时间：择时服药有助于提高疗效，治疗便秘所用的润肠通便汤药，宜在早晨空腹服用或饭前 1 小时服用；如果是中成药宜在睡前服用。治疗脾胃虚弱证，宜在不饥不饱时服用，以使之充分吸收。

（2）服药方法：治疗呕吐，药宜少量多次频服，并先嚼生姜少许或先用生姜擦舌再服药。益脾胃升阳气之剂宜趁热服药，以助药力上升外浮。使用清热泻火之剂，药宜冷服，以助药力降泻。治疗肠痈等病证，服用大黄牡丹皮汤等汤剂时，如果取其药力之专，去势之猛，迅速祛邪而安正，药宜浓煎，一次服下。

（3）煎药时间：芳香解表药如苏叶、藿香煎煮时间宜短，薄荷则应后下。磁石、珍珠母、穿山甲、龟甲、龙骨等药物煎煮时间宜长。大黄、桂枝、钩藤等应后下，久煎易破坏有效成分，降低效果。天麻、肉桂等宜研末泡服，以免影响药效。

（4）煎药次数：一般以煎两次为宜，将两次煎后的药液混合后再分为二，这样使每次服的药液成分均衡，治疗效果好。

（5）煎药火候：治疗外感病的中药，煎熬火力不宜过大，因为含有挥发性物质，火力过大就会使有效成分挥发，影响疗效。滋补类中药先用冷水浸泡，文火久煎，疗效好。

（6）煎药方法：草、花类药体积大，加水宜多。煎药宜用冷水将药浸泡 1 小时后再煎熬，不能用开水或热水煎药。对带绒毛及粉质或颗粒细小而不宜过滤的药物，宜用布包煎。贵重药才，如人参、银耳等应另煎。阿胶、龟板胶、鹿角胶等宜烊化冲服。胖大海、番泻叶、芒硝亦泡水服，不宜煎煮。茯苓研细后煎煮才能发挥药效。

（7）煎药容器：以罐或沙锅最好，因受热均匀，而且不会与中药发生化学变化。

（二）生活护理

1. 新入院患者的护理

（1）患者入院进入病房后，应立即准备好床位，及时观察患者的病情，如果是危重患者或需急诊手术者，则需准备好抢救物品并做好术前准备。

（2）测体重、体温、脉搏、呼吸、血压，望舌苔，填写住院登记本、床头牌。

（3）协助患者进入病室指定的床位，介绍经治医师、住院常规、探视制度、病房环境并通知医师下达医嘱。

（4）协助医师对患者进行体格检查，如属危重患者或需立即手术者，应配合医师进行抢救或做好术前准备，如备皮、皮试、配血，采集各种化验标本等。

（5）值班护士应了解入院患者的病情、饮食、治疗、思想情况及护理级别等。

（6）填写体温单，护士交班本，处理医嘱，患者流动日报表，血压。新入院患者连续测体温 3 天，各班要床头交接班。

2. 晨间护理

（1）病情较轻患者的晨间护理：一般于晨交班前进行。能下床活动的患者，可自己去洗漱间洗漱。

（2）病情较重患者的晨间护理：如昏迷、高热、手术后患者，一般应于医师查房前将患者护理完毕。具体的方法：先将用物如护理车、清洁衣服、清洁被单等携至床旁，关好门窗，问患者是否大小便，放平床头床尾，协助患者漱口刷牙。如果大小便失禁，伤口分泌物过多，身上有血渍的患者，用温热水行床上擦浴，擦过之后用手掌按摩骨突部，使患者舒适并促进血液循环；如果发现患者受压部位的皮肤局部发红、发紫等症状时，应加用 50% 乙醇按摩，防止出现压疮。按铺床法更换污染的被单，注意床单平整无褶，保持整洁干燥，同时将患者安置舒适。带走床旁、桌上多余的用物，倾倒痰杯内容物，天暖时应注意开窗通风，以保持病房空气新鲜。

（三）心理护理

现代医学模式为社会 - 心理 - 生理模式。心理因素在疾病的发生、发展、治疗和预后方面有极大的影响力。肛肠科患者的心理护理，在医疗护理工作中占有重要的地位。因为患者来自各方，由于遗传因素、体形、个性心理特点及社会、家庭、环境等的不同，各种疾病的特殊心理状态，形形色色的思想情绪和具体问题的复杂多样性，要求我们要根据患者的“性情所失”而治之，要掌握每一位患者的思想动态和情绪变化做好相应的护理。护理工作中，医护人员要保持良好的形象和专业服务才能取得患着的信任和合作，要有和蔼可亲的态度，巧妙的语言，让患者感到亲切和信赖。患者入院后，应帮助其熟悉环境、人员，了解医院的规章制度，消除对医院的陌生感，尽快适应医院生活。了解患者的心理状态、思想情况、发病原因，经常注意患者的精神状态，设法消除其紧张、恐惧、忧虑、烦恼、愤怒等心理障碍，对患者做耐心细致的开导、安慰、解释工作，解除他们的思想顾虑，帮助患者增强战胜疾病的信心，从而提高医疗效果，使身体早日康复。

1. 消除紧张情绪　过度紧张、恐惧会扰乱机体生理状态。心理学研究证明，术前的心理状态与患者耐受手术的能力有直接关系，临床常可见到患者过度的焦虑和紧张导致术前、术中或术后的虚脱，对手术高度畏惧的患者，由于焦虑、紧张和恐惧降低了对手术的耐受能力。又如临床上常见的直肠息肉，患者常常误认为是得了“癌”症，精神处于高度紧张状态，忧心忡忡，坐卧不宁。为此护理人员要告诉患者直肠息肉多为良性，与癌症有本质上的区别，只需手术切除，即可痊愈。一旦患者的思想顾虑、紧张恐惧情绪消除，则心、肝、肾之气得以畅和调适，配合治疗就能尽早康复。

2. 避免害羞心理　肛肠病的特殊性使很多患者有害羞心理，尤其是女性患者、老年患者，不方便，难为情，同时对各种检查如内镜、指诊等有恐惧心理，在检查前向患者及家属说明检查的目的和必要性，介绍检查方法，解除顾虑，取得合作，以便得到完善的检查资料，对疾病做出准确诊断。护士在检查前应准备好检查用品，调整好患者的体位，协助医师进行检查工作。

3. 及时解答疑问　患者对自身疾病往往有诸多疑问。

（1）当患者希望了解病情时，应根据患者不同的心理特点，在允许的情况下对病情、治疗方法及预后做出详尽、准确的回答，给予安慰和鼓励，要强调有利因素，增强患者战胜疾病的信心，同时不能隐瞒不利因素，使患者有一定的思想准备，对疾病有全面的认识，现实、乐观地对待疾病，积极配合治疗。

（2）患者最关注问题是疼痛。肛肠病的疼痛，如肛裂、肛周脓肿，以及术后的疼痛是病人对手术产生恐惧心理的主要因素，肛肠病手术大多数切口为开放性，肛门局部存在丰富的神经组织，各种因素刺激及括约肌痉挛可导致术后出现一定程度疼痛。疼痛使患者出现焦虑、紧张、烦躁等，而心理失调无疑会加重疼痛。疼痛的程度与疼痛刺激的部位、强度、频率成正相关，也与患者的意志、情绪、性格、信仰等诸多心理因素有关。应帮助患者正确认识及对待疼痛，术后为患者提供良好的环境，及时有效地处理疼痛。患者保持良好而稳定的心理状态可增强对疼痛的耐受力。

（3）对于术后肛门功能的问题，也是患者焦虑的一个重要因素，畏惧术后大便失禁是患者经常提出的问题，为此，应向患者详细说明手术的种类、范围、损伤程度及术后恢复情况，对疾病复发问题，向患者说明手术的效果、复发原因及预防措施，通过细致的工作使患者消除顾虑，愉快地接受手术。

4. 癌症患者心理护理　癌症被大多数人视为“绝症”“死症”，它对患者的心理打击是不言而喻的。

（1）患者一旦知晓事实，就会出现情绪消极、意志低落、悲观失望，对生活失去信心，以至产生轻生的念头。《难经·四十九难》记载："忧愁思虑则伤心"。心主血脉，主神明，又是五脏六腑之主，心脏功能失调可导致全身脏器功能失调，对后续治疗的影响都是巨大的。另外，直肠癌占结直肠恶性肿瘤的70%以上，其中50%左右的患者需行暂时性或永久性腹壁人工肛门，对患者而言，腹壁人工肛门的存在，意味着体相的残缺，由此导致抑郁、悲观、失望，甚至心理上的残缺，担心家人及社会歧视、遗弃，又使患者对术后的生活丧失信心，往往拒绝手术治疗，因此心理护理显得尤为重要。

（2）术前对患者提出的各种问题，如我得的是什么病，怎么治疗，效果如何，今后怎么过等。有两种做法：一是隐瞒病情真相，代之以相应脏器的良性病变"蒙蔽"患者而得到患者的合作，但要在家属理解的基础上配合操作。随着医疗知识的普及和文化素养的提高，这种作法的效果值得怀疑。二是告诉患者真实的情况，但在恶性程度，病变分期等细节上给予良性的诱导，如用恶性程度较低代替恶性程度较高，以病变早、中期代替晚期，尽管这种做法在或短或长的时期里会使患者恐惧、抑郁、不安，只要经过医护人员耐心、细致的工作，大多数患者都能正确对待疾病，积极配合治疗，以期早日康复和恢复正常生活。两种做法的选择必须根据每位患者的具体情况来确定。

（3）对行肠造口术的患者，应说明肠造口是治愈疾病所必需的，也是最佳方案，讲明治疗效果，坚定患者治愈疾病的信心。向患者介绍肠造口的原理、过程及术后使用护理，使患者认识到只要掌握如何护理和选用造口器材，通过术后控制排便的训练，造口本身对生活质量的影响并非严重，仍可像正常人一样进行工作和生活，只是排便途径的改变而已。

（四）饮食护理

饮食调养对疾病恢复有着重要的作用。如《素问·五脏生成篇》记载："多食咸，则脉凝泣而变色；多食苦，则皮槁而毛拔；多食辛，则筋急而爪枯；多食酸，则肉胝皱而唇揭；多食甘，则骨痛而发落"。意指饮食不当可以致病或使病情加重。由此可见，合理的饮食调护是极其重要的。

1. 饮食种类　一般分为流食、半流食、软食、普食4种。

（1）流食：适用于病势严重的高热、急性传染病、消化道疾病或手术后患者。此种膳食，为液体或糊状无渣饮食，便于吞咽、消化，宜少量多餐，每2小时1次，每日6次。膳食品种可选用牛奶、豆浆、蛋花汤、杏仁茶、麦乳精、米汤、肉汤、果汁等。

（2）半流食：适用于高热、体弱及消化道疾病，如腹泻，消化不良等的患者。半流食品种可选用稀粥、面片、挂面、面包、蛋糕、藕粉、豆腐脑、蒸蛋等。副食中可加嫩菜叶、菜泥、肉末、肉泥等。每日5餐，维持人体正常营养需要量。忌用蒸饭、烙饼、馒头、包子、油腻食品及含粗纤维食物、刺激性强的调味品。

（3）软食：适用于低热、消化不良、老年人、消化咀嚼不良的幼童或疾病恢复期的患者。此种膳食须采用易消化、易咀嚼、细软、无刺激性、含纤维素少的食品，每日4餐为宜。可选用软米饭、发糕、包子、馄饨、蛋类（非油炸）及豆制品等。忌辛辣食品和芹菜、豆芽等粗纤维菜类及凉菜。由于软食在烹调上要求是烂、软，可能丢失一定的营养成分，故须补充一些果汁、菜汁等。

（4）普食：适用于膳食不必受限制，消化功能正常，疾病处于恢复期的患者，可进一般饮食，每日3餐，除特殊禁忌外，要少食辛辣、硬的固体食物，及油腻食物。

2. 注意事项

（1）开饭前30分钟应停止不必要的护理，对于卧床患者需要去掉大小便器，扶助老弱患者坐起，协助洗手，撤走一切污物，整理病室，开窗通风，使病室清洁整齐，空气新鲜，温度适宜，气氛和谐，餐前不要对患者谈论病情或不愉快的事情，以免影响食欲。有条件者最好在进餐时播放轻松愉快的音乐，使患者心情舒畅，增进食欲，帮助消化。

（2）开饭时，患者使用之餐具应清洁整齐，食物应注意色、香、味，并注意观察患者进食情况，鼓励患者按规定吃饱吃好。及时纠正不符合医嘱的膳食，对重症患者要帮助其进餐，必要时喂食。餐后可饮少量开水，并注意口腔清洁卫生。

（3）对患者家属或亲友送来的食物应注意检查，对于不宜进食的食物应禁止，并耐心讲明利害关系，以取得他们的配合。

（4）饮食要注意卫生，要有节制，要定时定量，以防传染病发生。病愈初期不要暴饮暴食，以免因饮食不慎引起疾病复发。对于少数民族患者，要注意民族饮食习惯，适当照顾。

（5）做好有关饮食调理的卫生知识宣教，使患者养成良好的饮食习惯，以维护身体健康。

3. *食物疗法*　肛肠患者的饮食疗法在临床上也具有重要作用，尤其是术后脏腑、气血不足，营卫不和，肠胃失调，更应调整饮食，促进消化功能恢复。某些食物和药物配合还能治疗肛肠病。如鸡蛋黄与山药同煮能治滑肠久泻；大蒜拌马齿苋可治肠炎、痢疾；黑芝麻或核桃肉嚼服能治疗大便秘结；甲鱼炖服可治疗脱肛等。护士可应用这些食物的知识指导患者及家属配合治疗。

总之，肛肠患者饮食宜清淡易消化，富于营养之品，忌食辛辣、油腻及易产生肠胀气或能引起过敏的食物；肛门病如痔、瘘、肛裂、脱肛患者适当多吃些蔬菜、水果等多渣饮食，以保持大便通畅；而结肠炎、癌瘤患者则宜食少渣饮食，以减轻局部刺激。

二、麻醉后护理

（一）全麻护理

手术完毕，麻醉终止，但患者受麻醉的影响并未消除。在此期间，患者的保护性反射尚未恢复。其潜在危险性并不亚于麻醉诱导期，因此，麻醉后如何护理好患者非常重要。

1. *一般护理*　手术后患者回到病房，护士应立即协助将患者搬至床上，动作必须轻稳。全麻患者应取平卧位，头转向一侧，便于呼吸道护理。同时测血压、脉搏、呼吸及体温，观察患者意识、瞳孔，并记录。当面点清液体、输血量及各种药品，检查引流管及导管的通畅，检查伤口有无渗血。

2. *保持呼吸道通畅*　全麻后或在麻醉中辅助药物应用过多，或用量过大，均会致患者延期苏醒，为了维持呼吸道通畅，常将患者置于侧卧或插入咽或鼻咽导气管。每10～20分钟需要检查周围毛细血管床的反应、皮肤的颜色、温度和湿润度等，观察呼吸频率，有无呼吸困难或呼吸暂停，呼吸急促、表浅，有无发绀、鼻翼扇动和呼吸衰竭。气管内全麻后要注意有无喉头水肿，呼吸道阻塞，呼吸困难者应用面罩给氧。注意发生呕吐后立即清除口腔内呕吐物，防止误吸，长期不清醒者，检查瞳孔反应、大小、脉搏与呼吸的变化，随时向术者及麻醉师反应患者的病情变化。当患者完全清醒后，应经常变动体位，术后或麻醉时镇静药用量过大，致术后2～6小时内呼吸中枢仍可发生抑制，要定时测血压、脉搏、呼吸及体温。为防止引起肺部并发症，应鼓励患者做深呼吸及咳嗽，帮助排痰和清除分泌物。

3. *其他*　麻醉后应观察膀胱充盈情况，过分胀满，经其他处理仍不能自行排尿者，应予以导尿。

（二）腰麻护理

腰麻患者回病房后，虽然清醒，但麻醉药物的残余作用仍可继续存在，术后患者的神志和反射较迟钝，应加强护理。

1. *体位腰麻、硬膜外麻醉*　患者术后睡低枕平卧位6小时左右，以免引起头痛，每2小时测量血压、脉搏、呼吸与体温1次，待患者血压稳定后，方可酌情改变体位。颈、胸、腰部手术者可改为半卧位，有利于血液循环，并增加肺的通气量，减轻腹壁张力，对腹腔有炎性渗出物的患者，也可防止形成膈下脓肿。总之，任何体位都要使患者感到舒适。因此，护士应负责经常调整患者的体位，同时每天为患者做好皮肤护理，防止骨隆突部受压过久发生压疮。

2. 创面观察　术后应注意伤口有无渗血、渗液、敷料脱落及伤口有无感染等情况。伤口渗血、渗液要及时更换敷料，并加压包扎，如果因腹带包扎过紧出现呼吸急促或困难时，应先检查腹带松紧度，给予适当调整后再继续观察。

（三）局麻护理

局麻至今在临床应用较广泛，所用的局麻药已达十余种之多，它不仅起效迅速和满足不同手术所需的麻醉时效，而且在有效的浓度内全身毒性低，局麻患者完全清醒，但患者由于体质状况及个体差异，机体的耐药量不同，麻药毒性反应也不同，为了安全性，麻醉后必须密切观察、给予必要的护理。

局部麻醉以黏膜表面麻醉、局部浸润，区域阻滞和周围神经支阻滞最为常用，一般小手术采用局麻较多。麻醉时少数患者因情绪过分紧张，加之麻醉药物的毒素反应，患者可出现不同程度的心悸、头晕、恶心、呕吐、出汗、虚脱等现象，应继续在麻醉恢复室观察处理，并测血压、脉搏、呼吸，如患者虚脱，恶心呕吐较甚者，可静脉输液纠正脱水和补充血容量，直至症状缓解。如患者在门诊术后出现头晕、恶心或呕吐等，应待缓解后，坐起走动无明显特殊不适时方可离院。

三、手术前后的护理

（一）手术前的护理

1. 心理护理　在术前护理中具有重要意义。通过心理护理，可以解除患者的恐惧紧张等不良心理，使患者手术时处于最佳心理状态，为保证手术顺利创造条件。多数患者对手术会产生紧张、恐惧、不安、悲观等不良心理状态，特别是在接近手术日时，患者的忧虑达到高峰。处于这种精神极度紧张状态下施行手术是非常不利的，一方面它可以影响患者的睡眠和休息，使机体代谢和行为发生变化，另一方面情绪变化可通过下丘脑及由它控制分泌的激素影响免疫功能，从而减低机体对病毒、病菌、过敏物质的抵抗力，降低对手术的耐受性。如发现不良情绪和精神沮丧时，应运用通俗易懂的语言，以热情、和蔼、关切、同情的态度，及时疏导，有针对性地解除患者的思想顾虑，使患者改变不良心理状态，并根据患者不同年龄、性别、职业、信仰及不同性格、文化程度等差异，在手术前采用集体和个别相结合的方法，讲解治疗疾病的有关知识，说明手术治疗的重要性和必要性。同时还可邀请已手术过的患者介绍配合治疗的经验，从而帮助患者正确认识疾病，增强手术的信心。但应避免使用增添恐惧和顾虑的语言。对一些有一定判断力的患者，告诉他真实情况，并强调早期治疗的重要性，使患者乐观和有信心地接受治疗。同时对手术的解释工作，医护人员说话要取得一致，使患者思想情绪稳定，增强对手术的信心。

2. 保证患者有足够的睡眠　对手术前情绪紧张的患者，应列为重点护理对象，护理人员要为手术前患者创造安静的环境，合适的温度，以促进患者的睡眠。睡眠可增进食欲，改善营养情况，提高机体免疫功能，增强患者对手术的耐受性，必要时给予适当的镇静药物。

3. 做好护理病史和化验检查　手术前应重视患者的全身情况，了解患者的潜在健康问题，询问护理病史和做好护理体检。定时观察患者的体温、脉搏、血压、呼吸，了解患者的饮食、饮酒、吸烟、睡眠、二便与活动情况，以及常用消毒、麻醉、止痛、抗生素等药物有无过敏史，为医师提供治疗用药的参考依据。

4. 患者术前准备

（1）饮食：根据手术性质、部位、范围予以准备。一般肛门病（痔瘘）手术饮食不必严格限制，如较大手术患者，术前3天给予低渣饮食，术前1天改为流质饮食，一般在手术前12小时开始禁食，术前4～6小时禁水，以防因麻醉或手术中呕吐而引起窒息或吸入性肺炎。

（2）灌肠：为了防止患者麻醉后肛门括约肌松弛，不能控制粪便的排出，增加污染的机会，一般肛门手术前排空大便即可。肛门部手术前给予0.1%～0.2%肥皂水或开塞露甘油灌肠剂等进行清洁灌肠，经直肠手术可给予复方聚乙二醇电解质散或甘露醇口服导泻，以达到清洁洗肠的目的。患者如果为肛门直肠阴道瘘患者，手术前还应行阴道冲洗以减少术后感染的机会。

（3）皮肤清洁：皮肤的清洁是预防切口感染的重要环节，手术前1日应洗澡，搞好个人卫生，剃除手术区切口周围15～20 cm范围内毛发，腹部手术区用70%乙醇擦洗，肛门会阴部手术区提前1日用温水坐浴，如敷贴有油膏等污物，应用松节油擦净，撒布滑石粉以保持清洁干爽。肛门局部有瘘口溃脓者以生理盐水或过氧化氢冲洗瘘管、脓腔，盖贴无菌敷料固定，有溃疡、皮肤糜烂渗液者用30%硼酸溶液或野菊花煎剂湿敷洗净，一般不用油质药物以防术中消毒困难，督促能活动的患者自行坐浴，洗头发，修剪指（趾）甲，更换清洁衣物。

5. 手术当日晨间护理

（1）测量体温、脉搏、呼吸、血压，注意有无感冒或其他变化，询问女性患者是否月经来潮。

（2）执行麻醉科医师医嘱，准备给予术前药物。

（3）根据病情需要放置导尿管并固定之，手术前取下患者的眼镜、义齿和贵重钱物，面交护士长保管。

（4）大手术患者术前应采血，定血型和交叉配血试验，根据不同手术需要，备好足够量的全血，同时做好补液的一切准备。

（二）术后护理

术后护理的目的是根据病情和手术性质的需要，在术后给予必要的护理，以尽可能减轻患者痛苦和不适，预防并发症的发生，使患者能顺利康复，直至出院。

1. 准备急救物品　在患者由手术室返回病房前，护理人员即应根据病情及手术后和麻醉要求，准备好所需设备、用物及急救药品等。

2. 接收回病房准备　当患者回到病房后，护士应能按先后次序做好以下几点：①安置患者以舒适体位；②根据病情需要进行吸氧、心电监护和血氧饱和度的监测，测脉搏、血压、呼吸及体温；③检查引流管连接是否通畅，按医嘱连接持续吸引或引流；④检查及调整输液、输血的速度，注意防止输液针头及引流管脱落；⑤检查切口敷料有无渗血，局部有无肿胀；⑥向医师了解患者的手术情况，麻醉程度及失血量等，做到对患者心中有数。

3. 生命体征观察　患者回病房后，应给予舒适的体位，安静的环境，护士应密切观察患者的面色、血压、体温、脉搏、呼吸，每15～20分钟测1次，待病情稳定可改为每4小时1次。一般手术后患者由于机体对手术创面反应，患者体温常略高，临床上称为外科热，一般不超过38℃，1～3天后逐步恢复正常，无须特殊处理。应随时注意手术伤口有无渗血，敷料是否脱落及有无感染等情况。伤口渗血要及时更换敷料，并加压包扎，如渗血过多，应立即通知医师检查处理。

4. 饮食和输液护理　手术后患者的营养和水分摄入，对促进代谢功能的恢复有着重要意义。肠道手术和非肠道手术的饮食决定于手术级别、麻醉的种类和患者对手术和麻醉的反应。局麻和手术较小的患者，术后6小时给予正常饮食。大手术患者术后6小时如无恶心、呕吐者，可先给予流质饮食。结直肠经腹手术者，需待排气后才可进水，以后可根据情况逐步改为流食、半流质或普食。但大手术或全麻后短期患者食欲缺乏，甚至恶心、呕吐，消化功能暂时被抑制，所以手术初期进食少，护理人员要多做解释工作，讲清饮食与手术康复的关系，征求患者对饮食的要求，从而逐步过渡到正常饮食。

大手术后早期禁食期间，需静脉输液来供给水、电解质和营养成分，至于需补充液体的性质、量和速度，应该根据患者尿量给予调节。每日必须精确详细地记录24小时摄入和排出量，以估计患者水、电解质的平衡情况。

5. *口腔卫生* 手术患者由于活动受限，生活无法自理，需要护理人员协助患者做好口腔护理，预防口腔炎，尤其是手术禁食、体质较差和高热的患者，口腔护理更为重要。清晨可协助刷牙1次，可用硼酸漱口液漱口，每日3～4次；昏迷可用生理盐水按口腔护理操作程序给予清洁口腔，口唇干裂外涂50%甘油水溶液，并检查有无口腔炎症征象。

6. *活动* 患者应及早开始下床活动，并逐渐增加活动范围和活动量。术后早期下床活动可以促进身体各部功能的恢复，促进血液循环，防止静脉血栓，也可避免肢体肌肉萎缩，促使肠蠕动早日恢复，减少腹胀，增进食欲等。但患者有时对早活动存在思想顾虑，怕引起伤口疼痛及撕裂，护理人员应做耐心、细致的解释工作。患者早期下床活动并不是随意或无限制的活动，而是根据患者的耐受力适当活动。凡休克、血压不稳定、严重感染或出血后极度衰弱的患者，不宜过早离床活动。

第 8 章

肛肠疾病手术的麻醉

第一节　麻醉前病情评估

肛肠手术的患者要评估围术期发生不良事件的风险。麻醉前了解患者心功能、肺功能、气体交换量和心肺功能储备，以及肝功能、肾功能情况，评估发现可能在术中、术后发生的严重并发症，并在术前进行优化。根据病史、体格检查和计划的手术类型来确定风险因素。

一、病情评估

（一）ASA 体格情况评估

临床常规使用 ASA-PS 分级系统（表 8-1），根据麻醉前访视结果，将病史、体格检查和实验室检查资料，与手术麻醉的安全性相关联，进行综合分析，对患者的全身情况和麻醉手术耐受力做出全面的评估。

Ⅰ、Ⅱ级患者对麻醉的耐受力一般均良好，麻醉经过平稳；Ⅲ级患者对接受麻醉存在一定危险，麻醉前需尽可能做好充分准备，对麻醉中和麻醉后可能发生的并发症要采取有效措施，积极预防；Ⅳ、Ⅳ级患者的麻醉危险性极大，更需要充分细致的麻醉前准备。

表 8-1　ASA 体格情况评估分级

分级	评估标准
Ⅰ	健康人
Ⅱ	轻度系统性疾病，无功能受限
Ⅲ	重度系统性疾病，有一定的功能受限
Ⅳ	重度系统性疾病，终身需要不间断的治疗
Ⅴ	濒死患者，不论手术与否，在 24 小时内不太可能存活

（二）心血管病患者的麻醉耐受力估计

1. 高血压患者的麻醉安危，取决于是否并存继发性重要脏器损害及其损害程度，包括大脑功能、冠状动脉供血、心肌功能和肾功能等改变。单纯慢性高血压，只要不并存冠状动脉病变、心力衰竭或肾功能减退，即使已有左心室肥大和异常心电图，在充分的术前准备和恰当的麻醉处理前提下，耐受力仍属良好，死亡率无明显增高。

2. 缺血性心脏病患者的麻醉危险性在于围术期发作心肌梗死，死亡率很高。有些缺血性心脏病患者，平时并无明显症状，也无心电图异常，但冠状动脉造影证实已有 1 ～ 3 支冠状动脉存在超过 50% 的管腔狭窄，这类无症状的缺血性心脏病患者，在麻醉中存在较大的潜在危险。

对缺血性心脏病患者，从麻醉处理角度看，麻醉前首先应从病史中明确3个问题：①是否存在心绞痛，其严重程度如何，具体参考表8-2做出估计；②是否发生过心肌梗死，明确最近一次的发作时间；③目前的心脏代偿功能状况如何。心肌梗死后6个月内实施手术者，术后再梗死率和死亡率明显高于6个月以后实施手术者。因此，对心肌梗死患者，择期手术应推迟到梗死6个月以后施行，同时在手术前尽可能做到：①心绞痛症状已消失；②充血性心力衰竭症状（如肺啰音、颈静脉怒张、呼吸困难、心脏第三心音或奔马律等）已基本控制；③心电图已无房性期前收缩或每分钟超过5次的室性期前收缩等异常；④血清尿素氮不超过17.85 mmol/L（50 mg/dl），血清钾不低于3 mmol/L。

表8-2　心绞痛的分级

分级	表　现
Ⅰ级	日常体力活动不引起心绞痛；若快速步行、登楼梯、剧烈活动或长时间快速费力工作或娱乐，可出现心绞痛
Ⅱ级	日常体力活动轻度受限；登楼梯、爬山、餐后散步或登高、寒冷和大风、情绪紧张或睡醒后短时间出现心绞痛
Ⅲ级	日常体力活动明显受限；以正常步速、短距离散步或登一段楼梯即出现心绞痛，休息后症状可缓解
Ⅳ级	任何体力活动均可诱发心绞痛，静息时也发作

3. 心脏瓣膜病以风湿病引起者最为多见，近年来对先天性瓣膜病如主动脉瓣狭窄、二尖瓣脱垂、主动脉瓣瓣下狭窄和钙化、二尖瓣关闭不全等也已陆续被发现。瓣膜病患者的麻醉危险性主要取决于病变的性质及其对心功能损害的程度。麻醉前要尽可能鉴别是以狭窄为主，还是以关闭不全为主，还是两者兼有。

4. 心律失常　术前心电图存在心律失常者，必须结合病史和临床表现，探讨其实际意义。从麻醉角度看，术前需要纠正的心律失常有如下。

（1）心房颤动和心房扑动，术前如能控制其心室率在80次/分左右，麻醉的危险性不致增加；相反，如不能控制心室率，提示存在严重心脏病变或其他病因（如甲状腺功能亢进），则麻醉危险性显著增高。

（2）Ⅱ度以上房室传导阻滞或慢性双束性阻滞（右束支伴有左前或后半束支传导阻滞），均有发展为完全性心脏传导阻滞而猝死的可能，术前需做好心脏起搏器准备，术中需连续监测心电图。无症状的右或左束支传导阻滞，一般并不增加麻醉危险性。

（3）房性期前收缩或室性期前收缩，偶发者在年轻人多属功能性，一般无须特殊处理，或仅用镇静药即可被解除，不影响麻醉耐受力；发生于中年40岁以上的患者，尤其当其发生和消失与体力活动有密切关系者，应考虑存在器质性心脏病的可能。频发（每分钟多于5次）、多源性或R波与T波相重的室性期前收缩，容易演变为心室颤动，术前必须用药加以控制，择期手术需推迟。

（4）预激综合征可发作室上性心动过速，一般只要在麻醉前和麻醉中做到防止交感兴奋和血管活性物质释放，即可有效预防其发作，但对持续而原因不明的发作，要引起重视，有时往往是心肌病变的唯一症状，麻醉危险性极高，择期手术必须推迟。

5. 心脏功能的临床估计

（1）体力活动试验：根据患者在日常活动后的表现，评估心脏功能（表8-3）。

（2）屏气试验：患者安静5～10分钟后，嘱其深吸气后做屏气，计算其最长的屏气时间。超过30秒者表示心脏功能正常；20秒以下者表示心脏代偿功能低下，对麻醉耐受力差。

（3）用运动耐量来评估患者的心功能状态：运动耐量常以代谢当量（MET）来评估。1MET相当于每千克体重每分钟耗氧3.5 ml [3.5 ml/(kg·min)]，或相当于体重70 kg的人体每分

表 8-3 心脏功能分级及其意义

心功能	屏气试验	临床表现	心功能与耐受力
Ⅰ级	30 秒以上	普通体力劳动、负重、快速步行、上下坡，不感到心慌气短	心功能正常
Ⅱ级	20 ～ 30 秒	能胜任正常活动，但不能跑步或较用力的工作，否则心慌气短	心功能较差：麻醉处理恰当，麻醉耐受力仍好
Ⅲ级	10 ～ 20 秒	必须静坐或卧床休息，轻度体力活动后即出现心慌气短	心功能不全：麻醉前准备充分，麻醉中避免任何心脏负担增加
Ⅳ级	10 秒以内	不能平卧，端坐呼吸，肺啰音，任何轻微活动即出现心慌气短	心功能衰竭：麻醉耐受力极差，手术必须推迟

钟消耗 1.2 kcal 热量。以 MET 来评估运动耐量（表 8-4），小于 4 为差，提示手术与麻醉有一定风险；4 ～ 7 为正常；大于 7 为良好，提示可耐受手术与麻醉。无法爬两段楼梯或步行 4 个街区是重大非心脏手术后的心肺并发症风险增高的重要指标。

（三）呼吸系统疾病患者的麻醉耐受力估计

手术患者并存急性呼吸系统感染（如感冒、咽炎、扁桃体炎、气管支气管炎、肺炎）者，术后极易并发肺不张和肺炎，择期手术必须推迟到完全治愈后 1 ～ 2 周。

手术患者并存呼吸系统慢性感染和肺通气功能不全者并不罕见，其中尤以哮喘和慢性支气管炎并肺气肿为常见，麻醉前要重点掌握有关病史和体检，以判断感染程度和肺功能减退程度，并据此进行细致的术前准备工作。

表 8-4 运动耐量

活动内容	METs
轻度家务活动（熨烫、洗碗、烹饪）	2.0 ～ 2.5
重度家务活动（清洗地板、修理、擦窗、摆家具、购物）	2 ～ 7
骑自行车（10、15 kg/h）	4.8、5.9
登山	7 ～ 8
跳绳（66 个 / 分）	9.8
游泳（2.0、2.5、3.0、3.5、4.0 km/h）	4.3、6.8、8.9、11.5、13.6
健步走（3、5、7 km/h）	1.8、3.2、5.3
步行上楼	4
瑜伽	3.2

1. 呼吸困难　活动后呼吸困难是衡量肺功能不全的主要临床指标，据此可做出估计（表 8-5）。

2. 慢性咳嗽、多痰　患者在 1 年中有持续 3 个月时间慢性咳嗽、多痰，并已连续 2 年以上病史者，即可诊断为慢性支气管炎，是一种慢性阻塞性肺疾病，手术后极易并发弥散性肺泡通气不足或肺泡不张，术前应做痰细菌培养，并应用相应的抗生素控制感染。

3. 感冒　为病毒性呼吸道感染，可显著削弱呼吸功能，呼吸道阻力增高可持续达 5 周，同时对细菌感染的抵抗力显著减弱，从而容易使呼吸道继发急性化脓性感染，或使原有呼吸系统疾病加重。

4. 哮喘　提示呼吸道已明显阻塞，肺通气功能严重减退，但一般均可用支气管扩张药和

表 8-5 呼吸困难评级

分级	症　状
0 级	无呼吸困难症状
Ⅰ	能较长距离缓慢平道走动，但赖于步行
Ⅱ	步行距离有限制，走一或两条街后需要停步休息
Ⅲ	短距离走动即出现呼吸困难
Ⅳ	静息时也出现呼吸困难

肾上腺皮质激素治疗而获得缓解。哮喘患者围术期的呼吸系统并发症可比呼吸系统正常患者高4倍。

5. 咯血　急性大量咯血有可能导致急性呼吸道阻塞和低血容量，甚至出现休克。

6. 吸烟　只要每日吸烟10～20支，即使年轻人，肺功能即开始出现变化；凡每日吸烟20支以上，并有10年以上历史者，即可认为已经并存慢性支气管炎，平时容易继发细菌感染而经常咳嗽、吐痰，麻醉后呼吸系统严重并发症发生率远比不吸烟者为高。

7. 高龄　老年人易并发慢性肺疾病，尤以阻塞性肺疾病和肺实质性疾病为多见，并由此继发肺动脉高压和肺心病，这是高龄老年人麻醉危险的主要原因之一，麻醉前必须对这类并存症加以明确诊断，并做好细致的术前准备工作。

8. 肥胖　体重指数用于评定肥胖程度，BMI=体重（kg）/身高^2（m^2）。正常值为18.5～23.9 kg/m^2，24～28为超重，大于28为肥胖。肥胖可导致的围术期风险有：困难气道、肺-胸顺应性降低、肺通气功能下降、术后易并发肺部感染和肺不张、脑卒中、冠心病发作等。体重过轻和营养不良者对麻醉和手术的耐受能力下降，围术期麻醉药物应适当减少，并加强监护。

麻醉前肺功能的估计见表8-6。

表8-6　估计手术后并发肺功能不全的高危性指标

肺功能测验项目	正常值	高危性值
肺活量（VC）	2.44～3.47 L	＜1.0 L
第1秒时间肺活量（FEV1）	2.83 L	＜0.5 L
最大呼气流率（MEFR）	336～288 L/min	＜100 L/min
最大通气量（MVV）	82.5～104 L/min	＜50 L/min
动脉血氧分压（$PaCO_2$）	10～13.3 kPa	＜7.3 kPa
动脉血CO_2分压（$PaCO_2$）	4.7～6.0 kPa	＜6.0 kPa

（四）肾病患者的麻醉耐受力估计

麻醉药的抑制、手术创伤和失血、低血压、输血反应和脱水等因素都可导致肾血流减少，并产生某些肾毒性物质，由此可引起暂时性肾功能减退。大量使用某些抗生素、创伤或并发败血症时，均足以导致肾功能损害。如果原先已存在肾病，则损害将更显著，甚至出现少尿、尿闭和尿毒症。因此，术前必须通过各项检查，判断肾功能，衡量患者对麻醉和手术的耐受力，采取透析治疗。

1. 年轻人、无肾病史及尿常规正常的患者可认为肾功能良好，可耐受各种手术和麻醉。老年人、并存高血压、动脉硬化、严重肝病、糖尿病、前列腺肥大等患者，容易并发肾功能不全，即使尿常规无特殊异常，也需做肾功能检查，以估计其对麻醉和手术的耐受力。

2. 对慢性肾衰竭或急性肾病患者，原则上应禁忌施行任何择期手术。近年来，在人工肾透析治疗的前提下，慢性肾衰竭已不再是择期手术的绝对禁忌证。但总的来讲，对麻醉和手术的耐受力仍差。

肾功能损害的临床估计：尿液分析（血、糖、蛋白），血浆白蛋白，血尿素氮（BUN），血清肌酐值，内生肌酐清除率，尿浓缩试验和酚红试验等，是临床较有价值的肾功能测定。以24小时内生肌酐清除率和BUN为指标，可将肾功能损害分为轻、中和重度3类，见表8-7。

（五）肝病患者的麻醉耐受力估计

绝大多数麻醉药（包括全麻药和局麻药）对肝功能都有暂时性影响，手术创伤和失血、低血压和低氧血症，或长时间使用缩血管药等，均足以导致肝血流减少和供氧不足，严重时可引起肝细胞功能损害。这些因素对原先已有肝病的患者，其影响显然更为显著。

1. 轻度肝功能不全对麻醉和手术的耐受力影响不大。

2. 中度肝功能不全或濒于失代偿者，麻醉

表 8-7　肾功能损害程度分类

项　　目	正常值	损害程度		
		轻度	中度	重度
24 小时内生肌酐清除率（ml/min）	80 ～ 100	51 ～ 80	21 ～ 50	＜ 20
血尿素氮（mmol/L）	1.79 ～ 7.14	7.5 ～ 14.28	14.64 ～ 25	25.35 ～ 35.7

注：血尿素氮（mg/dl）×0.357=（mmol/L）

和手术耐受力显著减退，术后容易出现腹水、黄疸、出血、切口裂开、无尿，甚至昏迷等严重并发症。因此，手术前需要经过较长时间的严格准备，方允许施行择期手术。

3. 重度肝功能不全如晚期肝硬化，常并存严重营养不良、消瘦、贫血、低蛋白血症、大量腹水、凝血机制障碍、全身出血或肝昏迷前期脑病等征象，则危险性极高，应禁忌施行任何手术。

4. 急性肝炎患者除紧急抢救性手术外，一律禁忌实施手术。

5. 慢性肝病患者手术中的最大问题之一是凝血机制异常，与其常合并胃肠道功能异常，维生素 K 吸收不全，导致肝内合成Ⅴ、Ⅶ、Ⅸ、Ⅹ因子不足有关，术前必须重视纠正。

肝功能不全的临床估计：肝有多方面的功能，要弄清其功能状况，需进行多种试验。但需强调，目前临床上习用的肝功能试验，大多数属非特异性，如果单凭某几项试验结果作为判断依据，往往不可靠，还必须结合临床征象进行综合分析，方能做出较合理的诊断。有关肝功能损害程度，可采用 Pugh 推荐的肝功能不全评估分级加以评定，见表 8-8。

表 8-8　Pugh 肝功能不全评估分级

肝功能不全	轻度	中度	重度
血清胆红素（mmol/L）	＜ 25	25 ～ 40	＞ 40
血清白蛋白（g/L）	35	28 ～ 35	＜ 28
凝血酶原时间（s）	1 ～ 4	4 ～ 6	＞ 6
脑病分级	无	1 ～ 2	3 ～ 4
每项异常积分	1 分	2 分	3 分
手术危险性估计	小	中	大

按该表计算累计分：1 ～ 3 分者为轻度肝功能不全；4 ～ 8 分为中度不全；9 ～ 12 分为重度不全。肝病合并出血，或有出血倾向时，提示已有多种凝血因子缺乏或不足。若凝血酶原时间延长、凝血酶时间延长、部分凝血活酶时间显著延长、纤维蛋白原和血小板明显减少，提示已出现弥散性血管内凝血（DIC）和纤维蛋白溶解，表示肝已坏死，禁忌做任何手术。

二、用药检查

手术患者在手术前，常有应用内科治疗用药物的情况，术前需要全面检查，以决定是否继续用药或停止使用，相应地还需要注意哪些事项。合并内科疾病的患者，常使用降压药、β 受体阻滞药、皮质激素、洋地黄、利尿药、抗生素、降糖药、抗癌药、镇静安定药、单胺氧化酶抑制药、三环类抗忧郁药等治疗。应了解其药名、用药时间和用量，有无特殊反应；明确那些药物与麻醉药之间可能存在相互不良作用。据此，决定术前是否需要继续使用或停止用药。

1. 抗高血压药　一般情况下，除利尿药以外的抗高血压药应一直用到手术前。

2. 利尿药　术前一般应停用利尿药。

3. 洋地黄　围术期应继续使用地高辛。心房纤颤患者应用地高辛应有所限制。

4. 抗心绞痛药　正在使有心绞痛治疗药包括硝基类、钙通道阻滞药、β 肾上腺素能受体阻断药者，都应继续使用到手术前；如系口服用药者，应继续保持其常用剂量和时间间隔。

5. 抗心律失常药　根据抗心律失常药的应

用指征，围术期抗心律失常药应一直延续使用至手术前。

6. *支气管扩张药*　氨茶碱是常用的支气管扩张药，是治疗支气管痉挛的常用药，但尚存在争议。氨茶碱除抑制磷酸二酯酶外，还引起去甲肾上腺素释放。如果患者已常规雾化吸入支气管扩张药，术前30分钟应再给予雾化吸入一次。

7. *胰岛素和口服降糖药*　①对胰岛素依赖型糖尿病患者，在手术日晨开始静脉输注葡萄糖盐水后，给予1/2可用剂量胰岛素即足；②口服降糖药患者手术日晨不应使用口服降糖药。

8. *皮质激素*　曾用过皮质激素和促肾上腺皮质激素的患者，围术期应继续使用。

9. *甲状腺药物*　鉴于甲状腺素（thyroxine）的半衰期较长（1.4～10天），因此手术当天可以不再使用。抗甲状腺素药物如甲巯基咪唑（methiamazole）、丙基硫氧嘧啶（propylthiouracil）则应继续用至手术当日晨。

10. *抗癫痫药*　抗癫痫药应继续使用至手术当日。

11. *抗精神病和抗抑郁药*　使用至手术前，如有些特殊情况需加以慎重考虑。

12. *抗凝药*　手术前必须停用抗凝药。阿司匹林术前7日停药；波立维术前7日停药；华法林术前5日停药；肝素术前1日停药；银杏属术前3日停药。抗凝血药停药后检验凝血项，正常后方可手术。

13. *抗青光眼药*　应用抗青光眼药的患者，围术期应常规继续使用。

第二节　麻醉前准备及用药

麻醉前做好充分的准备，方能达到最佳的麻醉效果，避免麻醉意外，增强患者对手术和麻醉的耐受能力，避免和减少围术期的并发症和病死率。

【麻醉前准备】

1. *掌握病情*　麻醉医师在术前必须访视患者，全面了解病史，掌握体检资料，有目的地进行重点追问和体检，结合各种辅助检查结果，详细了解各脏腑器官功能及水、电解质和酸碱平衡的状态，对病情和手术耐受性做出正确的评估。如果发现有不适应某种麻醉的疾病，应事先做好全身处理及应急预案。

2. *心理准备*　手术是一种有创伤性的治疗方法，麻醉对患者来讲则更加陌生。因此，患者于术前难免紧张和焦虑，甚至有恐惧感。这种心理状态对生理有不同程度的扰乱，并在整个围术期间产生明显影响。麻醉人员术前访视患者时，应以关心和鼓励的方法向患者解释麻醉的有关事宜，消除患者思想顾虑和焦虑心情，必要时刻酌情将麻醉方法、术中可能发生的不适感及该配合的情况，向患者做恰当的说明，征得患者的理解、同意、信任，使其密切配合医师的治疗，对患者的具体要求可酌情加以处理。

3. *患者准备*　根据麻醉需求，术前应常规排空胃，酌情禁食水，成年人麻醉前12小时内禁食，4小时内禁饮，以避免围术期发生胃内容物反流、呕吐或误吸，以及由此而导致的窒息和吸入性肺炎。胃饱满又必须选择全身麻醉者，应考虑清醒状态下气管内插管。如果全身疾病，如高血压，心脏病，糖尿病，营养不良，水、电解质紊乱及酸碱平衡失调等，应及时予以纠正和治疗。

4. *麻醉方式选择*　根据病情和手术需要选择相应的麻醉方式，以达到最大的安全性。对于普通的肛门及其周围手术，局麻或神经阻滞麻醉就可达到目的。直肠、结肠手术不仅要考虑镇痛还要考虑肌肉松弛问题，所以应选择椎管内麻醉或全身麻醉。

5. *麻醉用具和药品准备*　根据不同的麻醉方式和要求，术前准备好麻醉用具，防止任何意外事件的发生，严格消毒，麻醉机、急救设备和麻醉药品需认真检查和核对。麻醉期间除必须监测患者的生命体征，如血压、呼吸、体温、脉搏和心电图外，还应根据病情和条件，选择适当的监测项目，如脉搏氧饱和度、呼气末 $PaCO_2$ 分压，直接动脉压、中心静脉压等。全面估计麻醉过程中可能出现的变化，准备好各种抢救器械和药品。

【麻醉前用药】

麻醉前用药可以提高麻醉的安全性，根据患者的病情、身体状况、手术种类等确定麻醉前用药。

1. 目的

（1）镇静、镇痛、抗焦虑、消除恐惧。

（2）增强麻醉的作用，使麻醉诱导平稳，减少麻醉药的用量及不良反应。

（3）减少腺体分泌，保持呼吸通畅，防止误吸。

（4）调节自主神经平衡，消除因手术或麻醉引起的不良反射，特别是迷走神经反射，抑制因疼痛或激动引起的交感神经兴奋，维持血流动力学的稳定，预防心律失常。

2. 麻醉前常用药物　应根据麻醉方法和病情来选择用药的种类、用量、给药途径和时间。全身麻醉患者用镇静药、镇痛药和抗胆碱药。椎管内麻醉患者用镇静药和抗胆碱药。心功能差及病情严重者，酌情减少镇痛、镇静药的剂量，给予抗胆碱药以东莨菪碱为宜。局麻患者用镇静药。

（1）镇静药：咪达唑仑具有镇静、催眠、抗惊厥、抗焦虑的作用。消除半衰期较短，为 1 ～ 4 小时，随着年龄增长，咪达唑仑的半衰期可延长为 8 小时。精神紧张者，术前一日晚口服 3 ～ 5 mg/kg，使患者得到充分的睡眠。术前 1 小时，肌内注射 3 ～ 5 mg，可缓解情绪紧张。

（2）镇痛药：哌替啶术前 1 小时，肌内注射 50 ～ 100 mg，提高痛阈，增强麻醉效果。

（3）抗胆碱药：阿托品 0.5 mg 或东莨菪碱 0.3 mg，术前 1 小时肌内注射，可抑制腺体分泌、解除平滑肌痉挛和迷走神经兴奋。

（4）抗组胺药：异丙嗪术前 1 小时，肌内注射 50 mg，可预防术中输血、输液等引起的过敏反应。

第三节　麻醉常用药物

一、局部麻醉药

局麻药按化学结构分为酯类局麻药（普鲁卡因、丁卡因）和酰胺类局麻药（利多卡因、布比卡因、罗哌卡因）。酯类和酰胺类局麻药，除了在起效时间和时效有明显不同外，酯类的代谢是在血浆内被水解或胆碱酯酶所分解，酰胺类则在肝内被酰胺酶所分解。一般认为，酯类局麻药所含的对氨基化合物可形成半抗原，以致引起变态反应，酰胺类则不能形成半抗原，故引起变态反应者极为罕见。按局麻药作用时效的长短分为短效局麻药（普鲁卡因）、中效局麻药（利多卡因）和长效局麻药（丁卡因、布比卡因、罗哌卡因）。

（一）普鲁卡因

【主要特点】

普鲁卡因（procaine）是酯类短效局麻药，一般仅能维持 45 ～ 60 分钟。在生理 pH 范围呈高离解状态，故其扩散和穿透力都较差。具有扩张血管作用，能从注射部位迅速吸收，而表面局麻的效能差。

【用法与剂量】

0.25% ～ 0.5% 或 0.5% ～ 1.0% 普鲁卡因溶液，适用于局部浸润麻醉，一次注入量以 1 g 为限。在行局部浸润或神经阻滞时可加入 1 ：（200 000 ～ 300 000）肾上腺素。目前临床已经基本不用普鲁卡因。

（二）利多卡因

【主要特点】

利多卡因（lidocaine）是酰胺类中效局麻药，具有起效快，弥散广，穿透性强，无明显扩张血管作用的特点。其毒性随药物浓度而增加。除了用于麻醉的目的外，可以静脉注射或静脉滴注利多卡因，以治疗室性心律失常。

【用法与剂量】

口咽及气管表面麻醉可用4%溶液，用量不超过200 mg，起效时间为5分钟，可维持15～30分钟。0.5%～1.0%溶液用于局部浸润麻醉，时效可达60～120分钟。神经阻滞则用1%～1.5%溶液，起效需10～20分钟，其时效可维持120～240分钟。硬膜外和骶管阻滞则用1%～2%溶液，出现镇痛作用需(5.0±1.0)分钟，达到完善的节段扩散需16.2±2.6分钟，时效为90～120分钟。神经阻滞和硬膜外阻滞，成年人一次用量为400 mg，加用肾上腺素时极量可达500 mg。

（三）丁卡因

【主要特点】

丁卡因（地卡因、tetracaine、dicaine）是酯类长效局麻药，起效时间需10～15分钟，时效可达3小时以上。丁卡因的麻醉效能为普鲁卡因的10倍，毒性也为普鲁卡因的10倍，而其水解逗度较普鲁卡因慢2/3。丁卡因不适于多次高压灭菌。

【用法与剂量】

眼科常以1%等渗液做角膜表面麻醉，鼻腔黏膜和气管表面麻醉常用2%溶液。硬膜外腔阻滞可用0.2%～0.3%溶液，一次用量不超过40～60 mg，但目前已很少单独应用。常用的是与利多卡因的混合液，具有起效快、时效长的优点。蛛网膜下腔阻滞应用丁卡因粉剂，一般为10 mg，可用1%丁卡因、10%葡萄糖液、3%麻黄碱各1 ml，配制成1∶1∶1比重溶液，成年人剂量为8～10 mg(即2.5～3.0 ml)，一般时效可达120～180分钟。

（四）布比卡因

【主要特点】

布比卡因（bupivacaine）是酰胺类长效局麻药，布比卡因的镇痛作用时间比利多卡因长2～3倍。临床常用浓度为0.25%～0.75%溶液，成年人安全剂量为150 mg，极量为225 mg。布比卡因适用于神经阻滞、硬膜外阻滞和蛛网膜下腔阻滞。正常人的消除半衰期约为8小时。对温度较稳定，可行高压灭菌。

【用法与剂量】

0.25%～0.5%溶液适用于神经阻滞；如果用于硬膜外阻滞，则对运动神经阻滞差。0.5%等渗溶液可用于硬膜外阻滞，但对腹部手术的肌松不够满意，起效时间为18分钟，时效可达400分钟。0.75%溶液用于硬膜外阻滞，其起效时间可缩短，且运动神经阻滞更趋于完善，适用于外科大手术。

（五）罗哌卡因

【主要特点】

罗哌卡因（ropivacame）是酰胺类长效局麻药，神经阻滞效能大于利多卡因，小于布比卡因。经肝代谢，对心脏兴奋和传导抑制均弱于布比卡因。利多卡因、布比卡因和罗哌卡因之惊厥量之比，相当于5∶1∶2；致死量之比约为9∶1∶2。临床上1.0%罗哌卡因与0.75%布比卡因在起效时间和作用时间阻滞的时效没有显著差异。

【用法与剂量】

适用于神经阻滞和硬膜外阻滞，常用浓度为0.5%～1.0%。0.5%溶液适用于产科阻滞或镇痛，可避免运动神经的阻滞。起效时间5～15分钟，感觉时间阻滞可达4～6小时，加用肾上腺素不能延长运动神经阻滞时效。

二、吸入性麻醉药

（一）异氟烷

【主要特点】

异氟烷（isoflurane）的组织及血液溶解度低，血/气分配系数仅1.48，异氟烷的MAC在31～55岁是1.15，20～30岁是1.28，55岁以上是1.05。异氟烷对中枢神经系统的抑制与用量相关。

0.6～1.1 MAC异氟烷麻醉时，不使脑血流量增加，故颅内压升高亦少。异氟烷对心功能的抑制轻，心脏麻醉指数为5.7，2 MAC以内则较安全。随吸入浓度的增加，心排血量明显减少。异氟烷降低血压主要是由于周围血管阻力下降所致。异氟烷能减低心肌氧耗量及冠状动脉阻力，但并不改变冠状血管血流量。异氟烷使心率稍增快，但心律稳定，对术前有室性心律失常的患者，应用异氟烷麻醉维持期间并不增加发生心律失常的频率。异氟烷抑制呼吸与剂量相关，能严重地降低通气量，使$PaCO_2$增高，且抑制对$PaCO_2$升高的通气反应。异氟烷麻醉增加肺阻力，并使顺应性和功能残气量稍减。异氟烷的物理性质稳定，对抗生物降解，无肝毒性或毒性甚小，临床证明异氟烷对肝无损害。异氟烷降低肾血流量，使肾小球滤过率和尿量减少，异氟烷麻醉后不残留肾抑制或损害。异氟烷由于代谢少和迅速经肺排出，对肾功能没有或只有轻微影响。

长时间麻醉后血清尿素氮、肌酐或尿酸不增加。异氟烷能产生足够的肌肉松弛作用，可增加非除极肌松药的作用，随麻醉加深，肌松药用量减少。异氟烷还能增强琥珀胆碱的作用，由于异氟烷本身有肌松作用，所以可减少肌松药的剂量。

【优点】

麻醉诱导及苏醒快，无致吐作用；无燃烧、爆炸危险；循环稳定；肌松良好；扩张冠状动脉，有利于心肌缺血的患者；对颅内压无明显的升高作用。

【缺点】

有刺激性气味；增加心率。

【适应证】

异氟烷吸入麻醉适应于各部位、各年龄的手术。

【麻醉方法】

常用吸入浓度为0.5%～2%，麻醉维持时易保持循环功能稳定，停药后苏醒较快（10～15分钟）。因其对心肌收缩力抑制轻微，而对外周血管扩张明显，因而可用于控制性降压。

（二）七氟烷

【主要特点】

七氟烷（sevoflurane）为无色透明、带香味无刺激性液体，血/气分配系数为0.63。用4%七氟烷、氧气面罩吸入诱导2分钟患者意识消失。用1%七氟烷行慢诱导，10分钟意识尚不消失。七氟烷抑制中脑网状结构的多种神经元活动，且与剂量相关。七氟烷麻醉过深时也可引起全身痉挛。吸入2%～3%七氟烷（自主呼吸下、$PaCO_2$约50 mmHg）收缩压约下降11%，吸入2%～4%七氟烷（机械呼吸、$PaCO_2$保持正常情况下）使平均动脉压下降约15%，动脉压的下降与心功能抑制、心排血量减少及阻力血管扩张有关。七氟烷对心率的影响不明显。使用10%七氟烷诱导时，心率减慢约5%，但用2%～3%七氟烷维持期（自主呼吸下，$PaCO_2$约为50 mmHg），可恢复至麻醉前值。在正常$PaCO_2$条件下吸入1.5%氟烷时心率减慢，但吸入2%～4%七氟烷有心率增加倾向。七氟烷对气道的刺激非常小，经常通过面罩吸入进行小儿的麻醉诱导。七氟烷随麻醉加深呼吸抑制加重。七氟烷麻醉后肝血流量下降，但麻醉结束后迅速恢复正常。门脉血流也减少，且在麻醉后恢复较慢。七氟烷麻醉时总肝血流量维持正常，上述肝血流减少与七氟烷麻醉深度相关。七氟烷麻醉对肝细胞线粒体呼吸活性及细胞能量负荷均无明显影响。七氟烷麻醉下应用肌肉松弛药使其作用加强。七氟烷的组织溶解性较低，化学性质较稳定，在体内的代谢相对较低。目前尚未见有七氟烷造成肾损伤的报道。

【优点】

诱导迅速、无刺激性气味、麻醉深度易掌握。

【缺点】

遇碱石灰不稳定。

【适应证】

凡需要全身麻醉的患者皆可应用。

【禁忌证】

1个月内施用吸入全麻，有肝损害者；本人或家属对卤化麻醉药有过敏或有恶性高热因素者；肾功能差者慎用。麻醉方法：可用静脉诱导插管或用七氟烷-氧、七氟烷-氧-氧化亚氮面罩诱导插管后用高流量10～20分钟后改用低流量吸入麻醉维持。

三、静脉麻醉药

经静脉注射进入体内，通过血液循环作用于中枢神经系统而产生全身麻醉作用的药物，称为静脉麻醉药（intravenous anesthetics）。其优点为诱导快，对呼吸道无刺激，无环境污染。常用静脉麻醉药有如下。

（一）丙泊酚

【主要特点】 丙泊酚（异丙酚，disoprofol，diprivan，propofol）是一种快效、短效静脉麻醉药，苏醒迅速而完全，持续输注后无蓄积，为其他静脉麻醉药所无法比拟。目前普遍用于麻醉诱导、麻醉维持，也常用于麻醉中、手术后与ICU病房的镇静。

1. 单次静脉注射丙泊酚后，由于在体内迅速再分布，以及代谢与排泄，全血丙泊酚药物浓度很快下降。静脉注射诱导剂量2 mg/kg，达麻醉时的血药浓度为2～5 μg/ml，血药浓度在1.5 μg/ml以下苏醒。

2. 在丙泊酚血药浓度为0.1～20 μg/ml范围内，其中95%与人体蛋白结合。肝肾功能受损者丙泊酚的清除不受影响，提示肝代谢此药的能力很强，并有肝外代谢部分。丙泊酚的代谢与排泄很快，故苏醒期迅速而完全。

3. 静脉注射丙泊酚诱导起效迅速、经过平稳，无肌肉不自主运动、咳嗽、呃逆等不良反应。静脉注射丙泊酚2.5 mg/kg，约经一次臂-脑循环时间便可发挥作用，90～100秒作用达峰值。丙泊酚对中枢的作用主要是催眠、镇静与遗忘，但能达到短时间镇痛。丙泊酚有抗惊厥作用，可用于处理癫痫发作。对颅内压正常与升高的患者，丙泊酚均可降低颅内压，这对颅内手术有利。丙泊酚对呼吸的影响，注药后先有瞬间的呼吸急促，多不为人所察觉。然后呼吸呈轻度抑制，呼吸减浅、变慢，潮气量、每分通气量和血氧饱和度（SpO_2）均稍下降。但持续时间很短便恢复正常的呼吸，一般不用处理。在静脉持续输注丙泊酚100 μg/（kg·min）时呼吸频率增加20%，潮气量减少40%，输注速度加倍时，呼吸频率无改变，而潮气量进一步减少。丙泊酚维持麻醉期间，呼吸对CO_2的反应减弱，CO_2反应曲线的斜度下降，对缺氧的反应也受抑制。丙泊酚诱导后，随呼吸的抑制，$PaCO_2$很快升高，PaO_2一般下降不明显。丙泊酚对喉反射有一定程度的抑制，由气管内插管引起的喉痉挛很少见。在慢性阻塞性肺疾病患者，丙泊酚有支气管扩张作用。诱导剂量的丙泊酚对心血管系统有明显的抑制，可使动脉压显著下降。丙泊酚诱导剂量时，对心率的影响不明显。丙泊酚可抑制压力感受器反射，从而减弱低血压的心动过速反应。丙泊酚对心血管系统的抑制作用与患者年龄和注药速度有关。用同样剂量的丙泊酚老年人可发生严重低血压，而青年人则较轻微。缓慢注射时降压不明显，且发生率减少，但麻醉效果减弱。丙泊酚对肝肾功能无影响，麻醉后肝脏酶（天门冬氨酸转氨酶、丙氨酸转氨酶）和血浆碱性磷酸酶均没有明显变化。丙泊酚乳剂不刺激组胺释放，但有报道指出丙泊酚可引起类过敏样反应，与脂乳剂无关。这种患者多有过敏反应史，因此对药物有过敏反应的患者，宜慎用丙泊酚麻醉。亚催眠剂量的丙泊酚有明显的抗呕吐作用，一次静脉注射 10 mg 可用于处理手术后呕吐。

【不良反应】

诱导时最明显的不良反应是呼吸与循环抑制，呼吸暂停现象较常见。其他的不良反应还有注射点疼痛、肌阵挛与较少见的血栓性静脉炎。

【临床应用】

丙泊酚的作用时间短、在体内消除快、苏醒迅速而完全，故单次注射适合于麻醉诱导及短小手术操作的麻醉镇静。持续静脉泵入适合于麻醉维持。诱导剂量为 1 ～ 2.5 mg/kg，麻醉维持一般采用微量泵持续输注，也可在麻醉诱导后每隔数分钟追加 10 ～ 40 mg 维持麻醉。

【方法与用量】

丙泊酚常用于 ICU 内施行机械通气与手术中镇静，均采用持续输注的方法。一般输注达 30 μg/（kg·min）以上便能使记忆消失，长时间的镇静也能迅速苏醒。镇静与苏醒时的血浆药物浓度，在 24 小时与 96 小时时相似。丙泊酚也可用于手术后患者自控镇静，但用于心脏或其他大手术后，以及老年人术后剂量应酌减。

（二）依托咪酯

【主要特点】

依托咪酯（etomidate，amidate，hypnomidate）是催眠性静脉麻醉药，对呼吸循环影响轻微，诱导与苏醒均较快，相对安全，故临床应用较多。静脉注射后，很快进入脑和其他血流灌注丰富的器官，其次是肌肉内，脂肪摄取较慢。注药后 1 分钟脑内浓度达峰值，患者便进入睡眠状态，然后很快从脑向其他组织转移。脑内药物浓度下降后，患者迅速苏醒。依托咪酯进入血液循环后，有 76.5% 与血浆蛋白结合。血浆白蛋白减少，游离部分增多，药效增强。低蛋白血症患者结合量减少，会出现麻醉作用加强的现象，剂量需酌减。此药的代谢过程是借助于各种酯酶的作用，在肝和血浆内迅速水解，其主要代谢产物为羧酸。依托咪酯在体内代谢的速度很快，其时效短，不仅与药物在体内再分布有关，而主要是迅速水解代谢的缘故。除 2% ～ 3% 以原形随尿排泄以外，85% 的代谢产物随尿排出，仅 13% 的代谢产物经胆系排泄。依托咪酯起效甚快，患者可在一次臂 - 脑循环时间内迅速入睡。诱导期安静、舒适、平稳，无兴奋挣扎，且有遗忘现象。依托咪酯无镇痛作用。麻醉维持期间血浆药物浓度为 300 ～ 500 ng/ml，镇静浓度为 150 ～ 300 ng/ml，清醒时为 150 ～ 250 ng/ml。此药对心血管功能的影响很小，静脉注射 0.3 mg/kg，可使动脉压轻度下降，末梢阻力稍减小，心排血量和心脏指数稍增加，心率略减慢，其最大效应发生在注药 3 分钟时。保持心血管系统稳定是依托咪酯的突出优点之一。此药对心率无明显影响，对冠状血管有轻度扩张作用，使其阻力减小、血流增加，心肌耗氧量降低，心肌收缩力一般无明显改变，这有利于心肌氧供或血供受损的患者。依托咪酯麻醉时血流动力学稳定，这与其对交感神经系统和对压力感受器的功能没有影响有关。此药缺乏镇痛作用，不能消除放置喉镜与气管内插管的交感反应，故麻醉诱导与气管内插管时应并用芬太尼。静脉注射依托咪酯诱导后，大多数患者先呈过度通气，持续时间很短，然后转平稳，此药对呼吸系统无明显抑制作用。用较大剂量或注速过快时偶有呼吸暂停。依托咪酯与巴比妥类静脉麻醉药类似，均对延髓呼吸中枢有抑制，但程度显著轻，呼吸对 CO_2 的反应和通气的驱动减弱。但是，不管在任何 CO_2 张力条件下，依托咪酯麻醉后的通气量均大于巴比妥，提示 CO_2 并非刺激通气的唯一原因。因此，欲保持自主呼吸时采用依托咪酯诱导有许多优点，值得选用。麻醉诱导后咳嗽与呃逆并不常见，一般不影响麻醉过程。依托咪酯对肾上腺皮质功能有一定抑制，但单次注射或短时间应用对肾上腺皮质功能并无明显影响。长时间给药对肾上腺皮质功能抑制，临床只用于麻醉诱导和短时间的手术。一般认为，此药对肾上腺皮质内甾体的合成有抑制作用。依托咪酯轻度增强非去极化肌松药的神经肌肉阻滞作用。血浆胆碱酯酶活性低的患者，在依托咪酯诱导后再给琥珀胆碱，后者的作用会明显延长。依托咪酯快速降低眼内压，静脉注射 0.3 mg/kg 可使眼内压下降达 30% ～ 60%，持续约 5 分钟，对内眼手术有利。依托咪酯麻醉后未发现肝功能试验有异常改变，麻醉时肾灌注量并不减少。依托咪酯不促进组胺释放，偶有麻醉后头、颈和躯干上部出现红疹，认为是类过敏反应。

【不良反应】

麻醉诱导时，10% ～ 65.5% 的患者在上肢等部位出现肌阵挛，严重者类似抽搐。

麻醉后恶心呕吐时有发生，甚至高达 30% ～ 40%，对于有恶心呕吐倾向的患者，最好避用依托咪酯。注射部位疼痛的发生率为 10% ～ 50%，在手背部或腕部的小静脉穿刺，以及慢速注射时疼痛的发生率高，故认为静脉壁接触药物的时间是影响疼痛发生的重要因素。经肘部较大的静脉注射，术前给芬太尼或在注药前自同一静脉先注利多卡因可使疼痛减轻。

【临床应用】

依托咪酯属于快速作用的静脉麻醉药。因缺乏镇痛作用，故主要用于麻醉诱导。此药麻醉时循环稳定、呼吸抑制轻微，安全界限较大。依托咪酯适合于心血管疾病、呼吸系统疾病、颅内高压等疾病，以及不宜采用其他药物的患者施行麻醉诱导。

【用法与用量】

1. 诱导剂量为 0.2 ～ 0.6 mg/kg。一般剂量为 0.3 mg/kg，起效甚快，持续时间与剂量相关，0.1 mg/kg 睡眠可约持续 100 秒。

2. 镇静药量按 5 ～ 8 μg/（kg·min）。仅限于短时间操作；长时间的用药，因其对肾上腺皮质功能的抑制，应为禁忌。

（三）氯胺酮

【主要特点】

1. 氯胺酮（ketamine，ketalar，ketaject）是具有镇静、镇痛和麻醉作用的静脉麻醉药。此药的分子量小，解离常数 pKa 接近生理 pH，且其脂溶性较高，故很快透过血 - 脑屏障，在 30 秒内发挥作用，约 1 分钟作用达峰值，单次静脉注射 2 mg/kg 的麻醉持续时间为 10 ～ 15 分钟。

2. 氯胺酮的麻醉体征与传统的全麻药不同。单独注射氯胺酮时不像其他全麻呈类自然睡眠状，而呈木僵状。麻醉后眼睛睁开，虽然各种反射如角膜反射、咳嗽反射与吞咽反射依然存在，但无保护作用。患者对麻醉与手术失去记忆，神志完全消失，但肌张力增强、眼球呈凝视状或震颤，外观似浅麻醉，但镇痛效果好，尤其体表镇痛明显。上述现象曾被描述为分离麻醉。此药虽有良好的镇痛作用，但对内脏的镇痛效果差，腹腔手术时牵拉内脏仍有反应。麻醉中有的患者流泪和唾液分泌增多，并且膝反射、跟腱反射和 H 反射（脊髓传入反射）亢进。麻醉期，患者颈部和肢体骨骼肌的张力增强，少数有牙关紧闭和四肢不自主活动。这种表情淡漠、意识消失、眼睛睁开、深度镇痛和肌张力增强的麻醉现象，一般称为类倔强状态或木僵状，系氯胺酮麻醉的特征。

3. 氯胺酮选择性地作用于大脑的联络系统，对脑干网状结构激活系统没有或很少影响。感觉的传入冲动可到达大脑皮质，但不能辨识，因为一些联络区已被氯胺酮所抑制。氯胺酮对心血管的影响主要是直接兴奋中枢交感神经系统的缘故，在无自主神经控制时，对心肌有直接抑制作用。临床上，此药可升高动脉压 20% ～ 30%，同时使脉搏加快，持续 5 ～ 15 分钟。与此相一致，心脏指数、心肌耗氧量和肺动脉压也增加。氯胺酮对循环系统的兴奋作用是中枢性的，将其直接注入中枢时可立即出现交感神经系统的血流动力学反应。氯胺酮对心脏的作用，有两种不同的观点。一种观点认为此药直接作用于心肌，减弱心肌收缩力，但中枢性交感神经的兴奋作用可能胜过对心肌的直接抑制，故影响并不明显。氯胺酮抑制心肌收缩的程度与剂量相关。交感神经系统功能耗竭和儿茶酚胺不足时氯胺酮对心肌的抑制特别明显。此药用于危重患者可见到每搏功降低，肺毛细血管楔压增高，心排血量减少，心脏指数下降，以及平均动脉压降低，甚至心脏停搏。另一观点则认为，氯胺酮能使心肌收缩力加强。体内试验时由于交感神经活动增加，故此种表现较明显。氯胺酮与钙离子有相似的心肌效应，在心肌收缩力增强的同时耗氧量也增加，对心肌氧供不全的患者不利。氯胺酮一般不增加外周血管阻力，但舒张压升高，可能是外周阻力增加的缘故。麻醉后中心静脉压升高，其部分原因可能与全身肌张力增加有关。氯胺酮对呼吸的影响轻微。临床麻醉药量时偶有短暂的呼吸抑制，如果呼吸道能保持通畅，一般不需做辅助呼吸，多能自行恢复，剂量过大，特别是老年人和小儿静脉注射速度过快时，可出现一过性呼吸暂停。临床上常在注药后 1 ～ 2 分钟，呼吸减浅、变慢，经过 3 ～ 5 分钟缓慢恢复到注药前水平，有时较麻醉前略增快。氯胺酮对潮气量的影响较对呼吸频率的影响明显。注射速度过快，剂量过大，或用麻醉性镇痛药辅助时，可造成明显的呼吸抑制，甚至呼吸停止较长时间。此时应施行辅助呼吸或人工呼吸，不宜依靠呼吸兴奋药。麻醉时呼吸中枢对 CO_2 的反应不受影响，在呼吸抑制、$PaCO_2$ 升高时能反射性地使呼吸增快而得以维持通气量的正常。氯胺酮具有支气管平滑肌松弛作用，因此，曾用于治疗对常规处理无效的哮喘持续状态。氯胺酮麻醉时肺顺应性增加，呼吸道阻力降低，并能使支气管痉挛缓解。麻醉时咽喉保护性反射一般不消失，舌后坠与喉痉挛较少发生，所以易于保持呼吸道通畅。麻醉后唾液分泌增多，小儿尤为明显，不利于保持呼吸道通畅。喉头分泌物的刺激会导致喉痉挛，所以麻醉前给予抗胆碱药如东莨菪碱。麻醉时骨骼肌张力增加，有时肢体不自主运动或突然抽动。因肌肉紧张，眼外肌失去平衡，故产生眼球震颤现象，眼内压升高可能与此有一定关系。一般认为，氯胺酮对肝、肾功能没有明显影响，但静脉滴注氯胺酮后有转氨酶升高的报道。此药在肝内代谢，对肝的毒性应重视。氯胺酮不影响免疫机制，无免疫抑制作用。麻醉期中出汗增多，血糖有时轻度升高。

【禁忌证】

高血压、颅内压升高、心肌供血不全和癫痫患者不宜应用。休克患者应在充分纠正后方可使用。

【不良反应】

部分患者有精神激动和梦幻现象，如谵妄、狂躁、呻吟、精神错乱和肢体乱动，严重者抽搐或惊厥。主观有飘然感或肢体离断感。有时视觉异常，如视物变形、复视或暂时失明。偶有夜游现象。苏醒后精神症状常立即消失，但有的数日或数周后再发。梦幻一般持续 5 ～ 15 分钟，有美梦、噩梦和各种奇怪的梦，而且常十分逼真。有时出现幻觉、幻听、幻视现象，从而导致胡言乱语。氯胺酮麻醉后的谵妄现象有时与其他麻醉药产生的现象不同，说话似已清楚，但实为梦语。其原因主要是氯胺酮使脑特定部位兴奋。氯胺酮麻醉后的精神症状，成年人多于儿童，女性多于男性，短时间手术多于长时间手术，单一氯胺酮麻醉多于氯胺酮复合麻醉。麻醉后应将患者放在安静的室内，减少视觉、听觉的刺激，并避免不良的暗示语言。氯胺酮苏醒期有时四肢出现不自主的活动、嘴与舌徐动。消化系统有时并发急性胃扩张，可发生在术中或术后，系由唾液、胃液分泌增多，咽喉反射不消失，吞进大量气体与液体而造成，应采取胃肠减压治疗。此外，偶有呃逆、恶心、呕吐和皮疹。

【临床应用】

氯胺酮是一种具有深度镇痛，且对呼吸和循环系统影响较轻的静脉全麻药，尤其体表镇痛效果好。

【用法与用量】

氯胺酮主要用于各种体表的短小手术、烧伤清创，以及麻醉诱导、静脉复合麻醉与小儿麻醉。全麻诱导时的剂量是静脉注射 2 mg/kg，肌内注射为 4 ～ 6 mg/kg，老年人与危重者酌减。可与咪达唑仑复合维持麻醉。在诱导量后分次追加，每次 0.5 ～ 1 mg/kg。肌内注射约 5 分钟起效，20 分钟达峰效应。

四、肌肉松弛药

选择性地作用于神经 - 肌肉接头，暂时干扰了正常神经 - 肌肉兴奋传递，从而使肌肉松弛。肌肉松弛药分为去极化和非去极化两类。

（一）琥珀胆碱

琥珀胆碱（司可林，suxamethonium，succinylcholine），属于去极化肌肉松弛药。

【药理作用】

琥珀胆碱为去极化型肌松药，直接与乙酰胆碱受体结合，致使离子通道开放致终板去极化。

【体内过程】

迅速为血浆胆碱酯酶水解，少量经肾排泄。起效快、作用迅速完善和时效短，静脉注射后首先引起短暂的肌束震颤，1 分钟出现肌松作用，2 分钟作用达高峰，血浆半衰期 2 ～ 8 分钟，通常于 5 分钟内作用消失。无拮抗药。

【适应证】

用于麻醉诱导气管插管及手术中的肌肉松弛。

【禁忌证】

脑出血，脑动脉瘤，颅内压升高，高钾血症，严重烧伤，嗜铬细胞瘤，青光眼，哮喘，恶性高热综合征家族史，视网膜剥离，白内障晶状体摘除术患者。低血浆胆碱酯酶的患者，如肝功能明显减退、严重贫血、营养障碍、有机磷农药中毒的患者及电解质紊乱者慎用。

【不良反应】

Ⅱ相阻滞，心律失常，高钾血症，眼内压升高，颅内压升高，胃内压升高，术后肌痛，恶性高热。

【临床应用】

用于全麻时的气管内插管，静脉注射 1 ～ 2 mg/kg。

（二）维库溴铵

维库溴铵（万可松，vecuronium），属于非去极化肌肉松弛药。

【药理作用】

中时效单季铵甾类非去极化肌松药，与受体上的乙酰胆碱结合部结合后，阻止了乙酰胆碱进一步与受体结合而干扰神经 - 肌肉兴奋传递。

【体内过程】

主要在肝代谢和排泄。静脉注射后 2 ～ 3 分钟显效，3 ～ 5 分钟达高峰，消除半衰期 50 ～ 53 分钟。拮抗药为新斯的明。

【适应证】

全麻时的气管插管及手术中的肌肉松弛维持。

【禁忌证】

维库溴铵或溴离子有过敏史者，重症肌无力患者，孕妇及儿童不宜。

【临床应用】

1. 气管插管时用量为 0.07 ～ 0.15 mg/kg，3 分钟达插管状态。

2. 麻醉中肌肉松弛维持为 1 ～ 2 mg，间断静脉推注或 4 mg/h 泵入。

【不良反应】

过敏反应；组胺释放与类组胺反应。

（三）罗库溴铵

罗库溴铵（爱可松，rocuronium），属于非去极化肌肉松弛药。

【药理作用】

中时效甾类非去极化肌松药，与受体上的乙酰胆碱结合部结合后，阻止了乙酰胆碱进一步与受体结合而干扰神经 - 肌肉兴奋递质。作用强度为维库溴铵的 1/7，时效为维库溴铵的 2/3。

【体内过程】

主要在肝代谢和排泄。静脉注射后 1 分钟显效，2 ～ 3 分钟达高峰，消除半衰期 70 ～ 80

分钟。拮抗药为新斯的明。

【适应证】

全麻时的气管插管及手术中的肌肉松弛维持。

【禁忌证】

既往对罗库溴铵或溴离子或本品中任何成分有过敏反应者。

【临床应用】

1. 插管剂量　为 0.6 mg/kg，60 ～ 90 秒可提供满意的插管条件，单次静脉注射 0.9 mg/kg，45 秒达插管条件，作用持续 30 ～ 45 分钟。

2. 维持剂量　0.15 mg/kg 间断静脉推注或连续输注：成年人静脉麻醉下泵速 5 ～ 10 μg/(kg • min)，吸入麻醉下 5 ～ 6 μg/（kg • min)。

【不良反应】

过敏反应。

五、镇痛药

（一）吗啡

【主要特点】

1. 镇痛作用　吗啡（morphine）的主要作用是镇痛，作用于脊髓、延髓、中脑和丘脑等痛觉传导区阿片受体而提高痛阈，对伤害性刺激不再感到疼痛。吗啡对躯体和内脏的疼痛都有效，对持续性钝痛的效果优于间断性锐痛，疼痛出现前应用效果较疼痛出现后更佳。在产生镇痛作用的同时，还作用于边缘系统影响情绪的区域的受体，消除由疼痛所引起的焦虑、紧张等情绪反应，甚至产生欣快感。

2. 缩瞳作用　瞳孔呈针尖样是吗啡急性中毒的特征性体征。吗啡作用于延髓孤束核的阿片受体，抑制咳嗽。吗啡可引起恶心、呕吐。

3. 呼吸抑制作用　表现为呼吸频率减慢。呼吸抑制程度与剂量相关，大剂量可导致呼吸停止，这是吗啡急性中毒的主要致死原因。

4. 释放组胺和对平滑肌的直接作用　可引起支气管挛缩，对支气管哮喘患者可激发哮喘发作。

5. 对心血管作用

（1）吗啡对血容量正常者的心血管系统一般无明显影响，对心肌收缩力没有抑制作用。有时可使心率减慢，可能与延髓迷走神经核兴奋和窦房结受抑制有关。由于对血管平滑肌的直接作用和释放组胺的间接作用，可引起外周血管扩张而致血压下降，这在低血容量患者或用药后改为直立位时尤为显著。

（2）大剂时量吗啡（1 mg/kg）对正常人的血流动力无明显影响，而对有心脏瓣膜病变的患者，由于外周血管阻力降低，后负荷减小，心脏指数可增加，但由于外周血管扩张，血压可下降。

6. 迷走神经兴奋作用和对平滑肌的直接作用　可增加胃肠道平滑肌和括约肌的张力，减弱消化道的推进性蠕动，从而可引起便秘。吗啡可增加胆道平滑肌张力，使奥狄括约肌收缩，导致胆道内压力增加。

7. 对泌尿系统作用　吗啡可增加输尿管平滑肌张力，并使膀胱括约肌处于收缩状态，从而引起尿潴留。

8. 皮肤血管扩张　吗啡可引起组胺释放而致皮肤血管扩张，可使体温下降。

9. 效应特点　吗啡肌内注射后吸收良好，经 15 ～ 30 分钟起效，45 ～ 90 分钟产生最大效应，持续约 4 小时。静脉注射后约 20 分钟产生最大效应。吗啡与血浆蛋白结合率约为 30%，大部分分布到各实质性脏器和肌肉组织，分布容积大。吗啡的亲脂性很低，只有极小部分透过血 - 脑屏障而到达中枢神经系统，但由于与阿片受体的亲和力强，可产生强效镇痛作用。

10. 代谢特点　吗啡主要在肝经受生物转化，60% ～ 70% 与葡萄糖醛酸结合，5% ～ 10% 脱去甲基后形成去甲吗啡。吗啡的代谢物主要从尿排出，有 7% ～ 10% 随胆汁排出。此外，不到 10% 以原形随尿排出。吗啡的消除半衰期为 2 ～ 4 小时，清除率为 14.7 ～ 18 ml/(kg•min)。

老年人的清除率约减少一半，故用量需适当减少。

【适应证】

主要用于急性疼痛患者，成年人常用剂量为 8 ～ 10 mg，皮下或肌内注射。对休克患者应采用静脉注射途径，剂量酌减。还常作为治疗急性左心衰竭所致急性肺水肿的综合措施之一，以减轻呼吸困难，促进肺水肿消失。

【禁忌证】

支气管哮喘、上呼吸道梗阻、严重肝功能障碍、伴有颅内高压的颅内占位性病变、诊断未明确的急腹症、待产妇和哺乳妇、1 岁以内婴儿。

【急性中毒处理】

应用过量吗啡可造成急性中毒，其突出表现是昏迷、严重呼吸抑制和瞳孔针尖样缩小。此外，还可有血压下降、体温下降，及缺氧所致的抽搐。最后因呼吸麻痹而致死。对吗啡急性中毒的解救，首要的是气管插管后进行人工通气，补充血容量以维持循环，并给予特异性拮抗药纳洛酮。

（二）哌替啶

【主要特点】

哌替啶（杜冷丁，dolantin）镇痛强度约为吗啡的 1/10。肌内注射哌替啶 50 mg，可使痛阈提高 50%；肌内注射 125 mg，使痛阈提高 75%，相当于吗啡 15 mg 的效应。其作用持续时间为吗啡的 1/2 ～ 3/4。静脉注射后作用持续 30 ～ 60 分钟,但其残存的镇痛作用可持续 4 ～ 6 小时。镇静作用较吗啡稍弱，也可产生轻度欣快感。反复使用也容易产生依赖性。对呼吸有明显的抑制作用，其程度与剂量相关。哌替啶对心肌有直接的抑制作用，尤其在代偿机制受到削弱的情况下更为明显。哌替啶对血压一般无明显影响，但有时可因外周血管扩张和组胺释放而致血压下降，甚至引起虚脱。心率可增加，可能与其阿托品样作用有关。哌替啶引起呕吐，抑制胃肠蠕动，增加胆道内压力等，与吗啡相似，但较弱。

【体内过程】

哌替啶肌内注射后 5 ～ 15 分钟血浆浓度达峰值。与血浆蛋白结合率为 60%，其余迅速分布至各脏器和肌肉组织，分布容积达 3.8 L/kg。此药也可透过胎盘。哌替啶主要在肝进行生物转化，约 90% 或是水解而成为哌替啶酸，或是脱去甲基而成为去甲哌替啶，后者再经水解而成为去甲哌替啶酸，然后随尿排出。少量以原形从尿中排出，清除率 10.4 ～ 15.1 ml/（kg • min）。消除半衰期 2.4 ～ 4.4 小时。

【适应证与禁忌证】

哌替啶的适应证和禁忌证与吗啡基本相同。在临床麻醉中哌替啶较吗啡更常作为辅助用药。

【不良反应】

特大剂量哌替啶常先引起中枢神经系统兴奋现象，表现为谵妄、瞳孔散大、抽搐等。

（三）芬太尼

【主要特点】

芬太尼（fentanyl）镇痛强度为吗啡的 75 ～ 125 倍，作用时间约 30 分钟。芬太尼对呼吸有抑制作用，主要表现为频率减慢。静脉注射后 5 ～ 10 分钟呼吸频率减慢至最大程度，抑制程度与等效剂量的哌替啶相似，持续约 10 分钟后逐渐恢复。剂量较大时潮气量也减少，甚至停止呼吸。芬太尼对心血管系统的影响很轻，不抑制心肌收缩力，一般不影响血压。可引起心动过缓，此种作用可被阿托品对抗。小剂量芬太尼可有效地减弱气管插管的高血压反应。芬太尼也可引起恶心、呕吐，但没有释放组胺的作用。

【体内过程】

芬太尼的脂溶性很强，故易于透过血 - 脑屏障而进入脑，也易于从脑重新分布到体内其他组织，尤其是肌肉和脂肪组织。单次注射的作用时间短暂，与其再分布有关。如反复多次注射，则可产生蓄积作用，其作用持续时间延长。芬太尼主要在肝内经受广泛的生物转化，通过脱去甲基、羟基化和酰胺基水解，形成多种无药理活性的代谢物，随尿液和胆汁排出。不到8%以原形从尿中排出。

【临床应用】

芬太尼主要用于临床麻醉，作为复合全麻的组成部分。由于此药对心血管系统的影响很小，常用于心血管手术麻醉。

【不良反应】

快速静脉注射芬太尼可引起胸壁和腹壁肌肉僵硬而影响通气，可用肌松药处理。由于其药代动力学特点，芬太尼反复注射或大剂量注射后，可在用药后3～4小时出现延迟性呼吸抑制，临床上极应引起警惕。芬太尼也可产生依赖性，但较吗啡和哌替啶轻。

（四）舒芬太尼

【主要特点】

舒芬太尼（sufentanil）是芬太尼的衍生物，舒芬太尼的作用与芬太尼基本相同，只是舒芬太尼的镇痛作用更强，为芬太尼的5～10倍，作用持续时间约为其2倍。舒芬太尼对呼吸也有抑制作用，其程度与等效剂量的芬太尼相似，只是舒芬太尼持续时间更长。对心血管系统的影响很轻，也没有释放组胺的作用。舒芬太尼也可引起心动过缓。舒芬太尼可引起恶心、呕吐和胸壁僵硬等作用也与芬太尼相似。

【体内过程】

舒芬太尼的亲脂性约为芬太尼的2倍，更易透过血-脑屏障；与血浆蛋白结合率较芬太尼高，而分布容积则较芬太尼小。虽然其消除半衰期较芬太尼短，但由于与阿片受体的亲和力较芬太尼强，故不仅镇痛强度更大，而且作用持续时间也更长。

【临床应用】

舒芬太尼在临床麻醉中也主要用作复合全麻的组成部分。舒芬太尼的镇痛作用最强，心血管状态更稳定，更适用于心血管手术麻醉，也用于术后镇痛。

（五）瑞芬太尼

【主要特点】

瑞芬太尼（remifentanil）是纯粹的μ受体激动药。瑞芬太尼的EC50为（2.4±0.6）nmol/L，与芬太尼[EC50（1.8±0.4）nmol/L]大致相当。临床上其效价与芬太尼相似。注射后起效迅速，药效消失快，是真正的短效阿片类药。可增强吸入麻醉效能，降低MAC，其程度与年龄相关。对40岁年龄者，瑞芬太尼血药浓度1.2μg/L时异氟烷MAC降低50%，32μg/L时产生封顶效应。对呼吸有抑制作用，其程度与芬太尼相似，但停药后恢复更快，停止输注后3～5分钟恢复自主呼吸。可使动脉压和心率下降20%以上，下降幅度与剂量不相关。不引起组胺释放。也可引起恶心、呕吐和肌肉僵硬，但发生率较低。

【体内过程】

其稳态分布容积0.39 L/kg，清除率41.2 ml/（kg·min），终末半衰期9.5分钟。其作用消失快主要是由于代谢清除快，而与再分布无关。即使输注4小时，也无蓄积作用，其$t_{1/2}$C-S仍为3.7分钟。瑞芬太尼在体内的代谢途径是被组织和血浆中非特异性酯酶迅速水解。代谢物经肾排出，清除率不受体重、性别或年龄的影响，也不依赖于肝肾功能。即使在严重的肝硬化患者，其药代动力学与健康人相比无显著差异，只是对通气抑制效应更敏感。

【临床应用】

由于其独特的药代动力学特点，瑞芬太尼更适用于静脉输注。控制速率输注时，可达到预定的血药浓度。更适合用于心血管手术患者。

【缺点】

是手术结束停止输注后没有镇痛效应，可在手术后改用镇痛剂量输注。

六、镇静药

（一）咪达唑仑

【主要特点】

咪达唑仑（midazolam）又称咪唑安定，具有抗焦虑、催眠、抗惊厥、肌松和顺行性遗忘等作用。根据剂量不同，可产生自抗焦虑至意识消失的不同程度的效应。无镇痛作用，但可增强其他麻醉药的镇痛作用。有一定的呼吸抑制作用，其程度与剂量相关。对正常人的心血管系统影响轻微，表现为心率轻度增快，但对心肌收缩力无影响。无组胺释放作用。不抑制肾上腺皮质功能。

【体内过程】

咪达唑仑由于脂溶性高，单次静脉注射后分布半衰期为 0.31±0.24 小时，消除半衰期 2.4±0.8 小时。与血浆蛋白的结合率高达 94±1.9%。稳态分布容积为 0.68±0.15 L/kg。血液总清除率为 502±105 ml/min。此药静脉输注的药代动力学与单次静脉注射相似，停止输注后血药浓度迅速下降，未发现蓄积现象，表明此药可用于持续静脉输注以维持麻醉。

肌内注射后吸收迅速且基本完全，注药后 30 分钟血药浓度达峰值，生物利用度为 91%。此可透过胎盘，但透过的量较少。此药作用短暂，代谢物与葡萄糖醛酸结合后由尿中排出。

【临床应用】

咪达唑仑由于具有水溶性和消除半衰期短的特点，临床麻醉中应用较广，是目前应用最广的苯二氮䓬类药，主要用于下列情况。

1. 麻醉前用药　肌内注射剂量为 5 ～ 10 mg，对小儿可用直肠注入，剂量为 0.3 mg/kg。

2. 全麻诱导和维持　静脉注射剂量为 0.1 ～ 0.4 mg/kg。

3. 局麻时作为辅助用药　静脉注射剂量为 0.1 ～ 0.15 mg/kg。

【不良反应】

降低呼吸容量和呼吸频率，轻度呼吸抑制；偶有谵妄、失定向、幻觉、焦虑、不安宁等。

（二）氟哌利多

【主要特点】

氟哌利多（droperidol）又称氟哌啶，有很强的抗精神病作用，镇吐作用也很强，可增加巴比妥类和麻醉性镇痛药的效应。对呼吸无明显影响。静脉注射后 5 ～ 8 分钟生效，最佳效应持续时间为 3 ～ 6 小时。对心肌收缩力无影响，但有轻度 α- 肾上腺素受体阻滞作用，对血压无明显影响。有明显的抗心律失常作用，似与延长心肌的不应期有关。对肝、肾功能无明显影响。降温作用不明显，但可使全身耗氧量减少 20% ～ 30%。

【体内过程】

氟哌利多与血浆蛋白结合率为 85% ～ 90%。半衰期为 2 ～ 3 小时。除 10% 以原形从尿排出外，其余均在肝内降解，先水解为对 -（氟代苯甲酰基）丙酸和哌啶，再进一步降解为其他代谢物，大部分在 24 小时内从尿或粪便中排出。

【临床应用】

临床麻醉中应用最广的强安定药。肌内注射 5 ～ 10 mg 可作为麻醉前用药。与氯胺酮合用，有助于减少苏醒期精神运动性反应。

氟哌利多与芬太尼合用，组成 NLA，用以实施神经安定镇痛麻醉。两药以 50 ∶ 1 的比例配成合剂（氟哌利多 5 mg 和芬太尼 0.1 mg），商品名为英诺佛（innovar）。

【不良反应】

氟哌利多可产生锥体外系症状，但发生率低。

第四节　常用麻醉方法

一、局部麻醉

局部麻醉（local anesthesia）是利用阻滞神经传导的药物，使麻醉作用局限于躯体某一局部的麻醉。感觉神经被阻滞时，产生局部的痛觉及感觉的抑制或消失；运动神经同时被阻滞时，产生肌肉运动减弱或完全松弛。这种阻滞是暂时和完全可逆的。

【主要特点】

局部麻醉简便易行，安全性强，能保持患者清醒，对生理功能干扰小，并发症少，适用于较表浅局限的中小型手术。但用于范围大和部位深的手术时，往往镇痛不够完善，肌肉松弛欠佳，用于不易合作的患者尤其是小儿时必须加用基础麻醉或辅助麻醉，故其应用范围受到一定的限制。常用的局麻药有酯类如普鲁卡因、丁卡因和酰胺类如利多卡因、布比卡因、罗哌卡因等。

【适应证】

较表浅局限的中小型手术。

【禁忌证】

局部感染，恶性肿瘤，昏厥。

【主要作用】

将局麻药注入手术区域的组织内，阻滞神经末梢而达到麻醉作用。

【操作步骤】

1. *一针浸润麻醉*　局部消毒后，用注射器抽取配制好的利多卡因，然后在肛门的后正中距肛门缘为 1 ～ 2 cm 处进针，先做皮下注射，使之出现一小皮丘，再向下深层注射麻醉药，以便封闭第 1 骶神经会阴支、肛尾神经和阴部神经分支，对肛门起松弛作用。然后，用针头沿肛门两侧皮下，做皮下局部浸润麻醉，过进针边注药。注药量为 5 ～ 10 ml。

2. *三点麻醉*　局部消毒后，抽取配制好的利多卡因，在肛门截石位的 3、6、9 点位进针，边注药边回吸，边进针边注药，每点注药为 2.5 ～ 3 ml。进针位置应距肛门缘 1 ～ 2 cm，且与皮面成直角（即针尖朝向肛门缘外侧），注射麻醉药总量 10 ml。可迅速使肛门括约肌完全松弛，便于手术。用该方法麻醉后，在做手术切口时，还应在切口处做皮下局部麻醉，最大限度地减轻疼痛。

【并发症处理】

1. *晕厥*　由于一时性中枢缺血缺氧所致。一般由恐惧、饥饿、疲劳、全身状况较差，及疼痛、体位不良等因素引起。因此，术前应做好检查，问清既往史，并做好患者的思想工作，消除其紧张情绪。

2. *过敏反应*　多表现在酯类局麻药（普鲁卡因），分延迟反应和即刻反应，预先要做皮肤过敏试验方可使用。近些年来临床上很少使用酯类局麻药，常选用酰胺类局麻药（利多卡因）。酰胺类局麻药发生过敏反应非常罕见。

3. *局麻药中毒*　常因用药量过大或单位时间内注射药量过大，以及直接快速注入血管内而引起。局麻药中毒突出的表现是惊厥。

预防：由于通气道和胸、腹部肌肉不协调和强烈收缩，影响呼吸和心血管系统，可危及生命，因此应积极防止其毒性反应的发生。①应用局麻药的安全剂量，利多卡因 4.5 mg/kg，不宜超过 0.3 g。②在局麻药溶液中加用肾上腺素，以减慢吸收和延长麻醉时效。③防止局麻药误注入血管内，必须细心抽吸有无血液回流，在注入全剂量前可先注入试剂量以观察反应。④警惕毒性反应的先驱症状，如惊恐、头晕、耳鸣、多语和肌肉抽动。此时就应停止注射，采用面罩加压给氧，过度通气以提高大脑惊厥阈。若惊厥继续进展，则需行控制呼吸，以保持心脏和大脑的充分氧合。⑤术前应用地西泮和其他苯二氮䓬类药物，可有效预防局麻药中毒。

治疗：由于局麻药在血液内迅速稀释和分布，所以一次惊厥持续时间多不超过1分钟。①发生惊厥时要注意保护患者，避免发生意外的损伤；②吸氧，并进行辅助或控制呼吸；③开放静脉输液，维持血流动力学的稳定；④静脉注射硫喷妥钠50～100mg（2.5%溶液2～4ml）或丙泊酚50～100mg（溶液5～10ml），但勿应用过量以免发生呼吸抑制；也可静脉注射地西泮2.5～5.0mg或咪达唑仑2.5～5.0mg。严重持续的惊厥抽搐，静脉注射短效的肌松药如琥珀胆碱（1mg/kg），即可停止肌肉阵挛性收缩，但不能阻抑大脑惊厥性放电。必须有熟练的麻醉人员方可应用肌松药，且要有做人工呼吸的设备。

4. 血肿　由于注射针刺破血管所致。因此，注射时不要反复穿刺，增加刺破血管的机会。针尖不能粗钝、有倒钩，注射时操作要正确。

5. 感染　是由于注射针穿过感染灶或针头被污染及局部或麻药消毒不严引起。因此，注射器械及注射区一定要严格消毒，避免注射针穿过炎症区或直接在炎症区注射，并使用合格的麻醉药。

6. 注射针折断　为防止注射针折断，注射前一定要检查针的质量；注射时注射针应至少有1cm长度留在组织之外。改变注射方向时不可过度弯曲注射针，在有阻力时不要强力推进。

二、蛛网膜下隙阻滞麻醉

蛛网膜下隙阻滞麻醉（腰麻）是把局麻药注入蛛网膜下隙，使脊神经根、背根神经节及脊髓表面部分产生不同程度的阻滞，常简称为腰麻或脊髓麻醉。

【适应证】

下腹部、下肢手术、肛门和会阴部手术。

【禁忌证】

1. 精神病和小儿不能合作的患者。

2. 严重低血容量的患者。

3. 凝血功能异常的患者。

4. 穿刺部位有感染的患者。

5. 中枢神经系统疾病，特别是脊髓或脊神经根病变者，麻醉后可能的后遗症是长期麻痹；疑有颅内高压患者也应列为禁忌。

6. 脊椎外伤或有严重腰背痛病史者，禁用脊髓麻醉。脊椎畸形者，可使解剖结构异常，也应慎用脊髓麻醉。

【操作步骤】

1. 穿刺体位　侧卧位，取左侧或右侧卧位，两手抱膝，大腿贴近腹壁。头尽量向胸部屈曲，使腰背部向后弓成弧形，棘突间隙张开，便于穿刺。背部与床面垂直，平齐手术台边沿。

2. 穿刺部位和消毒范围　选用第3～4腰椎棘突间隙，此处的蛛网膜下隙最宽，脊髓于此也已形成终丝，故无伤及脊髓之虞。确定穿刺点的方法：取两侧髂嵴的最高点做连线，与脊柱相交处，即为第4腰椎或第3～4腰椎棘突间隙。如果该间隙较窄，可上移或下移一个间隙作穿刺点。穿刺前需严格消毒皮肤，消毒范围应上至肩胛下角，下至尾椎，两侧至腋后线。消毒后穿刺点处需铺孔巾或无菌单。

3. 穿刺方法　穿刺点用0.5%～1%利多卡因做皮内、皮下和棘间韧带逐层浸润。常用的蛛网膜下隙穿刺术有以下两种。

（1）直入法：用左手拇、示两指固定穿刺点皮肤。将穿刺针在棘突间隙中点，与患者背部垂直，针尖稍向头侧做缓慢刺入，并仔细体会针尖处的阻力变化。当针穿过黄韧带时，有阻力突然消失"落空"感觉，继续推进常有第二个"落空"感觉，提示已穿破硬膜与蛛网膜而进入蛛网膜下隙。如果进针较快，常将黄韧带和硬膜一并刺穿，则往往只有1次"落空"感觉。

（2）旁入法：于棘突间隙中点旁开1.5cm处做局部浸润。穿刺针与皮肤成75°对准棘突间孔刺入，经黄韧带及硬脊膜而达蛛网膜下隙。本法可避开棘上及棘间韧带，特别适用于韧带钙化的老年患者或脊椎畸形或棘突间隙不清楚的肥胖患者。

4. 穿刺调整针尖进入蛛网膜下隙后，拔出针芯即有脑脊液流出，如未见流出可旋转针干180°或用注射器缓慢抽吸。经上述处理仍无脑脊液流出者，应重新穿刺。穿刺时如遇骨质，应改变进针方向，避免损伤骨质。经3～5次穿刺而仍未能成功者，应改换间隙另行穿刺。

【常用药物】

蛛网膜下隙阻滞较常用的局麻药有丁卡因和布比卡因。其作用时间取决于脂溶性及蛋白结合力。

【药物配制】

1. 重比重液　10% 葡萄糖 1 ml ＋ 1% 丁卡因 1 ml ＋麻黄碱 30 mg/1 ml（配置后容积 3 ml，丁卡因浓度 0.33%，剂量 10 mg），即 1 ∶ 1 ∶ 1 液。

2. 等比重液　0.5% 布比卡因 2 ml ＋生理盐水 2 ml（配置后容积 4 ml，布比卡因浓度 0.25%，剂量 10 mg）。

3. 轻比重液　0.5% 布比卡因 2 ml ＋注射用水 2 ml（配置后容积 4 ml，布比卡因浓度 0.25%，剂量 10 mg）。

【用法与用量】

丁卡因常用剂量为 10 ～ 15 mg，常用浓度为 0.33%，起效时间需 5 ～ 20 分钟，维持时间 2 ～ 3 小时。布比卡因常用剂量为 8 ～ 12 mg，最多不超过 20 mg，一般用 0.5% 浓度，起效时间需 5 ～ 10 分钟，可维持 2 ～ 2.5 小时。布比卡因毒性大，即使是一般剂量，也应注意其不良反应。

【影响因素】

阻滞平面是指皮肤感觉消失的界限，麻醉药注入蛛网膜下隙后，须在短时间内主动调节和控制麻醉平面达到手术所需的范围，且又要避免平面过高。这不仅关系到麻醉成败，且与患者安危有密切关系，是蛛网膜下隙阻滞操作技术中最重要的环节。

影响阻滞平面的因素有局麻药的剂量、比重、椎管形状，及患者体位。患者体位和局麻药的比重是调节麻醉平面的两个主要因素。

1. 局麻药比重　局麻药注入脑脊液中后，重比重液向低处移动，轻比重液向高处移动，等比重液即停留在注药点附近。

2. 体位和体位调节　体位的影响主要在 5 ～ 10 分钟起作用，超过此时限，药物已与脊神经充分结合，体位调节的作用就会无效。脊椎的 4 个生理弯曲在仰卧位时，第 3 腰椎最高，第 6 胸椎最低，如果经第 2 ～ 3 腰椎间隙穿刺注药，患者转为仰卧后，药物将沿着脊柱的坡度向胸段移动，使麻醉平面偏高；如果在第 3 ～ 4 腰椎或第 4 ～ 5 腰椎间隙穿刺，患者仰卧后，大部药液向骶段方向移动，骶部及下肢麻醉较好，麻醉平面偏低，因此于腹部手术时，穿刺点宜选用第 2 ～ 3 腰椎间隙；下肢或会阴肛门手术时，穿刺点不宜超过第 3 ～ 4 腰椎间隙。一般来讲，注药的速度越快，麻醉范围越广；相反，注药速度越慢，药物越集中，麻醉范围越小。一般以每 5 秒注入 1 ml 药物为适宜。穿刺针斜口方向对麻醉药的扩散和平面的调节有一定影响，斜口方向向头侧，麻醉平面易升高；反之，麻醉平面不易升高。局麻药的剂量对阻滞平面影响不大。

【麻醉管理】

蛛网膜下隙阻滞后，可能引起一系列生理扰乱，其程度与阻滞平面有密切关系。平面越高，扰乱越明显。因此，需切实注意平面的调节，密切观察病情变化，并及时处理。

1. 血压下降　给予麻黄碱 15 ～ 30 mg 处理。

2. 心率缓慢　给予阿托品 0.25 ～ 0.5 mg 处理。

3. 呼吸抑制　给予面罩吸氧、加压吸氧，严重者气管内插管人工呼吸。

4. 恶心呕吐　给予氟哌利多 2 mg，或昂丹司琼 8 mg 处理。

【并发症处理】

1. 头痛　是常见的并发症，在麻醉作用消失后出现，在 2 ～ 3 天时最剧烈，可延续 1 周以上。头痛往往是脑脊液流出使脑脊液压力下降所致，但不排除精神因素。术后去枕平卧后，大量饮水或静脉补液可以预防，头痛出现后采取上述措施大多数可以缓解。

2. *尿潴留* 是由支配膀胱的神经被阻滞，恢复稍晚所致，一般可自行恢复，严重者给予导尿处理。

三、鞍区麻醉

鞍区麻醉又称鞍麻，是蛛网膜下隙麻醉的一种，其麻醉平面最低，只阻滞会阴及肛门部的神经。麻醉时患者采取坐位，臀部与手术台边沿相齐，两足踏于凳上，两手置膝，头下垂，使腰背部向后弓出。在最低位腰椎间隙穿刺，适用于肛门及会阴部的各种手术。药物配制选用重比重液。

四、硬膜外阻滞麻醉

将局麻药注入硬脊膜外间隙，阻滞脊神经根，使其支配的区域产生暂时性麻痹，称为硬膜外间隙阻滞麻醉，简称为硬膜外阻滞。

【主要特点】

硬膜外阻滞有单次法和连续法两种。单次法系穿刺后将预定的局麻药全部陆续注入硬膜外间隙以产生麻醉作用。此法缺乏可控性，易发生严重并发症和麻醉意外，故已罕用。连续法是在单次法基础上发展而来，通过穿刺针，在硬膜外间隙置入塑料导管，根据病情、手术范围和时间，分次给药，使麻醉时间得以延长，并发症明显减少。连续硬膜外阻滞已成为临床上常用的麻醉方法之一。

【适应证】

理论上讲，硬膜外阻滞可用于除头部以外的任何手术。但从安全角度考虑，硬膜外阻滞主要用于腹部及以下的手术。凡适用于蛛网膜下隙阻滞的手术，同样可采用硬膜外阻滞麻醉。术后镇痛及一些慢性疼痛的镇痛常用硬膜外阻滞。

【禁忌证】

低血容量、穿刺部位感染、菌血症可能导致硬膜外脓肿；低凝状态容易引起硬膜外腔出血、硬膜外腔血肿。

【体位】

侧卧位，具体要求与蛛网膜下隙阻滞法相同。

【操作步骤】

1. *穿刺部位选定* 一般取支配手术范围中央的相应棘突间隙。上腹部手术在第 8 ～ 10 胸椎棘突间隙，中腹部手术在第 9 ～ 11 胸椎棘突间隙，下腹部手术在第 12 胸椎至第 2 腰椎棘突间隙，下肢手术在第 3 ～ 4 腰椎棘突间隙，会阴部手术在第 4 ～ 5 腰椎间隙。确定棘突间隙，参考体表解剖标志。如颈部明显突出的棘突，为颈下棘突；两侧肩胛骨连线交于第 3 胸椎棘突；两侧肩胛下角连线交于第 7 胸椎棘突；两侧髂嵴最高点连线交于第 4 腰椎棘突或第 3 ～ 4 腰椎棘突间隙。

2. *穿刺方法* 硬膜外间隙穿刺术有直入法和旁入法两种。多主张用直入法，穿刺困难时可用旁入法。直入法、旁入法的穿刺手法同蛛网膜下隙阻滞的穿刺手法，针尖所经的组织层次也与脊髓麻醉时一样，如穿透黄韧带有阻力骤失感，即提示已进入硬膜外间隙。

3. *针感判断* 穿刺针到达黄韧带后，根据阻力的突然消失、负压的出现，及无脑脊液流出等现象，即可判断穿刺针已进入硬膜外间隙。临床上一般穿刺到黄韧带时，阻力增大有韧感，此时可将针芯取下，用一湿润的空注射器与穿刺针衔接，当推动注射器芯时即感到有弹回的阻力感，此后边进针边推动注射器芯试探阻力，一旦突破黄韧带则阻力消失，犹如“落空感”，同时注液毫无阻力，表示针尖已进入硬膜外间隙。临床上也常用负压法来判断硬膜外间隙，即抵达黄韧带后，拔出针芯，于针尾置一滴液体（悬滴法）或于针尾置一盛有液体的玻璃接管（玻璃法），当针尖穿透黄韧带而进入硬膜外间隙时，悬滴（或管内液体）被吸入，此种负压现象于颈胸段穿刺时比腰段清楚。除上述两项指标外，临床上还有多种辅助试验方法，用以确定硬膜外间隙，包括气泡外溢试验（将空气快速注入，如针尖在硬膜外间隙，可见多个气泡外溢），抽吸试验（硬膜外间隙抽吸无脑脊液），正压气囊试验（正压气囊进入硬膜外间隙而塌陷）及置管试验（在硬膜外间隙置管无阻力）。试验用药也可初步判断是否在硬膜外间隙。

4. 置管插入　确定针尖已进入硬膜外间隙后，即可经针蒂插入硬膜外导管。插管时应先测量皮肤至硬膜外间隙的距离，然后即行置管，导管再进入硬膜外腔 3 ～ 5 cm，然后边拔针边固定导管，直至将针退出皮肤，在拔针过程中不要随意改变针尖的斜口方向，以防斜口割断导管。针拔出后，调整后导管在硬膜外的长度，然后在导管尾端接上注射器，注入少许生理盐水，如无阻力，并回吸无血或脑脊液，即可固定导管。置管过程中如患者出现肢体异感或弹跳，提示导管已偏于一侧而刺激脊神经根，为避免脊神经损害，应将穿刺针与导管一并拔出，重新穿刺置管。如需将导管退出重插时，需将导管与穿刺针一并拔出。如导管内有全血流出，经冲洗无效后，应考虑另换间隙穿刺。

5. 注入麻醉药　穿刺置管成功后，即应注入试验剂量 3 ～ 5 ml，目的在排除误入蛛网膜下隙的可能；此外，从试验剂量所出现的阻滞范围及血压波动幅度，可了解患者对药物的耐受性以指导继续用药的剂量。观察 5 ～ 10 分钟，如无蛛网膜下隙阻滞征象，也可根据临床经验一次性注入预定量，用药的总和即首次总量，也称为初量，一般需 15 ～ 20 ml，之后每 40 ～ 60 分钟给予 5 ～ 10 ml 或追加首次用量的 1/3 ～ 1/2，直至手术结束。

【常用药物】

用于硬膜外阻滞的局麻药应该具备弥散性强、穿透性强、毒性小，且起效时间短，维持时间长等特点。目前常用的局麻药有利多卡因、丁卡因及布比卡因。

1. 利多卡因　作用快，5 ～ 12 分钟即可发挥作用，在组织内浸透扩散能力强，所以阻滞完善，效果好，常用 1% ～ 2% 浓度，作用持续时间为 1.5 小时，成年人一次最大用量为 400 mg。

2. 丁卡因　常用浓度为 0.25% ～ 0.33%，10 ～ 15 分钟起效，维持时间 3 ～ 4 小时，1 次最大用量为 60 mg。

3. 布比卡因　常用浓度为 0.5% ～ 0.75%，4 ～ 10 分钟起效，可维持 4 ～ 6 小时。

4. 罗哌卡因　与布比卡因于硬膜外阻滞所产生的感觉神经阻滞是近似的，总剂量可用至 150 ～ 200 mg，10 ～ 20 分钟起效，持续时间为 4 ～ 6 小时。鉴于罗哌卡因的这种明显的感觉－运动阻滞分离特点，临床上常用罗哌卡因硬膜外阻滞作术后镇痛。常用浓度为 0.2%，总剂量可用至 12 ～ 28 mg/h。局麻药中常加用肾上腺素，以减慢其吸收，延长作用时间。肾上腺素的浓度，应以达到局部轻度血管收缩而无明显全身反应为原则。一般浓度为 1 ∶ 200 000，即 20 ml 药液中可加 0.1% 肾上腺素 0.1 ml，高血压患者应酌减。

【影响因素】

1. 阻滞范围、深度及持续作用时间　决定硬膜外阻滞范围的最主要因素是药物的容量，而决定阻滞深度及作用持续时间的主要因素则是药物的浓度。根据穿刺部位和手术要求的不同，应对局麻药的浓度作不同的选择。为了取长补短，临床上常将长效和短效局麻药配成混合液，以达到起效快而维持时间长的目的。常用的配伍是 1% 利多卡因和 0.15% 丁卡因混合液，内加肾上腺素 1 ∶ 200 000。

2. 药物容量和注射速度　容量越大，注射速度越快，阻滞范围越广；反之，阻滞范围窄。

3. 导管的位置和方向　导管向头侧时，药物易向头侧扩散；向尾侧时，则可多向尾侧扩散，但仍以向头侧扩散为主。如果导管偏于一侧，可出现单侧麻醉，偶尔导管进入椎间孔，则只能阻滞几个脊神经根。

【麻醉管理】

硬膜外间隙注入局麻药 5 ～ 10 分钟，在穿刺部位的上下各 2、3 节段的皮肤支配区可出现感觉迟钝；20 分钟内阻滞范围可扩大到所预期的范围，麻醉也趋完全。针刺皮肤测痛可得知阻滞的范围和效果。除感觉神经被阻滞外，交感神经、运动神经也遭阻滞，由此可引起一系列生理扰乱。同脊髓麻醉一样，最常见的是血压下降、呼吸抑制和恶心呕吐。因此，术中应注意麻醉平面，密切观察病情变化，及时进行处理。

【并发症处理】

局麻药进入蛛网膜下隙时出现高位脊髓麻醉或全脊髓麻醉，呼吸肌麻痹导致呼吸困难，血管扩张、引起血压下降，甚至心搏停止。必须抢救，维持呼吸和循环。

五、骶管阻滞麻醉

【适应证】

骶管阻滞是经骶裂孔穿刺，注局麻药于骶管腔以阻滞骶脊神经，是硬膜外阻滞的一种方法，适用于肛门会阴部手术。

【麻醉步骤】

1. *确定穿刺点*　骶裂孔和骶角是骶管穿刺点的重要解剖标志，其定位方法：先摸清尾骨尖，沿中线向头方向摸至 4 cm 处（成年人），可触及一个有弹性的凹陷，即为骶裂孔，在孔的两旁可触到蚕豆大的骨质隆起，是为骶角。两骶角连线的中点，即为穿刺点。髂后上嵴连线在第 2 骶椎平面，是硬脊膜囊的终止部位，骶管穿刺针如果越过此连线，即有误穿蛛网膜下隙而发生全脊髓麻醉的危险。

2. *骶管穿刺方法*　可取侧卧位或俯卧位。侧卧位时，腰背应尽量向后弓曲，双膝屈向腹部。俯卧位时，髋部需垫厚枕以抬高骨盆，暴露骶部。于骶裂孔中心作皮内小丘，将穿刺针垂直刺进皮肤，当刺到骶尾韧带时有弹韧感觉，稍作进针有阻力消失感觉。此时将针干向尾侧方向倾倒，与皮肤呈 30° ～ 45°，顺势推进 2 ～ 3 cm，即可到达骶管腔。接上注射器，抽吸无脑脊液，注射生理盐水和空气全无阻力，也无皮肤隆起，证实针尖确在骶管腔内，即可注入试验剂量，观察无蛛网膜下隙阻滞现象后，可分次注入其余药液。

骶管穿刺成功的关键，在于掌握好穿刺针的方向。如果针与皮肤角度过小，即针体过度放平，针尖可在骶管的后壁受阻；如果角度过大，针尖常可触及骶管前壁。穿刺如遇骨质，不宜用暴力，应退针少许，调整针体倾斜度后再进针，以免引起剧痛和损伤骶管静脉丛。

【毒性反应】

骶管有丰富的静脉丛，除容易穿刺损伤出血外，对麻药的吸收也快，故较易引起轻重不等的毒性反应。

【预防麻醉失败】

当抽吸有较多回血时，应放弃骶管阻滞，改用硬膜外阻滞或腰麻。约有 20% 正常人的骶管呈解剖学异常，骶裂孔畸形或闭锁者占 10%，如发现有异常，不应选用骶管阻滞。鉴于传统的骶管阻滞法，针的方向不好准确把握，难免阻滞失败。

【给药方法】

决定骶管阻滞范围和深度同硬膜外一样，主要是容量和浓度。给药方法有两种：一是单次给药；二是连续给药。临床常用的是单次给药，单次给药容积为 25 ～ 30 ml，选用 1.33% 利多卡因 25 ～ 30 ml，也可选用 1.33% 利多卡因和 0.16% 丁卡因混合液 25 ～ 30 ml，局麻药中加肾上腺素 1 ∶ 200 000。穿刺置管成功后，注入试验剂量 3 ～ 5 ml，观察 5 ～ 10 分钟后，如无蛛网膜下隙阻滞征象，将剩余的药液全部注入，连续给药同硬膜外麻醉。

近年来对骶骨进行解剖学研究，发现自第 4 ～ 2 骶椎均可裂开，故可采用较容易的穿刺方法，与腰部硬膜外阻滞法相同，在第 2 骶平面以下先摸清骶裂孔，穿刺针自中线垂直进针，易进入骶裂孔。这种穿刺方法失败率减少，并发症发生率也降低。

六、腰俞穴麻醉

中医经络督脉的腰俞穴位于骶管裂孔内，所以按针灸穴位称为腰俞穴麻醉，实际就是骶管阻滞麻醉，是将局麻药经骶骨裂孔注入骶管腔内，骶管腔与硬脊膜外腔相通，也就是硬脊膜外阻滞麻醉的一种方法。此方法的优点是简便、安全，麻醉范围只限于会阴及肛门，所以临床上应用颇广。缺点是骶裂孔变异较多，易因穿刺困难而失败。

【操作步骤】

1. 确定穿刺点腰俞穴定位在骶区，正对骶管裂孔，位于后正中线，长强穴上 3 寸，在第 4 骶椎中间嵴和骶角之间，外形变异较大，但多呈三角形（图 8-1）。

2. 穿刺方法骶管腔是硬膜外间隙的延续。穿刺采用一般 7 号注射器针头即可，先在穿刺区皮下做一皮丘，再浸润韧带，然后垂直或向前上方刺入腔内。进入腔内后有落空感，即通过黄韧带后阻力突然消失。针尖进入骶管腔，注药前必须进行回抽，无脑脊液和血液方可推药。推药要缓慢，先注入 3 ～ 5 ml 实验剂量，观察 5 分钟，如无眩晕、耳鸣，方可缓慢将药注完。穿刺时针尖不得超过髂后上棘连线，以防误入蛛网膜下隙，否则有发生全脊髓麻醉的危险。

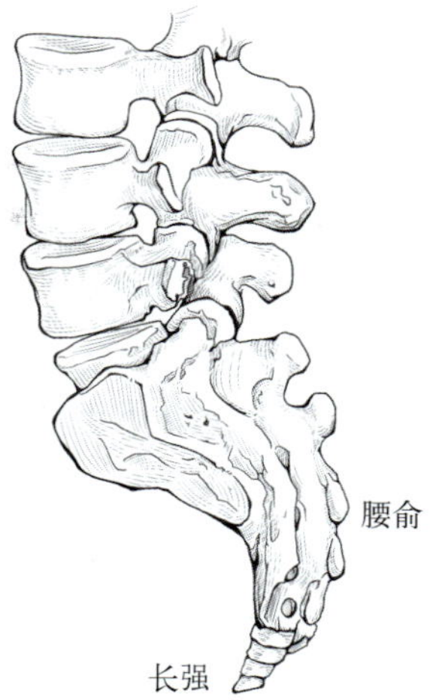

图 8-1 **腰俞穴**

【给药方法】

同骶管阻滞麻醉。

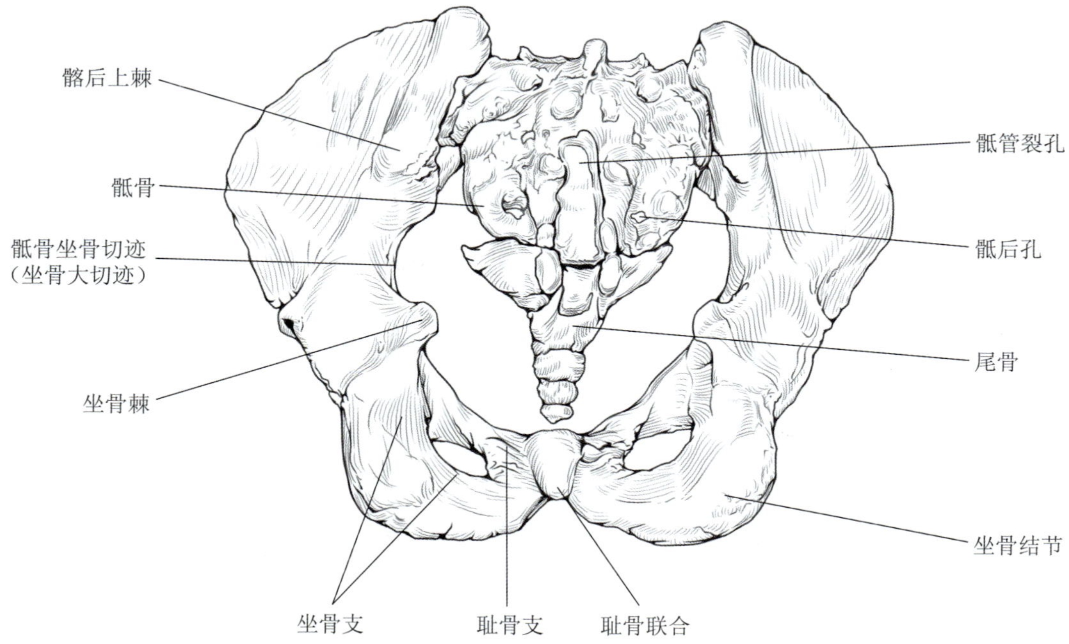

图 8-2 **骶骨裂孔**

七、针刺镇痛与辅助麻醉

“针刺麻醉”简称针麻，20 世纪 50 年代我国医务人员搞中西医结合，开展了针刺麻醉，在 20 世纪 60 ～ 70 年代达到了高潮。但经过大量的临床实践证明，单一使用针麻进行手术，麻醉效果好的仅占 8% ～ 10%。经过数十年的研究、大量的临床实践证明：针刺不能独立承担麻醉的重任，很难完成现代麻醉的全部要求。这是因为针刺是通过生理性外周刺激调节机体本身的抗痛机制而发挥作用的。这一机制决定了实施麻醉的缺点：镇痛不全、肌肉不松弛、不能控制内脏牵拉反应。同样也决定了它的优点：使用安全、操作简单、对生理干扰小、促进术后康复。所以针刺麻醉只能作为辅助麻醉用。科学的命名应该是针刺辅助麻醉。针刺镇痛是在人体的某些穴位或特定部位进行刺激，产生提高痛阈和调节人体生理变化等功效，达到镇痛效果。在此基础上辅以一定的镇痛、镇静药物，可实施某些手术或进行术后镇痛，称为针刺镇痛与辅助麻醉。

【功效】

针刺镇痛具有疏通经络、调节气血、平衡阴阳、扶正祛邪、祛风散寒、舒筋活血、消炎镇痛等功效。

【选穴原则】

1. 体针选穴原则

（1）根据脏腑经络选穴：穴位是经络在体表气血流注的焦点，针刺穴位可使脏腑经络气血通畅运行，产生镇痛和控制生理紊乱的效果。因此，可根据手术涉及的脏腑及脏腑间或经络间的相互关系选穴，包括循经取穴、辨证取穴和邻近取穴。

（2）根据神经解剖生理取穴：神经解剖发现，大多数穴位局部存在神经末梢或神经感受器，这是针刺穴位的物质基础，因此可根据神经解剖选定穴位，包括近神经节段取穴、远神经节段取穴和刺激神经干。

2. 耳针选穴原则　耳郭上有近百个穴位，针刺这些穴位可产生镇痛效果。

（1）基本穴：任何手术都可选用的穴位，具有镇静、镇痛和抗交感兴奋的功效，如神门、交感、皮质下、内分泌等。

（2）对应穴：取与手术切口部位及手术脏器对应的耳郭穴位。另外，在临床上有时在耳郭的相应部位出现压痛、变色或电阻变小等反应点。这些均可作为对应点选择。

（3）配穴：根据手术部位，按脏腑学说选用配穴。如根据“肾主骨”的论点，肾穴可列为骨科手术的配穴。

【注意事项】

1. 选择患侧或单侧。
2. 选穴位数 2 ～ 6 个为宜。
3. 体穴、耳穴可同时选用。
4. 避免易出血和痛感强的穴位。
5. 不能妨碍手术操作和无菌技术。

【刺激方法】

穴位进针后，要手法运针以求得气，然后在指定的穴位上实施特定的刺激，以保证持续得气，常用的方法有 3 种（手法运针、脉冲电刺激、穴位注射）。

【麻醉管理】

为获得满意的麻醉效果，术中必须使用恰当的镇静、镇痛药或配合其他麻醉方法，以增强镇痛效果。

1. 由于单一针刺不全，应该辅助应用镇静、镇痛药物和复合其他麻醉方法。临床常用的有针刺与局麻复合、针刺与硬膜外阻滞复合、针刺与全麻复合。

2. 肌肉松弛不佳时，可在气管插管保证呼吸的情况下，应用肌松药。

3. 内脏牵拉反应时，可在相应的系膜或韧带部位，应用局麻药行局部浸润。

八、全身麻醉

由于没有任何一种静脉全麻药能够单一满足手术的需要，因此临床上的静脉全麻往往是多种静脉麻醉药的复合使用，而全凭静脉麻醉则是静脉复合麻醉的一个经典代表。所谓的“全凭静脉麻醉”是指完全采用静脉麻醉药及其辅助药来对患者实施麻醉的方法。

（一）静脉全麻

静脉全身麻醉是指将一种或几种药物经静脉注入，通过血液循环作用于中枢神经系统而产生全身麻醉的方法。按照给药方式的不同，静脉麻醉可分为单次给药法、分次给药法和持续给药法。

【方法分类】

1. 单次注入　是指一次注入较大剂量的静脉麻醉药，以迅速达到适宜的麻醉深度，多用于麻醉诱导和短小手术。

2. 分次注入　是指先静脉注入较大剂量的静脉麻醉药，使达到适宜的麻醉深度后，再根据患者的反应和手术的需要分次追加麻醉药，以维持一定的麻醉深度。

3. 连续注入　包括连续滴入或泵入，是指患者在麻醉诱导后，采用不同速度连续滴入或泵入静脉麻醉药的方法来维持麻醉深度。

【操作步骤】

1. 麻醉诱导　静脉麻醉诱导适合需要快速诱导的患者，利用单次静脉注射麻醉药物来完成静脉麻醉的诱导。例如，丙泊酚和芬太尼的峰效时间分别为2.2分钟和3.6分钟，如果按合理的顺序并以适当的间隔注入芬太尼和丙泊酚，则能在两药峰效应时进行气管插管，从而最大程度减轻插管时的应激反应。否则，则有可能出现插管时高血压，插管后由于药物的峰效应出现低血压。利用静脉麻醉来实施麻醉诱导时应注意到静脉麻醉本身的特点。药物的选择和剂量应根据患者的具体情况调整，如体重、年龄、循环状况、术前用药等。

2. 麻醉维持　利用麻醉药静脉连续滴入或泵入来维持患者的麻醉，麻醉维持时应强调联合用药。完善的麻醉在确保患者生命体征稳定的前提下，应该做到意识消失、镇痛完全、肌肉松弛及自主神经反射抑制。完善的静脉全身麻醉主要涉及三大类药物：一是静脉全麻药，如丙泊酚、咪达唑仑等；二是麻醉性镇痛药，如芬太尼、哌替啶等阿片类药物；三是肌肉松弛药，如去极化肌松药琥珀胆碱及非去极化肌松药维库溴铵等。

3. 麻醉恢复　静脉麻醉后，患者苏醒时间与麻醉药的浓度密切相关。麻醉药血药浓度的降低主要取决于药物的分布半衰期和清除半衰期。良好的麻醉恢复除了迅速，还应该没有不良反应，并有足够的镇痛作用。

（二）吸入全麻

【主要特点】

吸入麻醉是指挥发性麻醉药或麻醉气体经呼吸系统吸收入血，抑制中枢神经系统而产生的全身麻醉的方法。吸入麻醉药在体内代谢、分解少，大部分以原形从肺排出体外，因此吸入麻醉具有较高的可控性、安全性及有效性。

【操作步骤】

1. 麻醉诱导　高浓度快诱导法是先用面罩吸纯氧6 L/min去氮3分钟，然后吸入高浓度麻醉药，直至外科麻醉期，行气管插管，实施辅助或控制呼吸。诱导中应注意保持呼吸道通畅，否则可致胃扩张，影响呼吸，并易导致误吸。

2. 麻醉维持　麻醉诱导完成后即进入麻醉的维持阶段。此期间应满足手术要求，维持患者无痛、无意识、肌肉松弛，及器官功能正常，应激反应得到抑制，水、电解质及酸碱保持平衡，血液丢失得到及时补充。平稳的麻醉要求了解手术操作步骤，掌握麻醉药物的药理学特性，能提前3～5分钟预测手术刺激，以及时调整麻醉深度。目前吸入麻醉是维持麻醉的主要方法。术中应根据手术特点、术前用药情况，及患者对麻醉和手术刺激的反应来调节麻醉深度。尽管吸入麻醉药本身就产生肌松作用，但为了获得满足重大手术的完善肌松，往往需要静脉给予肌松药，以避免为增强肌松作用而单纯增加吸入浓度引起的循环抑制。

3. 麻醉苏醒与恢复　吸入麻醉患者的苏醒过程与诱导过程相反，可以看作是吸入麻醉药的洗出过程。整个手术操作结束后，用高流量纯氧来快速冲洗患者及回路里的残余麻醉药。吸入麻醉药洗出越干净越有利于苏醒过程的平稳和患者的恢复，在洗出吸入性麻醉药时，静脉可给予一定的镇痛药来增加患者对气管导管的耐受，以有利于吸入药的尽早排出，同时还可减轻拔管时的应激反应。

（三）静脉 - 吸入复合麻醉

对患者同时或先后实施静脉全麻和吸入全麻的麻醉方法称为静脉 - 吸入复合麻醉，简称静吸复合麻醉。

【主要特点】

方法多种多样，如静脉麻醉诱导，吸入麻醉维持；或吸入麻醉诱导，静脉麻醉维持；或者静吸复合诱导，静吸复合维持。由于静脉麻醉起效快，诱导平稳，而吸入麻醉易于管理，麻醉深浅易于控制，因此静脉麻醉诱导后采取吸入麻醉或静吸复合麻醉维持在临床麻醉工作中占主要地位。

【操作步骤】

1. 麻醉诱导　根据患者的实际情况来选择麻醉药物和给药方式。用单次静脉注射静脉全麻药（丙泊酚）、镇痛药（芬太尼）和肌肉松弛药（琥珀胆碱）进行麻醉诱导。整个诱导过程应力求平稳迅速，对循环功能影响小，并尽可能降低气管插管时应激反应。

2. 麻醉维持　静脉诱导完成后，应安全、平稳地过渡到静吸麻醉维持阶段。单次剂量的丙泊酚及琥珀胆碱产生的麻醉作用非常短暂，而挥发性麻醉药在这段时间内尚未达到有效的麻醉浓度。维持措施如下。

（1）静脉诱导时予以充足剂量，并包括适量的镇痛药。

（2）插管后如果患者出现应激反应，应积极处理。

（3）增大新鲜气流量和挥发性麻醉药的吸入浓度。

（4）诱导时选择作用时间稍长的静脉全麻药，或应用低血气分配系数的吸入药，以利于快速建立有效的肺泡浓度。术中维持麻醉可以低流量吸入挥发性麻醉并合用镇痛药、肌松药。

【注意事项】

1. 实施静 - 吸复合麻醉应充分掌握各种麻醉药的药理特点，根据患者的不同病情和手术需要，正确选择不同的静 - 吸麻醉药的配伍和组合，以尽可能地以最小量的麻醉药达到完善的麻醉效果，并将各种麻醉药的不良反应减到最少。

2. 为确保患者安全，实施静吸复合麻醉时必须行气管内插管。

3. 严格监测术中麻醉深度，遵循药物的个体化原则，适当增加或减少不同麻醉药的用量，合理调节静脉麻醉药的输注速度和吸入麻醉药的吸入浓度。

4. 肌松药可以提供满意的肌肉松弛，并减少麻醉用药量，但本身无麻醉作用，不能代替麻醉药。因此，应用肌松药必须维持一定的麻醉深度，以避免术中知晓和痛苦。

第五节　胃肠镜检查及治疗的麻醉

胃肠镜的出现和发展推动了临床医学的巨大进步，通过胃肠镜能顺利地检查食管、胃、十二指肠球部到降部等整个上消化道，以及直肠、乙状结肠、降结肠、横结肠、升结肠、回盲部甚至末端回肠等。加之胃肠镜检查安全、准确，绝大多数患者都能接受，而且在肉眼观察的同时可进行活体病理学和细胞学检查，故适应证相当广泛。

胃肠镜检查及手术较传统的直视手术而言，有创伤小、对机体内环境干扰轻、手术并发症和死亡率低、住院时间短和节省医疗费用等优点，随着设备仪器的进步和对患者解剖、病理生理认识的不断更新，胃肠镜手术的临床应用日趋增多，应用范围也越来越广泛，除了在胃肠镜下施行的手术种类和范围不断增加，而且手术涉及的人群也不断扩大，不宜施行内镜手术的人群越来越少，所以胃肠镜检查及手术所涉及的患者病情和全身情况差别也不断增大，有关胃肠镜手术的麻醉研究也越来越多。

一、术前准备

胃肠镜检查使用的是纤维胃镜和肠镜，刺激较轻，可在表面麻醉和适当镇静镇痛下进行。检查前的准备工作很重要，准备不充分可能导致检查失败。很多患者对胃镜检查心存疑虑，有恐惧感，故需耐心说明，主要包括以下内容：胃肠镜可直接观察到病变，尤其能够发现早期病变，对可疑或不能肯定的病变可以通过胃肠镜取材做病理检查以明确诊断；胃肠镜检查一般造成损伤小，疼痛程度轻；检查和取活组织对健康无损害等。术前做好必要的解释工作，一般可取得患者的良好配合。

胃镜检查也有一定的生理影响，严重心脏病如严重的心律失常、心肌梗死活动期及重度心力衰竭等；严重肺部疾病如哮喘、呼吸衰竭不能平卧者；食管、胃、十二指肠穿孔的急性期；急性重症咽喉部疾病内镜不能插入者；腐蚀性食管胃损伤的急性期常被列为禁忌。此外，明显的食管静脉曲张、高位食管癌、高度脊柱弯曲畸形者，有心脏、肺等重要脏器功能不全者，有出血倾向，高血压未被控制者应慎重考虑。

结肠镜检查适用于原因不明的下消化道出血或长期大便潜血阳性而未能发现上消化道病变者；慢性腹泻或大便规律改变者；腹部发现包块，X 线、B 超、CT 等怀疑结肠肿瘤者或转移性腺癌寻找原发病灶；低位肠梗阻原因未明者。结肠镜能发现结肠癌、回盲部结核等病因；对肠套叠及乙状结肠扭转可进行内镜下复位；纤维结肠镜治疗如息肉电切等。

胃肠镜检查术前禁食至少 6 小时，在空腹时进行检查，否则胃内存有食物则影响观察。如患者有胃排空延迟或幽门梗阻，禁食时间应延长。结肠镜检查前要服用泻药，排空肠道内容物，注意患者脱水和电解质紊乱。

二、麻醉选择

1. *局部表面麻醉* 适用于胃镜检查患者，一般能够合作的患者咽部表面麻醉即可，目的是减少咽部反应，使插镜顺利。咽部喷雾法或麻醉糊剂吞服法均比较简单，麻醉糊剂主要成分为丁卡因或利多卡因。

2. *镇静镇痛麻醉* 镇静药：咪达唑仑 0.01 ～ 0.02 mg/kg，或右美托咪定；镇痛药：芬太尼 0.03 ～ 0.05 mg，或地佐辛。

3. *静脉全麻* 丙泊酚 1.5 ～ 2 mg/kg 复合芬太尼，待患者睫毛反射消失后进行胃肠肠镜诊疗。如果操作时间过长、患者出现肢体动可分次少量追加 0.5 ～ 1 mg/kg 的丙泊酚。危重患者选用对循环、呼吸抑制较小的依托咪酯。

三、注意事项

连续监测血压、心率、心电、血氧饱和度。面罩持续给氧，如有呼吸抑制可加压给氧。

胃肠镜患者禁食禁水。因容量不足，易出现低血糖，要排除禁忌可给少量含糖溶液静脉滴注。若血压下降 ≥ 30%，静脉注射麻黄碱 15 ～ 30 mg；若心率下降至 ≤ 45 次 / 分，静脉注射阿托品 0.5 mg。胃肠镜操作下可能使迷走神经张力增高，可加用阿托品；频发室早时给利多卡因 0.5 ～ 1 mg/kg。

胃肠镜检查经多年临床实践和应用，有较高的安全性，但也会发生一些并发症，严重者甚至死亡。严重并发症者占 0.01% ～ 0.1%，包括心肺意外、严重出血，及穿孔等，一般并发症有下颌关节脱位、喉头痉挛、咽喉部感染或咽后脓肿，及全身感染等。

四、并发症

1. 心脏意外　胃肠镜检查发生心脏意外主要是指心绞痛、心肌梗死、心律失常和心脏骤停。受检者心电监测，有 33% ～ 35% 的患者可出现房性期前收缩、室性期前收缩、心房颤动等心律失常。原有心肌缺血、慢性肺疾病及检查时患者紧张、焦虑、憋气、挣扎都有可能诱发心脏出现问题。绝大多数内镜检查是安全的，但在麻醉状态下必须监测心电、血氧饱和度和呼吸，一旦发生严重并发症，应立即停止检查并给予急救。

2. 肺部并发症　胃肠镜检查时会出现低氧血症，一般多为轻度，原因为检查时内镜部分压迫呼吸道，引起通气障碍，或患者紧张屏气。必要时需应用肌肉松弛药，但必须在全身麻醉下使用。

3. 穿孔　食管、胃、肠道穿孔是胃肠镜检查的严重并发症之一，其后果严重，甚至可致死。一旦出现穿孔宜行手术治疗。

4. 出血　胃肠镜检查取活检，多数不会引起大量出血，下列情况有可能引起大出血：活检损伤黏膜内血管；原有静脉曲张病变；患者有出血性疾病者；检查过程中患者出现剧烈呕吐动作。出血可经内镜给药，如去甲肾上腺素生理盐水、凝血酶等，亦可采用镜下激光、注射药物治疗。非手术治疗无效需行手术止血。

五、离院标准

①呼吸、循环正常稳定；②神志完全清楚，无头晕目眩，无明显恶心、呕吐，能独立行走；③有排尿能力；④告知陪同家属镇痛后注意事项。

患者离院时间由主治医师确定。

第六节　小儿麻醉

小儿年龄范围自出生至 12 岁。年龄在 1 个月以内者称新生儿，1 个月至 1 岁称为婴儿，2 ～ 3 岁称为幼儿，4 ～ 12 岁为儿童。年龄越小，在解剖、生理、药理方面与成年人的差别越大。新生儿、幼儿时期各项生理功能都发生迅速而急剧的变化，与成年人的差别大，至学龄儿童与成年人的差别即减小。因此，不能把小儿看成是成年人的缩影。从事小儿麻醉必须熟悉与麻醉有关的小儿解剖、生理、药理特点，并应用相应的麻醉方法和适合小儿的监测设备，使小儿在麻醉期间能处于生理内环境恒定的状态，从而使小儿安全渡过麻醉和手术，并在术后顺利恢复。小儿肛肠手术主要是肛旁脓肿、肛瘘和肛门闭锁，北京马应龙长青肛肠医院手术患者年龄最小为出生后 24 小时。

一、与麻醉有关的小儿特点

（一）呼吸系统

婴幼儿呼吸系统的特征是呼吸节律不规则，各种形式的呼吸均可出现。胸廓不稳定，肋骨呈水平位，膈位置高，腹部较膨隆，呼吸肌力量薄弱，纵隔在胸腔所占位置大，容易引起呼吸抑制；而头大、颈短、舌大、鼻腔、喉，及上呼吸道较狭窄，唾液及呼吸道分泌物较多，均有引起呼吸道阻塞的倾向。婴幼儿有效肺泡面积 / 千克是成人的 1/3，耗氧量 / 千克是成年人的 2 倍，说明换气效率不佳，故小儿麻醉时应特别重视呼吸的管理。

（二）循环系统

新生儿心脏对容量负荷敏感，对后负荷增高的耐受性差，心排血量呈心率依赖性。正常新生儿收缩血压是 8 ～ 10.7 kPa（60 ～ 80 mmHg）。脉搏为 120 ～ 140 次 / 分，随着年龄的增长，血压逐渐升高，脉搏亦渐下降。

婴儿脉搏较快，6 个月以下婴儿，麻醉期间如脉搏慢于 100 次 / 分，应注意有无缺氧、迷走神经反射或深麻醉，应减浅麻醉，纠正缺氧，用阿托品治疗，必要时暂停手术。小儿血容量按千克体重计，比成年人大，但因体重低，血容量绝对值很小，手术时稍有出血，血容量明显降低。

新生儿血红蛋白为 170 g/L，大部分是胎儿血红蛋白（fetal Hb），胎儿血红蛋白氧离曲线左移，P_{50} 为 2.4 kPa（18 mmHg），成人 P_{50} 为 3.5 kPa（26 mmHg）。6 个月时胎儿血红蛋白由成年人血红蛋白替代，血红蛋白也降至 110 g/L，故 6 个月以内婴儿，血红蛋白携氧能力显著下降。

（三）神经系统

新生儿已有传导痛觉的神经末梢，外周神经与脊髓背角有交通支，中枢神经系髓鞘已发育完全。新生儿能感知疼痛，对伤害性刺激有应激反应，故新生儿应和成年人一样，手术时要采取完善的麻醉镇痛措施。

（四）肝肾功能

新生儿肝功能发育未全，可致药物清除半衰期延长。新生儿肾灌注压低且肾小球滤过和肾小管功能发育不全，按体表面积计算，肾小球滤过率是成年人的 30%。

（五）体液与体温

小儿细胞外液在体重中所占比例较成年人大，成年人细胞外液占体重的 20%，小儿占 30%，新生儿占 35% ～ 40%。小儿新陈代谢率高，氧耗量也高，成年人氧耗量为 3 ml/（kg・min），小儿为 6 ml/（kg・min），故小儿麻醉期间应常规吸氧。

新生儿体温调节机制发育不全，皮下脂肪少，而体表面积相对较大，容易散热，体温易下降，故术中要注意保温。

二、麻醉前准备与麻醉前用药

（一）麻醉前准备

麻醉前访视除了解患儿心理状况外，还应从家长处了解病史及过去史，有无变态反应史、出血倾向、肾上腺皮质激素应用史，及麻醉手术史；家族中有无遗传性缺陷病或麻醉后长期呼吸抑制（可能血浆假性胆碱酯酶不足或有神经 - 肌肉疾病）。应注意患儿的体重，并与预计体重 [年龄（岁）×2 ＋ 8 kg] 比较，可了解患儿发育营养情况，有无体重过低或超重。体格检查时注意牙齿有无松动，扁桃体有无肿大，心肺功能情况及有无发热、贫血、脱水等情况。

小儿不易合作，即使应用部位麻醉（包括局部麻醉）也应按全身麻醉准备。应向父母强调空腹的重要性，说明麻醉诱导前保持胃空虚，可减少呕吐误吸危险，保证麻醉安全（表 8-9）。

表 8-9　小儿术前禁食时间（小时）

月龄	固体食物、牛奶	糖水、果汁
6 个月以下	4	2
6 ～ 36 个月	6	3
＞ 36 个月	8	3

（二）麻醉前用药

麻醉前用药目的是产生术前镇静和安定，抑制呼吸道黏膜分泌，阻断迷走神经反射及减少全麻药需要量。小儿新陈代谢旺盛，术前用药按千克体重计算，用量较大。阿托品在小儿麻醉前用药中占重要地位，剂量为 0.02 mg/kg，肌内注射。1 岁以下小儿，术前用药可仅用阿托品。1 岁以上小儿，可加用镇痛药哌替啶 1 mg/

kg，镇静药咪达唑仑 0.05 mg/kg。

舌下及鼻腔内滴入也可用于小儿术前用药途径。口腔黏膜血管丰富，药物可迅速吸收，而鼻腔内滴药物吸收不如舌下途径快，且小儿常感不适，故鼻腔内滴药应用不广。

三、麻醉方法

全身麻醉是小儿麻醉最常用的方法，若手术时间短（1 小时内），可在面罩紧闭法吸入麻醉、静脉或肌肉麻醉下完成，手术时间长的大手术全麻均应在气管内麻醉下进行。此外，能配合的小儿可选用椎管内麻醉（蛛网膜下隙阻滞、鞍麻，硬膜外阻滞、骶管）。

（一）吸入全身麻醉

七氟烷：血 / 气分配系数 0.63，因此诱导及苏醒迅速，新生儿 MAC 是 3%，1 ～ 6 个月为3.3%,6个月以上小儿为2.5%。七氟烷气味好，对呼吸道无刺激性，易为患儿所接受。七氟烷很适合于小儿麻醉诱导及维持，其麻醉深度易于控制，合用肾上腺素不易诱发心律失常。七氟烷对心肌收缩有一定抑制作用，但临床应用浓度，血压不下降。七氟烷对呼吸有抑制，能增加非去极化肌松药的作用。七氟烷体内代谢率为 2.9%，但用药后肝肾功能仍正常。七氟烷与钠石灰相互作用可产生肾毒性代谢产物，在小儿低流量紧闭麻醉应予以注意。目前认为对肝肾功能不全、颅内高压、恶性高热易感患儿、肥胖小儿均应慎用或不用。

（二）静脉全身麻醉

1. 氯胺酮　近年来很重视氯胺酮在小儿麻醉中的应用，氯胺酮易溶于水，无刺激性，有良好的镇痛作用。氯胺酮不仅静脉注射而且肌内注射也有效。氯胺酮对各器官毒性作用小，可以重复用药，已广泛应用于小儿麻醉。静脉注射 2 mg/kg，注射后 60 ～ 90 秒后入睡，维持 10 ～ 15 分钟，肌内注射 5 ～ 6 mg/kg，2 ～ 8 分钟入睡，维持 20 分钟。氯胺酮使唾液及呼吸道分泌物增加，麻醉前必须应用颠茄类药物。氯胺酮适用于浅表小手术、烧伤换药、诊断性操作的麻醉及全麻诱导。氯胺酮诱导时有暂时性心血管兴奋作用，使血压、心排血量、脉搏均升高，中心静脉压及外周血管阻力也增加。

氯胺酮麻醉时，喉反射有抑制，故饱胃患儿不能用氯胺酮。新生儿或 6 个月以下婴儿用氯胺酮后可发生呼吸抑制，应严密观察，及时处理。休克及低心排血量小儿用氯胺酮后，由于其负性心肌肌力作用，可引起血压下降，甚至心搏骤停，故休克患儿不宜用氯胺酮麻醉。氯胺酮无肌松作用，也不抑制内脏反射，腹部手术不宜单独应用。氯胺酮增加脑血流及脑氧耗，增加颅内压，神经外科麻醉时应慎用。

氯胺酮麻醉后恶心呕吐发生率高(33%～44%)；术后苏醒延迟，有时出现烦躁不安，是其缺点；术后幻觉及噩梦在小儿少见，如与咪达唑仑或地西泮同用，发生率还可下降。

2. 丙泊酚　是具有高度亲脂性的静脉麻醉药，静脉注射后快速分布至血管丰富的器官，麻醉起效快而平顺，能在一次臂 - 脑循环内发挥作用，呛咳、呃逆发生率低。代谢清除率快。由于小儿中央室分布容积大，且清除率快，故小儿丙泊酚剂量按千克体重计比成人大，需 2.5 ～ 3 mg/kg 方能达到诱导效果。由于清除快，分布广，需连续静脉输注才能达到预计的稳态血药浓度，维持镇静催眠效果。丙泊酚有呼吸抑制作用，其发生及持续时间与剂量有关，2.5 mg/kg 静脉注射时 20% 患儿有呼吸暂停，故麻醉时需吸氧和加强呼吸道管理。使用丙泊酚后收缩压、舒张压、平均压、心排血量和体循环阻力有不同程度下降，但不引起心率增快，故可减轻气管插管的血流动力学反应。丙泊酚可直接抑制心肌，心肌氧耗量下降。丙泊酚可降低颅内压，脑氧耗量、脑血流及脑代谢率均有下降，眼内压也有降低。

丙泊酚麻醉恢复时间早，患儿清醒迅速，脑功能如精神活动、认知能力恢复完善，麻醉后恶心及呕吐的发生率低。

丙泊酚的缺点是注射时疼痛，发生率高达33%～50%，应选择肘前大静脉注射，药液中加入利多卡因0.2 mg/kg可减轻甚或消除注射痛。小儿用丙泊酚诱导时可发生不自主运动，其原因不明。

丙泊酚无镇痛作用，手术时必须辅用其他麻醉药及镇痛药。由于诱导平顺，起效迅速，麻醉深度易控，苏醒快且脑功能恢复完善，术后恶心呕吐发生率低，故丙泊酚适于小儿门诊手术及某些诊断性检查的麻醉。

（三）椎管内麻醉

能够配合的小儿可以选用椎管内麻醉，操作同成年人椎管内麻醉，用药按千克体重计算。

蛛网膜下隙阻滞适用于5岁以上小儿的下腹部和会阴部手术，小儿体表解剖标志清晰，脊柱韧带富于弹性，施行蛛网膜下隙穿刺时各层次感觉明显，穿刺并无困难。小儿脊柱较为平直，穿刺点宜选用第3～4腰椎间隙，以避免阻滞平面扩散过高。小儿循环系代偿能力较大，术中血压较易维持平稳，但如麻醉平面超过第4胸椎脊神经，血压仍可能降低，呼吸可部分抑制，恶心及呕吐的发生率也增高。小儿蛛网膜下隙常用局麻药有丁卡因及布比卡因，剂量可按体重、年龄或脊柱长度（第7颈椎棘突至骶裂孔距离，简称椎长）计算，见表8-10。

表8-10 小儿蛛网膜下隙阻滞用药剂量

项目	丁卡因	布比卡因
体重（mg/kg）	0.2	0.2
年龄（mg/岁）	0.8	0.8
柱长度（mg/cm）	0.15	0.12～0.15

按体重计算腰麻用药，剂量常偏小，麻醉平面可能不够，一般均按年龄及脊柱长度给药。药液中加入1∶1 000肾上腺素0.1 ml。根据脊柱长度用药，下腹部手术用布比卡因0.15 mg/cm，下肢及会阴部手术用0.12 mg/cm，注药后2分钟起效，麻醉可维持1.5～2小时。小儿蛛网膜下隙阻滞操作虽简单，但麻醉管理不能忽视。麻醉期间应吸氧，并常规监测血压、呼吸及氧饱和度，并应有麻醉机及急救用物准备在侧，以便随时处理。小儿特点是当下肢麻木或有内脏牵拉反应时，常难以忍受而出现哭闹，应及时应用辅助药物。小儿循环时间快，腰椎穿刺后损失的脑脊液易于恢复，故小儿脊麻后头痛发生率低，脊麻后尿潴留也少见。

小儿硬膜外腔含脂肪组织、淋巴管及血管丛较丰富，腔内间隙相对较少，而脂肪组织较为疏松，有利于药液扩散，但椎间孔通畅，药液由此漏至椎旁间隙的量也相对增多，故小儿硬膜外脊神经阻滞节段的数量并不完全按药液量的增加而呈比例地增加。小儿硬膜外腔脊神经细，鞘膜薄，故麻醉作用较成年人出现早，药物浓度也可相应降低。随着年龄增长，小儿脊神经由细变粗，神经鞘膜由薄到厚，局麻药的有效浓度也和成年人相似。小儿骶管腔容积很小，仅1～5 ml，从骶管腔给药，麻醉药可向胸部硬膜外腔扩散。婴幼儿按常用剂量用药，麻醉可达第4～6胸椎脊神经平面，故新生儿及婴儿经骶管阻滞可行上腹部手术。

小儿硬膜外阻滞常用药物是0.7%～1.5%利多卡因，按8～10 mg/kg计算剂量；0.1%～0.2%布比卡因，按1.5～2 mg/kg用药；0.1%～0.2%丁卡因，按1.2～1.5 mg/kg给药。计算总量后先注入总量的1/4，作为试验剂量，5分钟后无蛛网膜下隙阻滞征象后再注入剩余量。硬膜外阻滞后可产生满意的镇痛及肌肉松弛。

（四）麻醉期间监测

小儿麻醉期间情况变化快，应严密监测病情。监测项目根据病情及手术大小而有区别。现代化的监测仪器给临床提供很多方便，但任何仪器都不能代替麻醉医师的临床观察。目前公认的中等以上手术麻醉监测项目如下。①麻醉过程中麻醉医师必须始终在场；②血压及心率：心前区放听诊器可听心率、心律及呼吸音；③心电图；④脉搏-氧饱和度（SpO_2）监测；⑤呼气末 CO_2（E_TCO_2）；⑥体温；⑦尿量。

（五）麻醉期间输液

小儿麻醉期间输液是保证手术安全的重要措施，小儿水代谢比成年人快，不能耐受脱水，手术前禁食及手术创伤均有液体丧失，必须及时补充。手术麻醉期间输液常按每小时计算，计算公式见表 8-11。

表 8-11　小儿每小时液体维持量

体重	液体维持量（ml/h）
＜ 10 kg	kg × 4
10 ～ 20 kg	kg × 2+20
21 kg 以上	kg+40

例如：25 kg 小儿每小时液体维持量为 25+40=65 ml

麻醉期间输液的基本目的：①补充术前欠缺量；②补充不显性失水量及维持必要的尿量；③提供维持体内化学反应及酸碱平衡必需的电解质；④提供能量；⑤补充丢失的蛋白质，维持胶体渗透压；⑥补充体外丢失量及体内转移量；⑦补充因麻醉引起的液体丢失。

术中输液应包括：①术前禁食禁水所致的失液量；②正常维持输液量；③麻醉引起的失液量；④手术所致的失液量。

（六）麻醉并发症及其处理

小儿对麻醉的代偿能力有限，麻醉期间必须严密观察，如能在出现异常反应的早期及时发现和处理，很多并发症是可以避免的。应牢记有小手术，但没有“小”麻醉，任何麻醉方法都有可能引起严重并发症。小儿麻醉的主要并发症是呼吸抑制。处理：面罩加压给氧，如效果不佳，可行气管内插管，人工通气或机械通气。气管导管选择见表 8-12。

表 8-12　小儿气管导管号码（内径）及插入长度估计

项目	导管号码内径*（mm）	插入长度（cm）	
		经口	经鼻
新生儿	3.5	10	12
1 ～ 11 个月	4.0	12	14
1 岁	4.0	12	14
2 岁	4.5	13	15
3 岁	5.0	14	16
4 岁	5.0	15	17
5 岁	5.5	16	18
6 岁	5.5	16	18
7 岁	6.0	17	19
8 岁	6.0	17	19
9 岁	6.5	18	20
10 岁	6.5	18	20
11 ～ 12 岁	7.0	20	22

*. 导管内径（mm）= $\frac{患儿年龄}{4}$ +4.0

（七）术后管理

手术麻醉结束后，仔细清除患儿呼吸道及口咽部分泌物，待呼吸道通畅，通气良好，病情稳定后送麻醉苏醒室或病房。

对小儿可按清醒程度、呼吸道通畅程度及肢体活动度进行全麻苏醒评分，见表 8-13。

表 8-13　全麻苏醒评分表

项目	评分
清醒程度	
完全清醒	2
对刺激有反应	1
对刺激无反应	0
呼吸道通畅程度	
可按医嘱咳嗽	2
不用支持可维持呼吸道通畅	1
呼吸道需支持	0
肢体活动度	
肢体能有意识的活动	2
肢体无有意识的活动	1
肢体无活动	0

苏醒评分总分 6 分，评分需达到 4 分，才能离开手术室或麻醉苏醒室，送回病房

第七节 老年人麻醉

随着人类社会的发展，物质和文化生活水平的提高，医疗保健事业的进步，人口的平均寿命正在不断延长。WHO 定义 45 ～ 59 岁为中年，59 ～ 74 岁为较老年，75 ～ 89 岁为老年，90 岁以上为长寿老年。健康地度过晚年是老年人普遍的愿望，老龄人口的增加必然导致老年人因病就医而需手术治疗者增多。肛肠疾病特点是中老年患者居多，因此，中老年患者手术麻醉应以重视。北京马应龙长青肛肠医院手术患者年龄最大为 103 岁。

一、麻醉前评估

老年人由于全身性生理功能降低，对麻醉和手术的耐受能力较差，并存其他疾病的发生率高，因而麻醉和手术的风险普遍高于青壮年患者。术前对患者的全身情况和重要器官功能进行检查；对其生理和病理状态做全面评估；对原发病和并存症积极治疗，使其在最佳生理状态下实施麻醉和手术。这是提高麻醉、手术成功率和安全性，降低术后并发症和死亡率的重要环节。

老年人麻醉、手术的危险主要与原发病的轻重，并存疾病的多少及其严重程度密切相关。在评估麻醉和手术的风险程度时，一般均需考虑患者、手术、麻醉 3 个方面的危险因素，每一具体因素也存在着程度上的差别。一般情况下，危险因素越多、程度越重或其性质越严重则风险越大。

老年人由于衰老过程所带来的生理改变，虽然增加了手术和麻醉的风险，但其危险程度远不如其术前存在的并存症及并存症所带来的威胁。一般而言，手术患者的年龄越大，存在与年龄有关的疾病的概率就越高，其体格状态也就可能越差。老年患者术前的病情及体格状态与围术期的发病率有明确的相关性。对病情和体格情况的粗略评估一般采用 ASA 分级标准，就发病率和死亡率的高低而言，ASA 4 级＞ASA 3 级＞ ASA 2 级和 1 级。

二、麻醉前用药

老年人对药物的反应性增高，对镇痛药和镇静药的耐受性降低。因此，麻醉前用药剂量比青年人减少 1/3 ～ 1/2。老年人迷走神经张力明显增强，麻醉前给予阿托品有利于麻醉的实施和调整心率。如患者心率增快、有明显心肌缺血时应避免使用，可以用东莨菪碱代替。

三、麻醉方法选择原则

麻醉方法的选择：选用对生理干扰较少，麻醉停止后能迅速恢复生理功能的药物和方法。其次在麻醉、手术实施过程能有效地维持和调控机体处于生理或接近生理状态（包括呼吸、循环和内环境的稳定），并能满足手术操作的需要。再者还应实事求是地根据麻醉医师的工作条件、本身的技术水平和经验，加以综合考虑。事实上任何一种麻醉方法都没有绝对的安全性，对老年患者而言，也没有某种固定的麻醉方法是最好的。选择的关键在于对每种麻醉方法和所用药物的透彻了解，结合体格状况和病情加以比较，扬长避短，才有可能制订最佳的麻醉方案。

四、常用的麻醉方法

（一）局部麻醉

对老年患者最大的好处是意识保持清醒，对全身生理功能干扰极少，麻醉后机体功能恢复迅速。但老年人对局麻药的耐量降低，使用时应减少剂量，采用最低有效浓度，避免局麻药中毒。

（二）椎管内麻醉

椎管内麻醉对循环和呼吸容易产生抑制，而老年人的代偿调节能力差，特别是高平面和广范围的阻滞，容易出现明显的低血压，因此阻滞的平面最好控制在第 8 胸椎以下，以不超过第 6 胸椎为宜。麻醉平面越高，对呼吸、循环的影响越大。

1. 硬膜外麻醉　老年人的硬膜外间隙随增龄而变窄，容积减少；椎间孔闭缩，局麻药向椎旁间隙扩散减少。因而老年人对局麻药的需要量普遍减少，其实际需要量与患者的体格、年龄、手术部位、阻滞范围密切相关。老年人脊椎钙化和纤维性退变，常使硬膜外穿刺、置管操作困难，遇到棘上韧带钙化直入法难以成功时，改用旁入法往往顺利达到目的。常规给予患者面罩吸氧，有助于维持较高的动脉血氧分压，防止缺氧的发生。

骶管麻醉：特点同上。

2. 蛛网膜下隙麻醉　阻滞效果确切完善，对循环、呼吸影响较轻。适用于肛门、会阴部手术。由于老年人对腰麻敏感性增高，麻醉作用起效快，阻滞平面扩散广，麻醉作用时间延长，因此用药剂量应酌减量。

鞍麻：特点同上。

（三）腰麻 - 硬膜外联合麻醉

起效快，作用完全，在作用时间和阻滞范围均较腰麻或硬膜外阻滞单独应用者优，可用于老年人腹部和会阴联合手术。

（四）全身麻醉

对老年患者全身情况较差，心肺功能严重受损及并存症复杂的，采用全身麻醉。为减轻心脏负荷，改善冠状动脉血流，或者为了减少全麻用药量，减轻全身麻醉药对机体的不良影响，采用全身麻醉与硬膜外阻滞联合应用，可取得良好效果。

1. 麻醉诱导　应力求平稳，减轻气管插管时的心血管应激反应，同时防止麻醉用量过大引起严重的循环抑制和缺氧。常用诱导全麻药、镇痛药、镇静药，老年人对此类药物的敏感性增高，对依托咪酯、丙泊酚等需要量较青壮年减少 20% ～ 40%，又由于个体差异大、静脉用量很难准确掌握，故一般先从小剂量开始，逐渐加大用量。也可采用静脉麻醉药与吸入麻醉药复合，相互协同减少各自的用量。肌松药剂量适当加大有利于气管插管。防止插管时心血管反应的方法很多，完善的咽喉、气管内表面麻醉对减轻插管时心血管反应作用肯定。对快诱导或慢诱导均有利。有高血压病史，特别是术前高血压未得到较好控制的老年患者，全麻诱导可致血压剧升，心率加速；除避免浅麻醉外，要及时给予降压药预防和治疗，β 受体阻滞药可改善心肌缺血，也是常用的措施。老年患者多存在血容量不足、自主神经调控能力降低，全麻后体位的改变容易引起剧烈的血压波动，应高度警惕。

2. 麻醉维持　麻醉维持要求各生命体征处于生理或接近生理状态，注意维护重要器官功能，麻醉深浅要适应手术操作，及时控制由于手术创伤引起的过度刺激。一般而言，老年患者麻醉维持不宜太深，但过浅的麻醉会出现镇痛不全和术中知晓，应予避免。目前常用的全麻药有七氟烷、丙泊酚等。肌肉松弛药，如维库溴铵、阿曲库铵等用于老年患者是安全的，但剂量需减少。在给药方法上要特别注意其可控性，吸入麻醉的控制相对较容易，用于老年人麻醉维持是可取的。静脉麻醉药使用微量泵持续控制给药，较单次或多次推注给药易于控制也较安全，吸入麻醉与静脉麻醉复合则更为灵活。呼吸管理在全麻维持中特别重要，老年患者对缺氧耐受能力差，应保持呼吸道通畅，保证足够的通气量和氧供，避免缺氧和二氧化碳蓄积。但过度通气对老年人也是不利的，可以导致冠状动脉痉挛、心肌缺血，如不及时纠正可能造成严重后果。全麻维持平稳，除与上述因素有关外，维护水、电解质平衡与内环境的稳定也很重要。

3. 术毕苏醒期　老年人由于对麻醉药物的敏感性增高、代谢降低，术毕苏醒延迟或呼吸恢复不满意者较多见，最好进入苏醒室继续观察和呼吸支持，尤其是并存高血压、冠心病等心血管疾病者和肺功能不全者，待其自然地完全苏醒比较安全。在患者完全清醒后拔除气管导管时要切实减轻或消除拔管时的心血管反应，以免出现心血管意外。对老年患者来说，拮抗药包括肌松药和麻醉性镇痛药的使用必须慎重。

总之，术毕苏醒期，除维持呼吸、循环功能稳定外，还应防治患者在复苏过程呕吐、误吸，及谵妄、躁动等精神症状。

五、常见并发症及处理

（一）呼吸系统

常见呼吸抑制和呼吸道梗阻。椎管内麻醉，呼吸抑制是阻滞范围过高、过宽所致。全身麻醉呼吸抑制是用药剂量过大引起，多为镇痛药与肌松药残留体内所致，均可通过面罩给氧或作加压辅助呼吸得以改善。

舌后坠或口腔分泌物过多引起的呼吸道梗阻，如能及时发现不难处理，用手法托起下颌，放置口咽通气道并清除口腔分泌物，梗阻即可解除。

（二）循环系统

老年人心功能储备降低、血管硬化，如术前已并存高血压、冠心病、心律失常和心肌缺血等，则术中和（或）术后很难使循环维持稳定，应强调术前对并存症的积极治疗，这是预防并发症的最好措施。

在麻醉手术期间出现的高血压，通常均与麻醉过浅、麻醉阻滞平面不够、手术刺激过强、自主神经阻滞不完善密切相关，适当加深麻醉，或给予血管扩张药一般均可控制。必要时静滴硝酸甘油或中、短效的降压药。伴有心率增快者，可选用 β 受体阻滞药艾司洛尔、美托洛尔等。术毕苏醒期及术后早期出现的高血压，可由伤口疼痛、气管内吸引等因素引起，可用小剂量降压药控制，术后有效的镇痛技术也十分有效。长时间的低血压，除与血容量不足密切相关外，电解质紊乱、酸碱失衡对心功能的抑制，肾上腺皮质功能低下应激能力削弱均应给予考虑并做相应的处理，如及时补充血容量，纠正电解质、酸碱紊乱，适当给予肾上腺皮质激素等。

第八节　术后镇痛

随着疼痛医学的发展，手术后疼痛不再被认为是理所当然的现象，而是作为一种手术并发症，需要积极治疗。在术后疼痛治疗过程中，麻醉医师和手术医师应用药理学、解剖学、病理生理学、外科学等知识缓解疼痛，降低手术应激反应，加速康复过程，减少术后并发症和总体医疗费用。

术后疼痛是疾病本身及手术创伤对机体产生的一种复杂生理反应，是多种因素综合作用的结果，因此，手术后疼痛具有多样性和复杂性的特点。术后镇痛要根据这一特点选择不同的镇痛方法，见表 8-14。

一、局部镇痛

手术后疼痛是外科面临的重要问题，不少人认为疼痛是不可避免的，是手术治疗伴随而至的必然现象，尤其在肛门局部感觉敏锐，术后可发生剧烈疼痛。很多学者及医者研究了长效的镇痛药，临床应用广泛。

表 8-14 术后镇痛常用的治疗方法

方法	特　　点
局部	肛门手术的局部镇痛
口服	适用于轻、中度疼痛
肌内注射	曾经是常规方法，但因注射疼痛且药物吸收不可靠，所以应尽量避免此种给药方法
静脉	手术后的常用镇痛给药方法之一，可分次静注或持续静脉输注，使用输注泵-静脉 PCA，镇痛效果满意且稳定，深受患者喜爱
硬膜外（骶管）	可为患者提供满意镇痛，使用输注泵-硬膜外 PCA

【复方亚甲蓝注射液】

亚甲蓝：是一种碱性染色剂，是亚硝酸盐解毒剂。还具有可逆的损害末梢神经髓质作用，而新生髓质需要 20～30 天的修复，感觉也逐渐恢复。所以亚甲蓝具有“长效镇痛作用”。注射后出现 4～6 小时的烧灼痛。

罗哌卡因：是长效酰胺类局部麻醉药。作用机制是通过细胞钠离子通道阻断神经传导。作用时间：4～6 小时。罗哌卡因解决了亚甲蓝注射后的烧灼痛。亚甲蓝使用浓度不当可引起肛管感觉性失禁，局部坏死。

【处方组成】

亚甲蓝注射液 20 mg/2 ml、1% 罗哌卡因注射液 100 mg/10 ml、生理盐水 8 ml，混合共计 20 ml。混合后的药物浓度：亚甲蓝 0.1%、罗哌卡因 0.5%。

【适应证】

1. 主要用于肛门疾病手术后的长效镇痛，也可用于肛门手术前的局部麻醉。

2. 对肛门瘙痒症、神经性皮炎、肛周湿疹等引起的瘙痒或疼痛有一定的治疗作用。

3. 也可用于普通外科、神经外科、皮肤科等的镇痛或止痒。

【临床应用】

亚甲蓝常用于肛门病术后长效镇痛、肛裂封闭治疗、晚期肛管直肠癌症镇痛等。

早在 20 世纪 50 年代即用其注射液局部注射，治疗肛门瘙痒症，当时对其机制并不知晓。1971 年 1 月任全保主任医师根据痒和痛的关系，对肛门手术治疗后的患者表现剧烈疼痛问题，开始着手研究“长麻”术后镇痛，初见成效。1973 年 1 月 1 日正式投入临床使用当时命名为“7311”的注射液，先后更名为“局部长效止痛剂”“局部长效麻醉注射液”（简称“长麻”）。亚甲蓝的临床应用取得了良好的效果，但还存在一些问题需要解决，如注射后烧灼痛、手术创面染色、最佳有效浓度等。1977 年第二次全国学术会议成立了“全国长麻协作组”，由数十家医学院校、科研单位组成。各协作单位都发扬了攻关精神，一些教授和青年科研人员，以献身医学科学事业的崇高品质和感人精神，进行自体试验，取得了第一手资料。韩宝教授就是自体试验中的一员，至今右前臂还留有试验时皮肤坏死的痕迹。韩宝教授在 40 余年的临床工作中，研究、使用长效镇痛 3 万余例，为完善和发展“长麻”做了大量的临床研究，为我国的肛肠事业做出了卓越的贡献。

亚甲蓝长效镇痛的作用过程，可分 3 期，即潜伏期、镇痛期、恢复期。

1. 潜伏期又称有痛期，此期因亚甲蓝尚未发挥镇痛作用，患者仍有疼痛感。同时，部分患者在注射亚甲蓝后由于药物对组织的刺激，而产生灼痛感，有的甚至较为剧烈。潜伏期时间长短不一，短者 15 分钟，长者达 8～10 小时，多数为 4 小时。配方中加入局部麻醉药，其目的即在于缩短或消除潜伏期。同时又对消除亚甲蓝刺激局部组织而产生的灼痛有所裨益。

2. 镇痛期潜伏期过后，方可获得镇痛效果而进入镇痛期。此期患者无痛或基本无痛，注射局部感觉消失或迟钝，或有局部麻木感。此期一般为 7～15 天，为手术创面的愈合创造了良好的条件。

3. 恢复期至此期时，手术创面多已愈合，局部麻木感渐消失，神经感觉逐步恢复正常。

【不良反应】

1. 灼痛反应　局部注射亚甲蓝后，患者局部可有烧灼样疼痛，有的甚至比较剧烈，但多在 4 小时后逐渐缓解。

2. *感觉异常* 局部应用亚甲蓝后，由于感觉末梢神经组织受到损害，患者可出现麻木，触觉迟钝或消失，个别病例肛门有短暂气、液失控症状，但多在 1 个月内恢复正常。

3. *全身反应* 肛周局部注射亚甲蓝后很少出现全身反应。少数患者可出现头晕、心悸、出汗等症状，一般休息数分钟后即可好转。

4. *排泄物染色* 亚甲蓝进入血液后多经肾排泄，在用药 1 ～ 4 天尿液可呈蓝色。

【注意事项】

1. 药品选择必须要符合药典规定的医用亚甲蓝。其含锌量大，镇痛效果差，易引起局部组织坏死等。

2. 高浓度注射亚甲蓝后会引起局部组织坏死、溃疡、创面愈合迟缓。因此，不可为追求镇痛效果任意加大浓度。

3. *注射方法*

(1) 一般采用皮内点状注射或皮下注射的方法，如为减少针孔感染，可行皮下或基底部扇形注射。

(2) 混合痔外剥内扎术所留皮桥，可不注药，以免注药后形成水肿。

(3) 肛瘘挂线术可在挂皮筋处四周进行封闭注射，避免挂线引起的坠痛。

(4) 注射部位不宜过深，以免引起组织硬结或肌肉麻痹。

(5) 注射时应注意药液分布均匀，如药量过小，浸润不全则会影响镇痛效果。

(6) 不宜行椎管内或硬膜外腔注射，以免引起脊髓神经的损伤。

(7) 静脉注射时速度宜缓慢。

(8) 亚甲蓝注射液与其他麻醉药临时配伍时，如出现气泡，因针管染色，排气观察困难，加之注射时不易了解回血情况，故应采取针尖朝下、针柄朝上的垂直注射法，边推进、边注药，针管内的药液不要全部推完，可余留少量以免气泡注入体内。

4. *注意器械物品的污染* 操作时宜用敷料或棉球随时拭吸溢流药液，以防污染手术巾等。

5. *药品的保存* 因亚甲蓝易氧化，配制后应封装安瓿保存或用时临时配制。

二、口服镇痛

术后口服镇痛药适用于轻度或中度疼痛。使用方法见表 8-15。

表 8-15 镇痛药及止吐药的成年人剂量

药品名	商品名	口服剂量（mg）	作用时间（h）
镇痛药			
对乙酰氨基酚		500 ～ 1 000	3 ～ 4
布洛芬		200 ～ 800	6
可待因		15 ～ 60	4 ～ 6
哌替啶		50 ～ 150	3 ～ 4
吗啡		10 ～ 20	2 ～ 3
吗啡缓释制剂	美施康定	15 ～ 30	6 ～ 8
止吐药			
昂丹司琼		4	4 ～ 8

剂量和使用时间是根据体重平均为 70 千克的成年人确定的，在实际应用时需要根据患者的实际体重、接受程度及耐受性加以调整

三、患者自控镇痛（PCA）

【特点】

传统的术后镇痛的方法是当患者出现疼痛时，由护士按处方肌内注射适量的镇痛药物，这种方法难以使患者的疼痛及时有效地控制，其缺点在于：①不灵活，因为患者对镇痛药物的需要量可能相差 10 倍以上；②依赖性，患者需要镇痛时必须依赖医护人员的处方和给药；③不及时，患者疼痛时必须等待护士按处方准备药物，肌内注射药物后，药物尚需要一定的时间达到有效的血药浓度，并扩散到中枢的作用位点才能产生镇痛作用。

患者自控镇痛（PCA）技术可以有效地克服上述缺点，因而已成为术后镇痛的主要方法。

在镇痛治疗中，产生临床镇痛作用的最小的镇痛药物浓度被称为最低有效浓度（MEAC），依据这一概念，一旦阿片类药物浓度大于 MEAC，就可以产生有效的镇痛作用，小于 MEAC 时则相反，患者会感觉疼痛。当采用 PCA 时，每当阿片类药物的血药浓度小于 MEAC 时，患者即可自行给药进行镇痛。PCA 给药系统可有效地减少不同患者个体之间药代动力学和药效动力学的波动，防止药物过量，即医生设定 PCA 药物种类、给药浓度、给药间隔时间→患者根据自身疼痛感受→ PCA 控制机制→自行给药→缓解疼痛。患者使用 PCA 后可以按照自己的需要少量、频繁给药。与传统的大量、低频给药相比，PCA 减少了血药浓度的波动及不良反应。此外，PCA 还可以避免意识不清的患者用药过量，比较安全。患者均比较喜欢自己控制治疗的感觉。研究表明，不同患者对药物的需求差异很大，而 PCA 对用药剂量的限制范围很宽，如不同患者使用 PCA 时，每小时内吗啡用量可以从 0 ～ 10 mg。

使用 PCA 镇痛成功的关键首先取决于选择适宜的患者。不适合使用 PCA 镇痛者包括：年龄过大或过小、精神异常、无法控制按钮，及不愿意接受 PCA 的患者。此外，还应在术前告知患者 PCA 的使用方法及注意事项。患者应该清楚自己在镇痛治疗中所起的积极作用（包括如实汇报疼痛情况及自主给药），应消除对使用阿片类药物的恐慌及错误概念。

术后早期的患者还未完全从麻醉状态中恢复过来，所以无法自己控制给药，此时需要严密的监护及护士控制给药。如果患者在术后早期由于无法自己给药镇痛而导致镇痛不全，则在术后较晚阶段再进行镇痛的难度加大。因此，应在术后 24 小时内对患者进行个体化镇痛，并时常评估镇痛情况。需要强调的是，PCA 成功而安全的应用有赖于医护人员和患者及其家属对 PCA 技术的认可和正确而充分的使用。

【PCA 技术参数】

PCA 的技术参数包括负荷剂量、单次给药剂量、锁定时间、最大给药剂量，及连续背景输注给药等。

PCA 技术参数包括以下内容。

1. 负荷剂量　给予负荷剂量旨在迅速达到镇痛所需要的血药浓度，即最低有效镇痛浓度（MEAC），使患者迅速达到无痛状态。

2. 单次给药剂量　患者每次按压 PCA 泵所给的镇痛药剂量，单次给药剂量过大或过小均有可能导致并发症或镇痛效果欠佳。如果患者在积极按压 PCA 泵给药后仍存在镇痛不完全，则应将剂量增加 25% ～ 50%，相反，如果患者出现过度镇静，则应将剂量减少 25% ～ 50%。

3. 锁定时间　是指该时间内 PCA 装置对患者再次给药的指令不作反应。锁定时间可以防止患者在前一次给药完全起效之前再次给药，这是 PCA 安全用药的重要环节。

4. 最大给药剂量　最大给药剂量或限制量是 PCA 装置在单位时间内给药剂量限定参数，是 PCA 装置的另一保护性措施。有 1 小时或 4 小时限制量，其目的在于对超过平均使用量的情况引起注意并加以限制。

5. 连续背景输注给药　大部分电脑 PCA 泵除了 PCA 镇痛给药功能外，还有其他功能可供选择，包括在 PCA 给药的同时，连续背景输注给药。理论上，连续背景输注给药将减少患者的 PCA 给药次数，减少镇痛药物的血药浓度，因此，可改善镇痛效果。

【PCA 分类及特征】

PCA 依其给药途径和参数设定的不同，可分为静脉 PCA（PCIA）、硬膜外 PCA（PCEA）、皮下 PCA（PCSA）和区域神经 PCA（PCNA）等。不同种类的 PCA 的特征在于其单次给药量、锁定时间和选用的药物有所不同。

【PCA 临床应用】

PCA 临床应用范围和适应证较为广泛，在术后急性疼痛的治疗中正发挥着重要的作用。肛肠手术术后镇痛选择静脉 PCA 和硬膜外 PCA。一般肛门手术选择局部镇痛＋静脉 PCA，直结肠手术选择硬膜外 PCA 为宜。

（一）静脉 PCA 镇痛

将镇痛泵连接静脉输液三通上。镇痛泵药液配置如下。

1. 芬太尼 + 昂丹司琼：芬太尼 8 ～ 10 μg/ml，昂丹司琼 8 ～ 16 mg/4 ～ 8 ml，药物溶液 100 ～ 200 ml。镇痛泵设置：持续输入速度 1 ～ 3 ml / 小时，PCA 1.5 ～ 3 ml，间隔时间 8 ～ 15 分钟，镇痛时间为 48 ～ 72 小时。

2. 舒芬太尼 + 昂丹司琼 0.8 ～ 1 μg/ml，昂丹司琼 8 ～ 16 mg/4 ～ 8 ml，药物溶液 100 ～ 200 ml。镇痛泵设置：持续输入速度 1 ～ 3 ml/h，PCA 1.5 ～ 3 ml，间隔时间 8 ～ 15 分钟，镇痛时间为 48 ～ 72 小时。

（二）硬膜外（骶管）PCA 镇痛

将镇痛泵连接滞留在硬膜外腔或骶管腔的硬膜外导管上。选用 0.15% 罗哌卡因。镇痛泵设置：首次负荷剂量 3 ～ 5 ml，持续输入速度 3 ～ 4 ml/h，PCA 3 ～ 4 ml，间隔时间 10 ～ 15 分钟，一般镇痛时间 48 ～ 72 小时。

第 9 章

肛肠病手术围术期处理

第一节 术前准备

一、病史询问与检查

作为外科常见疾病，肛肠病的手术治疗是整个治疗过程中的一个重要环节。手术治疗具有创伤性，对患者的康复有多方面影响，手术过程本身对患者的生命安全也具有极重要的意义。因此，如何完成好这一环节，对肛肠病的诊疗效果相当重要。

术前准备是所有手术治疗的必修课，术前准备的程度直接关系到手术的成败和术后相关问题的处理。在手术开始之前，还必须对全部工作进行细致而认真的全面检查，避免纰漏和不足，进行必要的补充和完善，如果对手术及预后有重要影响而不能立即解决，应考虑延期手术治疗。

（一）病史询问

详尽仔细地询问病史有助于我们发现有意义的临床线索，整理诊疗思路，了解患者的态度及心理状况，能够为进一步的检查和治疗打下良好的基础，做好充分的准备。

（二）检查

检查包括体格检查和理化检查两部分。

1. 体格检查　是临床医师的基本功之一，但是随着更多更先进的检查仪器及设备的应用，越来越多的临床医师对于体格检查的态度有所改变，由于也关系到医疗安全的问题，所以许多新培养的临床医师更倾向于对检查仪器和设备的依赖。事实上，系统而全面的体格检查是发现问题最直接的手段，同时也能方便我们更为直观地了解病变的一些特点，比如肿物的大概位置、边缘情况、粘连情况，及肿物的质地，当这些信息被理化检查再次印证后，相信作为专科医师，便可以更好地为手术治疗做出更周密的准备。

2. 理化检查　术前常规理化检查包括血、尿、粪常规、肝肾功能、血凝、传染病、X 线胸片、心电图、腹部 B 超等。对于一些特殊情况或结直肠肿瘤患者，电子结肠镜检查、腹部 CT、盆腔 CT 或盆腔磁共振、肿瘤标志物（包括消化系、前列腺或妇科）都是最基本的术前检查，还应根据病情考虑胸部 CT、呼吸系统肿瘤标志物等相关检查。另外值得提出的是，随着结直肠肿瘤发病率的提高，对于便血或长期慢性肛瘘患者，国外有观点认为应于术前完善结肠镜或至少完善乙状结肠镜检查，以利于鉴别诊断。

二、心理准备

肛肠病发病率较高，由于功能特点、解剖特点、私密性，及神经分布等因素，患者在发病、就诊及治疗过程中需承受一定的痛苦和不便。这使得大多数患者在发病后或治疗开始时即存在一定的心理障碍，这种恐惧情绪极大地影响了患病人群的治疗。因此，肛肠专科的医师有必要利用自己的专业知识及临床经验，对患者进行一定的心理疏导，治疗开始前的心理疏导有助于建立信任，缓解紧张及焦虑的情绪，减轻一些患者由于出现术后突发并发症造成的对治疗效果的疑惑，从而帮助患者树立正常的健康意识，坚定治疗的决心，在治疗过程中能够更好地配合临床医师完成治疗。

三、饮食调整

一般的肛肠科手术，对饮食的控制和要求并不高，主要决定于患者术前的基础疾病情况和是否在术后要求控制排便。对于有基础疾病的患者，应根据其所患疾病，在不加重原有疾病的基础上，保证营养的摄入，以有利于手术后的恢复。在现代的诊疗过程中，对于传统观念上“发物”导致伤口不良愈合的情况，应该说所见较少。但是在平时生活中，对于酒、辛辣等刺激性食物及其他一些“发物”，应根据患者具体情况进行适当控制，避免或减轻混合痔、肛周湿疹等疾病的加重。再有一些特殊手术，如肛周脓肿范围过大、直肠黏膜脱垂等手术后，为保证恢复效果或减轻患者痛苦，需控制饮食或减少粪便刺激时，可使用肠内营养保证代谢需要。

在结、直肠手术治疗过程中，由于现代的营养支持手段逐渐丰富和完善，对于择期手术的患者，在术前进行肠道准备时即可考虑进行静脉营养支持，使肠道准备的效果更理想。术后先采用静脉营养，再使用肠内营养，有助于营养物质的吸收和利用，减轻吻合口的张力，从而更有利于患者的恢复，减少并发症的产生。

四、皮肤准备

术前备皮对于术后感染的预防无直接的关系，但是一般习惯仍应在术前操作区域内进行皮肤准备。注意勿损伤皮肤，冲洗会阴及肛门保持一般清洁即可。有必要去除腹股沟部的汗毛以便于固定敷料，同时在撤去敷料时，可相应减轻患者的痛苦。

五、肠道准备

1. *痔瘘手术*　对于肠道准备的要求并不高，可嘱患者排空大便，或在术前进行甘油灌肠，一般均可达到手术要求。对于肛门局部较大手术，可考虑行清洁灌肠或肥皂水灌肠，直到排出清亮液体，无粪渣为止。

2. *便秘手术*　结肠水疗是较好的肠道准备方案，不仅清洁彻底，可提供清洁的手术区域，降低切口污染的危险性，而且还有利于术后肠道功能恢复，减少术后腹胀、排便痛苦。

3. *结直肠手术*　肠道准备的目的是清除粪便、减少肠内细菌数量。良好的肠道准备是手术成功的关键步骤之一，有助于减低肠道压力，减少肠内容物，降低腹腔感染风险，利于术后恢复。

（1）对于无梗阻的择期手术患者，现代多采用口服复方聚乙二醇电解质散的方法进行肠道准备，其关键是喝下足量的水。一般患者不适症状较少且效果比较理想。还可考虑使用甘露醇，同样应注意补充足够水分（一方面有利于排空，另一方面可以避免体液损失过多）。应注意使用甘露醇进行肠道准备应在时间上稍提前，虽然甘露醇发生作用较快，但易出现肠道积气，最好于检查或手术前使肠道有充分时间排出多余的气体。

（2）对于梗阻明显的患者，一般应采取清洁灌肠，排出梗阻平面以下积存的粪便即可。

六、药物准备

1. 镇静药物　对于痔瘘手术，可于术前 30 分钟肌内注射地西泮 10 mg，以减轻患者恐惧感。

2. 抗生素　痔瘘手术术前无须给予抗生素预防感染。结、直肠手术的患者应在术前 3 天给予口服替硝唑或静脉滴注甲硝唑进行肠道灭菌，还可联合使用红霉素或新霉素，以达到更好的效果。从术前 2 小时起，给予抗生素预防感染，使手术时药物血药浓度达到峰值，以达到理想的效果。

七、特殊患者的准备

主要是指患有心脏病、高血压、糖尿病等基础疾病的患者。首先应保证患者内科病情稳定，经过内科医师会诊，可行手术治疗时，方可考虑手术治疗。

1. 心脏病患者　伴有心脏病的患者要求心功能代偿良好，症状稳定，术前应监测血钠、血钾、心肌酶等指标，及时纠正水和电解质平衡。术后应注意输入液体量，避免加重心脏负担，诱发症状。期前收缩频繁者，应用药物控制心室率。

2. 高血压病患者　现在高血压病已经成为常见病和多发病，许多患者都存在这一问题。在患者血压控制稳定的基础上，对患者进行血压监测，在术前使用适当的镇静药物，保证良好的休息，减轻紧张和恐惧情绪，术前令患者服用常规剂量的降压药物，控制血压。如果血压超过 160/90 mmHg，应考虑暂停手术，避免出现意外。

3. 糖尿病患者　高血糖状态容易导致感染，并且不利于伤口的愈合。术前术后均应积极控制血糖，消灭酮体，保证代谢平衡良好再考虑手术治疗。应尽量控制血糖在 8 mmol/L 以内。

另外，对于术前长期口服阿司匹林抗凝治疗的患者，如基础疾病允许的情况下，应于停药 1 周后再考虑手术治疗，以减少术中出血，避免发生硬膜外血肿等一些由出血或血凝障碍造成的并发症。

第二节　术后处理

一、肛门术后

1. 休息与活动　在术后当天，应嘱患者减少活动，安静休息，避免敷料松动。同时良好的休息可以有效减轻术前的紧张情绪，有利于体力恢复。当伤口敷料拆除后，伤口情况稳定时，应鼓励患者下床活动，这样有助于肠蠕动的恢复和伤口的引流，有利于术后排便功能的恢复和伤口的愈合。对于痔手术，在术后 7 天左右，应适当减少剧烈活动，避免因结扎丝线脱落造成大出血。

2. 饮食　肛门疾病的术后饮食一般无特殊要求，手术当天尽量以易消化的流质或半流质饮食为主，避免肠道刺激和不洁净饮食。如伤口情况稳定，应鼓励患者正常进食，并注意增加水果、蔬菜摄入，防止排便困难。减少刺激性食物，油腻食物摄入。在肛管重建、皮瓣移植等术后需控制排便的，术后应逐渐过渡饮食，在 1 周左右时，恢复正常进食为宜。

3. 排便　一般在手术后 24 小时内应避免排便，24 小时后应鼓励患者排便，并积极处理排便困难。对于要求控制排便的患者，可控制患者在术后 5～6 天时排便，以利于局部伤口恢复。

4. 抗感染治疗　术后使用抗生素时间不宜过长，因肛肠手术后抗生素多为广谱或联合用药，使用时间过长易造成菌群失调，多以 3 天为宜。

5. 熏洗坐浴热敷　熏洗坐浴是肛肠手术后常规治疗手段之一，熏洗坐浴可以有效地清除创面污染物，促进水肿吸收，能缓解括约肌痉挛，减轻疼痛，减少渗出，促进血液循环和炎症吸收，加速切口愈合。除对熏洗药物过敏的患者外，适用范围也较广泛。

（1）熏洗坐浴：利用蒸气和水温对肛门进行加热，且有局部清洁作用。水温高时蒸气熏浴，水温降至适度时坐浴。将肛门切口浸泡在药液中，坐浴时间以 5 ～ 10 分钟为宜，过长时间、过高温度坐浴会引起肉芽组织水肿，影响切口愈合。常用药物有：在沸水中加入适量的高锰酸钾，浓度不超过 1 ∶ 5 000；在沸水中加入少许食盐和花椒；或使用中药祛毒汤坐浴，具有清热解毒、消肿止痛、收敛除湿的功效，对术后局部感染、分泌物多、创面腐败坏死组织多、切口水肿等有良好的治疗效果。熏洗坐浴在排便后进行，如果治疗需要，每天可坐浴 2 ～ 3 次。

（2）热敷：分为湿热敷和干热敷两种。湿热敷是用药物将纱布浸湿，稍拧干，敷于肛门处；干热敷常用热水袋置于肛门处。

6. 切口处理　术后切口的处理根据疾病种类和手术方式的不同有较大差异，应根据不同的情况做出相应的处理。

（1）缝合伤口：缝合伤口处理与普通外科伤口处理相同。保持伤口清洁，定期换药，术后 7 天左右拆线。肛门伤口易被分泌物、大便污染，女性患者易被小便污染伤口。如有切口污染情况，应及时冲洗清洁伤口、换药。术后控制排便 3 ～ 5 天，有利于切口愈合，减少伤口的污染和感染。如缝合切口出现感染，应及时拆除缝线，予以对症处理。

（2）开放伤口：肛门疾病手术切口大多是开放性切口，由于分泌物、粪便的污染，应每天对伤口进行清洗和换药。①术后 0.5 ～ 1 小时察看切口有无出血，如有出血及时处理。术后切口存在不同程度的渗出，渗出物较多者及时更换外层敷料。②未排便前换药只更换外层敷料，不必取出纱条。③排便后及时清洁换药，可用盐水棉球或碘伏棉球清除切口上的分泌物、粪便，切口放置凡士林纱条或红油膏、玉红膏纱条，以促进切口愈合。④切口肉芽组织新鲜，分泌物较少，用凡士林纱条或红油膏、玉红膏纱条换药。切口腐败组织较多，创面不新鲜者，给予红粉纱条换药，能祛腐生新，待创面肉芽组织新鲜时改用凡士林纱条或红油膏、玉红膏纱条换药。⑤创面上残留的线头、棉纱等及时清除，以免被组织包埋，形成异物刺激，影响切口愈合。创面血管及痔核结扎线在 7 天左右自行脱落，不可过早强拉结扎线，以免引起出血，术后 10 天左右尚未脱落者及时拆除结扎线。⑥保持伤口引流通畅，防止假性愈合。大面积或深部脓肿、复杂性肛瘘术后存在较大、较深的脓腔和窦道，由于引流不畅易发生再次感染，切口不愈合或切口粘连形成假愈合，遗留盲腔和瘘管，再次复发。在换药时必须保持引流通畅，防止切口粘连，使切口从底部由里向外生长。⑦扩肛。术中组织损伤较多，术后切口有粘连、狭窄倾向者，应及时扩肛。扩肛在术后 10 天左右进行，指法扩肛和器械扩肛均可，扩张时动作应轻柔，避免使用暴力，扩张口径逐渐由小变大。⑧术后切口愈合过程中出现其他异常情况按有关章节处理。

7. 理疗　种类和形式多样，如红外线、微波、电热等。多通过温热作用改善局部血供，缓解紧张及疼痛，减少创面渗出促进恢复，具体操作形式各地不一。

二、结、直肠手术后

1. 密切观察患者生命体征，包括血压、心率、血氧饱和度，注意每日的出入量，注意引流管引流情况，观察引流液性质。

2. 持续胃肠减压，注意观察肠鸣音及排气情况。

3. 全身应用抗生素抗感染。

4. 注意水、电解质平衡，给予营养支持，根据术中失血情况适当输血，根据蛋白水平给予必要的白蛋白。

5. 腹腔引流管无明显渗液时，术后 3 天拔除引流管；会阴部双套管引流，应持续负压吸引，注意吸引力不能过大。如果引流量少于每天 10 ml，可逐渐拔除引流管，一般需放置 7 ～ 10 天。

6. 留置导尿，根据患者体力恢复情况，活动能力，考虑尿管拔除时间，留置导尿期间应注意观察尿液质地。拔除导尿管前 1 ～ 2 日，应进行膀胱功能锻炼，夹闭导尿管，每 2 ～ 4 小时开放 1 次，以达到恢复膀胱张力及感觉的目的，防止尿潴留。

7. 可使用雾化吸入治疗，并嘱家属或护理人员协助翻身及拍背，促进排痰，以防止呼吸道感染。

8. 术后应注意观察伤口情况，及时更换敷料。如有人工肛门，应注意其血液循环及有无回缩。

9. 根据术后营养状况、蛋白水平及恢复情况决定拆线时间。

第三节　术后常见并发症处理

一、疼痛

疼痛是肛肠病术后主要的反应之一。其疼痛的程度往往与手术部位和创伤的大小有关。大肠手术一般在术后 48 小时内肠蠕动不规则，患者除感到切口疼痛外还可有腹内疼痛，有时为窜痛，属于内脏神经痛。当蠕动的肠段影响到切口时，则疼痛可能加重。48 ～ 72 小时后，肠蠕动恢复正常，开始排气，内脏神经痛可渐消失。故其术后疼痛常不剧烈。肛门直肠疾病由于解剖等一些因素的影响，往往在术后出现较剧烈的疼痛，而且持续时间较长。

【发生原因】

1. 解剖因素　齿状线以下的肛管组织由脊神经支配，感觉十分敏锐，受到手术刺激后可产生剧烈疼痛，甚至可引起肛门括约肌痉挛，导致肛门局部血液循环受阻，引起局部缺血而使疼痛加重。

2. 排便刺激　由于手术切除了病变组织，形成创面，加之患者的恐惧心理和手术刺激，使肛管经常处于收缩状态。因而排便时的刺激可引发撕裂性的剧痛。此种疼痛又可加剧患者的恐惧心理，可使肛门括约肌在排便后长时间处于收缩状态，而致排便后的疼痛加剧。

3. 手术因素　肛门直肠手术时，损伤或创伤齿线以下的肛管组织，如混合痔外剥内扎术，外痔切口低于齿状线，误将齿状线以下组织同内痔一并结扎，或内痔注射术，注射部位不正确等均可引起疼痛，术中钳夹、结扎括约肌，括约肌损伤后引起淤血、水肿，导致痉挛性疼痛。手术时对肛门皮肤损伤过重，牵拉组织过多也可引起疼痛。

4. 麻醉因素　麻醉不完全或麻醉作用消失后，肛门直肠的末梢神经受到刺激即可产生疼痛。

5. 其他反应或并发症　影响手术切口感染、肛门皮肤水肿、便秘、异物刺激等，可引起患者肛门及直肠疼痛。此外，排尿障碍等并发症均可加重疼痛。肛门直肠术后创面愈合后形成瘢痕，瘢痕挛缩压迫神经末梢而引起疼痛。

总之，术后疼痛的因素除与肛门区感觉敏锐等上述因素有直接关系外，患者的精神状况、耐受程度、术中麻醉方式的适当与否、病变范围大小、损伤的轻重等均有一定影响。

【处理措施】　手术后轻微的切口疼痛一般不需治疗处理，如果疼痛较为剧烈，应根据不同情况分别做出以下处理。

1. 手术后疼痛

（1）应用镇痛药物：术后可根据疼痛的轻重缓急酌情给予镇痛药物。一般可服索米痛片、芬必得、洛芬待因等；疼痛较重时可服盐酸曲马朵或肌内注射哌替啶等，也可应用硫酸吗啡栓纳肛。夜晚因疼痛重影响睡眠时，除用镇痛药外还可配合应用镇静催眠药物，如以哌替啶 50 mg，异丙嗪 25 mg，肌内注射。

（2）针刺镇痛：镇痛迅速，无不良反应。针刺时应注意手法的运用，一般用强刺激法，至疼痛减轻或消失时再预留针 10 ～ 15 分钟。取穴：承山、气衡、长强、八髎等。亦可应用耳针，在耳郭上找出反应点，用毫针刺激后再埋皮内针固定，平日可随时按压埋针处，以减轻疼痛。亦可以 0.5 ～ 1% 普鲁卡因 10 ～ 20 ml 行长强或承山穴封闭镇痛。

2. *炎性疼痛* 凡病变范围广泛，损伤较重或伴有炎性肿胀等现象者，采用中药镇痛效果较好，特别对术后肛缘肿胀所致疼痛效果尤佳。可用清热解毒、活血化瘀、消肿止痛之剂如止痛如神汤等内服或祛毒汤等煎汤熏洗、坐浴。亦可外敷九华膏、马应龙麝香痔疮膏、冲和膏等。对于感染所形成的脓肿，要及时切开排脓减压，开放引流，如果系内痔脱出嵌顿，要及时复位，如果系血栓形成，应在局麻下剥离摘除。每天可以用红外线、多源频谱仪进行肛门部理疗。如因肛门部伤口感染所致疼痛者，应在镇痛的同时进行抗感染治疗。

3. *排便时疼痛* 为了防止术后发生粪嵌塞或大便干结排出困难，术前术后均可酌情口服麻仁丸或果导片等，以减轻粪便冲击撕裂肛管伤口而引起疼痛。排便前，可用温水或中药坐浴，解除肛门括约肌痉挛，减轻粪便通过肛门时的阻力；排便后坐浴（中药）可清洁创面，以减少异物对创面的刺激。如果大便干燥，排出困难，可用甘油灌肠剂灌肠，或用开塞露 2 支挤入肛内，以软化大便、减轻排便时的疼痛。

4. *瘢痕疼痛*

（1）由于瘢痕压迫神经末梢，偶尔可引起局部轻微的针扎样疼痛，一般不需处理治疗。

（2）频发的、明显的瘢痕疼痛，可外用瘢痕膏，局部注射透明质酸酶，或胎盘组织液，以促进瘢痕的软化吸收。

（3）中药熏洗：大黄 15 g，芒硝 30 g，制乳香 15 g，没药 15 g，桃仁 12 g，红花 12 g，当归 12 g，水煎外洗，每天 15 ～ 20 分钟，每日 1 ～ 2 次，以软坚散结、活血化瘀、通络止痛。

（4）局部可用红外线照射，超声治疗或中短波进行透热治疗。

（5）瘢痕挛缩、肛门狭窄致排便困难时，应切除瘢痕，松解狭窄，使粪便排出通畅。

【预防措施】

1. 术前做好患者的思想工作，使其消除顾虑，坚定信心，与医护人员密切配合。

2. 手术时麻醉要完全，术中针对病情及患者体质，选择适当的麻醉方法。

3. 严格无菌操作，手术操作细心，动作轻柔，避免任意过度牵拉或挤压非手术区域的健康组织，尽量减少刺激和损伤。注射硬化剂或坏死剂时，切勿注入肛门括约肌内和齿线以下的痛区。痔核结扎术时，不应结扎齿线以下的肛管组织。肛门直肠手术损伤肛管组织较多，或肛管狭窄者，可在手术时酌情切断内括约肌和外括约肌皮下部，以防止肛门括约肌痉挛。

4. 局部应用长效镇痛药。主要适用于肛门直肠疾病的术后镇痛，如混合痔外剥内扎术、高位肛瘘切开挂线术等。可在手术结束前在局部切口周围注射适量复方亚甲蓝长效止痛注射液、高乌甲素、复方利多卡因注射液等长效镇痛药物。用 5 号针头在肛门周围和切口边缘皮内均匀地点状注射，根据临床观察长效麻醉药的注射应在创缘 0.5 cm 之内，甚至创面基底部；注射较远，效果不佳。此法特点是一次用药后发挥作用时间长，避免了反复用药，且操作简便，不良反应小。

5. 注意创面处理。术后嘱患者多食香蕉等水果，或口服蜂蜜等润肠通便之品，避免大便干燥，以减轻排便对创口的刺激，以防止大便干结而引起排便疼痛。每次大便后及时坐浴熏洗，换药时动作轻柔，操作细心，药条放置合理，保持创口引流通畅。

二、坠胀

肛管直肠疾病术后因机械或炎症等刺激而引起局部“里急后重”“胀满不适”等表现，称为坠胀。肛管、直肠疾病术后短期内多有此症状，属于正常现象，其时间因手术损伤大小及人体体质的不同而有长短，一般多在2周左右。如果持续不能缓解，应查找产生的原因。

【发生原因】

1. 机械刺激　内痔、直肠脱垂、高位肛瘘等手术结扎组织过多，或肛管直肠疾病术后换药操作和填塞纱条、药物等异物的刺激，或术后局部组织的瘢痕挛缩，或粪便嵌塞所致。

2. 炎症刺激　术后创面局部发生充血水肿，或引流不畅，或假性愈合继发感染等原因引起。

【处理措施】

1. 药物治疗　对坠胀较明显者可辨证服用清热利湿、解毒消肿的止痛如神汤加减，并配合清热解毒、活血祛瘀的祛毒汤等熏洗坐浴；肛内应用痔疮膏、痔疮栓等以利于坠胀的缓解。

2. 物理疗法　激光、磁疗、热敷等均可促进局部血液循环，对缓解坠胀感有一定作用。

3. 手术治疗　对桥形愈合引流不畅继发感染者，应及时手术引流；对局部瘢痕挛缩引起，经各种非手术治疗不缓解的疼痛，可行手术松解。

【预防措施】

1. 术中操作应轻柔，结扎的组织尽量少，以避免术后局部组织的瘢痕过多。

2. 换药时纱条填塞应既保证引流通畅又不宜过多，不要用刺激性较大的药物敷布创面。

3. 术后注意保持大便通畅，便后坐浴以保持创面清洁，减少粪便残渣对创面的刺激。

4. 术后要注意休息，避免过多的活动。

5. 忌食辛辣刺激性食物，避免腹泻及便秘的发生。

三、出血

术后出血是指与手术相关的出血。临床表现为便血或伤口流血。出血量少者为几滴而患者无任何不适，多者可出现休克甚至危及生命。临床上可分为原发性出血、继发性出血两类。出血点在肛门外者，浸染衣物，患者可感肛门部灼热不适，其出血易于发现和及时治疗。而出血点在直肠内者，因肛门括约肌痉挛和术后填塞压迫至肛门紧闭，血液直接流入直肠或结肠，故出血不能或不易被发现，有学者称其为“隐性出血”。初始因出血量少时，患者可无任何感觉，但随着出血量增加，患者可感下腹胀满不适，欲大便或感肛门部灼热，当不能控制便欲而大便时，肠腔内积血迅速排出，血液多呈暗红色并有血块。此时因大量积血迅速排出，患者可觉心慌、头晕眼花、汗出、四肢无力、面色苍白、脉搏细弱、血压下降，甚至休克。对此类出血应密切观察病情变化，如肠鸣是否活跃，脉搏是否增快，血压是否稳定等，以便及时发现及时治疗。

【发生原因】

肛门直肠疾病术后出血的原因较多，但以局部因素为主，较常见的有以下几种。

1. 手术操作处理不当

（1）伤口过大过深，伤及较大的血管，未结扎或结扎不牢。

（2）混合痔外剥内扎时，结扎线不牢固或痔体残端保留过少，造成结扎线松动脱落而致出血。

（3）内痔结扎时缝针贯穿过深，伤及肌层血管，当痔核坏死脱落时，深部创面的动脉闭塞不牢而发生出血。

（4）手术切除范围广，创伤面积大，损伤深部组织，由于术中小血管暂时收缩，出血不明显，未引起重视，或出血点结扎缝合不牢固；或术后创面压迫不紧等。

（5）注射坏死剂时，药量或浓度过大，操作方法不正确，如注射过深或过高，腐蚀肌层血管，而在痔核脱落时，因痔组织等坏死较重，创面过深过大，发生大出血。

（6）向创口内放油纱时，将结扎线推掉。

（7）术中局部应用肾上腺素，当时由于血管收缩出血不明显，术后药物作用消失后血管扩张而出血。

（8）手术操作不熟练，麻醉不完全，肛门松弛度差，手术视野暴露不充分，致术中的出血点未能彻底结扎。

2. 术后创口损伤感染等　术后痔核坏死脱落及创面修复期间，剧烈活动或因大便干燥、排便用力过猛，使创面受损可致出血；或术后伤口感染，组织坏死，血栓脱落而致出血，此为继发性大出血的主要原因；另外，术后饮酒及食辛辣刺激性食物，可影响创面，增加出血的可能。

3. 其他因素　某些血液病如急慢性白血病、再生障碍性贫血、血友病等可导致出血；其他如高血压、动脉硬化、门静脉高压症、免疫性疾病造成出凝血机制障碍等亦可引起术后出血。

【处理措施】

术后少量出血可服止血药物或注意观察，不予特殊处理；多量出血应详细观察病情，密切护理，注意血压、脉搏等变化，并迅速做好止血准备。出血较多伴有休克现象者，应在局部止血的同时，迅速治疗休克，如吸氧、输液、输血或羧甲淀粉等，及时补充血容量。对有出血倾向者，可口服或肌内注射止血药物。

1. 原发性出血　原发性创面出血或渗血可用吸收性明胶海绵、止血粉或止血纱布压迫创面止血即可，嘱患者卧床休息，给予止血及抗感染治疗。对痔结扎脱线血管出血者，应在鞍麻或骶麻下寻找出血点，做血管结扎或创面缝扎治疗。

2. 继发性出血　常发生于术后 7 ～ 9 天。主要表现为肛门下坠，排便时出血，然后继续出血流入直肠和结肠，忽然排出血后，引起内出血症状，患者出汗，面色苍白，脉率快，血压下降，指检可触及肛门内血块，并有黑血从肛门内流出。应在鞍麻或骶麻下扩张肛门，清除血块，仔细寻找出血点，给予缝扎。对于无明显搏动性出血的广泛渗血，可采用局部压迫或用吸收性明胶海绵、肾上腺素纱布压迫止血。处理大出血时，不宜采用局部麻醉，因局麻药物的张力作用常使出血点不易寻找，待局麻药物吸收后会重复出血。如出血较多，患者血压下降，血管回缩，找不到出血点者，可在输液升压的同时，细致地、轻柔地观察病灶，发现出血灶及时地进行结扎或缝扎。为预防再次出血，应对可能会发生出血的创面上缘做缝合结扎。缝扎后取出肛门镜，等待 10 分钟后再次放入观察有无继续出血。

【预防措施】

1. 术前对患者的全身情况做仔细检查，特别是有关出凝血功能的检查，排除手术禁忌证。对出血和凝血时间异常者，除急诊患者外，一般不考虑手术，应在对症治疗，达到基本正常后，再行手术治疗。

2. 严格执行无菌操作，术者、器械、敷料，及肛门局部皮肤均应严格消毒，以防伤口并发感染。

3. 操作要熟练，切勿粗暴，要尽量减少对周围健康组织的损伤或创伤。外痔切除术时，切口不能超过齿线以上，混合痔内扎外切术时，结扎线要扎紧。大的痔核可贯穿结扎，防止扎线滑脱。结扎过的痔核切除部分要适当，残端预留过少，结扎线易滑脱；采用注射疗法时，药物的浓度剂量要适当，不可注入肌层，以防肌层发生坏死。切口及剥离面不要过深过大，遇到动脉出血一定要结扎，完善止血。术后肛门内放置填塞物，如凡士林、吸收性明胶海绵，塔形纱布压迫创面并以胶布固定，平卧休息。

4. 对大便干燥困难者可予以口服润肠通便药物治疗，在痔核脱落期，患者应减少活动，切忌剧烈活动，同时要保持大便通畅，嘱患者排便时不要努挣、久蹲等。

5. 术后应严密观察创面的渗血情况，如果有出血先兆，应及时对症处理或使用止血药物治疗。

6. 换药时轻柔仔细，切忌强拉将要坏死脱落的痔核或结扎的线头，以防撕裂伤口及丝线滑落而发生出血。

四、肛缘皮肤水肿

肛缘皮肤水肿是指肛肠手术后切缘皮肤出现水肿、充血、隆起或肿胀疼痛的症状。一般分为充血性水肿（切口创缘局部循环障碍，血管渗透压增加，淋巴回流障碍，组织内渗压大而引起的水肿）和炎性水肿（切缘创面感染引起水肿），两者常同时存在，相互渗透形成肛缘水肿。

【发生原因】

1. 术前准备不充分　肛肠病术前肛门部位炎症未完全消退，术前肛门及痔核周围已出现了明显水肿，多见于血栓性外痔、炎性外痔及嵌顿痔炎症未完全控制而仓促手术者，术后炎症加重，形成炎性水肿。

2. 手术操作不当，创缘循环障碍由于手术使创缘局部原有的静脉、淋巴循环通路被破坏，或者创面压迫过紧，局部循环受阻，组织液滞留。

（1）外痔切口选择不当，皮瓣对合欠佳，特别是曲张静脉组织及血栓剥离不彻底：由肛门部血管导致皮下出血，术后也易形成水肿。由于残留的痔组织内静脉与淋巴网被破坏，静脉与淋巴回流障碍，引起水肿。这种情况多发生于被保留的皮桥处及内痔结扎而外痔不做处理时的外痔处，内痔注射位置过低等，致肛门部淋巴液、血液回流受阻而成水肿。

（2）切口引流差：常见于混合痔切除术后，齿线上缝合结扎过多，而齿线外又无充分引流创面，向外开放的V形创面太小，导致局部循环障碍。

（3）缝合张力较大：如皮肤切除过多，保留皮桥宽度小，缝合时切口张力势必较大，导致肛门部皮肤与皮下组织受牵拉压迫，影响淋巴与静脉回流，而形成水肿。

（4）内括约肌痉挛：术前内括约肌痉挛或肛管压力较大，术中不做处理，术后肛门疼痛，又可刺激神经末梢引起内括约肌痉挛，加重水肿的产生。

（5）皮桥移动度过大：为了将皮桥下痔核切除干净，术中潜行切除皮桥下痔组织，导致皮桥呈悬空状态，这种皮桥在排便等时易受到挤压、扭曲、擦伤并进而引起水肿。

（6）肛门结构遭到严重破坏：有范围较大的肛周脓肿及肛瘘，手术导致肛管缺损相对较大，缺损处压力失衡，周围组织尤其是痔组织容易挤向该缺损中，引起水肿。

（7）手术时间过长与术中牵拉过多：手术时间过长与局部组织受钳夹、牵拉过多，局部受损伤程度也相对加重，受感染的机会也相对增大，故术后易发生水肿。

3. 术后处理不当

（1）术后敷料压迫过紧，麻醉消失后肛门皮肤与皮桥不能回复到正常位置，导致肛管皮肤或皮桥嵌顿于肛门，静脉与淋巴回流障碍，形成水肿。

（2）术后过早地蹲厕排便或大便干燥，大便困难，导致皮桥受挤压、牵拉引起肛门部淤血，或者临厕努挣导致肛门部静脉回流受阻而成水肿。

（3）术后因惧怕疼痛，不能正常排便，粪便积滞压迫血管，使静脉、淋巴回流受阻造成水肿。

（4）术后伤口感染引起肛门部组织炎变，手术切口感染，多因肛门部手术消毒不严格，术中不遵守无菌操作原则，或术后处理不适当，导致切口感染，引起炎症性水肿。

4. 解剖原因　临床上有的患者肛管组织甚至整个盆底下移，肛管上皮向下外移位（肛门括约肌结构仍不变），齿线以下移到肛门缘位置。这种患者不管术中如何处理，术后水肿发生率特别高，甚至难以避免。

5. 麻醉原因　在局麻中，局麻药物注射过浅，又过分集中，使药液潴留于皮下组织间隙而发生水肿。

【处理措施】

1. 内治法　以清热解毒、利湿、活血化瘀为治疗原则。常用止痛如神汤和凉血地黄汤加减。常用药有黄柏、黄芩、苍术、虎杖、金银花、生地黄、牡丹皮、赤芍、枳壳、荆芥等。

2. 外治法

（1）熏洗坐浴：应用苦参汤或祛毒汤熏洗坐浴。

（2）药物湿敷：局部可用硫酸镁 30 ～ 60 g，加开水 200 ～ 500 ml 溶化后，湿敷患处，每日 2 ～ 3 次，每次 10 分钟。

（3）油膏外敷：患处外敷黄连膏、MEBO 膏、马应龙麝香痔疮膏等，合并感染者可外敷金黄膏。

（4）理疗法：采用低功率激光、红外线、微波等照射、频谱治疗等，对消除痔术后水肿亦有较好的效果。

3. 手术治疗　对经上述处理而水肿不消者，必要时可在局麻下行修剪切除术。伴有血栓形成时，应及时切开，摘除血栓，促进愈合。如果有脓肿形成者，应及时切开排脓，防止感染扩散。

4. 其他　如果属于敷料压迫过紧，影响局部血液、淋巴循环而致淤血性水肿，可适当松动敷料，减轻局部压力，促进血液、淋巴的回流。感染引起的炎性水肿，可选用适当抗生素。

【预防措施】

1. 注意麻醉方法　注射局部麻醉药时，浸润要均匀，不要在一处皮下大量注入，避免注射过浅及药物过于集中，或选用骶麻、腰麻等其他麻醉方法。

2. 选用正确的手术方法

（1）要正确处理混合痔的外痔部分，切口呈放射状，皮瓣要对合整齐，外痔静脉丛要进行剥离。尽量彻底剥离干净痔组织，尤其是曲张静脉组织要彻底切除，对皮桥下的痔组织可将其潜行剥离切除。对小血栓多而散在者应尽量将小血栓剥离干净。

（2）做好皮肤与皮桥复位。手术结束时要将肛管皮肤与皮桥皮肤理平，推回到肛管内，尽量少在肛管内填压过多吸收性明胶海绵与纱布等。只要止血彻底，在肛管内放置一条油纱布即可。

（3）低张力缝合。保留足够的皮桥数量及宽度，如果缝合创面，要对创缘皮肤做适当分离，以减低张力。

（4）选择性松解内括约肌。对内括约肌痉挛或肛管压力较高的患者，术中要注意松解内括约肌。

（5）固定好皮桥。对皮桥移动度较大的患者，可用针线固定 1 ～ 2 针，肛管皮桥或黏膜桥下移明显者，可向上缝吊 1 针。

（6）注意保持肛门形态完整。对肛瘘、脓肿范围较大者，手术时注意尽量减少组织的损伤以免留下较大缺损，并尽量将伴随的痔核等切除干净。

（7）内痔注射药物要注射在齿线以上。

（8）手术中要注意无菌操作，并减少牵拉，缩短手术时间。

3. 及时正确的术后处理

（1）大小便困难者：应及时做好润肠、软化大便和通利小便等处理，否则蹲厕过久可发生水肿。

（2）术后适当使用抗生素，做好坐浴、清洗、换药工作。采用清热凉血利湿、解毒消肿的中药内服或外用可减低术后水肿的发生。

（3）术后经注射或结扎的内痔一旦脱出，要及时还纳，防止嵌顿发生水肿。

五、发热

肛肠病以手术或其他疗法治疗后，患者体温升高，称为术后发热。发热是一种防御性反应，但高热可引起并发症。如术后近期内发热，体温在 37.5 ～ 38℃，白细胞计数正常或略有升高，且时间多在 1 ～ 3 天内，常为手术损伤或药物影响所致，临床可称为吸收热。个别患者术后当日或 1 ～ 2 天内，出现高热，体温达 38℃以上，一般并非感染，可能为外感，应查白细胞计数，以便区分。如术后感染所致发热，一般体温较高，可逐渐升至 38℃以上，也可突然高热，发生时间多在术后3天以后，如不及时处理，其持续时间较长，且热势可逐渐增重。

【发生原因】

1. 手术损伤或异物刺激　由于手术切割等可使术区部分组织细胞死亡，死亡之细胞术后渐被机体吸收，可出现发热；术中异物存留，如高位肛瘘挂线、内痔结扎等，局部因异物刺激，可致术后发热。另外，肛瘘等手术未彻底清除的残留坏死组织的吸收也可引起术后发热。

2. 药物反应　如内痔插枯痔钉、注射各种药物，直肠脱垂注射明矾或其他药液后，有时可引起发热。

3. 感染　轻度感染可无发热，感染重时，由于毒素的吸收，可致发热。

4. 合并其他疾病　如术后感冒、上呼吸道感染、尿路感染等。

【处理措施】

1. 手术后吸收热　一般不需特殊处理，几日后发热可自行消退。如体温虽不超过38℃，但自觉症状较重，或体温超过38℃或合并外感时，可用解热镇痛药如阿尼利定、对乙酰氨基酚等。如突然高热可肌内注射阿尼利定，每次2 ml。中药解表剂对术后吸收热尤其合并外感时，效果较好。可服银翘散、桑菊饮等。

2. 感染发热　可用抗生素等抗菌药治疗，或服清热解毒和清热利湿剂。感染局部也要做必要清创处理。如持续发热，体温升高明显或体温波动较大，伴随出现伤口疼痛，肛门部坠胀感明显，应考虑伤口感染或脓腔处理不彻底，应仔细检查伤口并及时清创引流，积极控制感染灶。并可于处理感染灶后，给予抗生素控制感染，防止病情进一步加重。

消痔灵注射术后，如果肛门坠胀感明显，体温升高，注射部位黏膜色泽改变，或局部先出现硬结，进而转变为黏膜下波动感，应考虑局部黏膜坏死继发感染，可予以甲硝唑保留灌肠，并控制全身感染，如不能控制症状，应考虑手术治疗，使黏膜下感染得到适当的引流，进而使症状得到控制。

【预防措施】

1. 术前如有发热，应查明原因，积极治疗，待体温正常后再行手术。

2. 严格无菌操作，术后注意创腔引流。

3. 术前、术后应用抗生素预防感染。

六、感染

虽然肛肠科的基本手术都是在污染区进行的，但术后感染发生并不常见。这主要是由于术后伤口多为开放伤口，引流情况较好，伤口不易积存容易导致感染的污物，同时由于采用术后坐浴治疗，避免了大部分皮肤问题（蜂窝织炎、脓肿等）。肛门病术后感染大多是在对肛门、直肠和结肠疾病实施手术或治疗时引起的继发感染。原有的感染如肛周脓肿等不属于此范围。

【发生原因】

1. 手术或异物造成肛窦损伤而引起的肛窦炎，并可沿肛腺管和肛腺体蔓延。

2. 创口处理不当，如留有无效腔或止血不彻底而形成皮下血肿等继发感染。

3. 创面部引流不畅，积液、积脓。

4. 损伤或结扎较大血管，影响局部血供。

5. 因消毒不严，细菌随药品和器械进入组织。

6. 年老体弱患者，因本身抵抗力差，也易感染。

7. 无菌观念不强，消毒不严。

8. 操作粗暴，组织损伤多，创面粗糙。

9. 术后护理不当，创面换药错误，创面污染。

10. 年老体弱或糖尿病患者，易引起伤口感染。

11. 局部伤口缝合，未及时拆线，或局部粪便污染导致缝合局部感染。

12. 伤口粪便污染未及时处理。

【处理措施】

1. 局部出现红、肿、热、痛等感染征象时应及时处理，可外敷金黄散或黄连软膏，缝合的伤口可做间断拆线。

2. 脓肿已成者，应及时切开引流，防止感染扩散。

3. 有桥形愈合或引流不畅者，应及时敞开，填入纱条引流，防止假愈合。

4. 因感染继发大出血者，在止血的同时，应控制感染，促进创面修复。

5. 应用抗生素。为防止感染扩散，对患者做全身性抗感染治疗。

6. 中药熏洗。

7. 筋膜以下的严重感染，应及早扩创，多切口引流减压。对有窦道形成的应做利于引流的“8”字形切口，同时清除肉芽组织。对少数的特异性感染，彻底清创。

【预防措施】

伤口感染的形成是一个由量变到质变的过程，即由轻度沾染→污染→感染 3 种不同程度。伤口感染的预防首先要防止伤口受污染，还应争取使轻度沾染者向清洁转变，加速伤口愈合。

1. 手术前准备应充分，尽量清除会阴部异物颗粒、油垢、细菌等。

2. 手术时，应严格遵守无菌操作规则，彻底消毒手术部位及周围皮肤。如做内痔注射时必须在每次进针前进行消毒。

3. 手术要细致，尽量减少患者组织损伤。皮瓣对合应整齐，缝合不留无效腔，一般不做分层缝合，引流口应通畅。

4. 对潜行切断（如肛裂侧切等）的术式，应注意止血，防止形成皮下或深层组织的血肿。

5. 患者每天便后及时坐浴熏洗，换药时要注意患者创面清洁，肛瘘换药要保持引流通畅，使肉芽从基底部向上生长，防止皮瓣桥形愈合。

6. 对手术损伤较重、年老体弱、气血不足的患者，术后可内服中药黄连解毒汤、五味消毒饮、仙方活命饮等，以清热解毒，预防感染；服用补中益气汤、四物汤等方加减，以益气养血扶正，增强机体抗病力，必要时可给予全身支持。

7. 抗生素的预防用药：口服甲硝唑 0.2 g，每日 3 次，或术前 1 日起肌内注射或静脉滴注抗生素，每日 2 次至术后 3 天。

七、晕厥

晕厥是突然发生的大脑组织一过性供血不足，所引起的短暂意识丧失。主要表现为意识丧失、面色苍白、重者抽搐、心率快、血压低等。在肛肠手术后，由于种种不良因素的刺激，某些患者发生晕厥。虽多为一过性的，常不需特殊处理即可恢复，但因其发生时可导致意外伤害，故急需积极防治。

【发生原因】

1. 血管抑制性晕厥　常因手术刺激所引起的疼痛、恐惧、受惊、情绪紧张等因素诱发。通过反射而产生广泛的周围小血管扩张，血压显著下降，脑部在低血压的状态下出现缺血，而发生晕厥。

2. 排尿性晕厥　术后排尿或排尿结束时突发晕厥，多见于成人男性。

3. 直立性低血压　常见于术后卧床突然站立者，或高血压患者使用氯丙嗪等降压者，脑动脉硬化及慢性营养不良等患者。

4. 颈动脉窦综合征　常见于颈动脉窦过敏，应用洋地黄后、颈动脉硬化、血栓形成或狭窄，突然转动颈部或衣领过紧，肛肠手术时均可诱发晕厥。

5. 心源性晕厥　心律失常、其他心脏病。

6. 脑源性晕厥　脑动脉硬化，

7. 其他晕厥　低血糖、急性失血、极度疲劳、贫血等。

【处理措施】

晕厥发生突然，但常能迅速好转，一般采用以下措施。

1. 检测心率、血压、呼吸情况，必要时应查快速血糖。

2. 晕厥发作，立即平卧，头低足高位，松解衣领，必要时给予吸氧。

3. 如果为大出血，迅速补充血容量，立即止血。

4. 针刺人中、百会、涌泉等。

5. 饮热茶、姜糖、糖开水。

6. 恢复慢者，可用50%葡萄糖40 ml静脉注射，麻黄碱注射液0.25 mg，或盐酸去甲肾上腺素注射液0.3 mg皮下注射。

【预防措施】

1. 术前详细询问病史，如心脑血管疾病病史、晕厥史，全面查体，进行必要的化验检查。

2. 对有可能发生者，予以提防，有专人护理。

3. 对精神紧张者应做好心理疏导工作；术前用药；术中血污纱布、器械等应避开患者，尽可能减少刺激。

4. 麻醉应充分，尽量减少疼痛。

八、尿潴留

尿潴留是指患者手术后由各种因素引起的排尿不畅或不能自行排尿，尿液存留于膀胱内。多发于术后当日，亦有持续几日。是临床较为常见并发症，临床可表现为排尿不出，或不畅，小腹胀满，或排尿频频，点点滴滴（慢性尿潴留）。

【发生原因】

1. *解剖学因素* 肛门神经、会阴神经及阴茎背神经共同起源于第2～4骶神经前股合成的阴部神经，肛门和尿道部肌肉在会阴部有广泛的联系，因此，肛门直肠局部的手术创伤就很容易发生排尿不畅，甚至尿液潴留于膀胱。

2. *麻醉影响* 尿潴留的主要发病机制是膀胱肌收缩无力和尿道括约肌痉挛，而腰麻、骶管麻醉或硬外麻醉，除能阻滞阴部神经引起会阴部感觉丧失及肛门括约肌松弛外，还能同时阻滞盆内脏神经，引起膀胱平滑肌收缩无力和尿道括约肌痉挛，以致排尿不畅或不能自行排尿，这是术后早期尿潴留的主要发病原因。

3. *手术刺激* 肛门直肠手术局部麻醉不全，肛门括约肌松弛欠佳，手术操作粗暴，过度牵拉、挤压、捻挫或损伤邻近的健康组织，或在前方结扎过多的组织，或在前方注入大量的药液，使局部组织张力过大，压迫尿道，或为术后肛门疼痛、肛门括约肌痉挛收缩，反射性地引起膀胱颈部及尿道括约肌痉挛，从而发生尿潴留。

4. *填塞敷料压迫* 肛门直肠手术后，由于压迫止血，肛门或直肠内常需要填塞一定的敷料或纱条，如果填塞敷料或纱条过多，不仅可压迫尿道，直接影响排尿，而且肛门在敷料或纱条等异物的刺激下，可反射性地引起膀胱颈部和尿道括约肌痉挛而产生尿潴留。

5. *前列腺增生* 原有慢性前列腺增生患者常因肛门直肠的手术刺激而发生急性充血，加重前列腺增生症状，发生尿潴留。

6. *精神环境因素* 如果患者术后精神极为紧张，或是由于环境的突然改变，不习惯于在床上或病房内排尿，肛门及尿道括约肌不能松弛而发生尿潴留。

7. *年老体弱* 年老体弱、气血不足之人，由于膀胱平滑肌收缩无力，加之肛门术后，局部疼痛、肛门及尿道括约肌痉挛而发生术后尿潴留。

【处理措施】

1. *一般处理* 一般肛门直肠疾病局麻术后应鼓励患者适当饮水，及时排尿，如果术后8小时仍未排尿，小腹胀满，可给予局部热敷。如果因对环境改变或体位变化而排尿困难者，可搀扶患者去厕所排尿，并让患者听流水声，以起到暗示和条件反射等诱导作用，从而达到排尿之目的。

2. *松解敷料法* 如果系肛门直肠内外填塞纱条敷料过多、过紧，可直接给予松动敷料或拉出纱条少许，即可缓解尿道压迫的情况及肛门括约肌的痉挛情况，但要防止创面渗血。

3. *针灸疗法* 用针刺或隔姜灸中极、关元、气海、三阴交等穴，可帮助患者排尿。

4. *药物治疗* 可用新斯的明0.5 mg肌内注射，兴奋膀胱逼尿肌，以帮助排尿（适用于因麻醉药物作用而引起的尿潴留）；亦可口服特拉唑嗪 1 mg，拮抗 α_1 肾上腺素受体，改善慢性膀胱阻滞者的尿道功能和症状。中药可选用八正散、五苓散、金匮肾气丸等，或用单味鲜柳叶或干柳叶 30 ～ 60 g 水煎服，或用大葱 250 g，盐 200 g，共捣成泥状，炒热贴敷小腹部均可。

5. 导尿术　上述治疗无效而叩诊患者膀胱充盈平脐时，或患者自觉症状明显，可行保留导尿术。保留导尿术操作步骤如下。

（1）衣帽整洁，洗手，向患者讲解导尿的必要性，取得患者配合。

（2）患者仰卧屈膝位，两腿略外展，协助患者脱裤，将橡胶单、治疗单垫于臀下。

（3）清洗消毒外阴或阴茎。

（4）女性患者导尿时用左手分开并固定小阴唇，右手持导尿管插入尿道口 4 ～ 6 cm，见有尿后再插入 1 cm。男性患者导尿时用左手提起并固定阴茎，使阴茎与腹部呈 60°，右手持导尿管插入 20 ～ 22 cm，见有尿后再插入 2 cm。

（5）导尿完毕可拔出导尿管；需保留导尿者，向导尿管内注入生理盐水 10 ～ 15 ml，再将尿管固定于床旁，并定时排放尿液。注意：如果患者膀胱极度充盈，则首次导尿排放尿量不应超过 600 ml，以防止发生膀胱血肿。

6. 穿刺法　如果因导尿技术问题或尿道狭窄或有前列腺肥大，不能插入导尿管时，膀胱充盈较甚，患者痛苦较明显，此时，应及时给予膀胱穿刺进行排尿或行膀胱穿刺造口术，但穿刺时一定要注意无菌操作，以免继发感染。

【预防措施】

1. 手术前向患者讲明术中及术后可能会出现的一些反应，消除患者的紧张情绪和思想顾虑，取得患者的密切合作，让患者术前适应环境，锻炼改变体位排尿。

2. 选择有效麻醉方法，麻醉要完全，使患者肛门括约肌充分松弛。

3. 术中操作要熟练，动作要轻快、细致，尽量减少不必要的组织损伤。

4. 术中止血应彻底，减少肛门直肠内填塞的敷料、纱条，否则，纱条或敷料过多，可压迫尿道引起排尿困难。

5. 对手术创面较大者，为防止肛门疼痛引起尿道括约肌痉挛，必要时可于肛门局部注射长效镇痛药，减轻术后疼痛。

6. 如果使用丁哌卡因等维持时间较长的麻醉药，在麻醉作用消失以前，患者应限制饮水。

7. 对于原有前列腺肥大、膀胱结石、膀胱炎、尿道炎而表现为排尿不畅者，术前应给予适当治疗，待症状好转后再进行手术。

九、粪便嵌塞

肛肠病术后，患者便意减弱，加之环境的改变、饮食的改变，术后可能出现便秘，临床主要表现为大便干燥、排便困难、排便时间延长，甚至出现粪便嵌塞。积极治疗有利于伤口恢复和防止伤口感染和出血。

【发生原因】

1. 麻醉反应、伤口疼痛、卧床及腹胀等原因导致食欲缺乏；少渣流质饮食，食物中纤维素含量少，肠道蠕动减弱。

2. 伤口疼痛导致肛门括约肌痉挛。

3. 恐惧排便，延长排便间歇时间，致粪便水分被吸收过多。

4. 手术中过多损伤齿线附近组织，使排便反射破坏或降低。

5. 术后卧床时间过长，肠蠕动减慢。

6. 患者或因年老体弱，气血不足，或因手术损伤，气随血耗，排便无力，使粪便在肠内停留过久，肠燥便结，不易排出。

7. 使用阿片酊类抑制肠道蠕动的药物，或使用解热镇痛药汗出过多，肠内水分减少。

8. 术前行钡剂灌肠，钡剂没有完全排出而手术。

9. 既往有便秘病史。

【处理措施】

1. 术后肛门下坠，便意频繁者应进行肛管直肠指检，明确粪便嵌塞的程度。

2. 轻度者可以应用开塞露或甘油灌肠剂灌

肠，软化大便，使大便逐渐排出。

3. 如大量质硬或黏滞粪便嵌塞，需戴手套后将大便掏出。然后应用开塞露或甘油灌肠剂灌肠，将残留粪便排出。

4. 对大便干燥者可口服润肠通便药物，或针对患者的不同情况辨证施治应用中药治疗，如热结肠燥者可用大承气汤，气虚便秘者可应用补中益气汤，防止再次发生粪便嵌塞。

【预防措施】

1. 患者第 1 次排便前晚，服用润肠通便药物以助排便，如麻仁丸、液状石蜡等，必要时可外用开塞露帮助第 1 次大便的排出。

2. 多吃含纤维丰富的蔬菜水果。

3. 适当活动以增加肠蠕动，并指导患者养成良好的排便习惯。

十、肛管皮肤缺损

肛管皮肤缺损可以导致感觉性肛门失禁及直肠黏膜脱出，外翻的黏膜可分泌黏液，产生皮肤刺激和肛门瘙痒，外翻的黏膜还可以发生糜烂易出血等。

【发生原因】

1. 肛管皮肤缺损不是一个单独疾病，而是由痔瘘术后，特别是环痔切除术后，造成的一种手术后遗症。

2. 术中切除皮肤过多，或切口太低，切除了 Parks 韧带，由于肛管上皮缺损，可牵拉直肠黏膜翻于肛门外面。

3. 肛管直肠外伤。

4. 因治疗目的在肛管周围注射或涂抹的药物剂量过大，造成肛管皮肤损伤。

5. 肛周感染如皮肤坏疽、坏死性筋膜炎等造成肛管皮肤缺损。

【处理措施】

1. 较小的皮肤缺损可以通过坐浴、换药而自行修复。

2. 较大的皮肤缺损出现黏膜外翻、脱垂，或出现肛门狭窄、肛门失禁者，需手术治疗。采用肛门部皮肤移植术、肛管成形术，来修补肛管上皮的缺损，治愈黏膜外翻。对于缺损部的黏膜脱出，可用硬化剂消痔灵黏膜下注射。皮肤缺损区可做“S”形皮片肛管成形术。

【预防措施】

1. 痔手术时应注意保留皮桥，两处创面间保留的皮肤应在 2 mm 以上。肛管皮肤切除不得超过 3/5。

2. 避免在肛管周围注射或涂抹浓度过高、剂量过大的药物，以免皮肤化学性损伤。

十一、创口延迟愈合

常见肛肠手术切口愈合时间平均为 15 天，严重的混合痔一般不超过 4 周，术后大部分伤口在 5 ～ 6 周内愈合，几乎所有伤口都在 3 个月内愈合。肛瘘复杂，创口本身大而深，生长缓慢是正常的。肛门直肠血供丰富，且抗感染能力较强，一般创口愈合良好，但临床上仍有一些因素会导致创口愈合延迟。

1. 患者体质虚弱，营养不良，或有其他慢性疾病，如糖尿病、血液病、结核病、过敏体质等。

2. 手术切除皮肤太多，中间保留皮肤不够，肛管扩张功能不良，影响伤口愈合。

3. 术中切除皮肤过少，伤口中间保留皮肤太多，伤口对合不好，形成结节。

4. 肉芽组织过度增生或水肿，影响愈合。

5. 术时不仔细，未找到内口或内口处理不当，瘘管残留。

6. 伤口深部留有空腔，引流不畅形成窦道。

7. 引流不畅，创缘内翻。

8. 异物遗留（如线头、布类、鱼刺、敷料、过多凡士林积留等）。

9. 换药不当，处理欠及时，造成伤口粘连、假道形成，甚至伤口感染。

10. 有溃疡性结肠炎或克罗恩病存在。

【处理措施】

如果伤口生长缓慢，首先应仔细进行检查，找出原因。如为手术处理不当，可再次手术，切开支管，处理内口。如为肉芽组织水肿，可用高渗盐水湿敷或采用祛腐生肌中药外敷，无效时应予以剪除，出现桥形愈合应及时剪开，皮缘内翻应予修剪。如感染形成脓肿者，应及时切开引流。术后可配合使用理疗促进伤口局部循环，腐肉较多时，可使用红粉纱条祛腐生新。上皮组织生长缓慢的，可在局部使用珍珠粉等药物，促进上皮生长，加速组织修复。

【预防措施】

预防术后伤口愈合缓慢，首先在术前应明确患者是否有其他慢性疾病，如果有，应适当控制后再行手术。手术时，应根据不同病情选择适当的切口，避免切除过多皮肤而致切口过大。肛瘘或脓肿手术时，还应仔细寻找原发口，明确瘘管的形态和走向，切忌人为造成“内口”。对内口和所有管道都要正确处理，使引流通畅。换药时应注意伤口情况，及时清除伤口内异物，发现问题及时处理，确保伤口从基底部向外生长。

十二、吻合口瘘

吻合口瘘是直肠癌切除术后的主要并发症，随着对直肠癌肿瘤生物学和其浸润转移规律的认识，中、下段直肠癌手术保肛率明显增加，我国直肠癌病例中低位直肠癌约占 70%。由于全直肠系膜切除术普遍实施和双吻合技术的广泛应用，使低位直肠癌的保肛率有了很大的提高。但吻合口瘘仍是低位直肠癌保肛手术后常见并发症之一，目前文献报道其发生率为 10% 左右。如何预防、早期发现，及有效治疗吻合口瘘成为提高疗效的重要环节。

【发生原因】

吻合口瘘的发生原因是多方面的，既有局部解剖学因素，又有操作技术因素，还有全身因素。

1. *全身性因素*　全身情况差和肿瘤导致的消耗性体质改变；有糖尿病、心血管疾病史；长期使用肾上腺皮质激素。术前放、化疗等为术后发生吻合口瘘的主要原因。

2. *解剖学因素*　研究发现，低位直肠癌术后吻合口瘘发生率高与其本身的解剖特点有关。尸解和选择性肠系膜血管造影显示直肠中央部位有一潜在缺血区，造成结直肠吻合口相对缺血，使该处吻合口瘘发生率较其他部位高；也有资料显示，结肠中动脉缺如者占 25%，一旦结肠中动脉缺如，其近端的血供要靠右结肠血管的血管弓供血，有的左结肠动脉与结肠中动脉之间无吻合，边缘动脉也很少，直肠上动脉与乙状结肠动脉最下支之间无吻合，存在 Sudeck 点。长的血供距离，势必影响远端的血供。部分缺血手术中往往表现不是十分明显，如果进行肠管吻合，影响吻合口的愈合。

3. *肠道因素*　肠道准备不充分，术后肠道内有大量内容物淤积，易致肠管水肿、污染，一旦肠蠕动恢复后，造成吻合口压力升高，易出现吻合口瘘。

4. *手术技术因素*　吻合口张力过大或血供不良引起吻合口漏，在远端直肠长度不变的情况下，随着近侧结肠切除长度的增加，结肠直肠吻合口张力增大，瘘的发生率随之递增。引流管放置位置不正确，继发感染累及吻合口或引流管过于粗大，压迫吻合口，造成吻合口瘘。术中肠管切除过多，肠系膜游离不充分，吻合时容易产生张力，术后直肠腔内压力过高及肠蠕动恢复后肠内容物积聚于吻合口，也可使吻合口产生张力而影响愈合。手术创面大，术后骶前形成一腔隙，如果引流不畅，容易积血或积液，而继发感染，影响吻合口的愈合。吻合器使用不当：吻合器型号选择不恰当，过粗可使肠管撕裂，过细可能吻合不全，均易发生吻合口瘘；吻合时两端肠管的脂肪垂，肠系膜未充分游离或周围组织嵌入，吻合时不能使两端肠管对合完好，也易引起吻合口瘘。

【处理措施】

吻合口瘘一般发生在术后 1 周左右，因此引流管应留置 1 周以上，可疑发生吻合口瘘的留置时间应该更长。如果患者术后出现体温升高、末梢血白细胞计数增高、骶前引流管内出现粪性液体，则提示可能发生了吻合口瘘，必要时可经骶前引流管注入亚甲蓝或复方泛影葡胺造影予以证实。一旦确定吻合口瘘存在，首先应评价其对全身的影响。如果患者无腹部压痛和反跳痛等腹膜刺激征表现，提示炎症局限于盆腔，应尽早放置肛门冲洗装置以减少盆腔污染，促进肠瘘愈合。小的瘘口，漏量不大，一般可以通过非手术治疗治愈，常用的方法有：禁食或少渣饮食；加强全身营养支持，纠正水、电解质和酸碱平衡紊乱；骶前双套管负压吸引，适当予以甲硝唑、庆大霉素等局部冲洗；同时根据药敏试验选择有效的抗生素静脉用药；适时应用生长抑素减少漏量。经全身和局部处理，引流量逐渐减少变清，可逐步拔出引流管，使瘘口早日封闭。吻合口瘘的治疗需时较长，患者和医师都要有足够的耐心。如果经 2 ～ 3 周的非手术治疗，病情仍无明显好转或漏出量增大，则需做近端结肠造口转流粪便，使吻合口旷置，一般选择横结肠造口，3 ～ 6 个月后钡剂灌肠检查发现吻合口瘘已封闭，再进行第 3 次手术还纳造口。

下列情况应积极行结肠造口，转流粪便：①急性弥漫性腹膜炎；②估计瘘口较大，短期内难以自愈；③全身中毒症状明显；④年龄大、营养差、心肺功能减退，难以耐受较长时间的全胃肠道外营养；⑤原置引流管已拔除。局部处理有困难，手术方式一般采用横结肠或回肠造口，也有报道采用 Hartmann 手术，手术中离断原吻合口，吻合口远侧肠管封闭，近端肠管拉出行单腔造口。

【预防措施】

1. 术前应重视患者的全身情况，尽量改善患者的一般状况，输血，补充白蛋白、进行肠内外营养，改善患者的营养状况，积极治疗高血压、心脏病、糖尿病等基础疾病。术后也要积极地进行营养支持，为吻合口的生长提供足够的原料。

2. 术前应进行充分的肠道准备，一般要求术前 3 日开始进流质饮食，并同时口服抗生素及泻药。梗阻经上述方法肠道准备不满意，可术中进行全肠道灌洗。

3. 术中游离肠管时不可过分，既要做到切除的根治性，也要尽可能地保留两端肠管的血管，保证吻合口的血供良好。吻合时吻合口不可有张力，必要时可游离脾结肠韧带。肠管使用剪刀或手术刀离断而不使用电刀，不仅可以观察残端血供情况，同时也避免灼伤。吻合器的使用要得当，击发前要检查是否有周围组织嵌入，两端肠管对合是否完好。特别是成角的部位，是吻合口瘘的好发部位，必要时可浆膜层加缝几针，既可减轻张力，也可加牢吻合口。吻合后常规指诊以了解吻合口完整性，继之钳夹吻合口近端肠管，经肛门注气 100 ～ 150 ml 再次确认吻合是否严密，一旦发现吻合不佳，立即用三把小“S”形拉钩牵开肛门，显露吻合口，以 4-0 号丝线加固，确保吻合口缝合完整。

4. 引流管的位置摆放要恰当，既要引流通畅，也要不压迫吻合口，一般距吻合口 2 cm 较恰当，切不可使引流管横过吻合口。引流物明显减少后及时退出骶前负压吸引管，可避免因管道刺激或负压持续作用于吻合口而致吻合口瘘，通常采用通气后即旋转并退管 4 ～ 5 cm；退管 2 ～ 3 天后拔除引流管。

十三、性功能障碍

结肠和直肠切除术后，男女患者都可以发生性功能障碍。

【发生原因】

1. 女性炎症性肠病患者行回肠直肠吻合术比回肠造口术更易发生性交痛（回肠直肠吻合术后发病率为 53%，回肠造口术后发病率为 10%）。女性肠造口患者结婚率低，性生活少，这可能是造口引起的精神作用所致。然而几年之后许多患者经过调整后有满意的性生活。

2. 炎症性肠病行直肠结肠切除术后的女性患者生育率低，这可能是由于狭窄、粘连或子宫移位等引起的。

3. 直肠切除低位吻合的男性患者据报道其性功能障碍发生率为 10% ～ 65%。大部分病例报道其发生率在 40% ～ 50%，其百分比随年龄而增加。许多患者手术前在性方面就不很活跃，了解这一点也是有价值的。进行低位前切除患者可有不射精、勃起无力，或两者均有。

4. 进行腹会阴切除术后的患者其性功能障碍发生率在 50% ～ 100%。25% ～ 100% 的男性患者在传统直肠癌根治手术后发生完全或部分勃起功能障碍，19% ～ 59% 的患者丧失射精功能。

总之，副交感神经（骨盆神经）损伤将导致勃起反射丧失和阳痿。下腹部交感神经通路的破坏将导致不射精；肠系膜神经丛破坏将引起逆行射精，这是由于射精时膀胱颈不能关闭所致。

【处理措施】

1. 在治疗阳痿患者时，首先确定患者的性功能障碍是属于精神性的，还是属于器质性的。

2. 必须了解术前的性生活情况，确定这时患者渴望什么。一些患者，特别是老年人，可能不需要治疗。

3. 精神性阳痿患者可通过心理治疗或通过辨证运用中药进行调理。

4. 对器质性阳痿患者，早期可给予维生素 B_1、维生素 B_{12} 等神经营养药促进其早日恢复；对于不能恢复者，可以考虑进行阴茎假体植入。但关键是要正确选择患者，权衡患者需要和期望与放置植入物的危险。

【预防措施】

1. 常规预防措施

（1）在行直肠癌根治术时，尽量避免紧靠直肠外侧处理侧韧带。

（2）游离时避免过度牵拉直肠，也可减少损伤。

（3）如果术中解剖分离盆腔神经丛和腹下神经，并加以保护，可有效预防性功能障碍。保留患者的下腹神经（即保留患者的射精功能）和骨盆内脏神经（保留患者的勃起功能）对患者是极其重要的。为改善直肠癌患者术后的生活质量，应尽可能地使患者泌尿系统及生殖功能维持正常。近年保留盆腔自主神经的直肠癌根治术（pelvic autonomic nerve preservation，PANP）已逐渐开展。

2. 直肠癌手术神经保护

（1）肠系膜下动脉根部及腹主动脉前的肠系膜下动脉神经丛和腹主动脉丛。

（2）骶前的腹下神经丛和两侧的腹下神经。

（3）腹膜反折下直肠壶腹两侧的盆丛。

（4）第 2 ～ 4 骶骨发出的盆内脏神经。

（5）直肠前方精囊和前列腺包膜附近的盆丛传出神经分支。骶前和精囊部位是盆腔自主神经最易损伤的部位，其原因是在传统直肠癌根治术中，直肠前后壁游离靠手法钝性分离，动作粗暴而且盲目，极易造成盆腔自主神经损伤和骶前静脉破裂大出血。

（6）全系膜直肠切除术强调在直视下锐性分离，对于保留盆腔自主神经丛有重要意义。

（7）分离直肠前壁时，应在 Denonvilliers 筋膜两层之间进行，避免损伤支配泌尿生殖系统的神经分支。

（8）直肠癌根治术中，实施 PANP 的关键是要熟悉盆腔自主神经的解剖和直肠各段淋巴结转移的规律；其次是要手术视野暴露清楚，注意手术中的解剖层次。

第四节　结肠造口术后并发症处理

结肠造口术后的并发症有局部缺血坏死、狭窄、造口旁疝、黏膜或结肠全层脱垂、肠扭转、脓毒血症、结肠造口穿孔、出血等。脱垂、疝和狭窄更常发生在结肠造口，而表皮脱落并不常见，因为排泄的物质与回肠造口不同。

一、造口坏死

结肠造口坏死是由于造口的血供不足而引起的，这种并发症在端式造口比襻式造口多见。坏死常局限于造口肠段的端缘，外置肠段全部坏死并延伸到腹腔内肠段而导致腹膜炎者较少见。为了及时发现和处理造口坏死，术后5天内应每天检查造口至少1次。正常黏膜颜色红润，有光泽，但可稍水肿并膨隆，触碰后可出现出血点；如果出现坏死现象，则黏膜失去光泽，呈暗红色、青紫色或灰黑色，可带有恶臭分泌物，造口周围腹壁皮肤红肿疼痛。

【发生原因】

1. 术中损伤了结肠边缘动脉。

2. 腹壁造口处开孔太小或缝合过紧而影响肠壁及其系膜的血供。

3. 造口肠段及其系膜拉出时发生扭曲或有张力。

【处理措施】

1. 在治疗前需判明坏死范围，如坏死位置表浅而局限，可在坏死区分界清楚后将坏死部分切除，局部放置引流，应用抗生素。

2. 坏死区延伸到腹膜内，已不能清楚地看到正常肠管时，应立即手术，以免结肠坏死回缩进腹腔内，引起肠内容物外溢而造成粪汁性腹膜炎。

3. 手术方式选择：①如原为腹膜外结肠造口，切口可从造口处向外上方延长（如原造口在左下腹），暴露坏死肠管至正常组织，游离足够长度的正常肠管，提出腹膜外，切除坏死组织，行再次造口。②如原为腹膜内结肠造口，可经原切口探查腹腔，拆除结肠与腹侧壁之间的缝线，游离到血供良好的结肠，重新造口。③如造口肠管或系膜较短，提出困难，可向上在就近处造口，原切口修补后改做引流孔；如坏死段范围广泛，亦可改做横结肠造口，切忌勉强拉出，以免造成术后肠管回缩。

【预防措施】

1. 分离和切断结肠时切勿损伤肠段系膜内的供应动脉。闭合结肠旁沟或将肠段与造口处腹膜固定缝合时，亦应避免缝扎系膜内的供应动脉。

2. 应注意到腹壁开孔的大小，一般以在造口肠段旁能插入一个手指为度。

3. 造口的肠段必须做充分的游离，保证有足够的长度。造口肠段拉出切口后应再次检查肠管有无扭曲现象。

二、造口回缩

【发生原因】

1. 双腔造口回缩机会多，常因结肠游离不充分、结肠短、外置结肠有张力，或过早去除支持肠管的玻璃棒而发生。

2. 腹壁太厚或术后高度腹胀、术后早期经造口插管灌洗，或用手指进行扩张时用力过猛。

3. 腹腔内有炎症、瘢痕粘连、癌肿浸润等也是造口回缩的原因。

4. 伴有结肠梗阻的患者如外置肠段长度不够，当结肠排空后，肠壁收缩，更有发生造口回缩的危险。

【处理措施】

1. 造口回缩的处理方法取决于回缩的程度。如部分回缩，肠端尚在腹膜外，一般无须做紧急手术，但需加强对创面的护理，严密观察回缩进展情况。

2. 如肠造口断端已回缩到腹腔，产生腹膜炎征象，则应立即行剖腹术。一般扩大原造口切口，将其斜向上延长（如原造口在左下腹部），游离结肠后无张力地提出腹膜外。局部污染严重、肠管或系膜提出困难时，可另选造口位置。

【预防措施】

1. 术前或术中认真评估造口时结肠预留的长度，提出的结肠应确保无张力。

2. 延长拔除襻式造口应用支持杆（玻璃棒）的时间。

3. 通过襻式造口结肠的系膜孔将两侧的腹膜或皮肤缝合。

4. 造口护理时切勿用力过猛。

三、结肠造口黏膜脱垂

结肠造口黏膜脱垂常发生于游离度较大的部位，如横结肠部位发生率较高，附着于后腹壁的降结肠部位发生率低。既可见于末端结肠造口，也可见于襻式结肠造口。脱垂发生的程度不同，可从几厘米到 30 cm 或更多。

【发生原因】

1. 便秘、腹泻、咳喘、过度肥胖等造成持续性腹内压升高。

2. 造口在腹直肌外侧，存在一定程度的造口旁薄弱或缺损，缺乏组织的支持。

3. 造口处切口过长、过大。

【处理措施】

1. 临时性造口可以用腹带维持直至准备关闭造口时。

2. 仅是黏膜脱垂时可用硬化剂注射，使其与周围组织固定。

3. 如果延迟结肠造口的关闭无限期，而且脱垂产生明显的症状时，可将脱垂的远端结肠送回腹内。将远端结肠缝合留在腹腔内，近侧与皮肤缝合形成末端结肠造口，用不吸收缝线缝合筋膜以减少缺损。

4. 末端结肠造口出现脱垂时，可用切除多余的脱垂部分收紧腹部开口。

5. 如果将结肠造口重建是防止复发的更确定的方法。

【预防措施】

1. 对于引起持续性腹压增高的原因进行早期对症治疗，有助于防止形成造口脱垂。

2. 将造口的结肠通过腹直肌，以加强周围组织支持，预防发生造口脱垂。

3. 用非吸收性缝线将腹膜、腹直肌鞘与结肠缝合固定。

4. 腹膜外结肠造口能减少继发脱垂的可能性。

四、结肠造口穿孔

穿孔部位常在结肠缝合于腹壁部分，结肠附着固定与游离之结合处亦多见。

【发生原因】

1. 早期发生原因与手术操作有关，如电灼时损伤结肠；结肠与侧腹壁固定造口时缝线穿透结肠全层或缝扎过紧；牵拉结肠用力过度。

2. 机械性损伤所致，如结肠灌洗或钡剂灌肠时管头刺破结肠。

3. 结肠造口进行钡剂灌肠造成的穿孔。

【处理措施】

1. 穿孔发生于腹膜内，短期内即可引起腹痛，产生腹膜炎征象，一旦确诊应立即手术。根据穿孔大小、时间及污染情况决定手术方式。穿孔小、时间短者可做修补术或将肠管提出腹膜外固定并修补，放置引流；穿孔大、污染严重者可行横结肠或近端肛管造口以转流粪便。

2. 穿孔在腹膜外可引起腹壁层组织感染，必须及时广泛引流，可用灌肠来控制粪便外漏，勤换敷料，促进愈合。非手术治疗无效或手术后期继发于肠道炎症疾病（如憩室炎、克罗恩病）引起穿孔成瘘管，需切除瘘管及病变部，重建造口。

【预防措施】

1. 固定结肠时可利用肠系膜、肠脂垂进行缝合，或缝合仅穿过浆膜层进行固定缝合。

2. 仔细检查治疗的器械、物品是否存在缺陷，如有缺陷及时予以更换，以防损伤肠管引起穿孔。

五、造口狭窄

造口发生狭窄后结肠排空不畅，易导致排便过频，或粪便变细，也可出现低位不全梗阻的临床表现。

【发生原因】

1. 结肠造口狭窄大部分都是由于局部缺血

引起的。

2. 局部感染和皮肤开口太小。

3. 外露的结肠浆膜因受粪便等刺激引起浆膜炎，产生肉芽组织增生，继之发生瘢痕收缩，形成环状狭窄。

【处理措施】

1. 狭窄程度较小的患者可用漏斗或导管灌洗。

2. 当狭窄环尚能通过全部小指或示指尖时，则每天以手指扩张造口 1 ～ 2 次，以能通过全部示指为度。充分扩张常常引起严重的疼痛，容易产生出血和更多的瘢痕组织。

3. 对非手术治疗无效的有症状患者，或狭窄环已不能通过小指时，应将造口肠段外围的一圈瘢痕组织做环形切除，用细肠线将肠壁与皮肤边缘重新间断缝合，或采用放射状切口及“Z”形切口重新缝合切缘。

4. 造口肠端狭窄指检时须注意肠管旁是否有肿块、疝等存在，如果有则应根据具体情况进行手术治疗。

【预防措施】

可将腹外斜肌腱膜或腹直肌前鞘做“十”字形切开或圆形切除一块，以防开孔过小。同时应注意造口端的血供。术后 1 周开始每天以示指或中指扩张造口 1 ～ 2 次，可嘱患者坚持 1 ～ 3 个月，以免发生狭窄。

六、造口出血

【发生原因】

1. 创伤，如造口袋与黏膜的摩擦造成造口部黏膜糜烂所致。

2. 扩张造口时操作粗暴，导致黏膜撕裂。

3. 肠壁血管结扎不牢。

4. 造口部位的肠管静脉曲张破裂出血。

【处理措施】

1. 如出血量少，则保持局部清洁，更换粪袋，促进创口愈合。

2. 静脉曲张所致出血可使用硬化剂局部注射。

3. 肠管系膜处出血且出血部位较深者，则需压迫或结扎止血。

4. 如从肠腔内出血，就需要进行结肠镜检查，明确出血部位及性质后对症处理。

【预防措施】

1. 使用柔软的物品，减少对造口黏膜的摩擦、刺激。

2. 造口时对造口肠管的止血要彻底。

3. 造口检查时操作应轻柔，以免损伤黏膜，或将黏膜与皮肤连接处撕裂。

七、造口旁疝

绝大部分患者都存在一定程度的造口旁薄弱或缺损，随着时间的延长，疝的发生率增加，但只有少数患者（可能有 15% 左右）需要手术治疗。

【发生原因】

1. 与造口位置选择、造口的技术及手术前后处理有关。如造口途径选择在腹直肌的外侧就比经腹直肌的发病率高。

2. 过度肥胖、持续腹内压升高等因素使造口肠管与周周组织分离，从而诱发造口旁疝的发生。

3. 造口术后局部感染、周围组织营养不良，出现萎缩等。

【处理措施】

1. 早期或症状轻微的经用合适腹带或特制的造口袋后症状可缓解，并可预防其发展。

2. 疝的存在妨碍结肠造口灌洗或使造口袋佩戴困难者需手术治疗。

3. 疝脱出巨大，或疝颈过小复位困难，或有造成嵌顿疝可能者，应手术治疗。

4. 疝手术应根据具体情况行疝修补，或将结肠造口更换位置。

【预防措施】

1. 采用腹膜外结肠造口可降低造口旁疝的发生率。因造口肠段经腹膜外引出，消除了结肠旁沟间隙，排除了小肠内疝的潜在危险，又因被覆的腹膜有一定的保护作用，可防止造口回缩、脱垂及旁疝的发生，且可减少梗阻、狭窄和造口水肿等并发症。

2. 仔细将穿过腹壁的结肠与腹膜、鞘膜等组织缝合，间距适中。

3. 永久性造口可将造口通过左侧腹直肌，以降低疝的发生率。

4. 采取有效的方法降低腹压增高的因素，以减少造口旁疝的发生。

八、造口周围皮肤病

【发生原因】

造口周围皮炎是最易发生的并发症，轻则红肿，重则糜烂，原因可为排泄物漏出刺激皮肤引起接触性皮炎、造口器材引起的损伤性皮炎，及念珠菌感染。营养不良或糖尿病会增加感染机会。

【处理措施】

1. 造口器材所致者则需要更换。

2. 接触性皮炎的治疗应使用皮肤保护软膏、油剂等药物（如氧化锌油膏等）治疗。

3. 顽固性糜烂、溃疡属真菌感染者，外用制霉菌素。

4. 如经各种治疗无效，可考虑手术改换造口位置。

【预防措施】

1. 选择佩戴合适的、刺激性小的造口器材，避免损伤周围组织。

2. 造口周围皮肤需要经常清洁，减少排泄物对皮肤的刺激。

3. 造口处黏膜应高出皮肤 2 ～ 3cm，使粪便排出时尽可能少地接触皮肤而直接进入造口袋。

4. 加强营养，增强体质，积极控制血糖，减少皮肤感染的机会。

第五节　休　　克

休克（shock）是机体遭到强烈的损害性刺激后产生的一种以有效循环血容量减少、组织灌注不足、细胞代谢紊乱，和功能受损为主要病理生理改变的综合征。休克的发生、发展呈序贯性。在休克的早期，及时采取措施恢复有效的组织灌注，可限制细胞损害的程度和范围；相反，如果已发生的代谢紊乱无限制地加重，细胞损害广泛扩展，可导致多器官功能不全（MODS）或衰竭（MOF），发展成不可逆性休克。因此，认识休克不同阶段的病理生理特点，及时采取措施防治是十分重要的。

休克以血压下降、脉细数、脉压小、皮肤湿冷、呼吸浅快、尿量减少、面色苍白、发绀、神志恍惚、烦躁不安、反应迟钝或昏迷等为特征。属于中医学“厥脱证”范畴，并认为“厥”为急证，“脱”为危证；又根据致邪病因，分为气厥（过敏性休克）、心厥（心源性休克）、血脱（失血性休克）、液脱（失液性休克）。

【发生原因】

休克的分类至今尚无统一意见，临床上大多按病因分为以下 5 类：低血容量性、感染性、心源性、神经性和过敏性休克。把创伤和失血引起的休克划入低血容量性休克，而低血容量性和感染性休克在外科最常见。

1. 失血失液性休克　常见病因有上消化道出血、宫外孕破裂出血、动脉瘤破裂及肝、脾和大动脉破裂出血。一次急性失血量超过全身血容量的 20% 时，即可引起休克；超过 50% 时，可因休克而死亡。此外，水和电解质严重紊乱也可引起休克。

2. 创伤性休克　常见病因有严重烧伤、骨折、内脏损伤、软组织挤压伤，大手术、创伤引起的剧烈疼痛，血浆的渗出或全血丧失及组织破坏后毒素吸收。

3. 感染性休克　又称脓毒性休克，系外科脓毒症（如膈下、腹腔、盆腔和肝等部位的脓肿）和败血症（如重症胆道感染、急性腹膜炎等）引起的休克。

4. *其他类型休克*　多见于内科或麻醉病例，如心源性休克，常见于大面积心肌梗死、室壁瘤形成、严重心律失常、急性心肌炎和心脏压塞；过敏性休克多发生于对青霉素、普鲁卡因、血清制剂和疫苗过敏者；神经源性休克则见于腰椎麻醉、高位脊髓损害或由剧烈疼痛而引起。

【病理生理】

有效循环血容量锐减及组织灌注不足是各类休克共同的病理生理基础，其他与休克有关的病理生理过程还包括微循环改变、代谢变化和重要器官的功能变化。

在有效循环量不足而引起休克的过程中，占总循环量20%的微循环也相应地发生不同阶段的变化。

1. *休克早期（缺血缺氧期或反应代偿期）*　由于有效循环血容量显著减少，引起组织灌注不足和细胞缺氧，同时因循环容量降低引起动脉血压下降，此时机体通过一系列代偿机制调节和矫正所发生的病理变化，包括：通过主动脉弓和颈动脉窦压力感受器引起血管舒缩中枢加压反射，交感-肾上腺轴兴奋导致大量儿茶酚胺释放及肾素-血管紧张素分泌增加等环节，可引起心搏加快、心排血量增加，以维持循环容量相对稳定；又通过选择性收缩外周（皮肤、骨骼肌）和内脏（如肝、脾、胃肠）的小血管使循环血量重新分布，保证心、脑等重要器官的有效灌注。由于内脏小动、静脉血管平滑肌及毛细血管前括约肌受儿茶酚胺等激素的影响发生强烈收缩，动、静脉间短路开放，结果外周血管阻力和回心血量均有所增加；毛细血管前括约肌收缩和后括约肌相对开放有助于组织液回吸收和血容量得到部分补偿。但微循环内因前括约肌收缩而致“只出不进”，血量减少，组织仍处于低灌注、缺氧状态。如果能在此时祛除病因积极复苏，休克常较容易得到纠正。

2. *休克中期（淤血缺氧期或失代偿期）*　如果休克继续进展，微循环将进一步因动静脉短路和直接通道大量开放，使原有的组织灌注不足更为加重，细胞因严重缺氧处于无氧代谢状况，并出现能量不足、乳酸类产物蓄积和舒张血管的介质如组胺、缓激肽等释放，这些物质可直接引起毛细血管前括约肌舒张，而后括约肌则因对其敏感性低仍处于收缩状态。结果微循环内“只进不出”，血液滞留、毛细血管网内静水压升高、通透性增强致血浆外渗、血液浓缩和血液黏稠度增加，又进一步降低回心血量，导致心排血量继续下降，心、脑器官灌注不足，休克加重而进入抑制期。此时微循环的特点是广泛扩张。临床上患者表现为血压进行性下降，意识模糊、发绀和酸中毒。

3. *休克后期（弥散性血管内凝血期，DIC）*　如果病情继续发展，便进入不可逆性休克。淤滞在微循环内的黏稠血液在酸性环境中处于高凝状态，红细胞和血小板容易发生聚集并在血管内形成微血栓，甚至引起弥散性血管内凝血。此时，由于组织缺少血液灌注，细胞处于严重缺氧和缺乏能量的状况，细胞内的溶酶体膜破裂，溶酶体内多种酸性水解酶溢出，引起细胞自溶并损害周围其他的细胞，最终引起大片组织、器官乃至多个脏器功能受损。

【代谢变化】

在微循环失常、灌注不足和细胞缺氧情况下，体内出现无氧代谢下的糖酵解过程以提供维持生命活动所必需的能量。

1. *糖酵解过程*　原来葡萄糖有氧代谢的开始阶段，要经糖酵解过程，1分子葡萄糖产生2分子丙酮酸，生成的丙酮酸在脱氢酶作用下，先氧化脱羟成为乙酰辅酶A，然后进入三羧酸循环，进一步氧化成二氧化碳和水，并产生38个ATP分子，约可提供2 870 kJ的热量，而无氧条件下丙酮酸只能还原成乳酸盐，产生2个ATP分子，仅提供197 kJ热量，约相当于有氧代谢供能量的6.9%，随着无氧代谢的加重，乳酸盐不断增加，丙酮酸盐下降。因此，在没有其他原因造成高乳酸血症的情况下，乳酸盐的含量和乳酸盐/丙酮酸盐（L/P）比值，可以反映患者细胞缺氧的情况（正常比值＜10，比值＞15～20作为缺氧的参考阈值）。

2. 乳酸代谢能力下降　休克加重时，除因微循环障碍不能及时清除酸性产物外，还因肝对乳酸代谢的能力下降，导致乳酸盐不断堆积，呈明显酸中毒。当轻度酸中毒（pH＞7.2）时，机体仍可受儿茶酚胺的刺激，引起心率加快、心排血量增加和血管收缩。当发展至重度酸中毒（pH＜7.2）时，则出现心率减慢、血管扩张和心排血量降低及呼吸加深、加快等。此外，酸中毒还降低心室纤颤的阈值，使氧合血红蛋白的解离曲线右移，降低血红蛋白与氧的亲和力。

3. 屏障功能障碍　代谢性酸中毒和能量不足还影响细胞各种膜的屏障功能。除了前面提到的溶酶体膜外，还影响细胞膜、核膜、线粒体膜、内质网膜、高尔基体膜等质膜的稳定及跨膜传导、运输和细胞吞饮及吞噬等功能。

4. 离子泵功能障碍　细胞膜受损后除通透性增加外，还出现细胞膜上离子泵的功能障碍，如 Na^{+}-K^{+} 泵、钙泵，表现为细胞内外离子及体液分布异常，如钠、钙离子进入细胞内不能排出，钾离子则在细胞外无法进入细胞内，导致血钠降低、血钾升高，细胞外液随钠离子进入细胞内，引起细胞外液减少和细胞肿胀、死亡，而大量钙离子进入细胞内除激活溶酶体外，还导致线粒体内钙离子升高，并从多方面破坏线粒体。

5. 溶酶体膜破裂　除前面提到释放出许多引起细胞自溶和组织损伤的水解酶外，还可产生心肌抑制因子（MDF）、缓激肽等毒性因子。线粒体膜发生损伤后，引起膜脂降解产生血栓素、白三烯等毒性产物，呈现线粒体肿胀、线粒体嵴消失、细胞氧化磷酸化障碍，从而影响能量生成。

6. 能量产生不足　影响细胞某些受体的生成，如肾上腺皮质激素受体显著减少致激素的功能明显减弱，使休克的病程更加复杂。

7. 重要器官功能变化　休克时由于小动脉痉挛、微循环障碍和弥散性血管内凝血造成的微小栓塞，使器官的部分组织因严重的缺血、缺氧而发生组织细胞的变性、坏死和出血，从而导致许多内脏器官的功能障碍。在移缓济急的血液重新分布过程中，循环血量越少的器官，其受到的损害也越严重。因此，肾和胃肠道受休克缺血缺氧的损伤是首当其冲的。但休克严重时，脑、肺、心、肝等均可发生损害，从而引起各器官的功能障碍。

【临床表现】

按照休克的发病过程可分为休克代偿期和休克抑制期，或称休克早期和休克期。

1. 休克代偿期　由于机体对有效循环血容量的减少早期有相应的代偿能力，患者的中枢神经系统兴奋性提高，交感-肾上腺轴兴奋。表现为精神紧张、兴奋或烦躁不安、皮肤苍白、四肢厥冷、心率加快、脉压小、呼吸加快、尿量减少等。此时，如处理及时、得当，休克可较快得到纠正，否则病情继续发展，进入休克抑制期。

2. 休克抑制期　患者表现为神情淡漠、反应迟钝，甚至可出现意识模糊或昏迷，出冷汗、口唇肢端发绀，脉搏细速，血压进行性下降。严重时，全身皮肤、黏膜明显发绀，四肢厥冷，脉搏摸不清，血压测不出，尿少甚至无尿。如果皮肤、黏膜出现瘀斑或消化道出血，提示病情已发展致弥散性血管内凝血阶段。如果出现进行性呼吸困难、脉速、烦躁、发绀，予吸氧而不能改善呼吸状态，应考虑并发呼吸窘迫综合征。表9-1列出了休克的临床表现要点。

【监测措施】

通过监测不但可了解病情变化和治疗反应，并可为调整治疗方案提供客观依据。

1. 一般监测

（1）精神状态：是脑组织血液灌流和全身循环状况的反应。如患者神志清楚，对外界的刺激能正常反应，说明患者循环血量已基本足够；相反，如果患者表情淡漠、不安、谵妄或嗜睡、昏迷，反映脑因血循环不良而发生障碍。

（2）皮肤温度、色泽：是体表灌流情况的

表 9-1　临床表现和休克的程度

分期	程度	神志	口渴	皮肤黏膜		脉搏	血压	体表血管	尿量	估计失血量
				色泽	温度					
休克代偿期	轻度	神志清楚，伴有痛苦表情和精神紧张	口渴	开始苍白	正常，发凉	＜100次/分	收缩压正常或稍升高，舒张压增高，脉压缩小	正常	正常	20%（800ml）以下
	中度	神志尚清表情淡漠	很口渴	苍白	发冷	100～120次/分	收缩压为90～70mmHg，脉压小	表浅静脉塌陷，毛细血管充盈迟缓	尿少	20%～40%（800～1600ml）
休克抑制期	重度	意识模糊，甚至昏迷	非常口渴，可能无主诉	显著苍白，肢端青紫	厥冷（肢端更明显）	速而细弱，或摸不清	收缩压在67.75mmHg以下或测不到	毛细血管充盈非常迟缓，表浅静脉塌陷	尿少或无尿	40%（1 600ml以上）

标志。如患者的四肢温暖，皮肤干燥，轻压指甲或口唇时，局部暂时缺血呈苍白，松压后色泽迅速转为正常，表明末梢循环已恢复，休克好转；反之则说明休克情况仍存在。

（3）血压：维持稳定的血压在休克治疗中十分重要。但是，血压并不是反映休克程度最敏感的指标。如心排血量已有明显下降时，血压的下降常滞后约40分钟；当心排血量尚未完全恢复时，血压可已趋正常。因此，在判断病情时，还应兼顾其他的参数进行综合分析。在观察血压情况时，还要强调应定时测量、比较。通常认为收缩压＜90mmHg、脉压＜20mmHg是休克存在的表现；血压回升、脉压增大则是休克好转的征象。

（4）脉率：其变化多出现在血压变化之前。当血压还较低，但脉率已恢复且肢体温暖者，常表示休克趋向好转。常用脉率/收缩压（mmHg）计算休克指数，帮助判定休克的有无及轻重。指数为0.5多表示无休克；＞1.0～1.5有休克；＞2.0为严重休克。

（5）尿量：是反映肾血液灌注情况的有用指标。尿少通常是早期休克和休克复苏不完全的表现。对疑有休克或已确诊者，应观察每小时尿量，必要时留置导尿管。尿量＜25ml/h，比重增加者表明仍存在肾血管收缩和供血量不足；血压正常但尿量仍少且比重偏低者，提示有急性肾衰竭可能。当尿量维持在30ml/h以上时，则休克已纠正。此外，创伤危重患者复苏时使用高渗溶液者可能产生明显的利尿作用；涉及垂体后叶的颅脑损伤可出现尿崩现象；尿路损伤可导致少尿与无尿。判断病情时应予以注意。

2. 特殊监测

（1）中心静脉压（CVP）：代表了右心房或者胸腔段腔静脉内压力的变化，在反映全身血容量及心功能状况方面一般比动脉压要早。CVP的正常值为0.49～0.98kPa（5～10 cmH_2O）。当CVP＜0.49kPa时，表示血容量不足；高于1.47kPa（15 cmH_2O）时，提示心功能不全、静脉血管床过度收缩或肺循环阻力增高；如果CVP超过1.96kPa（20 cmH_2O）时，表示存在充血性心力衰竭。临床实践中，通常进行连续测定，动态观察其变化趋势以准确反映右心前负荷的情况。

（2）肺毛细血管楔压（PCWP）：应用Swan-Ganz飘浮导管可测得肺动脉压（PAP）和肺毛细血管楔压（PCWP），可反映肺静脉、左心房和左心室压。PAP的正常值为1.3～2.9kPa

（10 ～ 22 mmHg）；PCWP 的正常值为 0.8 ～ 2 kPa（6 ～ 15 mmHg），与左心房内压接近。PCWP 低于正常值反映血容量不足（较 CVP 敏感）；PCWP 增高常见于肺循环阻力增高，如肺水肿时。因此，临床上当发现 PCWP 增高时，即使 CVP 尚属正常，也应限制输液量以免发生或加重肺水肿。此外，还可在做 PCWP 时获得血标本进行混合静脉血气分析，了解肺内动静脉分流或肺内通气 / 灌流比的变化情况。但必须指出，肺动脉导管技术是一项有创性检查，有发生严重并发症的可能（发生率为 3% ～ 5%），故应当严格掌握适应证。

（3）心排血量（CO）和心脏指数（CI）：CO 是心率和每搏排出量的乘积，可经 Swan-Ganz 导管应用热稀释法测出。成年人 CO 的正常值为 4 ～ 6 L/min；单位体表面积上的心排血量便称作心脏指数（CI），正常值为 2.5 ～ 3.5 L/（$min \cdot m^2$）。此外，还可按下列公式计算出总外周血管阻力（SVR）。

SVR[kPa/（s • L）]= 平均动脉压 − 中心静脉压心排血量 ×80

注：SVR 正常值为 100 ～ 130 kPa/（s • L）。

了解和检测上述各参数对于抢救休克、及时发现和调整异常的血流动力学有重要意义。通常在休克时，CO 值均较正常值有所降低；有的感染性休克却可能高于正常值。因此在临床实践中，测定患者的 CO 值并结合正常值进行调整固然必要，但更重要的是结合具体病情确定一个在病理情况下既满足代谢需要，又不增加心血管负荷，每个具体患者最适宜的 CO 值。这对治疗心源性休克尤其重要。

（4）动脉血气分析：动脉血氧分压（PaO_2）正常值为 10.7 ～ 13 kPa（80 ～ 100 mmHg）；当降至 4 kPa 时，组织已处于无氧状态。动脉血二氧化碳分压（$PaCO_2$）正常值为 4.8 ～ 5.8 kPa（36 ～ 44 mmHg）。休克时可因肺换气不足，出现体内二氧化碳积聚，导致 $PaCO_2$ 明显升高；相反，如患者原来并无肺部疾病，因过度换气可致 $PaCO_2$ 较低；如果患者通气良好，但 $PaCO_2$ 仍超过 5.9 ～ 6.6 kPa（45 ～ 50 mmHg）时，常提示严重的肺泡功能不全；$PaCO_2$ 高于 8.0 kPa（60 mmHg），吸入纯氧仍无改善者则可能是 ARDS 的先兆。动脉血 pH 正常为 7.35 ～ 7.45。通过监测 pH、碱剩余（BE）、缓冲碱（BB）和标准重碳酸盐（SB）的动态变化有助于了解休克时酸碱平衡的情况。

（5）动脉血乳酸盐测定：休克患者组织灌注不足可引起无氧代谢和高乳酸血症，监测有助于估计休克及复苏的变化趋势。正常值为 1 ～ 1.5 mmol/L，危重患者允许到 2 mmol/L。此外，还可结合其他参数判断病情，如乳酸盐 / 丙酮酸盐（L/P）比值在无氧代谢时明显升高；正常比值约为 10 ：1，高乳酸血症时 L/P 比值升高。

（6）DIC 的检测：对疑有 DIC 的患者，应测定其血小板的数量和质量、凝血因子的消耗程度，及反映纤溶活性的多项指标。当下列 5 项检查中出现 3 项以上异常，结合临床上有休克及微血管栓塞症状和出血倾向时，便可诊断 DIC。①血小板计数低于 $80 \times 10^9/L$；②凝血酶原时间比对照组延长 3 秒以上；③血浆纤维蛋白原低于 1.5 g/L 或进行性降低；④ 3P（血浆鱼精蛋白副凝）试验阳性；⑤血涂片中破碎红细胞超过 2%。

（7）胃肠黏膜内 pH（intramucosal ph，pHi）监测：休克时胃肠道较早便处于缺血、缺氧状态，因而易于引起细菌移位、诱发脓毒症和 MODS；而全身血流动力学检测常不能反映缺血严重器官组织的实际情况。测量胃黏膜 pHi，不但能反映该组织局部灌注和供氧的情况，也可能发现隐匿性休克。pHi 测定是用间接方法：首先经鼻向胃内插入带半透膜囊腔的胃管，向囊腔注入 4 ml 生理盐水，30 ～ 90 分钟后测定该盐水的 $PaCO_2$；同时取动脉血，用血气机测出 HCO_3^- 和 $PaCO_2$；然后将胃管内的盐水 $PaCO_2$ 与动脉血 HCO_3^- 代入下列公式算出 pHi 值。

pHi ＝ 6.1+log(动脉 HCO_3^-/0.33× 胃囊生

理盐水 PCO_2）

注：pHi 的正常范围为 7.35 ～ 7.45。

【处理措施】

对于休克这个由不同原因引起、但有共同临床表现的综合征，应当针对休克的原因和休克不同发展阶段的病理生理情况采取下列相应的治疗措施。

1. 一般紧急治疗　包括积极处理引起休克的原发伤、病，如创伤制动、大出血止血、保持呼吸道通畅等。采取头和躯干抬高 20°～ 30°，下肢抬高 15°～ 20°体位，以增加回心血量；及早建立静脉通路，并用药维持血压。早期予以鼻管或面罩吸氧，注意保温。

2. 补充血容量　是纠正休克引起的组织低灌注和缺氧的关键。应在连续监测动脉血压、尿量和 CVP 的基础上，结合患者皮肤温度、末梢循环、脉搏幅度及毛细血管充盈时间等微循环情况，判断补充血容量的效果。通常首先采用晶体液，但由于其维持扩容作用的时间仅 1 小时左右，故还应准备全血、血浆、压缩红细胞、清蛋白或血浆增量剂等胶体液输注，用 3% ～ 7.5% 高渗盐溶液行休克复苏治疗。通过高渗液的渗透压作用，能吸出组织间隙和肿胀细胞内的水分，起到扩容的作用；高钠还有增加碱储备和纠正酸中毒的作用。

3. 积极处理原发病　外科疾病引起的休克，多存在需手术处理的原发病变，如内脏大出血的控制、坏死肠襻切除、消化道穿孔修补和脓液引流等。应在尽快恢复有效循环血量后，及时施行手术处理原发病变，以有效治疗休克。有的情况下，应在积极抗休克的同时进行手术，以免延误抢救时机。

4. 纠正酸碱平衡失调　休克患者由于组织灌注不足和细胞缺氧常有不同程度的酸中毒，而酸性内环境对心肌、血管平滑肌和肾功能均有抑制作用。在休克早期，又可能因过度换气，引起低碳酸血症、呼吸性碱中毒。按照血红蛋白氧合离解曲线的规律，碱中毒使血红蛋白氧离曲线左移，氧不易从血红蛋白释出，可使组织缺氧加重。故不主张早期使用碱性药物。而酸性环境有利于氧与血红蛋白解离，从而增加组织供氧。机体在获得充足血容量和微循环改善后，轻度酸中毒常可缓解而不需再用碱性药物。但重度休克合并酸中毒经扩容治疗不满意时，仍需使用碱性药物。用药前需保证呼吸功能正常，以免引起 CO_2 潴留和继发呼吸性酸中毒。给药后应按血气分析的结果调整剂量。

【药物治疗】

严重休克时，单用扩容治疗不易迅速改善循环和升高血压。如果血容量已基本补足但循环状态仍未好转，表现发绀、皮肤湿冷时，则应选用以下血管活性药物。

1. 血管收缩药　包括去甲肾上腺素、间羟胺和多巴胺等。

（1）去甲肾上腺素：是以兴奋 α 受体为主、轻度兴奋 β 受体的血管收缩药，能兴奋心肌、收缩血管、升高血压，及增加冠状动脉血流量，作用时间短。常用量为 0.5 ～ 2 mg，加入 5% 葡萄糖溶液 100 ml 内静脉滴注。

（2）间羟胺（阿拉明）：间接兴奋 α、β 受体，对心脏和血管的作用同去甲肾上腺素，但作用弱，维持时间约 30 分钟。常用量 2 ～ 10 mg，肌内注射或 2 ～ 5 mg 静脉注射；也可 10 ～ 20 mg 加入 5% 葡萄糖溶液 100 ml 静脉滴注。

（3）多巴胺：是最常用的血管收缩药，具有兴奋 α、β_1 和多巴胺受体的作用，其药理作用与剂量有关。小剂量 [＜ 10 μg/（min·kg）] 时，主要是 β_1 和多巴胺受体作用，增强心肌收缩力和增加 CO，并扩张肾和胃肠道等内脏器官血管；大剂量 [＞ 15 μg /（min·kg）] 时则为 α 受体作用，增加外周血管阻力。抗休克时主要取其强心和扩张内脏血管的作用，宜采取小剂量。为提升血压，可将小剂量多巴胺与其他缩血管药物合用，而不增加多巴胺的剂量。

（4）多巴酚丁胺：对心肌的正性肌力作用较多巴胺强，能增加 CO，降低 PCWP，改善心泵功能。常用量为 2.5 ～ 10 μg/（kg·min）。小剂量有轻度缩血管作用。

（5）异丙肾上腺素：是能增强心肌收缩和提高心率的 β 受体兴奋药，0.1 ～ 0.2 mg 溶于 100 ml 输液中。因对心肌有强大收缩作用和容易发生心律失常，不能用于心源性休克。

2. 血管扩张药　包括 α 受体阻断药和抗胆碱能药两类。

（1）α 受体阻断药：包括酚妥拉明、酚苄明等，能解除去甲肾上腺素所引起的小血管收缩和微循环淤滞并增强左心室收缩力。其中酚妥拉明作用快，持续时间短，剂量为 0.1 ～ 0.5 mg/kg 加于 100 ml 静脉输液中。酚苄明是一种 α 受体阻断药，兼有间接反射性兴奋 β 受体的作用。能轻度增加心脏收缩力、心排血量和心率，同时能增加冠状动脉血流量，降低周围循环阻力和血压。作用可维持 3 ～ 4 天。用量为 0.5 ～ 1.0 mg/kg，加入 5% 葡萄糖溶液或 0.9% 氯化钠溶液内，1 ～ 2 小时滴完。

（2）抗胆碱能药：包括阿托品、山莨菪碱和东莨菪碱。临床上较多用于休克治疗的是山莨菪碱（人工合成品为山莨菪碱），可对抗乙酰胆碱所致平滑肌痉挛使血管舒张，从而改善微循环。还可通过抑制花生四烯酸代谢，降低白三烯、前列腺素的释放而保护细胞，是良好的细胞膜稳定剂。尤其是在外周血管痉挛时，对提高血压、改善微循环、稳定病情，效果较明显。用法：每次 10 mg，每 15 分钟 1 次，静脉注射，或者 40 ～ 80 mg/h 持续泵入，直到临床症状改善。

（3）硝普钠：也是一种血管扩张药，作用于血管平滑肌，能同时扩张小动脉和小静脉，但对心脏无直接作用。静脉用药后可降低前负荷。剂量为 100 ml 液体中加入 5 ～ 10 mg 静脉滴注。滴速应控制在 20 ～ 100 μg /min。用药超过 3 天者应每天检测血硫氰酸盐浓度，超过 1.2 mmol/L（12 mg/dl）时即应停药，以免引起神经系统的不良反应。

3. 强心药　包括兴奋 α 和 β 肾上腺素能受体兼有强心功能的药物，如多巴胺和多巴酚丁胺等，其他还有强心苷如毛花苷 C，可增强心肌收缩力，减慢心率。当在中心静脉压监测下，输液量已充分但动脉压仍低而其中心静脉压显示已达 15 cmH_2O 以上时，可经静脉注射毛花苷 C 进行快速洋地黄化（0.8 mg/d），首次剂量 0.4 mg 缓慢静脉注射，有效时可再给维持量。

休克时血管活性药物的选择应结合当时的主要病情，如休克早期主要病情与毛细血管前微血管痉挛有关；后期则与微静脉和小静脉痉挛有关。因此，应采用血管扩张药配合扩容治疗。在扩容尚未完成时，如果有必要，也可适量使用血管收缩药，但剂量不宜太大、时间不能太长，应抓紧时间扩容。

为了兼顾各重要脏器的灌注水平，常将血管收缩药与扩张药联合应用，如去甲肾上腺素 0.1 ～ 0.5 μg/（kg•min）和硝普钠 1.0 ～ 10 μg/（kg • min）联合静脉滴注，可增加心脏指数 30%，减少外周阻力 45%，使血压提高到 10.7 kPa（80 mmHg）以上，尿量维持在 40 ml/h 以上。

4. 治疗 DIC 改善微循环　对诊断明确的 DIC，可用肝素抗凝，一般 1.0 mg/kg，每 6 小时 1 次，成年人首次可用 10 000 U（1 mg 相当于 125 U 左右）。有时还使用抗纤溶药如氨甲苯酸、氨基己酸，抗血小板黏附和聚集的阿司匹林、双嘧达莫和低分子右旋糖酐。

5. 皮质类固醇和其他药物　皮质类固醇可用于感染性休克和其他较严重的休克。其作用主要如下。

（1）阻断 α 受体兴奋作用，使血管扩张，降低外周血管阻力，改善微循环。

（2）保护细胞内溶酶体，防止溶酶体破裂。

（3）增强心肌收缩力，增加心排血量。

（4）增进线粒体功能和防止白细胞凝集。

（5）促进糖异生，使乳酸转化为葡萄糖，减轻酸中毒。一般主张应用大剂量，静脉滴注，一次滴完。为了防止多用皮质类固醇后可能产生的不良反应，一般只用 1 ～ 2 次。

此外，休克时细胞线粒体内 ATP 合成明显下降、能量生成减少，细胞缺乏能量。外源性

ATP能够通过正常骨骼肌细胞膜，尤以缺血、缺氧致细胞膜通透性增强时药物进入更容易。应用三磷腺苷-氯化镁（ATP-MgC_{12}）疗法，具有增加细胞内能量、恢复细胞膜钠-钾泵的作用，及防治细胞肿胀和恢复细胞功能的效果。

6. 其他西药

（1）钙通道阻断药，如维拉帕米、硝苯地平等，具有防止钙离子内流、保护细胞结构与功能的作用。

（2）吗啡类拮抗药纳洛酮，可改善组织血液灌注和防止细胞功能失常。

（3）氧自由基清除剂如超氧化物歧化酶（SOD），能减轻缺血再灌注损伤中氧自由基对组织的破坏作用。

（4）调节体内前列腺素（PGS），如输注前列环素（PGI2）以改善微循环。

7. 中药注射液

（1）参麦针注射液：10～40 ml加入10%葡萄糖注射液20 ml静脉推注，每隔15～30分钟进行1次，连续3～5次，待血压回升稳定后再以参麦针注射液50～100 ml加入5%葡萄糖注射液250 ml中静脉滴注，直至脱离休克状态。本法适用于气阴耗伤型。

（2）生脉注射液：用法用量同上。本法适用于真阴耗脱型。

（3）参附注射液：10～20 ml加入10%葡萄糖注射液250 ml静脉滴注，直至脱离休克状态。本法适用于阳气暴脱型。

（4）参芪扶正注射液：用于气虚阳脱的患者，参芪扶正注射液250 ml，静脉滴注，病情好转可再次静脉滴注250 ml。

（5）黄芪注射液：用于各类休克的抢救，有良好的稳定血压的作用。

第 10 章

痔

痔是发生于外科肛管处的常见疾病。临床上根据其发病部位、病理特点及临床表现，又将其分为内痔、外痔和混合痔。

【中医病因病机】

中医学认为，饮食不节、腹泻便秘、久坐久立、妊娠分娩、房劳过度、六淫外侵、情志失调、父母遗传、脏腑虚弱等因素，导致邪毒蕴结、气血瘀滞肛门，久而“筋脉横解”为痔。

【发病机制】

现代医学认为，痔形成的原因与解剖、感染、腹压持续增高及遗传等因素有关，可导致直肠末端及肛管部位皮下的静脉丛迂曲扩张（近代有血管增生及肛垫下移学说等）、韧带松弛、静脉破裂、肛缘皮肤感染、肛缘皮肤组织增生等病理性改变。20 世纪 80 年代以来，通过对痔病因的研究，对其发病机制有了新的发现，如直肠海绵体说、肛垫移位说、窦状静脉扩张说。这 3 种学说从内痔血液、组织病理学、直肠上动脉和窦状静脉的关系方面，比较科学地阐明了痔的本质。这为痔非手术治疗奠定了理论基础，从此对痔的治法开始从手术为主转向非手术为主。

1. 直肠海绵体说（Hason，1973） 从血管的角度阐明内痔发生的主要原因是动脉血供过剩。直肠上动脉是肠系膜下动脉的终末分支，在直肠下段分出右侧支和左侧支，右侧支又分出右前支和右后支。此 3 处动脉的血液在排便过程中有变化，排便时粪便从直肠壶腹通过口径狭小的肛管时直肠上动脉分支血管充血，排便后充血消失。随年龄成长，尤其便秘时可以促使内痔发生和发展，内痔的组织结构呈海绵状，局部充血具有可逆性。Lord（1972）曾提出在麻醉下扩肛治痔方法虽有一定治疗效果，因为过度扩肛易损伤肛管，带来的并发症和后遗症较多，所以近年来此方法已基本不用。

2. 肛垫移位说（Thomson，1975）：Thomson 通过胎儿、成年人、老年人的尸检证实，“肛垫”位于直肠末端的右前、右后和左侧 3 个部位的黏膜层和黏膜下层。内有联合纵肌的分支纤维——Treitz 韧带、小动脉和窦状静脉丛。内痔发生年龄多为 20 岁以后，纤维镜下可见 Treitz 韧带的支架结构退化、破坏，窦状静脉淤血扩张。在无痔情况下，肛垫表面是黏膜，其下方是黏膜肌板（即黏膜肌层），黏膜肌板下方是贯穿内括约肌的 Treitz 韧带，并与黏膜肌板紧密连接。Treitz 韧带之间有直肠上动脉分支和窦状静脉丛。多种原因可使 Treitz 韧带退化、断裂，造成肛垫下移，窦状静脉淤血，逐步扩张生痔。Parks 等著名肛肠专家指出，“肛垫”是正常的解剖结构，有固定黏膜肛管作用。如将肛垫切除易发生肛门松弛等后遗症，也易引起痔的复发；并指出对痔的治疗一般不要轻易采用手术或大面积切除，防止破坏肛门功能，应把非手术方法作为痔的首选方法，当非手术无效时再选用手术的方法。

3. 窦状静脉扩张说（宫岐治男，1975） 日本学者宫岐治男通过研究胎儿、成年人、老年人尸检的直肠动脉与黏膜、肛管血管结构特点，及直肠动脉走行与其终末血管与静脉血管联结的关系，得到以下发现。

（1）直肠上动脉、直肠下动脉和肛门动脉的终末血管走行都集中在齿线附近。

（2）直肠壁的动脉血供，基本是直肠上动脉供给，直肠下动脉仅参与直肠前壁和侧壁很少一部分血供。肛管血运由肛门动脉供给。

（3）直肠上动脉中末分支（右前、左侧、右后）在齿线附近与同名静脉直接吻合，不是通过组织间的动、静脉毛细血管网的间接吻合。直肠吻合的血管命名为窦状静脉（洞状静脉）。窦状静脉是狭窄、弯曲状血管丛。其血液成分是动脉血，窦状静脉血回流至直肠上静脉。

（4）窦状静脉血管丛淤血扩张是发生内痔的原因。

（5）排便、便秘是窦状静脉扩张淤血的主要诱因。

4. 对上述3种学说的归纳 以上3种学说是相互联系、相互作用的，可概括为：肛垫固定黏膜、肛管，并与Treitz韧带、内括约肌和黏膜肌板附着；Treitz韧带纤维作为网状支架，内有窦状静脉丛；直肠上动脉分支与窦状静脉直接吻合；当肛垫下移时，Treitz韧带断裂，窦状静脉扩张，直肠上动脉分支血管淤血，即可发生内痔。因此，对痔的发病机制可做以下归纳。

（1）内痔的血液成分是动脉血，不是静脉血。

（2）黏膜肛垫位于齿状线上方右前、右后、左侧3处的黏膜下层和黏膜固有层。内有贯穿内括约肌的Treitz韧带与黏膜肌板连接，有固定直肠肛门的作用。肛垫下移可使Tretiz韧带松弛、退化、断裂，支架破碎，使其间的窦状静脉扩张、淤血。

（3）Treitz韧带是联合纵肌向直肠壁（末端）分支的纤维，有固定黏膜肛管的作用。切除Treitz韧带可使黏膜、肛管发生松弛，破坏肛门功能。

（4）排便和便秘可以增加直肠和外科学肛管内压，直肠上动脉分支充血和窦状静脉淤血是发生内痔的主要诱因。

（5）痔手术如全部切除Treitz韧带可发生黏膜肛管松弛，也容易使内痔复发。为保护肛门功能要注意保留Treitz韧带和其联结的黏膜肌板。因此，痔的治疗要首选非手术方法。

第一节 内 痔

内痔是由直肠末端齿状线以上静脉丛迂曲扩张、纤维支持组织松弛、断裂而形成的肛垫向下移位而形成的病理性肥大的柔软团块。好发于截石位的3、7、11点位，又称母痔，其余部位发生的内痔，均称子痔。

【临床表现】

内痔的临床特点是便血、痔核脱出、肛门不适感，并根据其表现分为4期（表10-1）。

表10-1 内痔的临床表现与分期

分期	临床表现
Ⅰ	便血，色鲜红或无症状。肛门镜检查见齿状线上直肠黏膜隆起，直径超过2点位，无痔脱出
Ⅱ	便血，色鲜红，大便时伴有痔核脱出肛外，便后可自行还纳复位。肛门镜检查可见齿状线上直肠黏膜隆起
Ⅲ	排便或其他原因增加腹压时，肛内痔核脱出，需休息或手推方能还纳复位，可有便血
Ⅳ	痔核持续脱出或还纳后易脱出，可有便血

【专科及辅助检查】

直肠指诊于齿线上可触及柔软、表面光滑、无压痛的黏膜隆起，截石位3、7、11点位的黏膜隆起处深部可及明显的动脉搏动；肛门镜检查可见齿线上3、7、11点位或其他点位黏膜有隆起，呈粉红色或暗红色，直径超过2点位，痔核较大时可随肛门镜的退出而脱出至肛外，或可见黏膜表面糜烂。血常规检查血红蛋白如果下降，多为长期便血所致。

【诊断要点】

1. 无痛性便血，血色鲜红，便出之血与大便不相混，无脱出者为Ⅰ期。

2. 便后有物脱出，可以自行还纳者为Ⅱ期；便后有物脱出，不能自纳者为Ⅲ期；痔核持续脱出或还纳后易脱出者，为Ⅳ期。

3. 直肠指诊于齿状线上可触及柔软、表面光滑、无压痛的黏膜隆起。

4. 肛门镜检查可见齿线上3、7、11点位有直径超过2点位的黏膜隆起。

5. 长期的便血，可引起贫血。

【鉴别诊断】

1. 直肠息肉　多见儿童，脱出息肉一般为单个。头圆而有长蒂，表面光滑，质较痔核稍硬，活动度大，容易出血，但多无射血、滴血现象。

2. 肛乳头肥大　呈锥形或鼓槌状，灰白色，表面为上皮，一般无便血，常有疼痛或肛门坠胀。过度肥大者，便后可脱出肛门外。

3. 脱肛　直肠黏膜或直肠环状脱出，有螺旋状皱褶，表面光滑，无静脉曲张，一般不出血，脱出后有黏液分泌。

4. 直肠癌　多见于中老年人，粪便中混有脓血、黏液、腐臭的分泌物，便意频数，里急后重，晚期大便变细。指检常可触及菜花状肿物，或凸凹不平溃疡，质地坚硬，不能推动，触之易出血。

5. 下消化道出血　溃疡性结肠炎、克罗恩病、直肠血管瘤、憩室病、家族性息肉病等，常有不同程度的便血，需做乙状结肠镜、纤维结肠镜检查或X线钡剂灌肠造影才能鉴别。

6. 肛裂　便鲜血，量较少，便时肛门疼痛剧烈，呈周期性，多伴有便秘，局部检查可见6点位或12点位肛管有梭形裂口。

【中医辨证施治】

1. 风热肠燥证

主证：大便带血，滴血或喷射状出血，血色鲜红，大便秘结或有肛门瘙痒，舌质红，苔薄黄，脉数。

治则：凉血祛风润燥。

方药：凉血地黄汤加减。大便秘结者，加润肠汤，或地榆槐角丸口服。

2. 湿热下注证

主证：便血色鲜，量较多，肛内肿物外脱，可自行回纳，肛门灼热，重坠不适，苔黄腻，脉弦数。

治则：清热燥湿。

方药：槐花散加减，或脏连丸口服。

3. 气滞血瘀证

主证：肛内肿物脱出，甚或嵌顿，肛管紧缩，坠胀疼痛，甚则内有血栓形成，肛缘水肿，触痛明显，舌质红、苔白，脉弦细涩。

治则：活血消肿。

方药：活血散瘀汤加减。

4. 脾虚气陷证

主证：肛门松弛，内痔脱出不能自行回纳，需用手法还纳。便血色鲜或淡，伴有头晕、气短、面色少华、神疲自汗、纳差、便溏等，舌淡、苔薄白，脉细弱。

治则：补脾益气。

方药：补中益气汤加减。血虚者加四物汤。

【中医外治法】

1. 熏洗法　最早见于《五十二病方》，治痔所用药物作用不外乎清热解毒、疏风胜湿、消肿止痛、行气活血、收敛生肌、杀虫止痒等。如苦参汤、却毒汤、五倍子汤、金玄痔科熏洗剂等。

2. 纳药法　中医学运用栓塞药治疗痔最早见于《备急千金要方·卷23》，药物具有清热解毒、清热利湿、行气活血、消肿止痛、收敛止血等作用。常用的药物有马应龙麝香痔疮栓、肛泰栓、普济痔疮栓等。

3. 扩肛疗法　痔的发生与直肠下端及肛管出口处狭窄有关，通过扩肛可解除肛管出口狭窄，降低直肠肛管压力，改善血循环，解除括约肌痉挛，有利于组织修复，使肛管组织恢复正常状态，达到治疗目的。

（1）适应证：Ⅰ、Ⅱ期内痔伴有狭窄者。

（2）禁忌证：各种急性疾病，如肛门周围急、慢性炎症或腹泻；痔伴有严重肺结核、高血压、肝、肾疾病或血液病患者；因腹腔肿瘤引起的内痔和临产期孕妇等。

（3）操作要点：采用局麻下扩张肛管，先用两手示指插入肛门，动作应轻柔，逐渐扩张，不能用暴力将肛管撕破，一般扩张能容纳4指（直径6 cm）为宜。此法操作简便，不受医疗条件限制，且能保持肛管组织不受损伤，有利于维持直肠肛管压力平衡。

【现代非手术治疗】

1. *药物治疗* 以便血为主时可以口服地奥司明片，每日2次，每次3片，病情稳定后每日2次，每次1片，外用太宁栓塞入肛门内，一次1枚，每日1～2次。使用本品7天后，症状未缓解，需手术治疗。以便血、瘙痒、灼痛为主口服消脱止-M，每日3次，每次4片；病情稳定后，每日3次，每次2片。根据年龄与症状可酌情增减。

2. *红外凝固疗法*

（1）适应证：各种内痔出血和其他疗法复发的病例。

（2）禁忌证：各种急性疾病，肛门周围急、慢性炎症或腹泻；痔伴有严重肺结核，高血压，肝、肾疾病或血液病患者；因腹腔肿瘤引起的内痔和临产期孕妇等。

（3）操作要点：患者左侧卧位，不需麻醉，用窥肛器充分暴露内痔，将光凝固器探头通过窥肛器直接与痔组织接触，并稍加压力，勿刺伤组织。先照射3个原发痔的基底部，根据痔的大小，每个痔照射3个点，每点时间1～1.5秒，每次脉冲可产生直径3 mm、深3 mm的坏死区。红外线击中处黏膜表面呈现白色烙印，照射即完成。术后嘱患者注意肛门清洁，多食高纤维饮食。

3. *激光疗法*

（1）适应证：Ⅰ、Ⅱ期内痔。

（2）禁忌证：各种急性疾病，肛门周围急、慢性炎症或腹泻；痔伴有严重肺结核，高血压，肝、肾疾病或血液病患者；因腹腔肿瘤引起的内痔和临产期孕妇等。

（3）操作要点：内痔采用Nd-YAG激光机，麻醉后显露痔核，用湿盐水纱条保护正常组织，可减少热损伤。优点是操作方法比较简单，患者痛苦小。但因为激光溶解组织快，操作方法不易掌握，操作中易出血。术时应注意钳夹皮肤适度，防止发生皮赘或狭窄；必要时做皮肤整形。

4. *铜离子疗法*

（1）适应证：属于Ⅱ、Ⅲ期内痔或混合痔的内痔部分。

（2）禁忌证：肛门周围急、慢性炎症或腹泻；腹腔肿瘤引起的内痔和临产期孕妇等。

（3）操作要点：术前排空粪便。局麻或骶管麻醉后，取左侧卧位或截石位，会阴部消毒铺巾，肛镜下显露痔核，消毒后将铜离子治疗仪上的铜针刺入痔核，接通电源即自动按程序操作，待完成指令响起后，缓慢拔出铜针，检查无渗出血，放置具有清热解毒作用的痔栓，然后更换铜针，继续对下一痔核的治疗。

【手术治疗】

1. *注射疗法* 目前治疗内痔的常用方法之一。是向痔核内注射不同的药物而使痔核硬化或枯脱，根据其药理作用的不同，分为硬化萎缩和坏死枯脱两种方法。常用药物有硬化萎缩剂，目前主要代表药有消痔灵注射液、芍倍注射液、5%苯酚甘油、4%～6%明矾液；坏死枯脱剂，目前主要代表药有10%苯酚甘油、5%鱼肝油酸钠、枯痔液、新六号枯痔注射液等。

（1）适应证：各种内痔及混合痔的内痔部分。

（2）禁忌证：各种急性疾病，肛门周围急、慢性炎症或腹泻；痔伴有严重肺结核，高血压，肝、肾疾病或血液病患者；因腹腔肿瘤引起的内痔和临产期孕妇等。

（3）消痔灵四步注射法操作要点（所需的主要器械有喇叭状肛门镜，5号短针头）：常规局部消毒、局麻或腰俞穴麻醉、铺置无菌巾后，在肛门镜下，检查内痔的部位、数目，并做直肠指检，确定痔区有无动脉搏动。黏膜消毒，用 1 ：1 的消痔灵液（即消痔灵液用 0.25% 利多卡因稀释 1 倍）分 4 步注射。

第 1 步：先在右前主痔核上极的痔上动脉区注射，用 1 ：1 浓度注射 1 ～ 2 ml，同时，行左侧、右后主痔上极，即截石位 3、7、11 点位的母痔区，各注药 1 ～ 2 ml。3 处共注药量 3 ～ 6 ml（图 10-1）。

第 2 步：痔黏膜下层注射，用 1 ：1 浓度在痔核中部进针，刺入黏膜下层后行扇形注射，使药液尽量充满黏膜下层血管丛中。注入药量多少的标志以痔核弥漫肿胀为度，一般为 3 ～ 6 ml（图 10-2）。

第 3 步：痔黏膜固有层注射，当第 2 步注射完毕，缓慢退针，多数病例有落空感，可作为针尖退到黏膜肌板上的标志，注药后黏膜呈水泡状（药量是第 2 步注药量的 1/3），即完成第 3 步黏膜固有层部位注药（图 10-3）。

第 4 步：洞状静脉区注射，先在右前主痔核下极的齿线上方 0.1 cm 处进针，针尖进入黏膜下层最深部位，每点注药 1 ～ 2 ml。再边退针边注药 1 ml（图 10-4）。

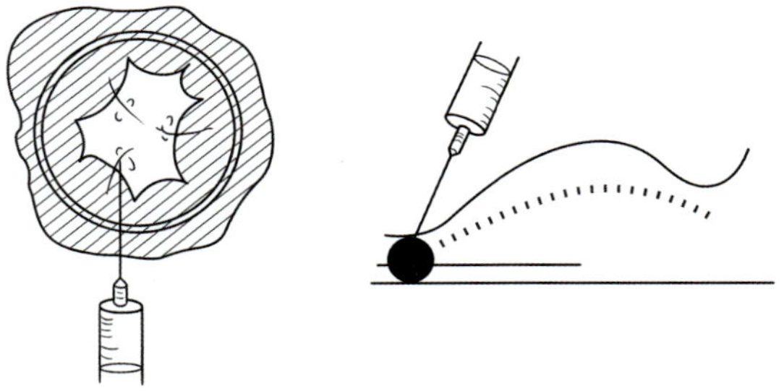

图 10-1　痔上动脉区注射

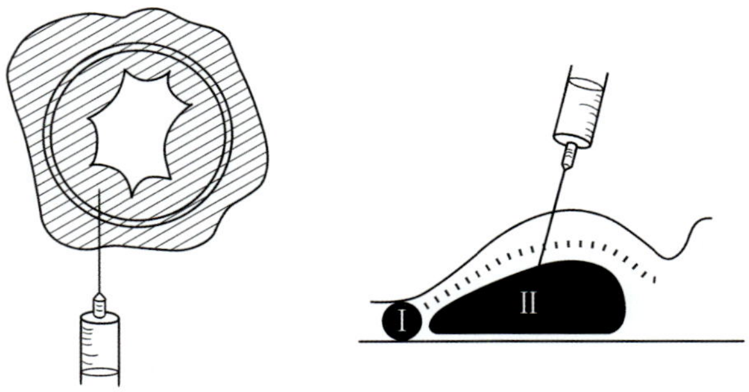

图 10-2　痔黏膜下层注射

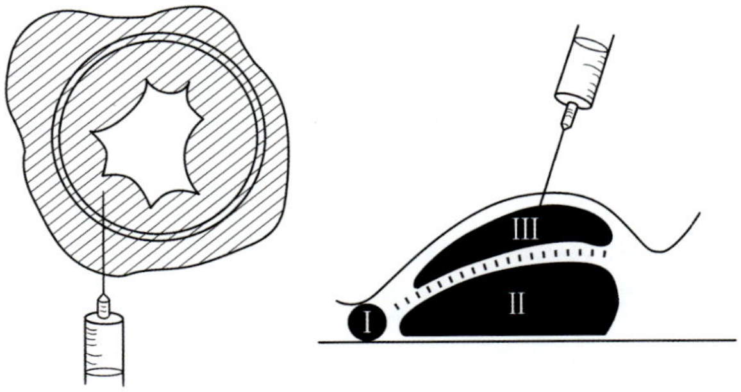

图 10-3　痔核黏膜固有层注射

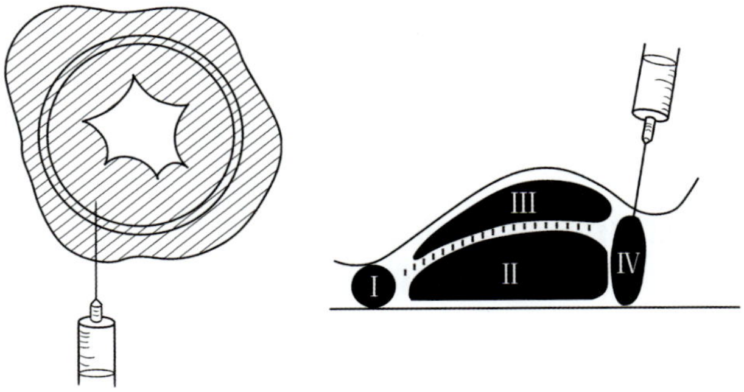

图 10-4　洞状静脉区注射

注射完毕后，用手指反复揉压已注药部位，使药液均匀散开。以免由于药液集中，不能吸收，形成局部黏膜坏死（图 10-5）。副痔核的处理：副痔核注射（副痔核常见的是截石位 2、5、9 点。有时 12、6 点亦继发）。分别按顺时针顺序逐个副痔核中心处注药（注射法同第 2、3 步注射）。每个副痔核注药量是该痔核体积的 1/3 ～ 1/2。一般副痔核注药量各为 1 ～ 2 ml。

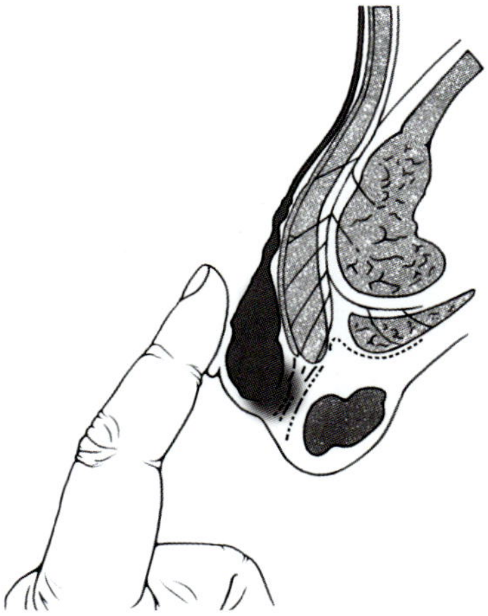

图 10-5　注射后局部按揉

2. 套扎疗法　根据丝线内痔结扎的原理，通过器械将橡胶圈套入痔核根部，利用其较强的弹性作用，阻断内痔的血流，造成痔核缺血、坏死、脱落，然后创面经修复愈合，而达到除痔的目的。内痔胶圈套扎始于 1954 年，这种疗法具有操作简单、患者痛苦小、疗效确切可靠的特点。胶圈套扎所用的器械称为胶圈套扎器，国内外均多种多样，且不断改进，但大体上可分为两种：一种为牵拉套扎器；另一种为吸引套扎器。也可不用套扎器，而直接用血管钳进行套扎。

（1）适应证：各期内痔及混合痔的内痔部分。

（2）禁忌证：各种急性疾病，肛门周围急、慢性炎症或腹泻；痔伴有严重肺结核，高血压，肝、肾疾病或血液病患者；腹腔肿瘤引起的内痔和临产期孕妇等。

（3）操作要点

①牵拉套扎法：所用器械为牵拉型套扎器，可以不必麻醉，常规消毒肛门部皮肤，用喇叭口肛门镜涂以润滑剂，缓慢插入肛内，抽出镜芯，暴露痔区，观察痔核部位及数目，消毒肛管及痔核。左手持套有乳胶圈的套扎器，套扎器的套管口径应与痔核的体积大小相适应，右手持组织钳经套扎器套管伸入，张开组织钳于内痔上部将痔核夹牢，并拉入套扎器的套管内，此时亦可将套扎器上推（左手推，右手拉），如套扎器前缘已到达痔基底部时，即可收紧握柄，通过轴心推动外套管而将乳胶圈推出，套于痔基底部，张开组织钳与套扎器一起退出，套扎结束。所有痔核同法处理，套扎后肛内涂以油膏，如九华膏等，肛门用敷料外敷并固定。

②吸引套扎法：所用器械为吸引型套扎器。准备阶段同上，显露痔核后，直接将套扎器的套管前端对准痔核，连续扣动扳手几次，痔核即被吸入套管内，如果吸入不全，可以再次扣动扳手几次，最后将胶圈推出套扎于痔核基底部，其他处理同牵拉套扎法。

③血管钳套扎法：取截石位，肛门周围皮肤常规消毒铺巾，局部麻醉后，消毒肛管，先将备好的胶圈套在一把血管钳上，月另一把血管钳夹住胶圈的一侧壁，然后将套好胶圈的血管钳沿着直肠纵行垂直夹住痔的基底部，如为内痔，直接从齿线上 0.3 cm 处开始夹住，如为混合痔，要从齿线下 0.2 cm 处剪至齿线上 0.3 cm 处再夹。然后用钳夹住胶圈的一侧壁，拉长胶圈绕过痔的上端，套扎于痔的基底部。将痔核纳入肛内，放置痔疮栓，敷料固定。

（4）注意事项：胶圈套扎的目的在于通过胶圈的弹性，使痔核局部缺血坏死，因而胶圈的张力尤其重要，所以临床上要选择质量优良的胶圈，才能保证胶圈不能自行滑脱和痔核如期坏死脱落。①套扎混合痔的内痔部分，则要适当处理其外痔部分，也可以在内痔处齿线下方做一小的切口；②一次套扎 3 个以上的痔核一定要做减压切口，以防水肿；③套扎后也可以在痔核处再注射一定的枯痔液，以促进痔核的坏死脱落；④胶圈一定要套扎在痔核的基底部，如未套在基底部，必须重新套扎。

3. 单纯结扎法　结扎疗法是传统治痔的主要疗法，最早见于《太平圣惠方》，明代已普遍采用。

（1）适应证：Ⅱ、Ⅲ、Ⅳ期内痔。

（2）禁忌证：各种急性疾病，肛门周围急、慢性炎症或腹泻；痔伴有严重肺结核，高血压，肝、肾疾病或血液病患者；腹腔肿瘤引起的内痔和临产期孕妇等。

（3）操作方法：该法操作较为简单，常规消毒、铺巾、麻醉后，以组织钳将痔核牵出，用止血钳夹住痔核的基底部，7-0 ～ 10-0 号丝线于止血钳下结扎痔核，缓慢松钳，逐渐紧线，最后将止血钳撤出，将痔核结扎牢靠，痔核纳入肛内，伤口可填止血粉油纱条或消炎止痛栓剂，敷料固定即可。

4. 贯穿结扎法

（1）适应证：Ⅱ、Ⅲ、Ⅳ期内痔。

（2）禁忌证：各种急性疾病，肛门周围急、慢性炎症或腹泻；痔伴有严重肺结核，高血压，肝、肾疾病或血液病患者；腹腔肿瘤引起的内痔和临产期孕妇等。

（3）操作要点：患者取左侧卧位或截石位，常规消毒，铺巾，麻醉后，消毒肛管，扩肛，使内痔核脱出肛门外，或用组织钳将其牵出肛门外，再用止血钳将内痔核基底部夹紧，并在齿线处剪开一个小口，也可不剪，然后用圆针系 7-0 号线或 10-0 号线在止血钳下做贯穿“8”字缝扎，即先从止血钳下方中间一侧进针，从另一侧穿出，将线从痔核上方绕过，再从第 1 次进针处稍下方进针，另一侧穿出后，由止血钳下痔核下方将两线头拉紧，打第 1 结时，松止血钳后，再将第 2 结打紧，可以剪除部分痔核，也可以不剪，将痔核纳入肛内，伤口可填止血粉油纱条或消炎止痛栓剂，外盖敷料并固定。

5. 分段结扎法

（1）适应证：适用于环状内痔。

（2）禁忌证：各种急性疾病，肛门周围急、慢性炎症或腹泻；痔伴有严重肺结核，高血压，肝、肾疾病或血液病患者；腹腔肿瘤引起的内痔和临产期孕妇等。

（3）操作要点：将环状内痔分为几个痔块，在所划分的痔与痔之间的分界线处，用两把止血钳夹起黏膜，于中间剪断，上至痔顶端，下至齿线，用止血钳夹住痔基底部，用圆针引 7-0 ～ 10-0 号丝线在止血钳下方，如“8”字形贯穿后结扎。用同样的方法处理其他痔块。为防止因内痔结扎后，血液和淋巴回流障碍造成淤血和肛缘水肿的发生，可在结扎线下方，由内向外做 0.5 ～ 1 cm 的放射状减压切口引流，使受阻的静脉和淋巴液得以渗出，一般在截石位 3、7、11 点位原发内痔区各做一个切口，然后将痔核送回，肛门内可放置止血粉油纱条或消炎止痛栓剂，外盖敷料并固定即可。

6. 多普勒引导下的痔动脉结扎术

（1）适应证：Ⅱ～Ⅳ度内痔。

（2）禁忌证：各种急性疾病，肛门周围急、慢性炎症或腹泻；痔伴有严重肺结核，高血压，肝、肾疾病或血液病患者；腹腔肿瘤引起的内痔和临产期孕妇等。

（3）操作要点：利用多普勒专用探头，于齿状线上方 2 ～ 3 cm 探测到痔上方的动脉，用圆针带线绕过痔上动脉并穿出后直接进行结扎，阻断痔的血液供应以达到缓解症状的目的。

7. 痔上黏膜环切钉合术（PPH 疗法） 又称肛垫悬吊术。实质是保留肛垫的完整性。通过特制的吻合器在痔的上方环形切除直肠下端肠壁的黏膜和黏膜下层组织（原则上不切除痔块，但对于痔块大，严重脱垂的环形痔可以同时切除痔的上半部分），同时对远近端黏膜进行吻合，使脱垂的内痔被向上悬吊和牵拉，不再脱垂。由于位于黏膜下层供给痔的动脉被同时切断，术后痔血供减少，痔块在术后 2 周左右逐渐萎缩。

（1）适应证：主要适用于Ⅲ、Ⅳ期或环形脱垂内痔和以内痔为主的混合痔。

（2）禁忌证：肛管严重狭窄、直肠黏膜严重纤维化；以外痔为主的混合痔和肛门失禁；余同注射疗法。

（3）操作要点：术前进行肠道准备，选用适当的麻醉方法，患者取折刀位或截石位，常规消毒会阴部皮肤和直肠腔。手术时用无创伤钳分别在 3 个母痔处夹住肛缘处皮肤（避免夹住痔核，以免引起出血），使痔核及直肠下端黏膜轻度外翻。将特制的用于 PPH 手术的透明环形肛管扩张器插入肛管，取出内栓，将荷包缝合肛镜（PPH 吻合器配套产品）插入肛管扩张器内。在齿状线上约 4 cm 处用 2-0 号可吸收缝线或国产 7-0 号丝线通过旋转荷包缝合肛镜顺时针做 1 圈或 2 圈黏膜下荷包埋线。取出荷包缝合肛镜，将 PPH 吻合器张开到最大限度后，经肛管扩张器将其头端伸入到荷包埋线上方，收紧缝线并打结。用配套的持线器通过 PPH 吻合器侧孔将缝线拉出，适当牵引缝线，使脱垂的黏膜进入吻合器套管，旋紧痔吻合器并击发，同时完成直肠下端黏膜的切除和钉合。吻合器击发后，保持其在关闭状态约 20 秒，以防止出血。将痔吻合器松开，轻轻拔出。撤出吻合器后应检查切下的黏膜环是否完整，如不完整应予以结扎处理；另外注意吻合部位是否有出血，如果有出血，局部用丝线缝合止血。

附：消痔灵注射液作用机制及影响力

著名肛肠专家史兆岐教授在1977年成功研制出主要成分为五倍子、明矾等中药提取物的注射制剂——消痔灵注射液。消痔灵注射液是根据中医学中“酸可收敛、涩可固脱”的原则，选用五倍子、明矾制作而成。五倍子：味酸、涩，性寒；归肺、大肠、肾经；敛肺降火、涩肠、固精、敛汗、止血。明矾：酸涩、寒，有毒；归肺、脾、大肠、肝、膀胱经；外用解毒杀虫、燥湿止痒，内用止血止泻化痰。现代药理学研究表明，五倍子和明矾均有抗菌作用、凝固蛋白作用、收敛作用。经提纯等特殊工艺制成的消痔灵注射硬化剂，有收敛止血，使痔血管闭塞、间质纤维化、痔核萎缩消失等作用。其中五倍子鞣酸和硫酸铝钾溶液中的铝离子，有促使血管闭塞和局部组织纤维化的作用。由于五倍子鞣酸有明显的抗渗出作用，可以抗硫酸铝钾的组织渗出，并能明显减轻硫酸铝钾引起组织的急性炎症反应，因而可避免组织坏死的发生。同时，由于五倍子鞣酸和硫酸铝钾协同的慢性致炎作用，可加强局部组织纤维化。消痔灵液的组织纤维化、粘连作用是不可逆的，因而被称为组织粘连的“万能胶”，这就是消痔灵注射液能够“固脱”的作用原理，是治疗内痔及直肠脱垂的药理学基础。

影响力：1977～1979年广安门医院和19个医疗单位应用消痔灵注射方法，至1979年12月鉴定会时，治疗1 168例第3期内痔和静脉曲张混合痔，一次性注射治愈率为96.4%，好转率为3.6%，无无效者。1980年，消痔灵配方与工艺改进，在注射方法上又进一步完善，通过广安门医院等多家肛肠科治疗10万多例的观察，治愈率达97%以上。令人欣喜的是，本项目1980年获国家卫生部科研成果甲级奖，1985年获国家科技进步二等奖，1986年分别获南斯拉夫以瓦诺国际发明金奖、比利时尤里卡世界发明一级骑士勋章金奖，1990年分别获全国医药卫生科技成果博览会金杯奖、中国中医药文化博览会金奖。消痔灵还适用于直肠黏膜脱垂、完全性直肠脱垂、食管静脉曲张症（肝硬化）、胃出血、直肠前突、海绵状血管瘤等疾病，也有较理想的治疗效果。采用局部注射消痔灵注射液治疗直肠脱垂，其一次性注射治愈率为90%，二次注射治愈率为99%，且全部病例注射后无直肠狭窄，无便秘，无结肠功能紊乱和性功能障碍等后遗症，在直肠脱垂的非手术治疗的发展中做出了重要贡献，改变了直肠脱垂要以手术治疗为首选的局面。注射固脱技术不断普及并于2013年收录于国家中医药管理局制定颁布的《中医医疗技术手册》。

第二节　外　　痔

外痔是指发生于齿状线以下，可由肛管皮下的痔外静脉丛迂曲扩张或破裂，或肛门皮缘感染，或因反复感染刺激导致肛缘皮肤的纤维组织增生而形成的痔。根据组织病理特点，可分为静脉曲张性外痔、血栓性外痔、炎性外痔、结缔组织性外痔4型。

【发病机制】

静脉曲张性外痔的发病机制基本同于内痔。血栓性外痔多因便时用力努挣、剧烈活动或用力咳嗽等，使肛门周围皮下小静脉破裂，血液外渗到皮下，凝结为血栓而成；或因肛周静脉丛发生炎症，局部充血，血液淤滞局部，凝结为血栓而成。炎性外痔常因各种外力或直肠肛门炎症性疾病的影响，使肛门部皮肤及皮下组织受损、局部充血、水肿而成。结缔组织性外痔及炎性外痔的炎症和水肿消退，但其增生的皮肤及结缔组织不能消退或吸收，或血栓性外痔机化过程中其内的结缔组织增生而成。

【临床表现】

主要是自觉肛门坠胀、疼痛，有异物感，不同类型外痔有不同的体征。

1. 静脉曲张性外痔　增加腹压时齿状线以下形成隆起性包块，质地柔软，无压痛，皮肤表面可见扩张的血管。

2. 血栓性外痔　齿状线以下突发性红肿包块，疼痛明显，皮下可触及硬结（图 10-6）。好发于截石位 3、9 点。

3. 炎性外痔　齿状线以下发生的凸起，起病较急，凸起处皮肤水肿潮红，压痛明显。

4. 结缔组织性外痔　又称皮赘。由肛门急慢性炎症的反复刺激或多次妊娠的影响，使肛门缘皮肤发生结缔组织增生而成。因痔内无曲张的静脉丛，故无弹性。

【专科及辅助检查】

根据病史及临床表现特点，基本可以确诊。

【诊断要点】

1. 静脉曲张性外痔　皮肤表面可见迂曲扩张的血管团，质地柔软，无压痛，便时加重。好发于截石位 3、7、11 点。

2. 血栓性外痔　肛缘突发性隆起性肿块，疼痛明显并呈持续性，皮肤表面可现紫色暗斑，皮下可触及硬结。

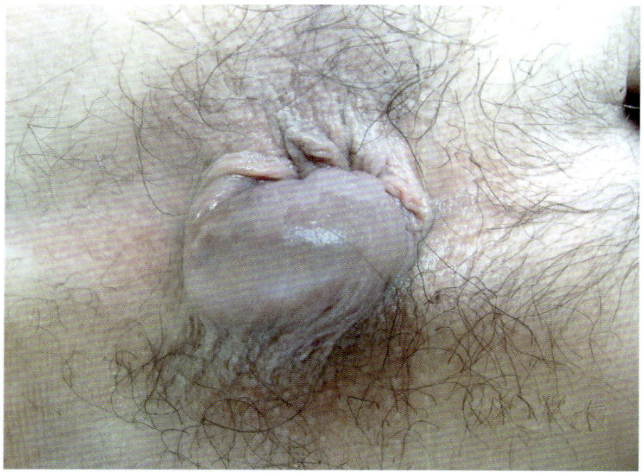

图 10-6　血栓性外痔

3. 炎性外痔　肛门疼痛、肛缘皮肤肿胀，色泽潮红光亮，触之疼痛明显，有弹性无硬结。

4. 结缔组织性外痔　截石位 6、12 点肛缘皮肤象皮肿、增生状如皮赘，形态不规则，女性多次妊娠后，可成环状。临床以肛门异物感为其主要症状。

【鉴别诊断】

1. 内痔嵌顿　齿状线上内痔脱出、嵌顿，疼痛时间较长，皮瓣水肿，消退缓慢，痔核表面糜烂，伴有感染时有分泌物和臭味。炎性外痔应注意与其鉴别。

2. 肛裂　肛门疼痛呈周期性，便鲜血，局部检查可见 6 点或 12 点位有纵向梭形裂口。血栓外痔的疼痛应注意与其鉴别。

3. 尖锐湿疣　皮肤表面淡红色或污秽色、柔软的表皮赘生物。大小不一，单个或群集分布，表面分叶或呈棘刺状，湿润，基底较窄或有蒂。由于皮损排列分布不同，外观上常表现为点状、菜花状、蕈状等不同形态。本病常无自觉症状，部分患者可出现局部疼痛或瘙痒。疣体易擦烂出血，如果继发感染，分泌物增多，可伴恶臭。醋酸白试验阳性；组织病理学检查有特异性。结缔组织外痔应注意与其鉴别。

4. 肛乳头肥大　呈锥形或鼓槌状，灰白色，表面为上皮，一般无便血，常有疼痛或肛门坠胀，过度肥大者，便后可脱出肛门外，但其蒂部在齿线。结缔组织外痔应注意与其鉴别。

5. 内痔脱出　脱出组织为黏膜，易出血；静脉曲张性外痔增加腹压时隆起的组织为皮肤，不易出血。

【中医辨证施治】

1. 血热瘀结证

主证：肛缘肿物凸起，其色暗紫，疼痛剧烈难忍，肛门坠胀。伴有口渴便秘，舌紫、苔薄黄，脉弦涩。

治则：清热凉血、散瘀消肿。

方药：凉血地黄汤合活血散瘀汤加减，或舒痔丸口服。

2. 湿热下注证

主证：便后肛缘肿物隆起不缩小，坠胀明显，甚则灼热疼痛，便秘溲赤，舌红，苔黄腻，脉滑数。

治则：清热利湿，活血散瘀。

方药：萆薢化毒汤合活血散瘀汤加减，或脏连丸口服。

【中医外治法治疗】

1. 熏洗法　可选用具有清热解毒、疏风胜湿、消肿止痛、行气活血、收敛生肌、杀虫止痒等作用的中药煎制熏洗肛门，如苦参汤、却毒汤、五倍子汤、金玄痔科熏洗剂等。

2. 外敷法　主要用于血栓性外痔及炎性外痔及各类痔手术后。常用药物有马应龙麝香痔疮膏、肛泰膏、黄连膏等外敷。

【现代非手术治疗】

1. 痔急性发作，以肿胀为主要症状可口服地奥司明片，前4日每日6片，以后3日每日4片。

2. 痔急性发作时，以疼痛为主要症状可口服洛芬待因片，成年人首次剂量2片。如需再服，每4～6小时1～2片。最大剂量每日6片，连续服用不超过7天。

【手术治疗】

1. 血栓外痔剥离术

(1) 适应证：血栓外痔较大，血块不易吸收，炎症水肿局限者。

(2) 禁忌证：各种急性疾病，肛门周围急、慢性炎症或腹泻；痔伴有严重肺结核、高血压、肝、肾疾病或血液病患者；因腹腔肿瘤引起的内痔和临产期孕妇等。

(3) 操作要点：取侧卧位，病侧在下方，局部消毒。局麻后在痔中央做放射状或梭形切口，用止血钳将血块分离，并摘除。修剪伤口两侧皮瓣，使创口敞开，用凡士林纱条嵌塞，外盖无菌纱布，宽胶布固定。每天便后熏洗换药。

2. 外痔切除术

(1) 适应证：结缔组织性外痔。

(2) 禁忌证：同血栓外痔剥离术。

(3) 操作要点：取侧卧位或截石位。局部消毒铺巾，局麻。用组织钳提起外痔组织，在痔中心自下缘至齿线做一纵行“V”形切口，再用剪刀将皮肤及皮下组织一并切除，止血后用凡士林纱条纳敷创面引流，无菌纱布包扎。每天便后坐浴，更换敷料。

3. 外痔静脉丛剥离术

(1) 适应证：静脉曲张性外痔。

(2) 禁忌证：同血栓外痔剥离术。

(3) 操作方法：取侧卧位或截石位。局部消毒铺巾，局麻。用组织钳提起外痔组织，在痔中心自下缘至齿线做一纵行“V”形切口，再用剪刀分离皮下曲张的静脉丛，将皮肤及皮下组织一并切除，用凡士林纱条纳敷创面引流，无菌纱布包扎。每天便后坐浴，更换敷料。

第三节 混 合 痔

混合痔是指内痔与外痔在同一方位的相互贯通融合，形成一整体，括约肌间沟消失（图10-7）。在诊断混合痔时，应注明内痔的分期和外痔的分类。混合痔多发于截石位3、7、11点位，且以11点位最为多见。

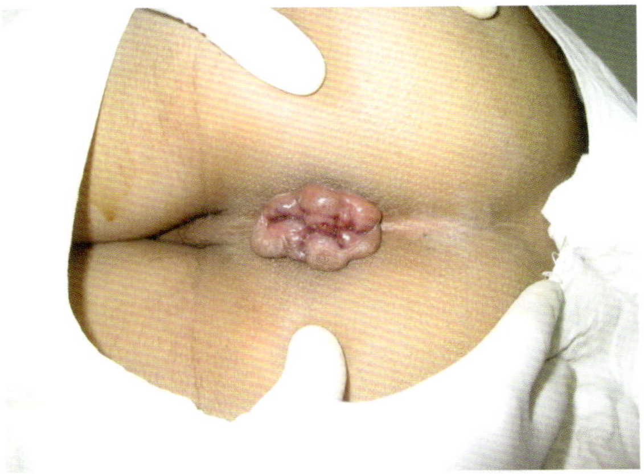

图10-7 混合痔

【临床表现】

具有内痔或外痔各自的特点。

【专科及辅助检查】

直肠指诊可触及柔软、表面光滑、无压痛的隆起组织；混合痔部位括约肌间沟消失；肛镜检查内痔与外痔相连一体，无明显分界。

【诊断要点】

1. 具有内、外痔的各自的特点。

2. 检查发现具有内外痔连成一体的依据。

【鉴别诊断】

参照内、外痔的相关部分。

【中医辨证施治】

参照内、外痔的相关部分。

【中医外治法】

参照内、外痔的相关部分。

【现代非手术治疗】

参照内、外痔的相关部分。

【手术治疗】

1. 外痔剥离内痔结扎术

（1）适应证：混合痔。

（2）禁忌证：肛门周围急慢性炎症或腹泻；痔伴有严重肺结核，高血压，肝、肾疾病或血液病患者；腹腔肿瘤引起的内痔和临产期孕妇。

（3）操作方法：麻醉后，肛门部常规消毒，铺治疗巾，消毒肛管直肠，充分扩肛，使内痔全部暴露，在外痔部分，先做“V”形切口，注意保留肛管皮瓣，用组织钳提起“V”形皮瓣，将皮瓣下方的外痔静脉丛剥离至齿线上 0.2 cm 处，然后用止血钳夹住内痔部分基底部，用丝线钳下结扎或用丝线圆针做“8”字形贯穿缝扎，距缝扎线 0.5 cm 剪去痔的远端，修剪皮肤边缘至整齐，并使引流通畅，检查创面无出血，肛管内放入油纱条，外盖敷料并固定。术后当天限制排便，以后每次便后中药煎汤或温水坐浴，常规换药至愈。

2. 分段结扎术

（1）适应证：环状混合痔。

（2）禁忌证：肛门周围急慢性炎症或腹泻；痔伴有严重肺结核，高血压，肝、肾疾病或血液病患者；腹腔肿瘤引起的内痔和临产期孕妇。

（3）操作方法：麻醉后，肛门部常规消毒，铺治疗巾，消毒肛管直肠，充分扩肛，使内痔全部暴露，首先根据痔核的多少、大小及与齿线、肛管、肛缘的关系，决定痔核分段及保留肛管皮桥、黏膜桥的部位和数量。先将设计的一个痔核，在相应的外痔部分做放射状的梭形切口，如果外痔部分为静脉曲张，可作潜行剥离（尽量减少对正常肛管皮肤的损伤）。分离至齿线上 0.5 cm，用一把弯钳将内痔基底部夹住，用丝线将内痔结扎，剪去结扎后的大部分痔组织。同法处理其他痔核。然后修理创口皮缘，并可将切口适当向肛外延长，以利引流（术中如有血管出血，予以结扎。对于肛管较紧缩的患者可在后正中切开内括约肌下缘。检查无出血，创面及肛门内放入油纱条，外盖敷料并固定）。

3. 电容场电钳治疗

（1）适应证：内痔、外痔和混合痔。

（2）禁忌证：肛门周围急慢性炎症或腹泻；痔伴有严重肺结核，高血压，肝、肾疾病或血液病患者；腹腔肿瘤引起的内痔和临产期孕妇。

（3）操作方法：取左侧卧位，常规消毒铺巾，腰椎麻醉或局麻。消毒肛管，扩肛，用组织钳夹住痔核并提起，然后用电钳夹紧痔核根部，其下垫好纱布，踩下脚控开关，3 ～ 5 秒后仪器将自动报警，如果痔核较大，可在同一痔核不同平面反复钳夹直至满意为止。松开脚控开关，取下治疗电钳，痔核的基底部出现一 2 ～ 3 mm 宽的白色干结组织，距该干结组织 1 ～ 2 mm 处将痔核切除。对单个或界面清楚的混合痔，如果以内痔为主，外痔部分较小者可内外部分 1 次钳夹；相反如果以外痔为主，外痔基底部较广泛者，可先将外痔基底部皮肤呈“V”形切开，稍加钝性分离，然后钳夹内、外痔部分一次治疗。如遇过大痔组织，也可先行外痔部分钳夹，后进行内痔钳夹。

【诊疗进展】

1. 不可轻易切除 Treitz 韧带、Parks 韧带和皱皮肌　普遍认为“内痔”首先发生在齿线上方的母痔区（右前、左侧、右后）3 处，由于 Parks 韧带和内括约肌紧缩，早期内痔不会向齿线下方发展，只能从肛垫向上发展。当Ⅲ期内痔全部充满肛垫后，即终止向上发展。Ⅲ期内痔进一步发展可使 Parks 韧带和皱皮肌松弛，窦状静脉扩张血管向下扩张，齿线以下肛管和肛缘皮下产生痔变，继发静脉曲张型混合痔外痔部分。笔者认为，这是内痔发生和发展的基本过程。由于痔手术切除肛垫易损伤黏膜、肛管固定肛门作用，治疗各期内痔和混合痔不可轻易切除 Treitz 韧带、Parks 韧带和皱皮肌。如能采用注射方法，使痔萎缩消失，并恢复 Treitz 韧带、Parks 韧带和皱皮肌的固定肛门作用，避免发生并发症和后遗症，则是理想的治疗方法。

2. 外痔剥离内痔结扎术　20 世纪 60 年代著名肛肠科专家 Parks 提出痔动脉高位结扎法，即在结扎切除术式的基础上，结扎直肠上动脉分支（右前、左侧、右后），降低术后大出血发生率。隅越幸南 1975 年将此术式发展为外痔剥离内痔结扎术，被许多国家采用。

【笔者体会】

1. 多个外痔剥离时要选好切口，注意保留适当的黏膜和皮肤，以防术后肛门直肠狭窄。一般保留 3 ～ 4 条肛管皮桥、黏膜桥。每条肛管皮桥的宽度不小于 0.5 cm，黏膜桥的宽度不小于 0.2 cm。肛管皮桥与黏膜桥应尽可能保留在痔核自然凹陷处，并较均匀分布。痔核结扎点需在不同平面，这对避免肛门狭窄、肛门松弛、黏膜外翻等后遗症起到重要作用。

2. 韩宝改良内痔注射疗法

①第一步：于母痔中心斜向上进针至痔上动脉区黏膜下层，注射 1 ∶ 1 消痔灵注射液 2 ml 左右，推针至母痔的黏膜下层，缓慢边注射边退针，每个痔核注射药量为 3 ～ 5 ml，退针至黏膜固有层继续注射药液 1 ～ 2 ml，使痔核整体充盈饱满。

②第二步：于母痔区下方齿线上 0.1 cm 处（窦状静脉丛）进针至黏膜下层，注射 1∶1 消痔灵注射液 1 ～ 2 ml。

③子痔的处理：将 1 ∶ 1 消痔灵注射液注射于痔核黏膜下层和黏膜固有层，使之充盈饱满。注射后用示指反复按摩注射部位，使药液充分散开，广泛浸润。

经过长期的临床观察，改良注射疗法远期效果甚佳，且有效降低了并发症的产生，操作简便易行，初学者容易掌握，适合广泛推广。

3. 消痔灵注射法治疗内痔的优势

（1）重点注射：依据内痔发病机制的 3 种学说，直肠上动脉终末分支的分布在肛垫区，肛垫产生了病理变化下移即为母痔，母痔往往发病最明显，程度最严重，重点将药液注射到母痔区的黏膜下层和黏膜固有层，可以有效阻断分布于肛垫位置的血流，完全可以消除内痔出血的症状。

（2）广泛浸润：注射母痔时达到整个痔核充盈饱满的程度，再将药液注射于母痔下方的窦状静脉丛区域，继之反复按摩注射部位，使药液从重点部位向四周扩散，起到广泛浸润的作用，既可以使药液分布均匀，又有效防止药液过于集中导致黏膜坏死。

（3）加强固脱：将药液分别注射于母痔区和母痔下方的窦状静脉丛，可使肛垫内断裂的组织萎缩硬化，重新粘连固定，还可以有效缓解窦状静脉的扩张、淤血，有效改善肛垫松弛、断裂和窦状静脉丛淤血扩张而导致的脱出。

（4）保护功能：通过药物注射，将病理性下移的肛垫固定于原有的位置，恢复了肛垫原有的形态，保留了肛垫协助闭合肛门的功能，注射后通过对注射部位的按摩，既使药液均匀浸润，强化了肛垫硬化萎缩的作用，又避免了药液过分集中，从而造成黏膜坏死而引起的肛管直肠末端的狭窄，很好地保护了肛门的括约功能。

4. 注射疗法操作关键点　对于操作者来说，掌握正确的注射方法，必须首先对肛门直肠局部解剖组织学及对痔发生、发展的病理有充分的了解。使用的器械必须完备，对注入药物的浓度、剂量做到心中有数，注射的方法熟练，才能取得满意的效果。操作细节需要注意：药液不可注入肌层，注射后要反复按摩，力度要适中，虽然注射创面微小，治疗中也要观察出血状况，彻底止血。治疗后，不宜在肛门中填塞过多纱布，可给予患者清热解毒中药液或甲硝唑注射液和庆大注射液混合药液保留灌肠，来缓解患者肛门坠胀感；部分患者在治疗后会有低热症状，一般无须处理，可自然恢复。同时，可对患者进行辨证后给予口服中药配合治疗，效果更佳。

5. 消痔灵注射在治疗混合痔中的应用 消痔灵注射疗法在治疗混合痔中，可以有广泛的应用，如采用注射加结扎、注射加套扎及注射加切除方法进行全面的有针对性的处理。如果是静脉曲张型外痔，可以采用消痔灵注射液注射疗法；如果是结缔组织型、血栓型或炎性外痔，用外痔切除术处理外痔部分，内痔可采用注射疗法。如果内痔脱出部分很大，仅注射疗法无法完全改善“脱出”症状时，需要消痔灵注射疗法结合内痔的结扎或套扎技术的协同作用来解决问题。具体操作时，先进行消痔灵注射疗法，按摩待痔核萎缩后，钳夹部分痔组织，予以丝线结扎，或予以套扎器套扎，之后再予以消痔灵注射液进一步注射至结扎或套扎残端，待其自行坏死脱落。消痔灵注射法与结扎、套扎相结合方法相比单纯的内痔结扎技术或套扎技术具有一定的优势：第一，消痔灵注射属于微创方法，很多情况下可以代替内痔结扎或套扎，减少出血及疼痛。第二，先注射后结扎，可以减少结扎的内痔组织和结扎点，这样可以很好地保留痔区的黏膜桥，避免结扎残端脱落后形成瘢痕狭窄。第三，结扎后再注射，可以避免结扎残端坏死脱落时发生继发性大出血。

【典型病例】

周某，男，27岁。以“肛门肿物脱出8年”为主诉收入院。8年前因排便困难出现肛门肿物脱出，脱出物不可自行还纳，需用手托回，自用痔疮栓及痔疮膏后症状无明显缓解，于外院行手术治疗，现术后1个月，症状反复，为求系统治疗，特来我院就诊，门诊以“混合痔、直肠黏膜脱垂”收入院。自发病以来，患者精神、饮食、睡眠良好，小便正常，体重无明显增减。入院症见：患者神志清，精神可，肛门肿物脱出，无便血及疼痛，大便每日一二行，成形软便，小便调。正常面容，色泽红润。体位正常，姿势自然，步态正常。语言清晰，声音强弱适中，未闻及特殊气味。既往健康，无饮酒吸烟嗜好，无家族遗传史。舌淡，苔薄黄，脉细。

专科、辅助检查：①（截石位）视诊，肛门3、7、11点位可见肛门肿物外脱；②指诊，肛门进指顺利，指套无染血；③肛门镜，进镜顺利，齿线上3、7、11点位可见黏膜隆起，色暗红，隆起黏膜与肛缘同点位向内延伸肿物越过齿线相连。肛管长度＜1 cm。

中医诊断：肛肠病混合痔病（湿热下注型）。

西医诊断：混合痔。

治疗经过：予以消痔灵注射结合痔结扎术治疗。

操作：麻醉成功后取右侧卧位，常规消毒，铺无菌巾，指法扩肛至3指（5 cm），取1∶1消痔灵注射液点状注射于松弛的直肠黏膜，约20 ml，示指于注射部位反复按揉至药液均匀分布，于11点位内痔注射1∶1消痔灵注射液3 ml后，于肛缘11点位放射状切开，剥离外痔组织至齿线处，钳夹外痔皮瓣及部分内痔核，予以10号丝线钳下双重结扎，残端注射1∶1消痔灵注射液约1 ml，同法处理3、7点位混合痔；于肛缘5点位放射状切开，剥离外痔组织，出血点双极电凝止血，切口于可吸收线间断缝合3针。检查直肠、肛管无狭窄及活动出血点后，长效镇痛药（亚甲蓝注射液、甲磺酸罗哌卡因注射液混匀后约20 ml）点状封闭切口。肛内置麝香痔疮栓1.5 g，插入排气管，1点位可见弥漫性渗血，予以消炎抗菌可溶止血纱布1块填塞，余切口给予生肌油纱条填塞创面，外盖敷料加压包扎固定。术毕。术后常规给予中药熏洗（黄芩30 g、黄柏30 g、五倍子30 g、大黄35 g、儿茶15 g、秦艽20 g、花椒25 g、防风15 g、地肤子30 g、苦参30 g），125 ml 40℃温水坐浴，每日2次；中药保留灌肠（地榆9 g、三七粉3 g、鸡血藤9 g、苦参9 g、黄柏6 g、白芨粉 2 g、青黛 6 g）100 ml，每日 2 次；马应龙麝香痔疮膏 4 g 外用，每日 2 次；麝香痔疮栓 1.5 g 纳肛，每日 2 次；地奥司明片 1.0 g 口服，每日 2 次。住院 5 天后拆线，患者恢复良好，出院后门诊复查至创面痊愈，肛门无狭窄。3 个月复查，患者无“脱出”症状，大便排出无异常。

编者按：本例患者“反复脱出”症状比较明显，患者肛管长度＜ 1 cm，较一般人肛管短（解剖学肛管平均长 2.1 ± 0.03 cm），“肛管短”这一特殊解剖结构，导致括约肌相对薄弱，易出现肛内肿物脱出的症状，包括内痔及直肠黏膜，而且症状比较重，易复发。治疗前应详细交代病情及预后，避免出现医患纠纷，治疗时应该慎重，选择合适的操作方式，才能收到良好的治疗效果。肛管短或括约肌薄弱者，直肠黏膜松弛易脱出肛外，内痔区肛垫更易脱出肛外，用简单的外剥离内结扎术式，只能解决一时症状，因直肠黏膜松弛，而肛门括约肌支撑力量较弱，经排便努挣、久行久立后，直肠下段黏膜很容易再次发生下移，从而推动痔区黏膜脱出肛外，故需要采用消痔灵注射固脱技术固定松弛的直肠黏膜后，再处理痔区黏膜，注射痔区黏膜时，要先在肛垫内注射一定量的消痔灵配比液，将肛垫基底部固定在原位，再采用内痔结扎方法，将部分黏膜结扎处理，结扎后还需进一步在残端注射消痔灵注射配比液，以避免结扎残端脱落时出血，同时再次加固了痔区黏膜。不同部位及层次的加固作用，可以补充肛门括约肌薄弱的不足，加强肛管组织的支撑作用，预防黏膜再次脱出。另外，如脱出较重患者，可结合舌脉辨证；多为脾虚湿盛，加之先天禀赋不足，不能滋养后天，后天不能摄纳，至内痔及黏膜反复脱出。应适当给予健脾渗湿，升阳举陷中药口服，标本兼治。

第 11 章

肛　　裂

肛管全层皮肤纵行裂开，并形成感染性溃疡称为肛裂。临床上以肛门周期性疼痛、出血、便秘为主要特点。中医学称为“钩肠痔”“裂痔”“裂肛”等。肛裂是一种常见的肛门疾病，也是中、青年人产生肛门处剧痛的常见原因。本病好发于青壮年，女性多于男性。肛裂的部位一般在肛门前后正中位，尤以后位多见，位于前正中线的肛裂多见于女性。

【中医病因病机】

中医学认为，肛裂因阴虚津乏，或热结肠燥，而致大便秘结，排便努挣，而使肛门皮肤裂伤，然后染毒而逐渐形成慢性溃疡。

【发病机制】

现代医学认为，肛裂形成与肛管及其括约肌的解剖特点有关，并因局部损伤、感染而诱发，内括约肌痉挛是肛裂形成和裂口久不愈合的重要因素。当前新的观点认为，肛管后方局部缺血是肛裂形成的重要原因，因而在治疗上也发生了一些变化。肛裂患者除了有肛管纵行溃疡外，常常并发裂口上方邻近的肛乳头肥大、肛窦发炎，裂口下方结缔组织增生，并形成外痔，或所谓哨兵痔、肛管紧缩状态、皮下瘘，及肛管狭窄等。历年来有多种学说如下。

1. *上皮学说*　有关组织学研究证实，肛裂患者的肛管皮肤上皮角化，弹性较差，由于多种原因，如腹泻、长期运用刺激性泻药等，从而使上皮角化持续存在和加重，导致炎症和弹性丧失，从而使急性肛裂极易转为慢性而且极难愈合。

2. *损伤学说*　即皮肤撕裂学说，最早(1908)是由 Ball 提出。他设想，肛裂是肛瓣被干硬粪块撕裂后向下延伸而成的线样创口，并将其比作甲沟皮肤撕脱，扯下的瓣片因水肿和反复擦伤而成“哨痔”。但他忽略了肛裂通常在齿线以下，距肛瓣尚远，而且肛裂上方的肛瓣完整无损，未见被撕伤的痕迹。因此，这一说法不能成立，目前已很少有人引用。

3. *栅门学说*　1937 年，Blaisdell 根据外括约肌的解剖学排列，指出外括约肌浅部肌束在肛门后方呈“Y”形分叉，与皮下部肌束构成 Minor 三角，该处肛管皮肤缺乏肌肉支持，为一薄弱区。他认为皮下部犹如栅状，横位于肛门的后缘，三角的前方，当干硬粪块跨越其前面时易将皮肤撕裂。他主张切断外括约肌皮下部治疗肛裂。但是现已查明，肛裂的基底部不是外括约肌皮下部，而是内括约肌，外括约肌并非肛裂的病因。

4. *感染学说*　即隐窝腺感染学说。1932 年由 Rankin、Bargen，及 Buie 等提出。肛隐窝感染可致肛裂，因肛腺多位于肛管后部，似乎可以解释肛裂好发于肛管后正中线，但是因感染引起的是溃疡，而不是肛裂，两者外观是完全不同的。Rankin 等还指出，肛裂是静脉曲线性溃疡，理由是肛管皮下静脉呈曲张状态，隐窝炎可导致静脉炎，静脉炎可导致皮肤病变，病变皮肤失去对创伤的抵抗力而致肛裂。照此学说，似乎可以解释肛裂难以愈合的原因，但不能解答肛裂为何好发后位。尽管他设想是由肛直角对排便创伤易感所致，但证据不足。

5. 残留上皮感染说　1982 年，Shafik 试图从胚胎学解释肛裂为何易成慢性。他指出，在胚胎期肛管形成过程中，原肛与后肠套叠而形成肛直窦，出生后即消失。如果肛裂患者的肛管皮下仍有肛直窦上皮残留，则可因皮肤破损被暴露而感染。此种组织分化较差，埋在皮下，犹如“死骨”，可阻止创口愈合。但是，Dohrenbusch 等（1986）曾重复 Shafik 的观察，发现 Shafik 所谓的残留上皮其实是肛腺组织，因而此学说也不能成立。

6. 栉膜带学说　1919 年，Miles 提出肛裂病因学说。目前，在我国有关肛裂的文献中仍广为引用这一观点。其实，早在 20 世纪 50 年代就已查明，栉膜带就是内括约肌，如 Miles 所描述的栉膜下纤维组织增生而成的“栉膜带”是不存在的。他所倡导的栉膜带切断术，事实上就是内括约肌切断术。

7. 解剖因素　有学者认为，肛裂形成与肛管周围解剖结构的特点有关。因为肛门外括约肌浅部起于尾骨处，分成左右两条肌束沿肛管两侧呈梭形围绕肛管；肛提肌的绝大部分也是附着于肛管的两侧。所以，肛管两侧的肌肉支持作用较强，而且肛管的后方和前方则形成一个相对的薄弱区，且直肠末端从后向前与肛管相连，形成一定的角度，使肛管后方在排便时承受的压力较大，肛管后方多为纤维韧带组织，血液循环和组织弹性较差，一旦肛管上皮破损，不易修复，即逐渐形成溃疡。

【病理变化】

1. Ⅰ期　肛裂皮肤缺损，皮下层胶原纤维排列紊乱，增生不明显，间质中有条索状平滑肌束，血管扩张，炎细胞浸润。

2. Ⅱ期　肛裂皮肤缺损有溃疡形成，皮下层胶原纤维、网状纤维少量增生，平滑肌束中有大量胶原纤维、新生毛细血管和成纤维细胞，血管扩张、充血、炎细胞浸润。

3. Ⅲ期　肛裂皮肤有明显溃疡缺损，皮下层胶原纤维增生，平滑肌束间有一些胶原纤维增生，深层肌束鞘膜显示网状纤维增生，间质水肿。

【临床表现】

1. 症状特点

（1）疼痛：肛裂可因排粪引起周期性疼痛，这是肛裂的主要症状。排粪时，粪块刺激溃疡面的神经末梢，感到肛门灼痛，但便后数分钟疼痛缓解，此期称为疼痛间歇期。之后因内括约肌痉挛，又产生剧痛，此期可持续半小时至数小时，使患者坐立不安，很难忍受，直至括约肌疲劳后，肌肉松弛，疼痛缓解。但再次排便，又发生疼痛。以上临床上称为肛裂疼痛周期。疼痛时还可放射到会阴部、臀部、大腿内侧或骶尾部。

（2）便秘：因肛门疼痛不愿排便，久而久之引起便秘，粪便更为干硬，便秘又可使肛裂加重，形成恶性循环。

（3）便血：排便时常在粪便表面或便纸上见有少量新鲜血迹，或滴鲜血。

2. 体征及临床分期

（1）Ⅰ期肛裂：肛管皮肤浅表纵行溃疡，创缘整齐，基底新鲜，色红，触痛明显，创面富于弹性。病程较短，溃疡色红、底浅、裂口新鲜、创缘软而整齐、无瘢痕形成。

（2）Ⅱ期肛裂：有肛裂反复发作史，创缘不规则，增厚，弹性差，溃疡基底部紫红色，有脓性分泌物。

（3）Ⅲ期肛裂：溃疡边缘发硬，基底色紫红，有脓性分泌物。上端邻近肛窦处肛乳头肥大，创缘下端有前哨痔，或有皮下瘘管形成。

【专科及辅助检查】

专科检查取适宜的体位，用双手拇指将肛缘皮肤轻轻向两侧分开，可见肛管后方或前方有一梭形溃疡。一般不行指诊和内镜检查，如行必要检查时，可予以适当的麻醉后再行检查。如为慢性肛裂，疼痛不明显者，可行指诊及内镜检查，可见哨兵痔、肛乳头肥大、皮下瘘等其他病理变化。

【诊断要点】

根据主要临床症状和专科检查即可确诊。

【鉴别诊断】

1. 肛门皲裂　可发生于肛管任何部位，其裂口表浅，仅局限于皮下，常常可见几处裂口同时存在，疼痛轻，出血少，瘙痒明显。

2. 肛管皮肤擦伤　常有明显外伤史，裂口可发生在肛门前后、左右任何部位，裂口浅表，边缘平整，病程短，可在 1 周内自愈。

3. 肛管结核性溃疡　溃疡的形状不规则，边缘不齐，有潜行，底部呈暗灰色，并可见干酪样坏死，疼痛不明显，有结核病史。

4. 梅毒性溃疡　患者多有性病史，溃疡不痛，位于肛门侧面，对触诊不敏感。溃疡呈圆形或梭形，微微凸起，较硬，有少量分泌物。双侧腹股沟淋巴结大。

5. 肛管皮肤癌　溃疡形状不规则，边缘隆起，坚硬，溃疡底部凹凸不平，表面覆盖坏死组织，有特殊臭味。

【中医辨证施治】

1. 风热肠燥证

主证：大便秘结，二三日一行，便时滴血或手纸染血，肛门疼痛，腹部胀满，溲黄，裂口色红。舌质偏红，苔黄燥，脉弦数。

治则：祛风清热、凉血润燥。

方药：凉血地黄汤加减。便秘者加火麻仁、生白术、生大黄、杏仁等。中成药：地榆槐角丸、麻仁润肠丸。

2. 湿热蕴结证

主证：大便秘结或不爽，便后肛门呈周期性疼痛，时带鲜血，肛门坠胀，裂口溃疡呈梭形，伴有潜行瘘管，时流黄水，舌苔黄腻，脉数。

治则：清热利湿，润肠通便。

方药：内疏黄连汤加减。肿痛明显者加延胡索、枳壳、川芎、制乳香、制没药等；瘙痒者加苍术、苦参、白鲜皮等。

3. 血虚肠燥证

主证：大便燥结，便后绵绵作痛，出血量少色淡，面色萎黄。裂口灰白，边缘不整齐，肛门前后有哨痔及肥大的肛乳头。舌淡苔薄略燥，脉细无力。

治则：养血润燥。

方药：润肠汤加减。便血明显者加白及、三七粉、大小蓟等。

【中医外治法治疗】

1. 熏洗法　芒硝或苦参汤外洗。

2. 外敷法　Ⅰ期肛裂用黄连膏、生肌玉红膏；Ⅱ～Ⅲ期肛裂可先用七三丹或枯痔散等腐蚀药搽于裂口，2～3 天腐脱后，改用生肌白玉膏、生肌玉红膏。

【现代非手术治疗】

1. 注射法　于裂口基底部注入长效镇痛液（1% 亚甲蓝 2 ml，0.75% 盐酸罗哌卡因 10 ml，加入生理盐水 10 ml）。

2. 烧灼法　以高热烧灼肛裂创面，焦痂脱落后形成一新鲜创面较易愈合，一般可采用电灼器或激光等，取侧卧位，常规消毒，局部麻醉后，用电灼器或激光器对准肛裂创面进行烧灼，使其炭化后，伤口内入油纱条，敷料固定。术后便后坐浴，肛内纳入痔疮栓 1 粒。

3. 冷冻法　一般用液氮将肛裂创面冷冻，温度一般为 -160℃，每次冷冻 20～30 秒，反复冷冻 3～4 次，伤口内入油纱条，敷料固定。术后便后坐浴，肛内纳入痔栓 1 粒。

4. 括约肌化学性切开法　现代研究证实，通过非肾上腺素能非胆碱能途径可引起肛门内括约肌松弛的介质为一氧化氮，局部使用一氧化氮供体可降低肛管压力，称之为化学性括约肌切开法。常用的方法为在肛裂局部用 0.2% 硝酸甘油软膏外敷治疗，具有较高的愈合率，且费用低廉，无造成大便失禁的后遗症，但有头痛、肛门烧灼感等不良反应。

【手术治疗】

1. 扩肛术

（1）适应证：适用于早期肛裂，无结缔组织外痔、肛乳头肥大等并发症者。

（2）禁忌证：严重高血压、心脏病、凝血功能不正常者、严重的腹泻和瘢痕体质者。

（3）操作要点：取截石位，常规消毒肛门周围皮肤，铺治疗巾，麻醉后，消毒肛管，术者戴橡皮手套，并将双手示指和中指涂上润滑剂，先用右手示指插入肛内，再插入左手示指，两手腕部交叉，两手示指掌侧向外侧扩张肛管，以后逐渐伸入两中指，持续扩张肛管 3 ～ 4 分钟，使肛管内外括约肌松弛，术后即可镇痛。肛裂创面经扩大并开放、引流通畅，创面很快愈合。手术中注意勿用暴力快速扩张肛管，以免撕裂黏膜和皮肤。

（4）术后处理：便后坐浴，无须换药。

2. 肛裂切除术

（1）适应证：适应于陈旧性肛裂伴有哨兵痔、肛乳头肥大或肛窦炎或潜行瘘者。

（2）禁忌证：同“扩肛术”。

（3）操作要点：取截石位，常规消毒肛门周围皮肤，铺治疗巾，麻醉后，消毒肛管，扩肛至 3 ～ 4 指。沿肛裂正中做一外大内小的梭形切口，其下端在肛缘外 1 cm，顶端在齿线上 0.5 cm，同时从外向内依次切除哨兵痔、溃疡、瘢痕组织，及该处肛隐窝，肥大的肛乳头，如有潜行瘘管，以带钩探针探入并切开，并在直视下切断部分内括约肌和外括约肌皮下部，至手指无紧缩感为度。如有出血可在切口上方缝合 1 针以止血，创面不必缝合，伤口填塞油纱条，外用塔形纱布固定。

（4）术后处理：术后换药至伤口愈合。

3. 肛裂侧切术

（1）适应证：适应于无合并病变的慢性肛裂，非手术治疗无效。

（2）禁忌证：同“扩肛术”。

（3）操作要点：患者取侧卧位，局部常规消毒，局部麻醉。①切口有两种：横切口和纵切口，位置在肛门左右均可。纵切口在肛缘处 1 cm 做放射状切口约 2 cm 长，横切口在肛缘外 2 cm 做横切口长 2 ～ 3 cm。②用小弯钳分离肛管皮肤和外括约肌，再将其从内外括约肌间隙插入至齿线位置，用示指在肛内引导，用力穿过内括约肌，到达黏膜下，但不能穿破黏膜。将内括约肌挑出切口并离断，挑出宽度不得少于 0.8 cm。③切口以丝线贯穿缝合 2 ～ 3 针以止血，伤口加压包扎。

（4）术后处理：便后清洗肛门，更换敷料，5 天后拆线。

4. 纵切横缝术

（1）适应证：陈旧性肛裂伴有肛管狭窄者。

（2）禁忌证：同“扩肛术”。

（3）操作要点：常规消毒肛门周围皮肤，铺治疗巾，麻醉后，取截石位，消毒肛管，扩肛至 3 ～ 4 指。沿肛裂正中做菱形切口，其下端在肛缘外 0.5 cm，上端在齿线上 0.5 cm，同时从外向内依次切除哨兵痔、溃疡、瘢痕组织，及该处肛隐窝，肥大的肛乳头，如有潜行瘘管，以带钩探针探入并切开，并在直视下切断部分内括约肌和外括约肌皮下部，至手指无紧缩感为度。然后将切口横行缝合，缝合时宜略带基底组织，缝合时张力不宜过大。如张力过大时，应在该缝合切口外侧再做一横行切口，不予缝合或纵行缝合。伤口填塞油纱条，外用塔形纱布固定。

（4）术后处理：术后换药至伤口愈合。

【诊疗进展】

肛裂的治疗原则是缓解括约肌痉挛、镇痛、通便，促进创面愈合，解除伴随的各种并发症。对经久不愈、非手术治疗无效的肛裂，可采用手术治疗。

1. 中药内服治疗　运用中药内服治疗对缓解症状有良好效果。

2. 注射疗法　包括长强穴封闭法、局部及肛门括约肌内注射法，主要用于治疗新鲜肛裂，可以解除括约肌痉挛，改善局部血循环，利于创口愈合。有学者采用 2% 利多卡因注射液

10 ml 加入生理盐水 20 ml 配成 0.5% 利多卡因注射液，局部注射治疗 Ⅰ 、Ⅱ 期肛裂 125 例；采用 α - 糜蛋白酶加利多卡因治疗肛裂 300 例；采用长强穴、承山穴注射硫酸阿托品、利多卡因治疗肛裂 85 例，还有学者采用复方丹参注射液 2 ml ＋ 0.75% 丁哌卡因注射液 3 ml ＋ 2% 亚甲蓝注射液 1 ml，配制成混合药物，局部注射于肛裂基底部的肌层及周围组织，均取得良好效果，有的总有效率达 100%。

3. 其他非手术治疗　如采用挂线疗法、微波照射加外敷紫白膏治疗、苯酚配无水乙醇溶液腐蚀疗法等也取得良好效果。

4. 化学性内括约肌切开术　括约肌切开术有术后肛门失禁的潜在危险，且可能造成永久性括约肌伤害，而化学性内括约肌切开术可较好地回避此危险。

(1) 硝酸甘油外敷 NO 供体药物（硝酸甘油、硝酸异山梨酯等）：已作为肛裂初始治疗的药物，其中研究最多的是硝酸甘油。NO 可使内括约肌呈浓度依赖性松弛反应，内括约肌反常收缩，表明 NO 的释放发生障碍。硝酸甘油能降低最大肛门静息压，舒张血管，改善肛管血供，促进肛裂愈合。一些研究表明，应用硝酸甘油作为肛裂初始治疗，能使约 75% 肛裂患者免于手术。其主要缺点是不良反应，如头痛、直立性高血压、不能控制肛门排气，及肛门灼热感等，且依从性较差，疗程较长，复发率较高，对有并发症的慢性肛裂疗效较差。

(2) 肉毒杆菌毒素注射：能不可逆、选择性地阻止乙酰胆碱释放到突触间隔，在外周神经末梢处发挥神经阻滞作用，引起肌肉松弛性麻痹。它发挥作用后数小时引起肌肉麻痹，约 7 天达到最大效应，3 个月可完全恢复。有研究报道，单剂注射 15 U 或 20 U 肉毒毒素，肛裂治愈率达 60% ～ 70%。但费用昂贵，限制了广泛应用。

(3) 钙离子通道阻滞药外敷：钙离子对平滑肌的收缩起重要作用，钙离子通道阻滞药降低了平滑肌的收缩性。根据目前资料，局部应用钙离子通道阻滞药治疗肛裂似乎和局部应用有机硝酸盐一样有效。钙离子通道阻滞药可作为有机硝酸盐治疗无效或耐药病例的一线治疗，其不良反应更少。但关于钙离子通道阻滞药治疗肛裂的随机对照研究不多，其作用尚需进一步评估。

【笔者体会】

包括临床诊治需要注意的细节、关键点、临床用药体会等个人经验。

肛裂主要表现是便血、疼痛和便秘。多针对其病因采取预防措施和针对症状进行非手术治疗。手术治疗应根据病情具体分析，对于非手术治疗无效、自觉症状严重的陈旧性肛裂可采取手术治疗。手术方法较多，但还无一种可靠的通用方法，每种方法均有其优缺点。一般来讲，早期宜采取侧切术，晚期宜采用肛裂切除术，合并肛管狭窄者可采用纵切横缝术。

第 12 章

肛乳头瘤

肛乳头瘤又称肛乳头肥大，是肛乳头因慢性炎症刺激引起纤维结缔组织增生所致（图 12-1）。中医学属于“悬珠痔”的范畴。

【中医病因病机】

中医学认为，本病多因过食肥甘、醇酒、辛辣、便秘、泄泻刺激性损伤，导致湿热之邪下注大肠，气血瘀滞，津液滞留，日久增生所致。

【发病机制】 现代医学认为，正常肛乳头大小不超过 2 mm，肛管、直肠内的炎症刺激，导致肛乳头内淋巴回流障碍，出现充血、水肿，产生肛乳头肥大，称为肛乳头瘤。

【临床表现】

1. 肛门不适　初起，肛门有坠胀的感觉，有时肛门瘙痒不适，如有炎症，不仅坠胀感明显，还可因刺激而便意感频繁。

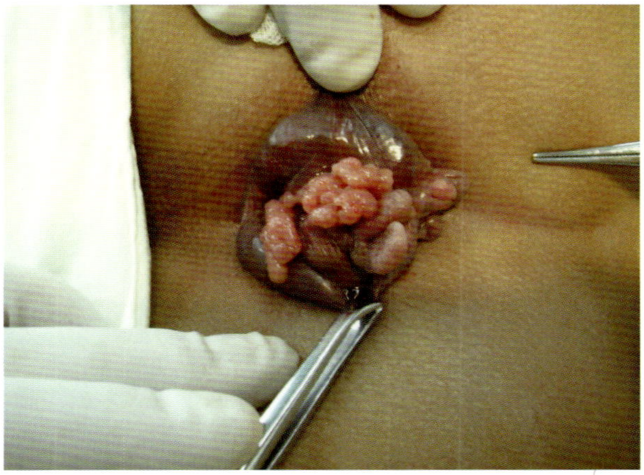

图 12-1　肛乳头瘤

2. 肛乳头脱出　肛乳头长到一定程度，大便时能脱出肛外。开始大便后能自行回缩于肛内，逐渐需用手推方能缩回肛内，甚至长期脱出肛外。

3. 出血和疼痛　遇到干硬大便擦伤肛门，可带血、滴血及疼痛。

4. 嵌顿　肥大肛乳头脱出肛门外后，如果未及时推回肛内，则会发生嵌顿，水肿、疼痛剧烈，行动不便，坐卧不宁，甚至大小便均困难。

【专科及辅助检查】

1. 肛门视诊　如肛乳头较大脱出肛外时，可见三角形或梭形肿物，灰白色，表面光滑。

2. 肛门指诊　可触及齿线处肿大的肛乳头，质较韧，表面光滑。

3. 肛门镜检查　齿线部可见灰白色肿物，有蒂或无蒂，肿物表面为皮肤组织，不易出血。

4. 内镜检查　内镜下乳头瘤基底部为红色，尖灰白色，呈珊瑚状突入窥器。如肛乳头纤维瘤较大时，需做病理检查。

【诊断要点】

1. 病史　有肛窦炎病史，因症状轻易被忽视。

2. 主要症状

(1) 排便不尽感：肛管中有丰富的神经纤维，形成附属感觉器官，肛乳头炎症期的炎症刺激，使患者往往有排便不尽感，或伴有异物嵌入肛内的感觉和下坠感等。急性炎症期，还伴有里急后重感。女性患者在月经期症状加重，是由于月经期盆腔充血所致。

（2）肛门瘙痒：由于乳头瘤长期反复脱出，致使炎性分泌物刺激肛周皮肤，引起肛周湿疹所致。

（3）肛门肿痛：部分乳头瘤脱出后，嵌顿不能还纳，致使淋巴回流受阻，引起肛门肿痛。

（4）脱出：瘤体较大者可脱出肛外。

3. 肛门指诊　可触及质地中等的肿物，有蒂或无蒂，与基底不粘连，推之可动，一般无压痛。

4. 肛门镜　齿线部位可见灰白色肿物，有蒂或无蒂。

【鉴别诊断】

1. 痔　排便时痔核可以脱出肛外，Ⅱ期内痔可自行还纳，Ⅲ期内痔通常需手托回，痔核呈紫红色，黏膜充血糜烂易出血。

2. 直肠息肉　位于齿线上方直肠壁上，表面为黏膜，色肉红，呈圆球形，有蒂或无蒂，易出血，排便时可脱出肛外。

3. 肛裂　呈周期性疼痛，排便时加剧，出血，色鲜红，溃疡周围有结缔组织性外痔脱出。

4. 肛管直肠癌晚期　直肠癌可随排便脱出肛外，伴有便血和脓血便，肿物呈菜花样，质地硬，活动差。

【中医辨证施治】

1. 湿热下注证

主证：肛周潮湿、潮红，有灼热感，肥大的肛乳头充血、水肿，舌红苔黄，脉滑数。

治则：清热利湿。

方药：萆薢渗湿汤加减。

2. 气滞血瘀证

主证：排便时肛门有肿物脱出，表面色紫暗，伴有肛门坠胀，舌紫暗，苔薄，脉涩。

治则：行气活血。

主方：止痛如神汤加减。

【中医外治法治疗】

1. 熏洗法　用苦参汤煎水先熏后洗，每日 2 次。

2. 塞药法　可用栓剂，坐浴后塞入肛内，每日 2 次。

3. 灌肠法　三黄汤水煎至 50 ～ 100 ml，保留灌肠。

【手术治疗】

1. 肛乳头切除术

（1）适应证：肛乳头肥大者，长度＞ 5 mm。

（2）操作要点：常规消毒铺巾，麻醉后，消毒肛管，在肛门镜下或将肥大的肛乳头牵出，最好使用电刀切除，以防出血，或将其根部缝扎止血，如合并有肛隐窝炎，一并切除。

（3）术后处理：便后中药坐浴，换药。

2. 电灼法

（1）适应证：肛乳头肥大者，长度＜ 5 mm。

（2）操作要点：肛门部常规麻醉，在肛门镜下暴露出肛乳头瘤，用高频电灼探头按压在瘤体根部，开通电源，将乳头瘤彻底烧灼之。此法适合瘤体较小的患者，优点是操作方便，疗效可靠，每次可治疗几个乳头瘤。术后每天用痔疮膏或痔疮栓纳入肛门内，7 天可愈。

（3）术后处理：便后中药坐浴，换药。

【诊疗进展】

目前，肛乳头发展到一定程度，如长度超过 5 mm，或脱出肛门外，选择手术切除为最佳方案，同时做病理检查。对较小的肛乳头增生，且没有临床症状，可在治疗直肠肛窦炎的同时进行观察。

第 13 章

肛隐窝炎

肛隐窝炎是指肛隐窝、肛瓣发生的急慢性炎症性疾病，又称肛窦炎，常并发肛乳头炎、肛乳头肥大。肛隐窝炎是肛周化脓性疾病的重要诱因，因此对本病的早期诊断、治疗有积极的意义。

【中医病因病机】

中医学认为，本病是"脏毒""滞下"的范畴，多因饮食不节，过食醇酒厚味，辛辣炙煿；或虫积骚扰，湿热内生，下注肛部；或因肠燥便秘，破损染毒而成；亦可因郁热邪毒灼伤津液，阴津亏损而成；或脾虚中气不足，升提无力，同时脾虚生湿，湿热阻滞，虚实夹杂，气血淤滞而成。

【发病机制】

现代医学认为，肛隐窝是由两个直肠柱基底部的黏膜与 1 个半月形的黏膜皱襞共同围绕，构成了一个向上开口的袋状间隙，深度不超过 0.5 cm，隐窝的底部有肛腺的开口。因此肛窦不仅引流差，而且容易受到损伤。如果肛窦发生炎症局部就会肿胀、疼痛、分泌物增多。严重者感染可以通过肛腺的开口蔓延到肛腺管而形成肛周脓肿。

【临床表现】

患者常感觉肛门部不适，排便时因粪便刺激，可感觉肛内疼痛，一般不甚剧烈，数分钟消失。如果炎症波及括约肌可使疼痛加剧，肛管常在夜间出现阵发性窘迫感。如果为急性期，则疼痛较为明显，常伴有便秘，粪便表面常带少许黏液，此种黏液常在粪便排出前流出，有时混有血丝。如果并发肛乳头肥大，可脱出肛外，导致肛门潮湿瘙痒。肛隐窝炎可分为急性期和慢性期。急性期发病较快，肛管灼热、坠胀、疼痛、排便时加重；慢性期以肛内坠胀，可向少腹、腰部、大腿内侧部放射，时轻时重，平卧则缓为特点，伴有肛管及会阴部不适、肛缘潮湿，排便时有肛门短暂的微痛或不适，病程较长。

【专科及辅助检查】

1. *肛诊*　肛管有紧缩感，病变处可有压痛，并可触及硬结或凹陷，或可触及肿大、压痛的肛乳头。肛镜下可见发炎的肛隐窝和肛乳头充血、水肿，并有脓性分泌物。用探针探查肛隐窝时，可发现肛隐窝变深，并有脓液排出。

2. *肛门镜检查*　帮助了解病变的部位及程度，并检查感染的肛隐窝有无脓液溢出。必要时可采用分叶肛门镜及隐窝钩针探查。

3. *肠镜检查*　对于需要进一步检查而排除其他疾病时采用。

4. *腔内超声检查*　对于病情较为复杂，病变部位不清者，可采用直肠腔内探头检查，能较为准确地显示病变部位、大小，及与肛门和齿线的关系，有效地帮助诊断和治疗。

【诊断要点】

1. 肛门部不适、坠胀、疼痛。

2. 检查可发现肛窦处硬结，肛瓣、肛窦充血水肿，探针检查肛窦变深。

【鉴别诊断】

1. 肛裂　疼痛特点是以周期性为主。检查可发现肛管有纵行裂口。

2. 直肠息肉　如果肛隐窝炎并发肛乳头肥大时，需要与直肠息肉相鉴别。直肠息肉生长在直肠黏膜处，色鲜红或紫红，易出血。

3. 肛瘘　内口多在肛隐窝处，但肛瘘有外口，皮下可触及条索状物从外口走向肛内。

【中医辨证施治】

1. 湿热下注证

主证：肛门部潮湿不适，偶有刺痛，便时加剧，黏液量多，且大便次数较多，心烦口渴，小便短赤。舌红、苔黄腻，脉滑数。

治则：清热利湿。

方药：止痛如神汤加减。便秘者可加火麻仁、当归、白术；疼痛明显者，可加延胡索、川芎、制乳香、制没药等；瘙痒者，可加苦参、白鲜皮、蛇床子等。

2. 阴虚内热证

主证：肛门不适，隐隐作痛，便时加重。伴有潮热盗汗，口干舌燥，五心烦热，大便秘结。舌红，苔黄或少苔，脉细数。

治则：滋阴清热、凉血止痛。

方药：凉血地黄汤。加减：虚热明显者，可加青蒿、鳖甲、牡丹皮等。便秘明显者，可加火麻仁、杏仁、郁李仁等。

3. 脾虚气陷证

主证：肛门下坠不适，似痛非痛，似胀非胀，便时加重，便后有排便不尽感，偶带黏液，或有血丝，或有肥大肛乳头脱出肛外。伴有面色少华，头昏神疲，少气懒言，纳少便溏。舌淡胖，边有齿痕，舌苔薄白，脉弱。

治则：补中益气。

方药：补中益气汤。兼有湿热之象可加黄柏、泽泻、秦艽等；胀痛明显者可加枳壳、延胡索、桃仁、红花等。

【中医外治法治疗】

1. 熏洗法　用苦参汤煎水先熏后洗，每日2次。

2. 塞药法　可用栓剂，坐浴后塞入肛内，每日2次。

3. 灌肠法　三黄汤水煎至50～100 ml，保留灌肠。

【现代非手术治疗】

1. 直肠内药物保留灌注法　常用0.2%甲硝唑注射液30～50 ml加硫酸庆大霉素注射液80 000 U混合后保留灌肠，每日2次。

2. 抗生素　急性期可酌情使用抗生素，必要时可做药敏试验，有效选择抗生素。

【手术治疗】

1. 切开引流术

（1）适应证：单纯肛隐窝炎或已成脓者，或伴有隐性瘘管者。

（2）操作要点：肛门部皮肤常规消毒，在局麻或腰俞穴位麻醉下，取截石位或侧卧位，在双叶肛门镜下，暴露病灶，将隐窝钩（带钩探针）探入肛隐窝，沿隐窝沟纵行切开肛隐窝，使引流通畅，创口用油纱条压迫止血引流。术后每天便后坐浴、换药至痊愈。

2. 肛窦切除术

（1）适应证：肛隐窝炎，或伴有肛乳头肥大者。

（2）操作要点：准备同上，在双叶肛门镜下，暴露病灶，将隐窝钩（带钩探针）探入肛隐窝，沿隐窝沟切除病变的肛隐窝及硬结，做梭形切口，切开皮肤，并切开部分内括约肌及外括约肌皮下部，使充分引流，可在切口近端黏膜处缝合一针，以防止出血。如合并肛乳头肥大，同时剥离至肛乳头根部，用止血钳夹住肛乳头基底部，贯穿结扎后切除，创口纳入油纱条，敷料覆盖固定，术后处理同上。

【诊疗进展】

要注意与肛门神经痛、盆底疼痛、会阴下降，及前列腺炎等疾病鉴别，必要时请精神科医师会诊，排除精神心理疾病。对于慢性肛窦炎患者手术要慎重，一定要诊断明确，严格掌握手术适应证。

【笔者体会】

治疗首先要以非手术治疗为主，如外用栓剂、药膏、中药熏洗、灌肠等；其次根据病情辨证论治，内服汤剂或中成药；再次可用物理疗法，如微波、红外线、激光等。如果非手术治疗无效，可考虑手术治疗。另外，清洗肛门是重要的预防要素，坐浴时采用向心性按摩托举肛门，可有利于将肛隐窝内粪便残渣清除，从而预防肛隐窝炎的发生。

第 14 章

肛门直肠周围脓肿

肛门直肠周围脓肿，简称肛周脓肿，是指肛管直肠周围间隙发生的急、慢性感染而形成的脓肿（图 14-1）。按发生部位，可分为肛周皮下脓肿、坐骨直肠间隙脓肿、骨盆直肠间隙脓肿、直肠后间隙脓肿，和黏膜下间隙脓肿。本病是一种常见的较为复杂的外科感染，一般是由于肛腺感染后，炎症向肛管直肠周围间隙组织蔓延而形成。可发生于任何年龄，以 20 ～ 40 岁青壮年居多，婴幼儿也时有发生，尤以男性多见。多数发病急剧，疼痛剧烈，可伴有发热，破溃后多形成肛瘘。

【中医病因病机】

中医学认为，该病归“肛痈”之属，肛痈多因嗜食肥甘、辛辣、醇酒等物，湿热内生，下注大肠，蕴阻肛门；或肛门破损染毒，致经络阻塞、气血凝滞而成。也有因肺、脾、肾亏损，湿热乘虚下注而成。

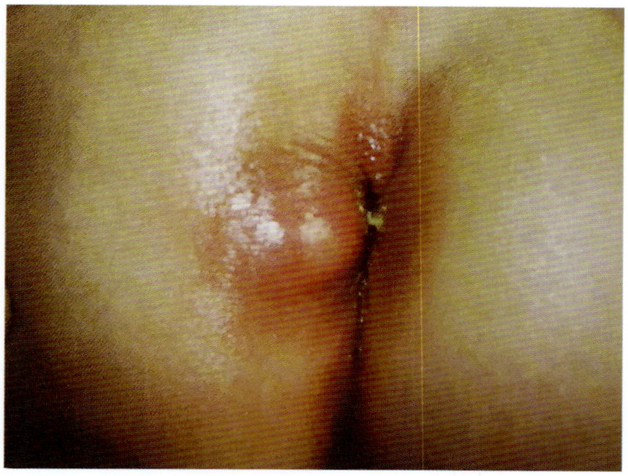

图 14-1　肛周脓肿

1. *饮食不节*　过食肥甘、辛辣、醇酒等物，湿热内生，下注大肠，蕴阻肛门。

2. *房事失调*　醉饱入房、房劳过度、肛门性交等房事失调，致精气脱泄，热毒乘虚下注。

3. *情志失调*　喜怒不测、忧思太过，化火生热，热毒郁结，下注大肠，蕴阻肛门。

4. *肛门破损染毒*　包括寄生虫的骚扰，入里化热，热毒郁结肛门。

【发病机制】

现代医学认为，本病由于肛腺感染后炎症向肛管直肠周围间隙组织蔓延而成。根据肛门直肠解剖特点和肛隐窝感染学说，肛门直肠周围脓肿是由于细菌经肛隐窝由肛腺导管入侵肛管直肠周围间隙而发生的化脓性疾病。自从 1880 年法国解剖学家 Herman 和 Desfoses 发现肛腺以来，肛腺隐窝感染学说是公认的肛周脓肿发病学说，近期更特别强调了肛腺的重要意义。由于肛隐窝呈漏斗形，开口朝向肠腔的内上方。因此，粪屑杂质可进入，导致局部感染。肛腺多位于内外括约肌之间，周围有着丰富的淋巴组织和血管，由于各种原因引发肛隐窝炎症，肛腺分泌物排出不畅，导致肛腺管化脓，炎症通过淋巴、血管向肛门直肠周围间隙扩散即可形成相应部位的脓肿。

1. 隐窝腺感染学说　1958年，Eisenhamme根据肛腺解剖学的资料与Parks提出了有关肛门直肠周围的“隐窝腺感染学说”，并最先提出把肛周脓肿分为“腺源性脓肿”和“非腺源性脓肿”两种，“腺源性脓肿”又称“致瘘性脓肿”。1961年，Parks进一步完善了肛门直肠感染机制的隐窝腺感染学说，即认为绝大多数肛门直肠周围脓肿及肛瘘是由肛门腺管的感染而致，大多数肛门腺管及肛门腺的感染均起源于肛隐窝的原发感染。根据肛腺感染学说及肛门直肠周围解剖特点，肛周脓肿被认为是由于肛腺的非特异性感染所致，肛腺感染后通过内括约肌蔓延，向肛管直肠周围间隙扩散，形成相应间隙的脓肿。

2. 中央间隙感染学说　1990年，Shafik根据中央间隙解剖学的研究，提出病菌侵入肛周组织的门户不是肛隐窝，而是破损了的肛管上皮。原发性脓肿不是沿肛腺形成的括约肌间脓肿，而是在中央间隙内。中央间隙位于联合纵肌下端与外括约肌皮下部之间，环绕肛管下部一周，间隙内有联合纵肌的中央腔，中央间隙借中央腱的纤维隔直接或间接地与其他间隙相通：外通坐骨直肠间隙，向内通黏膜下间隙，向下通皮下间隙，而上通括约肌间隙并经此间隙与骨盆直肠间隙相通。中央间隙与肛周感染关系极为密切，间隙内脓液可沿上述途径蔓延至其他间隙。反之，来自其他间隙的脓液在未侵及皮肤和肛管之前均先汇总于中央间隙。中央间隙内侧邻括约肌间沟，该处缺乏肌肉支持，皮肤借纤维隔与中央腱直接相连，较坚硬，缺乏弹性，因此中央间隙相邻的肛管皮肤最易外伤感染。细菌侵入中央间隙后，感染可短期地局限于该间隙内。如果此时被忽视或误诊，即可发生向其他间隙蔓延的可能。特别在排便和自制作用下，肛门肌肉频繁收缩会加速感染的扩散。此即肛周脓肿发病机制的新概念——中央间隙感染学说。Shafik认为，肛管肌内腺是发育遗迹，而不是真正的腺体，它们是困居在直肠肛管窦中的上皮碎屑引起继发感染。

肛周脓肿指的是肛管直肠周围间隙感染并形成的脓肿。致病菌多为内源性细菌，当局部或全身抵抗力下降时致病，另外以两种或多种细菌的混合感染为主，厌氧菌的检出率较高。需氧菌中最多见的是大肠埃希菌和克雷伯杆菌属，厌氧菌中主要为脆弱类杆菌和其他类杆菌，其次是消化球菌属。

总之，导致肛周脓肿的细菌可大致分为两类：一类是皮肤源性细菌；一类是肠源性细菌。皮肤源性者形成肛瘘的可能性小，肠源性者形成肛瘘可能性大，这些对临床有一定的指导意义，若由皮肤源性细菌感染引起，单纯切开引流、扩创就可以了；但若为肠源性或混合性感染，则需要认真寻找内口，并加以处理，以防后遗肛瘘。

目前公认，肛周脓肿的发病机制是隐窝肛腺感染学说。本病性别差异极为显著。在男性中又以青壮年和婴幼儿为多。对此，高月晋等对肛周感染与性激素的关系进行了探讨，他根据肛门腺在发生学上起源于脂腺，认为脂腺与皮脂腺相同，推测肛门腺可能也像脂腺一样是性激素的靶器官。随着年龄的变化，性激素的盛衰直接影响肛腺的增生和萎缩，故肛周脓肿的发病率也随之升降。但目前尚无确切证据证明肛腺分泌活动受性激素的支配。

【临床表现】

1. 症状特点

（1）局部症状：肛门部肿痛，患者自觉肛门内隐痛、坠痛或刺痛，持续性胀痛和肛周肿块，排便时疼痛加重，病情发展迅速，症状日渐加重，一般1周左右开始出现局部跳痛，坐卧不宁。切开排脓或自行溃破后肿痛迅速减轻。结核性肛周脓肿则肿痛较轻，发展缓慢。

（2）全身症状：有恶寒发热、全身倦怠、食欲缺乏、大便秘结等，破溃后体温较快恢复正常。结核性肛周脓肿可伴有低热、盗汗、形体消瘦等症状。

2. 专科检查

（1）视诊：初起在肛门周围可触及肿硬结

块，质地较硬，边界不清，随病情发展肿块增大，皮色变为红色或暗红色，局部皮温增高，触痛明显。一般1周左右肿块逐渐变软，按之有波动感，为已成脓。此时患者常呈痛苦面容，被动体位，端坐受限。自行溃破或切开后可见黄白色（有时夹有绿色）脓液流出，脓液质地稠厚，带有粪臭味，脓出后局部肿胀逐渐减轻。结核性肛周脓肿则流出脓液稀薄，可夹有败絮样物。

（2）肛管直肠指诊：肛周脓肿患者均应进行肛管直肠指诊检查，特别要注意肛窦有无压痛、硬结或凹陷，一般原发灶在肛窦部位，故常可在病变的肛窦处有明显的压痛点，局部出现硬结或凹陷，必要时可在肛管直肠指诊的同时，另一手在肛外压迫肛周脓肿波动明显处，示指感到冲击感最明显处多为肛周脓肿的原发内口。高位脓肿由于部位深在，外部表现可不明显，此时进行肛管直肠指诊常可明确脓肿的部位和大小。另外，指诊对于肛周脓肿与其他疾病如肛管直肠肿瘤等的鉴别诊断也具有重要意义。

（3）肛门镜检查：肛门镜检查可发现肛周脓肿的肛内原发感染灶，多在肛隐窝处，可见充血、肿胀或有脓液溢出。肛门镜检查对于黏膜下脓肿的诊断也具有重要意义。

（4）探针检查：用钩状探针可检查肛痈的原发内口，多位于肛隐窝处，可发现肛隐窝深度在0.5 cm以上。如脓肿已溃，还可以将探针自外口探入以检查脓腔的深浅、大小。

（5）脓肿穿刺：对于脓肿部位较深，难以判断是否已成脓者，可进行脓肿穿刺，如抽出脓液，即可确诊；将脓液作细菌培养和药敏实验更有助于诊断和治疗。

【临床分类】

根据发生脓肿的间隙不同，肛周脓肿可分为肛提肌以上间隙脓肿和肛提肌以下间隙脓肿。因其部位和深浅不同，症状也有差异。如肛提肌以上的间隙脓肿，位置深隐，全身症状重而局部症状轻，肛提肌以下的间隙脓肿，部位浅，局部红、肿、热、痛明显而全身症状较轻。临床上可分为以下几种类型。

1. 肛周皮下脓肿　发生于肛管皮下或肛门周围皮下组织内，常发生于肛缘，是最常见的一种。脓肿一般较小，全身感染症状不明显，局部疼痛较重，多呈持续性或搏动性疼痛。肛门旁有明显的红肿、硬结、触痛。如已化脓则有波动感。如脓肿位于前侧可出现排尿困难。检查可见肛门一侧有一界限不明显的微红色凸起包块，触痛明显。

2. 坐骨直肠间隙脓肿　发生于肛门与坐骨结节之间，脓肿范围广而深。初期仅感肛门部不适或微痛、酸胀感。

3. 骨盆直肠间隙脓肿　位于肛提肌以上，腹膜以下。由于脓肿深隐，因此全身感染症状甚重，而肛门局部症状则不明显，常有会阴部沉重下坠感，有里急后重感，排便时加重，下腹部疼痛。由于脓肿部位深，自行破溃所需时间较长。指诊可在直肠壁上触及肿块隆起，有压痛及波动感。

4. 直肠后间隙脓肿　排便不适是较早出现的症状。初期有恶寒发热，直肠内有明显坠胀感，肛门会阴部下坠及钝性疼痛并可放射至下肢。病变继续发展，全身症状可加重，在尾骨与肛门之间有明显深压痛。肛内指诊可在肛管后，肛管直肠环水平面以下触及局限性硬结或肿块，并可触及波动感。

5. 直肠黏膜下脓肿　位于直肠黏膜与内括约肌之间的黏膜下间隙内。初期症状常有直肠部沉重或饱满感，排便或步行时疼痛明显。一般全身症状较明显，而肛门局部无明显症状，肛内指检在黏膜下可触及表浅之肿块，有压痛及波动感。

【辅助检查】

1. 血常规检查　根据白细胞总数及分类计数，可判断感染的程度。

2. 脓液细菌培养和药敏试验　最好同时做普通培养和厌氧培养，通过细菌培养可了解病原菌的种类以帮助诊断，通过药敏试验可为治疗提供依据。

3. 病理检查　取脓腔壁进行病理学检查可明确病变性质，如疑有特异性感染或恶性肿瘤，就更有必要进行病理学检查。

4. X 线检查　如高位脓肿定位不准确，可先穿刺抽脓，然后向脓腔内注入造影剂并摄 X 线片，这有助于确定脓肿的位置、深浅、大小、形状和扩散途径。

5. 超声检查　有助于了解肛周脓肿的大小、位置，及与肛门括约肌和肛提肌的关系。

【诊断要点】

1. 局部症状　红肿疼痛，有波动感，一般无明显全身症状者，多位于肛提肌以下间隙，属于低位肛周脓肿。包括坐骨直肠间隙脓肿、肛周皮下脓肿、括约肌间隙脓肿。

2. 全身症状　出现寒战、高热、乏力、脉数等全身症状，血白细胞总数及中性粒细胞增高，局部穿刺可抽出脓液者，多位于肛提肌以上间隙，属于高位肛周脓肿。包括骨盆直肠间隙脓肿、直肠后间隙脓肿、直肠黏膜下脓肿。

【鉴别诊断】

1. 化脓性汗腺炎　好发于肛周皮下，病变部位较广，有多个流脓的疮口，疮口之间可彼此相通，形成皮下瘘管，但瘘管不与直肠相通。可见皮肤增厚，色素沉着，并有广泛慢性炎症和瘢痕形成。

2. 肛周毛囊炎和疖肿　好发于肛周皮下，肿胀略突出，中央溃破，有溢脓，或见脓栓，肛内指诊无内口。

3. 骶骨前畸胎瘤　较小的畸胎瘤，其症状与直肠后脓肿早期相似，不同的是指诊直肠后肿块光滑，分叶，无明显压痛，有囊性感。X 线检查可见骶骨与直肠之间的组织增厚和肿瘤，内有不定型的散布不均钙化阴影、骨质、牙齿等。

4. 子宫内膜异位症　女性肛周表浅性隆起、脓肿。肿痛多与月经周期一致，常继发感染。追问病史，结合症状，常可鉴别。

5. 产气性皮下蜂窝织炎　为厌氧菌感染之脓肿，肛门旁突然发生肿块，迅速蔓延扩大，肿块内可触到捻发音是其特征。全身症状有高热、倦怠，精神萎靡、白细胞急剧下降。患者可出现昏迷和极度衰弱状态。

【中医辨证施治】

1. 湿热蕴结证

主证：肛门周围突然肿痛，持续加剧，伴有恶寒、发热、便秘、溲赤。肛周红肿，触痛明显，质硬，皮肤焮热。舌红，苔黄腻，脉滑数。

治则：清热利湿，消肿止痛。

方药：黄连解毒汤（《外科秘要》引崔氏方）合仙方活命饮（《医宗金鉴》）。加减：热毒盛者，加生大黄、蒲公英等；湿热盛者加苍术、萆薢、泽泻等。

2. 气滞血瘀证

主证：肛门局部肿起，疼痛较轻，触之硬结，皮色正常或发暗，舌暗红或有瘀斑，脉细或涩。

治则：行气活血，消肿止痛。

方药：活血散瘀汤（《外科正宗》）。加减：热盛者，可加黄芩、栀子、金银花等；湿盛者，可加泽泻、黄柏、萆薢等；便秘者可加火麻仁、莱菔子等。

3. 火毒炽盛证

主证：肛周肿痛剧烈，持续数日，痛如鸡啄，难以入寐，伴恶寒发热，口干便秘，小便困难。肛周红肿，按之有波动感或穿刺有脓。舌红，苔黄，脉弦滑。

治则：清热解毒透脓。

方药：透脓散（《外科正宗》）。湿盛者可加苍术、黄柏、黄芩、泽泻等；热盛者可加紫花地丁、野菊花、蒲公英、栀子等；便干者可加火麻仁、大黄、枳壳等。

4. 阴虚毒恋证

主证：肛周肿痛，皮色暗红，成脓时间长，溃后脓出稀薄，疮口难敛，伴有午后潮热，心烦口干，盗汗。舌红，苔少，脉细数。

治则：养阴清热、祛湿解毒。

方药：青蒿鳖甲汤（《温病条辨》）合三妙丸（《医学正传》）。加减：肺虚者，加沙参、麦冬；脾虚者，加白术、山药、扁豆；肾虚者，加龟甲、玄参，生地黄改熟地黄。

【中医外治法治疗】

1. 初起　实证用金黄膏、黄连膏外敷，位置深隐者，可用金黄散调糊灌肠；虚证用冲和膏或阳和解凝膏外敷。

2. 成脓　宜早期切开引流，并根据脓肿部位深浅和病情缓急选择手术方法。

3. 溃后　用九一丹纱条引流，脓尽改用生肌散纱条。日久成瘘者，按肛瘘处理。

【现代非手术治疗】　酌情运用抗生素，重者可静脉给药。

【手术治疗】

1. 切开引流术

（1）适应证：适用于体质虚弱或不愿住院治疗的深部脓肿。

（2）操作方法：麻醉后，于压痛或波动明显处切开，尽可能靠近肛门，切口呈弧状或放射状，需有足够长度，用油纱条引流，以保持引流通畅。待形成肛瘘后，再按肛瘘处理。

2. 一次性切开术

（1）适应证：浅部脓肿。

（2）操作方法：在腰俞穴麻醉或局麻下，取截石位，局部消毒，于脓肿处切口，切口呈放射状，使引流通畅，同时寻找齿线处感染的肛隐窝或内口，将切口与内口之间的组织切开，并搔刮清除，以避免形成肛瘘。

3. 一次性切开挂线术

（1）适应证：由肛隐窝感染而致坐骨直肠间隙脓肿、骨盆直肠间隙脓肿、直肠后间隙脓肿，及马蹄形脓肿（外口在3、9点位，内口在6点位的半环状脓肿）等。

（2）操作方法：在腰俞穴麻醉下，患者取截石位，局部消毒，于脓肿波动明显处穿刺抽脓并指示部位，按其导向在肛周做放射状或弧形切口，充分排脓后，以示指分离脓腔间隔，然后用过氧化氢或生理盐水冲洗脓腔，修剪切口并扩大成梭形（可切取脓腔壁送病理检查）。然后用球头探针，自脓肿切口探入并沿脓腔底部轻柔地探查内口，另一示指伸入肛内引导协助寻找内口，探通内口后，将球头探针拉出，用丝线将橡皮筋连接于球头部，通过脓腔拉出切口，切开皮肤后，将橡皮筋两端收拢，并使之有一定张力后用丝线结扎其基底部。创口内填以红油膏纱条，外敷纱布，宽胶布固定。

（3）术后处理：酌情应用清热解毒、托里排脓的中药或抗生素，及润肠剂。每次便后用苦参汤或1 ：5 000高锰酸钾液坐浴，换药。挂线者，一般约14天自行脱落，可酌情紧线或剪除，再经换药后，创面可迅速愈合，无肛门失禁等后遗症。各种方式的手术后，需注意有无高热、寒战等，如有则应及时处理。

（4）手术中的注意事项：①定位要准确，一般在脓肿切开引流前应先穿刺，待抽出脓液后，再行切开引流；②浅部脓肿可行放射状切口，深部脓肿应行弧形切口，避免损伤括约肌；③切开脓肿后要用手指去探查脓腔，分开脓腔内的纤维间隔以利引流。

（5）预防肛瘘形成：术中应切开原发性肛隐窝（内口），可防止肛瘘形成。

【诊疗进展】

1. 负压双套管配合中药冲洗治疗肛周脓肿　引流操作简便，安全可靠，是高位肛周脓肿根治术后引流的有效方法之一。

2. 小切口负压球引流术治疗高位肛周脓肿　具有以下优点。

（1）彻底清除病灶：确定内口后搔刮、切除内口炎性组织，缝闭内口。

（2）引流效果好：由于负压球可以维持较恒定的低负压状态，引流管的各个侧孔不会因过大的负压而贴壁堵塞，保证脓腔内分泌物及时引流，防止分泌物和坏死组织积聚在脓腔内结痂堵塞引流，使引流区内达到零聚积，减少细菌繁殖的机会。

（3）换药方便：术后换药配合甲硝唑注射液间断冲洗，可稀释、清除脓腔内分泌物，保持创面清洁，防止厌氧菌滋生。同时，可避免常规换药时将消毒棉球置入脓腔内进行消毒给患者带来的痛苦。

（4）微创、美观：肛周切口小，对肛周肌肉损伤小，在某种程度上缓解了保护肛门功能与高位肛周脓肿根治性的矛盾，且切口对合良好，不必进行缝合，愈合快，愈合后的瘢痕小，且整齐美观，患者易于接受。

（5）减轻患者精神压力和经济负担：术后患者疼痛相对轻，能有效缓解手术创伤带来的痛苦。而且，本术式所需一次性负压球使用过程中不需电源，无噪声，能持续负压，患者可带引流球早期下床活动，经济实用，大大减少了住院时间及换药次数，减轻了患者的经济负担。

3. 一次性低位切开高位旷置治疗高位肛周脓肿　取侧卧位（患侧在下）或俯卧折刀位，腰俞穴麻醉或腰麻。常规消毒，铺巾置单，进行肛门直肠指诊，进一步明确脓腔的部位及其可疑内口。高位脓肿常与低位脓肿并存，肛周皮肤常有红肿表现，如脓肿内口明确，以弯血管钳自内口探入，向脓肿方向延伸，低位部分的脓腔可直接切开，切口呈放射状；累及外括约肌深层和耻骨直肠肌上间隙的脓腔充分搔刮引流后，以一引流管（常用吸痰管）置于脓腔最顶端，固定在切口边缘。如脓肿内口不明确，可于脓肿顶端切开脓腔，以血管钳向齿线部探索，最薄弱处即为内口，自该处切开脓腔。以手指伸入脓腔打开所有的纤维隔，使脓腔完全敞开，将脓液充分引出，彻底清除感染肛窦周围的坏死组织、脓腔壁之坏死组织。如脓腔较大，可于切口旁再做1个或数个切口，使引流通畅，切口间以橡皮筋穿过挂线（不紧线，仅作引流用）。充分止血后，创面敷以油纱布，塔形纱布压迫固定。

4. 直肠内壁挂线术　适用于高位肛周脓肿，在骶麻下先行指诊探查脓肿部位及原发内口，取小弯钳从肛窦腺口平行刺入肌间沟下面的中间间隙，然后沿间隙上行入脓腔排出脓汁。换大弯钳充分撑开排脓，再用探针确定脓腔在腹膜反折以下，在脓腔顶部对着肠腔穿出，挂以橡皮筋，由内口穿出探针和橡皮筋，用止血钳夹住勒紧的橡皮筋，然后用丝线结扎。

5. 脓肿切开加开窗术　适用于肛门一侧范围较大的脓肿或后蹄铁形脓肿。在骶麻下先在与内口同一方位上做一放射性切口，探针沿脓腔基底部探查内口挂一橡皮筋，在脓肿远端波动较明显处，切开一长2～3 cm梭形切口，即为开窗。梭形切开与放射切口之间保留一段正常皮肤即皮桥，刮匙清除整个脓腔内的坏死组织，尤其要注意清除皮桥下的腐烂坏死组织，然后将2个切口分别做对口引流。根据脓肿大小，开1～2个窗，避免了传统手术做弧形切开时切口过大影响愈合时间，增加住院天数的问题。

6. 浮紧配合挂线法　适用于蹄铁形肛门直肠脓肿，骶麻下先于肛门后正中（前蹄铁形脓肿者于前正中）做一放射状切口，脓液流出后，以球头探针自切口探入脓腔，于内口处探出，切开探针上方皮肤及皮下组织，于瘘管肌层挂线，注意切口应引流通畅。然后探查两侧弯形脓腔，于侧方做开窗引流，以甲硝唑注射液冲洗脓腔后，挂浮线处理。特点：浮紧配合挂线法治疗蹄铁形肛周脓肿，主管道挂紧线，既切开了瘘管，又最大限度地保留了肛门括约肌功能，其支管部分则挂浮线，其良好的引流作用利于周围炎症的消散，避免了过多切开给患者造成的皮肉之苦，同时也保证了肛门部外观。

近几十年来，随着科学技术的迅猛发展，中医治疗肛周脓肿的传统方法得到了很好的发掘和继承，并不断有所创新，形成了许多独具特色的新疗法。在肛周脓肿手术前后，根据证型可选用具有清热解毒、行气活血、利湿杀虫、软坚散结、消肿止痛、收敛生肌、祛风止痒的药物熏洗肛门局部，以起到相应的治疗作用，减轻患者痛苦，提高疗效。也可根据肛周脓肿辩证分型，选用适当的药物和剂型，敷于患处，达到消炎止痛、促进局部肿痛消散、去腐生肌的目的。冲洗的目的在于将脓腔中的分泌物或异物冲洗干净并使其引流通畅，起到抑菌消炎、促进肉芽生长之作用。挂线疗法是中医治疗高位肛周脓肿的特色疗法，高位挂线配合对脓肿的低位部分切开，可在一定程度上减少肛门括约肌的损伤，对肛门功能的影响相对较小，在治疗中发挥着重要作用。

【笔者体会】

1. 强调中医辨证

(1) 辨部位：根据临床表现辨别脓肿的位置，是肛提肌上脓肿还是肛提肌下脓肿，辨别肛门旁皮下脓肿、坐骨直肠间隙脓肿、骨盆直肠间隙脓肿、直肠后间隙脓肿和黏膜下脓肿。

(2) 辨分期：肛周脓肿临床上可分为3期，即初期、成脓期和溃后期。初期主要表现为局部的肿胀疼痛，可伴有不同程度的全身症状。成脓期则症状加重，疼痛呈跳痛，坐卧不宁，出现发热、纳呆、便秘、尿赤等明显的全身症状。脓肿经引流或自行溃破后进入溃后期，局部肿痛及全身症状很快消失，但时有脓水流出，往往难以收口，最终形成肛瘘。

(3) 辨虚实：①实证。局部红、肿、热、痛，病情发展迅速。溃后脓液为黄白色，质稠厚，带有粪臭味。伴有全身不适，畏寒，发热，大便秘结，小便短赤。舌质红，舌苔黄腻，脉弦滑数。②虚证。局部红、肿、热、痛不明显，病情发展缓慢，成脓较慢，溃后脓液淡白稀薄或夹有败絮样物质，气味不臭或微带粪臭味，溃口凹陷。全身倦怠乏力，一般不发热或有虚热。舌质红或淡，舌苔薄腻，脉弦细或濡缓。如属肺虚者，可兼见咳嗽咯血，骨蒸潮热，颧红盗汗；属脾虚者，兼见神倦纳呆，大便溏薄。

2. 重视治疗原则

(1) 一旦确诊为肛痈，应积极地进行全身及局部治疗。

(2) 一旦成脓应早期切开排脓，尽量不要让其自行溃破，防止脓液向其他间隙蔓延。

(3) 脓液引流后配合中医辨证内服中药治疗，可明显增强疗效。

(4) 肛痈常遗留肛瘘，常需行肛瘘手术治疗。

(5) 手术原则：引流通畅、不留无效腔；尽量找到内口。若已经找到了可靠的内口，争取一次性手术处理，以防形成肛瘘；分次手术原则，如发生在肛提肌以上的脓肿，尚未找到可靠的内口或内口明显，但全身症状严重者，宜先切开排脓，待形成肛瘘再行二次手术。此种手术损伤组织少，操作简单，患者痛苦小，可减少并发症，防止炎症扩散。

3. 保护肛门功能　无论是非手术治疗，还是一次性切开，或是分期手术，其最重要的是保护肛门功能，防止肛门失禁。一定要根据患者的个人情况，如年龄、性别、手术史、妊娠与产后等情况，决定治疗方法。

第 15 章

肛 瘘

肛瘘是直肠与肛管周围皮肤相通的异常管道，中医称之为肛漏。一般由原发性内口、瘘管和继发性外口 3 部分组成。内口为原发病灶，绝大多数在肛窦内；外口是继发病灶，在肛周皮肤上（有时不止一个）。有的患者只有内口或外口，但应属于盲瘘或窦道范畴。肛瘘多是肛周脓肿的后遗症。临床上分为化脓性或结核性两类。其特点是以局部反复流脓、疼痛、瘙痒为主要症状，并在皮下可触及条索状物或探及瘘管通向肛内。

【中医病因病机】

中医学认为，肛周脓肿溃后，余毒未尽，蕴结不散，血行不畅，疮口不合，日久成瘘；亦有虚劳久嗽，肺、脾、肾亏损，邪乘于下，郁久化热，肉腐成脓，溃后成瘘。

【发病机制】

现代医学认为，肛瘘是肛周脓肿发展的一种结局。除少数肛瘘是由外伤(如火器伤和戳伤)和盆腔化脓性炎症造成以外，绝大部分肛瘘是由肛管直肠周围脓肿破溃或切开引流后，伤口久不愈合而成。肛周脓肿形成后，经肛门周围皮肤破溃或切开引流，脓液流出后，脓腔缩小，腔壁结缔组织增生，形成直的或弯的管道。肛瘘的发展有以下规律：如果将肛周两侧的坐骨结节画一条横线，当瘘管外口在横线之前距离肛缘 4 cm 以内，内口在齿线处与外口位置相对，其管道多为直行；如外口在距离肛缘 4 cm 以外，或外口在横线之后，内口多在后正中齿线处，其瘘管多为弯曲或马蹄形。

由于以下几个原因，久不愈合而形成肛瘘。

（1）内口或原发感染病灶的存在，肠内容物可从内口进入瘘管。

（2）因肠内容物进入瘘管，形成反复感染，长期的慢性炎症使瘘管壁结缔组织增生，管壁增厚，难以愈合。

（3）瘘管多在不同高度穿经肛周括约肌，由于肛周括约肌的收缩使管腔内脓液引流不畅，影响瘘管的愈合。

历年来有多种学说如下。

1. 肛隐窝腺感染学说　由 Eisenhammer 于 1956 年根据肛腺解剖学的特点提出。Parks 于 1961 年提供了组织学证据证明这一理论的正确性。因而肛隐窝腺感染学说成为大多数学者接受的肛周感染性疾病的发病学说。该学说认为，肛腺开口于肛隐窝，一般情况下肛隐窝呈闭合状态，当发生腹泻时稀便易进入并积存于肛隐窝中而致发肛隐窝炎。或因便秘，排便时干硬粪块擦伤肛瓣也可引发肛隐窝炎。肛隐窝一旦发生感染，便扩张松弛，肠腔污物更易进入肛隐窝内。炎症的进一步发展，即可通过肛腺管穿过内括约肌蔓延至肛腺引发肛腺炎，即形成括约肌间脓肿。然后，脓肿就可沿联合纵肌的固有间隙向周围蔓延，向上则形成高位括约肌间脓肿，穿过肛肠环则形成骨盆直肠间隙脓肿，向下经括约肌间沟进入肛周皮下形成皮下间隙脓肿，向外穿过外括约肌形成坐骨直肠间隙脓肿，向后可形成肛管后间隙脓肿或直肠后间隙脓肿。根据该学说，脓肿、肛瘘的原发灶就是感染的肛隐窝，即内口，故手术中为求一期根治，彻底治愈肛瘘，必须彻底清除感染的肛隐窝、肛腺，及其导管。

2. *中央间隙感染学说*　从20世纪60年代起，有些学者陆续对“肛隐窝腺感染学说”提出质疑，Gallagher仔细检查了29例肛周脓肿与肛隐窝的关系，发现仅有5例与肛隐窝相通。埃及学者Shafik（1977）认为，肛腺是胚胎期肛直窦发育的遗迹，而不是真正的腺体。肛直窦是由肛管直肠套叠而成，如果出生后继续保留或部分内闭，即可在肛管黏膜下出现上皮样管状物，即所谓“肛腺”。并提出中央间隙对应的肛管皮肤有其解剖特点：①此处皮肤借纤维隔与中央间隙直接相连，较坚硬，缺乏弹性；②皮肤深面是内括约肌下缘与外括约肌皮下部之间的间隙，缺乏肌肉的支持；③研究资料证实，正常人有10%的栉膜区深层发现有上皮细胞群，该细胞是胚胎期肛直窦的遗迹，对病菌易感性强。因此，与中央间隙相邻的肛管皮肤最易为外伤感染（如硬便擦伤），当栉膜区皮肤受损后，细菌就可与这些细胞结合进而沿括约肌间沟侵入中央间隙。根据对肛门解剖和排便机制的研究，Shafik于1980年提出中央间隙感染学说，认为细菌入侵肛周组织的门户并不是隐窝腺，而是破损了的肛管上皮；不是沿肛腺形成括约肌间脓肿，而是在中央间隙内先形成中央脓肿，继而脓肿沿纤维隔向四周蔓延。这一理论很好地解释了肛周脓肿（即所谓中央间隙脓肿）发生率较高的临床现象。在临床手术时要求清除中央间隙的坏死组织，以达到根治脓肿、肛瘘的目的。

3. *上皮细胞致病学说*　徐明娟等报道60例肛瘘患者组织学研究结果，发现90%的患者在肛瘘附近齿状线以下的黏膜下层、内括约肌下部，及中央间隙中可检测到上皮细胞，这些细胞可通过破损处、血流、微生物进入直肠周围组织，形成慢性直肠周围脓肿。如果上皮细胞坏死后，肛瘘可自行痊愈；如果上皮细胞残留，则术后可能复发。如果这个理论成立，可以解释临床上一些高位复杂性脓肿或肛瘘历经多次手术不愈的原因，也提示我们在行括约肌保护手术方式的研究中，应以此为戒，方可提高治愈率。

【临床表现】

1. *病史*　可发生于各种年龄和不同性别，但以成年人为多见。通常有肛周脓肿反复发作史，并有自行溃破或切开引流的病史。

2. *流脓*　局部间歇性或持续性流脓，久不收口。最初形成的肛瘘流脓较多，有粪臭味，色黄而稠；久之，则脓水稀少，或时有时无，呈间歇性流脓；如果脓液已少而突然又增多，并出现肛周疼痛者，则可能有急性感染或有新的支管形成。

3. *疼痛*　当瘘管通畅时，一般不觉疼痛，而仅有局部坠胀感。如果外口自行闭合，脓液积聚，可出现局部疼痛，或有寒热；如果溃破后脓水流出，症状可迅速减轻或消失。但也有因内口较大，粪便流入管道而引起疼痛，尤其是排便时疼痛加剧。

4. *瘙痒*　由于脓液不断刺激肛周皮肤而引起瘙痒，有时可伴发肛周湿疹。

【临床分类】

1. *低位单纯性肛瘘*　只有一个瘘管，并通过外括约肌深层以下，内口在肛窦附近。

2. *低位复杂性肛瘘*　瘘管在外括约肌深层以下，有两个以上外口，或两条以上管道，内口在肛窦部位。

3. *高位单纯性肛瘘*　仅有一条管道，瘘管穿过外括约肌深层以上，内口位于肛窦部位。

4. *高位复杂性肛瘘*　有两个以上外口及管道有分支窦道，其主管道通过外括约肌深层以上，有一个或两个以上内口者。

5. *其他*　除上述分类外，还有很多分类方法，它们从不同的角度，阐述了这些分类的临床价值。

（1）内外口情况：单口内瘘又称内盲瘘。只有内口与瘘管相通，无外口，内外瘘瘘管有内外口，外口在体表，内口在肛窦，组织中有瘘管相连通，单口外瘘又称外盲瘘，只有外口下连瘘管，无内口，此种肛瘘临床上较少见。全外瘘瘘管有两个以上的外口，相互有管道连通，而无内口，临床上较为少见。瘘管形态为直瘘瘘管道较直，内外口相对，形成一条直线，临床多见，约占1/3以上，弯曲瘘管道行径弯曲，内外口不相对。后位马蹄形瘘瘘管行径弯曲，呈蹄铁形，在肛门后位，内口在后方正中处，前位马蹄形瘘瘘管行径弯曲，呈蹄铁形，在肛门前方，较为少见。环形瘘瘘管环绕肛管或直肠，手术较困难。

（2）与括约肌关系：①皮下瘘；②黏膜下瘘；③外括约肌浅层与皮下层间瘘；④外括约肌深层与浅层间瘘；⑤肛提肌与外括约肌深层间瘘；⑥肛提肌上部瘘，包括直肠后瘘与骨盆直肠瘘。

（3）瘘管在肌间垂直或水平位置：①皮下瘘；②低位肛瘘，瘘管在齿线处肛隐窝平面以下；③高位肛瘘，瘘管在齿线处肛隐窝平面以上；④肛门直肠瘘，瘘管在肛管直肠环以上的坐骨直肠瘘，骨盆直肠瘘；⑤黏膜下瘘。

（4）肛瘘病理变化：①非特异性肛瘘：如化脓性肛瘘；②特异性肛瘘：如结核性、梅毒性和放线菌性等肛瘘。

【专科及辅助检查】

1. 肛周视诊　可见外口，外口凸起较小者多为化脓性；外口较大，凹陷，周围皮肤暗紫，皮下有穿凿性者，应考虑复杂性或结核性肛瘘。低位肛瘘可在肛周皮下触及硬条索，高位或结核性者一般不易触及（图15-1A和图15-1B）。以探针探查，常可找到内口。

2. 直肠指检　在内口处有轻度压痛，少数可触及硬结。

3. 探针检查　只在治疗中应用，一般不能作为诊断应用，防止穿破瘘管壁，造成假道。

4. X线造影　从外口注入30%～40%碘油，

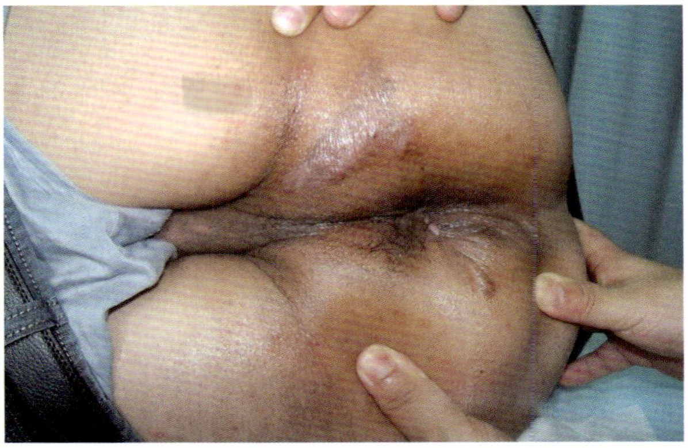

图 15-1A　肛瘘外观

X线摄片可见瘘管分布，多用于高位肛瘘及蹄铁形肛瘘。

5. B超检查　通过B超检查可发现是否有脓肿形成、有无瘘管甚至瘘管的走行方向。

6. 磁共振检查　对于复杂性肛瘘，必要时可行磁共振检查，确定瘘管的走行和方向，并与其他疾病鉴别。

【诊断要点】

1. 有肛周脓肿病史。

2. 有外口、内口和瘘管特征。

3. 肛周溃破流脓，可暂时外口愈合，导致蓄脓呈急性发作的肛周脓肿表现。

【鉴别诊断】

1. 肛周化脓性汗腺炎　是皮肤及皮下组织的慢性炎症性疾病，常可在肛周皮下形成瘘管及外口、流脓，并不断向四周蔓延。检查时可见肛周皮下多处瘘管及外口，皮色暗褐而硬，肛管内无内口。常常被误诊为肛瘘，主要区别是化脓性汗腺炎的病变在皮肤及皮下组织，病变范围广泛，可有无数窦道开口，呈结节状或弥漫性，但窦道均较浅，不与直肠相通，切开窦道后无脓腔及瘘管。

2. 骶前畸胎瘤破溃　骶前畸胎瘤是胚胎发育异常的先天性疾病，多在青壮年时期发病，初期无明显症状，如肿瘤增大压迫直肠可发生排便困难。如果继发感染，可从肛缘与尾骨之间溃破并留有外口，指诊常可触及骶前有囊性肿物感，而无内口。拍摄X线片可协助诊断。

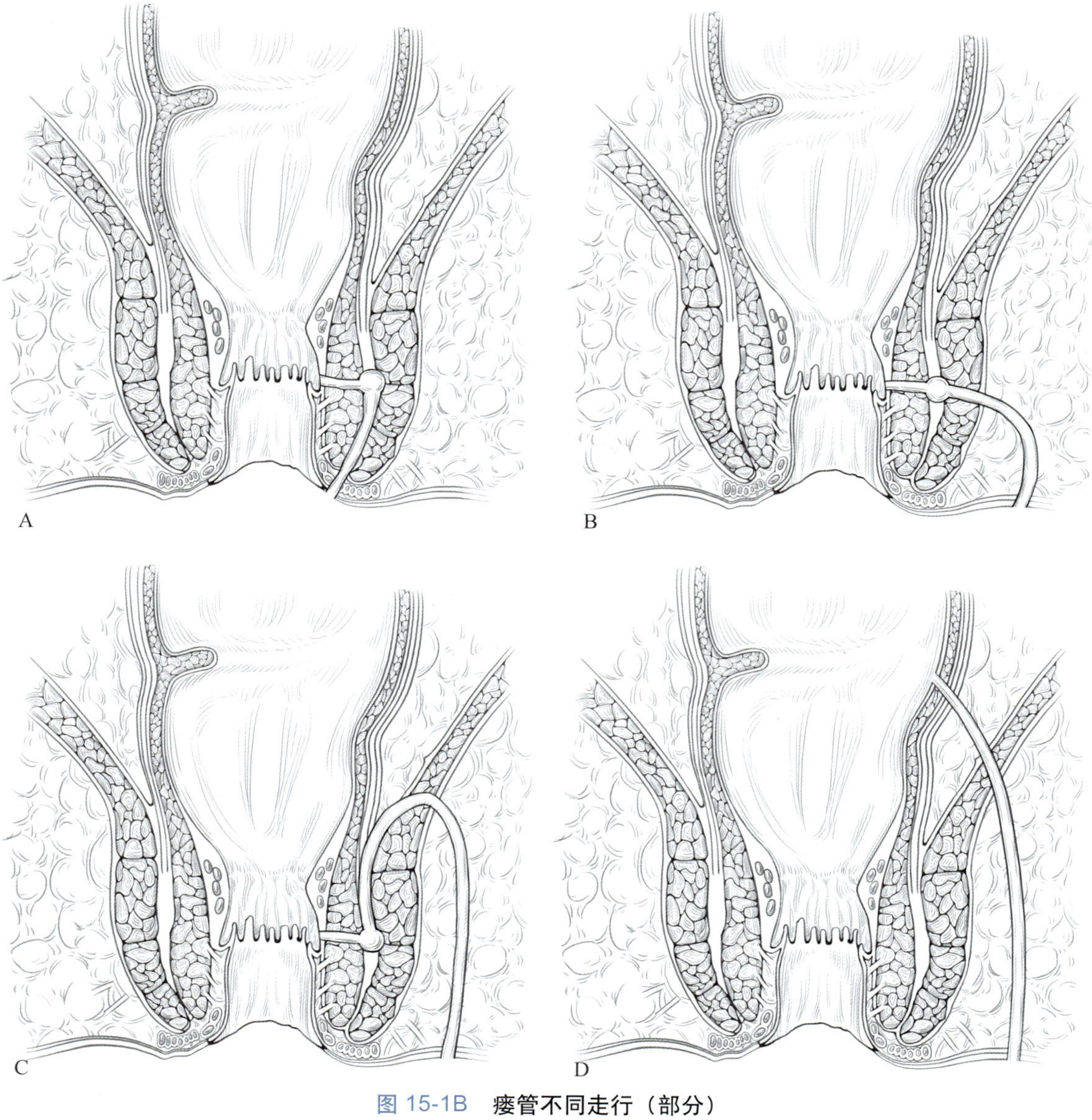

图 15-1B　瘘管不同走行（部分）

手术可见腔内有毛发、牙齿、骨质等。

3. 肛门周围皮肤疖　初起表现为局部红肿痛的小结节，渐肿大，呈锥形隆起。数日后，结节中央组织坏死而变软，出现黄白色脓栓，红肿疼痛范围扩大，脓栓脱落，排出脓液，炎症渐消而愈。如果多个疖同时发生，称为疖病。如果发生瘘管，病变较浅，不与肛门相通。

4. 骶尾部囊肿　是一种先天性疾病。常为表皮囊肿或皮样囊肿。位于骶骨前直肠后间隙。多在青春期 20 ～ 30 岁发病，无感染时，常无症状，有时感觉骶尾部胀痛，如果囊肿长大或继发感染，则出现发热、局部红肿、疼痛等症状。溃破或切开引流后，形成窦道，无内口，其鉴别要点是骶尾部囊肿多有患处胀痛，其瘘口多在臀中缝或其附近，距肛缘较远而离尾骨尖较近，有上皮组织向瘘口内延伸，瘘口凹陷，不易闭合。如果囊肿较大，直肠指诊时可发现骶前膨隆，可触到囊性肿物，表面光滑，界限清楚。探针检查可向骶骨前肛门后方深入，深者可达 10 cm 左右。CT 扫描可见骶骨与直肠之间有囊腔，内有不定型的散在钙化阴影，可见骨质或牙齿。病理检查可确诊。

5. 肛管直肠癌 肛管直肠癌晚期，溃烂后也可形成瘘管，但其特点是肿块坚硬呈菜花状，溃疡深大，分泌物为脓血、恶臭、持续性疼痛。病理检查可确诊。

【中医辨证施治】

1. 湿热下注证

主证：肛周经常流脓，质地稠厚，肛管周围胀痛，肛周有溃口，局部灼热，按之有条索状物通向肛内。舌红，苔黄，脉弦或滑。

治则：清热利湿。

方药：萆薢渗湿汤。加减：如便秘，可加火麻仁、杏仁、大黄等；如腹泻可加椿根皮、马齿苋、白头翁等；如湿盛加苍术；热盛加黄芩、栀子等。

2. 正虚邪恋证

主证：肛周流脓液，质地稀薄，肛门隐隐作痛，外口皮色暗淡，瘘口时溃时愈。肛周有溃口按之质较硬，或有脓液从溃口流出，且多有索状物通向肛内。伴有神疲乏力，舌淡，苔薄，脉濡。

治则：托里透毒。

方药：托里消毒散。加减：如湿热重者，可加萆薢、薏苡仁、黄柏；阴虚者加生地黄、知母、牡丹皮等。

3. 阴液亏损证

主证：肛周溃口，外口凹陷，瘘管潜行，局部常无硬条索状物扪及，脓出稀薄，可伴有潮热盗汗，心烦口干。舌红，少苔，脉细数。

治则：养阴清热。

方药：青蒿鳖甲汤（《温病条辨》）。加减：如湿热重者，可加萆薢、薏苡仁、黄柏等；便秘者加当归、火麻仁等。

4. 中成药治疗

（1）实证：①连翘败毒丸，口服，每次 9 g，每日 2 次；②二妙丸，口服，每次 6 ～ 9 g，每日 2 次。

（2）虚证：①八珍丸，口服，每次 6 g，每日 2 次；②知柏地黄丸，口服，每次 6 g，每日 2 次。

【中医外治法治疗】

1. 熏洗法 可用祛毒汤、苦参汤、五倍子汤或单味药如芒硝等。

2. 敷药法 如瘘口闭合或引流不畅，局部红肿热痛时可外敷金黄膏或鱼石脂软膏等。

【现代非手术治疗】

根据病情可适当应用抗生素，或激光照射治疗。

【手术治疗】

1. 肛瘘挂线术

（1）适应证：适用于距离肛门 4 cm 以内，有内外口的低位肛瘘；亦作为复杂性肛瘘切开疗法或切除疗法的辅助方法。

（2）禁忌证：肛门周围有皮肤病患者；瘘管仍有酿脓现象存在者；有严重的肺结核病、梅毒或极度虚弱者；有癌变者。

（3）操作要点：用腰俞麻醉或局部麻醉，取侧卧位使病侧在下或截石位。常规消毒，先在球头探针（银质或铜质）尾端缚扎一橡皮筋，再将探针从瘘管外口轻轻向内探入，将示指伸入肛管并在齿线处找到内口，并将探针连同橡皮筋导出。提起橡皮筋，切开瘘管内、外口之间的皮肤及皮下组织，拉紧橡皮筋，并在其与组织接触部位钳夹，用粗丝线双重结扎之。松开止血钳，用油纱条填塞伤口止血、引流，外盖纱布，宽胶布固定。如果以药线挂线时，将药线收紧后，打 1 ～ 2 扣活结，以备以后紧线；也可将药线的一端穿入另一段药线内，由肛门牵出，使线在瘘管周围成为双股线，然后收紧，打一活结，每隔 1 ～ 2 天紧线 1 次，直至挂线脱落。

2. 肛瘘切开术

（1）适应证：低位单纯性肛瘘和低位复杂性肛瘘；对高位肛瘘切开时，必须配合挂线疗法，以免造成肛门失禁。

（2）禁忌证：同挂线疗法。

（3）操作要点：根据情况选用腰俞麻醉或局部麻醉，取截石位或侧卧位。常规消毒，铺治疗巾，轻度扩肛，将有槽探针（或圆头探针）从瘘管外口轻轻插入，从内口穿出，沿探针走行切开皮肤和皮下组织及瘘管外壁，使瘘管部分敞开，再将有槽探针插入瘘管残余部分，同样方法切开探针的表面组织，直到整个瘘管完全切开为止。瘘管全部敞开后用刮匙将瘘管壁上的坏死组织和肉芽组织刮除，修剪创口两侧的皮肤和皮下组织，形成一个宽底小的创面，使引流通畅。仔细止血，创面填塞油纱条，纱布覆盖固定。

3. 肛瘘切除术

（1）适应证：管道已经纤维化的低位肛瘘。

（2）禁忌证：同挂线疗法。

（3）操作要点：先从瘘管外口注入 1% 亚甲蓝，继用探针从外口轻轻插入，经内口穿出。用组织钳夹住外口的皮肤，切开瘘管外口周围的皮肤和皮下组织，再沿探针方向用电刀或剪刀剪除皮肤、皮下组织、染有美蓝的管壁、内口和瘘管周围的所有瘢痕组织，使创口完全敞开。仔细止血后，创口内填以油纱条，纱布覆盖固定。

4. 肛瘘切除缝合术

（1）适应证：适用于单纯性或复杂性低位肛瘘，如触到瘘管呈硬索状，则效果更好。

（2）禁忌证：同挂线疗法。

（3）操作要点：术前需做肠道准备，手术开始同肛瘘切除术，要尽量切除干净瘘管组织，确信无任何肉芽组织及瘢痕组织遗留，皮肤及皮下脂肪不能切除过多，然后用丝线做全层间断缝合，伤口要完全缝合对齐，不留无效腔。

5. 高位挂线、低位切开（缝合）术

（1）适应证：适用于单纯性或复杂性高位肛瘘。

（2）禁忌证：同挂线疗法。

（3）操作要点：术前需做肠道准备，手术开始同肛瘘切除术。沿探针切除肛缘 1.5 cm 以外至外口的管道及瘢痕组织，肛缘 1.5 cm 以内至内口间仅切开皮肤，然后抽紧橡皮筋并结扎。充分止血后，将挂线以外的切口全层缝合，外盖敷料，包扎固定。

6. 肛瘘截根术

（1）适应证：多发性外口的肛瘘，数个外口通于一个内口者。

（2）禁忌证：同挂线疗法。

（3）操作要点：选择距肛门最近的一个外口纳入探针，寻找内口，并切开挂线（方法同挂线术）。分别于其他外口纳入探针，探明无另外的内口后，以刮匙搔刮管壁，清除腐肉后，放置油纱条引流，外盖敷料，包扎固定。也可将其他分支瘘管切开。

7. 术后处理

（1）术后需保持大便通畅，必要时可给予润下剂。

（2）术后疼痛者可给予镇痛药或采用其他镇痛疗法，如耳针、针灸等。

（3）每天便后用苦参汤或其他方药坐浴、换药。

（4）橡皮筋一般在 7 天左右脱落；如果 14 天以后不脱落，并证实结扎橡皮筋较松时，需要再紧线 1 次，如果证实不是，可将结扎的坏死组织剪开引流。

（5）伤口必须从基底部开始生长，防止表面过早粘连封口，形成假愈合。

（6）管道切开或挂开后，改用生肌散纱条或生肌玉红膏纱条换药至收口。

（7）肛瘘在切开或挂开后，可有少量脓水流出，四周肿胀逐渐消散；如仍有较多脓水，应检查有无支管或残留的管道。

（8）如有局部感染，应及时予以治疗。

【诊疗进展】

1. 切除内口管道拔除法　1958 年，南非学者 Eisenhammer 通过肛腺解剖与临床研究发现，97% 的脓肿和肛瘘都发生在肛门内外括约肌之间，然后沿联合纵肌的末梢纤维蔓延，形成不同部位的脓肿。根据这一重要发现，他首先提出了肛瘘主要是分布在内外括约肌之间的肛腺感染所引起的“肌间瘘性脓肿”的理论。在此理论基础上，他提出了从肛内切开内口及脓腔进行引流，而不切断外括约肌的内括约肌切开术。但 Parks 认为，如果仅切开内括约肌而不切除脓肿及瘘管，容易复发，并于 20 世纪 60

年代初又推出了瘘管挖除术。手术的基本要点是从内口感染的肛窦上方 0.5 cm 到肛管上皮做一椭圆形切口，彻底清除感染的肛腺及导管，再从外口围绕瘘管拔除管道。此法的问世，在提高肛瘘的治愈率，减少术后并发症和后遗症方面具有十分重要的意义，被认为是现代肛瘘括约肌保留术的基础。之后，各国学者竞相效仿，不断改进，使这种方法日臻完善。如 20 世纪 70 年代末，Goligher 根据 Parks 的方法，内口处理相同，而只将管道搔刮引流而不拔除，取得了较好的效果。日本岩垂纯一和隅越幸男等在谈到低位括约肌间瘘时说，前方与侧方的瘘管行切开开放术后，易致肛门畸形，故应列为括约肌保留术的适应证。但如果按 Parks 的方法，内口括约肌的切除量较大，与切开开放术比，同样有致肛门畸形的危险。因此，他们在 20 世纪 80 年代初推出了隅越 - 岩垂术式。其要点：绕外口剥离管道至外括约肌皮下部时切断瘘管；将内口及邻近的黏膜一并切开成一黏膜瓣，用剪刀使之与内括约肌分离；将内括约肌呈纺锤状切开，切除原发灶膨大的硬结；再切除黏膜瓣端含内口的部分后，用 2-0 号肠线将黏膜瓣与内口括约肌缝合，封闭内口。穿过外括约肌的部分管道让其旷置。近年来，高野正博设计的括约肌保留术更显得技高一筹。其手术要点同隅越、岩垂式，所不同的是全部拔除管道而不旷置，并将括约肌新端缝合，封闭内口。治疗 98 例，将低位肌间瘘的复发率降到了 2%。他认为按 Parks 原法，内括约肌切除多，愈合易致肠液失禁、污染等。

2. *封闭内口管道旷置法* 封闭内口治疗肛瘘的概念由 Elting 于 1912 年首先提出。最初是将肛瘘的内口及邻近感染组织切除后，用线直接缝合关闭内口，阻断肠内容物继续进入瘘管的通道，并将管道搔刮后引流。他认为这种方法成功的基础有二：其一是阻断了肛瘘与肠道的交通；其二是牢固地闭死了这个交通。1902 年，Noble 首先报道了采用直肠内移动瓣修补术治疗直肠阴道瘘的方法，是修整内口后在内口上方设计一个黏膜瓣，下拉缝合，从而关闭了瘘管与肠道的交通，并将瘘管搔刮引流，逐渐愈合。1948 年，Laird 将这种方法用于治疗肛瘘，获得了治愈率 86% 的效果。他还首次描述了该移动瓣的解剖结构应包括黏膜、黏膜下和内括约肌长的环状缘部分。后来，一些学者进一步发展了这个概念，他们认为封闭内口的方法是直接缝合管道的封闭内口，而更牢固的封闭是在前述的基础上再采用直肠内移动瓣的方法使之加固。采用呃逆口封闭管道搔刮到旷置的方法治疗一些高位复杂性肛瘘如括约肌上瘘等，也取得了较好的效果。如 20 世纪 70 年代末副岛谦采用的内口切除缝合闭锁法，就是对内口及原发灶切除后缝合闭锁，将管道搔刮后置聚乙烯管引流。他用治一组坐骨直肠窝瘘和骨盆直肠窝瘘，取得较好效果。Shemesh 等用治一组前侧复杂性肛瘘，复发率为 13%。这种手术的基本要点是：确定内口后，设计并向上游离形成一个包含黏膜、黏膜下层和内括约肌环状缘部分的瓣。切除瓣的尖端包含有内口及感染黏膜的部分；清除原发病灶；搔刮管道后用碘仿纱条引流。然后用肠线直接缝合关闭管道，再将预备的瓣拉下覆盖内口，用肠线间断缝合。Russell 等强调需要游离内口附近 4 cm 的黏膜以避免瓣的回缩。

3. *瘘管部分开放术* 包括 Hanly 术与宇井术式。主要用于后马蹄形肛瘘及瘘管长而弯曲者。Hanly 术式的基本要点是将内口及内口近端部分的管道切除，创口开放，将远端部分管道旷置，搔刮引流。如后马蹄形肛瘘，就将位于后侧的内口及位于肛管后深浅间隙的主管道原发灶切除，将两侧的支管旷置，给予搔刮引流。宇井术式实际上是在 Goligher 和 Hanly 术式的基础上改良而成。其内口及后正中之主管处理用 Hanly 术式，所不用的是将两侧的支管外口扩大，从外口搔刮管道及坐骨直肠窝脓腔后给予引流。

4. *肌肉充填术* 主要用于坐骨直肠窝瘘的治疗。手术基本要点，确定内口，以后正中线为中心，切开皮肤并切断外括约肌皮下部，向上切至齿线上方，向下使皮瓣向尾骨方向游离。最后使皮瓣呈上窄下宽（2 ～ 3 cm 宽）的“梯形”，形成椭圆形“∩”。揭开皮瓣后，其下方为肛管后深间隙，此时可见原发灶硬结，硬结内有不良肉芽组织及脓液积留。切除内口及邻近黏膜与原发灶硬结，缺损部分用周围组织，如臀大肌之一部、外括约肌浅部、皮下部或脂肪等游离后与缺损下方的肌肉（内括约肌）缝合的填充缺损。如果两侧支管短浅者，锐匙搔刮引流即可；深长时将管道手术拔除。最后将保留的皮瓣覆盖创面，用 3-0 号丝线与内括约肌、直肠黏膜缝合 5 ～ 6 针。创口用聚乙烯管引流。

5. 管道切开缝合闭锁术　常用于坐骨直肠窝瘘与骨盆直肠窝瘘的治疗，手术要点：将内口及瘘管切开，搔刮或切除后，将括约肌断端及创口用丝线缝合。如果是坐骨直肠窝瘘或骨盆直肠窝瘘，则以内口为中心，将 0.5 cm × 1 cm 的范围呈椭圆形切除；手术拔出后正中主管道；切开并搔刮到两侧支管。最后将内口缝合闭锁，支管创面缝合并置引流条引流。

6. 挂线术　又称泄液线疗法或瘘管二次切开术，主要用于高位肛瘘的治疗。这种方法由 Milligan、Morgas 等于 1934 年提出，有异于中医挂线疗法。手术基本要点：第 1 次手术时，切开上半部分（头侧）的括约肌（外括约肌一部分包括耻骨直肠肌）和将一粗的不吸收线围绕括约肌的下半部分（远侧）（外括约肌浅部与皮下部）松松地拴上、打结。当见线周围有大量纤维化组织形成，初次手术切开处看来已痊愈时，再做第 2 次切开术。这次手术主要是切断括约肌的下半部分（外括约肌浅部与皮下部），去除所挂的线。两次手术间隔 2 ～ 8 周。由于挂线促进了瘘管周围纤维化，防止了瘘管切开术后括约肌的断开，故受到许多学者的好评。Eisenhammer 认为，当括约肌活性不良时，可用挂线术，并建议 14 天后通过切开而去除。Hanly 赞同女性前侧部肛瘘使用橡皮筋挂线，因此处缺乏骨盆 - 直肠的支持。Ramannujam 等还认为，高位复杂性或括约肌上瘘或怀疑括约肌受累较广泛时，或当手术无把握时，挂线术当推首选。Shemesh 等认为，挂线的意义是双重作用，既促进引流通畅，又促进瘘管周围纤维化，这样就避免了瘘管在第 2 次切开时肛直环的断开。但因线留置较长（6 ～ 8 周），又给患者带来痛苦，且管道经两次切开后，肛门失禁率高达 39% ～ 62%。

7. 瘘管移位术　近年由 Mann 提出。手术要点用尼龙线从外口至内口绕主管道结成环。切开外口周围皮肤，沿管道分离至外括约肌边缘，完整剥出包着尼龙线的管道直达或穿过耻骨直肠肌与外括约肌。从肛缘切开外括约肌侧间隙，并向上分离至瘘管穿过处，将剥离的管道通过外括约肌或耻骨直肠肌的裂隙或切开外括约肌拉入此间隙，然后缝合肌肉裂隙或切口，以使肛管不与创口相同。3 ～ 4 周后，括约肌外侧创口已闭并开始收缩时，即可行二期手术，切开剩下的内括约肌肌纤维，取出尼龙线。Mann 治疗一组高位复杂性肛瘘，疗效较好。认为这种先将瘘管的括约肌外部分移至内外括约肌之间，第二期手术再切开瘘管的管道移位法，既可全部切除瘘管，又几乎不破坏括约肌的完整性，故肛管外形与功能均得保存，伤口愈合良好，不会产生失禁，并可减少手术次数，免却结肠造口之苦。

高位肛瘘治疗仍以手术治疗为主，围绕肛门括约肌的处理方式不同，现代肛瘘的手术方法可以分为括约肌切断术式和括约肌保存术式两大类。前者为了保护肛门功能、缩短疗程，手术方式不断改进，衍生出肛瘘切开（切除）术、切除缝合术、高位旷置术、肌瓣充填术等术式。括约肌保留术式是为避免损伤肛门括约肌，保护肛门功能而发展起来的新术式，其特点是切除原发病灶及瘘道而不切断肛门括约肌。该类术式术后疼痛轻，减少了肛门的漏气漏液等后遗症。包括内括约肌切开术、瘘管剔除术、瘘管移位术、隅越 - 岩垂术内口切除缝合闭锁术等多种术式。

8. 瘘管摘除缝合术　早先用于感染已被控

制，病情稳定的低位肛瘘，现已推广应用于高位复杂性肛瘘，主要用于长弯型蹄铁的支管部分，关键是控制感染，妥善处理原发病灶；所缝创面应呈楔形切口；消除无效腔，一般采用“U”形或“8”字形缝合，必要时可置皮片引流。本法可缩短治疗时间，换药时痛苦小，可防止肛门变形，有保护肛门的功能；但支管不易彻底切除，引流欠通畅，易感染复发，失败后反而治疗时间延长，使病情复杂化。因此，切除瘘管必须彻底，关闭创面，不留任何无效腔及异物。

9. *低位切开高位挂线术* 周济民、曹吉勋等于20世纪50年代中后期提出这种低位切开高位挂线第一部分理论研究的方法，用于瘘管主管贯穿外括约肌深部或耻骨直肠肌以上高位肛瘘的治疗，为目前临床所常用。该法将低位的瘘管切开，高位的瘘管予以挂线，术后1次或分次紧线，勒断肛肠环。因其具有治愈高位肛瘘而又不致完全肛门失禁的优点，而被肛肠科医师广泛应用。其优点是高位瘘道在慢性勒开过程中边切开边生长，避免了完全性的肛门失禁，但该疗法仍存在着术后剧痛、漏气漏液及挂线处可遗留明显凹陷等缺点。

10. *低位切开高位旷置术* Hanley认为，高位肛瘘的内口大多在后正中附近，提出治疗肛瘘没有必要全部将瘘管切开，于是他提出内口引流、瘘管旷置术。该法将肛瘘的低位部分完全切开，处理内口，高位部分不做处理。术后每天对高位部分填塞油纱条引流换药，直至痊愈。

11. *肛瘘切除肌瓣充填术* 由河野一男于1985年提出，是针对以往治疗高位肛瘘采用开放术式，为组织缺损大、愈合时间长、肛门变形明显、空腔不能完全闭合等问题而设定。该法是将有蒂肌瓣固定于空腔后，创面变平坦，将黏膜切口缘用肠线做连续闭锁缝合，并固定于内括约肌上，将肌瓣缝合线大部分覆盖。本术式优点在于手术破坏性小，根治率高，减少术后肛门畸形和肛门功能障碍。

12. *瘘管内移术* 是1985年Mann利用切开法和保存括约肌法的优点，创造分期治疗的方法。将肛瘘管道的括约肌以外部分经分次手术向肛管表层以下移动，不损伤括约肌正常形态而治疗高位肛瘘的方法。此术适用于高位肛瘘不伴有脓肿的病例，可有效保护外括约肌，从而保护肛门节制功能。Christensen认为，在肛瘘的治疗中，在切除外括约肌上端的瘘管时，应立即重建外括约肌以防肛门失禁的发生。

13. *纤维蛋白胶封闭术* 纤维组织用做组织黏合剂，无侵袭性，对周围组织无损伤，可以避免使用后对肛管括约肌的损害，不影响括约肌的正常功能，不引起失禁。其关键是进行彻底内口粘堵，清除瘘管的坏死组织，保持瘘管引流通畅。该手术的最大优点是治疗后的肛门括约肌完好无损，肛门与原型无异，闭合如常，硬化的肛管及肛管直肠环软化后，肛门周围无瘢痕，可重复治疗。近年文献报道应用该技术治疗肛瘘有一定疗效，但复发率高，尚需多中心、前瞻性随机研究，对其远期疗效做出进一步评价。

14. *直肠黏膜瓣移进术* 将肛瘘切除术时保留括约肌，闭合括约肌缺损和直肠内黏膜移进术。对该术式中建立皮瓣的具体操作尚存在很多争议。一些学者建议行斜切口，但尖端有缺血坏死的危险，另一些学者喜欢用环状切口，总共可达直肠周径的50%。一般认为单独游离黏膜是不合适的，也需要游离肌肉。其他人认为皮瓣应该是直肠壁的全层。有研究中心报道复发率为1%～16%，成功率为95%，仅10%有轻度失禁。但一些学者认为此术式仅适用于经括约肌瘘、括约肌上方瘘。

15. *全括约肌保留术* 主要用于经括约肌瘘、括约肌上瘘、直肠阴道瘘。由Lunniss与Phillips于1993年提出。手术要点：从括约肌间进路，清除括约肌间隙内感染坏死组织，然后从括约肌间隙缝合内口，彻底清除外括约肌外的瘘道，修复横纹肌切口。一期修复瘘管穿越外括约肌处的切口。术毕创面覆盖抗菌敷料。当手术成功时，肛门节制功能可得到很好的保留。

【笔者体会】

以上术式各有其优缺点：经典的切开开放

术，切断耻骨直肠肌和外括约肌深部会引起排便失禁，并由于耻骨直肠肌的断裂而引起肛门移位变形，肛门直肠变直，直肠黏膜或全层脱出、肛腺外溢，大面积瘢痕形成，直肠狭窄等许多后遗症；而括约肌保存术式要求相对较高，手术操作相对较困难，不易彻底清除干净感染的原发病灶，一期愈合率较低，术后复发率高。手术中要注意以下问题。

1. *正确探查内口*　寻找内口是肛瘘手术成败的关键，根据不同类型的肛瘘应采取不同的方法。首先，于肛镜下观察，有无深大的肛窦，并用手挤压瘘管，看是否有脓液从肛内溢出，或向外牵拉瘘管观察肛内是否出现凹陷，以确定内口的大致位置，也可以用肛窦探针从可疑肛窦探入，以寻找内口。然后以圆头探针从外口进入，用示指在肛内作引导，向内口方向探入，用力要轻柔缓慢，切忌暴力，以免造成假道。如果不能顺利找到内口，可用亚甲蓝液或加适量过氧化氢，从外口注入，注入前先在肛内纳入纱布卷，以确定内口的位置，注入时最好用圆头弯形针头。如果注入亚甲蓝液不能从肛内流出，仍不能发现内口，可从外口处切开，沿瘘管和染色的方向，向肛内边切边寻找内口，需要根据具体情况选择适当的手术方法。

2. *注意肛管括约肌的保护*　术中应仔细触摸清楚探针位置与肛管直肠环的关系，如瘘管在肛管直肠环下方通过，可以一次全部切开瘘管；如瘘管通过肛管直肠环的上方，必须加用挂线疗法，以免造成失禁；如肛管直肠环已纤维化者，也可一次全部切开，无须挂线；如果瘘管在外括约肌深、浅两层之间通过者，该处肌肉未形成纤维化时，不能同时切断两处外括约肌；在切断外括约肌时，要与肌纤维成直角切断。

3. *肛尾韧带的处理*　如高位肛瘘通过肛尾韧带，可以做纵行切开，不能横行切断肛尾韧带，以免造成肛管向前移位，必须横行切断时，要注意修复。

总的来说，手术治疗存在两大难题：一是保证治愈率；二是保护肛门功能。为解决这两大难题，术式虽不断地被改进，效果却差强人意，至今仍未能找到一种高治愈率与良好肛门功能保护的理想术式。但至少在高位肛瘘治疗的理念上，人们已逐渐从重视治愈率、忽视肛门功能转为两者并重，甚至更重视肛门功能的保护，术式的演进也充分反映了这一点。

第 16 章

会阴部坏死性筋膜炎

肛周会阴部坏死性筋膜炎，也称 Fournie 综合征和 Fournier 坏疽，是一种发生于肛周会阴部腹股沟和生殖器软组织的坏死性感染。以发病急骤，恶寒高热，发展迅速，病情凶险，组织广泛坏死为特征（图 16-1）。病死率在 25% ～ 45%，以手术清创、抗感染、支持治疗为主要手段，经手术治愈。中医学归属“脱囊”一病。

【中医病因病机】

中医学认为，因气血虚损、肾水亏耗、卫外不固、外伤染毒、火毒炽盛导致，多见于体弱久病又有外伤者，卫气不固，气血虚损，故多易“内陷”，即出现脓毒败血症。

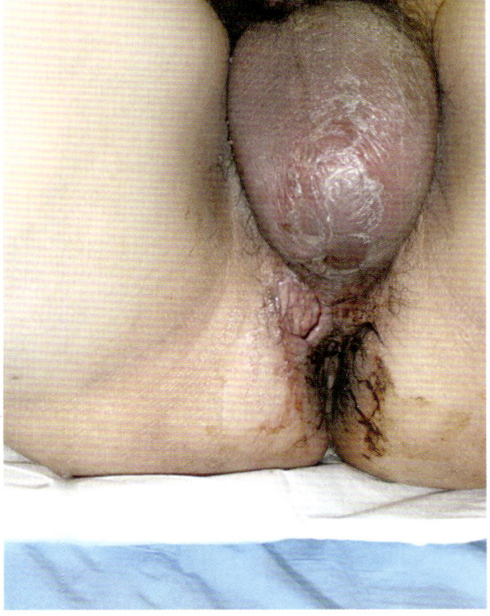

图 16-1　坏死性筋膜炎

【发病机制】

现代医学认为，会阴部坏死性筋膜炎是不明原因的特发性感染，现在认为 75% ～ 100% 有明确的原因，多因局部损伤、肛门、尿道周围感染或骶部感染引起。细菌学方面分为两种类型：① β 链球菌和（或）金黄色葡萄球菌引起；②厌氧菌和兼性菌引起。外部因素，如软组织损伤、裂伤、血肿等损害了防御屏障，为细菌入侵提供了条件，常继发于会阴和肛门部各种感染、肿瘤、创伤、手术后等。其中肛管直肠周围脓肿是最为常见的原因。机体免疫力低下是导致此病的诱因，如糖尿病、恶病质、年老体弱、免疫抵制剂治疗者。

【病理变化】

表皮、真皮、皮下组织有大片的凝固性坏死，周围组织呈非特异性炎细胞浸润，血管壁呈纤维蛋白样坏死，血管内可见血栓。

【临床表现】

1. 症状特点

（1）发病急、进展快、范围广。

（2）继发于腹部或会阴部创伤或术后，也可出现在肢体创伤后、外伤或术后 3 ～ 4 天。

（3）早期外阴部及肛周不适疾病，伴有寒战、高热、神志恍惚、反应迟钝、不思饮食，可迅速出现中毒性休克。

2. 局部表现　为累及皮肤和浅筋膜组织的

急性、进行性、坏死性感染。特点为皮肤颜色由红转为紫色或蓝黑色、褐色，周围有广泛的潜行皮缘，疼痛不明显。局部检查早期触诊呈局部水肿性凹陷，波动感明显，局限性或广泛性捻发音。

【辅助检查】

1. 白细胞明显升高，低氧血症，低蛋白血症。

2. CT 检查可用于感染定位和确定病变深度，是显示坏死性筋膜炎发展状况的最好手段，有助于早期确立诊断和发现进展性组织坏死所致的并发症，帮助制订治疗方案，还可以观察病变的进展、转归及手术后改变。

【诊断要点】

病情危重、发展迅速，凡局部皮下有气体，渗出液恶臭，皮肤广泛坏死，一般引流不能控制感染者，均应怀疑本病。

1. 病史　有会阴和肛门部各种感染、肿瘤、创伤、手术等病史。

2. 症状　起病急骤，发展迅速，可有寒战高热、局部红肿疼痛，逐步有血性浆液渗出、颜色变黑、粪臭味和局部感觉消失等。

3. 体征　①皮下浅筋膜广泛坏死，伴有广泛的潜行坑道状向周围组织内扩散；②重度的全身中毒症状，伴有神志改变；③未累及肌肉。

【鉴别诊断】

1. 气性坏疽　梭状芽胞属菌引起的急性特异性感染，多见于肌肉丰厚部位的严重创伤和手术后，局部肿胀，疼痛剧烈，随后皮肤、肌肉大片坏死，脓液混浊稀薄恶臭，混有气体，并有严重的毒血症状。

2. 肛门直肠周围脓肿　局部红肿热痛，发热可有可无，排便时疼痛加剧，一般 5 ～ 7 天后成脓，自溃或切开引流后肿痛减退，可反复发作。

【中医辨证施治】

1. 湿热下注，火毒炽盛证

主证：肛周臀部皮肤灼热紫暗，进而广泛性溃疡，脓液恶臭色黄，筋膜肌肉进行性坏死，伴里急后重，自觉疼痛剧烈，恶寒发热，口渴心烦，腹胀呕吐，舌质红，苔黄燥，脉弦数。

治则：清热败毒，破血透脓。

方药：清瘟败毒饮合仙方活命饮加减。

2. 热入营血，毒盛肉腐证

主证：壮热寒战，神昏谵语、心悸气促，烦躁不安，局部广泛肌肤腐烂、可见阴囊、阴唇、腹股沟等处筋膜坏死，甚则睾丸外露或侵及腹壁腹膜，出现腹壁脓肿，脓液青黑恶臭，舌质红绛，苔薄黄，脉细数。

治则：凉血和营，泻火解毒。

方药：清营汤合托里透脓汤加减。

3. 气血虚衰，脓毒未尽证

主证：精神倦怠，面色灰白，少气无力，唇干口渴，夜寐不安，舌质淡，苔少欠津，脉细弱。

治则：补气养血，清解余毒。

方药：八珍汤合黄连解毒汤加减。

4. 中成药

(1)西黄丸：用法为 3 g，每日 2 次，每次 1 丸。

(2)安宫牛黄丸：用法为 3 g，每日 1 次口服。一般口服后神志恢复即可停药。

(3) 人参归脾丸：用法为 9 g，每日 2 次。

【中医外治法治疗】

1. 中药外洗，如祛毒汤等。

2. 中药化腐清创，后期化腐生肌。

【现代非手术治疗】

1. 抗生素　选用广谱抗生素或对需氧和厌氧菌有效的抗生素，一般采用 2 ～ 3 种药联合使用，如甲硝唑类、头孢类或林可霉素，甚至亚胺培南等。

2. 支持疗法　输血、白蛋白等。

3. 其他　纠正电解质和酸碱平衡。

【手术治疗】

原则：及时、彻底的清创手术。

(1) 适应证：一旦明确诊断，应及时彻底的清创手术，早期手术是关键。

(2) 操作要点：手术的关键是及时彻底扩创引流，敞开伤口，暴露坏死浅筋膜，充分切开潜行皮缘，如果损失皮肤较多可采用多个引流口，中间保留皮桥，皮桥之间放置橡皮筋引流条，因筋膜坏死为进行性发展，术中只需切除部分坏死浅筋膜及皮下脂肪组织，待术后1周筋膜坏死完全再彻底清除。阴囊部感染只需在病侧阴囊底部做切口引流并保持通畅。

（3）术后处理：应用大剂量抗生素，要联合应用，初期选择甲硝唑和头孢菌素或氨基糖苷类抗生素配合，术后反复做细菌培养及药敏试验，根据回报结果选择敏感抗生素，直至炎症完全控制；积极治疗原发疾病，如合并糖尿病患者要及时控制血糖。术后给予3%过氧化氢溶液反复湿敷及冲洗创口，油纱条填塞引流；每日换药3次，坏死组织脱落后给予生肌散外敷创口，油纱条引流。

【笔者体会】

1. 早期广泛切开、彻底清创引流　坏死性筋膜炎具有起病急骤、发展迅速、病情凶险、病死率高等特点。因此，必须及时彻底地清创，以切除无活力的组织，尽可能去除感染病灶，减轻严重的全身中毒症状。对脓腔需充分扩创直至健康组织。由于筋膜的坏死可能为进行性，一次性清创比较困难，因而，有时需多次手术才能将坏死组织全部切除。注意切口之间一定放置皮筋或多条粗丝线引流。每天用过氧化氢或0.25%甲硝唑注射冲洗。

2. 发挥中医特色，运用中医中药　中医中药的使用是减轻患者痛苦，促进创面愈合的有力措施。坏死性筋膜炎属于中医学的“疮疡”范畴。大多由于湿热火毒之邪内蕴，或者是由于皮肉破损、感染毒气，以致毒聚肌肤、气血凝滞而成。疮疡溃后，如果仅依靠机体的再生能力来长肉收口，时间上较为缓慢。因此，要采用清热解毒利湿、活血止痛、化腐提脓、生肌长肉的方法。

3. 联合应用抗生素　为治疗坏死性筋膜炎提供了有力保证。感染部位、细菌培养和药敏试验的结果，为正确选择和合理应用抗生素提供了保障。由于坏死性筋膜炎的特性，决定了联合用药才能更快、更有效地控制感染。值得强调的是，抗生素的使用一定要在彻底清创的基础上才能发挥作用。

4. 全身支持治疗　纠正水、电酸碱平衡是治疗坏死性筋膜炎的重要手段。抗生素对病原菌的疗效、手术创面的愈合必须在人体有一定抵抗力的基础上才能充分发挥。忽视人体内在因素常是抗生素药物治疗不理想的主要原因，也是手术创面愈合迟缓的原因所在。因此，需尽最大努力使患者全身状况有所改善，积极处理原发疾病（如糖尿病），纠正水、电解质和酸碱平衡失调，补充血容量，改善微循环，增强营养，维护各脏器正常功能，提高免疫力及良好的生活习惯，心理护理等综合的方法，才能取得明显的效果。

第 17 章

直肠阴道瘘

直肠阴道瘘是指阴道与直肠间有瘘管相通，出现粪便从阴道排出为主要表现的一种疾病，中医学属于“粪瘘、阴吹、交肠病”范畴。

【中医病因病机】

中医学认为，本病的发生多因先天不足，脏腑本虚，产后损伤，复感邪毒；或湿热下注，蕴结不散，血行不畅所致。

【发病机制】

1. 先天性因素　肛门、肛管和直肠是由内胚层、中胚层和外胚层发生，胚胎发育时期两侧中胚层的皱襞融合成泌尿直肠隔，将内胚层、泄殖腔分成两部，前部是泌生殖窦，以后生成泌尿生殖器官；后部是后肠，演变成直肠。阴道后壁由泌尿生殖窦的上皮生成。在胚胎发育早期，尿生殖膈形成或下降过程发生障碍，则形成先天性直肠阴道瘘。

2. 后天性因素

(1) 医源性损伤：如妇科、产科、肛肠科手术，电灼、外力或医用异物存留等。近年来，直肠阴道瘘的病因有所变化。医源性因素中，产伤是常见的原因之一，在发达国家阴道分娩直肠阴道瘘发生率为 0.06% ~ 0.1%，在发展中国家这一比例更高。肛肠手术中吻合器的使用逐渐增多，所致的直肠阴道瘘也有增加趋势。

(2) 炎症性肠病：多为克罗恩病所致。

(3) 盆腔恶性肿瘤放射治疗的损伤。

(4) 肿瘤：宫颈、直肠、阴道癌及白血病等。

(5) 感染：肛门直肠周围脓肿、前庭大腺脓肿等。

(6) 其他：如性暴力或犯罪性人为损伤。

【临床表现】

1. 大便时粪便从阴道内流出，尤其是稀便时更为明显，瘘孔较小者，虽不见粪便从阴道排出，但有阴道排气现象。

2. 少数患者由于局部分泌物的刺激，可发生慢性外阴炎，有瘙痒、渗液和皮疹。

3. 新生儿出生后即有，多合并有先天性肛门闭锁或狭窄，成年人多有明显的致病原因。

【专科及辅助检查】

1. 新生儿直肠阴道瘘　正常肛门位置多为皮肤覆盖，平坦无肛门或仅有一小孔。哭闹时可见患儿粪便从阴道内排出，用阴道窥器检查可发现瘘孔，也可在指诊时触及；用子宫探子检查瘘口，另一手指伸入肛门内，指端可触及探子头。

2. 成年人直肠阴道瘘　瘘孔较大，可见大便从阴道排出，检查时，瘘孔较大者，可在阴道窥器暴露下看到，或指诊触及；瘘孔较小者，或只可见到一处小的鲜红的肉芽组织，可用子宫探子（或探针）探查瘘口，另一手指伸入肛门时，指端可触及探子头。

3. 影像诊断造影剂 X 线检查　从阴道内注

入造影剂，然后摄正、侧位片，以显示瘘管，并提示瘘管的位置。

4. 亚甲蓝染色检查　在阴道窥器下检查，如可疑有直肠阴道瘘，则先在直肠内相应部位放一干净纱条，在可疑部位涂上亚甲蓝，如纱条上有染色即可确诊。

【临床分类】

1. 根据病因分类可分为先天性、后天性两种。先天性直肠阴道瘘，出生后即有；后天性直肠阴道瘘，多因产伤、妇科手术、炎症性肠病、肿瘤、放疗、痔注射感染等所致。

2. 根据瘘口位置高低分类

(1) 低位直肠阴道瘘：直肠侧的瘘口在肛管，阴道侧的瘘口在后阴唇系带处或前庭处。

(2) 中位直肠阴道瘘：直肠侧的瘘口在直肠下段，阴道侧的瘘口在后阴唇系带至宫颈水平。

(3) 高位直肠阴道瘘：直肠侧的瘘口在直肠上段，阴道侧的瘘口在阴道后穹窿附近。

3. 分类进展　目前，国际上常用分类方法是根据瘘口在阴道内的位置、大小及病因，将直肠阴道瘘分为单纯型和复杂型。

(1) 单纯型瘘：发生于阴道的中低位，直径＜ 2.5 cm，可为一个瘘口，也可为两个或两个以上瘘口，多由创伤或感染因素引起。

(2) 复杂型瘘：发生于阴道高位，直径＞ 2.5 cm，多由炎症性肠病、放疗或肿瘤引起。此外，还包括修补失败的复发瘘。根据瘘口在直肠阴道侧的位置，可分别分为低、中、高位。低位瘘在直肠的下 1/3，在阴道的下 1/2。高位瘘在直肠的中 1/3 及阴道后穹窿处，近宫颈处，需经腹修补；中位即在低位与高位之间。直肠阴道瘘的直径一般 1 ～ 2 cm，按直径可分为小型：瘘口直径＜ 0.5 cm；中间型：瘘口直径 0.5 ～ 2 cm；大型：瘘口直径＞ 2.5 cm。有学者提出根据瘘口在阴道内的部位，将瘘口位于直肠阴道隔上段、有腹膜覆盖者称为高位瘘，瘘管累及直肠阴道隔，且为阴道中下段称为中位瘘，低位瘘位于齿状线上下。位于直肠阴道隔上段，瘘口＞ 2.5 cm 的瘘或合并有尿瘘称为复杂型瘘，瘘管只累及直肠阴道隔，瘘口在阴道中下段≤ 2.5 cm 称为单纯型瘘，单纯型瘘多为中低位瘘。

【诊断要点】

以下几项有一项者，即可确诊。

1. 症状　粪便从阴道内流出。

2. 检查　在阴道窥器下可看到瘘口，或用子宫探子检查瘘口。肛门内指端可触及探子头。

3. 辅助检查　X 线造影检查或亚甲蓝染色检查。

【鉴别诊断】

1. 直肠前壁癌性坏死　穿通直肠阴道隔膜直肠癌有便血、体重减轻，及大便次数增多、排便不尽感、便意频繁、里急后重等症状，肛门指诊可触及肿块，病理检查可确诊。

2. 克罗恩病的穿孔期　克罗恩病有腹痛、腹泻、腹部包块病史，内镜检查可见直肠黏膜充血、水肿、溃疡、肠腔狭窄、假性息肉形成，及卵石状的黏膜相。病理检查可确诊。

3. 慢性阴道炎　瘘口较小，后天直肠阴道瘘和慢性阴道炎均可表现从阴道内流出分泌物。可通过阴道窥器检查，或亚甲蓝染色及造影剂检查来鉴别。

4. 宫颈癌穿孔期　可通过妇科检查发现可疑肿块，病理检查可确诊。

5. 放射性直肠阴道瘘　既往有放疗史。

【中医辨证施治】

1. 湿热下注证

主证：大便从阴道内流出，或阴道内经常出气，犹如矢气，或阴道内流分泌物，伴有口干，发热，小便黄赤，舌红，苔黄腻，脉弦数。

治则：清热利湿。

主方：龙胆泻肝汤加减。中成药龙胆泻肝丸，每次 9 g，每日 3 ～ 4 次，口服；或连翘败毒丸，每次 9 g，每日 3 次。

2. 阴虚内热证

主证：大便从阴道内流出，或阴道内经常出气，犹如矢气，伴见潮热，盗汗，舌红，少苔，脉细数。

治则：养阴清热利湿。

主方：青蒿鳖甲汤加减。中成药知柏地黄丸，每次 9 g，每日 3 次。

【中医外治法治疗】

外用药物在瘘道口处可外敷三黄膏纱条，每日 1 ～ 2 次。瘘管分泌物减少后，改用生肌散外敷，每日 1 ～ 2 次。

【现代非手术治疗】

1. 对暂时不宜做手术治疗的患者，要保持瘘管的引流通畅，防止粪便及脓性分泌物积留在局部。

2. 适当运用抗生素，预防粪便污染所致的阴道炎、尿道炎，及泌尿生殖系统的逆行感染。

【手术治疗】

1. *直肠阴道瘘修补术* 分为经直肠和经阴道修补两种。

（1）适应证：适应于低位直肠阴道瘘且瘘口直径＜ 1 cm，而肛门、直肠发育基本正常者。

（2）操作方法：将瘘孔周围组织环形切开，剥离瘘管并切除。经阴道修补者，用 3-0 号铬制肠线做荷包缝合，紧线时将瘘管拉向肠腔，使阴道侧完全封闭，再于其外围做另一荷包缝合，然后用 2-0 号铬制肠线间断缝合阴道黏膜组织。经直肠修补者，钝性游离切口上方黏膜层 2 ～ 3 cm，用 3-0 号铬制肠线双层缝合内口上下缘内括约肌，缝线要错开位置，然后再将上下方切缘用 2-0 号铬制肠线对位间断缝合黏膜组织。缝合时切勿穿通直肠阴道隔。

（3）术后处理：术后 3 天内禁食，给予肠外营养 3 ～ 5 天后，进无渣流质饮食，再逐渐过渡至正常饮食，以免过早排便，影响创口愈合。术后适当使用抗生素预防感染。

2. *瘘管切除肛门成形术*

（1）适应证：低位无肛之直肠阴道瘘患者。

（2）操作要点：先在舟状窝沿瘘口周围环形切开，游离瘘管，然后按会阴肛门成形术，做“X”形切口，找到直肠末端，并尽量游离，将已游离的瘘管拉至皮肤切口切除之。再将直肠浆膜层与皮下组织用细丝线间断缝合，直肠黏膜与肛周皮肤用肠线或丝线间断缝合，成形肛门。最后缝合关闭瘘管切口下直肠与阴道间的间隙与阴道舟状窝处之切口。

（3）术后处理：同“直肠阴道瘘修补术”。

3. *其他* 除针对其他常见病因的预防措施外，预防直肠癌术后形成直肠阴道瘘非常重要，主要措施如下。

（1）术中一定要将直肠阴道隔充分分离，有足够的空间完成吻合器吻合。

（2）激发吻合器前经盆腔和阴道检查阴道壁，避免被吻合器夹住，必要时用压肠板等挡住阴道壁。

（3）激发吻合后除检查吻合器上切割圈是否完整外，还要注意有无阴道组织残片。

（4）吻合后常规检查阴道后壁的完整性。

（5）手法吻合时应注意前壁进针深度，避免缝穿阴道全层。

（6）对于有放疗史、同时切除部分阴道、超低位吻合等高危患者，可以考虑行近侧肠道预防性造口，以避免发生严重的感染。

【诊疗进展】

直肠阴道瘘一般均需要进行手术治疗，常用手术方式如下。

1. *经肛门修补术* 1902 年，Noble 首先应用经肛门直肠推移瓣治疗直肠阴道瘘。1948 年，Laird 曾报道其治愈达 100%。具体步骤：第 1 步，患者取俯卧折刀位，常规消毒肛周术野、铺巾。再用 0.75% 丁哌卡因做肛管局部浸润麻醉，使肛管松弛满意，用自制肛门拉钩将肛门向两侧拉开，暴露肠腔和瘘口，然后在瘘口周围直肠黏膜下注射肾上腺素盐水，以减少术中出血，自直肠侧向阴道侧切除瘘口和管壁组织，自瘘口向上做顶端窄基底宽的直肠瓣，长约 4.0 cm，包括黏膜、黏膜下层及部分肌层，以保证血供和无张力，用可吸收线横向缝合直肠肌层，再将直肠瓣向下牵拉覆盖瘘口创面，用可吸收线间断缝合直肠瓣两侧和顶端。肛内用纱条填压。第 2 步，患者取截石位，常规消毒会阴术野和阴道。用扩阴器暴露阴道侧瘘口，在瘘口周围阴道黏膜下注射肾上腺素盐水，用剪刀沿瘘口周围阴道黏膜向下做潜行分离，游离阴道黏膜，使阴道黏膜缝合无张力，用可吸收线间断缝合阴道肌层。

2. *直肠黏膜移动瓣修补术* 患者取折刀位，在强力扩肛后，用小直角拉钩暴露及外翻肛管以上肠内瘘口，先探查直肠阴道瘘为多孔瘘或单孔瘘，然后用电刀电烧直肠黏膜瘘口处，3-0号可吸收线缝闭瘘口，距瘘口上方0.5 cm以电刀游离矩形直肠黏膜瓣。根据瘘口大小确定游离黏膜瓣的大小，一般宽1.2～2.0 cm，长2～3 cm。然后，将游离黏膜瓣向下缝于瘘口下的正常黏膜或齿状线，使黏膜瓣完全覆盖直肠瘘口。阴道侧瘘口不缝合，起引流作用。其优点是手术操作简单、损伤小，术后恢复快，不需切断括约肌，不会引起肛门失禁，不需做保护性造口。成功的关键是利用直肠黏膜移动瓣无张力缝合直肠壁，闭合瘘管在直肠侧的开口，把复杂的手术变成简单的黏膜对黏膜的吻合，同时使用电刀可减少出血，避免注射肾上腺素盐水引起黏膜坏死，因而可减少复发。据国内报道，成功率在75%～100%。

3. *经阴道修补术* 术中在阴道黏膜下注射肾上腺素盐水，便于向瘘口四周切开，并充分游离直肠阴道间隙，显露直肠壁上下范围3 cm以上，彻底切除瘘口四周瘢痕至健康正常的直肠壁，注意确切止血。在直肠壁无张力下用可吸收线施行横行、间断、定点、一层式外翻缝合瘘口直肠壁，间断式内翻连续缝合阴道黏膜。妇科医师习惯采用经阴道修补，但直肠内高压力区无法解决，复发率较高。

4. *经会阴修补术* 患者取截石位，用碘伏消毒会阴部皮肤、阴道和直肠，充分扩肛。在阴道后缘处做一4～5 cm弧形切口，锐性分离阴道后壁和直肠前壁之间的间隔组织，直至瘘口以上2～3 cm。对于既往曾行手术治疗者，则完全分离瘢痕组织，直至1～2 cm正常组织为止；切断瘘管，显露直肠、阴道的肌层和两侧肛提肌之边缘，彻底止血后分层缝合直肠黏膜、直肠肌层、阴道黏膜，及阴道肌层。在阴道壁和直肠壁之间的间隙内放置橡皮片引流条，最后用丝线间断缝合会阴部切口。本术式同样没有解决直肠内高压区问题，也易导致肛周感染，且患者痛苦较大。

5. *经肛门括约肌修补术（Mason术）* 患者取俯卧位臀部抬高，从骶尾关节至肛缘做一直切口，分组切断肛门外括约肌，从肛门后缘向上剪开直肠后壁，显露直肠前壁的瘘口。充分切除瘘口四周的瘢痕组织后，以锐性分离法分别解剖出直肠壁和阴道壁。先做阴道壁的间断内翻缝合，后做直肠壁的间断内翻缝合，均为两层内翻缝合。最后缝合切开的直肠后壁、盆底肌和各组肛门外括约肌等。据文献报道，本术式最严重的并发症是肛瘘和肛门失禁，发生率分别为3.8%及18%。

附：会阴撕裂伤

会阴撕裂最常见于分娩时，往往伴有阴道下段裂伤，且多发生于会阴阴道口的正中部位，如果修补不及时或修补失败，则成为陈旧性会阴裂伤。

【发病机制】

产伤是引起会阴撕裂伤的最主要原因。初产妇、臀围产、胎吸，及产钳术易导致会阴裂伤。接产不熟练，保护会阴不当，如过分用力和连续压迫会阴，使局部血流不畅、水肿而不能充分伸展；会阴切开过迟又未及时保护；不恰当选用会阴正中切开术，臀围产时出胎头过快且会阴保护不当；产妇不会正确应用腹压；胎吸及产钳术中未按分娩机转顺产轴牵引或牵引速度过快；会阴切口过小，如正中切口过小可向下撕裂至肛门括约肌及直肠，左斜切口过小，则切口下段可向下向内侧延长而撕向肛门括约肌及直肠或造成“T”字形会阴撕裂。

Corman指出，会阴体发育不全，肛门紧靠阴道口（双管腔式会阴）的孕妇，分娩时最易发生产伤性括约肌撕裂伤。他报道28例行产伤性括约肌修补术的患者，发现有20例为前位肛门。

【临床表现】

1. 临床症状　会阴撕裂伤可在分娩过程中马上出现，也可以表现为慢性过程，于分娩几个月甚至是几年后才表现出来。轻微会阴裂伤有可能自然愈合，但较为严重的会阴裂伤将破坏软产道的正常解剖关系，如未及时修补，可因盆底组织失去支持功能，以致出现膀胱膨出、直肠膨出、子宫脱垂等慢性疾病，且由于破坏了肛门括约肌，常伴有不同程度的大便失禁，可能伴有性生活障碍和张力性尿失禁。但患者的临床症状和检查指标之间并无平行关系。肛诊可以明确裂伤范围和程度。

2. 临床分类　根据会阴及阴道壁裂伤的程度，一般分为4度。

（1）Ⅰ度裂伤：是指会阴部皮肤、黏膜、阴唇系带、前庭黏膜或阴道黏膜等处撕裂，未累及基层及筋膜。

（2）Ⅱ度裂伤：是指在Ⅰ度的基础上，裂伤已累及会阴肌层（会阴浅、深横肌）和筋膜，但肛门括约肌未受损。

（3）Ⅲ度裂伤：皮肤、黏膜、会阴体及肛门括约肌，甚至直肠阴道隔及部分直肠均受累。

（4）Ⅳ度裂伤：在Ⅲ度会阴裂伤的基础上，裂伤已累及直肠黏膜。

【手术治疗】

陈旧性会阴裂伤Ⅰ～Ⅱ度如不影响患者生活质量可不手术治疗。就诊者多为Ⅲ～Ⅳ度，修补术能够有效解除和缓解患者症状。

1. 手术时间的选择　出现裂伤立即修补。如因感染当时不能修补或第一次修补失败者，应在3～6个月后，待局部炎症水肿充分消退以后再行修补。育龄患者，手术宜在月经净后3～5天进行，有利于伤口愈合。

2. 手术方法及步骤　取截石位，常规消毒外阴及阴道。仔细检查裂伤情况，看清解剖关系，沿裂痕切除瘢痕组织，靠近阴道黏膜分离阴道黏膜与直肠壁。用3-0号可吸收线自直肠黏膜边缘顶上1 cm处，内翻、间断、缝合直肠壁，把线结打在肠腔内，并同法加固缝合。在直肠两侧凹陷处钳夹肛门外括约肌断端，向中线拉拢，间断或“U”形缝合。为减少肛门外括约肌缝合后的张力，可加用粗丝线自会阴皮肤穿过两侧肛门外括约肌断端做减张缝合。同法缝合肛门内括约肌。以示指进入肛门嘱患者收缩肛门时，可有收缩感，提示肛门括约肌已缝合完好。用1-0号可吸收线对应间断缝合两侧肛提肌、会阴深浅横肌，及球海绵体肌等组织，继续间断或连续锁边缝合阴道黏膜，至处女膜痕对合处。可吸收线缝合会阴皮下组织及皮肤。检查阴道可容两指，肛门通过一指略松且有括约肌收缩感，术毕阴道内置碘仿纱布，72小时后取出。

第 18 章

直肠脱垂

直肠脱垂是指肛管、直肠黏膜、直肠全层，及部分乙状结肠向下移位，脱出肛门外的一种疾病（图 18-1）。本病任何年龄均可发生，但多发于小儿、老年人、经产妇，及体弱的青壮年。

【中医病因病机】

中医学称“脱肛”或“截肠症”，多因小儿气血未旺；妇女分娩用力耗气，气血亏损；老年人气血衰退，中气不足，气虚下陷，固摄失司所致。

【发病机制】

引起直肠脱垂的病因尚未完全清楚，主要有滑动疝学说和肠套叠学说。直肠脱垂典型的解剖、病理基础是直肠自身套叠、深陷凹或道格拉斯陷凹、直肠与骶骨岬不固定、直肠和乙状结肠冗长、盆底和肛门括约肌薄弱，及可能

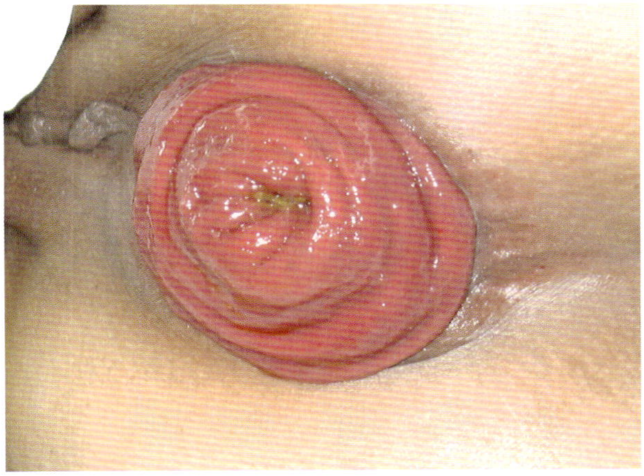

图 18-1　直肠脱垂

存在直肠膨出和其他异常。理想的治疗方法是尽可能改正这些异常。

【临床表现】

1. 症状特点

（1）脱出：大便时有块状物脱出，便后可自行回缩。病情迁延日久，脱出物逐渐增长、变粗，不能自然回缩，需用手法推回。重者在咳嗽、久站、行走、下蹲时都会脱出。

（2）坠胀：初期内脱垂阶段，患者自觉肛门部下坠不适，常有排便不尽感和大便不通畅感。由于黏膜脱垂致直肠或结肠脱出，压迫肛门，出现肛门坠胀和腰骶不适感，严重时有便意频繁、里急后重等症状。

（3）出血：一般无此症状，偶尔大便干燥、衣裤摩擦刺激，肠黏膜发生充血、水肿、糜烂，大便时有滴血、粪便带血或手纸带血，但出血量少。

（4）潮湿瘙痒：因肛门括约肌松弛，有黏液自肛门溢出，以致肛周潮湿，分泌物反复刺激肛周皮肤而引起瘙痒。

（5）嵌顿：肛门直肠脱出不能及时还纳，脱垂的黏膜充血、水肿，致肛门括约肌痉挛而出现嵌顿，使肿胀疼痛加重，甚至出现局部坏死及肠梗阻。

（6）失禁：晚期患者，常伴有肛门不全失禁或完全失禁。

（7）便秘和腹泻：由于患者恐惧排便而久

忍大便，可导致便秘；患者反复脱出，直肠黏膜受刺激和损伤，导致炎症或溃疡可引起腹泻。

【专科及辅助检查】

1. *视诊* 内脱垂阶段肛门外观无明显改变。外脱垂初期，蹲位检查，脱出黏膜呈环状外翻，颜色鲜红；脱垂中期肛门松弛，脱出物呈锥形，表面可见环状沟纹，黏膜颜色暗红，有时可见出血点和溃疡；脱垂日久，肛门括约肌萎缩，肛门收闭不全形成洞状，脱出物如圆筒状，反褶沟和环状沟消失，黏膜紫红，可见静脉怒张和糜烂面。

2. *触诊* 直肠指诊可以检查肛门括约肌功能，并做脱垂重演，还可以查清脱垂反折沟的有无、脱垂部分的长短粗细，及肛管直肠或附近器官有无其他病变等。脱垂初期触之黏膜柔软，并能摸到反折沟；脱垂中期触之黏膜较硬，肛管和反折沟逐渐消失；脱垂后期触之黏膜硬且疼痛，反折沟完全消失。反折沟消失标志着肛管完全脱出。

3. *肛门镜检查* 可观察肠壁情况，有无皱襞或隆起，内脱垂者此检查尤为重要，如肠壁全层下移，环状折叠可充满全部视野。

4. *测量脱垂长度* 应从反折沟基底量起，至脱出物顶端为止。如反折沟消失，应从肛缘量起，前后左右四壁均应测量，脱垂长度应以测量之数加倍算之。脱垂厚度应于脱出物顶端测量，测量“同心圆”孔的内外径，可知脱出部分顶端的粗细和大小。

5. *X线检查* 排粪造影是内脱垂的主要检查手段，表现为在直肠侧位片上呈漏斗状影像，部分患者有骶直分离。直肠黏膜外脱垂患者力排时钡剂排出肛门外，同时肛门外出现圆柱或圆锥形黏膜皱襞及大小、长度不等的肿物（图18-2和图18-3）。

【诊断要点】

1. *内脱肛* 脱垂的直肠尚未露出肛门外，当患者下蹲时或增加腹压时，直肠指诊可触及直肠肠壁呈环形折叠。如为直肠黏膜套叠，其肠皱襞松弛，触之柔软；如为直肠全层套叠，其肠壁比较硬而富有弹性。

2. *外脱肛* 脱垂的肛管、直肠、结肠露于肛门外。

3. *排粪造影* 可协助诊断。

【鉴别诊断】

1. *内痔* 内痔脱出物为结节状隆起，呈梅花状或环状，可见充血的痔核，伴有出血，痔核之间有纵沟。

2. *静脉曲张性外痔* 排便努挣时有脱出物，为静脉丛淤血，休息时可慢慢消失。

3. *直肠息肉脱出* 多为圆形，带蒂，表面呈草莓状，易出血，多见于儿童。

4. *肛管直肠癌* 肛管直肠癌的晚期也可见肿物脱出，呈菜花状、质硬，表面凹凸不平，伴有大便困难、脓血腥臭、便形变扁变细、疼痛等。

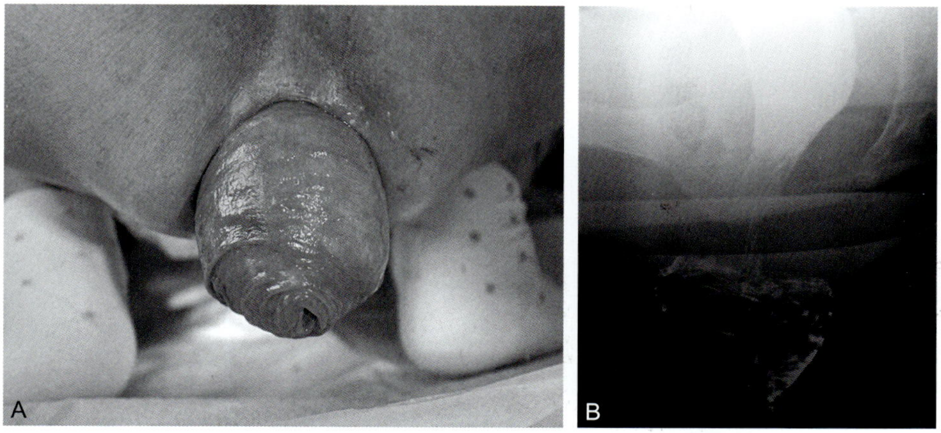

图 18-2 **排粪造影无小肠脱垂的直肠黏膜外脱垂**

A. 脱垂外观；B. 排粪造影无小肠脱垂

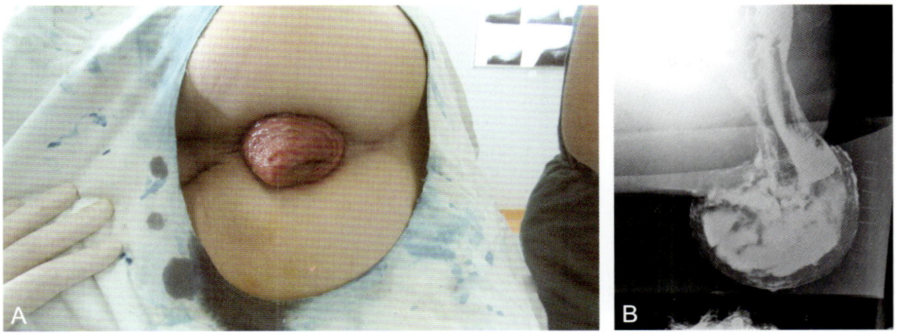

图 18-3 排粪造影有小肠脱垂的直肠黏膜外脱垂

A. 脱垂外观；B. 排粪造影有小肠脱垂

5. 小肠滑动疝 脱出的直肠前壁有显著而巨大的疝囊，可听到肠鸣音，叩诊为鼓音，触诊可摸到脱出的囊状物中有肠曲、粪块，脱出物光滑，有活动性。

【临床类型】

1. 一型 直肠黏膜脱垂，亦称不完全性脱垂，仅有直肠黏膜脱垂，而肌层未脱垂。

2. 二型 直肠全层脱垂，包括直肠肌层和黏膜均发生脱垂。

（1）Ⅰ度：亦称隐性脱垂。是当增加腹压时，直肠在壶腹部形成套叠，但尚未脱出肛门外。

（2）Ⅱ度：是指直肠全层脱垂。在排便时，或增加腹压时直肠全层脱垂肛门外，但肛管位置正常。脱出长度 3 ～ 6 cm，便后脱出部分不能自行复位。直肠黏膜伴有溃疡、糜烂、肛门括约肌松弛，因而常有带血及黏液分泌物流出肛门外。

（3）Ⅲ度：是指直肠全层、肛管脱垂，可伴有部分乙状结肠脱垂。不仅在排便时直肠脱出，甚至咳嗽、行走、久站、久坐都可脱垂肛门外。长 6 cm 以上，手法复位困难，脱出部分的黏膜糜烂、触之肥厚失去弹性，肛门括约肌松弛，肛门不全失禁，手法复位后可见肛门括约肌松弛。

【中医辨证施治】

1. 湿热下注证

主证：直肠脱出，色紫暗或深红，嵌顿不能还纳，脱垂的直肠黏膜有糜烂、溃疡，肛门肿痛、坠胀，伴有胃脘胀满不适，口腻不爽，大便稀溏，肛门灼热，舌质红，苔黄腻，脉滑数。

治则：清热利湿。

方药：葛根芩连汤加减，或中成药二妙丸（6 g×12 袋），或四妙丸（6 g×6 袋），每次 1 袋，每日 2 次。

2. 中气下陷证

主证：便时肛门有物脱出，便后不能自行还纳，劳累后加重，伴有面色苍白，头晕心悸，脘腹重坠，气短体倦，舌质淡，苔薄白，脉细。

治则：补中益气，升提固脱。

方药：补中益气汤加减，或中成药补中益气丸（6 g×30 袋），每次 1 袋，每日 3 次。

3. 气血两虚证

主证：直肠反复脱出，大便带血，伴有面色萎黄，头晕眼花，少气懒言，纳少唇淡，四肢倦怠，舌质淡，苔薄白，脉沉细而弱。

治则：益气养血。

方药：八珍汤，或中成药八珍颗粒（3.5 g×10 袋），每次 1 袋，每日 3 次。

4. 肺阴不足证

主证：脱肛伴有干咳无痰或少痰，胸闷喘促，午后潮热，盗汗，失眠多梦，时有大便干燥，舌质红，苔少，脉细数。

治则：滋阴补肺。

方药：百合固金汤，或中成药麦味地黄口服液（10 ml×12 支），每次 1 支，每日 3 次。大补阴丸（60 g×1 瓶），每次 6 g，每日 3 次。

5. 肾气不固证

主证：脱肛日久，滑脱不收，大便溏薄，

伴有面白神疲，腰膝酸软，听力减退，尿频清长，或阳痿，头晕耳鸣，舌质淡胖，苔薄白，脉沉细。

治则：健脾益气，补肾固脱。

方药：四神丸，或中成药金匮肾气丸（360粒×1瓶），每次12粒，每日3次。

【中医外治法治疗】

1. *熏洗法*　用于减轻症状，控制病情发展。"酸能收敛，涩能固脱"，故常用酸收固涩药物熏洗，常用药有明矾、五倍子、石榴皮、槐花、苦参、黄柏、苍术等。

2. *外敷法*　枯矾、五倍子粉各等量碾末，加入少许冰片，外敷脱垂黏膜表面，再将脱出物送回肛内，外加塔形纱布垫堵肛门，宽胶布外固定。

3. *针灸治疗*　适用于小儿直肠脱垂和部分成人Ⅰ度脱垂者。体针可选用长强、百会、足三里、承山等，耳针可选直肠下端、神门、皮质下等穴。穴位注射可用维生素B_{12}于长强穴封闭注射。常用穴位：百会、长强、提肛、气海、足三里、天枢。远端穴位以补法为宜，实证可加刺曲池、阳陵泉，肛门局部的长强、提肛穴（截石位3、9点位肛门旁开5分）可强刺激，以增强盆底肌肉及肛门括约肌的功能。

4. *直肠脱垂复位法*　用于防止脱出物因不能及时复位而出现充血、水肿，甚至绞窄。可用纱条包裹手指，脱出物表面涂以四黄膏等润滑剂，压迫脱出物顶端，持续用力使脱出物复位，必要时可在局麻下操作。

5. *提肛运动*　肛门内收上提运动，每次肛门放松、收缩运动20～30下，每天2次。

【手术治疗】

1. *注射固脱技术*　国外多用硬化剂局部注射法治疗儿童直肠脱垂，其机制是通过炎症反应引起直肠周围组织纤维化，导致直肠壁与周围组织固定在一起，从而阻止了脱垂的发生。硬化剂的选择包括5%苯酚甘油、1%苯酚蓖麻油、1%奎宁和尿素氢氯化物、70%乙醇、30%的盐水、25%的盐水、50%葡萄糖、每一种剂型的治愈率和并发症都不同。

著名肛肠病专家史兆岐教授早在20世纪70年代采用消痔灵注射治疗完全性直肠脱垂，1977年研究成功消痔灵注射液，对晚期内痔、静脉瘤混合痔和完全性直肠脱垂的非手术治疗做出了重要贡献。其一次性注射治愈率为90%，二次注射治愈率为99%，且全部病例注射后无直肠狭窄，无便秘，无结肠功能紊乱和性功能障碍等后遗症。

（1）治疗机制：史兆岐发明的完全性直肠脱垂注射疗法的原理是根据肠套叠学说，就是通过注射消痔灵促使直肠内外粘连固定，这是一种理想的微创治疗方法。局部注射后产生较强的纤维化作用，使乙状结肠和直肠交界的黏膜下层，直肠上、中下段的黏膜下层，与黏膜层和肌层粘连固定，直肠上、中段的直肠外侧壁与骨盆直肠间隙（直肠侧韧带）粘连固定，从而治愈完全性直肠脱垂症。

（2）麻醉：局部麻醉或低位骶管麻醉。

（3）消痔灵浓度：①骨盆直肠间隙（左、右）注射，消痔灵以1∶1浓度，即1份消痔灵液加1份0.25%利多卡因；②直肠黏膜下层注射，消痔灵液浓度1∶1，即1份消痔灵加入1份0.25%利多卡因。

（4）专用肛门镜、注射器、针头：准备喇叭状肛门镜、20 ml注射器、脊髓麻醉注射针头（长9 cm，便于注入骨盆直肠间隙）；同时备5 ml注射器，5号注射针头（直肠内黏膜下层注射用）。

（5）骨盆直肠间隙注射：先注射左侧，用脊髓麻醉注射针距肛缘2 cm处，经皮肤→皮下→肛门外括约肌→肛提肌→入骨盆直肠间隙（将针全部刺入）。此时，用另一示指伸入直肠壶腹，触摸针尖位于直肠壁外侧（证实针尖未穿入直肠和黏膜下层），以示指仍可触到直肠壁外侧的针感为宜。然后，边退针边注药，使药液呈柱状分布在骨盆直肠间隙、修复直肠膀胱（子宫）陷凹、紧缩括约肌等方面。

（6）具体操作方法：可称为双层注射法，包括直肠黏膜下层注射和直肠周围注射。

①直肠黏膜下层注射法：患者取侧卧位或截石位，常规消毒麻醉后，肛内置入 14 cm 喇叭状肛镜，抽取消痔灵注射液原液与 0.25% 利多卡因按 1 ∶ 1 配比的混合液，于直肠高位黏膜下层行点状注射，按水平面逐层向下选 5 ～ 7 个平面，每平面选 4 ～ 5 个点，每点之间相隔约 1.5 cm，每点注射 2 ～ 3 ml，两水平面间隔约 1.5 cm，当注射到已脱出肛外的黏膜或肠管时，可在直视下注射。一般注射总量为 40 ～ 60 ml。将脱出的直肠肛管复位，示指按摩注射部位，避免注射局部产生硬结（图 18-4）。

②直肠周围注射法：抽取消痔灵注射液原液与 0.5% 利多卡因按 1 ∶ 1 配比的混合液，自截石位 3 点距肛缘 1.5 cm 处进针，刺入皮肤、皮下，进入坐骨直肠间隙，继而穿过肛提肌，进入骨盆直肠间隙，进针长度 4 ～ 8 cm，另一手示指伸入直肠内，仔细触摸针尖部位，针尖在直肠壁外可以自由滑动时可确定针尖在直肠壁外，边退针边注射，注入药物 5 ～ 10 ml，使药液呈扇形均匀散开。同法注射对侧。之后自截石位 6 点距肛门约 1.5 cm 处进针，沿直肠后壁进针，到达直肠后深间隙，进针长度为 4 ～ 8 cm，另一手示指伸入直肠内，仔细触摸针尖部位，以确定针尖在直肠壁外后，边退针边注射，注入药物 5 ～ 10 ml。直肠周围注射总药量 15 ～ 30 ml。

（7）注意事项：只要正确掌握适应证，严格按注射程序无菌操作，使用专用的喇叭状肛门镜、注射器和注射针，及规定的消痔灵浓度和剂量，不但可以达到理想的治疗效果，而且可避免并发症和后遗症的发生。Ⅲ度脱垂伴有肛门松弛的患者在经过直肠内和直肠周围注射治疗，或经过直肠黏膜结扎术后，同时进行肛门紧缩术。

史兆岐认为，本疗法便于普及推广，可以作为治疗完全性直肠脱垂的首选方法，从而转变手术治疗为主的倾向。

韩宝等总结多年治疗完全性直肠脱垂经验的基础上，认为直肠脱垂的治疗原则是必须同时纠正可能诱发脱垂的各种解剖异常，这才是确保疗效的关键；并在原来的基础上，对注射方法进行改进，使完全性直肠脱垂的治愈率达 93%，复发率仅 7%；2009—2010 年在国家中医药管理局医政司的领导下，采用统一的诊疗方案，更是使近期治愈率达 100%，远期疗效在观察中，没有发生任何并发症和后遗症，并于 2013 年收录于国家中医药管理局制定颁布的《中医医疗技术手册》（主编：王国强）。

2. *直肠黏膜结扎术* 不同于其他点状或柱状结扎法，直肠黏膜结扎术是在直肠黏膜下高位多点注射消痔灵后，根据直肠下段黏膜堆积明显或伴有混合痔情况选择的多点结扎法。操作步骤：在直肠末端，齿线上方，在截石位 3、7、11 点位，用组织钳提起松弛黏膜，在基底部夹上大弯血管钳，用 7 号丝线或可吸收线在钳下进行缝合结扎。结扎点多少根据黏膜松弛

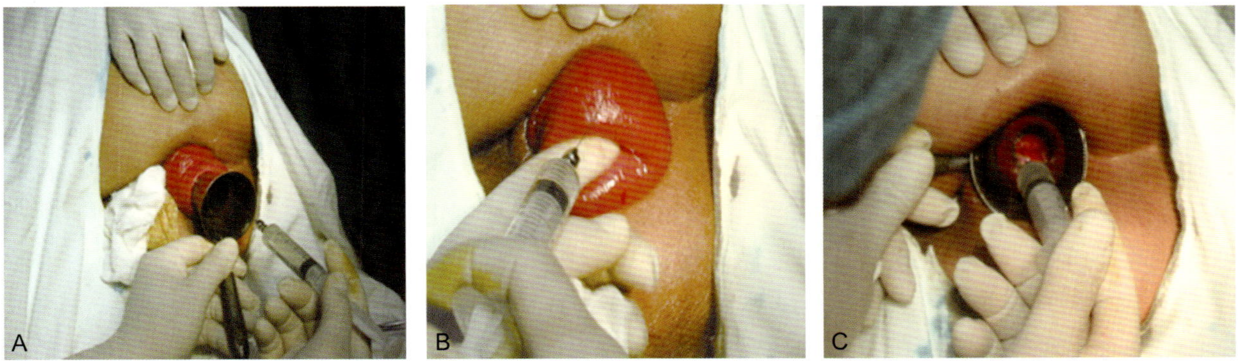

图 18-4 脱出后进镜注射
A. 脱出后进镜注射；B. 脱出后进镜注射；C. 还纳后进镜注射

情况定，一般在一个区域上结扎点不超过3处，结扎后用手指扩肛，直肠必须顺利通过两横指（4 cm），以避免术后发生肠管狭窄，而出现排便困难。

3. 经腹术式　凡采用非手术疗法治疗失败的病例，都可考虑采用手术治疗。有以下表现者为禁忌证：①伴有严重的心、肺、肝、肾疾病及血液病者；②伴有痢疾或腹泻者；③妊娠头3个月及临产期孕妇。术前准备同“结直肠病开腹手术”。常用术式选择如下。

（1）缝线固定术：悬吊和固定的概念最初是Pemberton和Stalker 1939年提出的。在此术式中，直肠被充分游离，乙状结肠固定于前腹壁的腹膜上，目的是维持一个向上的牵引力，复发率较高约35%。1959年，Cutait描述了骶前直肠缝线固定术，进腹后，显露直肠膀胱陷凹，提起乙状结肠和直肠，充分游离直肠至盆底和尾骨尖平面，避开骶前神经丛和静脉丛以防损伤，将直肠上提、拉紧、缝合固定在骶骨岬的骨膜上。

（2）经腹直肠前悬吊固定术：即Ripstein术（图18-5）。Ripstein（1965）最初的脱垂修复是为说明在道格拉斯腔的滑动疝，通过封闭疝囊、折叠肛提肌、用筋膜阔韧带增强这个“薄层”，然后将直肠的两边固定在骶骨上。接着他又放弃了修复盆底的努力，而通过使用Teflon补片完成直肠本身的悬吊。他将Teflon网带围绕直肠，后缘固定于骶骨下的骶前筋膜上，并与直肠前壁缝合，避免直肠垂直接受腹腔压力。本术式适用于骶骨直肠分离或是有严重直肠内套叠者。对于直肠固定术所用的网片，有多种类型，如聚乙烯乙醇（Ivalon）、Teflon网带、Marlex网带（Hoffman 1976年改良本术式）、聚乙醇酸（polyglycolic acid）、聚丙烯（polypropylene），及polyglactin meshes等，在获得治愈、减少脱垂率或是术后便秘的发生率方面，研究没有显示哪一种网片更具优势。此手术不需切除肠管，他对于大便失禁的疗效是肯定的，但是对于严重便秘者不适合，其原因可能是直肠前方的网片会引起直肠狭窄加重便秘。本术式将直肠提高后悬吊固定于骶前筋膜，恢复了直肠贴近骶骨的正常弧度，手术不复杂，复发率及手术病死率均低，疗效肯定。

如Tjandra等报道了142例行此术式，平均随访期4.2年，复发率为8%，其中1/3是在术后3～14年才出现的，但是并发症较多。1978年，Gorden收集了129位医师的报道，其中111例手术，复发26例，并发症103例，最常见的并发症是粪嵌塞74例，骶前出血29例，狭窄20例，盆腔脓肿17例，小肠梗阻15例，其余还有阳痿、瘘、网带滑脱。近年来Karagulle等报道了本术式的1例罕见的并发症，即网状物侵入直肠壁，此例在手术前已经罹患直肠脱垂6年，其主诉是肛门及腹部不适、里急后重2年，直肠镜检查和腹部CT显示网状物已经穿透直肠壁，进入直肠腔，位置距离肛缘7～8 cm。

（3）经腹直肠后悬吊固定术：又称Wells术，Ivalon海绵后方植入术，这最初是1959年由Wells阐述的。此种术式在英国比较受欢迎，因为顾虑到前方悬吊物阻塞，许多外科医师支持后方悬吊，Wells的术式特别选择了Ivalon海绵，术中游离直肠至肛管直肠环后壁，部分切断直肠侧韧带，将此海绵薄片剪成“十”字形，置于骶骨前，缝合到骶骨凹内，直肠上拉，置薄片前，缝合直肠侧壁与薄片，前壁开放2～3 cm，以免造成直肠狭窄、粪便嵌塞及悬吊阻塞，治疗的机制一般认为是Ivalon置入后易与组织合成一体，在组织里，它刺激纤维化，产生软骨性的固定作用，使直肠变硬，有效防止直肠套叠形成及直肠脱垂发生。复发率及手术病死率均较低。Erne等随访1972—1980年的34个病例，有2例复发，值得注意的是大便节制功能的恢复。术前60%的患者不能控制固体粪便，而术后均能控制正常粪便，且本随访中无一例死亡。但是直肠功能明显下降、便秘，及排便困难的发生率仍较高。最严重的并发症是置入薄片引起的盆腔化脓性感染，此时海绵片成为异物，需及时取出。另外，还有骶前出血、阳痿等。

Novell等随机对照了63例，缝合固定（Gold-

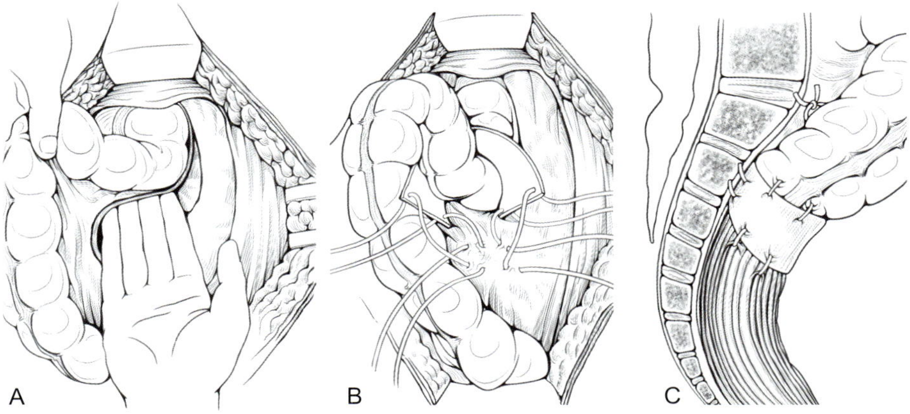

图 18-5 经腹直肠前悬吊固定术

A. 游离直肠；B. 重建盆底；C. 悬吊固定

berg）术组 32 例和 Wells 术组 31 例。两者术后发病率 Goldberg 术组为 3/32，Wells 术组为 6/31，便秘发生率 Goldberg 术组为 10/32，Wells 术组为 15/31。Goldberg 术组避免了外源物质引起的感染，并能同时行结肠的部分切除，从而改善了术后功能，且其中期结果与传统的 Wells 术等同。所以，Novell 认为“后者可以取消了”。Mann 等报道了 59 例行扩大的经腹直肠后固定术，44 例（75%）患者随访超过 2 年，直肠脱垂全部治愈，没有死亡。本术式可导致阳痿，青年患者宜选其他手术（图 18-6）。

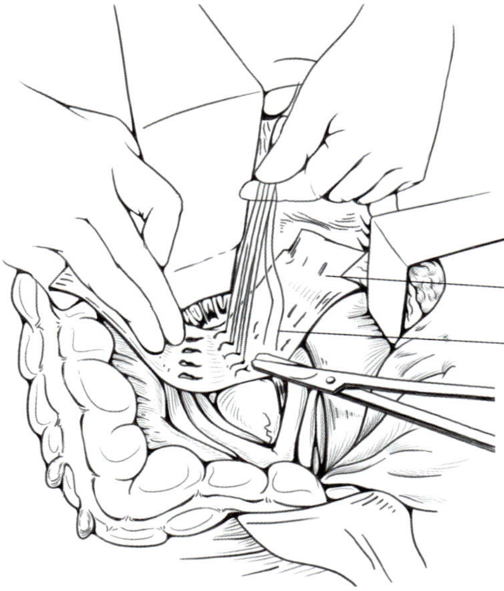

图 18-6 经腹直肠后悬吊固定术

（4）阔筋膜直肠固定术：又称 Orr 术、直肠骶骨悬吊术。Orr 等于 1947 年首先在 4 位患者身上取得了良好的结果。该术式是建立在这样的假说之上的：直肠与周围组织固定结构松弛，并且有较深的道格拉斯腔的存在是脱垂的病理学特征，两者导致直肠过于活动，以致腹部内容物对会阴部产生持续的压力。手术步骤就是首先悬吊直肠到骶骨岬，其次是消除道格拉斯腔。用 2 条长 10 ～ 12 cm、宽 1 ～ 2 cm 的大腿外侧阔筋膜，分别固定于腹膜返折处的直肠与骶岬上方筋膜，并闭合直肠膀胱或直肠子宫陷凹，手术中需要做 2 个切口（图 18-7）。

Loygue 用尼龙网带代替阔筋膜，Portier 等报道了 1993—2004 年的 73 个病例，平均随访 28.6 个月，复发 3 例（4.1%），根据患者对脱垂改善、失禁、出口梗阻的满意情况，依次评定为 3 级：治愈 45 例（61.6%），好转 24 例（39%），失败 4 例（5.5%）。说明 Orr-Loygue 腹部直肠固定术通过有限地解剖直肠前后壁、保留直肠侧韧带，对于治疗完全性直肠脱垂或内脱垂合并大便失禁或出口梗阻者来说是安全有效的，保留侧韧带可阻止术后便秘却不增加脱垂复发的风险。Amorotti 等认为本术式还可治疗生殖器脱垂。Douard 等也认为，应用本术式的患者满意度很高，节制功能改善，尽管术后排便困难增加 10%，但并无显著意义。

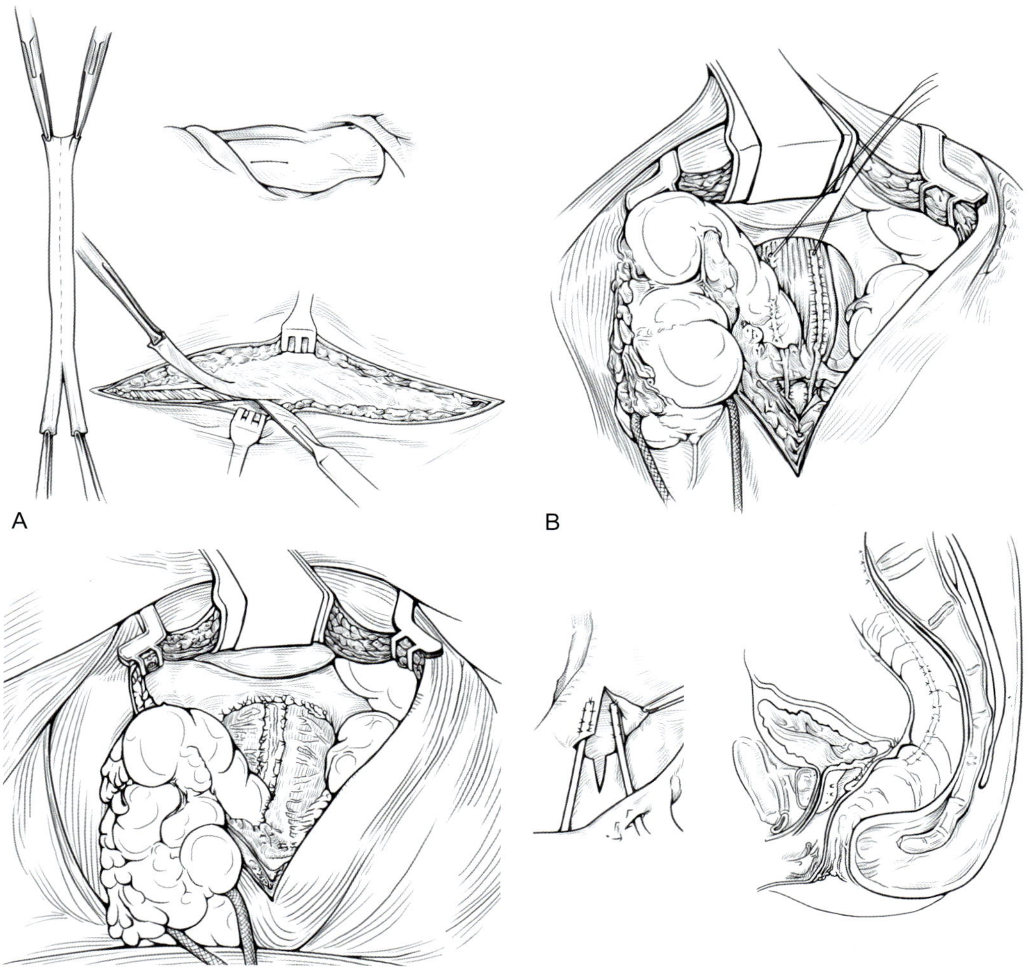

A B C D

图 18-7 阔筋膜直肠固定术

A. 游离阔筋膜；B. 与直肠缝合；C. 缝合后的状况；D. 缝合后的侧面观

（5）耻骨直肠肌悬吊术：又称 Nigro 术。最初是 Nigro 在 1970 年阐述的，是用 Teflon 网带将直肠下端悬吊在耻骨梳上。Nigro 认为由于耻骨直肠肌失去收缩作用，不能将直肠拉向前方，盆底缺陷加大，肛直角消失，直肠呈垂直状，以致直肠脱出。因此他主张重建直肠悬带，用大弯钳由膀胱前间隙向下至左侧闭孔水平，进入直肠下端左后方的直肠后间隙，将 Teflon 网带中段与直肠下端后及侧方缝合固定，并将直肠拉向前方，松紧度要恰到好处，最后将 Teflon 带缝合于耻骨梳韧带上，重建了“肛直角”。直肠指诊可触及此悬带，但是没有收缩作用。Nigro 报道 60 例，10 年随访，均无复发，本术式能够改善膀胱功能。但是手术操作难度大，需要有经验的医师进行手术，主要并发症为出血和感染（图 18-8）。

（6）直肠前切除术、直肠乙状结肠部分切除术：即 Anterior resection 术。前切除术最初是 1951 年 Conyers 等提出的，Muir、Bacon、Beahrs，及 Hill 都支持这一术式，认为内套叠和冗长的直肠乙状结肠不合适的定位是最初的解剖学缺陷，盆底肌薄弱和肛门括约肌松弛通常成为诱因。手术切除了冗长脱垂的乙状结肠和直肠上段，可拉直肠管并且改善便秘症状，骶前放置引流可促进纤维化和瘢痕形成，从而固定直肠。

Cirocco 等对 1971—1991 年的 41 个病例行

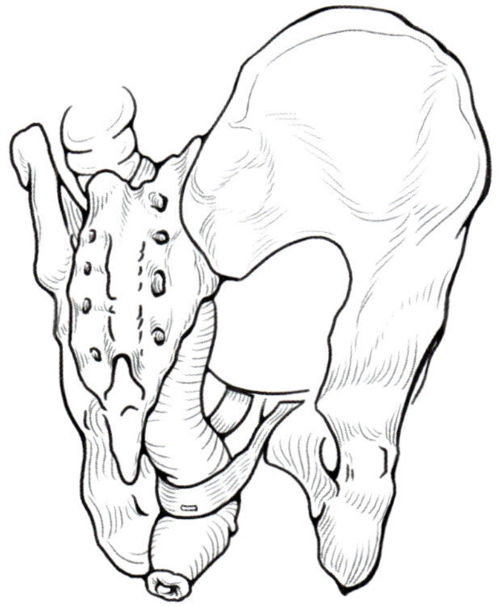

图 18-8 耻骨直肠肌悬吊术

前切除术，术后平均随访 6 年，3 例出现复发，病死率为 0，发病率是 15%，并发症包括 3 例切口疝，2 例小肠梗阻，1 例脑卒中，没有败血症、溃疡或吻合口裂开发生。前切除术不需异物置入或是直肠悬吊，是为大家所熟悉和频繁采用的术式，是治疗完全性直肠脱垂的重要选择，远期效果好。有报道称在前切除术后应用吻合器，效果会更好（图 18-9）。

（7）经腹直肠后固定术加左侧结肠切除术：即 Frykman-Goldberg 术、直肠前切除术加直肠缝线悬吊固定术。最初是由 Karulf 等于 1955 年描述的，术中游离直肠到肛提肌，保留充足血供，

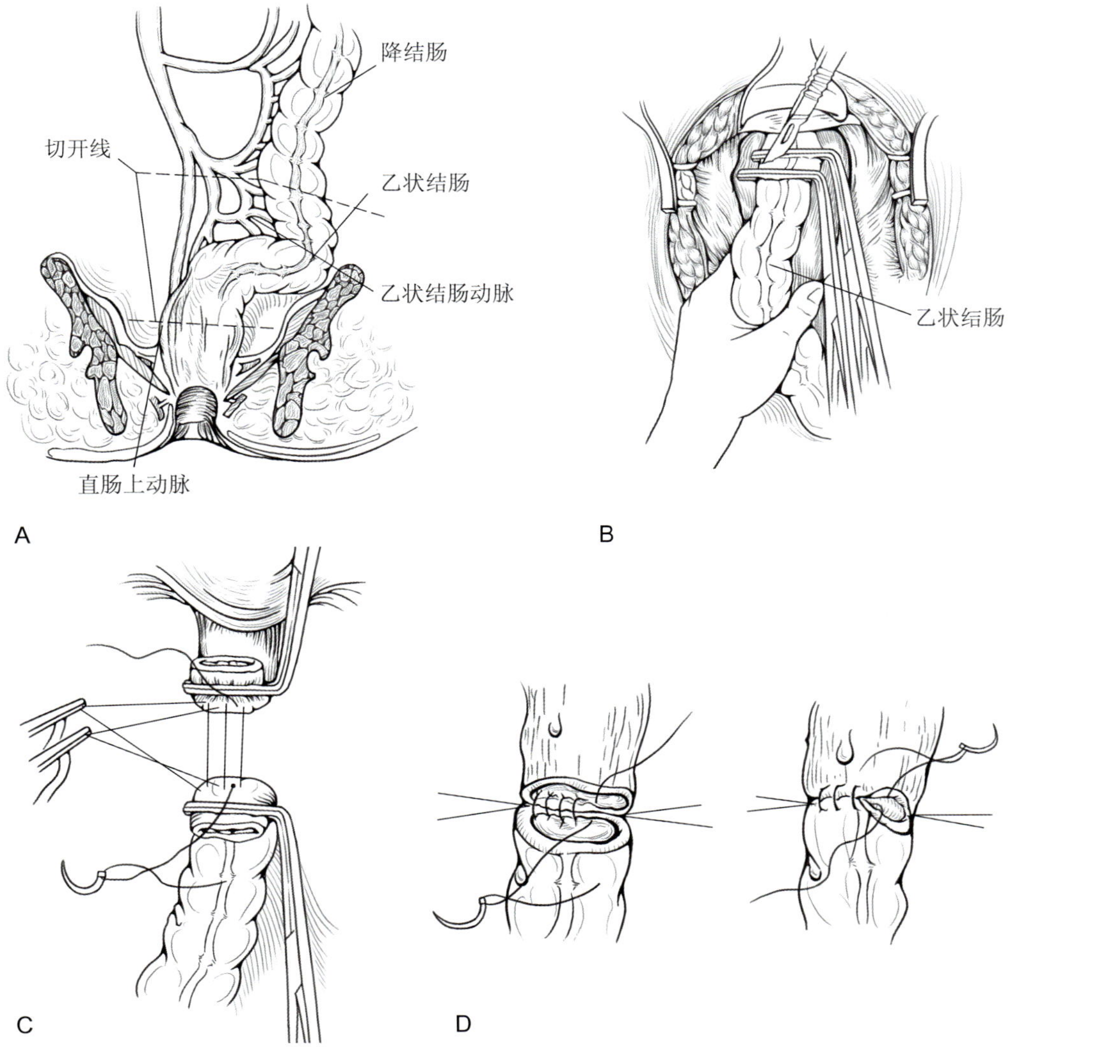

图 18-9 直肠前切除术、直肠乙状结肠部分切除术

A. 游离直肠乙状结肠；B. 切断乙状结肠远端；C. 乙状结肠直肠端端吻合；D. 乙状结肠直肠端端吻合；E. 乙状结肠直肠端端吻合

并使直肠保持向上的张力固定于骶骨，消除道格拉斯腔，并间断丝线缝合直肠与盆腔内筋膜，最后切除冗长的乙状结肠和上部直肠，断端吻合，并辅以直肠后固定，加强了术后疗效，改善了术后功能。可能的术后并发症主要是肠梗阻、吻合口漏、骶前静脉丛大出血。

Husa 等报道术后 30 天的病死率是 1%。对 45 例平均随访 4.3 年，复发 4 例（9%）。没有因为肠切除或吻合而引起的并发症。

32 例失禁患者中只有 2 例没有改善。肠功能习惯改善 23 例（56%），尤其是那些慢性便秘者。本术式没有植入外源物质而引起感染的危险。尤其适用于便秘并且能够耐受经腹手术者。Solla 等对于 102 例平均随访 4 年，无死亡，只 4 例吻合口有轻微并发症，复发率是 1.9%。该术式临床效果良好，复发率低，一般对耐受良好的患者列为首选，正被外科医师越来越多地应用（图 18-10）。

（8）Devadhar 术：许多治疗直肠脱垂的术式都是根据滑动疝理论来实施的，着重于直肠的固定与切除，并将其作为治愈的方法。Mehendale 等发表了其根据肠套叠理论治疗直肠脱垂 25 年的经验一文，该文中描述了术式：患者取仰卧位，椎管麻醉下于骨盆两缘之间男性膀胱或女性宫颈的后面腹膜表面做一横切口，切除直肠膀胱陷凹的腹膜，用钳子将直肠前壁反复推动刺激脱垂，找到脱垂最大处即为脱垂起始点，标记为“关键点”。以关键点为中心，以该点和脱垂的最低点之间的距离为半径，顺时针方向环状缝合直肠前、侧壁。该环使直肠反向套叠，助手向肠腔内上推动直肠壁，医师收紧环状缝线。从紧线点之上至直肠前、侧壁尽可能低的距离纵向折叠缝合，重建盆底腹膜，消除道格拉斯腔。此术式避免了分离骶前间隙，因此泌尿及性功能紊乱的危险性较小。所报道的 72 例中，唯一的并发症是黏膜脱垂，共有 3 例，随访期 3 ～ 48（平均 10）个月，所有的 40 例男性中无一例发生勃起功能障碍、逆行射精。2 例复发直肠脱垂，4 例仍有便秘。他们的研究例数虽然很大，囊括了 72 例，但是随访期太短，不能准确判断真正的复发率。使直肠反向套叠，收紧环状缝线。从紧线点之上至直肠前、侧壁尽可能低的距离纵向折叠缝合，重建盆底腹膜，消除道格拉斯腔。

4. 腹腔镜手术　在直肠脱垂治疗的进化中，腹腔镜手术（laparoscopic surgery）是最新的进展，随着腹腔镜手术广泛应用于外科临床，国外腹腔镜手术治疗直肠脱垂报道较多，出现了

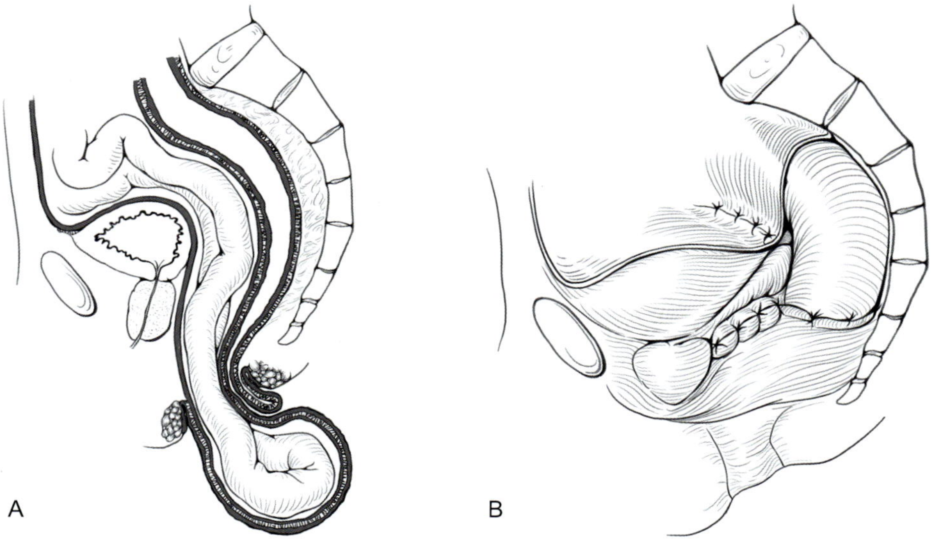

图 18-10　**经腹直肠后固定术加左侧结肠切除术**

A. 盆底疝；B. 结肠切除盆底修补直肠固定后

直肠、结肠切除术，直肠缝线固定术及直肠悬吊术多种方法，支持这种术式的学者认为，腹腔镜手术具有技术操作简易、患者舒适、术中出血少、术后肠功能恢复快、美观、住院时间短、并发症少等诸多优点。腹腔镜直肠固定术和切除固定术治疗脱垂的结果都很好，在年老体弱者身上都能安全实施。腹腔镜术式缩短了住院期，老年人耐受良好。Kariv 等收集了 1991 年 12 月至 2004 年 4 月所有与腹腔镜修复（laparoscopic repair，LR）有关的直肠脱垂手术期间的数据，86 名患者配对，分别施以 LR 和开放性经腹修复（open abdominal repair，OR），进行病例对照研究。结果显示：LR 组较之 OR 组住院期短，在平均 5 年的随访期内两组的功能结果和直肠全层脱垂复发相似。个别报道腹腔镜缺点主要是手术时间长，手术效果受术者技术水平影响较大。现在，只能获得有限的数据支持这些主张，较少的数据尚未能评估长期复发率和功能结果。腹腔镜修复直肠脱垂，结合了开放性腹部手术疗效好和微创手术并发症低的双重优点，很有可能代表了未来直肠脱垂经腹手术的发展方向，但仍旧是一个未被证明的希望，在被广泛接受之前值得进一步研究。

5. 经会阴术式　凡采用非手术疗法治疗失败的病例，都可考虑采用手术治疗。伴有以下病情者为禁忌证：①伴有严重的心、肺、肝、肾疾病及血液病者；②伴有痢疾或腹泻者；③妊娠头 3 个月及临产期孕妇。术前准备同“肛门病手术”。常用术式选择如下。

（1）Delorme 术：即经会阴直肠黏膜切除及肠壁肌层折叠缝合术（图 18-11），由 Delorme 于 1900 年提出。该手术于肛门外做直肠黏

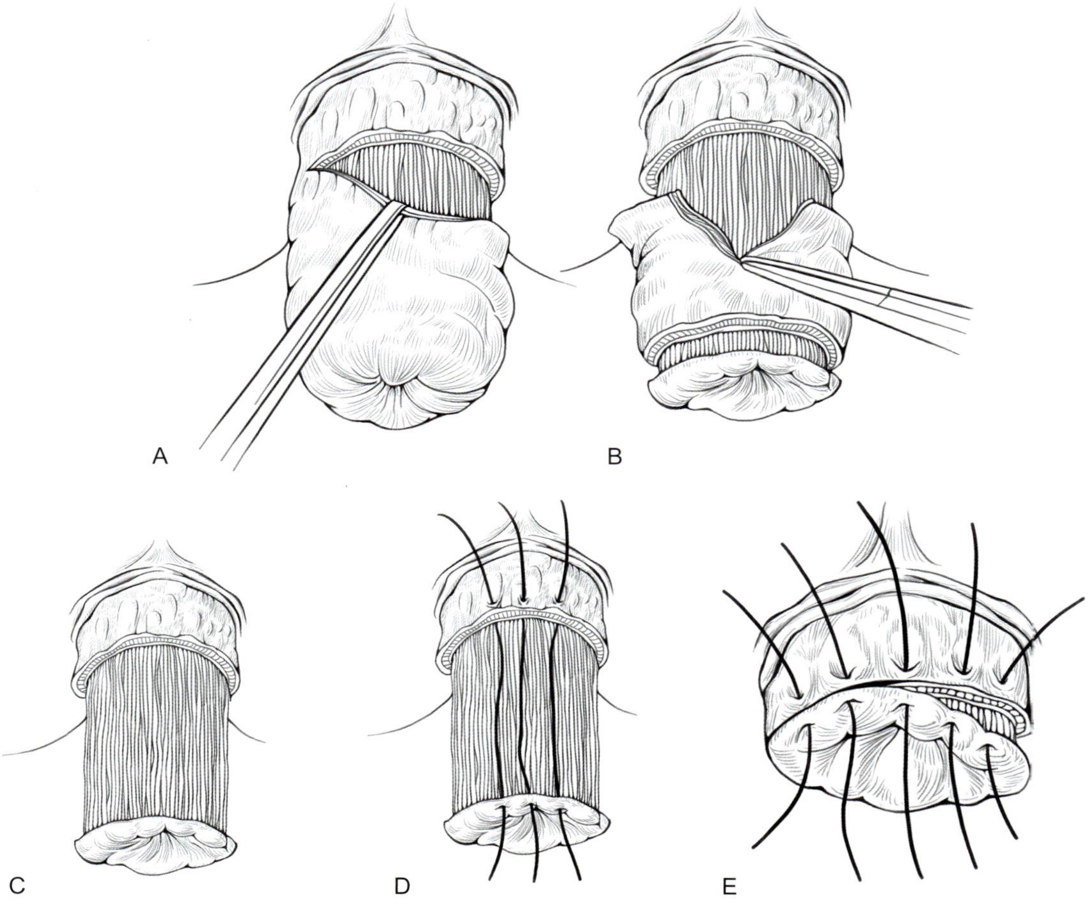

图 18-11　Delorme 术

A. 环状切开黏膜至黏膜下层；B. 袖状游离；C. 分离后成袖状；D. 间断纵向缝合肠壁；E. 肌层折叠黏膜对合

膜袖状切除，将脱垂全部脱出，黏膜下注入盐水，距离齿线 1 ～ 2 cm 环形切开黏膜到黏膜下层，将黏膜由肌层分离成为袖状，直到脱垂顶端，并将黏膜完全切除。再将 6 条缝线穿过脱垂底部黏膜边缘，并穿过数处肌层，由顶部黏膜边缘穿出，结扎后使肌层折叠，黏膜对合。这种术式多用于治疗内套叠，对于低位较小的脱垂是比较理想的；年老体弱生命有限伴有脱垂症状者也适合这种术式，有报道取得了满意的效果。

（2）Altemeier 术：即经会阴直肠乙状结肠部分切除术（图 18-12）。本术式最初是由 Mikulicz 于 1889 年阐述的，而备受欢迎的是 Altemeier 于 1971 年做的改良的会阴切除术。术中经肛门切除脱垂冗长的肠管并吻合，可同时修补滑动性疝及肛提肌，Altemeier 报道了 106 例，术后无死亡，只有 3 例复发。Habr Gama 等回顾分析 1985—2000 年 44 例直肠脱垂患者行经会阴直肠乙状结肠切除术并肛提肌修复术，复发率为 7.1%（2 例脱垂复发，另一例直肠黏膜脱垂）。36 例（85.7%）肛门括约功能改善，可见本改良术式对改善功能和可接受的低复发率令人满意。Boccasanta 对 1999 年 1 月至 2003 年 12 月 58 个病例分别施行传统的单极电烙法，并行手工吻合术，用解剖刀及圆形吻合器，结果显示经会阴直肠乙状结肠切除术并提肌成形术的临床和功能的远期结果不受外科器械、肛结肠，及肛提肌修补、端端吻合类型的影响。在高风险患者中，临床中肯的短期结果应明确研究。另外，本术式无吻合口瘘以及因悬吊支持材料而发生盆腔脓肿的危险，且不会出现经腹手术所带来的泌尿生殖系统问题，但长期效果不佳，复发率为 5% ～ 20%。主要适用于年老体弱不能耐受经腹手术者及脱垂肠段较长、嵌顿不能复位或是肠管已经坏死者。

（3）Thiersch 术：即肛管环缩术（图 18-13）。1891 年，Thiersch 首先用银线环植入肛门部皮下，紧缩松弛的肛门括约肌，12 周后取出。该手术能在局麻下完成，手术操作简单，损伤少。但是不能解除引起直肠脱垂的诸多原因，而出现粪便嵌顿、植入环断裂或松弛、置环处溃疡感染、急性脱垂等并发症，疗效不满意，复发率很高。后来外科医师尝试了很多材料改良本术式，如筋膜、肌腱、尼龙、聚丙烯、Teflon 等，这些材料都不易断裂，且并发症少。但本术式适应证少，对于轻度直肠脱垂和年老体弱不能耐受其他手术者可作为一种辅助性姑息治疗。

（4）Gant-Miwa 手术：Gant（1923）用黏膜结扎术和肛管缩窄术治疗完全脱垂。Miwa（1966）推广了此术式。方法：先将脱垂完全脱出肛门，以止血钳牵起黏膜和黏膜下层，再以弯针将不可吸收的缝线穿过黏膜下层，围绕钳尖端结扎，成为较大的黏膜结节。由脱垂的最

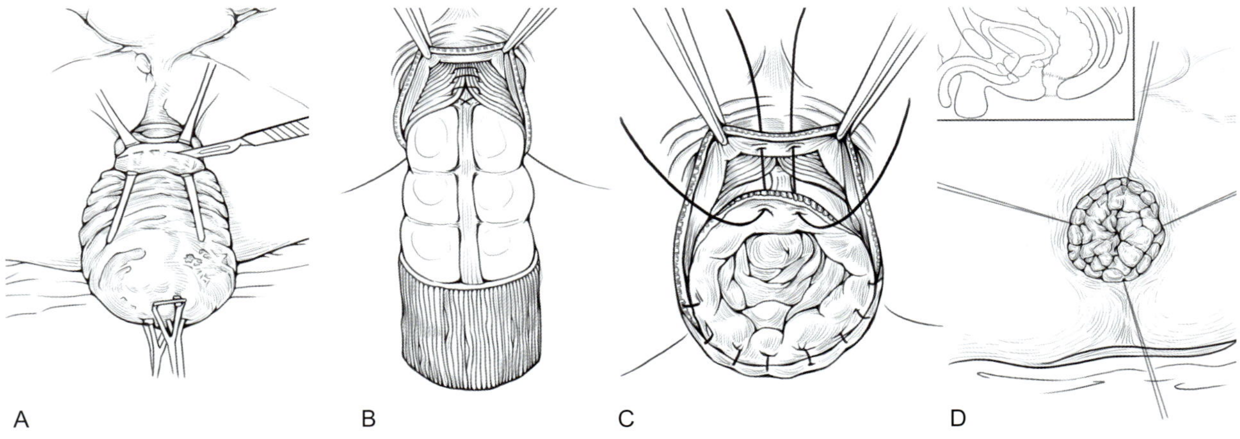

图 18-12 Altemeier 术

A. 经会阴直肠部分切除术；B. 经会阴乙状结肠部；C. 乙状结肠、直肠；D. 吻合后的局部分切除

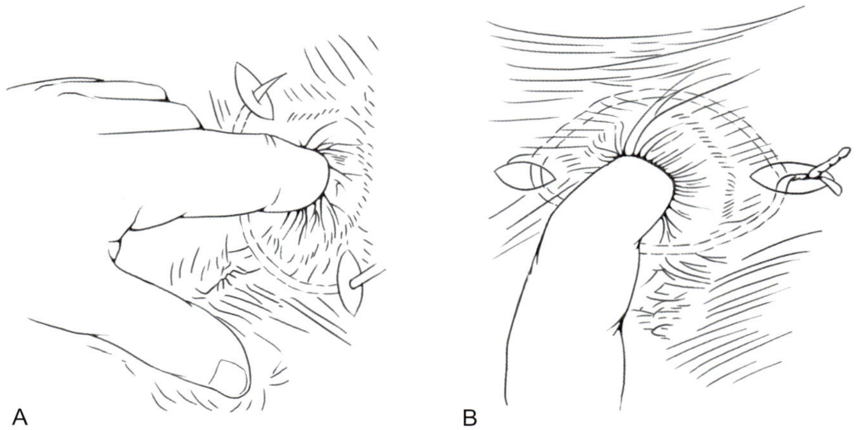

图 18-13 Thiersch 术

A. 穿针；B. 缝线结扎

上部开始，围绕脱垂做环形结扎，每一环形线上做 4 ～ 6 个结节，一直到齿线上方。黏膜结节数目按脱垂大小不同，有的可达 100 个，使黏膜缩短，脱垂缩小。然后将脱垂复回，并在皮下做肛管缩窄术。尽管本术式在英语课本中有描述，但是很少被使用。

【诊疗进展】

直肠脱垂的治疗仍是一个较为棘手的问题，目前仍没有明确有效的治疗方式。在国外手术仍是目前治愈本病的主要手段。

1. 手术治疗基本原则 ①切除脱垂的冗长肠管；②缩小肛门；③重建或加强盆底；④经腹悬吊或固定脱垂肠管；⑤消除 Douglos 腔；⑥修补会阴滑动疝。

2. 注射疗法存在的问题 注射疗法，特别是消痔灵注射治疗成年人完全性直肠脱垂，采取双层四步注射疗法或直肠周围注射法，或注射配合 PPH 术、肛门紧缩术，均取得了较好的疗效。但是，仍存在以下问题。

（1）远期复发：目前存在着一定的复发率。特别是Ⅲ度直肠脱垂患者，因其脱出严重，伴有肛门功能不全，如单纯采用直肠内外注射，治疗后 3 年复发率约为 34%。如果同时进行黏膜结扎术和肛门紧缩术，复发率可以降低。但目前只有病例数量和临床结果，尚缺乏大样本的临床研究，也没有基础理论试验研究的报道。

（2）标准化：因注射疗法的疗效与药物剂量、浓度、注射方法、注射次数等密切相关，目前采用的直肠脱垂注射治疗方法较为烦琐，需要进一步简化和优化注射治疗方案，制订统一的直肠内外注射疗法标准，完善疗效评估体系。例如，注射药物剂量多少合适，并没有严格的客观指标，目前只是根据个人临床经验，一般一次注射消痔灵注射液 60 ～ 210 ml，这对初学者来说难以掌握；又如注射部位和进针深浅，推药多少，也是凭经验操作，这样必然无法确保疗效。

【笔者体会】

韩宝在全面继承史兆岐教授的诊治理念和思想精髓的基础上，结合自身多年临床诊疗经验，升华了对该病的认识。

第一，重视审证求因

直肠脱垂主要表现为“脱出”，当以“固脱”为法。但不能盲目施治，需要确定“脱出”的种类，才能选择合适的“固脱”法，也就是说诊断明确是治疗直肠脱垂的关键，综合病史、专科检查，及辅助检查来明确直肠脱垂的原因、类型和程度。

现代医学认为，引起直肠脱垂的病因尚未完全清楚，主要有盆底疝学说和肠套叠学说，诊断标准主要参照二型三度分类法。消痔灵注射固脱技术不适用于伴有盆底疝的直肠脱垂患者，仅适用于肠套叠引起的直肠脱垂，如果是符合本诊断标准，则采用中医注射固脱技术治疗，但不同程度和类型，需要施治的范围和方法则不同；如果在专科检查或辅助检查中显示伴有盆底疝导致的直肠脱垂，则选择开腹手术治疗，来纠正盆底疝，保证疗效的关键是纠正解剖异常。明确了病因，治疗才能有的放矢，才能事半功倍。

第二，整体辨证与局部辨证相结合

总的来说，该病从整体辨证为中气不足，气虚下陷，固摄失司所致，应当以补中益气固脱为主。该病的治疗除了从整体辨证总控大局外，局部辨证亦不容忽视。从局部辨证来讲，直肠反复脱出、还纳，多次摩擦导致直肠黏膜充血水肿，甚则糜烂出血，直肠黏膜局部气滞血瘀、瘀久湿热蕴结，当以清热祛湿、活血化瘀为主。治疗脱肛病需要整体辨证与局部辨证相结合，采用补虚扶正、升举阳气为主，清下焦湿热为辅的治疗原则指导用药，清补同用，效果甚佳。常用药物有黄芪、党参、当归、升麻、柴胡、五倍子、山萸肉、补骨脂、黄柏、苍术、苦参、革薢、诃子肉等。

第三，内治与外治相结合

在治疗脱肛方面，中医药有非常明显的优势，主要表现在中药与中医技术的联合应用。明确诊断及辨证准确后，一般均采用内治与外治相结合的方法治疗，内服中药的同时，给予多种中西医外治法，包括中药注射固脱技术、结扎技术、中药灌肠技术、中药熏洗治疗、肛门紧缩术等治疗方式；并从方法学角度制定了直肠脱垂治疗方案，具体将治疗方法选择分成3级。

一级治疗：选择中医药辨证论治，中药口服、中药灌肠技术、熏洗、针灸等方法。适用于年幼、年老、体衰、多病患者，以控制诱因，改善症状为目标。

二级治疗：选择经会阴的手术治疗。常用方法有：中药注射固脱技术（消痔灵直肠黏膜下高位多点注射、直肠周围注射）、黏膜结扎术等。适用于一型直肠脱垂和二型Ⅰ、Ⅱ、Ⅲ度由肠套叠引发的直肠脱垂。上述方法视病情需要可单独使用也可联合应用。Ⅱ、Ⅲ度直肠脱垂，在消痔灵直肠黏膜下高位多点注射后同时进行直肠周围注射，如果伴有直肠黏膜过度松弛或肛门功能不全，要同时进行黏膜结扎术和肛门括约肌紧缩术。

三级治疗：选择经腹、经会阴或腹腔镜切除、重新固定肠管及重建盆底的手术。适用于二级治疗反复失败的病例，严重乙状结肠直肠脱垂的病例，由盆底疝引起的伴有内脏如小肠、子宫、膀胱等脏器脱垂的病例。

【典型病案】

李某，男，58 岁。以“肛门肿物反复脱出30天，加重1天”为主诉收入院。平素纳寐可，乏力，大便每日一行，成形软便，排出顺畅。排便时肛门肿物脱出，需用手托回，无明显疼痛，偶有便血，鲜红量少，肛门坠胀，未治疗。1天前肿物脱出肛外，无法还纳，疼痛剧烈，伴低热，遂来诊。舌淡有齿痕，苔白腻，脉沉细。

专科检查（截石位）：视诊：直肠全层脱出肛外，呈同心圆柱状，反折总长度约 20 cm，直径约 12 cm，表面充血水肿，有白色黏液附着，局部色紫暗，伴有糜烂；指诊：脱出物质韧，手法复位后，肛门松弛，收缩力弱，指套少量染血，色鲜红；肛门镜：直肠黏膜堆积，表面充血水肿糜烂。

辅助检查：排粪造影显示静坐时肛直角自然放开，提肛时肛直角变小，排便时肛直角增大，力排时可见直肠下段脱出于肛门外，长约 8.5 cm，宽约 13.0 cm，不能自行还入肛内。印象诊断为直肠脱垂。盆腔磁共振报告为外括约肌、耻骨直肠肌，及肛提肌较薄，耻骨直肠肌夹角增大。

诊断：中医为脱肛病（气虚下陷）；西医为直肠脱垂（二型Ⅲ度）。

治疗经过：中药保留灌肠（地榆 9 g、三七粉 3 g、鸡血藤 9 g、苦参 9 g、黄柏 6 g、白芨粉 2 g、青黛 6 g），30 ml 每日 2 次。

编者按：患者脱肛嵌顿急性期，不宜急行注射治疗。虽然患者整体辨证属气虚下陷，但局部湿热症状明显，根据局部黏膜症状辨证：表面充血、水肿、糜烂，有白色黏液附着，局部色紫暗，证属气血瘀滞、湿热蕴结所致，故予以清热燥湿之苦参、黄柏、青黛，活血化瘀之地榆、三七、鸡血藤，消肿敛疮之白芨粉。

持续1个月后复查症见：肛门肿物反复脱出，纳寐欠佳，神疲乏力，舌淡有齿痕，苔白腻，脉沉细。视诊脱出直肠黏膜色淡红，无水肿充血糜烂，指诊肛门松弛，收缩无力，指套无染血。收入院行直肠脱垂注射术、肛门括约肌紧缩术。

治疗经过：患者入手术室麻醉成功后，取右侧卧位，常规消毒术区及直肠内，于14 cm喇叭状肛门镜下操作。1∶1消痔灵注射液于距肛门约12 cm处开始点状注射，边退镜边注射，每点注射量约为3 ml，总量约为80 ml，示指按摩注射部位至药液均匀分布，无注射结节。更换手套重新消毒术区，自3点位距肛缘1.5 cm进针，穿过肛提肌至左侧骨盆直肠间隙，给予1∶1消痔灵注射液，注射量约15 ml，同法注射右侧骨盆直肠间隙，量约15 ml；6点位距肛缘直肠1.5 cm进针，穿过肛尾韧带，于直肠后深间隙注射，量约10 ml。检查直肠、肛管无狭窄及活动出血点后，肛内置麝香痔疮栓1枚，插入排气管，外盖敷料加压包扎。手术经过顺利，麻醉效果满意，术中出血量约5 ml，观察患者无不适，将其安返病房。

术后：当天休息，流质饮食，72小时控制排大便，给予口服抗生素3天后，中药保留灌肠（方剂同上）30 ml，每日2次，同时给予中药口服（黄芪30 g、白术12 g、陈皮9 g、党参12 g、柴胡9 g、升麻12 g、当归12 g、五倍子9 g，诃子肉9 g、炙甘草6 g水煎）125 ml，每日2次。第4天排大便1次，成形质软，无肛门肿物脱出，无排便窘迫感，无里急后重，无便血及肛门疼痛，后每日排大便1次，10天后出院，继续中药口服及保留灌肠，每日2次，嘱肛门功能锻炼（Kegel训练）200次/日，分组进行。忌食寒凉，忌重体力劳动。

编者按：术后需整体辨证与局部辨证相结合，口服中药给予补中益气汤加减以补气固脱；治疗前局部症状得以控制，但注射固脱技术主要原理是运用消痔灵药液的收敛固涩作用产生局部无菌性炎症，使松弛的肠黏膜及肠壁粘连固定，故术后肠黏膜会出现短时间的充血水肿等湿热下注的表现；结合中药灌肠技术清热祛湿，可减轻肛门坠胀、里急后重等症状，使肠黏膜尽快恢复正常。

1个月后复查，无肿物脱出及肛门坠胀，大便每日1行，成形软便，排出顺利，乏力明显改善，纳寐可，舌淡苔薄白，脉沉细，指诊未及肠黏膜堆积，指套无染血，肛门收缩力尚可。肛门镜可见直肠黏膜色淡红，无充血水肿糜烂。停用中药保留灌肠，继续口服中成药（补中益气丸）以补益中气。

6个月后复查，无肛门肿物脱出及肛门坠胀，大便每日1行，成形质软，排出顺利，坚持肛门功能锻炼。无神疲乏力，纳眠可，舌淡苔薄白，脉沉。已从事轻体力劳动2个月，症状未出现。指诊未及肠黏膜堆积，肛门收缩力较前明显提高，指套无染血。肛门镜：直肠黏膜色淡红，未见黏膜松弛，直肠腔内无残便。停药物治疗，不适随诊。

第 19 章

大 便 失 禁

大便失禁又称肛门失禁，是指各种原因引起的肛门自制功能紊乱，以致不能随意控制排气和排便，不能辨别直肠内容物的物理性质，不能保持控便能力。它是多种复杂因素参与而引起的一种临床症状。据国外文献报道，大便失禁在老年人中的发生率高达 1.5%，女性多于男性。中医学称为“遗失”或“大便滑脱”，属于大便失禁的范畴。

【中医病因病机】

中医学认为，肛门失禁是由于脏腑虚衰、气血不足、中气下陷、气虚不固、肛门不能收摄，或感受外邪损伤脾胃或肛门损伤失治所致。

【发病机制】

肛门的良好控制功能与下列机制有关。

1. 直肠对膨胀压的感知激发控制排便节制的动力学反应。

2. 肛门内括约肌的张力使肛管在大部分时间处于关闭状态。

3. 肛门外括约肌和耻骨直肠肌的张力使肛门内括约肌松弛期间，维持肛管直肠角的存在，并使肛管处于闭锁状态。

4. 直肠适应性使直肠内压不致过高的情况下，允许直肠充盈。

上述机制中一种或几种受到破坏，就可以引起大便失禁。

现代医学认为，大便失禁与以下几个方面因素有关。

1. *先天异常*　肛门闭锁、直肠发育不全、脊柱裂、脊髓脊膜突出等先天性疾病均可造成肛门失禁。

2. *解剖异常*　医源性损伤、产科损伤（阴道分娩）、直肠肛管手术、骨盆骨折、肠道切除术后、肛门撕裂、直肠脱垂、内痔脱出等。

3. *神经源性*　各种精神及中枢、外周神经病变和直肠感觉功能改变，如痴呆、脑动脉硬化、运动性共济失调、脑萎缩、精神发育迟缓；脑卒中、脑肿瘤、脊柱损伤、多发性硬化、脊髓瘤、脊柱裂；马尾损伤，多发性神经炎，肛门、直肠、盆腔及会阴部神经损伤、“延迟感知”综合征等疾病均能导致肛门失禁。

4. *平滑肌功能异常*　放射性肠炎、炎症性肠病、直肠缺血、粪便嵌顿、糖尿病、儿童肛门失禁。

5. *骨骼肌疾病*　重症肌无力、肌营养不良、硬皮病、多发性硬化等。

6. *其他*　精神疾病、全身营养不良、躯体残疾、肠套叠、直肠脱垂、肠易激综合征、特发性甲状腺功能减退等。

【失禁程度评价】

评价失禁严重程度的方法可分为主观评价法和客观评价法。目前，前者占主导地位，即各种问卷式打分系统，如 AMS 法、Pescatori 法，及 Wexner 法等。评价内容包括失禁的频率和失禁粪便的干湿度。运用恒速灌肠器进行水保持试验对失禁程度的评价具有客观、计时、定量、方便的优点，可以避免上述评分系统的主观性和缺乏可比性，但该方法由于仪器方面的原因，尚未得到足够重视和普及。

【临床表现】

1. 症状特点 患者不能随意控制排便和排气。完全失禁时，粪便自然流出，污染内裤，睡眠时粪便排出污染被褥；肛门、会阴部经常潮湿，肛周皮肤糜烂、疼痛瘙痒、湿疹样改变。不完全失禁时，粪便干时无失禁，粪便稀时和腹泻时则不能控制。

2. 专科检查

(1) 视诊：①完全性失禁，视诊常见肛门张开呈圆形，或有畸形、缺损、瘢痕，肛门部排出粪便、肠液，肛门部皮肤可有湿疹样改变。用手牵开臀部，肛管完全松弛呈圆形，有时可见肛管部分缺损或瘢痕形成，从圆孔处常可看到直肠腔。②不完全失禁，肛门闭合不紧，腹泻时也可在肛门部有粪便污染。

(2) 肛诊：肛门松弛，收缩肛管时括约肌及肛管直肠环收缩不明显和完全消失，如果由人为损伤引起，则肛门部可扪及瘢痕组织，不完全失禁时指诊可扪及括约肌收缩力减弱。

(3) 肛镜检查：可观察肛管部有无畸形、肛管皮肤黏膜状态、肛门闭合情况。

【临床分类】

可分为完全性失禁和不完全失禁两种。完全性失禁是指肛门不能控制干便、稀便，及气体的排出；不完全性失禁是指仅能控制干便，而不能控制稀便和气体的排出。也可根据失禁的严重程度分为3度：一度，粪便偶然污染内裤；二度，不能控制粪便漏出，经常污染内裤，并伴有气体失禁；三度，完全失禁。

【辅助检查】

1. 肛管测压 可测定内、外括约肌及耻骨直肠肌有无异常。肛门直肠抑制反射，了解其基础压、收缩压和直肠膨胀耐受容量。失禁患者肛管收缩压降低，内括约肌反射松弛消失，直肠感觉膨胀耐受容量减少。

2. 肌电图测定 可测定括约肌功能范围，确定随意肌、不随意肌及其神经损伤和恢复程度。

3. 肛管超声检查 能清晰地显示出肛管直肠黏膜下层、内外括约肌，及其周围组织结构，可协助诊断肛门失禁，观察有无括约肌受损。

【诊断要点】

1. 有肛门损伤或手术病史。

2. 肛门皮肤感觉迟钝，不能随意控制气体、液体甚至成形粪便的残留。

3. 肛门闭合不全，黏膜脱出，肛门指检可触及瘢痕、缺损，肛管直肠收缩乏力。

4. 肛管压力测定，收缩压、静息压下降。

5. 肌电图检查，肛周肌肉兴奋性下降。

【鉴别诊断】

粪嵌塞：直肠腔内充满粪便，堵塞于肛管上口而不能自行排出。一般是由于粪便在直肠腔停留时间过久，直肠顺应性增高所致，因而出现肛门溢气、溢液和稀便溢出，甚至睡觉时有稀便外溢，类似中医“热结旁流”的表现，与不完全失禁和感觉性失禁极易混淆。此时指检时发现直肠内存有大量的干硬大便，将其予以清除和洗肠后即可消除全部症状。

【中医辨证施治】

1. 中气下陷证

主证：大便不时流出，甚至脱肛不收，形体消瘦，精神萎靡，食少体倦，舌质淡胖，脉沉细无力。

治则：补中益气，收敛固脱。

方药：补中益气汤合真人养脏汤。中成药：补中益气丸2袋，每日2次；附子理中丸2丸，每日2次。

2. 脾肾两亏证

主证：粪便黏液不觉流出，畏寒肢冷，四肢不温，舌淡苔白。

治则：健脾益肾，强肌壮筋。

方药：六柱饮加味。或中成药选用肾气丸1丸，每日2次。

【现代非手术治疗】

1. 提肛训练　通过提肛训练以改进外括约肌、耻骨直肠肌、肛提肌随意收缩能力，增加肛门功能。

2. 电刺激治疗　常用于神经性肛门失禁。将刺激电极置于内、外括约肌和盆底肌，使之有规律收缩和感觉反馈，均可改善肛门功能。

3. 生物反馈治疗　是一种有效的治疗肛门失禁的方法。训练内容包括：①感知直肠内充气小球的容量变化；②对感知到的直肠膨胀做出快速而持久的收缩反应；③括约肌收缩时不要用腹压。它需要一台同时具有肛管内和直肠内两个压力传感器并能将压力显示在显示器上的仪器。生物反馈治疗对多种病因引起的肛门失禁有效，如糖尿病、肛肠手术术后损伤，但有效的前提条件是患者需具有一定程度的直肠感觉功能和自主收缩功能，所以急迫性失禁患者的疗效优于被动失禁者。生物反馈治疗的优点是安全、无痛苦，但需要医患双方的耐心和恒心。

【手术治疗】

由于手术损伤和产伤或外力暴力损伤括约肌致局部缺陷。先天性疾病、直肠癌肿术后肛管括约肌切除等则需进行手术治疗，手术方法较多，可根据情况具体选用。

1. 肛管括约肌修补术　适用于损伤不久的病例，括约肌有功能部分占 1/2 者。

目的是将切断的括约肌两端瘢痕组织分离、缝合。如伤口感染应在 6 ～ 12 个月内修补，以免肌肉萎缩。如果就诊时间晚，括约肌已萎缩变成纤维组织，则术中寻找及缝合都困难，影响疗效。操作方法：沿瘢痕外侧 1 ～ 2 cm 处行半环行切口，切开皮肤和皮下组织，将括约肌断端由瘢痕组织处适当分离，切除瘢痕组织，但括约肌断端应留少量纤维组织，以便缝合。沿内外括约肌间隙，将内括约肌由外括约肌处分离，并向上分离肛提肌。分离时注意不要损伤黏膜，用两把组织钳夹住内、外括约肌的断端，交叉试拉括约肌的活动度及松紧度，合适后将直径为 1.5 ～ 2 cm 的肛门镜塞入肛内，再试拉括约肌。用丝线分别进行端端间断缝合或重叠缝合内、外括约肌，缝合后取出肛门镜，最后缝合皮下组织和皮肤，术后应该控制排便 3 ～ 4 天，便后坐浴换药，保持局部清洁。

2. 括约肌折叠术　适用于括约肌松弛病例。

（1）肛管前括约肌折叠术：在肛门前方 1 ～ 2 cm，沿肛缘做一半圆形切口，将皮肤和皮下组织向后翻转，覆盖肛门，牵起皮片，在两侧外括约肌和内括约肌之间可见一三角间隙，用丝线缝合两侧外括约肌，闭合间隙，使肛管紧缩，最后缝合皮肤。

（2）阴道内括约肌折叠术：因切口离肛门较远，故感染机会少。在阴道后壁做一环形切口，将阴道后壁向上分离，显露外括约肌前部，将括约肌牵起，用丝线折叠缝合，使括约肌缩紧。将示指伸入肛管，测试紧张度，伤口上端肛提肌亦予以缝合，最后缝合阴道后壁。

3. 肛管成形术　适用于肛门松弛、肛门肛管皮肤部分缺损、直肠黏膜外翻。

（1）V-Y 成形术：于肛门皮肤缺损处做一“V”形切口，切开皮下组织，切缘充分松解，切除瘢痕，直到暴露直肠肌层和周围会阴部肌肉，伤口逐层缝合成“Y”形。

（2）S 形皮片成形术：先沿肛门做环形切口，分离黏膜至齿线上，环形切除瘢痕和黏膜。于肛管周围做两半弧形切口成“S”形。游离皮片，将一侧皮片顶部牵向肛管前方，另一侧牵向后方，与直肠黏膜缝合，覆盖肛管，原创缘自行缝合。

【诊疗进展】　目前治疗主要包括病因治疗、饮食治疗、括约肌收缩锻炼、心理治疗，及生物反馈治疗等方式，对于内科治疗无效的患者需要行各种不同类型手术以加强括约肌，或植入人工肛门括约肌，但疗效并不理想，部分患者需行人工肛门，严重影响生活质量。

肛门失禁的治疗方法虽多，但各有其局限性与缺点，如饮食药物治疗、生物反馈治疗等非手术治疗，仅适用于轻度失禁的患者，且有效率低，需要患者高度的依从配合。手术治疗虽可改善大多数患者的症状，但顽固性肛门失禁仍然是内科、外科临床上十分难处理的问题。

1. 修补术

（1）括约肌修补术：手术简单、方便，不改变人体局部结构，切除瘢痕后将括约肌对端缝合，可重建括约肌且合乎生理要求。括约肌修补术术前需肠道准备，术后给予抗感染及软化大便，3～4周不使用肛门镜检查。近期一种重叠修补术被认为比上述简单的首尾相接的修补法更有效，短期内可使85%的患者括约肌功能提高。然而，有研究证明重叠修补术将使患者术后10年的括约肌功能减退至6%。至今尚无足够的证据证明重叠修补术的长期效果优于单纯的断端缝合，括约肌衰退的原因可能主要是年龄增加导致神经功能减退。

（2）肛管后修补术：由Parks于1980年提出，主要是利用重建肛管直肠角的方式改善肛门的自禁能力，能使约68%的患者大便失禁严重性指数（FISI）改善，对液体、固态成形排泄物的自控能力有明显提高，但对排气的自控能力提高不明显。

（3）全盆底修补术：是一种肛管后修补术与肛管前肛提肌成形术相结合的手术方式，多用于产后肛门失禁的治疗，但远期效果一般。

2. 骨骼肌移植术

（1）DPG：是在原股薄肌移位括约肌成形术的基础上再植入一电极以刺激股薄肌。低频神经刺激器（脉冲产生装置）被埋于腹直肌筋膜下，持续的慢电刺激使股薄肌由快速肌、易疲劳肌转变成慢速肌、耐疲劳肌，从而赋予了股薄肌肛门括约肌的特性。刺激器的开关由体外磁铁控制，刺激时括约肌收缩，需排便时激励中断，括约肌就松弛。DPG术也有不足之处，感染是引起手术失败的最主要原因，远期还可能因肌腱受侵蚀造成肛直肠穿孔。完全成功的DPG术占35%左右，此外，患者还需忍受排便时的干扰刺激所带来的痛苦。因此，DPG只能在具有一定外科技术的医院实施，且其疗效仍有待于进一步证实及改进。

（2）臀大肌瓣移植括约肌成形术：外伤致肛门外括约肌残留部分较小的患者可选择该手术。主要是应用带蒂臀大肌束围绕肛管代括约肌，围绕肛管后在肛管前缝合，但效果不满意。国内有用此方法治疗肛门失禁的报道，随访效果满意，认为术后积极抗感染、术前肠道准备充分、增强营养是手术成功的关键，该手术需行结肠造口，以免由于臀大肌收缩过强致肠内压过大而导致肠穿孔。

3. 人工括约肌植入术

（1）人工肛门括约肌植入术（artificial bowel sphincter，ABS）：其思路源于尿道括约肌治疗尿失禁。1972年，Christiansen和Sparso将尿道括约肌改良为人工肛门括约肌。事实上，它是一种可扩充的袖套式装置，宽2.0～2.5 cm，周长为9～14 cm，由硅橡胶管分别连接贮液囊和控制泵，由控制泵对整个装置进行控制操作。术前先完成结肠腹壁造口术，将肛管套囊置入直肠周围间隙，将贮液囊置入耻骨后膀胱前间隙，控制泵埋于男性阴囊或女性阴唇。通过控制泵将贮液囊的液体注入肛管套囊，当压力为60～90 cmH_2O时即可控制排便。ABS术对治疗严重肛门失禁的作用是肯定的，但其最大问题是植入后的并发症，包括感染、装置失控、肠管腐蚀而再次手术。如手术成功，ABS术能显著改善病情。已有的资料显示，ABS术后短期疗效是肯定的，但长期疗效仍不确定。

（2）肛门括约肌假体植入术（prosthetic anal sphincter，PAS）：是另一种人工肛门括约肌植入术。它通过经腹壁的方法在肛直肠交接处安装一括约肌装置，由1个膨胀性线性扩张器及1个气囊袋组成。当装置扩张时，被包裹的肛管直肠部分变平，依靠于一软垫上而形成肛管直肠角，因此所产生的效果如同耻骨直肠肌。控制泵被埋入患者右髂窝，由患者控制，术后6周即可开始使用。研究证明PAS术有较高的手术成功率，植入后感染的发生率很低，术后患者肛门自禁能力改善。与ABS相比，PAS术能避免肠壁因压力过大而引起组织缺血，然而PAS术的腹部切口较大，其装置位于肛直肠的交接处会造成一短距离的失控空间，从而造成排便后的粪漏。同样，PAS术也没有足够的依据证实其长期疗效。

（3）德国人工肛门括约肌系统（German artificial sphincter system，GASS）：是由聚亚胺酯制成的尚处于实验阶段的高科技括约肌装置，由内、外2个球囊和1个支撑环、1个微泵组成。当内球囊膨胀时阻塞肛管直肠而阻止粪便排出，外球囊膨胀时排泄粪便。内、外球囊中的液体相通，靠微泵调节。这套装置在动物实验中取得了较好效果，由于压力适当，造成肠缺血性的可能性不大，该技术将在未来的实验研究中越趋完善。

4. 其他治疗

（1）骶神经刺激术（SNS）：它经历了3个发展阶段：从发现肛门括约肌收缩与S_3脊髓的关系最密切，到暂时性SNS对肛门括约肌收缩能力的治疗效果评价，最终发展到刺激装置的植入。其治疗机制尚未明确，可能是由于对神经反射弧的调节作用。对外伤性肛门失禁行肛门括约肌修补术后肛门括约肌功能减退但结构尚可的患者，行SNS术可改善一些症状，该手术相对创伤性较小，目前正逐步改进骶神经刺激装置的埋入方式。

（2）Secca术：是使用温度控制式的无线电频率能量照射至肛管的肌肉，引起热刺激组织的收缩，从而重塑肛管及远端直肠。1999年，该术式被Takashi等首次应用于修补术后的患者，有使肛管损伤组织紧缩和胶原凝固收缩的效果。

（3）肛门括约肌周围组织注射：注射剂中包含自身脂肪组织、经戊二醛处理过的胶原、人工合成的大分子物质硅，注射于肛门括约肌损伤部位的黏膜下或肌肉周围。它是一项很新的技术，只有一些短期的经验，无长期资料记录。近来，一种新型注射剂——碳珠β-葡萄糖复合物取得了较好的效果。

第 20 章

肛门直肠狭窄

肛门直肠狭窄是指各种因素引起的肛管直肠腔道缩窄，肠内容物排出受阻，发生大便困难，里急后重，甚至出现腹胀、呕吐等症状。依其性质，临床分为良性狭窄和恶性狭窄。本节所述为良性狭窄。肛管狭窄中医学上属于“大便秘结”范畴。主要症状为大便变细，大便难解和大便时、大便后肛门疼痛（图 20-1）。

【中医病因病机】

中医学认为，本病由于热结肠燥、气滞血瘀、气机不畅、湿热积聚，阻于肛门直肠，或外伤失治所致。

【发病机制】 现代医学认为发病机制与以下因素有关。

1. *先天畸形* 一般认为，是由于肛管胚胎发育阶段腔化不全，直肠与肛管之间的肛门直肠膜发育失常、出生后此膜穿通不全或未消失，

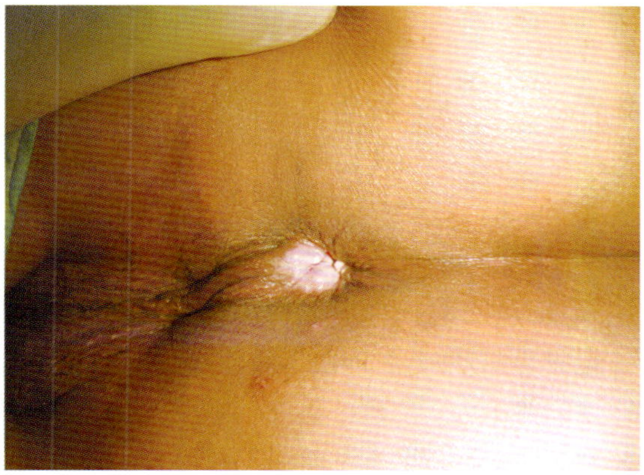

图 20-1 肛门狭窄

形成肛门直肠狭窄甚至闭锁。出生后肛门闭锁处理不当者，也往往形成狭窄。也有骶尾骨发育畸形而压迫肠腔者。

2. *炎症* 如溃疡性结直肠炎、克罗恩病、性病淋巴肉芽肿、肠结核、慢性痢疾、肛周脓肿、复杂性肛瘘、阿米巴肠病、血吸虫肠病等，均可使肛管直肠结缔组织增生肥厚，形成瘢痕，使肠管失去弹性以致管腔变窄。

3. *损伤* 是肛管直肠狭窄的常见原因，包括医源性损伤和意外损伤等。医源性损伤更为常见，如手术切除肛管皮肤过多，内痔注射不当，滥用腐蚀性药物及吻合器治疗后吻合口狭窄等。意外损伤包括刀枪伤、烧伤、化学性损伤等。

【临床表现】

1. *症状特点* 常可见到排便困难、稀便、脓血便、里急后重，肛门疼痛、潮湿，及腹胀、消瘦等。

2. *一般检查* 常可见肠型、腹胀、术后瘢痕等，肛门部皮肤潮湿、皮疹，有时可见脓性分泌物。直肠指诊往往可触及狭窄、质硬、无弹性、有触痛等。

【临床分类】

1. *按部位分类*

（1）低位狭窄：位于齿线下，距肛缘 3 ～ 4 cm，即肛门狭窄和肛管狭窄。

（2）中位狭窄：位于齿线上至距肛缘 7 ～ 8 cm，即直肠下段狭窄。

（3）高位狭窄：位于距肛缘 8 cm 以上的直肠狭窄。

2. 按形态分类

（1）环状狭窄：主要环绕肛管直肠周径发生，其上下累及范围不到 2.5 cm。多见于直肠切除术后直肠、肛管吻合处。

（2）管状狭窄：主要沿肛管直肠纵轴发生，其上下累及范围超过 2.5 cm，多由炎症引起。

（3）线状狭窄：指肛管直肠部分狭窄。多见于外伤、痔瘘术后和肠腔外肿瘤压迫。

3. 按程度分类

（1）轻度狭窄：排便不畅，粪便变形，指诊时手指可通过，无肠梗阻表现。

（2）中度狭窄：排便困难，便细或稀便，指诊时手指通过困难，不全肠梗阻表现。

（3）重度狭窄：排便极其困难或假性失禁，可排出少许稀便，或粪水样便，指诊时手指无法通过，完全性肠梗阻表现。

【辅助检查】

1. 内镜、直肠镜、乙状结肠和纤维结肠镜检查　可见肠腔缩小，表面黏膜的糜烂、溃疡，及出血、狭窄近端肠腔扩张，同时活组织检查有助于了解狭窄的性质，尤其是直肠癌保肛手术后的狭窄，更应排除局部复发的可能。

2. X 线检查　气钡剂灌肠双重造影检查则可帮助了解狭窄的范围和程度。

3. 排粪造影　可观察患者排便时的肛管直肠功能，并清晰见到狭窄部位。

【诊断要点】

1. 多有肛门直肠炎症、损伤、局部注射治疗、手术治疗、放射治疗等病史。

2. 排便困难，伴有肛门坠胀，并有肛门阻塞感。重者可有腹胀、恶心、呕吐。

3. 肛门指检，示指通过困难或不能通过，可触及镰状、环状，或管状狭窄环。

4. 直肠镜检查，部分患者可见狭窄环，狭窄部位可有糜烂、溃疡。

【鉴别诊断】

1. 肛管直肠肿瘤　一般病史短，进行性加重，并多有暗红色血便或脓血便史。早期直肠癌多无症状，偶有血便史，故难发现。形成狭窄者，均已病至晚期。位置低者，指诊可触及肿块，不规则，凹凸不平，质硬，压痛，指套上染血。位置较高者，可做乙状结肠镜或纤维肠镜检查，内镜下见到直肠肿块，肠黏膜较完整。活检可确诊。直肠癌低位吻合术或其他保肛术后的狭窄，必须做多处活检以排除局部复发的可能。

2. 性病性淋巴肉芽肿　以女性为主，有性病接触史，病变主要在生殖器和腹股沟淋巴结，为病毒性感染。排便困难常伴肛门刺激症状、黏液脓血便，可并发肛瘘，狭窄多位于齿线上方，质地硬而表面光滑，色苍白，肛门口呈开放状。弗莱试验、补体结合试验，及病毒检查阳性。

3. 慢性溃疡性直肠炎　直肠多发性溃疡，在愈合过程中，可形成广泛的肉芽肿和大量瘢痕而导致直肠狭窄。这类患者往往有慢性反复发作的结肠炎病史。

4. 克罗恩病　由于病变部位的纤维化和瘢痕形成，可有 25% ～ 30% 的患者出现肠管狭窄。本病累及肛管直肠者，病变多在齿线以上，少数可在肛管。这种狭窄多呈管状，并逐渐向正常肠管移行，与先天性相损伤性环状狭窄不同。如果肛管直肠狭窄又伴脓肿、瘘管者应高度重视，进一步追踪。

5. 肠结核　增生性肠结核的患者由于结核性肉芽肿极度增生，形成肿块而致肠管狭窄。如果与黏膜粘连，可牵拉或压迫肠管；如果溃疡愈合，纤维增生，瘢痕挛缩亦可使肠管狭窄。但这类患者既往多有肠结核或其他肠外结核病史，有结核毒血症的全身表现，如潮热、盗汗、消瘦等。抗结核治疗有效。

6. 血吸虫性肠病　慢性血吸虫病晚期，直肠壁因虫卵沉着，肉芽肿形成和纤维化增生，可在直肠形成大小不同的包块，有的融合成团，质地坚硬，凹凸不平，易与肿瘤混淆。这类患者多有疫水接触史，粪便中找到血吸虫卵或局部黏膜活检方能确诊。

【中医辨证施治】

1. 血滞血瘀证

主证：大便不畅或干燥，伴有腹胀、肠鸣，肛门下坠，里急后重，肛门部瘢痕明显，舌红或有瘀点，苔白，脉弦细。

治则：宽肠理气，祛瘀软坚。

方药：桃红四物汤加减。

2. 热结肠燥证

主证：大便秘结，肠燥津少，腹胀，口干，舌淡红苔薄黄少津，脉数。

治则：峻下热结，行气润肠。

方药：大承气汤加减。

3. 肠道湿热证

主证：大便不畅，稀便、黏液或脓血便，便次多，肛门潮湿，糜烂，疼痛。舌黄苔腻，脉滑数。

治则：清热利湿，活血解毒。

方药：芍药汤加减。

【中医外治法治疗】

1. 灌肠　对于轻度或中度的狭窄均可用温热生理盐水灌肠，以缓解症状。

2. 熏洗　可用中药熏洗，如苦参汤等。

【现代非手术治疗】　如果明确系血吸虫、阿米巴、性病、肠结核、放线菌等引起的肛管直肠狭窄，应行相应的病因治疗；炎症或因损伤合并感染时，则应予以抗感染治疗，通常采用广谱抗生素加甲硝唑治疗，必要时也可加用激素治疗。

【手术治疗】

经非手术治疗3个月以上无效、重度肛管直肠狭窄、管状狭窄和高位的直肠狭窄，伴有梗阻症状者应行手术治疗。手术方式可根据不同的狭窄原因、部位和程度来决定，但需以解除狭窄、保留肛门括约肌功能为原则。

1. 肛管狭窄切开术

(1) 瘢痕松解术：适用于肛管轻至中度狭窄。患者取截石位，骶管阻滞麻醉，于肛管瘢痕处做一放射状切口，切开肛门梳硬结，部分内括约肌和外括约肌皮下部，使肛门肛管松弛。

(2) 肛管后方纵行切开术：适用于肛管轻至中度环形狭窄。于肛管后方正中线切开狭窄环及部分内括约肌，向外延长切口，以利分流。术毕用凡士林纱布填塞，每天换药。

2. 肛管狭窄成形术

(1) Y-V形皮瓣成形术：适用于肛管狭窄瘢痕小的患者。由肛门两侧行“Y”形切口，其尖端越过瘢痕狭窄段，切开皮下，完全松解瘢痕，游离“V”形皮瓣后，向肛管推进，无张力地缝合于“Y”形切口尖端，呈“V”形。注意皮瓣基底部宽度应足够大，且需含部分皮下脂肪组织，保证良好的血供，以免皮瓣远端缺血坏死。

(2) 纵切横缝术：适用于先天性肛管狭窄、轻度肛管狭窄的患者。做一前后的方向纵向切口，切开皮肤、皮下组织，充分游离后以细肠线做横形缝合，以扩大肛管周径。

3. 直肠内切开术　适用于腹膜返折下的肛管直肠环形狭窄的患者。麻醉后取截石位，充分扩张肛管，于直肠后正中线做一纵向切口，切开瘢痕，必要时可同时做2～3个纵向切口，直到狭窄部完全松解为止，彻底止血，凡士林纱布堵塞压迫。

4. 挂线疗法　适用于低位直肠线状和环状狭窄。充分扩肛后，以细丝线或橡皮筋由狭窄深面穿过狭窄处，予以拉紧结扎，使狭窄组织坏死，缓慢切断狭窄。根据狭窄情况可同时几处挂线。

【笔者体会】

目前，PPH（吻合器痔上黏膜环切钉合术）被广泛用于Ⅱ、Ⅲ期内痔及部分以内痔为主的混合痔的治疗。PPH具有术后痛苦少、住院时间短等优点，但是其并发症直肠下端狭窄、排便困难、异物感的报道逐年增多。PPH术后直肠狭窄的治疗并不复杂，主要是取出钛钉，以电刀放射状切开狭窄环，或采用挂线法挂断狭窄环。

第 21 章

肛管直肠异物及损伤

肛门直肠损伤（anorectum injury）是由各种原因引起的肛门及直肠组织的损坏，可合并其他脏器损伤及骨折等并发症。愈后可出现肛管、直肠狭窄，肛门失禁、肛瘘、直肠阴道瘘等后遗症。

【发病机制】

1. *会阴和肛门部刺伤*　如由高处摔落，坐于木桩、铁杆、树枝和栅栏上，刺伤肛管和直肠。骨盆骨折可刺伤直肠并容易损伤尿道、肠道和阴道。有的穿破盆腹膜、结肠和小肠。

2. *直肠异物*　如边缘锐利可刺伤直肠和肛管，取出异物后感染，引起脓肿及蜂窝织炎。

3. *医源损伤*　如乙状结肠镜检查，肛门温度计和灌肠器可损伤直肠。直肠息肉切除或电灼、活组织检查、扩张狭窄，内痔和直肠脱垂注射治疗、腹盆手术、肛门直肠和会阴手术、会阴撕裂等，均可损伤直肠和肛门括约肌。

4. *意外创伤*　交通事故，会阴部和臀部钝器或重物击伤，可广泛撕裂肛门皮肤、肛管、肛门括约肌和直肠。空气吸引机和压缩机事故使直肠和乙状结肠接连处破裂。

5. *举重和排便用力过猛*　有时造成直肠破裂。

6. *其他*　分娩或流产后肛管和子宫位置异常，放置宫托或阴道环可损伤直肠。

【临床表现】

1. *症状特点*

（1）疼痛：是常见的症状，可延迟到损伤后数小时和数日出现。腹膜内损伤有腹下部疼痛，疼痛轻重因穿孔大小不同，并有腹膜炎的表现。腹膜外损伤的疼痛不如腹膜内损伤严重，无腹膜刺激体征。如有异物嵌于肛窦时，排粪时引起剧烈疼痛。骨盆骨折和膀胱破裂可有耻骨部疼痛。肛门和肛管损伤疼痛较轻。

（2）出血和休克：也是常见的临床表现，是造成死亡的主要原因。有的可见腹腔游离体、直肠周围和腹膜积气。

（3）直肠和伤口内有尿，尿内有血和粪，尿道破裂有尿外渗。

（4）晚期由于感染发生脓肿、蜂窝织炎、直肠及其周围组织坏死，形成瘘管和狭窄。

（5）肛门失禁：肛周经常被粪便污染，肛门控气、控便功能减退或消失。

（6）直肠阴道瘘：阴道内有肠道气体溢出或粪液、粪便排出。

（7）肛管直肠狭窄：损伤愈合后出现大便变细、粪便嵌塞或便后肛门疼痛。

（8）肛瘘：肛周出现反复发作的肿痛流脓。

2. *全身体检*　应重点观察患者的生命体征及整体状况。如果发热和低血压往往提示可能有感染或大出血。如果肠鸣音减弱或消失，有腹膜刺激征，腹腔穿刺有血性或粪性渗出液则提示肠穿孔。

3. *局部检查*　可见损伤部位破损、渗血，或肛管有溢血。肛门指诊可以确定直肠内有无异物及缺损的部位。有阴道出血时，提示生殖器官有损坏；有血尿，提示膀胱或尿道损伤；肛管狭窄于肛门指诊时可触及狭窄的部位及程度；肛瘘可见肛门周围有瘘管的外口，指诊可见瘘管的走行及内口的部位；肛门失禁可于肛门指诊时可见肛门松弛及初步确定松弛的程度；直肠阴道瘘于肛门指诊或阴道内诊时可发现瘘口的部位。

【临床分型】

1. *按损伤部位和范围分型*　①由肛门到直肠中部或上部线状裂伤；②腹膜内直肠破裂；③直肠前壁腹膜外破裂和后尿道破裂；④肛管直肠撕脱，黏膜与皮肤环形分离，直肠向上收缩。也有分为腹膜内穿孔、腹膜后穿孔、腹膜下穿孔、不完全穿孔和会阴损伤。

2. *按括约肌有无损伤分型*　①腹膜内直肠穿孔无括约肌损伤；②腹膜内直肠破裂和括约肌损伤；③腹膜外直肠穿孔无括约肌损伤；④腹膜外直肠破裂和括约肌损伤。

【辅助检查】

1. *一般检查*　血常规、出凝血时间、血型，尿常规、心电图、粪便常规等。

2. *X线检查*　立位腹部X线片一般可确定肛门直肠异物及其部位；如果膈下发现游离气体则提示肠穿孔。

3. *超声检查*　对非金属异物或确定瘘管走行多用此项检查。

4. *内镜检查*　包括直肠镜、乙状结肠镜或纤维结肠镜检查，对损伤的定位诊断有重要价值。

【诊断要点】　肛门和肛管损伤容易诊断，直肠损伤有时诊断困难，早期诊断十分重要，如有延误，可造成不良后果。

1. *病史*　询问摔落高度，受伤时体位、姿势和时间；刺入物是否取出；大小、形状和刺入方向，出血和污染情况；臀部和会阴部的伤道行向盆腔，注意直肠损伤；穿透伤应检查穿入方向和深度。

2. *乙状结肠镜检查*　直肠活组织检查或电灼、灌肠器插入直肠时忽然发生剧烈疼痛，应注意直肠穿孔。指诊可发现直肠伤口的部位和大小，直肠内有血和尿。乙状结肠镜检查可见直肠破裂和穿孔，如怀疑有肠穿孔不可用钡剂灌肠和其他液体灌肠检查，以免感染扩散。

3. *放射线检查*　腹腔游离气体和骨盆骨折。

4. *超声和CT扫描*　腹膜腔冲洗可帮助内脏损伤的诊断。放入导尿管检查膀胱和尿道损伤，并检查阴道和其他邻近器官损伤。

5. *其他*　钝器伤时，确定腹腔内有无脏器损伤有时很困难，常在手术时确定损伤性质。腹膜内穿孔比腹膜外穿孔常发现较早。肛管、直肠和乙状结肠内有血，表示直肠有损伤。直肠有尿，伤口内有尿、粪便和气体，表示直肠穿孔，并有膀胱和尿道破裂，尿外渗表示尿道损伤。腹腔内游离气体表示腹膜内直肠破裂，也可表示腹膜外穿孔，气体弥散到腹腔。

【中医辨证施治】

1. *气滞血瘀证*

主证：肛门直肠伤处坠胀、刺痛，皮下青紫，触之疼痛，舌质暗，舌苔薄白，脉弦。

治则：活血化瘀，行气止痛。

方药：活血止痛散（赵炳南临床经验集）加减。

2. *血瘀毒蕴证*

主证：肛门直肠伤处疼痛拒按，皮肤焮热，身热口渴，舌质红，苔薄黄，脉弦数。

治则：活血解毒。

方药：活血散瘀汤。

3. *中成药*　对肛门直肠损伤无腹腔穿孔的治疗，损伤部位清创后可给予活血化瘀、清热解毒、消肿止痛等中成药物口服。

【中医外治法治疗】

1. 对肛门直肠损伤无腹腔穿孔的损伤部位清创后，肛内可使用清热解毒、活血化瘀的药栓、药膏等。

2. 对肛门直肠损伤无腹腔穿孔的损伤部位清创后，外部创口可用祛毒汤煎水坐浴。

3. 对肛门直肠损伤无腹腔穿孔的损伤部位

清创后，外部创口周围可用金黄散涂敷患处。

【现代非手术治疗】

1. 抗休克　对于发生多发伤的患者，如果存在休克，首先应该抗休克治疗，待患者生命体征平稳后行手术治疗。

2. 支持疗法　结直肠损伤应禁食，故应注意营养及水、电解质紊乱，必要时输血，予以胃肠外营养。

【手术治疗】

治疗方法选择应根据以下因素综合判断：①损伤大小和深度；②腹膜内或腹膜外损伤；③有无血管损伤；④合并其他损伤；⑤括约肌损伤；⑥损伤原因；⑦粪便污染程度；⑧损伤和治疗间隔时间；⑨全身情况。早期手术可防止腹膜炎或腹膜外间隙感染，减少并发症发病率和病死率。如延迟 12 小时手术，可发生低血压和感染。休克患者先治疗休克，然后手术；无休克者应立刻手术治疗。结肠造口后用盐水冲洗结肠和直肠是有效方法。腹膜有刺激征或直肠出血，需开腹探查。

1. 腹膜内损伤　乙状结肠镜检查或息肉切除电灼等损伤直肠，穿入腹腔，常即时发现，应立即手术。因穿破的肠壁尚无炎症改变，可缝合穿孔，缝合腹壁。腹内不放置引流，不需结肠造口术。如距离穿破时间较长，伤口有炎症改变，缝合穿破伤口后做结肠造口术，使粪便不再流至缝合的伤口。手术时用盐水和抗生素冲洗腹腔。其他原因造成的腹膜内直肠损伤应缝合直肠破口，并做结肠造口术，不放引流，缝合腹壁。如直肠破口位置太低或损伤广泛，缝合不严密，在损伤附近应放置引流。

2. 腹膜外损伤　不能由腹内缝合，本应广泛游离盲肠和进行修补，应做乙状结肠造口术，并反复冲洗下段乙状结肠和直肠。缝合腹壁，再予截石位或倒置位，沿尾骨一侧开一纵切口，深入直肠周围间隙，沿尾骨向上探到直肠破裂部位，彻底清创，放置引流，有时缝合一部分伤口。有的在尾骨与肛门中间切口，经肛提肌向上到尾骨前方探查，如尾骨无损伤，应尽量保留尾骨。如只做结肠造口术，注意会阴部放引流。

3. 肛门部损伤　肛提肌上方严重损伤常合并会阴和臀部损伤。撕裂肛门皮肤、肛管和括约肌。应先做乙状结肠造口，冲洗乙状结肠远段和直肠。冲洗伤口，做清创术，尽量保留括约肌。修补肛管、括约肌和会阴部肌肉，可以不缝合皮肤，防止感染。肛提肌下方小型损伤可清创修补、引流和使用抗生素。如有括约肌损伤，也应做乙状结肠造口术。如已发生感染，生成脓肿或蜂窝织炎，应充分切开引流，同时做乙状结肠造口术，急性炎症消退后扩张肛门和肛管，防止形成狭窄。

第 22 章

肛门周围皮肤病及性传播疾病

第一节　毛　囊　炎

毛囊炎是细菌侵入毛囊部位所发生的化脓性炎症或非化脓性炎症，病因多样，表现复杂，可为原发性或为其他皮肤病的并发症。根据炎症范围深度及预后可分为表浅型和深型。中医学根据其发病部位及形状有不同的命名，如大珠疮、发际疮、羊胡子疮、蝼蛄疖、蝼蛄串、蟮拱头等。本病好发于头部、颈部、臀部、肛周或身体其他部位，且有复发倾向，常多处发生，性质顽固，迁延难愈。

【中医病因病机】 中医学认为，本病多由湿热内蕴，外受热邪，熏蒸肺系，蕴结肌肤，郁久化热，热盛血腐成脓，脓毒流窜，相互贯通，发为本病。或素体虚弱，卫外不固，外感热毒；或因皮肤不洁，复遭风毒侵袭，内外搏结所致。

【发病机制】 现代医学认为，本病之病原菌为葡萄球菌，主要发生于免疫力低下或糖尿病患者，多因抓搔，皮肤受损，病原菌乘机入侵毛囊，而引起炎症，或与职业及某些治疗因素有关。经常接触焦油类物质，或长期应用焦油类物质或皮质类固醇激素药物，以及皮肤经常接受摩擦等刺激，均为本病的诱发因素。

【临床表现】 皮疹初发于毛囊口，出现针尖至绿豆大小具有痒感的红色毛囊小丘疹，丘疹顶端形成一个黄白色小脓头，周围有炎性红晕，中心有毛囊贯穿。丘疹出现较多，散在分布，互不融合，有轻度痛感，瘙痒明显。一般无全身症状，经过数天，脓头破溃，排出少量脓液渐愈。如反复发作，迁延数周，即转变为慢性毛囊炎。好发于多毛部位，如头皮、会阴、腋部、肛周及四肢伸侧。皮疹易继发于脂溢性皮炎、神经性皮炎、瘙痒症等疾病之后。

【诊断要点】 根据典型的临床表现不难诊断。

【鉴别诊断】

1. 肛痈　常为单发，初起无头，局部顶高色赤，表皮紧张光亮，肿势范围较大（6～9 cm），常伴有明显全身症状。

2. 脓疱性痱子　常在夏季高温季节发生、为与汗毛孔一致的小脓包，集簇成片，天气转凉后消退。

【中医辨证施治】

1. 湿热壅盛证

主证：肛周散在淡红色丘疹及小脓包，自觉刺激疼痛，伴有发热、口渴、溲赤，便后不爽，舌质红，苔厚腻。

治则：清热解毒利湿。

方药：萆薢渗湿汤加减。

2. 气阴两虚证

主证：患者素体虚弱，肛周疖肿此起彼伏，不断发生，病程迁延，出现面色萎黄，食少，食欲缺乏，精神倦怠，腰膝酸痛，舌质红，少苔，脉沉细数。

治则：益气养阴、清热解毒。

方药：托里消毒散合青蒿鳖甲汤加减。

【中医外治法治疗】

（1）草药外敷：新鲜的蒲公英、地丁、芙蓉花叶、马齿苋、金不换等选 1 ～ 2 种，捣泥外敷患处，每日 1 ～ 2 次。

（2）二味拔毒膏、黄连膏或如意金黄散蜂蜜调膏外敷，每日 1 ～ 2 次。

（3）外敷 10% 硫黄炉甘石洗剂、10% 鱼石脂乙醇、黄连软膏、金黄膏。

【现代非手术治疗】

1. 药物治疗

（1）可口服青霉素、磺胺类或肌内注射头孢类广谱抗生素，同时给予维生素 B 类药物。如果反复发作者，可肌内注射胎盘球蛋白，3 周内注射 2 次。

（2）免疫疗法：对反复发作的慢性毛囊炎患者，可用菌苗注射治疗。

2. 物理疗法　除急性炎症期外，可采用紫外线或超短波照射治疗，每次 20 分钟，每周 3 次。

第二节　肛门湿疹

肛门湿疹是一种常见的非传染性变态反应性皮肤病（图 22-1）。常由痔、肛隐窝炎、肛裂、肛瘘等所引起，多局限于肛门周围皮肤，偶可蔓延及臀部、会阴及阴囊。局部可出现红疹、红斑、糜烂、渗出、结痂、脱屑。病程长，肛门周围皮肤常增厚，颜色灰白或暗红，粗糙，以致发生皲裂，常伴有色素减退。渗出、瘙痒、反复发作为其主要特点，任何年龄均可发病。中医学称为肛门湿疮。

【中医病因病机】

中医学认为，本病多因风、湿、热邪客于肌肤；或血虚生风，化燥伤阴，肌肤失养；或脏腑蕴毒，浊气下降，尿粪浸渍；或饮食失节，脾失健运，内蕴湿热所致。《外科正宗》说："血风疮，乃风热、湿热、血热三者交感而生，发则瘙痒无度，破流脂水，每天渐沿开。""此证初如粟米，痒而兼痛，破流黄水，浸淫成片，随处可生。由脾胃湿热，外受风邪，相搏而成"。

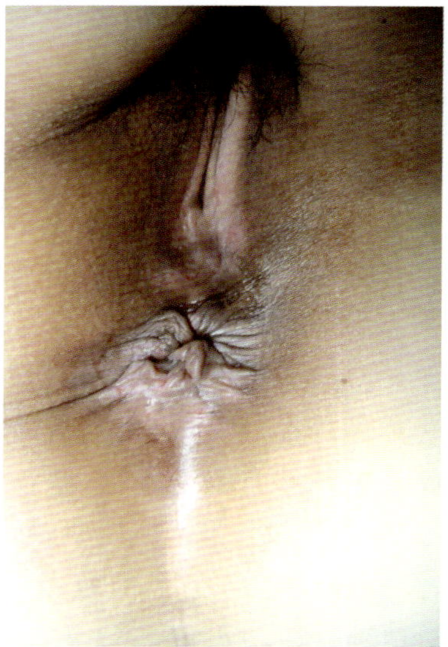

图 22-1　肛门湿疹

【发病机制】

西医认为，湿疹的发病原因比较复杂，一般认为是一种变态反应性皮肤病，可能与以下因素有关。

1. 内因

（1）体质与遗传：有些患者改变环境、经过锻炼、体质增强后，再接受以往刺激因子，可不再发生湿疹，说明湿疹的发生与体质有密切关系。本病与遗传基因也有一定关系，遗传性过敏体质对致病因子有较正常人为高的敏感性，除湿疹外，还可患其他过敏性疾病，如哮喘、鼻炎等。

（2）精神与神经功能障碍：精神紧张、焦虑压抑、忧思惊恐，可引起湿疹，或使症状加重。神经系统功能障碍，特别是自主神经失调时，常可诱发湿疹。

（3）消化系统功能障碍：胃肠功能紊乱可造成黏膜的分泌物吸收功能失常，使异性蛋白或过敏原进入体内而发生湿疹。胃肠功能失调造成的营养物质缺乏亦是形成湿疹的原因。

（4）内分泌紊乱：妇女内分泌紊乱、月经不调、糖尿病等也易并发湿疹。

2. 外因

（1）某些食物、花粉、皮毛、染料、细菌、日光、寒冷、炎热、干燥、化妆品、肥皂等，都可诱发变态反应引发湿疹。

（2）局部刺激：痔疮、脱肛、肛瘘等疾病的分泌物可诱发自体的变态反应，引发湿疹样改变。

3. 诱发因素　肥胖、肛周积汗、潮湿、衬裤摩擦、卫生巾刺激都可能诱发湿疹。

【临床表现】

1. 急性肛门湿疹　发病较快，病程短，一般为数天或2～3周，可以治愈，但易复发。初起皮损表现为多形性皮损，在红斑基础上有粟米大小的丘疹、丘疱疹或小水疱。由于搔抓形成明显点状渗出及小糜烂面，有明显浆液性渗出。病变中心皮损密集，周围稀疏，皮损可累及臀部及会阴部。如伴有继发性感染，可形成脓疱，有脓液渗出或脓痂，腹股沟淋巴结肿痛，感染严重时，伴有发热等全身病状。自觉症状有剧烈瘙痒，可阵发加重，夜间尤甚。饮酒、搔抓、肥皂洗、热水烫等，均可使皮损加重，瘙痒加剧。

2. 亚急性肛门湿疹　多由急性肛门湿疹迁延而成。可因再次暴露于致敏原、新的刺激，或处理不当及搔抓过度而呈急性发作或加重。皮损以小丘疹、鳞屑、结痂为主，可有少数红斑、疱疹、小水疱及糜烂，渗液少。仍有剧烈瘙痒。

3. 慢性肛门湿疹　可因急性、亚急性肛门湿疹日久不愈而形成，也有一开始即成慢性者。其病程长，常数年不愈，且易反复发作。皮损表现为肛缘皮肤呈局限性浸润肥厚，呈棕红色或灰白色，表面粗糙，覆以少许糠秕样鳞屑，可发生辐射状皲裂，或因抓破而结痂，少数呈苔藓样变，外周可有散在丘疹或丘疱疹，呈阵发性，剧烈瘙痒，伴有皲裂者可有疼痛。

【诊断要点】

1. 原因复杂，不易查清。

2. 皮疹形态为多形性，呈弥漫性分布对称，急性者有渗出，慢性者有皮肤浸润肥厚。

3. 病程不规则，去除刺激因素后，趋向慢性，常反复发作。

4. 自觉剧烈瘙痒。

【鉴别诊断】

1. 肛门瘙痒症　湿疹常有丘疹、红斑、渗出、糜烂，以后继发瘙痒，肛门瘙痒症则以发痒为主，无渗出液，抓破后可继发渗出、出血、糜烂。

2. 肛周接触性皮炎　有明显的接触物刺激病史，容易查清，皮疹仅局限于接触部位，形态单一，水疱大，境界清楚，祛除病因后，皮炎消退较快，很少复发。

3. 肛周神经性皮炎　常发瘙痒，后出现扁平丘疹，有苔藓样变，淡褐色，干燥而坚实，病变部位可延至骶尾部、会阴及阴囊。

【中医辨证施治】

1. 湿热蕴肤证

主证：发病快，病程短，肛周皮损有潮红、丘疱疹，灼热瘙痒无休，抓破渗液流脂水；伴有心烦口渴，身热不扬，大便干，小便短赤；舌红、苔薄白或黄，脉滑或数。

治则：清热利湿止痒。

方药：龙胆泻肝汤合萆薢渗湿汤加减。

2. 湿热浸淫证

主证：发病时间短，肛周皮损面积大，色红灼热，丘疱疹密集，瘙痒剧烈，抓破脂水淋漓，浸淫成片；伴有胸闷纳呆，身热不扬，腹胀便溏，小便黄；舌红，苔黄腻，脉滑数。

治则：清热利湿，解毒止痒。

方药：龙胆泻肝汤合五味消毒饮加减。

3. 血虚风燥证

主证：病程久，反复发作，皮损色暗或色素沉着，或皮损粗糙肥厚，剧痒难忍，遇热或肥皂水后瘙痒加重；伴有口干不欲饮，食欲缺乏，腹胀；舌淡，苔白，脉弦细。

治则：养血润肤，祛风止痒。

方药：当归饮子或四物消风饮加减。

【中医外治法治疗】

根据病变急缓治疗。

1. 急性湿疹　初起仅有潮红、丘疹，或少数水疱而无渗液时，外治宜清热安抚，避免刺激，可选用清热止痒的中药苦参、黄柏、地肤子、荆芥等煎汤温洗，或10%黄柏溶液、炉甘石洗剂外搽。如果水疱糜烂、渗出明显时，外治宜收敛、消炎，促进表皮恢复，可选用黄柏、生地榆、马齿苋、野菊花等煎汤，或10%黄柏溶液、三黄洗剂等湿敷，再用青黛散麻油调搽，急性湿疹后期渗水减少时，外治宜保护皮损，避免刺激，促进角质新生，清除残余炎症，可选黄连软膏、青黛膏外搽。

2. 亚急性湿疹　外治原则为消炎、止痒、干燥、收敛，选用三黄洗剂、3%黑豆馏油（或5%黑豆馏油泥膏）、10%生地榆氧化锌油、2%冰片外搽。也可采用冰黄肤乐软膏与复方曲安奈德乳膏配合外敷。

3. 慢性湿疹　外治原则以止痒、抑制表皮细胞增生、促进真皮炎症浸润吸收为主，可选用各种软膏剂、乳剂，根据瘙痒及皮肤肥厚程度加入不同浓度的止痒剂、角质促成和溶解剂，一般可外搽青黛膏、5%硫黄软膏、5%～10%复方松馏油软膏，10%～20%黑豆馏油软膏。

【现代非手术治疗】

1. 药物治疗　内服以抗炎、止痒为目的，选用抗组胺药、镇静安定药。抗组胺类药虽然对变态反应过程没有直接的影响，但能产生镇静止痒效果。无嗜睡作用的长效抗组胺新药，如氯雷他定、西替利嗪和阿司咪唑（10mg，每日1次，口服），可用于日间的止痒。有嗜睡作用的抗组胺药，包括苯海拉明25mg，每日3次；异丙嗪12.5～25mg，每日3次；氯苯那敏4mg，每日3次；赛庚啶2mg，每日3次等及镇静安定药，可用于夜间止痒。此外，对急性期可选用钙剂、维生素C、硫代硫酸钠静脉注射，合并感染者，加用抗生素。

2. 局部封闭治疗　对于外用药物效果不佳的慢性湿疹，可以采用盐酸利多卡因注射液、醋酸泼尼松龙注射液、亚甲蓝注射液做皮损局部皮内封闭注射。

3. 其他治疗　也可选用3%硼酸溶液冷敷，以及采用曲安奈德乳膏外敷。

第三节　肛门瘙痒症

肛门瘙痒症是一种常见的局部瘙痒症。肛门部有时有轻微发痒，如瘙痒严重，经久不愈则成为瘙痒症。它是一种常见的局限性神经功能障碍性皮肤病。一般只限于肛门周围，有的可蔓延到会阴、外阴或阴囊后方。多发生在20～40岁中、老年人，20岁以下的青年较少，很少发生于儿童。男比女多见，习惯安静和不常运动的人多发生这种瘙痒症。继发性瘙痒症有明显致病原因，容易治疗；自发性或原因不明的肛门瘙痒症不易治愈，也常复发，约占全部患者的50%。在发病过程中由于搔抓可出现各种继发性皮肤变化，如抓痕、血痂、皮肤肥厚及苔藓样改变。中医称为“朐痒”（《五十二病方》），“谷道痒”“风痒”（《诸病源候论》），“肛门痒”。

【中医病因病机】

中医学认为，肛门瘙痒症的内因主要为机体素虚或久病体虚，禀性不耐，阴虚血亏而致内风；情志内伤、过食辛辣、油腻、酒类而致内湿。外因主要为外感风、湿、热之邪。血虚风燥、风热挟湿是本病的基本病机。

【病因】　西医认为，肛门瘙痒症的发病原因比较复杂，一般认为与以下因素有关。

1. 内因

（1）肛门直肠疾病，如肛瘘、内痔、混合痔、肛裂、直肠脱垂、肛门失禁、肛窦炎、肛乳头肥大等刺激肛腺液分泌增多，刺激皮肤。

（2）肛门周围皮肤汗腺、皮脂腺分泌异常。

（3）直肠内排出的吲哚臭素、粪便残渣积于肛门皱褶内，刺激皮肤。

（4）邻近脏器疾病，如子宫脱垂、阴道炎、前列腺肥大等。

（5）其他疾病，如蛲虫病、糖尿病、黄疸、尿毒症、内分泌障碍、习惯性便秘等。

2. 外因

（1）饮食因素：刺激性食物，如辣椒、芥末、香料、烟酒等；特异蛋白质食物，如蟹、鱼、虾等。

（2）药物因素：如吗啡、奎宁、磺胺类药物等。

（3）环境因素：如夏季炎热多汗等。

（4）局部刺激：如化纤内裤、碱性肥皂及外用药物等。

【发病机制】 不十分明确，一般认为是表皮内及真皮浅层的游离神经末梢为痒觉感受器，受物理、化学等因素刺激后，导致局部组胺、激肽和蛋白分解酶等化学介质释放，并作用于痒觉感受器，从而产生瘙痒。

【临床表现】

1. 症状　初起时一般限于肛门周围皮肤，轻度发痒。如反复不愈，瘙痒加重，并可蔓延至会阴、阴囊或阴唇等处。痒如虫爬蚁走或如蚊咬火烤，尤以夜间为甚，令人难以入睡，坐卧不安。常无法忍受而狠抓皮肤，暂时止痒。皮肤抓破后可疼痛、出血。

2. 体征　患处皮肤有干性抓痕或有出血、糜烂、刺痛，渗液、结痂等继发损害。久病后皮肤变厚，皱襞肥大，发生苔藓样变，色素沉着或色素减退。初发时无原发性皮肤损害，因反复搔抓，皮肤常出现继发性损害，如抓痕、血痂，长期搔抓后皮肤可出现浸渍、糜烂、皱襞、辐射状皲裂、苔藓样变，及色素沉着或脱失等。

【辅助检查】

1. 原发性瘙痒　如为初发，可认为是原发性瘙痒，应做较详细的全身性检查，如粪便检查有无发酵、腐败和肠寄生虫；尿检查有无糖尿，皮肤变态反应试验，以检查皮肤对食物和真菌有无敏感反应。

2. 继发性瘙痒　即产生于原发性疾病及各种皮肤病，检查时可发现明显的特异性皮肤损害和原发病变，如痔、肛瘘、肛裂、脱肛、肛门湿疹、湿疣等，或经实验室检查发现有糖尿病、蛲虫病、白色念珠菌感染等。

【诊断要点】

1. 发病时无原发性皮肤损害，仅有顽固性肛周瘙痒症状为主，时轻时重，搔抓后症状加重，并伴有灼痛感。

2. 常见继发性皮损，如局部抓痕，常有出血、糜烂、裂口、渗液，结痂等，患者皮肤变厚，皱襞肥大，久病肛门皱襞增厚及苔藓样变，皮肤光泽与弹性消失，色素沉着或色素减退。更重者可合并感染，见有脓疱或脓性分泌物，潮红肿胀。

3. 应详细询问病史，进行必要的全面检查，尽可能寻找病因及原发病。

【鉴别诊断】

1. 肛周急性湿疹　发病较快，病程短，易复发。多为多形性皮损，红斑、丘疹、水疱，及浆液性渗出，而后继发瘙痒。

2. 肛门接触性皮炎　有明显的接触过敏源病史；病变局限于接触或暴露部位，皮疹多为单一形态，边界清楚；病程短，去除病因后可治愈，不复发。

【中医辨证施治】

1. 风热侵袭证

主证：肛门瘙痒伴有灼热感，遇冷遇热则痒更甚，口干口苦，心烦易怒，大便秘结，小便短赤，肛周皮肤不潮湿，皮损不明显，瘙痒易发作、易停止。舌尖红，苔薄黄或薄白，脉数略浮。

治则：清热凉血，疏风止痒。

方药：凉血消风散加减。

2. 湿热阻滞证

主证：肛门皮肤瘙痒、渗出、潮湿，可蔓延至阴部及阴囊部。局部皮肤常有破溃、出血，时轻时重，肛周皮肤粗糙，皱褶增厚，分泌物较多，可伴有腹胀食少，大便秘结，舌红苔黄，脉弦滑。

治则：清热利湿，祛风止痒。

方药：龙胆泻肝汤加减。

3. 血虚风盛证

主证：肛门奇痒难忍，皮肤干燥，无光泽少弹性，常因抓痒而造成抓痕和血痂，伴有心悸失眠，五心烦热，口舌干燥，病程日久经治不愈，舌淡少苔，脉细弦。

治则：养血润燥，熄风止痒。

方药：当归饮子加减。

【中医外治法治疗】

1. 坐浴熏洗　可用止痒熏洗汤加减：苦参20 g，蛇床子15 g，地肤子15 g，白鲜皮15 g，川椒10 g，黄柏10 g，苍耳子15 g，茵陈20 g等煎汤，坐浴熏洗。

2. 擦药敷药　根据肛门部皮损情况选用粉剂、洗剂、油剂、霜剂、糊剂、酊剂外擦或外敷，如炉甘石洗剂，亦可酌情选用青黛粉、冰黄肤乐、九华粉洗剂、皮肤康洗液等均。

【现代非手术治疗】

1. 内服用药

（1）钙剂、维生素C、硫代硫酸钠、苯海拉明、异丙嗪、氯苯那敏等，可根据病情选用。第二代抗组按药具有选择性地对抗外周受体的作用，能抗过敏、止痒，广泛应用于本症的治疗。常用药为西替利嗪，每日剂量10 mg，每晨1次。氯雷他啶，每日剂量10 mg，每晨1次。阿司米唑，10 mg，每晨1次。

（2）激素治疗：对于更年期及老年重症患者，可用性激素治疗。女性己烯雌酚0.5～1 mg，口服，每晚1次；男性丙酸睾酮25 mg，肌内注射，每周1～2次。

（3）真菌感染者，可口服制霉菌素，每次50万～100万U，每日3次。

2. 局部用药　对仅有局部瘙痒而肛门皮肤正常者，以4%硼酸水清洗冷敷肛门，水温在4～5℃冷敷。患者蹲位以纱布或脱脂棉冷敷肛门，可收立即止痒之效。肛门皮肤呈粗糙肥厚的苔藓化损害者多有合并感染，可用适当抗生素或抗菌药剂，感染控制后，施行局部包封；在清洗局部后，以乙醇或苯扎氯铵溶液局部消毒，用注射用泼尼松注射液或曲安西龙注射液以注射针将药液滴于皮损部位，务必使皮损充分浸入药液，再按病灶大小贴敷普通橡皮膏或含有止痒剂的软膏。此方法宜于睡前施行，6～8小时后除去硬膏，清洗局部，涂以干燥洗剂或止痒气雾剂喷涂。此法对缓解瘙痒促使苔藓化损害消退有很好的效果。也可用醋酸氢化可的松软膏、氧化锌油、8%樟脑粉，2%石炭酸软膏，30%百部酊外涂。

3. 物理疗法　可用紫外线、红外线、二氧化碳激光做局部照射治疗或X线疗法、冷冻疗法。

4. 注射疗法　将药物注射到皮下或皮内，破坏感觉神经，使局部感觉减退，症状消失，局部损伤治愈，部分病例可永久治愈。但严重瘙痒者易复发，需再次注射治疗，注射药物不仅破坏感觉神经，也可破坏运动神经，常发生轻重不同的感觉性肛门失禁和括约肌功能不良，但可自行恢复。

（1）经皮下注射：乙醇能溶解神经髓鞘，不损伤神经轴，使感觉神经末梢变性，皮肤失去感觉，直到神经再生。分区皮下注射法：将肛门周围分成4区，每次注射1区。皮肤消毒后用长针皮下注射1%或2%普鲁卡因溶液5～10 ml，再注射95%乙醇5～10 ml。注射药物应分布均匀，不可注射到皮内，以免皮肤坏死；更不可注射到肛管括约肌内，以防括约肌瘫痪。注射后热敷，给镇静药镇痛，间隔5～10天，再注射另一区，4区完全注射为止。多处皮下注射法：局麻后用极细针头经多处穿刺，95%乙醇3～10 ml注射到肛门周围皮下，每处距离0.5 cm左右，2～3滴/处，避免注射到皮内或括约肌内，以防止损伤其功能。

（2）复方亚甲蓝注射液皮内封闭注射：此溶液为1%亚甲蓝2 ml加0.5%布比卡因10 ml加0.5%利多卡因10 ml，将复方亚甲蓝溶液注射到肛门周围皮内，使内神经末梢感觉消失，瘙痒消退，总量不可多于20 ml。注射后肛门部覆盖无菌纱布，如疼痛可用镇痛药镇痛。

【手术治疗】

适用于自发瘙痒经过上述非手术治疗后不见好转或多次复发者。手术方法有切除瘙痒皮肤的肛门瘙痒症皮肤切除术和离断皮下神经，阻断肛周皮内神经末梢感受器传导的肛周神经末梢切断术等。

1. 皮肤切除缝合术　即切除有病变皮肤后再加以缝合。术前备皮，灌肠等常规准备。患者取截石位，肛周及肛管常规消毒铺巾，局麻生效后，沿肛缘两侧各做新月形皮瓣切除，保留皮下组织，用剪刀经切口游离创口外侧皮肤与皮下组织，以减少缝合时的张力，创口充分止血后，用丝线间断缝合两侧创口，乙醇纱巾敷盖，无菌纱布压迫包扎固定。

2. 叶状皮肤切除术　术前常规准备。患者取截石位，肛周及肛管常规消毒铺巾，局麻生效后，选择患者感觉最痒处皮肤作为切除区行放射状切除，使切口呈叶状，各切除区之间保留正常皮桥，切口上端到肛管内齿线下方，切口下端到肛门周围皮肤，切除深度以切除此处之外皮层为度；经切口用剪刀从各保留的皮桥与皮下组织之间作钝性分离，断离皮下神经，创面充分止血后，用凡士林纱布填塞压迫，无菌纱布压迫包扎固定。

3. 皮下分离术　即离断肛周神经末梢后再加以缝合。术前常规准备。患者截石位，肛周及肛管常规消毒铺巾，局麻生效后，于肛门两侧，距肛缘 5 cm，各做一弧形切口，不切开肛门前方及后方皮肤，切开皮下脂肪，将皮片向内侧分离显露外括约肌下缘，并向肛管内将皮肤由内括约肌分离到肛门瓣平面。再将肛门前后方皮肤由深部组织分离，使肛门两侧伤口交通。最后将切口外缘的皮肤向外分离，止血后将皮片缝于原位，如有必要需放置引流条，无菌纱布压迫包扎固定。

第四节　肛门周围化脓性汗腺炎

化脓性汗腺炎是大汗腺感染后在皮内和皮下组织形成的范围较广的炎性皮肤病症，常并发脓肿、复杂性窦道和瘘管，反复发作，广泛浸润。发病部位多位于大汗腺分布区，如腋下、肛门、生殖器、臀部、股部、腹股沟、乳晕，发生于肛门周围者称为肛周化脓性汗腺炎。本症与聚合性痤疮、脓肿性穿掘性毛囊周围炎、慢性脓皮病可同时存在，称为“痤疮四联症”。中医学属于“蜂窝漏”“串臀瘘”的范畴。发病以 20 ～ 40 岁青壮年为多，肥胖多汗的人易患此病，男性多见。青春期发病多见。

【中医病因病机】　中医学认为，本病因多为外感六淫，过食膏粱厚味，内郁湿热火毒，致邪毒壅积皮肤之间，营卫不和，热腐肉烂，化脓成瘘，故《内经》说：“营气不从，逆于肉理，乃生痈疽。”

【发病机制】　现代医学认为与以下因素有关。

1. 感染　病原菌多为金黄色葡萄球菌、链球菌、厌氧菌和厌氧链球菌。本病感染的细菌有一定的规律性，腋部主要是金黄色葡萄球菌和厌氧菌，特别是革兰氏阴性球菌；会阴部主要是厌氧链球菌；肛门和生殖器主要是 F 组链球菌感染。

2. 激素　大汗腺、皮脂腺和它们开口所在的毛囊，在发育上都受雄激素的控制。青春期开始分泌，活动的最高峰是在性活跃期。女性绝经后，大汗腺逐渐萎缩，分泌功能明显减弱。本病的发病完全与大汗腺的活动一致，青春期以前从不发病；绝经期后不再发作。因此，无论从生理上还是从病理上，均表明本病是一个雄激素依赖性疾病。

3. 痤疮四联症　与聚合性痤疮、脓肿性穿掘性毛囊周围炎和慢性脓皮病可同时存在，称为痤疮四联症。但对皮脂腺侵犯不严重，因此可以认为是痤疮的一种特殊类型。

4. 腺体聚集区　如肛生殖区、乳房、腋窝等处，由于出汗过多，皮肤脏污及摩擦、搔抓等，可为本病的诱因。大汗腺导管开口受到肛周皮肤浸渍，发生角化性阻塞，导致汗液潴留形成囊肿，利于细菌繁殖，进而发展为细胞疱疹、窦道、瘢痕及瘢痕疙瘩形成。

【临床表现】　多在青春期后发生，常见于身体健康、皮肤油脂过多、有痤疮的青壮年。初起常在会阴、阴囊区出现单发或多发的、皮下或皮内、大小不等、与汗腺毛囊一致的豌豆大小的硬结、发红、肿胀、化脓，切开或自溃破后，逐渐发展成溃疡、瘘管，红肿明显，自觉疼痛，破溃后排出恶臭的糊状脓性分泌物。随着第1个窦道形成，许多窦道相继形成，融合成片，皮下发生广泛坏死，皮肤溃烂，可扩展到肛门周围、阴囊、阴唇、骶尾部、臀部、腰部和股部，瘘口可达数个至数十个，愈合后常导致硬化和瘢痕形成(图 22-2)。常伴有发热、全身不适、食欲缺乏、淋巴结疼痛肿大及肛周出现藏毛瘘。晚期患者可出现消瘦、贫血，或并发内分泌和脂肪代谢紊乱等症状。

【诊断要点】

1. 皮肤大汗腺部位长期反复发作多发性结节，持续时间最少3个月。

2. 不一定排脓或有波动感，但逐渐广泛蔓延，形成许多浅表性皮下瘘管、窦道和小脓肿，瘘管和肛管常无明显联系，肛管直肠无肛瘘内口，但可有条索状融合的倾向。

3. 非大汗腺部位的耳后有黑头粉刺存在是本病早期诊断的标志。

4. 凡肛周有反复发作化脓感染、破溃和切开引流史者，都应考虑到此病。

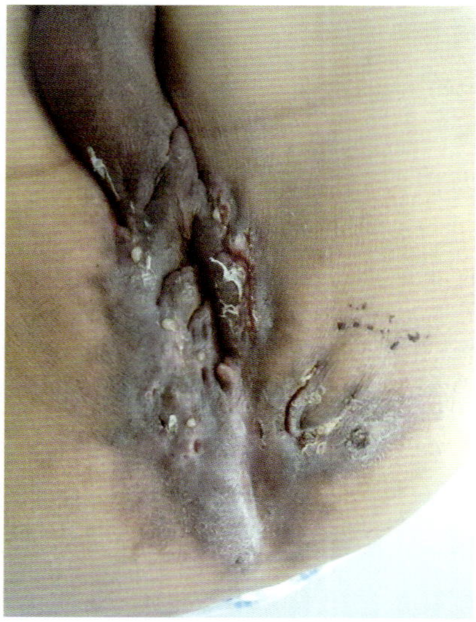

图 22-2　肛门周围化脓性汗腺炎

【鉴别诊断】

1. 克罗恩病瘘管形成　化脓性汗腺炎缺少胃肠症状，诊断性检查大肠小肠为阴性，直肠黏膜正常，且皮肤表面凹凸不平有瘢痕。凡有肠道炎症而肛周又有不易愈合的病变时，应高度怀疑克罗恩病。

2. 复杂性肛瘘　管道较深，内有肉芽组织，常有内口，多有肛门直肠脓肿史，本病的窦道处脓液很少，切开窦道和瘘管时无脓液，也没有肛瘘的内口。

3. 潜毛囊窦道　几乎总位于会阴缝的后部，且在许多病例中脓性分泌物中可见毛发。

4. 疖　任何人均可发病，但一般多发于中青年男性，毛囊性浸润明显，呈圆锥形，破溃后顶部有脓栓，病程短，无一定好发部位。

【中医辨证施治】

1. 湿热下注证

主证：肛周局部皮肤出现小硬结，红肿疼痛明显，分泌物多，大便燥结，小便短赤，舌质红，苔黄燥，脉洪数。

治则：清热利湿解毒。

方药：萆薢渗湿汤加减。

2. 正虚邪恋证

主证：肛旁皮肤破溃流脓，日久不愈或时溃时愈，形成窦道，皮肤变硬、肥厚，呈褐色，或形成瘢痕，舌质淡，苔薄，脉濡。

治则：托里透毒。

方药：托里消毒散加减。

【中医外治法治疗】

1. 熏洗　常选用马齿苋、生大黄、朴硝、黄柏、苍术或苦参、百部、黄连、黄柏、苍术、野菊花、大黄、土茯苓、芒硝等，煎汤熏洗坐浴。

2. 外敷　金黄散醋调外敷，或红升丹纱条、五味拔毒膏，以拔毒祛腐生新。待腐尽创面红活，以生肌收敛之剂，如生肌玉红膏等。

【现代非手术治疗】

1. 抗感染治疗　急性期可酌情应用抗生素，根据细菌培养和药敏试验，选择敏感抗生素。常用药物有甲硝唑、青霉素类、头孢类、氨基糖苷类。

2. *激素治疗* 抗雄性激素药物环丙氯地黄体酮（CPA）或睾酮阻断药醋酸氯羟甲烯黄体酮治疗 2 ～ 3 个月，有较好效果。

3. *肾上腺皮质激素* 对反复发作的患者可选用皮质激素治疗，如泼尼松龙、地塞米松等，同时配合以抗生素控制炎症，不主张长期应用。

【手术治疗】 手术是根治本病的基本方法，原则是用电刀广泛而彻底地切除病灶。通过扩创，使引流通畅，便于清除坏死组织和皮下瘘管或窦道，这种瘘管多数不与肛门直肠相通，只是皮下相互贯通的管道，根据病变情况，手术可一期或分期进行。病灶小者，可行扩创术，刮除坏死组织后可行一期缝合；病灶广泛，有感染，深达正常筋膜者可行扩创术，充分切开潜在皮下瘘管或窦道，广泛切除感染灶，开放引流，用填塞法或袋形缝合术伤口二期愈合或行游离植皮术；病灶特大者，可行广泛切除加转流性结肠造口术。造口是为了避免创口污染，并非常规，一般不轻易采用。

第五节 肛 门 癣

癣是真菌引起的传染性皮肤病，可分浅部真菌病和深部真菌病，而肛周皮肤癣属浅部真菌病。它多由股癣蔓延至肛门、会阴、臀部所致。夏季多发、冬季少见。中医学记载的阴癣、圆癣、疠疡风、紫白癜风等类似于本病。

【中医病因病机】

中医学认为，本病是由外受风毒，凝聚皮肤，甚则皮肤不能濡润；或由于风寒外袭，营卫失调；或风热侵入毛窍，郁久血燥；或冲任失调，营血亏耗，血虚生风化燥等致皮肤失养；或被风湿所侵，留于腠理；或久居湿地，水浆浸渍，湿邪外侵，郁于皮肤；或因汗衣湿榻，淹渐肌肤，复受日晒，暑湿浸渍毛窍，而成本病。

【发病机制】

现代医学认为，本病是由真菌所致，而真菌种类繁多，绝大多数不会致病，其中一小部分为条件致病菌，可存在于人的皮肤、黏膜、肠道等处。正常情况下，各菌群间相互影响，相互制约，平衡代谢。但由于长期使用抗生素可造成体内菌群失调，当人体皮肤破损，抵抗力下降时，致病性真菌则大量繁殖，侵入皮肤，皮下组织而引起癣的发生。本病多是直接接触传染，如通过衣物、用具或自身手足癣传染致病。环境条件亦有影响，如在温热季节和潮湿地区，肛门皮肤受轻微损伤，容易发病。

【临床表现】

肛周皮肤癣主要为股癣和花斑癣蔓延至肛周而致。

1. *股癣* 蔓延致肛周的皮损多为钱币形红斑，边缘清楚，略高出皮面，病灶中央常有自愈倾向，其边缘周围有丘疹、水疱、脓疱、结痂、鳞屑等。自觉瘙痒，多在夏季发作，入冬减轻或自愈。

2. *花斑癣* 侵蚀肛周皮损多为黄豆大圆形或更大的斑片，大小不一，边缘清楚，有时融合成片，呈灰褐淡褐或深褐色，或轻度色素减退，附有微亮糠皮样细小鳞屑。多发于夏季，入冬自愈。显微镜检查，鳞屑中可查到真菌孢子和菌丝。

【辅助检查】

1. *镜检* 刮取皮损边沿处鳞屑加 10% 氢氧化钾后在酒精灯火焰上加热，以溶解角质镜下可见的菌丝和孢子。

2. *培养* 鳞屑在含氯霉素 - 放线菌酮的沙堡弱培养基中培养 3 ～ 5 天后可长出菌落，可鉴定菌种。

3. *病理检查* PAS 或银染见菌丝和孢子位于表皮角质层。

【诊断要点】

主要根据典型的皮损，瘙痒明显，鳞屑真菌镜检和培养可确诊。

【鉴别诊断】

1. 肛周神经性皮炎　有明显苔藓化，无水疱，真菌显微镜检阴性。

2. 肛周慢性湿疹　无堤状隆起的边缘，境界不清楚，真菌检查阴性。

【中医辨证施治】

1. 湿热下注证

主证：发病初期，由于内蕴之湿热浸润，加之外感湿热之邪，湿热下注，蕴于肌肤而出现红斑、丘疹、水疱、瘙痒等。

治则：清热利湿，祛风止痒。

方药：当归饮子合凉血消风散加减。

2. 血虚风燥证

主证：病灶久伤阴血，阴血不足，血虚生风生燥，肌肤失于滋养而出现皮肤肥厚干燥、瘙痒。

治则：养血润燥，熄风止痒。

方药：当归饮子合凉血消风散加减。

【中医外治法治疗】

1. 坐浴熏洗　可用止痒熏洗汤加减：苦参、蛇床子、地肤子、白鲜皮、川椒、黄柏、苍耳子、茵陈等煎汤坐浴熏洗。

2. 外搽　土槿皮、黄芩各 250 g、白鲜皮、蛇床子、苦参、百部各 120 g，榆钱（榆荚）60 g。上药浸入 30% 乙醇中，以药浸没为度，密封 60 小时后压榨去渣，洗净患处，涂搽该药液，每日 3 次。

3. 外敷　可外用 5% 硫黄软膏，每日 2 次连续 2 ～ 4 周。

【现代非手术治疗】

1. 全身用药　如果患部反复发作，面积较大，同时有足癣存在，或发现有疖肿样病变时，则除外用药外，可给予全身用药。

（1）斯匹仁诺：每日 100 ～ 200 mg，每次口服，连服 1 周。

（2）酮康唑：每日 200 mg，至少用半个月。

2. 外用药物

（1）咪唑衍生物类软膏，如克霉唑、益康唑、酮康唑等是最佳广谱抗真菌药物。因这些药物的作用仅仅是抑制真菌，故需持续应用到临床病变消失以后 2 周或更长时间。

（2）其他用药有：复方水杨酸酊剂、复方苯甲酸软膏、复方雷锁辛涂剂、20% 土槿皮酊、20% 羊蹄根醋浸液等。

有严重炎症反应时，不能用乙醇配制的癣药水。也不宜外搽强烈的抗菌药物。可中药坐浴待炎症减轻后，方可使用上述抗真菌药物。

第六节　肛周神经性皮炎

肛周神经性皮炎是一种慢性局限性神经性皮炎，是一种有痒感的、伴有皮肤损害的皮肤神经功能障碍性皮肤病，又称肛周慢性单纯苔藓。可归属于中医学之“牛皮癣”“摄领疮”，因其好发于颈部，状如牛领之皮，厚而且坚而得名。如《外科正宗》所说：“牛皮癣，如牛领之皮，顽硬且坚，抓之如朽木。”临床特点为皮肤苔藓化，肥厚粗糙，瘙痒剧烈，病程缓慢，反复发作，常数年不愈，愈后易复发。

【中医病因病机】

中医学认为，本病多为七情所伤，因心火内生、脾经湿热、肺经风毒客于肌肤腠理之间，又外感风湿热邪，以致阻滞肌肤，血虚生燥，肌肤失荣所致。

【发病机制】

现代医学按发病情况及主要症状，大致可分为以下几种。

1. 刺激性因素　如过度烟酒、咖啡等辛热兴奋药，或服用某些作用于神经系统的药物及内裤摩擦、搔抓等局部刺激，均为诱因。

2. 神经精神因素　因情志波动，精神过度兴奋、忧郁、紧张、焦虑、恐怖或神经衰弱，造成大脑皮质的调节功能紊乱，引起肛门周围神经功能障碍，当受到刺激时，皮肤易出现反应，呈苔藓样变化。

3. 疾病因素　消化系统疾病、内分泌障碍疾病等，都为重要诱因。

【临床表现】

发病初期，仅有患部间歇性瘙痒，夜间尤甚，常致失眠，经搔抓皮肤出现淡褐色圆形或多角形丘疹，表面光滑或覆有糠皮样鳞屑，密集成群，随病情发展，丘疹渐融合成片，形成典型的苔藓样变。此时病变皮肤干燥、增厚、皮纹加深，互相交错，皮嵴凸起，呈菱形或多角形，境界清楚。多见于青壮年男性。

【诊断要点】

1. 多见于青壮年，呈慢性经过，时轻时重，多在夏季加重冬季缓解。

2. 初期仅为局部阵发性剧痒，夜间尤甚，患者因难以忍受常常难以入睡。搔抓后皮损呈扁平的圆形或多角形丘疹，密集成群，正常皮色或淡褐色，表面光滑或覆盖有一层很薄的糠皮样鳞屑。随病情发展，丘疹渐渐融合，病灶增大，色暗褐，皮肤肥厚，形成苔藓样硬化。此时，皮纹加深，呈菱形或多角形，变得干燥、肥厚，类似皮革，皮嵴隆起，外形粗糙，表皮及周围有抓痕、出血点或结痂。

3. 呈慢性病程，常多年不愈，易反复发作。

【鉴别诊断】

1. 瘙痒病　多见于老年人，常与季节有关，皮损为继发性。

2. 扁平苔藓　好发于腕部屈面，前臂、小腿伸侧、躯干等处，肛周较少出现，皮疹较大，圆形或多角形，扁平丘疹，中央稍圆，颜色暗红，淡紫或正常皮色，表面有蜡样光泽，活体组织病理学检查有诊断价值。

3. 银屑病　皮损基底呈淡红色或暗红色浸润，上被白色鳞屑，剥离鳞屑后，基底有薄膜现象及点状出血。

4. 原发性皮肤淀粉样变　好发于小腿伸侧面，皮损为高粱粒至绿豆大之圆形或半圆形棕色丘疹，密集成斑块而不融合，有蜡样光泽，表面粗糙，触之不平，刚果红皮内试验为阳性。

【中医辨证施治】

1. 风湿热型证

主证：皮损成片呈淡褐色，粗糙肥厚，阵发性剧痒，夜间尤甚，舌淡红，苔薄白或白腻，脉濡缓。

治则：清热祛湿、疏风止痒。

方药：消风散或疏风清热饮加减。

2. 血虚风燥证

主证：皮损色淡或灰白，抓如枯木，肥厚粗糙似牛皮，常伴有心悸怔忡，失眠健忘，气短乏力，妇女月经量过多，舌质淡，脉沉细。

治则：养血润燥，祛风止痒。

方药：四物消风散或当归饮子加减。

3. 脾虚湿盛证

主证：皮损呈暗灰色，肥厚光滑，伴有腹胀、食欲缺乏、便溏，舌体胖大，边有齿痕，苔白厚，脉濡缓。

治则：健脾除湿。

方药：除湿胃苓汤加减。

4. 肝郁化火证

主证：皮疹色红，心烦易怒或精神抑郁，失眠多梦，眩晕，心悸、口苦咽干，舌边尖红，苔薄白，脉弦数。

治则：疏肝解郁，清热养血。

方药：泻肝安神丸或用丹栀逍遥散加减。

【中医外治法治疗】

针灸疗法用七星针、梅花针刺，或用艾条灸患处。

【现代非手术治疗】

1. 抗组胺药和镇静药　可酌情选用氯苯那敏、阿司咪唑、苯海拉明、异丙嗪、地西泮等。

2. 静脉用药　0.25% 普鲁卡因注射液 10 ～ 20 ml 加维生素 C 500 mg 静脉注射；或用普鲁卡因 4 ～ 6 mg/kg 体重，用生理盐水配成 0.1% 溶液加维生素 C 500 ～ 1 000 mg 静脉滴注。亦可用葡萄糖酸钙 10 ml 静脉注射。

3. 局部用药　局部外用 20% ～ 40% 煤焦油酊，或 5% ～ 10% 松馏油膏、5% ～ 10% 硫黄煤焦油软膏；皮肤肥厚较轻者，外用 0.1% ～ 0.25% 醋酸氟氢可的松软膏，每日 2 次；也可用五倍子膏、皮炎膏、伤湿止痛膏等外部敷贴。

4. 物理疗法　局部皮损，经多种药物治疗效果不佳者，可采用浅层 X 线照射，或用放射性核素磷、锶敷贴治疗。

5. 局部封闭　1% 亚甲蓝 2 ml 加入 0.5% 丁哌卡因 10 ml，加 0.5% 利多卡因 10 ml，每月 1 次，每次 10 ～ 20 ml，于患部皮下封闭注射。

第七节　肛门尖锐湿疣

尖锐湿疣又称尖圭湿疣（CA），是人类乳头瘤病毒（HPV）引起的增生性疣状赘生物，又称性病疣、生殖器疣。其特点是以皮肤黏膜交界处，尤其是外阴、肛周出现淡红色或污秽色赘生物为主要表现。主要通过性接触而发生肛门生殖器疣，是性传播疾病之一。好发于青壮年，儿童和婴儿少见，男女发病率相近。治疗后容易复发，有的发生癌变。属于中医学“臊疣”“瘙疣”的范畴（图 22-3）。

【中医病因病机】

中医学认为，肛门尖锐湿疣的发生主要由于房事不洁或滥施性交，毒邪侵袭，酿生湿热，蕴于肌肤所致。

【发病机制】

现代医学认为，本病病原体为人乳头瘤病毒，迄今已发现 80 多种，人是唯一宿主，引起本病的病毒主要是 HPV-6、HPV-11、HPV-16、HPV-18 型。其传播途径主要是通过性传播，少数也可通过间接传染。病变一般为良性，长期不愈者部分可发生癌变。

【临床表现】

1. 症状　潜伏期 1 ～ 12 个月，平均 3 个月。多发于肛周皮肤，其次是肛管，直肠较少见，常并发于外生殖器及阴道、宫颈。初期无明显自觉症状，疣体出现并逐渐增大后有瘙痒、潮湿、出血，及异物感等。

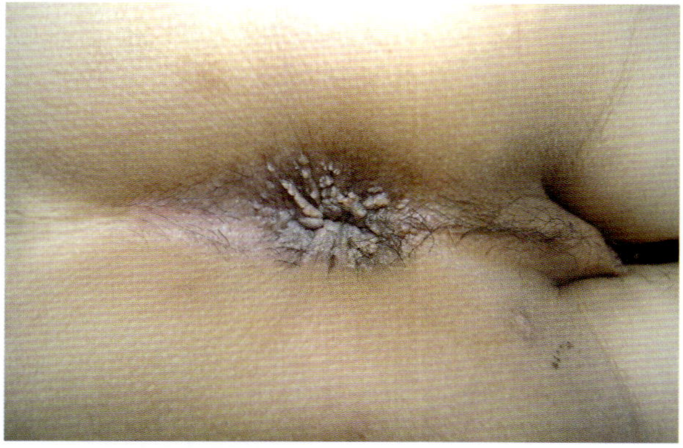

图 22-3　肛门尖锐湿疣

2. 体征　开始为大小不等的淡红或暗红色、湿润圆形的小型丘疹。进而呈疣状增生，数目增多，相互融合，凹凸不平，质脆易糜烂，表面湿润，大如黄豆，形如菜花。由于疣状物增大，易出血糜烂，常发生继发性感染。感染后脓性物、浑浊浆液积于皮损的裂损处，并散发出恶臭。有的尖锐湿疣发展成巨大的肿瘤状，外形似癌肿，又称巨大尖锐湿疣。如侵犯周围组织，可形成瘘管。

【辅助检查】

1. 醋白试验　将 5% 醋酸涂于疣表面，3 分钟后疣表面变成白色，但缺乏特异性。

2. 碘黄试验　将鲁格液涂于疣表面，3 分钟后疣表面变成黄色，但缺乏特异性。

3. 其他检查　如病理学检查、免疫组化法等。

【诊断要点】

1. 有不洁性交史、配偶感染史或间接感染史。

2. 外阴阴道肛门有乳头状赘生物或典型菜花状乳头瘤。

3. 大部分患者无自觉症状，仅少数患者有痒感、异物感、疼痛感。

4. 醋酸白试验阳性。

5. 皮损活检有人乳头瘤病毒感染特征性空泡细胞的病理学变化特点。

【鉴别诊断】

1. 假性湿疣　多发生于 20 ～ 30 岁的女性外阴，特别是小阴唇内侧和阴道前庭；皮损为

1～2 mm大小的白色或淡红色的小丘疹，表面光滑如鱼子状，群集分布，无自觉症状。

2. 扁平湿疣　为梅毒常见皮肤损害，皮损为扁平而湿润的丘疹，表面光滑，成片或成簇分布；损害内可找到梅毒螺杆菌；梅毒血清反应强阳性。

3. 肛管及肛周皮肤癌肿　如鳞状细胞癌、基底细胞癌和疣状癌，多见于40岁以上或年老患者，为较大的实质性浸润性肿块，表面可形成溃疡，皮损皮下浸润明显，易发生溃疡，组织病理检查可见恶变细胞。

4. 肛门湿疹　肛门潮湿、瘙痒，肛门周围有丘疹、水疱、糜烂等多形性皮损。

【中医辨证施治】

1. 湿毒下注证

主证：外生殖器或肛门等处出现疣状赘生物，呈色灰或褐或淡红，质软，表现秽浊潮湿，触之易出血，有恶臭；或伴有小便黄、涩痛或不畅；舌苔黄腻，脉滑或弦数。

治则：利湿化浊，清热解毒。

方药：萆薢化毒汤加减。

2. 湿热毒蕴证

主证：外生殖器或肛门等处出现疣状赘生物，色淡红，易出血，表面有大量秽浊分泌物，分泌物呈淡黄色，有恶臭、瘙痒、疼痛等症状；或伴有小便色黄量少，口渴欲饮，大便干燥；舌质红，苔黄腻，脉滑数。

治则：清热解毒，化浊利湿。

方药：黄连解毒汤加减。

【中医外治法治疗】

外敷法：外用中药以五妙水仙膏点涂疣体；鸦胆子仁捣烂涂敷或鸦胆子油点涂患处包扎，3～5天换药1次，注意保护周围正常皮肤，适用于疣体较小而少者。

【现代非手术治疗】

1. 内服药物　内服或注射可选用阿昔洛韦、利巴韦林、聚肌胞、干扰素等抗病毒药物或免疫增强剂。

2. 外用药物　目前任何治疗方法都不能够完全由机体内根除HPV，其治疗目的只是去除外生赘生疣，以改善症状和体征，故尽量不采用昂贵、具有较大毒性或遗留瘢痕的治疗方法。西药以10%～25%足叶草酯、0.5%足叶草毒素酊、5%氟尿嘧啶、33.3%或50%三氟醋酸溶液、3%肽丁胺软膏等疣体表面涂敷，但应注意保护正常皮肤黏膜。

3. 免疫治疗　干扰素、转移因子、左旋咪唑等药物以及自体疣组织疫苗治疗。

【手术治疗】

1. 疣体较小可选用以下方法，但应注意不要过度治疗，避免损伤正常皮肤黏膜和瘢痕形成，预防感染。

（1）激光：采用CO_2激光，选择适当功率，每次治愈率可达95%以上，但仍有复发。

（2）电灼：用高频电刀或电针，对疣体于基底部切割或烧灼，技术较好者可达到与激光同样的治疗效果。

（3）冷冻：多采用液态氮或二氧化碳，1～7次为1个疗程；但有一定复发率。

（4）电外科术或称电透热法：包括电烙法、电干燥法、电灼法、电凝法、电刀、电流刷和电解法等，适用于肛门直肠体积较小带蒂的疣。局麻下进行，常用电烙法，其设备简单，操作方便，破坏完全。心脏病患者禁用。

2. 疣体切除术适用于疣体较大者。局麻药内加肾上腺素可使湿疣间分离，界限变得清楚，切除时损伤肛管及肛周皮肤较少，出血量小。侵犯肛管全周的湿疣可一次性切除，在齿线上方切除后，可用丝线或肠线缝合关闭创口。切口之间应尽量保留正常皮桥，可同时离断内括约肌以防术后出现肛门狭窄。

手术切除或物理疗法可与免疫疗法相结合进行综合治疗，以进一步提高治愈率，减少复发。尖锐湿疣的预后一般较好，且一次性治愈率较高。但各种治疗均有复发的可能。

第八节　肛门直肠淋病

淋病是一种常见的性传播疾病，由淋病双球菌引起。在男性同性恋中有55%是隐匿的淋病，由肛门性交引起，40%～50%侵及直肠。在我国自20世纪80年代初随着国际间的交往增加和进出境旅游业的发展，性病又重新流行，发病人数呈持续上升或蔓延趋势，其中淋病发病人数占我国目前性病患者的首位。患者多为20～30岁的青年人，其中以流动性大、社会交往频繁的职业者为多见。

【中医病因病机】

中医学认为，宿娼恋色或误用污染之器具，湿热秽浊之气由下焦后阴窍而入侵，阻滞于膀胱及肝经，局部气血运行不畅，湿热熏蒸，精败肉腐，气化失司而成本病；日久及肾，导致肾虚阴亏，瘀结于内，病程日久，由实转虚或虚实夹杂之证。

【发病机制】

现代医学认为，人体是淋球菌唯一的自然宿主，有易感性而缺乏先天免疫力，故该病菌可多次重复感染。一旦入侵人体黏膜，其菌体上的特殊结构菌毛黏附于黏膜上或嵌入细胞内，镜下中性粒细性内可见有淋菌。淋菌侵入生殖泌尿系等黏膜上可致其发炎，男性多为尿道炎，女生多为宫颈内膜炎，性乱者或同性恋者肛交可使淋菌侵及肛门直肠，引起淋病性直肠炎、肛门周围皮肤炎。

【临床表现】

1. 潜伏期　淋球菌进入体内一般分为3个阶段。第1阶段（0～36小时）侵犯黏膜；第2阶段（36～72小时）侵犯黏膜下层，并发育、繁殖；第3阶段（排毒阶段）部分淋球菌死亡，排出内毒素，引起组织对毒素的反应，并开始出现临床症状。同时，根据患者身体情况及抗生素使用程度，其潜伏期长短有所不同，一般临床潜伏期为2～10天，平均3～5天。

2. 症状和体征　约1/3的患者无症状，仅表现为肛门分泌物增多、瘙痒等。严重时表现为直肠黏膜急性炎症，局部充血、水肿，黏膜潮红，有带臭味的脓性分泌物，多在隐窝附近；继之黏膜坏死，出现糜烂、溃疡、息肉样炎性增生。直肠肛门部瘙痒、刺痛、烧灼感，排便时加重；有里急后重感，肛门内有大量分泌物流出，黄白色，有臭味，稀淡如奶，时带血丝；腹泻时有黏液血便；肛门口皮肤有裂口、糜烂等。反复发作易形成瘢痕，致肛门直肠狭窄；还可引起局部脓肿，形成肛瘘。

3. 传染途径

（1）性接触传染：成年人淋病患者大都是通过性交受到传染。男性与患淋病女性一次性交后就有约20%的感染机会，随着次数的增多，其受感染的机会也在增加。女性和男性的淋病患者性交后感染的概率可达90%以上。

（2）非性接触传染：接触患者的分泌物及被其分泌物污染的物品，如已污染的内衣、内裤、被褥、毛巾、浴缸、马桶坐圈等。

【专科及辅助检查】

1. 专科检查

（1）直肠指诊：直肠黏膜灼热、肿胀、压痛，并注意指套黏附物的外观、气味。

（2）直肠镜检：可见直肠黏膜充血水肿，有黄白色脓液，特别是肛隐窝处红肿、糜烂、溃疡等急性炎症表现。

2. 实验室检查

（1）淋球菌涂片检查：取患者分泌物涂片进行革兰氏染色，可见多中性粒细胞有革兰氏阴性双球菌。涂片对于外尿道脓性分泌物的检测具有初步诊断的意义，敏感性和特异性达90%以上。但对无明显临床症状者，尤其是女性患者，常不易找到淋球菌，检出率较低，诊断意义不大，只做涂片检测漏诊40%左右，因此应做培养。

（2）淋球菌培养：培养后要根据菌落形态，做氧化酶试验和糖发酵试验进一步鉴定。

（3）药物敏感性试验：在培养呈阳性反应后可进一步做药敏试验，以确定淋菌对抗生素的敏感性，合理选择药物。

【诊断要点】

1. 采集病史　肛门部瘙痒，肛内烧灼痛，排便时加重，并有里急后重感和大量黄白色带臭味的稀薄渗出物自肛门流出，有时带有血丝、黏脓血便。采集病史应注意以下内容。

（1）感染史：有无不洁性交史，如有肛交史则有助于确切诊断。

（2）婚姻及性伴侣史：配偶和性伴侣有无淋病病史，性接触时间长短与感染的概率成正比。

（3）既往史：有无类似直肠炎和结肠炎病史，预后情况等。

2. 体检

（1）局部检查：应注意检查生殖器、会阴部、口、眼等，注意观察分泌物的性状，注意肛门部的糜烂和裂口。

（2）结合直肠指诊、直肠镜检及实验室检查不难诊断。

【鉴别诊断】

1. 慢性直肠炎　肛门直肠坠胀疼痛，大便次数增加，有黏液脓血便，分泌物涂片革兰染色淋球菌阴性。

2. 溃疡性结肠炎　可有黏液脓血便、腹泻、里急后重等症状，检查直肠黏膜可有糜烂溃疡，但大便和分泌物培养无致病菌生长。

【中医辨证施治】

湿热毒盛证。

主证：肛门部瘙痒，肛内烧灼痛，排便时加重，并有里急后重感和大量黄白色带臭味的稀薄渗出物自肛门流出，有时带有血丝、黏脓血便，伴随尿道口红肿，尿液混浊如脂，尿道口溢脓，尿急、尿频、尿痛，淋漓不止，严重者尿道黏膜水肿，附近淋巴结红肿疼痛，女性宫颈充血、触痛，并有脓性分泌物，可有前庭大腺红肿热痛等；可伴有发热等全身症状；舌红、苔黄腻，脉滑数。

治则：清热利湿解毒。

方药：白头翁汤。

【中医外治法治疗】

局部治疗可选用土茯苓、地肤子、苦参、芒硝各 30 g，煎水熏洗坐浴。

【现代非手术治疗】

治疗原则为早期诊断，早期治疗。用药要按照及时、量足和规范的原则。尽量与性伴感染者同时进行治疗，而且治愈后要定期随访。

1. 大观霉素 2 g 单剂量肌内注射，或用头孢曲松 250 mg 单剂量肌内注射。同时用甲硝唑注射液 60 ～ 100 ml 保留灌肠，每日 1 ～ 2 次。急性期且初次感染者，给药 1 ～ 2 次即可，慢性者应给药 7 天以上。

2. 氧氟沙星 400 mg（女性为 600 mg）单剂量口服、诺氟沙星 800 ～ 1 000 mg 单剂量口服或环丙诺氟沙星 500 mg 单剂量口服。但是对于肝肾功能不良的患者或孕妇，儿童及 18 岁以下的少年禁用此类药物；还可以用头孢曲松 250 mg 单剂量肌内注射或头孢塞肟 100 mg 单剂量肌内注射，或大观霉素 2 g（宫颈炎患者可用 4 g 单剂量肌内注射）；如当地无耐青霉素菌株流行，若培养菌株对青霉素敏感，可用普鲁卡因青霉素 480 万 U 单剂量分臀部两侧肌内注射，或阿莫西林 3 g 单剂量口服，或氨苄西林每日 3.5 g 单剂量口服，也可用针剂．同时顿服丙磺酸 1 g。如对上述药物过敏者，可用多西环素 100 mg 口服，每日 2 次，连服 7 天（孕妇禁用），或四环素 500 mg 口服，每日 4 次，连服 7 天，或红霉素 500 mg 口服，每日 4 次。

第九节　直肠性病性淋巴肉芽肿

性病性淋巴肉芽肿，又称腹股沟淋巴肉芽肿、第 4 性病、第 6 性病或弗莱病。主要是通过性交或肛交传染，是沙眼衣原体属中的淋巴肉芽肿衣原体引起的急性或慢性疾病；与梅毒、淋病、软下疳一起称为四大性病。表现为生殖器、肛管、直肠和结肠炎性病变和狭窄，腹股沟淋巴结大、坏死和破溃。在热带国家发病率较高，我国较少见。发病率低于梅毒、淋病。

【中医病因病机】

初起由不洁性交染毒，湿热下注，交阻于肌肤，而见生殖器等部位疮烂。以后肝气郁结，气滞伤脾，脾失健运，痰热内生，结于股胯，而成横痃；或由肺肾阴亏，阴虚火旺，灼津为痰，痰火凝结。后期，肝郁化火，下烁肾阴，热盛肉腐成脓，耗伤气血，日久可转为虚损。

【发病机制】

沙眼衣原体 L1、L2、L3 直径为 300 ～ 400 nm，内含染色体组，有 DNA、RNA 和核糖体，观察可见到胞膜。可在鸡胚绒毛尿囊膜及卵黄囊中增殖，也能在组织或细胞培养中生长。在被感染细胞质内可出现含糖原基质的包涵体。人体是该病原体的自然宿主。主要通过性交、肛交传染，偶有接触患者分泌物等受传染者。

感染后 5 ～ 21 天发病，一般 7 ～ 10 天，肛门直肠及会阴生殖器部位出现原发损害，经过 2 ～ 4 周后发生一侧或两侧腹股沟淋巴结大。女性的原发损害在阴唇，呈一小丘疹，衣原体由子宫颈和阴道后穹窿，经淋巴管到盆内淋巴结，然后到直肠周围淋巴结，引起直肠周围炎症，纤维变性，造成直肠狭窄。男性原发损害在龟头、包皮、阴茎、阴囊和腹股沟淋巴结，衣原体由淋巴管直接到直肠周围淋巴结，也可经腹股沟淋巴管到盆内筋膜和淋巴结，引起直肠炎和狭窄。同性恋或肛交者可以直接引起肛门直肠及其周围的病变。

【病理改变】 主要病变由溃疡、直肠炎、左侧结肠炎或全结肠炎、脓肿、肛瘘、直肠阴道瘘进而引起直肠狭窄。初起为肠黏膜糜烂和肉芽肿，成为紫红色小结节，容易出血。炎症逐渐扩展蔓延，形成瘢痕收缩后使肠腔变小，造成狭窄。狭窄可在齿线及其上方、直肠壶腹和结肠，多呈管状，也有的呈膜状。由于肠壁有结缔组织增生，肠管变形，有的可见脓腔窦道。肛门周围同样伴有结缔组织增生，使肛门括约肌失去肌张力即弹性，张开即不能闭合。

【临床表现】

1. 病史　一般有婚外性交、性乱或卖淫嫖娼史或配偶感染史，潜伏期一般在 7 ～ 10 天。

2. 症状　初起在肛门及其周围皮肤或外生殖器部位出现小水疱或糜烂溃疡灶，逐渐为炎症性改变，直肠狭窄后出现逐渐加重的便秘，并有里急后重、排粪不尽、下腹部膨隆不适等。如狭窄加重，排便次数常增多，直肠内可有脓性分泌物流出。结肠狭窄时可能有慢性肠梗阻的临床表现。

3. 查体　在生殖器或肛门等性接触部位，有浅表性糜烂或溃疡，腹股沟淋巴结呈粘连性团块，有“槽形征”。淋巴结破溃后形成数个瘘管，呈喷壶状，有稀薄脓液外流，发生淋巴结炎时，可有全身症状，即发热、寒战、关节疼痛等症状。直肠指诊可发现肛管壁增厚，有数量不等的坚实肿块，肛管弯曲不整齐，进指 5 cm 时即遇狭窄通过障碍。

【辅助检查】

1. 血清学检查

（1）补体结合试验：所用的抗原与鹦鹉热衣原体、沙眼衣原体感染者的抗体起不同程度的交叉反应，可疑患者的滴度达 1 ∶ 64 或 1 ∶ 64 以上则有诊断意义，常在感染 3 周后呈阳性反应。

（2）微量荧光免疫试验：此试验的敏感性及其特异性比补体结合试验强，同时还可用来鉴别本病和其他衣原体感染，多用于直肠炎性表现的鉴别诊断。一般滴度＞1 ∶ 512 才有意义。

2. 衣原体培养　培养的标本取自肛门及周围皮肤、外生殖器、直肠、宫颈或肿大的腹股沟淋巴结的部位。如腹股沟淋巴结大，标本可由波动的淋巴结中抽取脓液来分离，但针头应从邻近的正常组织部位刺入，脓液接种到细胞之间必须用生长培养基做 1 ∶ 1 稀释，以避免其对细胞产生毒性。

3. 组织病理检查　如有必要可取淋巴结活

检，早期有上皮样细胞聚集成小岛状，逐渐在其四周出现慢性肉芽肿性炎性，大量浆细胞浸润，以后上皮样细胞的中心性脓肿呈三角形或四角形，各角伸长呈长形或星状，环绕星状脓肿的上皮细胞则呈栅状排列。此种淋巴结的星状脓肿虽非特异性，但在诊断上有一定的参考价值。

4. *直肠镜检查*　可见管状狭窄且不规则，黏膜充血呈鲜红色，有的可见肉芽肿和散在溃疡灶，分泌物增多，有时可见肠壁的炎性息肉。环状狭窄边缘光滑，黏膜呈黄色。

5. *气钡双重造影检查*　可以确定直结肠狭窄的范围及形态，如呈管状、环状或不规则状态等，有时可见到瘘管存在。

6. *病理*　特征性病变为淋巴结有点状脓肿。

【诊断要点】

1. 有不洁性交史或有同性恋史。

2. 初起在肛门及其周围皮肤或外生殖器部位出现小水疱或糜烂溃疡灶，腹股沟淋巴结粘连成团块，破溃后形成许多瘘管，有稀薄脓液流出。

3. 辅助检查结果。

【鉴别诊断】

1. *一期梅毒*　主要特征为硬下疳，大部分发生在生殖器部位，触诊有软骨样硬度，无疼痛及压痛，梅毒血清反应呈现阳性。

2. *软下疳*　通常生殖器出现一个或几个疼痛性的溃疡，同时伴有痛性腹股沟淋巴结炎。在溃疡部位刮取渗出物，涂片，固紫染色，在光学显微镜下直接观察，可找到杜克雷嗜血杆菌。

3. *淋病*　主要表现是泌尿生殖系统的急性或慢性炎症，由于性紊乱，肛交后可出现直肠肛窦的急、慢性炎症。分泌物直接涂片做革兰氏染色镜检，可找到淋病双球菌。

【中医辨证施治】

湿热蕴结证。

主证：周围皮肤或外生殖器部位出现小水疱或糜烂溃疡灶，肛管狭窄逐渐加重，排便次数常增多，直肠内可有脓性分泌物流出，生殖器或肛门等性接触部位有浅表性糜烂或溃疡，腹股沟淋巴结呈粘连性团块，有“槽形征”。腹股沟淋巴结大、坏死和破溃，重者可有全身症状，即发热、寒战、关节疼痛等，内镜下可见管状狭窄且不规则，黏膜充血呈鲜红色，有的可见肉芽肿和散在溃疡灶，分泌物增多。舌质红、苔黄腻，脉滑数。

治则：清热化湿，解毒杀虫。

方药：黄连解毒汤合三妙丸加减。

【中医外治法治疗】

1. *局部疗法*　以针筒穿刺抽吸脓液，忌切开引流，以免造成愈合时间延长。

2. *灌肠法*　用清热解毒药、泻下药水煎液保留灌肠，如大黄、白芍、白及粉、冰片、夏枯草等。

【现代非手术治疗】　可任意选用以下一种药物。根据病情可以延长服药时间，或广谱抗生素与皮质激素类药物并用。如有复发用同法治疗，但多不能避免直肠狭窄的病变。

1. *复方新诺明(SME)*　每次2片，每日4次，连服21天。

2. *四环素*　每次0.5 g，每日4次，连服21天。

3. *红霉素*　每次0.5 g，每日4次，连服14天。

【手术治疗】

1. *扩肛术*　对于直肠狭窄处于相对静止期或伴有不全梗阻者，可以用手指或扩张器具进行扩张，每周1次，直到肠腔扩大，排便顺利。扩张时因肠壁缺乏弹性，不可用力太猛，以免造成直肠医源性损伤，出血或穿孔。

2. *直肠切开术*　对于长期扩张疗效不良者，可做直肠切开术。

3. *切除术*　存在膜状狭窄时可以做切除手术。

4. *其他手术*　对于较长的管状狭窄，伴有严重梗阻或盆腔内广泛粘连固定的应做结肠造口术，必要时可做腹会阴联合直肠切除术，结肠狭窄时做部分肠段切除术。

第十节 肛门直肠梅毒

梅毒是由梅毒螺旋体所引起的一种全身性、慢性性传播疾病。中医学属于“霉疮”“疳疮”“花柳病”等范畴。早期主要表现为皮肤黏膜损害，晚期可造成骨骼及眼部、心血管、中枢神经系统等多器官组织的病变。主要由不洁性交传染，偶尔通过接吻、哺乳，或接触患者污染的衣物、输血等途径间接传染，亦可通过母婴传播。

【中医病因病机】

中医学认为，淫秽疫毒，可与湿热、风邪杂合致病。邪之初染，疫毒结于阴器及肛门等处，发为疳疮；流于经脉，则生横痃；后疫毒内侵，伤及骨髓、关窍、脏腑，变化多端，证候复杂。

【发病机制】

本病的传播方式主要是精化传染（直接传染），间有气化传染（间接传染）和胎中染毒。病原体为梅毒螺旋体，亦称苍白螺旋体。由直接或间接途径，梅毒螺旋体经黏膜或破损皮肤进入机体后即在侵入处组织中繁殖，于外生殖器处形成硬下疳，成为一期梅毒。

由于局部免疫反应，部分螺旋体被消灭，局部损害逐渐消退，成为一期潜伏梅毒。硬下疳消退后约6周，潜伏的螺旋体大量繁殖，进入血液循环，侵入多种组织内，全身皮肤黏膜广泛出现梅毒疹，成为二期梅毒。由于机体的免疫力，皮肤黏膜的梅毒疹也可消退。但当机体的抵抗力低下时，未被自身免疫力消灭的螺旋体仍然可以引起皮损的再发，成为二期复发性梅毒。一、二期梅毒统称为早期梅毒。2～4年后进入晚期，此期可为无症状的晚期隐性梅毒。如有复发，则可侵犯任何组织，如皮肤黏膜、神经系统，及心血管系统等重要脏器，受累组织内梅毒螺旋体虽少，但具有极大的破坏性而致组织缺损及功能障碍，成为三期梅毒。孕妇患者病原体可经胎盘进入胎儿血循环，致胎传梅毒。

【临床表现】

常以皮肤及生殖器官的内外表现为主，肛门直肠又邻近生殖器官，因此该部位极易受到侵犯。在临床上一般只注意泌尿生殖系统及皮肤的诊断和治疗而忽略或延误肛门直肠的病灶。目前认为，可能通过性关系传播的皮肤生殖性病几乎都可以侵犯肛门直肠，有的在一定条件下仅在肛门直肠部位出现病灶，而其他的皮肤及生殖泌尿系则不出现症状。

1. 一期梅毒　主要表现为疳疮（硬下疳）及周围淋巴结大，发生于不洁性交后2～4周，常发生在外生殖器部位，少数发生在唇、咽、宫颈等处，男性多发生在阴茎的包皮、冠状沟、系带或龟头上，同性恋男性常见于肛门部或直肠；女性多在大小阴唇或宫颈上。硬下疳常为单个，偶为多个，初为丘疹或浸润性红斑，继之轻度糜烂或成浅表性溃疡，其上有少量黏液性分泌物或覆盖灰色薄痂，边缘隆起，边缘及基底部呈软骨样硬度，无痛无痒，直径为1～2cm，圆形，呈牛肉色，局部淋巴结大。疳疮不经治疗，可在3～8周内自然消失，而淋巴结大持续较久。损害有以下特点：①软骨样硬度；②一般无触痛；③多呈单发，有时可见2～3个；④皮肤表面光洁；⑤未经治疗可在3～8周内自行消退，不留痕迹或仅留有轻度萎缩和色素沉着。

2. 二期梅毒　主要表现为杨梅疮，一般发生在感染后7～10周或硬下疳出现后6～8周。早期症状有流感样综合征，表现为头痛、恶寒、低热、食欲差、乏力、肌肉，及骨关节疼痛、全身淋巴结大，继而出现皮肤黏膜损害、骨损害、眼梅毒、神经梅毒等。

（1）皮肤黏膜损害：特点是分布广泛，对称，自觉症状轻微，破坏性小，传染性强。主要表现有以下几种：①皮损，可有斑疹（玫瑰疹）、斑丘疹、丘疹、鳞屑性梅毒疹、毛囊疹、脓疱疹、蛎壳状疹、溃疡疹等，这些损害可以单独或合并出现。②扁平湿疣，好发于肛门周围、外生殖器等皮肤互相摩擦和潮湿的部位。稍高出皮面，界限清楚，表面湿烂，其颗粒密集如菜花，覆有灰白色薄膜，内含大量的梅毒螺旋体。③梅毒性白斑，好发于妇女的颈部、躯干、四肢、外阴及肛周。为局限性色素脱失斑，可持续数月。④梅毒性脱发，脱发呈虫蚀状。⑤黏膜损害，为黏膜红肿及糜烂，黏膜斑内含大量的梅毒螺旋体。

（2）骨损害：可发生骨膜炎及关节炎，晚上和休息时疼痛较重，白天及活动时较轻。多发生在四肢的长骨和大关节，也可发生于骨骼肌的附着点，如长骨鹰嘴、髂骨嵴，及乳突等处。

（3）眼梅毒：可发生虹膜炎、虹膜睫状体炎、视神经炎和视网膜炎等。

（4）其他：如神经梅毒等。

3. 三期梅毒　又称晚期梅毒，主要表现为结节性梅毒疹。此期特点为病程长，易复发，除皮肤黏膜损害外，常侵犯多个脏器。皮肤黏膜损害特点如下。

（1）有树胶肿性浸润所致的硬结，数目少且不对称。

（2）全身体征及症状较轻，炎症反应不明显。

（3）可见溃疡形成，有中心愈合岛，且有向四周蔓延的现象。

（4）溃疡多呈环形，多环形及马蹄形。

（5）破坏性大，愈合留有萎缩性瘢痕，边缘有色素沉着。

（6）抗梅毒治疗愈合较快。

（7）骨骼、眼部、心血管，及神经系统等均可并发梅毒，并出现相应的临床症状。

4. 肛门部表现

（1）肛门部下疳：通过肛门性交，梅毒螺旋体进入人体，一般经过 2 ～ 4 周，在进入部位如肛门口、直肠等处发生炎症反应，称为肛门部下疳，直肠下疳少见，肛门部下疳常见于女性，感染后 2 ～ 6 周发病。初起肛门部发痒、刺痛，抓破为一小块糜烂，以后生成红色圆形或梭形溃疡，质硬，边缘向外凸起，底灰色，常有少量脓性分泌物。此种溃疡，质硬，边缘向外凸起，底灰色，常有少量脓性分泌物。此种溃疡不痛，但如有继发感染或溃疡累及括约肌，则感疼痛。肛门部皮肤因下疳分泌物刺激，常出现裂口。两侧腹股沟淋巴结可肿大，质坚硬，不相连合。诊断可根据患者有原发梅毒史、直肠指检，及肠镜检查有溃疡、分泌物内有螺旋体、血及脑脊液有阳性梅毒反应。

（2）梅毒性直肠炎：大多发生在二、三期梅毒。梅毒螺旋体先侵入黏膜和黏膜下层，使组织脆弱，局部发生小动脉炎，导致直肠黏膜坏死，进而形成溃疡。直肠壁增厚变硬失去弹性，由于纤维组织增生，肠腔收缩而伴有肠腔狭窄。临床上常表现为便次增多，肛门直肠疼痛，里急后重，粪便带有脓血。肛门直肠指诊时，肛门直肠腔黏膜凹凸不平，溃疡底硬，边缘凸起，直肠壁厚，弹性消失。肛门直肠镜下可见边缘外翻，底不平坦，分泌物内有螺旋体。极少数人可形成直肠梅毒瘤，女性较男性多，即在直肠黏膜下形成圆形或卵圆形肿瘤，大小不等，小的如黄豆大小，大的如鸡蛋大小，可有单发或多发。质硬呈紫色，表面有溃疡形成。直肠感觉沉重下坠，排便不畅，无疼痛，在溃疡形成时伴有腹泻或脓血便、里急后重。临床诊断时应与良恶性肿瘤相鉴别。

（3）晚期梅毒：可致使肛门括约肌共济失调。由于脊髓后角和神经后根变性，支配外括约肌的神经麻痹，引起肛门失禁。以双指扩张肛门后观察到肛门收缩迟缓，不能迅速闭合。伸入肛管向两侧紧压，而后迅速退出手指，肛门松弛而不收缩，称为开放肛门。有的伴有直肠阵发性剧烈疼痛，称为直肠危象，常是脊髓神经梅毒的早期症状。重新发病，时间一般在感染后 1 ～ 2 年内，可有血清复发，皮肤黏膜复发及眼、骨、内脏损害性复发，但常以血清复发最为多见。

【辅助检查】

1. 暗视野显微镜检查　早期梅毒皮肤黏膜损害的部位可查到梅毒螺旋体。

2. 梅毒血清试验　用非螺旋体抗原试验做筛选检测，如果阴性，只有在怀疑患者感染梅毒时再进一步检查。如结果为阳性可结合病史及临床表现确定其诊断，如病史及临床体征不符合梅毒表现，应做进一步螺旋体抗原试验，一般情况下如果试验结果为阳性，可以确定梅毒的诊断；如果为阴性，则非螺旋体抗原试验的结果可能为生物学假阳性反应，可做出否定的诊断。

3. 脑脊液检测　对神经梅毒诊断、治疗及预后的判断均有帮助。检查项目包括细胞计数、总蛋白测定、性病玻片试验（VDRL）。VDRL应用较为广泛，试剂已经标准化，应用方便，且可做定型及定量试验。

【诊断要点】

梅毒感染后的病程较长，临床症状较为复杂，可与其他许多疾病的临床表现相像，故必须结合临床症状、发病史及现病史与实验室理化检查的结果，进行综合分析，才能进行较为正确的诊断及鉴别诊断。

1. 发病史及现病史

（1）感染史：有无婚外恋及性乱史，有无卖淫嫖娼史或同性恋及配偶性病感染史。

（2）性病史：是否曾发生过硬下疳，二、三期梅毒症状及其他性传播疾病的症状。

（3）婚姻史：结婚的时间及次数，配偶的职业及健康状况，有无梅毒及其他性传播疾病史。

（4）家族史：必要时可问及其父母的职业及有否性病史及兄弟姐妹等的身体健康状况。

（5）治疗史：所用药物名称，剂量是否合理，疗程是否规则，有无药敏史。

2. 体格检查　应做全面的体格检查。感染时间较短的患者注意皮肤、黏膜、外阴、肛门、直肠、口腔、眼睛等部位。典型的临床表现一般为单个硬下疳，不痛不痒，多发生在生殖器及肛门直肠口唇等部位，其他部位次之，且伴有附近淋巴结大。对于感染较长的患者应该注意检查心脏、神经系统与皮肤黏膜等部位。

3. 辅助检查　结果证实。

【鉴别诊断】

1. 良性肛裂　肛门部下疳出现肛门部溃疡时应与之鉴别，依据是患者有原发梅毒史、直肠指检及肠镜检查有溃疡、分泌物内有螺旋体、血及脑脊液有阳性梅毒反应。

2. 良恶性肿瘤　在二、三期梅毒进展阶段，少数患者可形成直肠梅毒瘤，发生率女性较男性多，在直肠黏膜下形成圆形或卵圆形肿瘤，大小不等，小的如黄豆大小，大的如鸡蛋大小，可有单发或多发。质硬呈紫色，表面有溃疡形成。直肠感觉沉重下坠，排便不畅，无疼痛，在溃疡形成时伴有腹泻或脓血便、里急后重。依据患者原发梅毒病史，指诊、直肠镜检查及实验室检查不难诊断。

3. 硬下疳与软下疳　病原菌为*Ducreyi*链杆菌；潜伏期短，发病急；炎症明显，基底柔软，溃疡较深，表面有脓性分泌物；疼痛剧烈；常多发。

4. 梅毒玫瑰疹与风热疮（玫瑰糠疹）　皮损为椭圆形，红色或紫红色斑，其长轴与皮纹平行，附有糠状鳞屑，常可见较大母斑；自觉瘙痒；淋巴结无肿大；梅毒血清反应阴性。

5. 梅毒扁平湿疣与尖锐湿疣　疣状赘生物呈菜花状或乳头状隆起，基底较细，呈淡红色；梅毒血清反应阴性。

【中医辨证施治】

1. 肝经湿热证（多见于一期梅毒）

主证：外生殖器疳疮质硬而润，或伴有横痃，杨梅疮多在下肢、腹部、阴部；肛门部多表现为疳疮（硬下疳）及周围淋巴结大，硬下疳常为单个，偶为多个，初为丘疹或浸润性红斑，继之轻度糜烂或成浅表性溃疡，少量黏液性分泌物或覆盖灰色薄痂，边缘隆起，边缘及基底部呈软骨样硬度，无痛无痒，圆形，呈牛肉色，局部淋巴结大；兼见口苦口干，小便黄赤，大便秘结，舌质红，苔黄腻，脉弦滑。

治则：清热利湿，解毒驱梅。

方药：龙胆泻肝汤加减。

2. 血热蕴毒证（多见于二期梅毒）

主证：周身起杨梅疮，色如玫瑰，不痛不痒，或丘疹、脓疱、鳞屑，肛周皮损主要表现为肛门周围扁平湿疣。初起可见淡红或暗红色、湿润圆形的小型丘疹，进而呈疣状增生，稍高出皮面，界限清，表面湿烂，其颗粒密集，似菜花状，表面覆有灰白色薄膜；兼见口干咽燥，口舌生疮，大便秘结；舌质红绛，苔薄黄或少苔，脉细滑或细数。

治则：凉血解毒，泻热散瘀。

方药：清营汤合桃红四物汤加减。

3. 肝肾亏损证（见于三期梅毒）

主证：患病可达数十年之久，逐渐两足瘫痪或萎弱不行而成脊髓结核，肌肤麻木或虫行作痒，筋骨窜痛。肛门直肠部多表现为梅毒性直肠炎、肛门溃疡，常见便次增多，肛门直肠疼痛难忍，便时里急后重感，带有脓血，病情逐渐加重，最终可致肛门失禁，有时伴有直肠阵发性剧烈疼痛；腰膝酸软，小便困难；舌质淡，苔薄白，脉沉细弱。

治则：滋补肝肾，填髓熄风。

方药：地黄饮子加减。

【中医外治法治疗】

1. 疳疮　可选用鹅黄散或珍珠散敷于患处，每日 3 次。

2. 横痃、杨梅　结毒未溃时，选用冲和膏，醋、酒各半调成糊状外敷；溃破时，先用五五丹掺在疮面上，外盖玉红膏，每天 1 次；待其腐脓涤尽，再用生肌散掺在疮面，盖红玉膏，每日 1 次。

3. 杨梅疮　可用土茯苓、蛇床子、川椒、蒲公英、莱菔子、白鲜皮煎汤外洗，每日 1 次。

4. 杨梅结毒　溃前可用葱汁或陈酒调敷冲和膏；溃后腐肉难脱，可以五五丹提脓祛腐，结溃脓水将尽可用生肌散外撒收口。

【现代非手术治疗】

诊断明确后，越早治疗效果及预后就越好。治疗剂量必须足够，疗程必须规则，经治疗症状完全消失后要定期追踪观察。应避免接触传染源并动员性伴侣同时接受检查及治疗。治疗前及治疗期间禁止性交。

对于一、二期梅毒患者，应迅速或尽早使其病损失去传染性，以免传染继续扩散，并逐步达到临床治愈，血清反应转阴。当前治疗效果最可靠的药物首选青霉素。尤其是早期梅毒（一、二期梅毒，病程在 2 年以内的潜伏梅毒）效果最好。具体治疗方案如下。

1. 普鲁卡因青霉素 G 80 万～160 万 U/d，肌内注射连续 10～15 天，总量 800 万～1 600 万 U。苄星青霉素 G240 万～320 万 U 分两侧臀部肌内注射，每周 1～2 次，共 2～3 周。

2. 对青霉素过敏者：盐酸四环素 500 mg，每日 4 次，口服 2 g/d，连续 15 天，肝肾功能不良者禁用；红霉素用法同四环素；多西环素 100 mg，每日 2 次，连续服用 15 天。

第十一节　肛门单纯疱疹

会阴部疱疹是由单纯疱疹病毒 2 型(HSV-2)所引起的性接触传染病。常发生在热病之后或高热过程中在皮肤黏膜交界处所发生的急性疱疹性皮肤病。其特点是皮损为成群的水疱，有的相互融合，多在 1 周后痊愈，但易复发。《圣济总录》中记载：“热疮本于热盛，风气因而乘之，故特谓之热疮。”本病原发的仅占 10% 左右，疱疹好发于口唇、面颊、外阴、肛周、臀部等皮肤黏膜交界处。中医学称急性期为“热疮”。

【中医病因病机】

中医学认为，本病乃外感风热之毒，客于肺胃，内热熏蒸，肝胆湿热蕴郁，下注外阴，热腐皮肤，而成斯疾。病久热邪伤津，阴虚内热，则病情反复发作。

【发病机制】

病原体主要是 HSV-2，它是直径为 150～200 nm 大小的 DNA 病毒，含有一双股 DNA 及其周围的蛋白质衣壳，衣壳由壳粒组成，呈 20 面体，且包有脂质性被膜。目前认为，90% 的肛门生殖器疱疹是由 HSV-2 所致，其他由 HSV-1 型病毒引起。两者的生物学、血清学和致病性不同。

HSV-2大多存在于健康带菌者女性的宫颈、阴道、尿道和外阴及男性的阴茎和尿道内。在性交或同性恋肛交时，皮肤黏膜表面受到摩擦，病毒颗粒通过微小的充血或溃破灶或小裂隙进入皮肤和黏膜的角朊细胞。病毒在细胞核内复制，并扩散到周围细胞，使感染的皮肤及黏膜细胞遭到破坏，引起表面损伤。感染后潜伏期一般为2～20天，平均6天。

HSV-2侵入人体后，体内可产生相应的抗体，经过免疫反应过程，大部分HSV-2被清除，但残存病毒则经周围神经轴索传入骶神经节而长期潜伏。由于神经细胞缺乏特异性转录酶，所以病毒在神经细胞内不能繁殖。当遇到外伤、感染、月经或受冷等刺激时，神经细胞释出该酶，此时病毒才能流动并沿神经根下行返回受损部位的皮肤及黏膜，临床表现为复发。

【临床表现】

1. *初发性疱疹* 在肛门生殖器部位可出现多个丘疹、小水疱或脓疱，经过糜烂形成溃疡，局部有瘙痒和疼痛。HSV抗体血清学试验阴性，症状表现较重，常伴有全身症状如发热、头痛、全身不适、肌肉疼痛。有时会伴有排尿困难，出现尿道、阴道分泌物，同性恋或肛交感染者可出现肛门直肠分泌物增多，排便带少量脓血，下坠感，便次增多或便秘，伴有严重的肛门疼痛等。症状可持续1～2周，经过2～3周后皮损结痂、愈合。一般3～4周皮损可消退，但可有新的疱疹形成。重复感染者较初次感染者临床症状较轻。

2. *复发性疱疹* 与初发感染相同，多见于肛门生殖器部位，一般症状较轻，愈合快，没有全身症状，常见于初发疱疹消退1～4个月内。引起复发的因素多见于疲劳、月经、精神紧张、外伤、日晒、其他感染等。复发前可有前驱症状即患部瘙痒，发疹前数小时原感染部位有烧灼、麻刺感。根据病情不同个体差异等，大多数每年复发5～8次。

【辅助检查】

1. *培养法* 以疱疹水疱为标本进行组织培养分离病毒仍然是目前最敏感、有效、特异性强的诊断方法，所需技术条件高，由接种到做出鉴定的时间需要5～10天，价格较贵。

2. *直接检测法* 通常用皮损细胞涂片直接检测病毒抗原，可用直接免疫法（D1A）、间接免疫过氧化酶(IIp)或酶联免疫吸附法(ELISA)。这些方法一般20分钟至4小时内就可得出检测结果。其准确率为培养法的80%左右。

3. *改良组织培养法* 将细胞培养法与DIA、IIP或ELlSA结合起来，以便在接种24小时后得出结果，其敏感性为标准培养法的94%～99%。

4. *细胞学方法* 将临床标本用Papanicolaou或Tganck涂片以显示细胞的病理变化。这种方法操作简单、方便，临床应用广泛，但其敏感稍低，为标准培养法的40%～50%。

【诊断要点】

一般有婚外性交史、卖淫嫖娼史、配偶感染史、同性恋或肛交史，临床症状表现较明显，再结合实验室检查一般明确诊断并不困难。

【鉴别诊断】

1. *梅毒硬下疳* 肛门生殖器呈单发皮损，糜烂无痛，暗视野检查可见梅毒螺旋体，梅毒血清学试验为阳性，但也要注意与HSV同时发生即混合感染的可能性。

2. *软下疳* 其溃疡与疱疹形成的溃疡相似，但疱疹可见到在红斑的基础上多发水疱，必要时行实验室检查进一步做出其鉴别诊断。

3. *接触性皮炎* 有接触过敏史，无不洁性交史，在接触部位发生红肿、丘疹、丘疱疹、水疱、甚至大疱和糜烂，祛除病因，如处理得当1～2周可痊愈。

【中医辨证施治】

1. *湿热下注证*

主证：疱疹发于肛门、外阴等部位，灼热痛痒难忍，发疹前数小时原感染部位有烧灼、麻刺感，水疱易破糜烂，肛门直肠分泌物增多；可伴有发热，尿赤、尿频、尿痛；苔黄，脉数等。

治则：清热利湿。

方药：龙胆泻肝汤加减加。

2. 阴虚内热证

主证：肛门、外阴部瘙痒明显，水疱破溃难敛，病程缠绵，迁延难愈；常伴有口干唇燥，五心烦热，午后微热，舌红、苔薄黄，脉细数。

治则：养阴清热。

方药：增液汤加减。

【中医外治法治疗】

外用药物中药局部以清热、解毒、除湿、止痒为主。可用紫金锭磨水外搽，或金黄散蜂蜜调敷外涂，或青吹口散油膏、黄连膏外涂，每日 2 ～ 3 次。

【现代非手术治疗】

1. 抗病毒治疗　主要有无环鸟苷、吗啉呱等，其主要用于原发性感染的治疗。

2. 免疫治疗　对于反复发作感染者，可行疫苗注射；以前复发频率低。

3. 外用药物

（1）初起者局部乙醇消毒，用一次性 5 号注射针头浅刺放出血水。

（2）局部应用甲紫或抗生素软膏，以减少渗出及避免细菌感染，亦可用碘苷软膏、5% 硫黄炉甘石水粉剂、10% 醋酸铝涂抹患处以减轻症状。

第十二节　艾　滋　病

艾滋病全称为获得性免疫缺陷综合征，是由人类免疫缺陷病毒（HIV）感染后引起含 CD4 抗原的免疫细胞，主要是 T 辅助细胞大量破坏，导致人体免疫功能极度降低，诱发多种严重条件致病菌感染和恶性肿瘤，并最终导致死亡的一种性传播疾病。中医学属于“疫疠”“虚劳”“瘰疬”“癥瘕”等范围。主要通过性接触及血液、血液制品和母婴传播传染，其中成人性接触传播占 3/4。

【中医病因病机】

中医理论艾滋病的病机包括邪毒外袭和正气不足两个方面。

1. 正气不足　主要为肾不藏精、肾亏体弱，所谓“邪之所凑，其气必虚”；邪毒为疫疠之气，具有强烈的传染性。大凡由性接触传染者，多为嫖娼、同性恋、肛交、滥交纵欲者，其肾精处于匮乏状态，易为邪毒所入；而凡吸毒者均用兴奋致幻之品，令人异常亢奋，性欲亢进（暂时），心神恍惚，不能自持，为燥烈耗气伤精之品，久则致人形容消瘦、精力减退、性功能降低，呈肾精匮乏状态，易为邪毒所犯；至于输血等亦为气血不足，挟邪毒之血液补充而为病。总之，本病应抓住邪毒侵袭、正气不足且正气日虚、邪气渐盛这样的基本病因病机。“疫疠”和“虚劳”并存共处是其特点。

2. 邪盛与正虚共存、夹杂　疫疠之邪为艾滋病毒，虚劳是由邪毒入侵导致的五脏六腑特别是五脏的损伤、气血津液的耗竭。其病机为邪盛与正虚共存、夹杂，但最终导致正气衰竭，五脏受损，阴阳离决。由于其病程迁延，变化多端，涉及多个系统和多种感染，中医学审症求因、辨证论治较为复杂，应具体情况具体分析。但从临床分析，具体病机较多见者包括肺卫受邪、肺肾阳虚、脾胃虚弱、脾肾亏虚、气虚血瘀和窍闭痰蒙等。

【发病机制】

现代医学理论认为艾滋病的病原体为 HIV，为反转录 C 型 RNA 病毒，患者的精液、血液、唾液、眼泪、乳汁、尿液、阴道分泌物中均可分离出 HIV，但主要是通过精液、血液及含有血液的分泌物经血流和破损的皮肤与黏膜传入全身，主要通过性交传染、血液传染和围产期母婴感染。

HIV 嗜 T4 细胞，在细胞内进行繁殖，使后者不断地破裂、溶解、消失，遭到破坏。由于 T4 减少，依赖 T4 细胞参加的细胞免疫反应处于无能状态，致使患者极易发生一系列的原虫、蠕虫、真菌、细菌和病毒等条件性病原体的感染，最后发生少见的恶性肿瘤。同时，HIV 能侵犯神经系统，感染脑和脊髓，出现神经系统症状。HIV 病毒侵犯人体后，核酸可以与宿主染色体 DNA 整合，强占遗传机构达到复制，故无论是免疫接种预防，还是治疗，都极其困难。

【临床表现】

1. 潜伏期长短不一，短者 6 个月，长者甚至 5 年以上。

2. 临床症状感染 HIV 后，由于细胞免疫缺陷的程度不同，临床症状可分为 3 个阶段。

（1）新近感染：约 90% 的患者可完全没有症状，为 HIV 病毒的携带者，是艾滋病的传染源。有的早期出现类似传染性单核细胞增多症的症状，有的发展为慢性淋巴结病综合征，表现为除腹股沟部位外，全身淋巴结或至少有两处以上持续肿大 3 个月以上。

（2）艾滋病相关综合征：约占患病人数的 10%，患者有一定程度的 T 细胞免疫功能缺陷所致的临床症状和慢性淋巴结综合征，有较长期的发热（38℃ 3 个月以上），体重减轻 10% 以上，疲乏，夜间盗汗及持续腹泻等，同时常有非致命性的真菌、病毒或细菌性感染，如口腔白色念珠菌病、皮肤单纯疱疹、带状疱疹和脓皮病等。

（3）确诊为艾滋病：约 1% HIV 感染者可发展为艾滋病，其临床表现为严重的细胞免疫缺陷而致的条件性感染和少见的恶性肿瘤，较常见的有卡氏肺囊虫肺炎和卡波西肉瘤。

3. 肛肠表现可大致分为以下 4 类

（1）直肠结肠炎：AIDS 患者常见的直肠炎有巨细胞病毒（CMV）直肠炎、单纯疱疹病毒（HSV）直肠炎、淋病性直肠炎、梅毒性直肠炎、衣原体性直肠炎等。

（2）溃疡：HIV（+）患者中肛门直肠溃疡是很常见的症状，溃疡可分为 4 种：①“良性”肛裂；②感染性溃疡（如梅毒，CMV，软下疳等）；③肿瘤性溃疡（肛门癌，淋巴瘤，卡波西肉瘤）；④ AIDS“特发性”肛门溃疡。

（3）肛周脓肿 / 肛瘘：HIV（+）者肛周脓肿和肛瘘中大部分合并有其他肛门直肠疾病，特别是深的肛裂。肛瘘多有外口存在，许多呈匐行性而不符合 Goodsall 规律。

（4）同性恋肛门综合征：表现为肛门潮湿，经常伴有黏液渗漏、皮赘和湿疣。

（5）急性痔病，特别是血栓性外痔。

（6）尖锐湿疣：与 HIV（-）者比，HIV 抗体(+)者得更易经常大量出现,并在切除后复发。湿疣中更常见到发育不良（肛门上皮内新生物）。原位癌和侵入性鳞状细胞癌的发生率大大增加。

（7）卡波西肉瘤（KS）：其内镜表现具有特征性。整个结肠可见弥漫性直径数毫米至数厘米不等的、高突的、圆形的、无蒂的、微红至紫红的黏膜下结节。较大者经常在中央有一脐。其表现类似于皮肤 KS；由于慢性红细胞的外渗形成含铁血黄素沉积。

（8）淋巴瘤：AIDS 患者或 AIDS 高危患者中非霍奇金淋巴瘤的发病率增加是肯定的。肛门直肠淋巴瘤一般难以发现，因为大多数在肠腔外。尽管分散的非霍奇金淋巴瘤偶尔可以见到，但较典型的形式是弥漫的和位于深部的。患者经常诉发热、里急后重和肛门直肠疼痛。因此，肛周淋巴瘤几乎总是被误诊为直肠周围脓肿。诊断需要依靠活检。

（9）肛门癌：在一般人群中肛门癌是比较罕见的。在 HIV 感染的患者，肛门癌可以看做一种机会性恶性肿瘤。在肛门癌中最常见的是鳞状细胞癌。流行病学研究显示同性恋人群肛门鳞状细胞癌发病率增加，有证据表明 HIV 感染者的细胞免疫缺失可增加人乳头瘤病毒的感染率，加重与病毒有关的细胞学异常 / 发育不良。由于同性恋人群是 HIV 感染的高危人群，也是肛门癌的高危人群，这两种情况可能同时存在。

【辅助检查】

1. 免疫学检查　T4 淋巴细胞减少，外周血淋巴细胞显著减少，低于 1×10^9/L；T4/T8 < 1（正常为 1.75 ～ 2.1）；自然杀伤细胞（NK）活性下降，B 淋巴细胞功能失调。

2. HIV 检测　常用的有细胞培养分离病毒、

检测HIV抗原、检测反转录酶和检测病毒核酶等。由于操作复杂，价格昂贵，不做常规筛选之用。

3. HIV抗体检测　是确定有无HIV感染的最简便方法，但高危人群如果为阴性应在2个月后复查。常用的方法有酶联免疫吸附法(ELISA)、间接免疫荧光法（IIF）、明胶颗粒凝集试验（PA）、免疫EP迹检测法（WB法）和放射免疫沉淀试验（RIP）。其中，前3种用于筛选检查，后两种用于明确诊断。

【诊断要点】

AIDS的诊断主要根据其临床表现、实验室检查。

【鉴别诊断】

条件致病菌感染的微生物种类很多，可与很多疾病症状相混淆，因此病原微生物的检测尤为重要。主要与以下几种疾病鉴别。

1. 卡氏肺孢子菌肺炎　约占50%。起病缓慢，常见乏力、咳嗽，持续时间较长，严重者可有呼吸困难、胸闷、胸痛，痰中可带血，听诊无明显湿啰音，X线检查可见双肺间隙性透光度增加。支气管灌注或吸痰获取标本涂片，甲苯胺蓝染色，可见卡氏肺孢子菌。

2. 弓形虫病　弓形虫广泛寄生于动物体内，人类弓形体感染率很高，宿主免疫功能正常不引起疾病，艾滋病患者感染后，常累及中枢神经系统和心脏，常见症状有发热、关节痛、全身乏力、头痛、呕吐、昏睡等。

3. 马尔尼菲青霉病　由马尔尼菲青霉感染所致，症状表现为发热、贫血、肝脾淋巴结大、皮肤结节、溃疡等。因症状没有特征性很容易被误诊和漏诊。骨髓涂片在巨噬细胞内可见分隔腊肠样酵母细胞。真菌培养在25℃条件下培养基产生葡萄酒样色素为其特点，在37℃条件下为酵母型。

4. 巨细胞病毒感染　可累及肺、肾上腺及结肠，对肾上腺有高度亲和性，可引起艾迪森症、间质性肺炎、肠炎，还可引起口腔黏膜毛状白斑。

【中医辨证施治】

1. 肺卫受邪证

主证：发热、微畏寒，微咳，身痛乏力、咽痛；舌淡红苔薄白或薄黄，脉浮。

治则：宣肺祛风，清热解毒。

方药：银翘散加土茯苓、夏枯草。

2. 肺肾阴虚证

主证：发热咳嗽，无痰或少量黏痰，或痰中带血，气短胸痛，动则气喘，乏力消瘦，口干咽痛，盗汗，周身可见淡红色皮疹，伴有轻度瘙痒，舌红少苔，脉沉细数。

治则：滋补肺肾，解毒化痰。

方药：百合固金汤和瓜蒌贝母汤加虎杖、夏枯草、土大黄。

3. 脾胃虚弱证

主证：腹泻久治不愈，稀水状便，或有脓血，里急后重不明显，可有腹痛。可见发热，消瘦，乏力，食欲缺乏，恶心呕吐，吞咽困难，舌淡有齿痕，苔白腻，脉濡细。

治则：扶正祛邪，培补脾胃。

方药：补中益气汤合参苓白术散加土茯苓、田基黄、猫爪草。

4. 脾肾亏虚证

主证：发热或低热，极度消瘦，神情倦怠，心悸气短，头晕目眩，腰膝酸痛，四肢厥逆，食欲缺乏，腹泻剧烈，毛发枯槁，面色苍白，舌淡或胖，苔白，脉细无力。

治则：温补脾肾，益气回阳。

方药：肾气丸和四神丸加猪苓、炙甘草。

5. 气虚血瘀证

主证：乏力，气短懒言，面色苍白，纳差，四肢躯干部出现多发性肿瘤，瘤色紫暗，易于出血，淋巴结肿大，舌质暗，脉沉细无力。

治则：补气化瘀，活血清热。

方药：补阳还五汤、犀角地黄汤合消瘰丸加减。

6. 窍闭痰蒙证

主证：发热头痛，恶心呕吐，神志不清，或神昏谵语，项强惊厥，四肢抽搐，或伴有癫痫或痴呆，舌暗或胖，或干枯，苔黄腻，脉细数或滑。

治则：清热化痰，开窍通闭。

方药：安宫牛黄丸、紫雪丹、至宝丹，痰闭清除后可用生脉散益气养阴。

【中医外治法治疗】

针灸可以调动机体的免疫系统，提高抗病能力。可选关元、命门、腰俞、脾俞、足三里、内关、合谷、曲池、百会、阴陵泉、阳陵泉、风池、委中、列缺等穴位。

【现代非手术治疗】

到目前为止，尚无特效药物。

1. 齐多夫定（AZT） 疗效较好，因它口服吸收好，并能通过血-脑屏障，被列为首选药。其作用机制是抑制反转录酶，阻断HIV复制，但不能杀灭病毒，故停药后又复发。用法：5 mg/kg体重，每4小时进行1次。其次，可用2′，3′-双脱氧肌苷（DDI）和2′，3′-双脱氧胞嘧啶核苷（DDC）。有关专家主张以上各药联合使用，即可发挥其协同作用，也有利于减轻某一药物的不良反应。此外，还有苏拉明、利巴韦林等。

2. 免疫调节药 可选用白细胞介素-2、干扰素、丙种球蛋白、转移因子、香菇多糖、异丙肌苷等。

3. 对症处理 合并条件性感染和恶性肿瘤，西医可采取对症处理。

第 23 章

炎症性肠症

第一节　溃疡性结肠炎

溃疡性结肠炎是一种慢性非特异性结肠炎症，病变主要累及结肠黏膜和黏膜下层，范围多自远端结肠开始，逆行向近端发展，甚至累及全结肠及末端回肠，呈连续性分布，临床主要表现为腹泻、腹痛和黏液脓血便。根据本病临床表现特点，可归属中医学“肠痈”的范畴。

【中医病因病机】

中医学认为，本病多由外感时邪、饮食不节（洁）、情志内伤、素体脾肾不足所致。该病病位在大肠，也可涉及脾、肝、肾、肺诸脏。其病机为邪气客于肠道，与气血相搏结，致经络阻隔，气血凝滞，肉腐成脓，内溃成疡。本病活动期以标实为主，主要表现为寒热错杂，气血瘀滞；缓解期以脾肾阳气不足为主，主要表现为正虚邪恋，运化失健。

【发病机制】

溃疡性结肠炎的病因及发病机制尚未明确。目前认为，与遗传易感性、免疫调节紊乱、感染及环境等因素有关。遗传研究方面发现本病的发病有明显的种族差异和家族聚集性。西方国家的发病率明显高于东方国家。免疫学方面认为多种因素参与了溃疡性结肠炎的发病，这些因素可能触发一个连续的慢性免疫过程，中性粒细胞、巨噬细胞、肥大细胞、T 和 B 淋巴细胞、自然杀伤（NK）细胞等参与了此过程，这些效应细胞释放的抗体、细胞因子和炎症介质引起肠黏膜组织破坏和炎性病变。感染也是病因研究中备受关注的问题，感染可能作为发病的始动因子，引起免疫反应，或作为抗原扳机引起肠道黏膜炎症反应。环境致病因素研究认为本病的发病系外因通过人体的自身免疫反应机制，导致肠上皮和组织细胞持久的损伤。

【临床表现】

多见于 20 ～ 50 岁的青壮年，也可见于 2 ～ 15 岁幼儿及儿童。以慢性反复出现黏液血便、腹痛、腹泻、里急后重为主要症状。可伴有乏力、食欲缺乏、消瘦等症。可并发多种肠外表现及并发症。由于病变范围及病情程度不一，故病情轻重差异较大。轻度除见有少许便血外，大便性状可正常，有时仅在结肠镜检查时才得以发现。重度溃疡性结肠炎或有严重并发症者可能需要急诊抢救或手术治疗，但我国一般以轻至中度多见。国内大多数病者起病缓慢，病程可为持续性或活动期与缓解期交替出现。约 5% 可暴发起病，病情发展较快，全身中毒症状严重，并发症多，预后差。食物不当、疲劳、全身感染、精神紧张、内分泌失调等均可诱发或加重本病。

1. 消化系统表现

（1）腹泻：以黏液血便为主，极少有黄色稀糊状或为水样便。程度轻重不一，轻者每日排便 3 ～ 4 次，重者每日 7 ～ 8 次甚至数十次。腹泻常在餐后或清晨出现，有的在夜间发生。大便次数和性状与病情的轻重及病变的累及范围有关。腹泻的原因是肠黏膜炎症、糜烂、溃疡所致的分泌增加，血管损伤；病变黏膜水、钠吸收障碍；黏膜通透性增加及肠蠕动增快等。部分直肠型溃疡性结肠炎患者其大便可正常，甚或便秘；但大多有黏液血便。

（2）黏液血便：为最常见的症状，中重型溃疡性结肠炎多有较明显黏液血便，多伴有腹泻。病变仅局限于直肠者，可仅有黏液或血液，大便可正常甚至有便秘。溃疡范围广泛或重症病例可有明显黏液血便甚至大量出血。病变侵及黏膜下层时，可致严重出血。

（3）腹痛：由于溃疡性结肠炎病变多位于直肠及左侧结肠，因此患者多有左下腹或下腹疼痛，病变肠段广泛的亦可涉及全腹。疼痛程度多为轻中度痉挛性痛。有疼痛－便意－便后缓解的规律。轻型患者或在病变缓解期可无腹痛或仅有腹部不适。急性发作或病变侵及结肠浆膜层时可出现剧烈疼痛。如果并发中毒性巨结肠或炎症波及腹膜，则有持续性剧烈腹痛。

（4）里急后重：是溃疡性结肠炎常见症状之一。便前腹内不适或疼痛，便时迫不及待，称为“里急”；肛内窘迫，便时不畅，便后仍有重坠不清的感觉谓“后重”。根据结肠镜下观察多由直肠黏膜有较严重炎症、水肿引起。本病常有腰骶部不适。

（5）其他症状：腹胀、食欲缺乏、恶心、呕吐、消瘦，焦虑、抑郁、多疑、失眠等。

2. 全身症状　轻者常不明显，急性期或急性发作期常有轻度或中度发热。重症可有高热，心率加快等中毒性症状。病程发展者可出现衰弱、消瘦、贫血、水与电解质平衡紊乱，肠道蛋白丢失致低白蛋白血症及营养障碍等表现。

3. 体征　左下腹及下腹甚或全腹常有压痛，左腹常可触及条索状肠型，提示肠壁痉挛、增厚。腹泻明显者肠鸣常亢进。可有腹胀，有急性结肠扩张者，上腹常有明显膨胀。在结肠病变范围广泛的急性活动期患者，可有腹肌紧张。结肠部位有压痛、反跳痛、发热及严重腹泻时，常为结肠周围炎，需防止穿孔。此外，并发脂肪肝或慢性肝炎者可出现肝大，轻型病例或在缓解期可无阳性体征。

4. 肛门指检　常有触痛。指套常有染血，应注意与肛裂、痔、肛周脓肿、癌变等的鉴别。

5. 肠外表现　溃疡性结肠炎由于免疫状态异常，主要肠外表现如下。

（1）关节炎：发生率约为 11.5%，多发生在病变活动或严重阶段，以大关节受累为主，常为关节病变，以关节肿胀，骨膜积液为主，骨质无损害，常与眼部、皮肤黏膜等肠外表现同时存在。约 6% 可并发强直性脊椎炎和颈椎炎。

（2）皮肤黏膜损害：可有结节性红斑，发生率为 4.7% ～ 6.2%。其他有多型红斑、口疮性溃疡、坏疽性脓皮病、多发性疖肿、痤疮、坏死性脓皮疹，四肢有不愈合的无痛性顽固溃疡等。

（3）眼损害：发生率为 5% ～ 10%。可有结膜炎、虹膜炎、眼色素层次炎、角膜溃疡等。

（4）肝胆管病变：发生率为 1% ～ 2%，可有脂肪肝、慢性活动性肝炎、坏死后肝硬化、胆管周围炎、硬化性胆管炎等。

（5）肾病变：肾盂肾炎和肾结石在本病变中发病率较高。一般认为发生在开始 4 ～ 5 年后，与长期应用激素及磺胺类药物有关。

（6）血栓栓塞症：发生部位多在腹腔内、下肢、颅内。其原因与溃疡性结肠炎患者血小板增多症，因子Ⅴ、Ⅷ，及纤维蛋白增高，使血液容易凝固有关。

【常见并发症】

1. 结肠中毒性扩张　结肠中毒性扩张又称中毒性巨结肠，是严重的并发症。多发生于急性暴发型和严重型患者。致病原因及诱因与炎症波及肠道肌层及肌间神经丛，钡剂灌肠，缺钾，或应用抗胆碱能药物、可待因或麻醉药等有关。中毒症状明显，可出现腹痛、腹胀，及压痛、反跳痛，肠鸣音减弱、消失等，患者白细胞明显增高，并有低血钾、贫血与低蛋白血症。X线片可见肠腔增大，可达6 cm以上。由于缺血、坏死，可引起溃疡穿孔并发急性弥漫性腹膜炎。结肠中毒性扩张，发性率为1.6%～2.5%，病死率可高达20%～30%，积极避免诱因及内科治疗与早期行结肠切除术可能会降低病死率。

2. 肠穿孔　发生率在1.8%左右，病死率为50%，多在结肠中毒性扩张或慢性肠狭窄的基础上发生。大量使用抗胆碱药物、高压灌肠、乙状或纤维结肠镜检查，易诱发穿孔；若引起弥漫性腹膜炎，X线检查可见膈下游离气体。

3. 结肠大出血　发生率为1.1%～4.0%。主要原因为溃疡侵及血管破裂出血及低凝血酶原血症。

4. 其他　如肠息肉、肛周脓肿、肛瘘、肛裂、结肠狭窄和梗阻等。

【辅助检查】

1. 血液检查　红细胞总数及血红蛋白均降低，主要由失血和缺铁引起，也可能与溶血有关。急性期多有中性粒细胞增多。出现高凝血状态，血小板计数明显升高，血浆Ⅴ、Ⅶ、Ⅷ因子活性及纤维蛋白原增加。红细胞沉降率增快。急性期血清α_1和α_2球蛋白明显升高，γ球蛋白降低。常有明显的电解质紊乱。

2. 粪便检查　肉眼可见便中有血、脓和黏液。涂片检查可发现大量红、白细胞或脓细胞，及多核巨噬细胞。便培养为阴性，也无阿米巴、血吸虫卵等。

3. X线检查

（1）腹部X线片：对本病诊断帮助不大，但对已确诊患者，辅助判断疾病严重程度及病变范围有一定意义。如果全结肠无粪便存留，提示可能为全结肠炎。病变侵犯部分结肠，则粪便常有留在病变肠段的近侧端。肠腔内径扩张＞6～7 cm，则有发生中毒性巨结肠的危险，中毒性巨结肠易发生于横结肠和乙状结肠。肠腔缩小，提示为修复期改变。如果肠腔壁变薄且伴有肠腔扩大，或肠壁肌层内有气体，则有穿孔的危险。

（2）钡剂灌肠：早期可见结肠黏膜紊乱、结肠袋形加深、肠壁痉挛、溃疡所引起的外廓小刺或锯齿形阴影；晚期可见结肠袋形消失，管壁强直呈水管状，管腔狭窄，结肠缩短，息肉所引起的充盈缺损等。气钡双重造影明显优于单纯钡剂造影，可更清晰地显示病变情况。钡剂灌肠或气钡双重造影检查不宜在急性期或病情加重时进行，以免引起结肠急性扩张。

4. 内镜检查　该病多侵犯直肠及左半结肠，病变呈连续性损害。早期黏膜充血、水肿，血管纹理紊乱或模糊不清；而后出现黏膜粗糙，呈颗粒状，质脆，极易出血，有糜烂或出血。溃疡多为针尖大小，少数呈不规则斑点状，有分泌物。溃疡性结肠炎缓解期，溃疡缩小或消失，分泌物减少，黏膜充血、水肿消退。病变反复发作，晚期有肠壁增厚，肠腔狭窄，假性息肉形成，甚至癌变。在溃疡性结肠炎急性期，镜检应暂缓进行，以防穿孔。在病变活动期镜检时，要警惕肠壁易被器械创伤造成穿孔的可能性。

【诊断要点】

1. 临床表现　有持续或反复发作的腹泻，黏液脓血便伴有腹痛、里急后重和不同程度的全身症状。病程多大于6周。可有关节、皮肤、眼、口腔及肝胆等肠道外表现。

2. 结肠镜检查　病变多从直肠开始，呈连续性、弥漫性分布。表现为：①黏膜血管纹理模糊、紊乱或消失、充血、水肿、质脆、出血、脓血性分泌物附着，亦常见黏膜粗糙，呈细颗粒状；②病变明显处可见弥漫性、多发性糜烂或溃疡；③缓解期患者可见结肠袋囊变浅、变钝或消失，假息肉及桥形黏膜等。

3. 钡剂灌肠检查　①黏膜粗乱和（或）颗粒样改变；②肠管边缘呈锯齿状或毛刺样，肠壁有多发性小充盈缺损；③肠管短缩，囊袋消失呈铅管样。

4. 黏膜组织学检查　活动期和缓解期有不同表现。

（1）活动期：①固有膜内有弥漫性慢性炎性细胞、中性粒细胞、嗜酸性粒细胞浸润；②隐窝内有急性炎性细胞浸润，尤其是上皮细胞间有中性粒细胞浸润及隐窝炎，甚至形成隐窝脓肿，脓肿可溃入固有膜；③隐窝上皮增生，杯状细胞减少；④可见黏膜表层糜烂、溃疡形成和肉芽组织增生。

（2）缓解期：①中性粒细胞消失，慢性炎性细胞减少；②隐窝大小、形态不规则，排列紊乱；③腺上皮与黏膜肌层间隙增宽；④潘氏细胞化生。

5. 完整诊断的内容　应包括临床类型（如初发型、慢性复发型、慢性持续型和暴发型），严重程度（如轻度、中度和重度），病情分期（如活动期、缓解期），病变范围（如直肠炎、左半结肠和广泛结肠），肠外表现和并发症（如大出血、穿孔、中毒性巨结肠和癌变等）；还有如初发型、中度、活动期、左半结肠受累等（表 23-1）。

【诊断标准】 排除细菌性痢疾、阿米巴痢疾、慢性血吸虫病、肠结核等感染性结肠炎及缺血性结肠炎、放射性结肠炎、孤立性直肠溃疡、结肠克罗恩病后，可按下列标准进行诊断。

1. 确诊标准

（1）腹泻或便血 6 周以上，结肠镜检查发现 1 个以上的下述表现：黏膜易脆、点状出血、弥漫性炎性糜烂、溃疡；或钡剂检查发现溃疡、肠腔狭窄或结肠短缩。

（2）伴有明确的黏膜组织学改变，如活动期炎性细胞浸润、隐窝脓肿、杯状细胞缺失，缓解期隐窝结构异常（扭曲分支）、隐窝萎缩。

（3）手术切除或活检标本在显微镜下有特征性改变。

表 23-1　溃疡性结肠炎的完整诊断内容

完整诊断内容		主要依据
临床类型	初发型	是指无既往史、首次发作
	暴发型	是指症状严重，每日解血便 10 次以上，伴有全身中毒性症状，可伴有中毒性巨结肠、肠穿孔、脓毒血症等并发症。除暴发型外，各型可相互转化
	慢性复发型	临床多见，症状较轻，治疗后常有长短不一的缓解期。复发高峰多在春秋季，而夏季较少。病程一般为 3 ～ 10 周，每日腹泻 3 ～ 5 次，黏液便、脓便或有血便。全身症状不明显，在发作期肠镜检查显示典型的变化，黏膜轻度充血、水肿。病理组织检查示慢性炎症，时轻时重。而缓解期仅见轻度充血、水肿，黏膜活检为慢性炎症，易误为肠易激综合征。该型可转入慢性持续型
	慢性持续型	首次发作后常有持续轻重不等的腹泻、间断血便、腹痛及全身症状，病程多在 6 个月以上，病变常累及全结肠，多数有溃疡及假性息肉形成，严重者可发生中毒性巨结肠及肠穿孔，且可发生血栓性静脉炎。由于病情重，持续时间长，患者可出现贫血、消瘦，且后期易发生癌变
严重程度	轻度	每日腹泻 4 次以下，便血轻或无，无发热、脉搏加快或贫血，红细胞沉降率正常
	中度	介于轻度和重度之间
	重度	每日腹泻 6 次以上，伴有明显黏液血便，体温 > 37.5 ℃，脉搏 > 90/min，血红蛋白（Hb）< 100 g/L，红细胞沉降率 > 30 mm/h
病情分期	活动期	肠腔狭窄呈管状，表面硬，正常黏膜结构消失，黏膜充血、水肿、渗血、炎性息肉或溃疡形成，黏液分泌较多
	静止期	黏膜苍白、炎性息肉形成、肠管狭窄、炎症较轻，部分病例肠黏膜萎缩
病变范围		直肠、直乙状结肠、左半结肠（脾曲以远）、右半结肠（脾曲以近）、全结肠
肠外表现		可有关节、皮肤、眼部、肝胆等系统受累
并发症		可有大出血、穿孔、中毒性巨结肠及癌变等

2. 疑诊标准

（1）病史不典型：结肠镜或钡剂灌肠检查有相应表现；或有相应病史，伴有可疑的结肠镜检查表现，无钡剂灌肠检查；或有典型病史，伴有可疑的钡剂灌肠发现，无结肠镜检查报告，均缺乏组织学证据。

（2）手术标本大体表现典型：但组织学检查不肯定。

【鉴别诊断】

1. 急性感染性结肠炎　各种细菌感染，如痢疾杆菌、沙门菌、直肠杆菌、耶尔森菌、空肠弯曲菌等。急性发作时发热、腹痛较明显，外周血血小板不增加，粪便检查可分离出致病菌，抗生素治疗有良好效果，通常在 4 周内消散。

2. 阿米巴肠炎　病变主要侵犯右半结肠，也可累及左半结肠，溃疡较深，边缘潜行，溃疡间的黏膜多正常。粪便或结肠镜取溃疡渗出物检查可找到溶组织阿米巴滋养体或包囊。血清抗阿米巴抗体阳性。抗阿米巴治疗有效。

3. 血吸虫病　有疫水接触史，常有肝脾大，粪便检查可发现血吸虫卵，孵化毛蚴阳性，直肠镜检查在急性期可见黏膜黄褐色颗粒，活检黏膜压片或组织病理检查可发现血吸虫卵。免疫学检查亦有助于鉴别。

4. 克罗恩病　与溃疡性结肠炎的鉴别有一定困难，尤其是发病早期或克罗恩病只侵犯大肠时鉴别更不容易。其鉴别诊断要点见表 23-2。

5. 大肠癌　多见于中年以后，直肠指检常可触到肿块，结肠镜与 X 线钡剂灌肠检查对鉴别诊断有价值，活检可确诊。需注意溃疡性结肠炎也可引起结肠癌变。

6. 肠易激综合征　粪便可有黏液，但无脓血，显微镜检查正常，结肠镜检查无器质性病变的证据。

表 23-2　溃疡性结肠炎与克罗恩病的鉴别

鉴别要点			溃疡性结肠炎	克罗恩病
临床表现		便血	明显	不明显
		腹痛	轻	明显（浆膜炎症、肠梗阻）
		发热	少有	常有
		腹部肿块	无	常可触及
		肠梗阻症状、体征	无	常有
		腹壁肠瘘或肠内瘘	无	可有
		小肠受累及	无	很常见
		直肠受累及	90% 以上	50% 以下
		肛周肛管感染	很少见	较多见
		结肠镜表现	连贯性，直肠向上可波及全结肠，黏膜广泛充血、水肿、糜烂、渗血及假性息肉形成	节段性，右半结肠、回肠多见，溃疡不规则，黏膜呈鹅卵石样改变，或管状狭窄
病理所见	大体标本	肠系膜淋巴结	变化不明显	增大
		系膜脂肪组织延向肠浆膜面	不	延向
		肠壁增厚	无	明显
		病变蔓延形式	连续性	多处受累时，为跳跃式
	镜下	病变特点	以黏膜及黏膜下层为主	累及肠壁全层
		肉芽肿	无	有

7. *其他* 如感染性肠炎（如肠结核、真菌性肠炎、出血坏死性肠炎、抗生素相关性肠炎），缺血性结肠炎，放射性肠炎，过敏性紫癜，胶原性结肠炎，贝赫切特综合征，结肠息肉病，结肠憩室炎及 HTV 感染合并的结肠炎应与本病鉴别。此外，应特别注意因下消化道症状行结肠镜检查发现的轻度直乙结肠炎，需认真检查病因，观察病情变化。

【中医辨证施治】

1. *初起*

主证：腹痛两侧，大便秘涩，里急后重，舌质微红，舌苔黄腻，脉象迟紧。

治则：通腹泻热，活血解毒，利湿散结，消肿去痛（消法）。

方药：大黄牡丹汤《伤寒论》加减。

2. *成脓*

主证：脘腹胀满，嗳气频繁，便次增多，便有脓血，舌质微红，舌苔薄白，脉象滑数；或形寒肢冷，脘腹胀满，少腹隐痛，便次增多，黏液脓血，舌红苔白，脉象沉细。

治则：辛开苦降，平调寒热，补中健脾（透托或补托）。

方药：乌梅丸（《伤寒论》）加减。

3. *溃后*

主证：面色苍白，少气懒言，乏力纳呆，便次不多，脓血减少，舌淡苔白，脉象细弱。

治则：健脾益肾，益气养血（补法）。

方药：七贤散（《外科正宗》）加减。

【中成药治疗】

香连丸：口服，每次 3 ～ 6 g，每日 2 ～ 3 次；小儿酌减，适用于大肠湿热证。

参苓白术丸：口服，每次 6 g，每日 3 次，适用于脾虚湿蕴证。

乌梅丸：口服，每次 2 丸，每日 2 ～ 3 次，适用于寒热错杂证。

固肠止泻丸（结肠炎丸）：口服，每次 4g（浓缩丸），或每次 5 g（水丸），每日 3 次，适用于肝郁脾虚证。

补脾益肠丸：口服，每次 6 g，每日 3 次；儿童酌减；重症加量或遵医嘱。30 天为 1 个疗程，一般连服 2 ～ 3 个疗程，适用于脾虚所致的泄泻。

固本益肠片：口服，每次 8 片，每日 3 次。小儿酌减或遵医嘱。30 天为 1 个疗程，连服 2 ～ 3 个疗程，适用于用于脾肾阳虚所致的泄泻。

结肠宁（灌肠剂）：灌肠用，活血化瘀，清肠止泻。取药膏 5 g，溶于 50 ～ 80 ml 温开水中，放冷至约 37℃时保留灌肠，每天排便后 1 次，4 周为 1 个疗程。

【中医外治法治疗】

1. *中药灌肠* 常用灌肠中药如下。

（1）敛疮生肌类：儿茶、白及、赤石脂、枯矾、炉甘石和诃子等。

（2）活血化瘀和凉血止血类：蒲黄、丹参、三七、地榆、槐花、仙鹤草、血竭、侧柏叶和云南白药等。

（3）清热解毒类：青黛、黄连、黄柏、白头翁、秦皮、败酱草、苦参、金银花、鱼腥草和白蔹等。

（4）其他：石菖蒲、椿根皮、五倍子、锡类散。

2. *针灸* 常用取穴有脾俞、天枢、足三里、大肠俞、气海、关元、太冲、肺俞、神阙、上巨虚、阴陵泉、中脘、丰隆。

3. *中药敷脐或浴足治疗*

（1）主要药物：炮姜 10 g，附子 10 g，肉桂 10 g，花椒 10 g，延胡索 20 g，枳实 10 g，木香 10 g，陈皮 10 g，当归 20 g，丹参 10 g。

（2）方法：适用于非热证的患者，将药物装入布袋后封口，放入 1 000 ml 水中浸泡，大火烧开后改小火煎煮 10 分钟，关火后自然冷却到皮肤可耐受的温度，药袋捞出敷在脐部，外用保鲜膜缠绕包裹，每次热敷 30 分钟；药汤晚睡前浴足 30 分钟，可适当加热以保证温度，增强药物离子的透入作用。

【现代非手术治疗】

1. 活动期治疗 目标是尽快控制炎症，缓解症状；缓解期应继续维持治疗，预防复发。

（1）轻度：可选用柳氮磺吡啶（SASP）制

剂，每日 3 ～ 4 g，分次口服；或用相当剂量的 5-氨基水杨酸（5-ASA）制剂。其剂量基于 5-ASA 摩尔含量计算，SASP1g 相当于美沙拉嗪 0.4 g，巴沙拉嗪 1 g 相当于美沙拉嗪 0.36 g，奥沙拉嗪 1 g 相当于美沙拉嗪 1 g。病变分布于远段结肠者可酌用 SASP 或 5-ASA 栓剂 0.5 ～ 1 g，每日 2 次，5-ASA 灌肠液 1 ～ 2 g 或氢化可的松琥珀酸钠盐灌肠液 100 ～ 200 mg，每晚 1 次保留灌肠，有条件者可用布地奈德（budesonide）2 mg 保留灌肠，每晚 1 次，亦可用中药保留灌肠。

（2）中度：可用上述剂量的水杨酸类制剂治疗，反应不佳者可酌情加量或改口服糖皮质激素，常用泼尼松 30 ～ 40 mg/d。

（3）重度：一般病变范围较广，病情发展较快，需及时处理；给药剂量要足，治疗方法如下：①如患者尚未口服糖皮质激素，可口服泼尼松或泼尼松龙 40 ～ 60 mg/d，观察 7 ～ 10 天，亦可直接静脉给药；已使用糖皮质激素者，应静脉滴注氢化可的松 300 mg/d 或甲泼尼龙 48 mg/d。②肠外应用广谱抗生素控制肠道继发感染，如硝基咪唑、喹诺酮类制剂、氨苄西林或头孢类抗生素等。③应使患者卧床休息，适当输液、补充电解质，以防水盐平衡紊乱。④便血量大、Hb < 90 g/L、持续出血不止者应考虑输血。⑤营养不良、病情较重者可予要素饮食，病情严重者应予肠外营养。⑥静脉糖皮质激素使用 7 ～ 10 天后无效者可考虑给予环孢素 A 2 ～ 4 mg/（kg・d），静脉滴注 7 ～ 10 天；由于药物的免疫抑制作用、肾毒性作用，及其他不良反应，应严格监测血药浓度。因此，从医院监测条件综合考虑，主张该方法在少数医学中心使用；顽固性溃疡性结肠炎亦可考虑其他免疫抑制药，如硫唑嘌呤（AZA）、6-巯基嘌呤（6-MP）等。⑦上述治疗无效者在条件允许单位可采用白细胞洗脱疗法。⑧如上述药物疗效不佳时，应及时请内、外科会诊，确定结肠切除手术的时机和方式。⑨慎用解痉药和止泻药，以避免诱发中毒性巨结肠。⑩密切监测患者的生命体征和腹部体征变化，尽早发现和处理并发症。

2. 缓解期　除初发病例、轻症远段结肠炎患者症状完全缓解后，可停药观察外，所有患者完全缓解后均应继续维持治疗。维持治疗的时间尚无定论，可能是 3 ～ 5 年甚至终身用药，诱导缓解后 6 个月内复发者也应维持治疗。目前已公认糖皮质激素无维持治疗的效果，在症状缓解后应逐渐减量，过渡到用氨基水杨酸维持治疗。SASP 的维持治疗剂量一般为控制发作之半，多用 2 ～ 3 g/d，并同时给予叶酸口服。亦可用与诱导缓解相同剂量的 5-ASA 类药物。6-MP 或硫唑嘌呤等用于上述药物不能维持或对糖皮质激素依赖者。

3. 其他　5-ASA 和免疫抑制药均无效者，应考虑应用新型生物治疗剂，如 TNF-α 单克隆抗体（英夫利昔）。

4. 亦可用益生菌维持治疗。

【手术治疗】

1. 适应证

（1）紧急手术：病情急剧恶化；并发肠穿孔；急性肠扩张；大量出血等内科治疗无效的危重病例。

（2）择期手术：慢性持续型经内科治疗无效者，反复发作者；全大肠炎型者；高龄患者；已经癌变或怀疑癌变的病例；有局部并发症者；有全身性并发症者；因本病而导致发育障碍者。

2. 手术方式　常用的手术方式主要有全大肠切除 + 回肠造口术、全结肠切除 + 回肠直肠吻合术、全结肠切除 + 直肠黏膜切除回肠肛门吻合术 3 种。

炎症性肠病患者需要合理膳食，忌食寒凉、辛辣刺激之品，调畅情志，建立良好的生活习惯；医生需详细介绍病情及疾病发展规律，以解除患者顾虑，提高其依从性，规律服药，从而提高生活质量。

第二节 克罗恩病

克罗恩病（Crohn's disease，CD）也称局限性肠炎、节段性肠炎、肉芽肿性肠炎等，是原因未明的胃肠道慢性炎性肉芽肿性疾病。发病多在15～30岁，可侵及于消化道的任何部分，以回肠末端和右半结肠为多见。病程长，反复发作，难治难愈。临床上以腹痛、腹泻、腹部肿块、瘘管形成和肠梗阻为特点。本病属于中医学“肠痈”的范畴。

【中医病因病机】

多由素体先天禀赋不足，饮食不节，情志所伤或感受毒邪致脾胃失常、肝郁脾虚、气滞血瘀而发，病位在肠，久可累及肝肾。可出现腹痛、腹泻，腹部肿块；脾主肌肉，脾失健运则形体消瘦。

【发病机制】

尚未清楚，但可能与下列因素有关。

1. 感染因素　有研究发现，一部分克罗恩病患者切除的肠段和肠系膜淋巴结中培养出堪萨斯分枝杆菌或副结核分枝杆菌，且此种菌能致动物内脏产生肉芽肿。目前，有学者认为本病发生与肠道共栖菌群的某些产物有关。本学说仍有争议。麻疹病毒是另一个备受关注的病原微生物，妊娠期患过麻疹母亲所生子女本病发病概率增高。一般认为，病原微生物、食物，及其他抗原均可作为本病的促发因素。

2. 遗传因素　大量资料表明，本病患者亲属发病率高于普通人群，而该病患者配偶的发病率并不增高。单卵双胎同胞本病发病率远高于双卵双胎同胞。许多学者认为本病符合多基因病的遗传规律，是许多对等位基因共同作用的结果，在一定环境因素作用下由于遗传易感性而发病。

3. 免疫因素　利用免疫酶标法在病变组织中能发现抗原抗体复合物和补体C3等，其外周血和肠黏膜的T细胞活性增强及免疫反应增高。炎症病变中淋巴细胞、浆细胞、巨噬细胞和肥大细胞增加，同时应用免疫抑制药可缓解病情；而且本病有肠外表现，推测本病可能与免疫因素有关。

【病理变化】

主要是贯穿肠壁各层的增殖性炎变，并侵犯肠系膜和局部淋巴结。病程变化可分为急性炎症期、溃疡形成期、狭窄期和瘘管形成期（穿孔期）；也可分为急性期、亚急性期和慢性期。急性期以肠壁水肿、炎性改变为主，慢性期肠壁增厚、僵硬、受累肠管外形呈管状狭窄、肠管狭窄上端可见肠管扩张，伴穿孔、肠梗阻。典型病理改变有以下4种。

1. 溃疡早期为浅小溃疡，后成纵行或横行的溃疡，深入肠壁的纵行溃疡形成较为典型的裂沟，沿肠系膜侧分布。肠壁可有脓肿形成。

2. 卵石状结节由于黏膜下层水肿和细胞浸润形成小岛凸起，加上溃疡愈合后纤维化和瘢痕的收缩，使黏膜表面似卵石状。

3. 肉芽肿多见于黏膜下层，但肠壁各层及肠系膜，局部淋巴结，甚至肝、骨骼和肌肉均可出现。小的肉芽肿直径＜200μm，肉眼不易发现。肉芽肿由类上皮细胞组成，常伴朗汉斯巨细胞，但无干酪样变，有别于结核病。但肉芽肿并非克罗恩病独有，且20%～30%的病例并无肉芽肿形成。

4. 瘘管和脓肿肠壁的裂沟实质上是贯穿性溃疡，使肠管（段）与肠管（段）、肠管（段）与脏器或组织（如膀胱、阴道、肠系膜或腹膜后组织等）之间发生粘连和脓肿，形成内瘘管。肠管（段）如穿透肠壁、经腹壁或肛门周围组织而通向体外，即形成外瘘管。

【临床表现】

1. 腹痛　约有95%可出现不同程度的腹痛，常为间歇性发作，轻者仅有肠鸣和腹部不适，重者有严重的绞痛。疼痛最常位于下腹部，由进食或肠管运动引起。进食30分钟内出现右下腹痛和3～4小时后再出现发作提示回肠末端病变；疼痛症状是胃－回肠反向的结果，当食糜到达回肠末端时激发再次疼痛。病变侵犯胃和十二指肠时，常有上腹部疼痛，病变在回盲部时，开始常发生在脐周，以后局限于右下腹部。有的突发腹痛，易与急性阑尾炎或肠穿孔混淆。病变侵犯空肠，可表现为上腹痛。肠道运动之前和随后的疼痛提示病变侵犯结肠部位。发生肉芽性脓肿和广泛的肠系膜损害时，可出现背痛。

2. 腹泻　约有92%的病者有腹泻，多为间歇性发作，大便次数与病变范围有关。腹泻每日很少超过4～5次。为软便或稀便，多不含有脓血或黏液，严重的小肠病变可出现水样便或脂肪泻。克罗恩病腹泻的原因很多，多数是不全梗阻的神经肌肉共济失调。相对无蠕动、梗阻的小肠的细菌过度生长可造成胆盐去结合、脂肪吸收不良和腹泻。回肠末端和结肠的炎症、溃疡、影响液体、电解质的重吸收，造成渗出性肠腔积液而出现腹泻。乙直肠受累时可出现大便频繁、肛门里急后重或便秘、排便困难等症状。

3. 恶心、呕吐　病变侵犯胃及十二指肠、空肠、回肠，或形成肠管狭窄引起部分肠梗阻时，可出现恶心、呕吐、腹痛、腹胀等症状。

4. 全身症状　起病隐袭，症状变化不一，早期常无症状，或症状轻微，容易被忽略。所以诊断常被延误数月或数年。体重下降，每天渐消瘦为最常见症状，发生率约为65%。约1/3的患者有低热或中等发热，提示病变处于活动期或有并发症出现。肠道广泛的病变可引起吸收面积减少，腹泻、食欲缺乏可造成营养吸收障碍，从而造成营养不良。表现为消瘦、贫血、低蛋白血症、维生素缺乏、电解质紊乱等。由于钙缺乏，可见骨质疏松、四肢躯干疼痛。幼年及青春前期患者可因营养不良影响生长发育。

5. 肠外表现　肠外表现是该病的一个临床特征。口腔可有鹅口疮样溃疡，黏膜有铺路石样改变。其他伴发多发性关节炎、结膜炎、虹膜睫状体炎、角膜溃疡、结节性红斑、皮肤溃疡、荨麻疹、多形红斑、皮肤和口眼干燥、硬化性胆管炎等、淀粉样变、脂肪肝、肝硬化、肾结石等。

6. 体检　因病变侵犯的部位不同，其体征也不同。

(1) 一般状况：典型的克罗恩病（中度以上）患者可见面色苍白。严重病者有明显消瘦、贫血，儿童与青少年患者生长发育迟缓，部分患者可发现杵状指、肝掌和结节性红斑等。末梢肢体水肿提示体内白蛋白不足。

(2) 腹部压痛：当炎症波及腹膜或有腹腔内脓肿形成时，腹部可有明显压痛，多位于右下腹或脐周部。同时有腹肌紧张。

(3) 腹部包块：以右下腹肿块多见，形状为香肠样，边界不清，一般较为固定。腹块的形成是由于增厚的肠襻因炎症而粘连，或因瘘管、脓肿发生网膜包裹所致。有肠梗阻时常有腹胀，可看到肠型和触及扩张的肠管，有时有肠亢进。

(4) 肛门周围可见溃疡、外口和瘘管：女性克罗恩病患者如有阴道脓性分泌物排出，则提示有直肠阴道瘘的可能。

【常见并发症】

1. 肠梗阻　占25%～30%，有的报道达66%。梗阻的原因与纤维性狭窄、急性炎症水肿有关，少数由于脓肿或粘连包块压迫引起。梗阻部位以回肠多见，结肠较少见。

2. 瘘管形成　是最为常见的并发症，发生率为20%～40%。瘘管可形成肠与肠之间的内瘘，肠肠瘘可无症状或大量的腹泻；也可形成膀胱、阴道、肛周或腰部瘘管。外瘘说明有广泛的肠周围炎，常被认为是手术治疗的指征。约35%并发肛门直肠周围脓肿、瘘管，肛门周围和臀部可有广泛溃疡和肉芽肿性病变，个别患者以肛门瘘管作为克罗恩病的第一个征象。其他还有肛裂、直肠阴道瘘等。

3. 消化道出血　国外报道发生率高达41%，国内为17%～25%。上下消化道均可发生出血，以结肠病变的出血较为多见。少数病例可发生严重出血。长期出血可引起缺铁性贫血。

4. 腹腔脓肿　多为腹腔内脓肿，少数为后腹膜脓肿，有的脓肿发生在实质器官内，好发部位多在相当于末段回肠的右腹；其次是肝曲部位。主要症状为发热和腹痛，可触及有压痛的包块。白细胞增高。B超、CT检查有助于诊断。

5. 穿孔　可在并发中毒性巨结肠的基础上出现，但发生率低。

6. 癌变　克罗恩病癌变发生率，国内外报道为1%～3%，一般认为克罗恩病并发结直肠癌的危险性比溃疡性结肠炎患者小得多，但如考虑到相当的患病时间及病变范围时，则与溃疡性结肠炎并发结肠癌的危险性事实上可能相同。

【辅助检查】

1. 内镜检查

（1）结肠镜检查：是诊断CD最重要的手段，结肠镜检查应达末端回肠。典型CD内镜下肠道表现为：①病变呈跳跃式。病变之间的黏膜基本正常。②病变好发于右半结肠，以回盲部多见：早期口疮样溃疡，病程发展可出现匐行溃疡。溃疡不连续，形态不规则，大小不等。③黏膜隆起。因为黏膜下层高度充血水肿而使黏膜隆起，呈鹅卵石样改变。④多发炎症性息肉。形态与溃疡性结肠炎的炎症性息肉相同，并常伴有纵行溃疡。⑤肠狭窄，狭窄区长短不一。典型者为末端回肠的管型狭窄，狭窄处肠壁弥漫性增厚，呈水管状。

（2）胶囊内镜：胶囊内镜与其他检查比较的优点是非侵袭性、无痛舒适。可以直接观察到整个小肠表面的黏膜病变、部位，及病变范围。胶囊内镜扩展了传统内镜的视野范围，能发现传统内镜及放射学检查可能遗漏的小肠病变，在发现小肠病变，特别是早期损害及黏膜表面的病变意义重大。胶囊内镜在发现小肠病变上比MR或CT的敏感性要高，但其在超过10%的健康者中亦可发现黏膜中断及糜烂。因此，胶囊内镜并不能作为CD诊断的独立依据。

（3）小肠镜：目前主要有双气囊小肠镜及单气囊小肠镜。双气囊肠镜（DBE）比放射学检查在发现小肠病变上具有更高的敏感性，其最主要的优势是可以取活检及采取一些治疗措施。DBE检查并发症发生率高。单气囊小肠镜（SBE）具有观察范围大、图像清晰、视野控制自如等优点。但最近德国学者对比DBE与SBE的一项前瞻性研究显示，SBE除在术前准备时间及经口进镜操作时间上较DBE有优势外，在完成全小肠检查率方面仍劣于DBE。

（4）超声内镜：有助于确定病变的范围和深度，发现腹腔内肿块或脓肿。

（5）如有上消化道症状，应行胃镜检查。

2. 影像学检查

（1）小肠钡剂造影检查：活动期CD可见小肠黏膜皱襞粗乱、裂隙状、带状或纵行溃疡、鹅卵石症、假息肉、多发性狭窄、瘘管形成等X线征象，病变呈节段性分布。由于病变肠段激惹及痉挛，钡剂很快通过而不停留该处，称为跳跃征；钡剂通过迅速而遗留一细线状影，称为线样征。该征亦可能由肠腔严重狭窄所致。由于肠壁深层水肿，可见填充钡剂的肠襻分离，但其不能很好地显示肠壁的受累程度及肠外并发症。

（2）腹部超声：超声检查可发现肿大的淋巴结、脓肿、结节，甚至瘘管。由于其具有无创、可多维观察病灶、简便易行和价格低廉的特点，在克罗恩病这一需终身随访、多次复查的疾病中的诊断价值及优势明显。欧洲和北美国家已把超声检查纳入为克罗恩病的常规检查，并作为克罗恩病首选的筛查和随访手段。常规超声及口服造影剂超声造影诊断克罗恩病的敏感性分别为91.4%和96.1%，而对肠道狭窄病变的诊断敏感性则分别为74%和89%。超声检查的缺点是结果判断带有一定的主观性，采用计算机软件对观察结果进行定量处理可望提高对克罗恩病活动性判断的准确性。

（3）腹部CT：多层螺旋CT扫描速度快，肠腔蠕动和呼吸运动伪影的影响小，重建和后处理功能提高了CT在肠道病变的诊断作用。有报道螺旋CT诊断克罗恩病敏感性和特异性分别达到94%和95%。CTE通过口服对比剂，使肠管充分充盈扩张，然后进行多层螺旋CT扫描，进一步提高了对小肠病变的诊断能力，这不仅可以显示肠腔黏膜病变，对肠壁厚度进行测量，还可以显示肠壁及肠腔外病变，发现内镜难以发现的瘘管、脓肿等。静脉内注射对比剂后肠壁的分层强化可以区分水肿和炎症活动。木梳征提示肠腔周围的充血和肠壁的炎症。

（4）磁共振显像术（MRI）：能显示组织不同层次的平面图和准确的解剖位置。有报道如用过氟辛溴，则可更有效地标记出肠道，增加肠壁可视性的清晰度。MRI还可显露肛门括约肌内的瘘管。

3. 病理组织学检查

（1）黏膜活检：内镜下取活检最好包括炎症和非炎症区域，以确定炎症是否节段性分布。病变部位较典型的改变有：①非干酪性肉芽肿；②阿弗他溃疡；③裂隙状溃疡；④固有膜慢性炎性细胞浸润、腺窝底部和黏膜下层淋巴细胞聚集；⑤黏膜下层增宽；⑥淋巴管扩张；⑦神经节炎；⑧隐窝结构大多正常，杯状细胞不减少等。非干酪性肉芽肿是诊断CD的主要标准之一。但活检标本中该病变发现率仅为15%～36%。

（2）手术切除标本：大体标本中可见肠管局限性病变、节段性损害、鹅卵石样外观、肠腔狭窄、肠壁僵硬等特征。病变肠段镜下可见穿壁性炎症、肠壁水肿、纤维化，及系膜脂肪包绕等改变，局部淋巴结亦可有肉芽肿形成。手术切除标本中肉芽肿病变发现率达40%～60%。

4. 实验室检查　目前没有特异的实验室检查项目。

（1）血液检查：白细胞、血小板计数，及急性反应性蛋白增加（如C反应蛋白、高敏C反应蛋白），提示疾病活动明显。初发克罗恩病患者中超过95%的患者可出现炎症活动指标的异常。C反应蛋白与克罗恩病活动性密切相关。ESR对克罗恩病疾病活动性判断准确度较低，但其与结肠病变的相关性优于回肠病变。由炎症活动引起的血小板计数升高需密切关注。血小板血栓并发症可发生于1%～6%的炎症性肠病患者，且多为深静脉血栓（>60%）。疾病持续性活动的克罗恩病患者常有贫血，且贫血的程度和炎症活动相关。此外，尚需定期查肝功能及胆汁淤积指标（碱性磷酸酶、γ-谷氨酰基转移酶，胆红素）。低蛋白血症和低白蛋白血症提示严重的蛋白丢失或吸收不良。维生素和微量元素水平的评估只用于并发症的鉴别诊断。慢性腹泻患者还需评估甲状腺功能。

（2）粪便检查：病原体包括细菌、病毒、寄生虫及其虫卵，以及艰难梭菌毒素的检测对鉴别CD和感染性肠炎是必需的。

【诊断要点】

1. 临床表现　慢性起病、反复发作的右下腹或脐周腹痛、腹泻，可伴有腹部肿块、梗阻、肠瘘、肛门病变和反复口腔溃疡，以及发热、贫血、体重下降、发育迟缓等全身症状。阳性家族史有助于诊断。

2. 影像学检查　胃肠钡剂造影，必要时结合钡剂灌肠。可见多发性、跳跃性病变，呈节段性炎症伴僵硬、狭窄、裂隙状溃疡、瘘管、假息肉，及鹅卵石样改变等。腹部超声、CT、MRI可显示肠壁增厚、腹腔或盆腔脓肿、包块等。

3. 肠镜检查　结肠镜应达末段回肠。可见节段性、非对称性的黏膜炎症、纵行或阿弗他溃疡、鹅卵石样改变，可有肠腔狭窄和肠壁僵硬等。胶囊内镜对发现小肠病变，特别是早期损害意义重大。双气囊小肠镜更可取活检助诊。如有上消化道症状，应行胃镜检查。超声内镜有助于确定病变的范围和深度，发现腹腔内肿块或脓肿。

4. 黏膜组织学检查　内镜活检最好包括炎症与非炎症区域，以确定炎症是否节段性分布；每个有病变的部位至少取两块组织，注意病变的局限或片状分布。病变部位较典型的改变有：①非干酪性肉芽肿；②阿弗他溃疡；③裂隙状溃疡；④固有膜慢性炎性细胞浸润、腺窝底部和黏膜下层淋巴细胞聚集；⑤黏膜下层增宽；⑥淋巴管扩张；⑦神经节炎；⑧隐窝结构大多正常，杯状细胞不减少等。

5. 病理标本　可见肠管局限性病变、节段性损害、鹅卵石样外观、肠腔狭窄、肠壁僵硬等特征。除上述病变外，病变肠段镜下更可见穿壁性炎症、肠壁水肿、纤维化，及系膜脂肪包绕等改变，局部淋巴结亦可有肉芽肿形成。

【诊断标准】 在排除肠结核、阿米巴痢疾、耶尔森菌感染等慢性肠道感染、肠道淋巴瘤、憩室炎、缺血性肠炎、贝赫切特综合征，及溃疡性结肠炎等基础上，可按下列标准诊断。

1. 具备上述临床表现者可临床疑诊，安排进一步检查。

2. 同时具备上述条件“1”和“2”或“3”之一特征者，临床可拟诊为本病。

3. 如再加上“4”或“5”病理组织检查，发现非干酪性肉芽肿和其他 1 项典型表现或无肉芽肿而具备上述 3 项典型组织学改变者，可以确诊，即强调临床拟诊，病理确诊。

4. 在排除上述疾病之后，亦可按世界卫生组织（WHO）结合临床表现、X 线、内镜和病理检查结果推荐的 6 个诊断要点进行诊断（表 23-3）。不过由于这些条件在临床上难以满足，使该诊断标准应用受限。

5. 初发病例、临床表现和影像或内镜检查及活检难以确诊时，应随访观察 3 ～ 6 个月。如与肠结核混淆不清者应按肠结核做诊断性治疗 4 ～ 8 周，以观疗效。

【诊断内容】 克罗恩病诊断成立后，诊断内容应包括临床类型，严重程度（活动性、严重度），病变范围，肠外表现和并发症，以利于全面估计病情和预后，制订治疗方案。

1. 临床类型　可参考疾病的主要临床表现做出。按 2005 年蒙特利尔世界胃肠病大会克罗恩病分类中的疾病行为分型，可分为狭窄型、穿通型和非狭窄非穿通型（炎症型）。各型可有交叉或互相转化，这涉及治疗方案的选择。

2. 严重程度　严重程度与活动性均反映克罗恩病的严重程度，常合并使用。克罗恩病的严重程度可参考临床表现做出判断：无全身症状、腹部压痛、包块和梗阻者为轻度；明显腹痛、腹泻、全身症状和并发症为重度；介于其间者为中度。克罗恩病活动指数（CDAI）可正确估计病情和评价疗效。临床上采用 Harvey 和 Bradshow 标准（简化 CDAI），较为简便实用（表 23-4）。

除分为活动期和缓解期外，临床通常所说的慢性活动性克罗恩病或顽固性克罗恩病是指诱导或维持缓解治疗失败者。Best CDAI 在国际上广泛应用于临床科研，根据腹痛、腹泻、腹块等 8 个变量，通过 1 周的观察计分，乘以规定的权重，求得各自的分值，8 项分值之和为总分。CDAI ＜ 150 分为缓解期，≥ 150 分为活动期；150 ～ 220 分为轻度，221 ～ 450 分为中度，＞ 450 分为重度，见表 23-5。

表 23-3　WHO 推荐的克罗恩病诊断要点

病变特点	临床表现	X 线	内镜	活检	切除标本
①非连续性或节段性病变		+	+		+
②铺路石样表现或纵行溃疡		+	+		+
③全壁性炎症病变	+（腹块）	+（狭窄）	+（狭窄）		+
④非干酪性肉芽肿				+	+
⑤裂沟、瘘管	+	+			+
⑥肛门部病变	+			+	+

注：具有诊断要点①②③者为疑诊，再加上④⑤⑥ 3 项中之任何一项可确诊；有第④项者，只要加上①②③ 3 项中之任何两项亦可确诊

表 23-4 简化 CDAI 计算法

临床表现	0 分	1 分	2 分	3 分	4 分
一般情况	良好	稍差	差	不良	极差
腹痛	无	轻	中	重	–
腹块	无	可疑	确定	伴有触痛	–
腹泻	稀便每日 1 次记 1 分				
并发症	每种症状记 1 分				

注：≤ 4 分为缓解期；5 ～ 8 分为中度活动期；≥ 9 分为重度活动期；CDAI. 克罗恩病活动指数；并发症包括关节痛、虹膜炎、结节性红斑、坏疽性脓皮病、阿弗他溃疡、裂沟、新瘘管和脓肿等

表 23-5 Best CDAI 计算法

变　量	权重
稀便次数（1 周）	2
腹痛天数（1 周总评，0 ～ 3 分）	5
一般情况（1 周总评，0 ～ 4 分）	7
肠外表现与并发症（1 项 1 分）	20
阿片类止泻药（0、1 分）	30
腹部包块（可疑 2 分，肯定 5 分）	10
血细胞比容降低值（正常：男 0.47，女 0.42）	6
100 ×（1 －体重 / 标准体重）	1

注：CDAI. 克罗恩病活动指数；总分为各分值之和；血细胞比容正常低限可参照我国标准：男 0.42，女 0.37

3. 病变范围　病变部位和范围参考影像学和内镜检查结果确定，分为小肠型、结肠型、回结肠型 3 型。此外，如消化道其他部分受累，亦应注明。如果受累范围＞ 100 cm 者则属广泛性。

4. 肠外表现和并发症　肠外表现可有口、眼、关节、皮肤、泌尿和肝胆等系统受累；并发症可有肠梗阻、瘘管、炎性包块或脓肿、出血、肠穿孔等。

【鉴别诊断】

1. 小肠及回盲部疾病

（1）急性阑尾炎：克罗恩病急性发作时，易与急性阑尾炎发生混淆，尤其是青年患者伴有右下腹反跳痛及白细胞升高者，但急性阑尾炎很少发生腹泻，发病急，有发热。腹部 CT 扫描有助于两者的鉴别。如病情重，症状和体征明显，可行剖腹手术探查证实。

（2）耶尔森肠炎菌感染：可引起急性或亚急性肠系膜淋巴结肠炎，并可产生腹泻、腹痛，及发热等症状。细菌培养有助于做出诊断。

（3）肠结核：肠结核是由于结核分枝杆菌感染引起的肠道慢性炎症。肠结核好发于回盲部，与克罗恩病不易鉴别，X 线表现也很相似。患者常伴有腹泻，黏液便呈糊状，可间有便秘与腹泻交替出现。多有其他如肺部等结核灶。患者常有结核毒血症，如午后低热，不规则热，伴有盗汗、消瘦、苍白等。痰菌阴性而粪便中找到结核菌有重要诊断意义。抗结核治疗有助于明确诊断。增生性肠结核有时需行剖腹探查才能确诊。

（4）小肠淋巴瘤：临床表现相似，但腹泻、腹痛、发热、体重下降更为明显，病程进展快，肿块坚实，小肠弥漫性结节，但无节段性狭窄多提示为淋巴瘤。可伴有浅表淋巴结和肺门淋巴结大及肝、脾明显肿大。小肠活检有助于诊断。

（5）十二指肠溃疡：十二指肠克罗恩病腹痛比十二指肠溃疡更为持久，或有餐后腹痛特点及肠梗阻症状。内镜检查及活检有助于诊断。制酸剂对十二指肠溃疡有效，而对克罗恩病则无效。

（6）非肉芽肿性溃疡性空肠回肠炎：腹泻、腹痛；体重下降，吸收不良和低蛋白血症明显。小肠镜活检有助于确诊。

2. 结肠疾病

（1）慢性溃疡性结肠炎：见表 23-6。

表 23-6　克罗恩病与肠结核、溃疡性结肠炎和缺血性结肠炎鉴别要点

鉴别要点	克罗恩病	肠结核	溃疡性结肠炎	缺血性结肠炎
临床表现	常缓慢发作，中毒症状轻微，发作性腹泻、腹痛、腹部不适。好发于青壮年；常有肛门病变	慢性发作，中毒症状轻微，常有腹泻、便秘交替发热。好发于青年人，50岁以上少。大便结核菌培养或动物接种阳性	慢性或急性发作，反复发作经久不愈，为黏液脓血便或便鲜血。50岁以上者＜10%。内镜检查常有阳性发现	常呈急性发作性下腹痛，有下痢现象及血性腹泻，中毒症状轻严重。常有心血管等疾病。在80%以上
体征	右下腹常可触及包块和压痛，可有杵状指	右下腹压痛，或可扪及包块	左下腹压痛为主，可扪及增粗之结肠、乙状结肠	下腹部压痛，可扪及包块
并发症	常见瘘管、脓肿、梗阻及穿孔等，很少并发中毒性巨结肠	少见	常有贫血，肝大、关节炎、毒性巨结肠等。10年后癌变率较高	出血、穿孔
X线表现	多见回盲末端或右侧结肠受累，病变呈跳跃节段性，有时发现有瘘管	病变常累及回肠及盲肠或升结肠	左侧结肠受累为主，结肠袋变浅、消失，甚至呈膜蜡管状，肠壁呈锯齿状狭窄、痉挛、也可有假息肉	结肠积气，黏膜肿胀，肠壁锯齿状，管腔有纺线状狭窄，有假性憩室，黏膜肿胀处有指压征
病理特点	肠壁呈节段性不规则增厚有溃疡和裂沟，伴有卵石样水肿黏膜，黏膜下层比黏膜层变化重，肠壁及淋巴管梗阻而扩张，肠壁及系膜均增厚	病灶区多淋巴滤泡，白黄色，呈干酪变，如溃疡形成，周围组织同样有粘连，病变主要在黏膜下层和浆膜层	肠壁充血、水肿、出血、糜烂、溃疡形成，时假息肉形成，病变主要累及黏膜，但可深达肌层	病理改变与缺血程度有关，局灶坏死境界鲜明，黏膜下有梗死，并可有肉芽组织纤维增生，小动脉管壁肥厚，闭塞或血栓

（2）结、直肠结核：均有腹痛、腹泻、便血等症状，但肠结核有结核病接触史。常伴有低热、贫血、右下腹回盲部压痛。X线回盲部有激惹征，增生型可见右下腹有肿块的充盈缺损，结肠镜至回盲部可见结核病变，活检可确诊。

（3）缺血性结肠炎：为血管供血障碍所致，多见于50岁以上老年人。起病急骤，多先有腹痛，继之腹泻便血。病程为急性经过。结肠镜或钡灌造影有助于诊断。

（4）阿米巴肠病：大便或结肠镜下活检查到阿米巴原虫可确诊。据报道血凝试验是诊断阿巴肠炎的有用办法。

（5）结肠淋巴瘤：通过肠镜及其活检一般可确诊断。

（6）放射性结肠炎：与放射部位一致，病变程度与放射量有关。

【中医辨证施治】

1. *初起*

主证：腹痛两侧，大便秘涩，里急后重，舌质微红，舌苔黄腻，脉象迟紧。

治则：通腹泻热，活血解毒，利湿散结，消肿祛痈（消法）。

方药：大黄牡丹汤《伤寒论》加减。

2. *成脓*

主证：脘腹胀满，嗳气频繁，便次增多，便有脓血，舌质微红，舌苔薄白，脉象滑数；或形寒肢冷，脘腹胀满，少腹隐痛，便次增多，黏液脓血，舌红苔白，脉象沉细。

治则：辛开苦降，平调寒热，补中健脾（透托或补托）。

方药：乌梅丸（《伤寒论》）加减。

3. 溃后

主证：面色苍白，少气懒言，乏力纳呆，便次不多，脓血减少，舌淡苔白，脉象细弱。

治则：滋阴养血，补气温阳（补法）。

方药：七贤散（《外科正宗》）加减。

【中医外治疗法】

1. 中药保留灌肠　以黄连、苍术、苦参、槐花、大黄等药物水煎后保留灌肠，有一定疗效。辨证方药加锡类散、青黛散等保留灌肠，每日2～3次。

2. 中药熏洗　肛周克罗恩病可以用苦参汤等熏洗，每日2～3次。

【现代非手术治疗】　克罗恩病目前尚无完全治愈的有效方法，部分患者有自然缓解趋向。本病除了内科或必要的外科治疗外，需给予包括心理治疗在内的全身支持疗法。此外，应注意补充营养，预防并发症的发生。与肠结核混淆不清时，应按肠结核做诊断性治疗1～3个月，拟诊者，可按CD的原则处理，但对使用类固醇激素或手术治要十分慎重。

1. 一般治疗　①病变活动期应住院治疗；②饮食尽量少渣，多食高热量、易消化、富含维生素、低脂肪及适量蛋白质的食物，避免辛辣刺激之品；③病情较重者应卧床休息，较轻者则要注意劳逸结合，适当增加休息时间；④加强支持疗法，贫血明显者适量输血，低蛋白血症给予补充白蛋白。必要时给予复方氨基酸、要素饮食或静脉内全营养（TPN）。

2. 对症处理　腹痛者可用甲溴贝那替秦（10 mg，3次/天）、阿托品或山莨菪碱等，腹泻者可用苯乙定（2 mg，3次/天）或洛哌丁胺（2～4 mg，3次/天），或酌用磷酸可待因（15 mg，3次/天）解痉、镇痛、止泻和控制继发感染等，以缓解症状。

3. 适当补充维生素和微量元素　可肌内注射各种B族维生素（特别是维生素 B_{12}）、维生素K、维生素D、维生素A等。

4. 水杨酸盐类药物

（1）柳氮磺吡啶（SASP）：是目前治疗炎症性肠病最常用的药物，尤其是小肠型。初治剂量0.5 g，4次/天，口服，每隔2～3天增加1 g，每日总量一般为3～6 g。待病情缓解后减量，以1.5～2 g/d维持，持续4～6周后停药。

（2）5-氨基水杨酸（5-ASA）：每日1.2～2.4 g，分次口服。

（3）颇得斯安缓释片：含纯美沙拉嗪微囊制成的缓释片。主要成分为美沙拉嗪，即5-氨基水杨酸。本品对肠壁炎症有显著作用，对发炎的结缔组织效用尤佳。急性发作期每次1 g，每日4次；维持治疗每次500 mg，每日3次。

5. 糖皮质激素　一般适用于SASP类药物治疗无效、重症急性发作期或暴发型病例肠外表现如关节炎、皮肤病及结节性红斑、术后复发等。首选泼尼松40～80 mg，3次/天口服。也可用促皮质素（ACTH）25～75 U/d，每日或隔日1次静脉滴注。待症状缓解后，依据病情逐渐减量，6～8周停药。

6. 免疫抑制药　有学者认为免疫抑制药对于克罗恩病的治疗作用较溃疡性结肠炎重要，对类固醇激素与水杨酸类药物无效者，应尽早使用6-巯基嘌呤（6-MP）或硫唑嘌呤，也可试用甲氨蝶呤、环孢素等。6-MP使用指征为类固醇激素产生毒性，激素依赖；瘘（肛瘘、肠外瘘、肠内瘘）既往行肠切除的复发克罗恩病患者，为避免手术为目的的治疗。

7. 抗生素　甲硝唑和喹诺酮类抗生素对重度、结肠型或回结肠型克罗恩病、并发瘘管的克罗恩病患者有一定治疗作用，但一般不用于小肠型克罗恩病及缓解期克罗恩病的维持治疗。

8. 生物制剂　生物治疗制剂主要有炎症细胞因子抗体和白细胞黏附分子抗体。肿瘤坏死因子（tumor necrosis factor α，TNF-α）是人体内一种自然产生的细胞因子，会参与正常的炎症反应。目前治疗IBD的抗TNF制剂主要有3种：英夫利昔单抗（infliximab）、阿达木单抗（adalimuma，D2E7）和聚二醇化西他丽珠单抗

(certolizumab，CDP-870)。英夫利西单抗适用于难治性和急性中重度活动期 CD 的诱导缓解，也可用于治疗儿童 CD 患者。诱导缓解治疗的用法：在第 1、2、6 周，以 5 mg/kg 的剂量静脉滴注 1 次。以后每隔 8 周给予相同剂量维持治疗。研究证实，中至重度的克罗恩病患者如果在发病中注射英夫利昔单克隆抗体，能有效抑制其体内过多的肿瘤坏死因子，大大减轻其病情；能有效促进瘘管性克罗恩病如肛瘘、直肠阴道瘘等瘘管的愈合，降低复发率。目前英夫利昔单抗治疗 CD 的短期疗效已得到了肯定。用于 CD 的长期治疗疗效尚可，但仍有争议。

9. 微生态制剂　如双歧杆菌制剂和地衣芽胞杆菌制剂，个别患者在缓解腹泻、腹痛等症状上有效。

10. 局部用药

(1) 左半结肠局部用琥珀酸氢化可的松 100 mg 药液溶于 200 ml 生理盐水中保留灌肠，每日 1 ~ 2 次，好转后减量。

(2) 6- 甲基泼尼松 48 mg/d，后逐渐减量 12 mg/d 共 6 周，以后维持量 8 mg/d，用药约 2 年。

(3) 氢化可的松 50 ~ 100 mg，或与 SASP 或与适量普鲁卡因联合灌肠，10 ~ 15 天为 1 个疗程。

(4) SASP 栓剂 1 g，每日 2 次塞肛。

(5) 美沙拉嗪栓剂，500 mg，每日 2 次，塞肛。

【手术治疗】

外科手术指征与时机需要严格掌握，主要用于致命性并发症、癌变、解除梗阻、治疗腹腔内化脓性并发症及顽固性克罗恩病、生活质量极差者。应按患者情况、病变部位、侵犯范围和并发症的性质，选择手术方法。但外科手术不是克罗恩病的根治性措施。

1. 手术指征

(1) 急性肠穿孔引起腹膜炎急需症手术。

(2) 中毒性巨结肠需积极手术治疗。

(3) 大出血经积极治疗后仍继续大出血的，做全结肠切除和直肠切除术。

(4) 慢性肠穿孔形成腹腔脓肿。

(5) 肠外瘘和腹壁肠瘘。

(6) 肠狭窄和肠梗阻。

(7) 长期药物治疗无效或急性加重。

(8) 手术后复发。

(9) 儿童和青年发育迟缓。

2. 常用术式

(1) 部分结肠切除吻合术：①右侧结肠部分切除、回结肠吻合术，适用于回盲部和升结肠克罗恩病；②横结肠切除吻合术，适用横结肠克罗恩病；③乙状结肠切除术，适用于乙状结肠克罗恩病。

(2) 全结肠切除术：结肠病变广泛不能做部分切除吻合，直肠无病变、膨胀性好、肛门括约肌功能良好、肛门部无感染及瘘管、回肠病变不严重的患者，适用这种手术。手术方式分为一期吻合术和二期手术。①全结肠切除一期吻合术，无中毒结肠炎、腹内无感染、营养不良或不显著的患者，一期手术是安全手术；②二期手术适用于腹内有感染、营养不良显著的患者。

(3) 全结肠直肠切除、回肠造口术：大肠克罗恩病侵犯结肠、直肠、肛管和肛门部的患者适用于全结肠直肠切除和永久性回肠造口术。

(4) 回肠襻状造口、横结肠喷口造口术：对于患中毒性巨结肠、全身极度衰竭，急需减压，以挽救生命为目的的患者做这种手术。

(5) 腹会阴联合切除、结肠造口术：适用于直肠、肛门部和乙状结肠的克罗恩病。

(6) 肛周克罗恩病手术：肛周脓肿切开引流术，一旦发现肛周脓肿，应及时切开引流。低位肛瘘行切开引流术，高位肛瘘行挂线术，多采用非切割挂线。回肠、结肠造口术对肛周克罗恩病治疗有效。如形成肛裂、肛周皮赘、肛门直肠狭窄等时，可采用部分对症治疗等。

【预防调摄】

炎症性肠病患者需要合理膳食，忌食寒凉、辛辣刺激之品，调畅情志，建立良好的生活习惯；医生需详细介绍病情及疾病发展规律，以解除患者顾虑，提高其依从性，规律服药，从而提高生活质量。

【笔者体会】

张燕生教授治疗炎症性肠病临床经验如下。

1. 炎症性肠病应属于中医学肠痈范畴　一般认为，中国古代医籍中没有与炎症性肠病相对应的病名，而是根据其便次多、黏液脓血便等临床表现，将其归属于“泄泻”“飧泻”“久痢”“肠澼”等范畴，虽描述症状相似，但有些牵强，易与传染性疾病混淆；而“肠痈”一名被大家习惯认为特指阑尾感染一病，实则在古医籍中都大量记载有肠痈一病，如《素问·厥论》云：“少阳厥逆，机关不利，机关不利者，腰不可以行，项不可以顾，发肠痈，不可治，惊者死。”张仲景在《金匮要略》中明确提出了肠痈发生的部位即：“肠内痈脓。”《刘涓子鬼遗方·木占斯方》补充了“肠痈”的症状，指出：“病在上者当吐，在下者当下脓血，此谓肠痈之属也。”《杂病广要·肠痈》：“肠痈者，肠内生痈也，大肠小肠皆有之”。《诸病源侯论·痈疽病诸候·肠痈候》云：“大便脓血，似赤白下，而寮（实）非者，是肠痈也。”《医宗金鉴·外科心法要诀》内痈部之大小肠痈篇中记载：“腹濡而痛，少腹急胀，时时下脓者，毒未解也……。”这些描述与炎症性肠病症状十分相符。《医学衷中参西录》：“肠中脂膜腐败，由腐败而至于溃烂，是以纯下血水杂以脂膜，即西人所谓肠溃疡也。”现代医学研究溃疡性结肠炎肠黏膜病理改变为肠腺隐窝深处有小脓肿形成，即“隐窝脓肿”，继而发生坏死形成溃疡。这与中医外科所讲“痈”之初起、成脓、溃破的发病过程是一致的。“痈”有外痈与内痈之别，发生在体表皮肤的化脓性疾病为外痈，发生在脏腑的化脓性疾病为内痈，如肺痈、肠痈。故炎症性肠病可归中医外科“肠痈”之属，可从中医外科思路，根据疾病的不同阶段，运用消、托、补的分期治疗原则来辨证论治。

2. 根据古代医家对于肠痈病机的记载，总结炎症性肠病的中医病因病机　《诸病源候论·痈疽病诸候·肠痈候》：“肠痈者……血气蕴积，结聚成痈。”《丹溪心法·痈疽八十五》：“肠痈，大肠有痰积死血流注。”《外科正宗·肠痈论》：“夫肠痈者，皆湿热、瘀血流入小肠而成也。”《杂病广要·肠痈》：“肠痈者，肠内生痈也，大肠小肠皆有之，大抵得之不节饮食，不适寒温，或积垢瘀凝，或败血留滞，壅塞不行，久郁化热，久热腐脓，而痈斯成矣。”《医学衷中参西录》“肠中脂膜腐败，由腐败而至于溃烂，是以纯下血水杂以脂膜，即西人所谓肠溃疡也”。总结出炎症性肠病因病机为外感六淫，情志失调，饮食内伤，思虑过度等所致正气不足，寒湿内蕴，肠络瘀滞，日久化热，化腐生脓，肠痈得生。

3. 诊断　根据临床症状、实验室检查及辅助检查，参考溃疡性结肠炎、克罗恩病的现代医学诊断诊疗共识进行诊断分型[参考2012年中华医学会消化病学分会炎症性肠病学组制订的炎症性肠病诊断与治疗的共识意见（2012年·广州）]。

4. 治疗原则　缓解期、活动期轻至中度建议使用中药内服或合并中药保留灌肠、针刺、艾灸、帖敷等；活动期重度建议使用支持疗法+激素。必要时行手术治疗。中药内治在遵循整体观念进行辨证施治基础上，合理运用“消”“托”“补”三大治疗原则。张燕生教授根据炎症性肠病中溃疡性结肠炎以慢性复发型和慢性持续型发病率最高，克罗恩病以狭窄型、穿透型发病率较高和均以轻、中度、活动期为常见特点，此阶段的临床表现多符合中医外科的成脓型（后期），因此强调在“托法”治疗中注重“补托”，即“温中化瘀”的运用。如能运用得当，方能较快稳定病情，达到缓解期限延长的目的。

5. 中医辨证施治

（1）初起

主证：腹痛两侧，大便秘涩，里急后重，舌质微红，舌苔黄腻，脉象迟紧。

治则：通腹泻热，活血解毒，利湿散结，消肿祛痈（消法）。

方药：大黄牡丹汤（《伤寒论》）加减。

（2）成脓

主证：脘腹胀满，嗳气频繁，便次增多，便有脓血，舌质微红，舌苔薄白，脉象滑数；或形寒肢冷，脘腹胀满，少腹隐痛，便次增多，黏液脓血，舌红苔白，脉象沉细。

治则：辛开苦降，平调寒热，补中健脾（透托或补托）。

方药：乌梅丸（《伤寒论》）加减。

（3）溃后

主证：面色苍白，少气懒言，乏力纳呆，便次不多，脓血减少，舌淡苔白，脉象细弱。

治则：滋阴养血，补气温阳（补法）。

方药：七贤散（《外科正宗》）加减。

随症加减：腹满胁胀加苏梗、佛手。肠鸣辘辘加葶苈子。腹痛隐隐加元胡、川楝子、蜈蚣。少腹胀满加吴茱萸、荜茇。脓血便以黏液为主加败酱草、马齿苋、冬瓜皮、苍术。脓血便以血为主加仙鹤草、生地榆。脓血均等者加败酱草、马齿苋、仙鹤草、生地榆、茜草或茜草炭、地榆炭、棕榈炭。便中黏液为主者，可以用石菖蒲。方中还必加川芎、刘寄奴、三七、水蛭。

6. 预防调摄　炎症性肠病患者需要合理膳食，忌食寒凉、辛辣刺激之品，调畅情志，建立良好的生活习惯；医者需详细介绍病情及疾病发展规律，以解除患者顾虑，提高其依从性，规律服药，从而提高生活质量。

【典型医案】　刘某，男，38 岁。间断腹痛腹泻伴有黏液血便 1 年余。

病史：大便 7～9 次 / 天，腹痛，便后痛减，症状时轻时重，曾间断口服 5- 氨基水杨酸药物。

辅助检查：电子肠镜检查报告（2015 年 12 月 12 日）：顺利进镜至回肠末段，回肠黏膜未见异常，回盲瓣开口呈唇形，阑尾开口处黏膜充血水肿，未见糜烂及溃疡。盲肠，升、横、降及乙状结肠黏膜充血水肿，广泛点片状糜烂及浅溃疡，表面覆脓性分泌物，以横、降及乙状结肠为重，未见异常隆起，血管影模糊不清。直肠黏膜充血水肿，散在点状糜烂，未见溃疡及肿物。于横、降及乙状结肠各取一块做病理检测。

病理报告：（横结肠）黏膜重度慢性活动性炎，可见隐窝脓肿形成，符合溃疡性结肠炎改变。（降结肠）黏膜重度慢性活动性炎，可见隐窝脓肿形成，符合溃疡性结肠炎改变。（乙状结肠）黏膜轻度慢性活动性炎。

实验室检查：血小板、红细胞沉降率、CRP 值均升高，便常规 + 潜血阳性，大便细菌培养阴性。

四诊要点：腹痛腹胀，腹泻，便后痛减，黏液脓血便，无其他不适。舌淡苔黄腻，脉沉细。

诊断：①中医，肠痈（成脓）；②西医，慢性非特异性溃疡性结肠炎（全结肠、重度、活动期）。

治则：补托（辛开苦降，平调寒热，活血化瘀）。

方药：

乌梅 9 g　细辛 9 g　肉桂 9 g　附子 30g
黄连 4 g　黄柏 6 g　当归 9 g　花椒 12 g
干姜 12 g　苏梗 9 g　党参 12 g　元胡 9 g
水蛭 6 g　蜈蚣 2 条　吴茱萸 4 g　川楝子 9 g
马齿苋 20 g　茜草炭 15 g　苍术 20 g

14 幅药后症状明显缓解，大便 2～3 次 / 天，无黏液脓血，无腹痛腹胀。

持续辨证施治近 2 年后，大便 1 次 / 天，无黏液脓血，无腹痛。实验室检查：无异常。

辅助检查：电子结肠镜检查报告（2017 年 9 月 22 日）：寻腔进镜，顺利到达回肠末端，回肠末端黏膜光滑，回盲部可见回盲瓣及阑尾开口，阑尾口周围黏膜充血、水肿、点状糜烂。退镜观察，肠腔通畅，升结肠、横结肠、降结肠、乙状结肠、直肠黏膜表面光滑，血管走形清晰，未见溃疡、息肉及肿物。分别于距肛缘 40 cm、5 cm 处各取一块送病理检查，创面喷洒血凝酶后未见出血。病理报告：（盲肠）大致正常肠黏膜。（距肛门 40 cm）黏膜轻度慢性炎，无隐窝结构紊乱。距肛门 5 cm 的黏膜轻度慢性炎伴有糜烂，无隐窝结构紊乱。

第 24 章 便　秘

第一节 概　述

便秘是一个较为复杂的概念，不同的患者、不同的医生对其的认识有所不同，目前，尚无一个确切的定义。从字义上来讲，便，是指排便，秘，应读为“bi”，同“闭”，意为闭塞不通。《辞海》对便秘的定义是排便次数减少，粪便干燥。《现代汉语词典》中对“便秘”的解释是“粪便干燥，大便困难而次数少的症状，也作便闭”。所以说便秘应该包括 3 个含义，大便次数少、大便干结，排便困难。排便次数少是指少于 3 天 1 次；大便干结参照 Bristol 粪便类型图的 1 型和 2 型；排便困难指排便费力，每次排便时间延长，超过 5 分钟，有时需用协助排便，如用开塞露、灌肠、洗肠和用手或器具抠出。如有以上任何一个表现均可称之为便秘，这时便秘为一个症状。中医学有时把一个症状也称之为疾病，如咳嗽、失眠等。如果把便秘作为一种疾病时，称之为功能性便秘，有时也包括便秘型肠易激综合征和功能性排便障碍。西医对其的诊断多采用罗马标准，目前应用的是罗马Ⅳ标准。

【中医病因病机】

便秘的常见的病因有体质偏异、饮食不节、情志失调、劳欲过度、病后体虚、感受外邪等。感受温热之邪，邪热犯肺，移热大肠；或感受风寒之邪，入里化热，耗伤津液；或外感寒邪，侵袭肠胃，阴寒结聚，气机郁滞，均可发生便秘。

便秘是不同的致病因素导致的大肠传导功能的失常，包括大肠气滞、大肠无力、大肠津亏、大肠燥结 4 个主要的病机。当然，大肠传导功能的失职与肺、脾胃、肾、肝和心的功能异常密切相关。

【发病机制】

1. 肠道自身原因　主要是指肠道顺应性蠕动的动力不足。引起的原因主要有：①饮食过少、过精或不规律；②肠道内微生态环境的改变；③直肠黏膜松弛或肠壁外突；④内分泌紊乱；⑤肠壁运动神经功能障碍等。

2. 肠道外原因　主要是指外界因素引起的局部形态或运动协调性的改变，如直肠阴道隔缺损、盆底肌运动失调、盆膈缺损等。

3. 影响因素　除上述原因之外，还要注意鉴别其他因素对肠道本身或对肠道周围组织的影响，如精神因素，滥用泻药，其他药物影响（如镇痛药、制酸药、止咳药、降糖药等）和其他疾病影响（如代谢性疾病如低钾血症、糖尿病、尿毒症、卟啉病等；神经肌肉性疾病如帕金森病、脑血管意外、多发性硬化、肌强直性肌营养不良、脊髓肿瘤和损伤、多发性神经纤维瘤、硬皮病、皮肌炎、系统性红斑狼疮、脑血管疾病）。

【临床分型】

1. 根据原因分类

（1）器质性便秘：器质性便秘是指大肠及肛管本身的解剖异常和器质性病变，或肠外脏器病变使肠道受压，造成粪便运行缓慢或排出受阻。器质性便秘根据便秘在此类疾病中处于主要症状和次要（伴随）症状的不同，实际上可以分为两种类型：便秘为主要症状的器质性便秘和便秘为次要症状的器质性便秘。后者本质上不属于便秘的诊疗范畴。

便秘为主要症状的器质性便秘，如先天性巨结肠、结肠过长症（横结肠冗长、乙状结肠冗长等）、出口梗阻型便秘[如直肠黏膜内(套叠)脱垂、直肠前突等]。便秘为伴随症状的器质性便秘，可分为肠道疾病、腹腔内脏器疾病和肠道外疾病。

（2）功能性便秘：功能性便秘是指患者临床表现主要为便秘，缺乏其他特征性表现，经过各种检查仍不能发现器质性疾病。

2. 根据部位分类

（1）慢传输型便秘：①无便意，排便间隔时间长；②肛诊时直肠壶腹内无粪便；③标志物通过时间延长；④排粪造影、球囊排出及肛门直肠测压检查正常。

（2）出口梗阻型便秘：包括直肠前突、直肠黏膜内脱垂、直肠黏膜内套叠、会阴下降综合征、盆底失弛缓综合征。①便意频繁，排便费力、费时；②肛诊时直肠壶腹内有粪便；③标志物滞留在直肠；④排粪造影、球囊排出及肛门直肠测压检查异常。

（3）混合型便秘：具备以上两者的表现者。

【诊断要点】

便秘的诊断及其分型依据，主要根据以下检查确定。

1. 一般检查　包括全身体检、肛门指诊、肛门镜、肠道内镜、结肠低张力双重对比造影等。

2. 特殊检查　包括大肠传输功能、排粪造影、球囊排出、肛管直肠压力、盆底肌电图检查、MRI 等。

第二节　直肠前突

直肠前突是指排便时直肠前壁和阴道后壁突入阴道，导致出口梗阻性排便障碍的疾病，为出口阻塞综合征之一。属于中医学“便秘”“大便难”范畴。好发于已婚多产女性。

【中医病因病机】

中医学认为，多由于排便习惯不良，临厕努挣，妇女多产，会阴产伤，以及老年女性身体功能渐衰导致正常解剖结构改变，或气机阻滞，或气阴两虚，或阳虚寒凝，日久肠胃受损，大便排出不畅或排便不尽、排便困难。

【发病机制】

目前发病原因不明确，病变主要与直肠阴道局部解剖结构异常有关，即由于直肠阴道隔薄弱、损伤或缺损，导致直肠前壁突入阴道内，引起粪便滞留其突入的囊腔内，直肠内压力的下降不足以引起括约肌松弛，从而使大便排出困难。

【临床表现】

1. 症状特点

（1）长期排便困难病史，发病以高年经产妇多见，有产伤史。

（2）常出现的症状是排便困难，直肠内下坠感，便次可增多，无论什么性状均有排便困难，排便不尽感，严重者需手助排便，可合并尿失禁，性交痛等。

2. 专科检查　视诊直肠前突无阳性体征，但可并发外痔等肛门疾病，直肠指诊触及直肠前壁圆形突向阴道的薄弱区，用力排粪时更加明显，指尖感觉肠壁肌张力减退，指诊结束时肠壁复原缓慢或不能复原。肛门镜检查虽然对直肠前突诊断无太大必要，但可了解有无伴发疾病存在，如直肠黏膜内脱垂、痔、直肠炎症性病变等。其临床分期见表 24-1。

表 24-1 直肠前突深度与部位

	前突程度	前突深度（cm）
前突深度	轻度	0.6 ~ 1.5
	中度	1.6 ~ 3.0
	重度	≥ 3.1
前突部位	低位	阴道下 1/3
	中位	阴道中 1/3
	高位	阴道上 1/3

【辅助检查】

1. 排粪造影　可见直肠前壁向前突出，钡剂潴留，前突的形态多为囊袋状、鹅头角状或土丘状，边缘光滑，如前突深度超过 2 cm，其囊袋内多有钡剂嵌留，如合并耻骨直肠肌病变，则多呈鹅征。可行动态 MR 排粪造影。

2. 肛管直肠压力测定　静息状态和力排状态下的直肠压力测定对诊断功能性排便障碍是必要的。

3. 结肠传输试验　结肠传输功能检查可了解结肠传输功能是否正常，有无结肠慢传输型便秘的存在，直肠前突的结肠传输试验可表现为钡剂颗粒集中于直肠末端，72 小时仍不能排出。

【诊断要点】

1. 排便困难　多为每 2 天以上排便 1 次，每次排便时间明显延长，伴有肛门坠胀及便意不尽感。

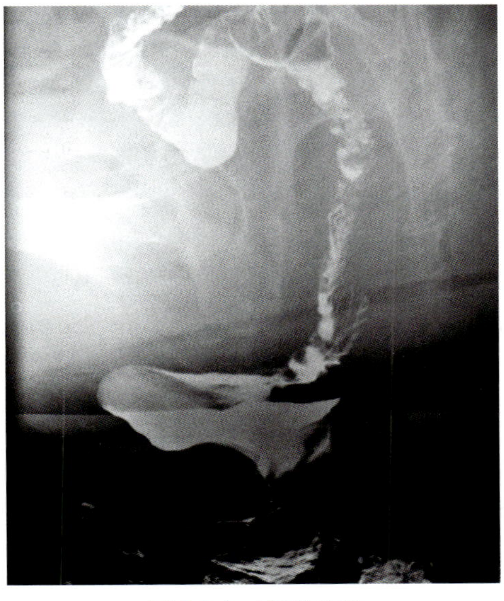

图 24-1 直肠前突

2. 肛门指检　直肠前下方可触及明显凹陷。

3. 排粪造影　直肠下段呈囊袋状突向前方（图 24-1）。

【鉴别诊断】

1. 阴道后疝　区分阴道后疝和一般的直肠前突是很重要的。严格定义上的阴道后疝是指阴道和直肠间的腹膜疝疝入阴道，其内容物包括小肠、肠系膜、网膜等。阴道后疝多有盆腔的沉重感和下坠感，特别是在站立时，这是由于囊内容物中肠管的重力牵引所致。其诊断方法是做直肠和阴道检查，如果拇指和示指间有饱满感，表明为阴道后疝。有时直肠前突易被误疑为阴道后疝。对阴道后疝做出正确诊断是非常必要的，以防止对腹腔内容物的误伤和直肠前突修补后的迅速复发。

2. 直肠后突　是由于慢性肌紧张产生肛提肌分离所致，这种盆腔底的分离使得直肠下降，形成一种盆腔底疝，甚至比真正的直肠前突还严重。

3. 巨结肠综合征　绝大多数在新生儿期发生过便秘、腹胀、呕吐等情况。直肠指诊一般能触及肠壁内狭窄环，直立位腹部 X 线片及钡剂灌肠检查有助于帮助。

【中医辨证施治】

1. 脾虚气陷证

主证：大便不干，便条不粗，但排出困难，伴有神疲乏力，少气懒言，食少纳呆，舌淡苔白，脉弦。

治则：补气润肠，健脾升阳。

方药：黄芪汤加减。中成药补中益气丸，每次 6 g，每日 2 次。

2. 气机阻滞证

主证：大便秘结，欲便不能，甚则便条不粗仍排出困难，兼有嗳气频作，胸胁痞满，甚则腹中胀痛，纳食减少，舌苔薄腻，脉弦。

治则：顺气行滞通便。

方药：六磨汤加减。

3. 气阴两虚证

主证：老年体弱之人，虽有便意，但临厕

努挣乏力，挣则汗出气短，面色苍白，兼有恶心烦热、盗汗，神疲乏力，懒言，舌淡红，苔薄而少，脉细。

治则：益气养阴通便。

方药：八珍汤加减。中成药人参归脾丸，每次 1 丸，每日 2 次。

4. 阳虚寒凝证

主证：大便艰涩，排出困难，小便清长，面色苍白，四肢不温，喜热怕冷，腹中冷痛或腰脊酸冷，舌淡苔白，脉沉迟。

治则：温阳通便。

方剂：济川煎加肉桂。

【现代非手术治疗】

1. 多饮水，每日饮水 1.5 ～ 2 L，增加膳食纤维，每日摄入纤维 25 g 以上。

2. 便前温水坐浴，促进肛门括约肌松弛，有利于粪便的排出。

3. 便时压住阴道厚壁，增加直肠内压力，促进肛门括约肌松弛，使粪便顺利排出及排净。

4. 内服药物：渗透性泻药、粪便软化剂、胃肠动力剂（有诱发心血管事件危险）均有治疗效果。如麻仁软胶囊、六味安消胶囊、附子理中丸、杜秘克、聚乙二醇 4000（福松）、多潘立酮等按适应证及说明服用。

【手术治疗】

1. 手术指征

（1）有长期便秘病史及典型的直肠前突临床表现。

（2）长期非手术治疗无效，直肠前突 1.5 cm 以上（美国结直肠外科医师协会指南建议 ＞ 40 mm）。

（3）结肠运输试验功能正常或轻度延长。

（4）耻骨直肠肌的肌电图检查正常，但有以下情况：①有长期便秘病史，尤其是排出困难；②排粪造影有典型的 X 线表现；③经长期非手术治疗无效，手助排便。

2. 经阴道直肠前突修补术

（1）适应证：中至重度直肠前突伴有阴道后壁松弛或脱垂。

（2）操作要点：①会阴切口：用组织钳牵开两侧的小阴唇，切开两钳之间的后阴道壁与会阴部的皮肤做一椭圆形的切口（长 5 ～ 6 cm、宽 1.5 ～ 2 cm）。②分离阴道黏膜：在阴道黏膜下分离直肠间隙，上达直肠前突的部位以上。③剪开阴道后壁：用组织钳牵开拟切开阴道后壁的顶点，沿正中线纵行剪开阴道后壁。④分离直肠前突部位的直肠及肛提肌：分离左右两侧阴道后壁与直肠间的组织，直肠充分游离后，即可显露左右两侧的肛提肌。⑤修补直肠前突部：直肠前突部呈球形，用荷包缝合直肠前突部；如直肠前突部呈筒状，用间断缝合。缝合时仅缝合直肠表面的筋膜，勿穿透直肠黏膜。⑥缝合肛提肌：用 4-0 号丝线间断缝合肛提肌 4 ～ 5 针，加强直肠阴道隔。⑦切除多余的阴道黏膜：切除时注意勿切除过多，以防阴道狭窄。⑧缝合阴道黏膜：用铬制肠线自内向外间断缝合阴道黏膜。⑨缝合会阴部皮下组织及皮肤。

3. 经直肠闭式修补（Block）手术

（1）适应证：轻至中度的中、低位直肠前突，此术对于单纯的中度直肠前突较为适用。

（2）操作要点：①左仰卧位或折刀位。②显露直肠前壁：用肛门直肠拉钩牵开肛门和直肠的远端，探查直肠阴道隔薄弱部位。③修补直肠阴道隔：根据排粪造影所示直肠前突的宽度和深度，用 2 号铬制肠线自齿状线上方 1 cm 开始，自下而上缝合直肠阴道隔，修补缺损至耻骨联合处止。④手术中注意事项：缝合时注意缝合呈下宽上窄，以免在缝合的顶端形成黏膜瓣而影响排便；另外进针自左至右，缝针深度一定要达两侧肛提肌部位，这样术后才能形成一较有力的肌性柱，减少直肠前突复发的机会。亦有学者在缝合前用中弯止血钳将薄弱部位的直肠黏膜夹住，然后再连续缝合，有的术者在缝合完毕后，于缝合两侧注入适当的硬化剂，使薄弱部分的黏膜与肌层粘连。

4. 直肠黏膜切除绕钳缝合修补术

（1）适应证：轻至中度直肠前突。

（2）操作要点：①体位、显露直肠前壁、

黏膜同 BLock 术。②钳夹直肠前突部和直肠黏膜一并切除：在齿状线上 1 cm 用组织钳夹起直肠黏膜，用中弯止血钳钳夹 5 ～ 6 cm 的直肠黏膜组织，剪去止血钳上方的黏膜组织。③缝合修补直肠阴道隔：用 4-0 号丝线绕钳连续缝合直肠黏膜和肌层，缝合至耻骨联合水平，即缝合顶点超过止血钳尖端 1 cm 左右。边抽止血钳边拉紧缝线，在缝线的顶、底部各再缝合 1 针，打结后，分别与绕钳的缝合线打结。④手术注意事项：缝合时缝针要穿透肛提肌，以加强直肠阴道隔。防止缝针穿透阴道黏膜，术者左手示指放在阴道内做引导。另外需彻底止血，防止血肿形成导致感染。

5. Sehapayak 手术

（1）适应证：轻至中度直肠前突，合并直肠远端黏膜脱垂。

（2）操作要点：①体位、显露直肠前壁黏膜同 Block 术。②切除直肠左右两侧的直肠黏膜：用止血钳夹住左侧脱垂的直肠黏膜，长 5 ～ 6 cm，剪去止血钳上方的黏膜组织。③缝合关闭直肠黏膜切口：用 2-0 号铬制肠线自齿状线上方绕钳连续缝合，将止血钳抽出并拉紧肠线。将尾线自下而上与原缝合线交叉缝合，与顶端的肠线打结。用同样的方法将右侧直肠黏膜切除缝合。

6. STARR 术

（1）适应证：中至重度直肠前突合并直肠黏膜脱垂。

（2）操作要点：腰麻或硬外麻，折刀位或截石位。用扩肛器扩肛，置入肛门镜，取出内芯，将肛门镜固定。在缝合器视野下，于直肠前壁距齿线约 7 cm 层面处，自截石位 9 ～ 3 点（顺时针）在黏膜下层做半荷包，同法在齿线上约 5 cm 层面、3 cm 层面处分别作半荷包（上下共 3 个半荷包），用挡板（压舌板）从肛门镜外侧紧贴直肠后壁插入直肠挡住直肠后壁，置入吻合器，将 3 根荷包线绕吻合器连杆同时收紧打结，自侧孔引出，轻轻拉紧，关闭吻合器，打开保险，启动吻合器切断黏膜并同时吻合，取出吻合器，检查吻合口，有活动性出血点用可吸收线“8”字缝扎止血。同法在直肠后壁，做 3 个半荷包，用挡板挡住直肠前壁，置入吻合器，处理同前。最后剪开并结扎两个吻合口连接处形成的“猫耳朵”状黏膜隆起，检查无出血后，置入排气管，术毕。术后常规应用抗生素，并进行止血、输液等治疗，3 天后开始进半流食。

7. 其他手术疗法

（1）注射治疗：采用硬化剂直肠黏膜下注射的方法治疗直肠前突国内外报道较多，其对改善出口梗阻症状有积极意义。

（2）直肠黏膜点状结扎及胶圈套扎术：能缓解直肠黏膜松弛状态，减少直肠潴留，改善临床症状。大多作为辅助手术治疗或暂时改善临床症状使用，单纯使用的疗效，尚有待进一步观察。

（3）直肠前壁荷包缝合联合内括约肌离断术：该术式把经直肠闭式修补术和内括约肌闭式切断术有机结合，从而有效改善直肠前突症状。

（4）结扎注射切开 3 步组合法：通过同时进行直肠前突区黏膜点状结扎、直肠黏膜下硬化剂注射、直肠前壁闭式潜行切断内括约肌下缘 3 步治疗直肠前突。该法通过多种方法共同干预前突症状而提高疗效。

（5）经会阴补片植入法：经会阴补片植入法治疗直肠前突临床开展时间不长，国内外相关研究报道不多。

（6）经腹腔镜直肠阴道固定术：采用腹腔镜下缝合固定直肠前壁和松弛的阴道黏膜，以缩小或消除直肠前壁的囊袋。

【诊疗进展】

Bartram（1988 年）和 Shorvon（1989 年）报道，80% 的健康的妇女，有直肠前突，但无临床症状。因此，当排粪时出现直肠前突而无排粪困难等症状者属生理性的直肠前突。另外，直肠前突很少单独存在，多数是与其他出口梗阻性便秘共存。

Siproudhis 等（1992 年）认为，直肠前突的

直径为 3 cm 作为直肠前突的诊断标准。Delemarre 等（1994 年）采用排粪造影和 MRI 确诊有临床症状的直肠前突 38 例，其中无临床症状的直肠前突 19 例，直径大多数＜ 2 cm，与直径在 2 cm 以上者相比，两者的临床症状有显著的差异。目前，国内外文献均说明直肠前突的直径在 2 cm 以上才有临床意义。直肠前突的发生与患者的性别、年龄、分娩、盆腔及肛门手术、排便习惯、盆底松弛等因素有关。

总之，当存在直肠阴道隔发育缺陷、直肠阴道隔结构松弛、分娩时的损伤、直肠阴道隔扩张等一种或几种因素时，粪块在压力的作用下，直肠前壁易向阴道方向凸出，逐渐发展成囊袋状，排便压力最低点也由肛管转向阴道，改变了粪块朝向肛门口的方向。粪块首先进入并积聚于囊袋内，使粪便难以排出，出现排便困难，患者只好用更大的压力排便，又进一步作用于前突部分，形成恶性循环。排便时如果肛管内括约肌反常收缩痉挛致肛管功能性缩窄，亦可促进形成直肠前突，或使直肠前突加重。

直肠前突治疗方法较多，临床报道传统的有经肛门、经阴道、经会阴的开放及闭合性手术及注射治疗等。新的方法报道最多的是 STARR 手术，还有补片的运用等。此外，就是以上方法的综合及合并运用。至于疗效，众说不一，短期疗效均较好，远期疗效尚待进一步观察，也有学者认为近期疗效并非手术的效果，而是与术后肛管直肠的炎性刺激有关。

【笔者体会】

1. 直肠前突是便秘的原因还是结果，仍需进一步探讨。因此，手术治疗的目的在于修补前突本身，对便秘症状的改善缺乏十足的把握。

2. 直肠前突往往合并其他出口梗阻性疾病，如直肠内脱垂、会阴下降综合征、盆底失弛缓综合征等，治疗时要综合评估。

3. 直肠前突患者多为中老年女性，合并心理因素的患者较多，在治疗中一定要加以重视。

总之，长期以来国内外的专家对本病的病因病机及治疗等都做了广泛、深入的研究，但目前很多观点仍是一个假说，因此直肠前突的治疗，至今仍没有一个行之有效的、统一的根治方法，所以临床报道与实际效果也有较大差距。

第三节　直肠内脱垂

直肠内脱垂是指直肠黏膜层或全层套叠入远端直肠腔或肛管内而未脱出肛门的一种功能性疾病，又称“直肠内套叠”“隐性直肠脱垂”“不完全性直肠脱垂”。是导致出口梗阻性便秘最为常见的原因之一，中医学属于“脱肛”的范畴。

【中医病因病机】

中医学认为，直肠内脱垂由于合并有习惯性便秘、慢性腹泻等，长期用力努挣排便，腹内压力增高，引起直肠黏膜松弛，向下滑动而形成；或内痔晚期，肛门衬垫下移，直肠前壁黏膜反复受牵拉，容易松弛脱垂；或产妇分娩时直肠阴道隔过度扩张，盆底肌肉有不同程度劳损，产后如果恢复不全，直肠阴道隔松弛，盆底肌张力下降诱发直肠前壁松弛脱垂。因此，本病多由禀赋不足，妊娠分娩，久痢便秘，内伤饮食，感受外邪、肺气闭塞不宣而致脾胃虚弱，中气下陷，固摄乏力，升举无力而出现直肠内脱垂。

【发病机制】

目前病因及发病机制尚未明确，主要与便秘、腹泻、肌肉松弛、直肠及肛门局部病变等因素有关。解剖上直肠与周围结构间的固定松弛或直肠的黏膜下层较松弛；分娩可引起支配盆底骨骼肌的阴部神经损伤，相关的危险因素有大体重婴儿、第二产程延长、产钳的应用，尤其是多胎，大多数初产妇的损伤可很快恢复，少数主要是多次分娩者因反复损伤而不能恢复，造成排便困难而用力排便，反复会阴下降牵拉损伤阴部神经形成恶性循环，最终导致直肠套叠；肥胖、高龄、肛门手术或炎症后狭窄等用力排便；饮食及排便习惯不良致粪便结燥，结肠无力如巨结肠等结肠性便秘也可引起长期用力排便，而造成继发性盆底变化。

【临床表现】

1. 症状特点

（1）本病发病缓慢，起初全身及局部无明显不适。

（2）排便困难，排便不尽感，或便次增多，肛门坠胀阻塞感，症状会随着站立和蹲坐时间延长而加重。有时需手法排便。

（3）严重者可伴有肛门瘙痒、骶部或会阴部胀痛、黏液血便。

（4）部分患者伴有精神症状，多为抑郁或者焦虑。

2. 体征及临床分度　卢任华等依套叠的深度将直肠内脱垂分为4度（表24-2）。根据直肠内脱垂的分度结合测量套叠的肛门距，既可反映其程度，又可提示被波及直肠的长度，为临床治疗提供可靠的依据。另外，根据直肠在直肠内脱垂的深度区分直肠黏膜脱垂或直肠全层内脱垂，前者在直肠内形成厚约3 cm环形套叠；如环行套叠厚度＞5 cm应考虑为全层内脱垂。两者的鉴别有时很困难，用盆腔造影同时做排粪造影较有帮助，因可同时观察到直肠全层内脱垂的内外环形凹陷影像。依直肠内脱垂的发生部位，可分为直肠近段、远段脱垂和直肠套入肛管3种情况。

表24-2　卢任华报道的直肠内脱垂的分度标准

分度	标　准
Ⅰ度	3 ～ 15 mm
Ⅱ度	16 ～ 30 mm
Ⅲ度	＞30 mm 或多发、多重或厚度＞5 mm
Ⅳ度	直肠脱垂

【临床分类】

1. 传统分类　根据排粪造影将直肠内脱垂分为3类。

（1）直肠前壁黏膜脱垂：指松弛的直肠黏膜脱垂于肛管上部前方，使该部呈凹陷状，而直肠肛管结合部后缘光滑连续。

（2）直肠内套叠：松弛的黏膜脱垂或全层肠壁在直肠内形成环形套叠，多数在直肠远端。

（3）肛管内直肠套叠：套叠和脱垂的鞘部为肛管。

2. 张东铭分类　根据套叠的鞘部，以及套入部是累及肠壁全层或是单纯累及黏膜层，将直肠内脱垂分为直肠黏膜脱垂和全层直肠套叠两类。直肠黏膜脱垂又分为直肠前壁黏膜脱垂和直肠全环黏膜脱垂；全层直肠套叠又分为直肠内全层直肠套叠（直肠内套叠）、肛管内全层直肠套叠（肛管内直肠套叠）。

【专科及辅助检查】

1. 专科检查

（1）视诊：肛门外形正常。

（2）直肠指检：取蹲位或侧卧位，嘱患者做排便动作，可触及直肠腔内黏膜折叠堆积，柔软光滑，上下移动，有壅阻感，内脱垂部分与肠壁之间有环形沟。肛管直肠指检以排除肛管直肠肿瘤和其他疾病。

（3）乙状结肠镜或肛门镜检：患者稍加腹压即可见直肠黏膜下垂堆积，似瓶塞样突入镜筒开口。在直肠肛管交界出现环形或宫颈状黏膜内折。直肠镜可见直肠前壁黏膜过多，用力排便动作时可见嵌入镜腔或出现于齿线下方，患者可见黏膜水肿、质脆、充血或有溃疡、息肉样等病变。乙状结肠镜和肛门镜可除外肠道肿瘤、憩室等器质性病变，并可发现结肠黑变病及活检有孤立性溃疡的改变。

2. 辅助检查

（1）排粪造影：排粪造影通过向直肠内注入钡剂扩张直肠并显示直肠黏膜，在符合生理状态下对肛管、直肠进行静态和动态的观察。排粪造影的典型表现为直肠壁向远端肠管脱垂，肠腔变细，近端直肠黏膜直肠壁进入远端直肠和肛管但未脱出于肛门，鞘部呈杯口状。排粪造影可以确定直肠脱垂的起始部位，通过测定骶直间距、骶骨或骶尾骨曲率、排便过程中有无直骶分离等，可判断直肠的固定程度，并可作为临床确定诊断（图24-2）。

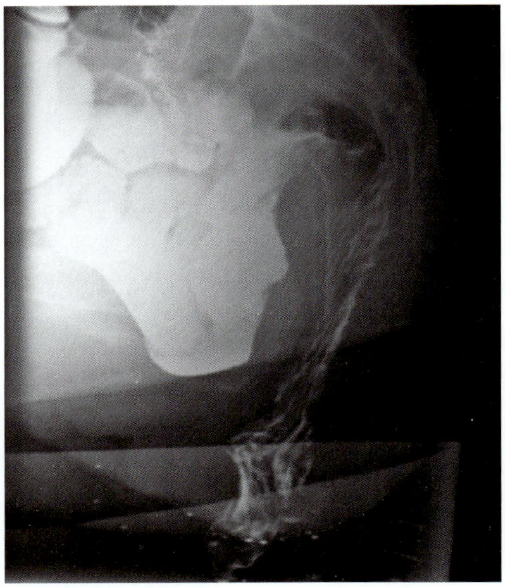

图 24-2　直肠黏膜脱垂

（2）盆腔造影：对怀疑合并有膀胱脱出、子宫后倾病变时可以通过盆腔、阴道、膀胱及排粪同步造影检查，检查方法为进行常规排粪造影的同时向腹腔、膀胱内注射造影剂，阴道放置标志物。对膀胱、女性生殖器官及盆底腹膜的变化及其影响有一全面的认识，反映排便过程中盆腔各器官之间相互关系。

（3）肛管直肠动力测定：静息压降低，且以大便失禁为表现的肛管压力下降，黏膜脱垂程度越重肛管压力下降越明显。

（4）结肠低张力双重对比造影：能够除外肠道狭窄和外源性肠道压迫，其次可了解有无乙状结肠冗长，冗长的肠道是套叠的必要条件。

【诊断要点】

1. 临床症状　可见有排便困难、排便不尽和肛门堵塞感。

2. 直肠指诊　可触及肛内黏膜壅塞感，肛镜或直肠镜可见到黏膜松弛，排便动作时可有黏膜向下堆积。

3. 排粪造影检查　可见有直肠内脱垂的征象。

【鉴别诊断】

1. 直肠癌　直肠患者亦可有排便困难、便次频繁、排便不尽的感觉，但一般呈进行性加重明显，肛诊可触及肿物，质硬或直肠镜检查可见肿物，不光滑，呈菜花状。病理可以确诊。

2. 内痔　较严重的内痔时，由于痔核较大及脱出，亦可见排便困难、排便不尽的症状，但肛门镜可于齿线上肛管处见到黏膜隆起。通过排粪造影可以与直肠内套叠区别。

3. 直肠前突　表现为出口阻塞症状，排便困难，排便不尽，但指诊时于直肠壁可扪及明显的薄弱凹陷区，肠壁松弛，弹性下降，做排便动作时凹陷区更加明显。

4. 盆底肌痉挛综合征　是由于肛门外括约肌、耻骨直肠肌在排便过程中的反常收缩，导致直肠排空障碍性便秘的一种盆底疾病，是一种功能性疾病，是正常盆底肌肉的功能紊乱，而不同于耻骨直肠肌综合征的异常肌肉的功能改变。病理检查肌纤维及肌细胞正常，盆底肌电图、排粪造影检查有助于诊断。

5. 会阴下降综合征　是指盆底肌肉异常松弛引起的一系列临床综合征，如排便困难、排便不全、会阴坠胀、肛门失禁等。长期用力排便可能是主要原因，且文献报道此病女性中多数有多产、产伤史。本病的诊断主要依靠临床表现和实验室检查结果，最主要的是排粪造影结果，如果患者有出口梗阻的表现，排粪造影显示会阴下降值达到了诊断标准，即可诊断。

【中医辨证施治】

1. 中气下陷证

主证：肛门坠胀，神疲乏力，食欲缺乏，甚至头昏耳鸣，腰膝酸软，舌淡，苔薄白，脉弱。

治则：补气升提，收敛固涩。

方药：补中益气汤加减。便秘加麻仁润肠通便；便血加地榆炭以清热、凉血，止血；疼痛加白芍以缓急止痛。中成药补中益气丸。

2. 湿热下注证

主证：肛门坠胀、腹泻或便秘、肛门红肿疼痛、口渴喜饮、面赤唇红、舌质红苔黄腻、脉弦数。

治则：清热除湿。

方药：葛根芩连汤或白头翁加减，中成药二妙丸。

3. 肾阳虚失摄证

主证：肛门坠胀、肛门松弛、排便困难、头昏眼花、腰膝酸软、小便频数、舌淡胖嫩，脉沉细。

治则：温阳固脱。

方药：桂附六味地黄丸。

4. 肾阴虚失摄证

主证：肛门坠胀、肛门松弛、排便困难、头昏眼花、腰膝酸软、小便频数、舌红少津，脉细数。

治则：养阴通便。

方药：六味地黄丸。

【中医外治法治疗】

1. 针刺疗法　针刺或结合电刺激有增强肛门括约肌收缩功能，改善局部症状的作用。常用穴位有百会、长强、提肛、气海、足三里、天枢等。其中以提肛穴疗效较好。

2. 推拿按摩法　此法可缓解腹内停滞积气，加强肛门括约肌功能，减轻及消除肠管脱垂。

3. 栓剂　润肠通便、止血、镇痛。

4. 熏洗法　一般采用酸收固涩药物如五倍子、枯矾、蛇床子、诃子、乌梅、黄芩、黄连等煎汤熏洗，每日 1 ～ 2 次。

【现代非手术治疗】 生物反馈疗法可提高外括约肌功能，但肛管静息压不能被生物反馈治疗提高。此方法适合轻度直肠内脱垂或以大便失禁为表现的内脱垂。

【手术治疗】

1. 硬化剂注射疗法

（1）适应证：直肠黏膜脱垂和直肠内脱垂，不合并或合并小的直肠前突、轻度的会阴下降。

（2）操作要点：患者取胸膝位，该体位利于操作，便于脱垂的黏膜和套叠的直肠复位，以便于将其固定于正常的解剖位置。黏膜下注射经肛门镜，直肠周围注射采用直肠指诊引导。肛周严格消毒后，经肛旁 3 cm 进针，进针 6 cm 至肠壁外后注射。硬化剂采用 1 ∶ 1 的消痔灵注射液(详见直肠脱垂直肠内外消痔灵注射法)。

（3）术后处理：术后中药坐浴，换药。

2. 改良黏膜环切肠肌折叠术（Delorme 术）

（1）适应证：重度的直肠黏膜脱垂。

（2）操作方法：①两叶肛门镜牵开肛门，在齿线上 1.5 cm 处四周黏膜下注射 1 ∶ 20 万 U 去甲肾上腺素生理盐水，总量 50 ～ 80 ml，使松弛的黏膜隆起。②环行切开直肠黏膜。用电刀在齿线上 1 ～ 1.5 cm 处环形切开黏膜层。③游离直肠黏膜管。组织钳夹住远端黏膜边缘，一边向下牵拉一边用组织剪在黏膜下层做锐性分离，显露直肠壁的肌层。环形分离一周，一直分离到指诊发现直肠黏膜过度松弛的情况消失，无脱垂存在，整个直肠黏膜呈平滑状态时为止。一般游离的黏膜长度为 5 ～ 15 cm。黏膜管游离的长度主要依据术前排粪造影所显示的直肠内脱垂的总深度而定。注意切勿分离过长，避免黏膜吻合时张力过大。④直肠环肌的垂直折叠缝合。Delorme 手术要求将分离后的黏膜下肌层做横向折叠缝合，一般用 4-0 号丝线缝合 4 ～ 6 针，将黏膜下肌层做垂直折叠缝合时一方面加强盆底的功能，另一方面可以减少肌层出血，同时关闭无效腔。⑤吻合直肠黏膜。切断黏膜行黏膜端吻合前需再用碘附消毒创面，用 0 号铬制肠线做吻合，首先上、下、左、右各缝合 4 针，再在每两针间断缝合，针距为 0.3 cm 左右。⑥吻合完毕后，用油纱条包裹引流管后，再置入肛管内，可起到压迫止血的作用。

（3）术后处理：术后 3 ～ 5 天进食，术后常规应用通便药，以防止大便干燥。患者正常排便后即可停用缓泻药。

3. PPH 术或 STARR 术　参见直肠前突部分。

4. 直肠黏膜胶圈套扎法　适用于直肠中段或远段黏膜内脱垂。在齿线上方黏膜脱垂处做 3 行胶圈套扎，每行 1 ～ 2 处，最多套扎 6 处，必要时可在部位黏膜下注射消痔灵。

【诊疗进展】

直肠内脱垂是指排便过程中近侧直肠壁黏膜全周或部分黏膜折入远侧直肠腔或肛管内而不露出肛门。它是常见的顽固性便秘原因之一，也是近年来通过排粪造影被逐渐认识的一种疾病。发病率为直肠脱垂的 3 ～ 5 倍，占结肠疾病的 5%。

1. 经腹部手术　经典的有 Ripsten 术（经腹直肠前吊固定术）、Well 术（Ivalon 海绵植入术）、Orr 术（直肠骶骨悬吊术）、直肠前切除术等。其目的都是重建直肠与直肠床的稳定性，来达到阻止直肠套叠的目的。手术应遵循以下原则：有效固定脱垂直肠；重建盆底；必要时切除冗长肠段；解除对直肠压迫的各种病理因素。优点是疗效确切，复发率相对较低，但上述手术均存在并发症，如术中骶前出血、术后便秘、性功能障碍等。

2. 经会阴部手术　近几年，这一术式得到迅速推广，可加硬化剂注射及黏膜柱状缝合来加强治疗效果。近期疗效较好，远期疗效尚待观察。其理论依据包括切除脱垂黏膜本身、增加直肠黏膜张力、吻合时不可避免地会对黏膜下肌层有所损伤；使直肠下段环形瘢痕愈合，加强了直肠壁的力量。

（1）有 Delorme 术（直肠黏膜袖状切除肠壁折叠术）、肛门圈缩窄术、Gant 术（黏膜折叠和肛管缩窄术）等。上述优点在于创伤小，开腹并发症少。缺点是术后复发率及大便失禁率较高，较适合年老体弱者。

（2）柱状缝合方法：骶麻后取左侧卧位，常规皮肤消毒，指法扩肛达 3 cm，皮拉钩显露，以艾力斯钳夹起截石位 3 点位的直肠黏膜，用可吸收线行“8”字缝合，并以此为牵引，在其上再行“8”字缝合，5 ～ 6 个“8”字缝合后形成一条纵形的柱。以同样的方法在截石位 7 点和 11 点位操作，最终形成 3 条缝合的柱型结构。每针深 0.3 ～ 0.4 cm，宽 0.8 ～ 1.0 cm，每针间隔距离 0.3 cm，进针时注意避开血管。

3. 经腹腔镜手术　腹腔镜手术方式以临床症状为基础进行选择。对既往有便秘症状或排便习惯正常，无便失禁者施行腹腔镜切除直肠固定术（LRR），而有腹泻或肛门失禁者施行腹腔镜 Wells 术式（LWP）。腹腔镜手术最大的益处是降低手术创伤。

第四节　盆底失弛缓综合征

盆底失弛缓综合征（unrelaxed pelvic floor syndrome，UPS）是指盆底肌群在排便时舒缩功能失调，不能完成正常的排便功能而致排便困难的一种病证，表现为静息时盆底肌呈持续收缩状态，排便时盆底肌不仅不放松，反而收缩。属功能性排便障碍的一种。相当于中医学的“阴结”“阳结”“便秘”等范畴。

【中医病因病机】

中医学认为，其发病与燥热内结、津液不足、情志失和、气机阻滞及劳倦内伤、气血不足、肌肉失养、肛门挛急等有关。

【发病机制】　病因、发病机制尚不明确，可能由于耻骨直肠肌长期呈痉挛性收缩状态，或因肛管周围感染，或不适当的硬化剂注射等使耻骨直肠肌纤维化，导致耻骨直肠肌增厚，失去了弹性，在排粪时不能松弛，肛直肠角亦不会发生变化。另外，情绪紧张、抑郁、烦躁等能导致内括约肌组织的神经递质增加，造成内括约肌的持续紧张状态，或由于患者长期忽视便意，外括约肌持续收缩而阻止内括约肌的松弛，最终导致内括约肌失弛缓症。

【病理变化】

目前，有关盆底失弛缓综合征的病因及病理生理学不清楚。近年来的研究表明，引起盆底肌痉挛或反常收缩的原因如下。

1. 炎症刺激　如耻骨直肠肌周围感染引起的炎症刺激导致水肿、纤维化，甚至形成瘢痕，使耻骨直肠肌失去正常舒张功能；亦可引起耻骨直肠肌和肛门外括约肌痉挛，排便时不能有效松弛，反而收缩，表现为肌肉间的不协调运动。

2. 精神痛苦和焦虑　如长期处于精神紧张状态、精神萎靡、忧郁或烦躁不安。

3. 盆底肌持续性或超负荷收缩　可造成阴

部神经受到牵拉、刺激和水肿。

4. 滥用缓泻药物或灌肠 可使直肠反射敏感性减弱，便意阈值提高，耻骨直肠肌和肛管内外括约肌长期处于收缩，甚至痉挛状态。

【临床表现】

1. 排便困难是本病的主要症状，常常表现为排便须过度用力且便条细，欲便不能，排出不畅，排便时间延长。

2. 有时便次频繁，便意不尽，排便前后有肛门及骶尾部疼痛。

3. 有时可伴有黏液便或血液，直肠下段有重压及堵塞感，常需灌肠或依赖泻药。

【专科及辅助检查】

1. 专科检查

(1) 肛门外观及内镜检查：无明显异常。

(2) 肛门指诊：肛管张力较高，需用力方能通过肛管。肛管较长，耻骨直肠肌肥厚。模拟排便动作时肛管不松弛反而收缩，常称为“反常收缩”。

2. 辅助检查

(1) 排粪造影：用力排便时肛门直肠角不变大，甚至反而变小。

(2) 肛门肌电图：可显示耻骨直肠肌及外括约肌反常电活动。

(3) 肛肠动力学检查：可见排便反射异常。

(4) 结肠传输功能检查：可有直肠潴留或左结肠、乙状结肠传输延迟。

【诊断要点】 在以下3项检查中，至少有两种异常即可以诊断为盆底失弛缓综合征。

1. 结肠慢传输试验 直到第5天，至少有20%的标志物滞留在乙状结肠和直肠中。

2. 排粪造影检查 不能迅速排出200 ml (500 g) 的钡剂，并在静息状态和用力排时肛直角无明显增大。

3. 盆底肌电图检查 神经肌肉的反常活动增加。

【鉴别诊断】 盆底失弛缓综合征包括耻骨直肠肌综合征、盆底痉挛综合征、内括约肌失弛缓征，三者之间需要进行鉴别。

1. 耻骨直肠肌综合征 (PRS) 为耻骨直肠肌痉挛肥厚导致肛管狭窄引起的排便困难，指诊能明显地触及到直肠后方有较深呈袋状的“阁楼征”，肛肠动力学检查示肛管静息压增高，肛管功能长度延长，病理切片可见骨骼肌纤维显著增厚，排粪造影中可见“搁架征”。

2. 盆底痉挛综合征 (SPFS) 是盆底肌群痉挛性收缩为主的一种功能性疾病，病理检查无肌纤维肥大，肛直角 (ARA) 虽小，但排粪造影中未见“搁架征”。

3. 内括约肌失弛缓征 (ASAI) 是由于排便过程中内括约肌不能弛缓，导致肛管、直肠、内括约肌的神经肌肉运动功能失常，使粪便滞留于直肠内，直肠的顺应性明显增高，直肠的收缩运动逐渐减弱，致使肛管内口以上的直肠发生囊性扩张，甚至形成继发性巨直肠。

4. 直肠前突 (RC) 是在作排便动作，腹压增高时，直肠前壁如同疝一样向前突出而致大便排解困难，患者需用手在肛门周围或阴道内加压等协助排便，指诊可扪及直肠前壁凹陷的薄弱区，排粪造影可显示直肠前突的宽度和深度，肛门肌电图多属正常。

5. 肛管直肠狭窄 可有肛门直肠手术史，指诊肛管和直肠可触及狭窄环或弹性差。

6. 直肠癌 亦可有排便困难、便次频繁、排便不尽的感觉，但一般呈进行性加重明显，肛诊可触及肿物，质硬或直肠镜检查可见到肿物，不光滑，呈菜花状，通过病理可以确诊。

【中医辨证施治】

1. 肝郁气滞证

主证：大便秘结，欲便不得，甚或稀软便也排解不畅，每因情志不遂而发或加重，嗳气频作，胸胁张满，甚至腹中胀痛不适，肛门局部隐痛或窜痛，纳食减少，舌苔黄腻，脉弦。

治则：疏肝解郁，理气导滞。

方药：柴胡疏肝散加减。便干者可合用六磨汤，即沉香、木香、槟榔、乌药、枳实、大黄。郁久化热者可加黄芩、栀子以助清热之功。中成药逍遥丸。

2. 中气不足证

主证：虽有便意，临厕努挣乏力，挣则汗出短气，便后疲乏，大便并不一定干硬，肛门局部坠胀不适，面色白，神疲气怯，舌淡嫩，苔薄，脉细弱。

治法：补益中气。

方药：黄芪汤加减。气虚甚者可加党参、白术等；下陷明显者，可合用补中益气汤。中成药补中益气丸。

3. 血虚肠燥证

主证：大便秘结，面色不华，头晕目眩，心悸，唇舌淡，脉细涩。

治法：养血润燥。

方药：润肠丸加减。如果阴虚内热之烦热口干，心烦等，可加玄参、生何首乌、知母等。中成药：麻仁润肠丸或麻仁软胶囊。

4. 阴阳两虚证

主证：大便艰涩、排出困难，甚至稀便排出不畅，小便清长，面色白，四肢不温，喜热怕冷，腹中冷痛，或腰背酸冷，肛门酸痛不适，舌淡苔白，脉沉迟。

治法：温肾益精、润肠通便。

方药：济川煎加减。如果气虚较重，可加人参、黄芪；如果肾虚较重，可去枳壳，加熟地黄；如肠燥便秘日久，可去泽泻，加锁阳、火麻仁。

【中医外治法治疗】

1. 提肛疗法　采用坐位、卧位均可，深吸气的同时上提收缩肛门，5 ～ 10 次 / 分，每次运动 5 ～ 10 分钟，每日数次。对调整肌肉功能有一定帮助。

2. 针刺　可选用长强、会阴、八髎、肾俞及肛周阿是穴，一般用补法，或用电针疗法。

3. 推拿按摩法　可在麻醉下，做扩肛处理（3 ～ 4 cm），同时对肛门周围（肌肉），以及会阴部、臀部进行按搓等手法按摩。

4. 熏洗法　大黄，乳香，没药，桃仁，朴硝，苍术，柴胡，川芎，当归，红花，白芍，甘草。水煎后先熏洗，待温后坐浴。每日 2 ～ 3 次，每次 20 分钟，有活血化瘀、缓急止痛作用。

【手术治疗】

1. 耻骨直肠肌部分切断术

（1）适应证：直肠指诊耻骨直肠肌显著肥大并致肛管狭窄，指诊通过时张力极高，疼痛明显，肛管直肠环僵硬、活动度小并呈“搁板”样，直肠壶腹后方扩大呈袋状。结肠传输功能检查有明显的排出功能失代偿，标志物滞留直肠过多。长期非手术治疗无效。

（2）禁忌证：无严重内科禁忌证，无肛门失禁。

（3）操作要点：麻醉生效后，俯卧位，消毒肛管及直肠下段，取尾骨尖下方肛门后正中切口长约 4 cm，切开皮肤皮下组织，暴露耻骨直肠肌，以示指于肛管内导引并顶肛直角，弯止血钳从耻骨直肠肌后间隙进入，沿直肠后间隙分离，分次挑出痉挛的耻骨直肠肌，双钳钳夹并切断，断端一号线结扎止血，探查并将肛管直肠角增大呈钝角后，逐层缝合切口。术中应注意避免穿破直肠黏膜，于肛门内引导的示指应随时探查肛直角角度，以把痉挛肌束切断至肛管直肠角＞ 90° 。并发直肠黏膜脱垂者给予松弛直肠黏膜点状或柱状结扎，或黏膜下消痔灵点状注射或柱状黏膜结扎。

（4）术后处理：术后静脉注射抗生素 3 ～ 7 天，每天切口更换敷料，切口术后 7 天拆线。术后保持正常饮食。术后辅导患者纠正不良饮食排便习惯，学会正确排便用力方式及适当心理疏导，消除恐惧心理。

2. 长强穴挂线术

（1）适应证：同“耻骨直肠肌部分切断术”。

（2）禁忌证：同“耻骨直肠肌部分切断术”。

（3）操作要点：在鞍状麻醉下，患者取侧卧位或截石位，肛门内外常规消毒。于尾骨尖前方约 0.5 cm（相当于尾骨尖与肛门连线的中点）处取长强穴，用手术刀从长强穴处向肛门方向切开皮肤及皮下组织，用球头探针（另一端用粗丝线系一橡皮筋）从长强穴向肛内（穿过部分肛门内括约肌、外括约肌及部分耻骨直肠肌）探入，从直肠穿出，并引出橡皮筋，然后将橡皮筋拉紧结扎。修剪创缘，仔细止血，查无搏动性出血，将太宁栓纳肛、油纱条填塞创面、外加敷料加压包扎。

（4）术后处理：术后每日换药，中药外洗。

【诊疗进展】

1. 手术疗法　自 1964 年 Wasserman 开展第 1 例耻骨直肠肌综合征手术以来，到 20 世纪 90 年代初国内肛肠科医师纷纷开展手术。手术方法有闭孔内肌自体移植术、骶尾入路耻骨直肠肌部分肌束切断术、耻骨直肠肌部分切除术及中医挂线切断术。目前，国内外无论采用哪种手术方法，近期疗效可以，远期疗效欠佳，疗效不稳定，且可引起肛管自控能力减弱，严重的可造成肛门失禁。

2. 肉毒杆菌毒素 A 注射　肉毒杆菌毒素 A 在神经肌肉接头处阻断乙酰胆碱释放，松弛骨骼肌，能有效减轻耻骨直肠肌的异常收缩，而且不会引起永久性的括约肌损伤。

3. 扩肛手术　是一种非常安全、简单、有效的方法，主要用于治疗肛裂、痔、肛门及直肠狭窄和各种肛门手术后的患者；也有报道用于治疗本病。

4. 生物反馈治疗是一种新兴的生物行为疗法。1974 年，Bleijenberg 首次将生物反馈治疗用于临床。生物反馈是指利用各种技术，以视、听觉的形式显示体内某些生理活动，通过指导和自我训练有意识地控制这些生理活动，达到控制某种病理过程，促进其功能恢复正常的目的。

【笔者体会】

韩宝等于 2007 年总结近 10 年经过住院进行综合手术治疗 360 例出口梗阻型便秘患者的分析，发现引起出口梗阻型便秘常见病因很多，单一病因致病少见，占发病率的 5% 以下；3 种以上原因发病占 79% 以上。常见的有直肠前突、直肠黏膜内脱垂及耻骨直肠肌综合征或内括约肌失弛缓同时出现，称为“出口便秘三联征或四联征”。治疗一定要针对所有病因进行综合治疗。常用方法是黏膜下消痔灵多点注射，前突进行钳夹结扎，后位切开部分外括约肌、内括约肌、耻骨直肠肌，切口进行整形缝合，简称“注射、结扎、切开、缝合术”。同时解决三联征或四联征，疗效确切，并发症少，经过 3 年随访，治愈 288 例（80%）；好转 63 例（17.5%）；无效 9 例（2.5%）。未出现狭窄、失禁等后遗症。

第五节　会阴下降综合征

会阴下降综合征（descending perineum syndrome，DFS），是指患者在安静状态下肛管位置低于正常水平；而在用力排粪时，会阴下降，低于坐骨结节水平。

【中医病因病机】

多因素体脾气虚弱，加之后天失养，致使中气不足，推运无力，气虚导致大肠传导功能失常，且因脾主肌肉，脾虚则肌肉萎软失用，升提无力。同时与肝的疏泄功能密切相关。气机调畅，升降出入处于相对平衡状态，才能维持正常的排便功能。

【发病机制】

国内外学者都认为，长期过度用力排便和便秘是首要原因。如多次妊娠和分娩及慢性病（如哮喘）、老年体弱、妇科疾病、先天性发育不良等，由于盆底肌薄弱、拉长、无力，阴部神经受损，肛管直肠下移，直肠黏膜松弛，可发生下垂、套叠及脱垂；子宫及其附件下移。长期过度用力排便是主要病因。正常排便时，肛管下降不低于耻尾线 2 cm。而长期过度用力排便可减弱盆底肌肉的功能，使正常肛管直肠角增长，并由直肠前壁传送增高的腹内压，促使直肠前壁黏膜脱垂进入肛管上端，产生排便不畅感，患者不得不进一步用力排便，从而形成恶性循环。

【临床表现】

症状特点如下。

1. 排便困难　主诉有直肠内梗阻的感觉，

即排粪不尽感，会阴部迟钝疼痛，粪便排出困难。有时也可有黏液血便。

2. 直肠出血及黏液分泌。

3. 会阴疼痛　晚期患者可有程度不同的粪便失禁和持续性会阴部疼痛，可在坐位时出现或加剧。

4. 大便失禁。

5. 小便失禁及阴道脱垂。

【专科及辅助检查】

1. 专科检查

（1）静息时，肛管位于正常位置或骨盆骨性出口之下 1.0 cm，但嘱患者蹲位肛门努挣时，则可见肛管下降超过 2.0 cm 以上至其超过坐骨结节水平。同时，常可见有直肠黏膜或痔的脱出。

（2）直肠指诊：在静止期的肛管扩张力减退，嘱患者做随意收缩时，肛管收缩力明显减弱。

（3）肛门镜检查：可见直肠前壁黏膜堆积，堵塞镜端。

2. 辅助检查

（1）肛管直肠压力测定：表现为肛管静息压、最大收缩压均降低。

（2）排粪造影：在影像学上则表现为耻尾线肛上距加大、骶骨分离、肠疝及正位像的直肠左右折曲等。

【诊断要点】

1. 典型症状有排便困难等出口梗阻的典型症状。

2. 排粪造影可见会阴下降的征象。

【鉴别诊断】

1. 直肠前突　表现为出口阻塞症状，排便困难，排便不尽，但指诊时与直肠壁可扪及明显的薄弱凹陷区，肠壁松弛，弹性下降，做排便动作时凹陷区更加明显。

2. 盆底痉挛综合征　是由于肛门外括约肌、耻骨直肠肌在排便过程中的反常收缩，导致直肠排空障碍性便秘的一种盆底疾病，是一种功能性疾病，是正常盆底肌肉的功能紊乱，而不同于耻骨直肠肌综合征的异常肌肉的功能改变。病理检查肌纤维及肌细胞正常，盆底肌电图、排粪造影有助于诊断。

3. 直肠黏膜脱垂　是指直肠黏膜层或全层套叠入远端直肠腔或肛管内，但未脱出肛门的一种疾病，主要临床表现有排便困难、排便不尽。直肠指诊可发现直肠腔扩大、直肠下端黏膜松弛，或肠腔黏膜堆积。侧卧位或蹲位行排便动作时可扪及套叠的顶端。出现会阴下降时常伴有直肠前突和直肠黏膜脱垂。

【中医辨证施治】

1. 气机郁滞证

主证：排粪不尽，粪便排出困难，会阴部钝痛，有时也可有黏液血便。每因情志不遂而发或加重，嗳气频作，胸胁涨满，甚至腹中胀痛不适，纳食减少，舌淡苔黄，脉弦。

治法：疏肝解郁，理气导滞。

方药：六磨汤加减。中成药四麻汤口服液。

2. 中气下陷证

主证：虽有便意，临厕努挣乏力，挣则汗出，便后疲乏，大便并不一定干硬，会阴部隐痛不适，面色皖白，神疲气怯，舌淡嫩，苔薄，脉细弱。

治法：补益中气。

代表方剂：补中益加减。中成药补中益气丸。

3. 脾肾阳虚证

主证：大便艰涩、排出困难，甚至稀便排出不畅，腰膝酸软、水肿、乏力、性欲低下、尿频、尿不畅、尿失禁、头晕、耳鸣、四肢不温，喜热怕冷，腹中冷痛，或腰背酸冷，肛门下坠，舌淡苔白，脉沉迟。

治法：温肾健脾。

方药：附子理中丸合肾气丸加减。中成药附子理中丸，肾气丸。

【中医外治法治疗】

1. 提肛疗法　采用坐位、卧位均可，深吸气的同时上提收缩肛门，5 ～ 10 次 / 分，每次运动 5 ～ 10 分钟，每日数次。对调整肌肉功能有一定帮助。

2. 膝胸卧位锻炼　保持膝胸卧位 15 ～ 20 分钟，每日早、晚各 1 次，通过体位变换减轻腹内脏器对盆底肌群的压力，改变某些脏器的位置（如子宫后位或下垂情况适用），以帮助其功能恢复。

3. 针刺疗法 可选用长强、会阴、八髎、肾俞、及肛周阿是穴，一般用补法，或用电针疗法。

4. 熏洗法 当归、生地黄、赤芍、黄柏等，水煎后先熏洗，待温后坐浴。每日 2 ～ 3 次，每次 20 分钟，有活血化瘀、缓急镇痛的作用。

【手术治疗】

1. 盆底固定术

（1）适应证：重度会阴下降，非手术治疗无效，患者自觉症状非常痛苦。

（2）禁忌证：合并严重内科疾病者，以及伴有心理疾病者。

（3）操作要点：下腹正中切口或旁正中切口，从耻骨联合上缘至脐或稍左旁。开腹后探查有无内脏下垂；Douglas 陷凹及子宫（男性膀胱）直肠窝深度；疝的内容物，骶直分离及子宫后倾、下垂程度；向上提拉直肠观察会阴下降程度（一般＞ 4 cm）；为决定手术方案提供参考。还纳疝内容物，如下垂的乙状结肠、小肠等，术前检查有结肠慢传输，可做好切除结肠行端 - 端吻合术的准备（最后行此步手术）；缩短直肠前壁固定黏膜；上提并缝合固定直肠，缩小骶直间距，自直肠外侧转向侧后骶前，直至第 3 骶骨、第 2 骶骨的高度。同法缝对侧，处理子宫、膀胱下垂后倾，提高子宫直肠窝。

（4）术后处理：常规补液，应用抗生素，一般 24 ～ 72 小时拔除胃管，排气后进流食。术后 96 小时可进少渣半流或半流食，7 天后进普食。进食后保持大便通畅，不用力排便。可用中药辅助机体排便功能恢复。注意规律排便习惯的训练。3 个月内不从事较重体力活动，逐步进行体能锻炼。

2. 消痔灵注射治疗

（1）适应证：诊断明确，经过非手术治疗 3 个月以上无效者，身体一般情况好，无严重伴发症，血糖，血压、肝肾功能基本正常或偏高者均可接受治疗。

（2）禁忌证：肛周、直肠有明显炎症，伴有全身严重疾病，不能耐受手术创伤者。

（3）操作要点：术前，备皮、清洁灌肠，术中，常规消毒，局麻或骶麻，用消痔灵注射液（1 ∶ 1），在喇叭状肛门镜下，进行直肠内黏膜下、高位多点注射，一般进镜 12 cm 开始多点自上而下开始注射，每点位注射 1 ∶ 1 消痔灵注射液 1 ～ 2 ml，直肠内一般注射量 20 ～ 30 ml，然后进行直肠周围注射，一般选择 3 点位注射法，或 4 点位注射，注射方法同直肠脱垂注射方法。

（4）术后处理：同“直肠脱垂注射”。

第六节 结肠慢传输型便秘

结肠慢传输型便秘（slow transit constipation，STC）是常见、多发的疾病。属于慢性、原发性、功能性、结肠性和慢传输性便秘。“慢性”是指便秘症状持续 1 年以上；“原发性”是指未发现明确的发病原因；“功能性”是指无全身器质性病因及药物因素，并经钡剂灌肠和结肠镜检查排除结直肠器质性病变；“结肠性”是指导致便秘的病变或功能改变局限于结肠，或以结肠为主；“慢传输性”是指由于肠道动力减弱、内容物传输时间延长，不涉及发病原因。属中医学“便秘”的范畴。

【中医病因病机】

1. 病因

（1）体质偏异：素体阴阳气血的偏盛偏衰是形成便秘的重要因素，并影响其他致病因素的转化。素体阳盛，易于化热，常致肠胃积热而伤津。素体阴虚，如女子行经量多或素体阴血不足，肠道失润而干涩，易致便秘。素体虚弱，阳气不足，或年老体弱，肾气渐衰，气虚阳微，肠道传化无力，津液失于温化，也容易发生便秘。

（2）饮食不当：是导致便秘最常见病因。长期过用辛热、香燥、炙煿之品，偏嗜醇酒厚味，或过用某些燥热药物，均可导致肠胃积热，耗伤津液，以致肠道干涩，大便燥结难以排解，饮食过量，积于肠胃，蕴而化热，则津伤肠燥，腑气失于通降而便秘。恣食生冷之品，过用寒凉药物，以致阴寒内盛，凝滞肠胃，损伤阳气，引起传导失常而便秘。

（3）情志失调：长期情志抑郁，沉闷不乐，肝失条达，气机淤滞，或忧愁思虑过度，脾郁气结，升降失调，均致肠腑气滞，失于通降，发生便秘。气郁日久，化火伤阴，津伤阴亏则便秘。尚有久坐少动者，气机运行不畅，也可引起肠腑气滞，通降失调而便秘。

（4）劳欲过度：过劳伤气，李东桓强调："劳役过度，损伤胃气"，脾胃气虚则大肠传导无力。过劳汗出过多，又易于伤津，便肠道津亏，导致便秘。房劳过度，耗伤阴精，精亏血少，肠道失润，亦致便秘。

（5）病后体虚：罹患他病，久伤正气，或伤气，或伤阳，或伤阴血。温热病日久，余热留恋，阴津耗伤。肠道津亏，失于润降，则大便燥结而秘。多汗、呕吐、泄泻、多尿等病变，津液亡失过多，妇女崩漏、产后，以及各种原因所致的出血性病变，均可导致血虚，阴血亏少，津液不足，以致肠道失润而干涩，引起便秘。久病伤气，寒性病变伤阳，气虚大肠传导无力，阳虚肠道失于温润，可致排便困难而便秘。久病及血，血行不畅，或失血之后，血积不行，或跌打损伤，均致血瘀停积，津停失润，亦可发生便秘。

（6）感受外邪外感温热病邪，邪犯于肺，移热于肠；或内传阳明，肠胃热盛，耗伤津液。外感寒邪，内袭肠胃，阴寒结聚，凝滞气机，均可发生便秘。

2. 病机

（1）大肠传导功能障碍：是便秘的根本原因。大肠居于腹中，其上口在阑门处紧接小肠，其下端紧接肛门。大肠的主要功能是转化糟粕，大肠接受经过小肠泌别清浊后所剩下的食物残渣，再吸收多余的水分，形成粪便，由肛门排出体外。正如《素问·灵兰秘典论》记载："大肠者，传导之官，变化出焉。""传导"，即接上传下之意，"变化"，即变食物残渣为粪便的意思。所以说，便秘是大肠的传导功能失职的主要表现之一，治疗便秘的根本在于改善或恢复大肠的传导功能。当然，导致大肠传导功能失常有多种多样的原因，如大肠传导无力，大肠燥热内结，大肠气滞不畅，大肠津液不足等。

（2）五脏六脏的影响：如前所述，便秘的根本在于大肠传导失常，但大肠的生理功能与五脏六腑的关系非常密切，如肺的宣发肃降、肝的疏泄条达、脾的转输运化、肾的温煦濡养等，因此，除大肠本身的病变，五脏六腑任何一个脏器的病变，都可影响大肠的传导功能而发生便秘。

①与肺相关：《灵枢·经脉》篇曰："肺，手太阴之脉，起于中焦，下络大肠，还循胃口，上膈属肺。"又曰："大肠手阳明之脉……络肺，下膈属大肠。"肺与大肠构成了脏腑阴阳表里的络属关系。肺主宣发，是大肠得以濡润的基础，便大肠不致燥气太过；肺主肃降，是大肠传导功能的动力。肺藏魄，肛门又称"魄门"为肺气下通之门户，可见肺与大肠的关系尤为密切，所以肺气肃降则大便通畅，出入有常，肺气上逆可致大肠腑气壅滞，而见大便秘结，腹痛腹胀。

②与肝相关：肝主疏泄，具有调节全身气机，推动血和津液的正常运行的功能，肝的疏泄有助于促进脾胃的运化功能及大肠的传导功能，肝失疏泄，肝气郁结则大肠气滞可致便秘。肝藏血，血虚肠道失润亦可致便秘。

③与肾相关：肾开窍于后二阴，大肠的传导功能有赖于肾气的温煦和肾阴的滋润，便秘的形成与肾的功能正常与否关系密切。李东垣云："肾主五液，津液盛则大便如常。"《杂病源流犀烛·大便秘结源流》曰："大便秘结，肾病也。"《养生四要·却疾》曰："肾虚则津液不足，津液不足则大便干涩不通。"

④与脾胃相关：脾主运化，运即转运传输，化即消化吸收，运化即把水谷化为精微，供应

滋养全身。同时亦运化水津，促进水液代谢。胃主受纳腐熟水谷，并主通降，由此可见脾胃与大肠的关系最为密切，只有脾胃功能正常，大肠才能发挥其正常功能。

（3）气、血、津液与便秘：气、血、津液是构成人体的基本物质，是脏腑、经络等组织器官进行生理活动的物质基础，是维持人体生命活动的必要因素。便秘的形成与气、血、津液亦有密切的关系。

①气虚便秘：气具有推动和激发运动的作用，大肠的运动，有赖于气的推动，才能发挥其正常的传导作用。如气虚推动无力，大肠运行不畅，则可出现便秘。

②气滞便秘：大肠的运动功能不仅依赖气的推动，而且要有正常的气机运行，如肺气的宣发与肃降，脾气和升发与胃气的下降等各种气机的运动方式来协同大肠的传输功能，如果各种原因导致全身或局部的气机不调，则会引起各种各样的病变，如各种原因而致大肠的气滞，则会发生便秘。

③血虚便秘：全身的脏腑器官都依赖于血的滋养濡润，大肠的运动功能亦然，如血虚不能滋润大肠，则会致肠道失润，形成便秘。

④血瘀便秘：血瘀的形成有多种原因，血瘀一旦形成，又会阻滞气机，引起各种各样的病症，如血瘀阻滞肠道，大肠运行不畅，则亦可引起便秘。

⑤津亏便秘：津液具有滋润和濡养的功能，亦具有濡润滑利的作用。因此，大肠的传导功能有赖于津液的濡润滑利作用。如津液亏损，则肠道干枯，可致便秘。

【发病机制】 目前尚未完全明了，可能与肠神经系统及 Cajal 间质细胞、中枢神经及自主神经系统调节功能障碍、激素水平异常等有关。

近年来，随着对肠神经系统、乙酰胆碱、脑 - 肠轴、P 物质（substance P，SP）、血管活性肠肽（vasoactive intestinal peptide，VIP）、5-羟色胺（5-HT）、肠内微生态环境、自身免疫系统等项目的研究，特别是对胃肠道神经系统及胃肠道起搏细胞 Cajal 间质细胞研究的不断深入，为 STC 的成因提供了全新的视点。相信随着实验条件的不断改善，检测技术的不断提高，以及如心理、生理学、神经胃肠病学等相关学科的发展，对 STC 发病机制的认识会更加深入，将会推动临床治疗手段的进一步改进与发展。

【临床表现】

1. 排便次数少　每周少于 3 次，自然排便间隔时间延长，并逐渐加重。

2. 大便干结　参考 Bristol 粪便形态。

3. 排便困难　粪便干硬，难以排出，用力努挣，大汗淋漓，排便时间较长，一般超过 5 分钟。

4. 伴随症状　常见的有腹胀、腹痛、口苦、口渴、头晕、恶心、会阴胀痛、肛门下坠、心情烦躁、皮疹。少数患者伴有神经质或焦虑症。

【辅助检查】

1. 结肠镜或钡剂灌肠检查　可除外结肠器质性病变。

2. 结肠传输试验　为慢传输型便秘首选的检查方法。80% 的标志物在 72 小时以上不能排出可认为结肠传输减慢，标志物可弥漫分布全结肠或聚在左半结肠及直肠乙状结肠区。

3. 排粪造影和直肠肛管测压检查　可了解是否合并出口梗阻型便秘。

【诊断标准】

1. 罗马Ⅲ标准　2006 年 5 月，在美国消化疾病周（DDW）会议上，来自 18 个国家 87 名国际知名学者推出新的 FGIDs 诊断标准——罗马Ⅲ标准。慢性便秘的标准如下。

具备在过去 6 个月中至少 12 周连续或间断出现以下 2 个或 2 个以上症状：1/4 的时间有排便费力；1/4 的时间有粪便呈团块或硬结；1/4 的时间有排便不尽感；1/4 的时间有排便时肛门阻塞感或肛门直肠梗阻；1/4 的时间有排便需用手法协助；每周排便＜ 3 次。不存在稀便，也不符合肠易激综合征的诊断标准。

2. 中华医学会消化病学分会标准

（1）常有排便次数减少，少便意，粪质坚硬，因而排便困难。

（2）肛直肠指检时无粪便或触及坚硬的粪便，而肛门外括约肌的缩肛和力排功能正常。

（3）全胃肠或结肠通过时间延长。

（4）缺乏出口梗阻型便秘的证据，如气球排出试验正常，肛门直肠测压显示正常。

3. 慢传输型便秘诊断　非常困惑。尽管有了2006年罗马Ⅲ标准及2007年中华医学会消化病学分会动力学组和中华医学会外科学分会肛肠病学组对慢传输型便秘指南修订标准，但是便秘在诊断上仍然存在着困惑。①除外器质性病变就是一个较难解决的问题，除了费用昂贵以外，有些检查还存在一定的痛苦；②对于结肠蠕动缓慢的原因，以及直肠排空障碍型便秘如直肠前突、会阴下降、黏膜内脱垂、肛门括约肌失弛缓等是否存在器质性病变还有争议；③即使做了许多检查，未必能完全除外器质性疾病，如内分泌疾病、精神性疾病、神经性疾病等。

【鉴别诊断】

1. 结肠器质性病变　如结直肠肿瘤，先天性巨结肠症、肠梗阻等。可通过立位腹部X线片除外肠梗阻，如通过结肠镜或钡剂灌肠检查除外结直肠肿瘤。

2. 常见内科疾病引起的继发性便秘　如糖尿病、甲状腺功能减退、帕金森综合征、脑卒中后遗症、精神性疾病等。根据情况做相应的检查。

3. 出口梗阻性便秘　一般出口梗阻性便秘多表现为排便困难，有的患者大便不干，或排便次数也正常，仍有排便困难，或排便不尽的感觉，有时便次反多，便量较少，甚至用手协助排便，或用开塞露或灌肠洗肠排便。可通过传输功能检查及排粪造影和肛管压力测定来确诊。

【中医辨证施治】

1. 肝脾不调证

主证：欲便不下，肛门坠胀，腹部胀痛，用力排便时尤著，甚则矢气亦费力；伴有嗳气频作，胸脘痞闷，纳食减少，苔薄脉弦。

治则：疏肝解郁，扶土抑木。

方剂：六磨汤合四逆散加减。加减法：如气郁化火，证见口苦咽干，可加黄芩、山栀、牡丹皮；两胁刺痛者，加桃仁、红花；纳食减少，加山楂、神曲。

2. 肺脾气虚证

主证：临厕无力努挣，挣则汗出气短，便后疲乏。大便质软，腹无胀痛，面色皖白，神疲气怯，舌淡边有齿痕，苔薄，脉虚。

治则：补益肺脾，润肠通便。

方药：黄芪汤加减。加减法：如果伴有肛门坠胀或脱肛，加柴胡。

3. 气阴两虚证

主证：大便干结如栗，形体消瘦，面色萎黄无华，长期依赖泻药，舌偏红少苔上有裂纹，脉细。

治则：益气养阴，调补肝肾。

方药：增液汤合润肠丸加减。加减法：伴有心烦口干，脉细数者，加党参、知母、玉竹。

4. 脾肾亏虚证

主证：粪蓄肠间而无便意，便出艰难，排时汗出短气，便后疲乏不堪；伴有头眩耳鸣，气喘心悸，腰酸背痛，腹胀喜暖，渴喜热饮，小便清长，纳呆食少，面色皖白，长期依赖泻剂，不服泻药则数日不行，舌淡苔厚腻，脉沉迟。

治则：补益脾肾，培本通便。

方剂：济川煎加减。加减法：偏脾气虚者，重用白术，加威灵仙；偏肾阴虚者，加玄参、生地黄、麦冬、女贞子；腹胀甚者加半夏、薤白。

5. 中成药

（1）肝脾不调证：可选用四麻汤口服液，每次2 ml，每日2次。

（2）肺脾气虚证：可选用补中益气丸，每次6 g，每日2次。

（3）气阴亏虚证：可选用，滋阴润肠口服液合芪容口服液，每次各10 ml，每日2次。

（4）脾肾亏虚证可选用附子理中丸，每次1丸，每日2次。

【中医外治法治疗】

1. 外用药物

（1）敷脐疗法：同中医学其他疗法一样有着悠久的历史，我国最早的医书《五十二病方》中就有敷脐疗法的记载，之后历代医家均有论述。脐在经络系统中是一个重要的穴位，属于任脉，任脉为阴脉之海，与督脉、冲脉“一源而三歧”，联系周身经脉，故中医有“脐通百脉”之说。现代医学研究表明，脐部皮肤表皮角质层较薄，屏障功能较差，并且脐下无脂肪组织，皮肤筋膜和腹膜直接相连，故渗透性较强，药物分子较易透过脐部皮肤的角质层，进入细胞间质，迅速弥散入血到达全身。根据不同的疾病，选用不同的药物治疗。北京中医药大学东方医院肛肠科运用敷脐疗法治疗便秘多年，具有良好效果。方剂选沉香通便散；药物组成：沉香、生白术、莱菔子各等份研细末。具体应用方法：患者仰卧，用75%乙醇消毒肚脐及肚脐周围皮肤，将上药取5g兑温水调成糊状敷于肚脐，其上敷纱布固定。每日更换1次。2周为1个疗程。

（2）中药灌肠：具有良好效果，方剂可选大承气汤，每次煎取100ml，每日灌肠1次，每次灌50～100ml。

2. 针刺治疗

（1）主穴：第1组为天枢、气海、上巨虚、足三里、百会；第2组为中髎、下髎、大肠俞、肾俞、脾俞。

（2）配穴：肝脾不调加支沟、合谷、太冲、肝俞、三阴交；气阴两虚加三阴交、照海、太溪。

（3）加减：肝脾不调加支沟、合谷、太冲、肝俞、三阴交；肺脾气虚灸神阙、气海、百会；气阴两虚加三阴交、照海、太溪；脾肾两虚灸关元、命门、腰阳关。两组穴位隔日交替使用，留针30分钟。

3. 穴位埋线疗法　是治疗便秘常用的一种中医外治方法，是将不同型号的羊肠线，根据需要埋入不同的穴位，通过羊肠线对穴位的持续弱刺激作用（相当于持续留针），达到治疗疾病的目的。其机制是通过羊肠线的物理性和生物性刺激而起到治疗作用。埋线疗法是依靠刺激穴位引发经络的调节作用从而改变人体内分泌及体内的神经体液平衡。羊肠线对相关穴位的持续性刺激可以增强肠道平滑肌的张力及兴奋性，促进肠蠕动。由于针刺方法只能短时留针，不能起到持续性刺激作用，所以埋线疗法的治疗作用突出。穴位埋线法安全有效、无痛苦，是一种简便易行的、融多种疗法、多种效应于一体的复合性治疗方法。具体方法：①将无菌包装的羊肠线取出，用生理盐水冲洗干净，消毒剪刀剪成1cm的线段，置于无菌盘内，将其穿入埋线针内备用。②选用穴位。根据中医辨证可选取不同的穴位，常用的有天枢、足三里、大肠俞等。如合并出口梗阻，可加长强穴。③取合适体位，显露所取穴位，常规消毒，将放置肠线的针穿刺入所选穴位，出现针感后，边推针芯，边退针管，将肠线注入穴位中（2cm左右），出针后，压迫止血，无菌敷料固定。

4. 耳穴贴压疗法　用质硬而光滑的植物种子或具有一定形状和质地的药物及制品粘贴在耳郭表面的穴位上，并施加一定压力，以刺激耳穴、防治疾病的一种方法。此法是在耳毫针治疗疾病的基础上替代耳穴针刺或埋针的一种简易治疗法。它较耳穴针刺或埋针更为简便易行，安全可靠，无创伤，无不良反应，且能起到持续刺激的效果。根据病情选取特定的主穴和配穴，将耳郭常规消毒后，把粘有王不留行子的0.8cm×0.8cm的胶布，贴于穴位上，常用的穴位有肺、脾、大肠、直肠、皮质下、便秘点、胃、腹、三焦等。采用轻柔按摩法：用指腹轻轻将压贴的穴位压实贴紧，然后轻轻按压顺时针方向旋转，以患者有酸胀或胀痛或轻微刺痛为度，并嘱患者照此法，每日自行按压耳穴3～5次。两耳交替治疗，隔天更换1次；治疗5次为1个疗程。

【现代非手术治疗】

1. 一般治疗　选用通便药时应考虑药效、安全性与药物依赖性及费效比，以无不良反应，不产生药物依赖性为原则，具体运用时参考药物说明书。

（1）恺司尔：每次 1 包，成人每日 1 ～ 3 次。

（2）非比麸：每次 1 袋，成人每日 2 ～ 3 次。

（3）聚乙二醇 4000 ：每次 10 ～ 20 ml，每日 1 ～ 2 次。

（4）莫沙必利 ：每次 5 mg，每日 2 次。

2. *心理治疗* 部分结肠慢传输患者存在不同程度的心理障碍，除了上述的治疗方法外，一定要详细了解患者的病史、一般情况，分析压力源和心理障碍类型，给予合理的心理治疗。

【手术治疗】

如果非手术治疗无效，手术是最后的选择。尽管手术存在一些并发症，但有一定疗效。只是手术治疗时机的选择尚有争议。常用的手术方法有以下几种。

1. *全结肠切除回肠直肠吻合* 适合于全结肠动力障碍的患者。需要注意的是，直肠保留长度的问题，如果确定直肠是正常的，则应尽量保证直肠的完整性，也就是保留直乙交界处以下的直肠，这样做能保留正常的排便反射、减少术后腹泻发生的程度及防止肛门失禁的发生；如果确定直肠也存在动力障碍，则应少保留直肠，以免术后便秘不缓解。

2. *次全结肠切除升结肠直肠吻合* 适合于右结肠无动力障碍的患者。由于回盲瓣的保留，有效地减慢了小肠的排空速度，既有利于营养物质的吸收，也减少了术后的排便次数。需要注意的是至少 3 次以上的检查确定右结肠无动力障碍，术中探查盲肠、升结肠无扩张、肠壁无变薄；升结肠保留 3 ～ 5 cm 即可，以免术后便秘不缓解。

3. *结肠肠段切除* 适合于一段结肠无动力的患者。需要注意的是至少 3 次以上检查，确定存在动力障碍的结肠肠段，术中探查其余结肠无扩张、肠壁无变薄，方可切除病变肠段；但由于缺乏确定存在动力障碍的结肠肠段的精确检查手段，即使手术也难免术后便秘不缓解或远期疗效不佳，故此术式应慎用。

4. *结肠起搏器* 目前已开始使用起搏器治疗结肠慢传输便秘，但是疗效尚不确切，因为结肠的起搏点是多源的。相信随着结肠起搏点研究的完善和起搏技术的成熟，起搏器可能成为治疗本病的手段之一。

【诊疗进展】

在治疗方面要求调饮食、补不足、平升降、祛壅滞等基本原则，并针对不同的原因，列举的治疗方法或方剂更是浩如烟海，如果能按照辨证论治的原则准确使用，可以收到事半功倍的效果。目前对结肠慢传输型便秘的中医治疗主要以“温补”居多。治疗前一定要弄清楚患者的病史及主要症状是什么？哪一个表现在先，哪一个表现在后，有无因果关系，这对于指导治疗有重要意义。

便秘在治疗前需要明确慢性便秘分型和分级：根据便秘发病的病理生理基础可分为慢传输型便秘、出口梗阻型便秘和混合型便秘。根据便秘的程度及对生活影响的程度分为轻、中、重 3 度。我们总结的 3 级分流法，对错综复杂便秘的治疗程序给予了规范。

由于客观诊断技术的不断引进，因此对便秘原因的了解也逐步清晰，但便秘绝非是一种原因所致，也不是经某种仪器检查就可以明确诊断，临床必须对患者的症状进行综合分析，无论何种（心理、饮食、药物、手术）治疗，均在于协助患者恢复正常的排便习惯，如果不能建立良好的排便习惯，其远期的治疗效果都将存在一定的问题。

便秘的治疗目的是缓解症状，恢复正常的蠕动能力和排便的生理功能。由于便秘的原因较为复杂，因此其治疗需采取符合个体化的综合治疗措施。初次就诊者要参考以下步骤治疗：①健康教育宣传，使患者认识和了解正常的排便过程，区分正常与异常的排便，同时不要过分夸大便秘的危害，以免患者惧怕排便，以达到恢复患者正常排便功能的目的；②生活饮食调理，包括增加饮水量，进食量，多食含纤维食品，适当体育活动、养成正常的排便习惯等；③中医辨证治疗和中成药治疗，但最好不长时间使用含有大黄类的药物；④中医外治法治疗，如针刺、埋线、耳豆、敷脐等；⑤西药治疗顺序为纤维素类药物、聚乙二醇 4000、乳果糖、促肠动力药、润滑性药物、刺激性泻药等；⑥生物反馈治疗；⑦心理治疗；⑧应急治疗，如开塞露、灌肠、洗肠、人工导便等；⑨手术治疗。

此外，在便秘的治疗中还应注意以下几个问题：①滥用泻药问题；②过分夸大便秘的危害性问题；③治疗药物的费效比问题；④精神心理因素问题；⑤手术治疗及术后并发症的问题。

附：韩宝教授治疗便秘临床经验

1. 审证求因，重视鉴别诊断　造成出口梗阻型便秘原因诸多：①耻骨直肠肌综合征有肌纤维肥大及肌纤维化等，直肠指诊不易扪到骶骨，后侧直肠环可有锐利边缘，偶有压痛，模拟排便时该肌肉不松弛，甚至反而收缩。排粪造影提示不能迅速排空 200 ml 钡剂，排便前及排便中，肛直角未增大，严重者角度减小，有搁架征。肛管压力测定：压力增高。②内括约肌失弛缓征的病因是当直肠扩张时，内括约肌不能产生松弛反射，反而呈痉挛性收缩状态，最终使肛管内括约肌肥厚变性；直肠指诊有明显的紧缩感，主要位于肛门口部，肛管的压力增高，甚至指尖进入肛管困难，可察觉到局部后壁增厚发硬的肌肉如板块状；排粪造影内括约肌失弛缓征的诊断提示静息、提肛、力排时的肛直角和肛直结合部位置均无明显的改变，力排时肛直角小于静息值。肛管直肠压力测定提示内括约肌失弛缓征患者的肛管静息压均明显高于正常人。③盆底肌痉挛综合征是以盆底诸多肌群包括耻骨直肠肌在内的痉挛性收缩而导致的功能性出口处梗阻型便秘；直肠指检时可扪及骶骨，排粪造影无搁架征。

除了局部的鉴别诊断，还需要多学科综合评估进行明确诊断。便秘患者常伴有不同程度的焦虑、抑郁症状，或既往有精神疾病病史的患者长期服药后出现的便秘症状以耻骨直肠肌综合征为主。如伴有精神症状者，需要同时干预。

只有明确诊断，审证求因，针对病因治疗，临床才能取得良效。

2. 内治法与外治法相结合　内治法：①规范合理使用泻药。长期便秘者以膨胀性泻药为主；急性便秘时可酌情使用刺激性泻药、润滑剂或盐类泻药；并且还应结合患者基础病情况慎重选用泻药等。②中医辨证施治。强调从整体出发，辨证治疗；认为该病以湿热为主，兼有肝郁气滞、脾肾阳虚、阴虚肠燥；湿邪最易阻滞气机，从而使气机升降失常，肝失调达而郁滞；肝郁疏泄失常，影响脾之运化，脾虚内生湿热；湿邪困脾，使脾阳不振，久而及肾，致使脾肾阳虚；脾肾阳虚津液不化，而生内湿，内湿聚久生热，形成内生湿热；热邪伤阴，湿邪化燥，形成阴虚肠燥。故而以上因素可互相转化，互为因果。湿热下注者以清利下焦湿热为主，方用麻子仁丸加减。阴虚肠燥者以八珍汤为主加减，加肉苁蓉、何首乌、阿胶、女贞子、桑葚等辅以补益气血；肝郁气滞者以六磨汤为主顺气行滞；脾肾两虚者在济川煎、附子理中丸、六味地黄丸基础上进行加减以温补脾肾、润肠通便；久病者辅以三棱、莪术、莱菔子、厚朴等活血行气之品。③重视精神调护，必要时精神科会诊。

外治法：韩宝教授在明确病因、非手术治疗无效的情况下，采用挂线疗法治疗耻骨直肠肌综合征；挂线是中医的传统疗法，其特点是以线代刀，缓慢切割，损伤小，引流好。利用皮筋的缓慢切割及引流作用，解除耻骨直肠肌的痉挛状态，降低了排便时直肠压力，有利于直肠排空，且避免了术后肛门失禁的风险，充分体现了中医治疗特色。直肠得以排空，邪气随大便而解，湿热之邪去、肝气得以疏泄，则脾之运化恢复正常，阳气渐复，津液输布正常，气血得以流通；以上邪去正安，亦可促进肌肉筋膜功能日趋协调。2016 年 12 月至 2018 年 3 月采用挂线疗法治疗耻骨直肠肌综合征患者 40 例，治愈 6 例，好转 32 例，2 例症状缓解不明显，总有效率95%，取得较满意的临床疗效。

挂线疗法可治疗多种疾病，在治疗耻骨直肠肌综合征时需要注意手术时挂断的耻骨直肠肌厚度约为2/3，术后7～10天视皮筋松紧程度，必要时紧线一次，勒割时间不宜少于2周，以防术后因耻骨直肠肌切断过多过快而影响肛门括约功能，导致肛门不全失禁或完全失禁。手术的目的不在于根治性切除病灶，而是祛除直肠梗阻的因素，以恢复其正常的生理解剖结构，排便时使耻骨直肠肌松弛，降低直肠腔内压力，从而恢复正常的排便功能。

3. *重视起居调护* 纠正不良饮食习惯，嘱患者多食粗纤维含量高的食物，多饮水，每日饮水量应不少于3000 ml；养成良好的排便习惯，不忽视便意，定时排便，蹲位更有利于排便；养成良好的生活习惯，生活起居有规律，积极参加体育活动，保持乐观的精神状态等。

【典型病案】

患者，男，72岁。主因“排便费力1年”于2017年8月31日门诊以“便秘”收入院。患者平素有便意，自觉大便到肛门排出费力，需口服即食型乳酸菌协助排便，大便每1～2天1次，成形软便，每次如厕时间长约15分钟，伴有便后不尽感及肛门胀痛不适，无腹痛腹胀，小便通畅，饮食及睡眠可；舌淡红，苔薄白，脉弦细。专科检查：(截石位)。视诊：7点位肛缘皮赘；指诊：进指通畅，肛管张力高、耻骨直肠肌上缘较锐利，指尖不易触及骶尾骨，嘱患者收缩时肛门及耻骨直肠肌收缩有力，排便时耻骨直肠肌不松开，反而呈收缩状态，指套无染血。肛门镜：7点位齿线上黏膜隆起，色暗红，与同方位齿线下组织连为一体，随镜外脱。辅助检查：排粪造影示力排时肛直角变小，有搁架征。提示耻骨直肠肌肥厚。肛管直肠压力测定：肛管反射舒张压力小、肛管静息压大、直肠静息压小。

诊断：中医：①脾系病便秘病；②肛肠病混合痔病。

证型：脾肾阳虚证。

西医：①便秘（耻骨直肠肌综合征）；②混合痔。

治疗经过：完善术前相关检查，无手术禁忌证，于2017年9月4日行耻骨直肠肌挂线术；术后中药坐浴，附子理中丸9 g，每日2次口服温阳补肾；麝香痔疮栓1粒，每日2次纳肛及马应龙麝香痔疮膏1支每日2次外用以局部消肿镇痛。术后1周患者诉大便每日1次，软便，排出通畅，时有便后不尽感，小便通畅。术后6月及术后1年复查，患者大便通畅，排便时间小于10分钟，无便不尽及肛门胀痛感。

第 25 章

大肠肛管骶骨部肿瘤

第一节　大肠息肉

大肠息肉是对大肠黏膜表面的隆起状病变在没有分类、定性之前的统称。可分布于大肠的各个部位，但以直肠和乙状结肠多发，随着年龄增长发病率逐渐增高，具有一定的恶变倾向。中医学属于“肠溜”“肠蕈”的范畴。

【中医病因病机】

中医学认为，由于各种因素导致大肠湿热蕴结、寒凝气滞、气机不利，津液留滞，瘀血浊气凝聚而成。

【病因病理】

大肠息肉产生的确切原因尚未明了，但与遗传、饮食、慢性炎症的刺激等医素有关。其表现是黏膜上隆起的有蒂或无蒂赘生物，如果只有 1 枚为单发息肉，2 枚以上为多发息肉，超过 100 枚称为息肉病；息肉的形态有广基型、亚蒂型和有蒂型之分；其性质主要靠病理组织学诊断，根据其组织学特点我国将其分为 5 类，即新生物性、错构瘤性、炎症性、化生性和其他。其中新生物性、错构瘤性属于肿瘤性息肉，在新生物性息肉中，根据其绒毛成分多少分为管状、绒毛状和绒毛管状腺瘤 3 类。目前，普遍采用的是绒毛所含成分占 25% 以下者属管状腺瘤，25% ～ 75% 者属于绒毛管状腺瘤，75% 以上者属于绒毛状腺瘤。文献报道提示，癌变的病理组织中均有不同程度的腺瘤成分，提示大肠癌多由腺瘤发展而来，并认为绒毛状腺瘤癌变较高，表明绒毛成分的多少与腺瘤的癌变呈正相关。无论哪种腺瘤上皮均有不同程度的不典型增生，并根据不典型增生的程度，分为轻度、中度和重度，其中重度不典型增生属于癌变高危人群。临床资料表明息肉较大，基底较宽、较短，重度不典型增生者，癌变率较高，提示息肉癌变与其大小、形态和不典型增生的程度密切相关。

【临床表现】

1. 便血　多为无痛性便血。常呈鲜红色，以左侧大肠息肉引起便血最多见，甚至引起贫血。

2. 粪便性状　多为黏液便，便意不尽或里急后重感，有时只排出黏液，称为假性腹泻。

3. 息肉脱出　有长蒂的息肉可以在排便时脱出肛门外，此症状小儿多见。

4. 腹痛　一般很少见，较大的息肉有时可诱发肠套叠而引起腹痛、腹胀，甚至出现肠梗阻。

5. 腹泻　右半结肠的息肉可有便频，甚至腹泻；直乙状结肠较大的绒毛状腺瘤，由于分泌物较多，可以导致假性腹泻，每日大便次数 3 ～ 5 次或 10 余次。

6. 全身表现　腹泻可引起严重脱水、电解质紊乱、营养不良，长期便血可以导致贫血等。

【专科及辅助检查】

1. 大便隐血试验　严格限制饮食后，大便隐血连续3次阳性者，要注意排除大肠息肉的可能。

2. 肛门直肠指诊　对大肠远端的低位息肉有重要诊断价值，可扪及圆形柔软肿物，表面光滑，活动度大，长蒂的息肉有出没不定的情况；多发性息肉，则可触及直肠腔内有葡萄串样大小不等的球形肿物，指套染血或附有血性黏液。

3. X线检查　可以分辨大肠息肉的数目、分布、大小和形态，粗略判断息肉有无癌变的可能。通常对疑有大肠息肉的患者选用结肠低张力双重对比造影。所谓结肠双重对比造影，就是患者充分进行肠道准备后，将80%～100%　W/V的硫酸钡悬液150 ml左右先摇匀灌入结肠，再注入1 000 ml空气后，令患者不断变换体位，使钡剂均匀涂布到大肠黏膜表面，然后将拟拍摄的部位置于最高处，使气体将此处大肠扩张后进行摄片。这样可以清晰显示大肠轮廓，能够看到黏膜上直径2～3 mm大小的病灶。有学者认为该种方法的诊断正确率与电子结肠镜相似。双重对比造影下，息肉表现为低密度充盈缺损，并能够看到息肉的表面轮廓、数目、大小及蒂的有无与长短，同时可以预测息肉是否癌变。一般息肉直径小于1 cm、表面光滑或呈均匀颗粒状，蒂长大于2 cm多为良性。如果出现无蒂、表面凹凸不平，或基底宽度大于高度且局部腔壁凹陷，或息肉直径大于2 cm，或息肉表面轮廓不清且密度较高等特征，则提示有癌变可能。

4. 内镜检查　包括直肠、乙状结肠镜、纤维结肠镜或电子结肠镜的检查，可直接观察到息肉，并且可以进行活组织检查及圈套电灼、圈套结扎等治疗，比X线钡灌肠诊断率高。内镜下，大肠息肉的形状有半球形、柱状、丝状、桥形等。如果是腺瘤性息肉多呈淡红色，有充血、糜烂；增生性息肉多呈苍白色；炎性息肉多有充血。一般认为，小息肉、有蒂息肉的癌变率低；广基、大息肉癌变率相对较高，如果再出现息肉头部溃疡，几乎100%有癌变。有蒂息肉治疗相对容易，可以圈套切除，而宽基息肉则圈套较为困难。

【诊断要点】

1. 早期无明显症状，随着息肉增大可以出现腹泻便频（右半结肠息肉）、黏液血便、腹胀便难（左半结肠息肉）、假性腹泻、里急后重（直肠息肉）等。

2. 大便隐血阳性，肛门直肠指诊、影像学、内镜检查可以发现息肉的部位、数量及形态。

3. 组织学检查可以确定息肉的性质。

【鉴别诊断】

1. 直肠结肠癌　直肠癌主要以便血、大便频数、便细为主要表现，中低位直肠癌指诊及活检可确诊；右半结肠癌以腹部肿块、腹痛、贫血为主要表现；左半结肠癌以便血、腹痛、大便频数、肠梗阻为主要表现；需要影像学、内镜及病理检查可确诊。

2. 肠道气囊肿病　结肠黏膜上呈现半球形，表面光滑，透明状隆起，无蒂、广基、质软。多发，但分布不如息肉广泛；X线钡剂灌肠可见结肠壁有透亮区并有充盈缺损。

3. 直肠结肠脂肪瘤　以腹痛、便血、大便习惯改变、肠梗阻、肠套叠为主要表现。X线钡剂灌肠可见脂肪瘤造成的充盈缺损，而且随外压或排空钡剂而改变其形态，其他肿瘤均无此特点。病理检查可确诊。

4. 平滑肌肉瘤　直肠结肠的平滑肌肉瘤可表现为便血、贫血、疼痛、肿块或肠梗阻，术前缺乏特异性表现，以手术治疗为主，病理检查可确诊。

5. 内痔　以便血、肛内物脱出为主症，质软无蒂，病位在齿线以上直肠柱（带）区，息肉质韧，可有蒂，病位不固定。

6. 家族性结肠息肉病　发病年龄平均25岁左右。息肉数目在100个以上。息肉大多数仅几毫米，大小差异较小，有家族史。

7. Gardner综合征　大肠多发腺瘤，常合并骨瘤、皮脂腺囊肿和肠系膜硬纤维瘤，有家族史。

8. Turcot 综合征　大肠多发性腺瘤，常合并中枢神经系统肿瘤，有家族史。

9. Peutz-Jeghers 综合征　主要特征是全胃肠道多发息肉，口唇周围、颊黏膜和手足皮肤有黑褐色的色素沉着，约 40% 有家族史。

10. Cronkhite-Canada 综合征　主要特征为胃肠道多发性息肉、指甲萎缩、脱发、皮肤色素沉着。常有腹泻和营养不良，本病不遗传。

【中医辨证施治】

1. 风伤肠络证

主证：便血鲜红，滴血，带血；息肉表面充血明显，可脱出或不脱出肛外；舌质红，苔薄白或薄黄，脉浮数。

治则：清热凉血，祛风止血。

方药：槐角丸加减。便血量多者加牡丹皮、生地黄、侧柏炭。

2. 气滞血瘀证

主证：肿物脱出肛外，不能回纳，疼痛甚，息肉表面紫暗；舌紫，脉涩。

治则：活血化瘀，软坚散结。

方药：少腹逐瘀汤加减。息肉较大或多发者加半枝莲、半边莲、白花蛇舌草。

3. 脾气亏虚证

主证：肿物易脱出肛外，或有少量出血，肛门松弛，面色萎黄，纳呆便溏，疲劳乏力；舌质淡，苔薄，脉弱。

治则：补益脾胃。

方药：参苓白术散加减。出血量多者加阿胶、鸡血藤等。

4. 湿热下注证

主证：大便黏腻带血，肛门灼热不适，下坠，伴腹痛、腹泻、肿胀，息肉表面黏着脓性物，糜烂，可有肿物脱出肛外，舌质红，苔黄或黄白相间而腻，脉弦滑。

治则：清利湿热。

方药：黄连解毒汤加减。如果便秘加大黄；便血者加玄参、生地黄、牡丹皮以清热利湿。

5. 阳虚寒凝证

主证：腹胀便溏，大便清冷，四肢不温，腰膝酸痛，伴有面部或下肢水肿，小便短少或清长，舌淡暗苔白，脉沉无力。

治则：温中散寒，理气利湿。

方药：金匮肾气丸加减。腹胀、肛门下坠加枳实、木香。

【中医外治法治疗】

保留灌肠法：适用于多发性息肉而不宜手术者，尤其是微小无蒂者疗效更佳，或用于黏液脓血便较重者。该法目的在于缓解临床症状，控制病变的发展。直肠多发性息肉可用复方乌梅汤保留灌肠，每日 1 ～ 2 次。如兼腹泻，便中带有黏液脓血者，应治以清热燥湿，收敛止血药物保留灌肠。1 周为 1 个疗程，隔 3 天继续下 1 个疗程，4 个疗程后复查。

【现代非手术治疗】

1. 止血药物口服　对于出血较多者，可以口服云南白药胶囊，每次 1 ～ 2 粒，每日 4 次。对于暂时不宜于手术治疗者，可先口服止血药物对症治疗。

2. 补充血容量　对于重度贫血的患者，应注意补充血容量。

3. 抗生素　对于腹痛、腹泻、黏液血便属于息肉感染而又不宜急于手术者，可以口服诺氟沙星胶囊一次 300 ～ 400 mg，每日 2 次，疗程为 5 ～ 7 天。

【手术治疗】

1. 切除缝合术

（1）适应证：适用于直肠中、下段息肉，或位置较高，但可脱出肛外的息肉。

（2）禁忌证：体质极度虚弱，或有严重脏器功能不全者。

（3）操作方法：消毒、局麻、扩肛，用组织钳将息肉提起，用蚊式止血钳夹住蒂根部，然后用丝线在止血钳下根蒂部贯穿缝扎，切除止血钳以上结扎线远端息肉即可。也可将息肉在根部整个切除，伤口用 0 号肠线连续缝合几针，如伤口较小，用“8”字缝合一针即可。

2. 经骶尾直肠切开摘除术

（1）适应证：直肠高位，息肉较大而基底

广阔，经肛门口摘除困难者。

（2）禁忌证：骶尾部感染；体质极度虚弱，或有严重脏器功能不全者，临床怀疑恶变并且已经浸润肠壁全层者。

（3）操作方法：肠道准备后，在适当的麻醉下取俯卧位，在臀部正中线上，自尾骨下端至肛门上方2 cm处做纵行切口，切开皮肤、筋膜，切除尾骨，结扎骶中动脉，切开肛提肌和直肠后壁，显露息肉并切除，止血后依次缝合各层组织，局部放置引流。

3. 黏膜剥离活检切除法

（1）适应证：适用于扁平息肉或怀疑癌变的息肉。

（2）禁忌证：临床怀疑恶变，肿瘤已经浸润肠壁全层者。

（3）操作方法：先用注射针在息肉边缘的正常黏膜下注入生理盐水1～2 ml，使息肉浮起至隆起的顶部；再用圈套器进行圈套切割，一次切除或分片切除。

4. 注射疗法

（1）适应证：适用于病位较低，虽有蒂但不能脱出肛外或无蒂、较小者。

（2）禁忌证：临床怀疑恶变者。

（3）操作方法：应用药物为硬化剂或坏死剂，如无蒂广基多选用硬化剂，将药物注入其基底部，使其硬化萎缩；如有蒂，多选用坏死剂，将药物注入其根蒂部，而使坏死脱落。具体方法是取碘伏，常规消毒，局部浸润麻醉，待肛门松弛后，用肛镜暴露息肉。如为广基小息肉，可直接将硬化剂注入息肉体内，注药应表浅，刺入不可过深，以注药时息肉膨胀为宜，注药量以使息肉充盈而苍白为度，一般每个息肉用药剂量约0.5 ml。如为带蒂息肉，应将坏死剂注入息肉根蒂处，注意避免刺入周围正常组织。应用注射疗法后，应嘱患者卧床休息1天，控制1天排便。之后，应防止便秘及便时过度用力，可每天用适量润肠药物。

5. 电凝疗法

（1）适应证：适用于病位较高，无蒂或有蒂难以脱出肛外者。

（2）禁忌证：息肉较大，或临床怀疑恶变者。

（3）操作方法：在内镜下找到息肉，如有蒂可烧灼其蒂部以使其脱落；广基息肉，体积较小者，可直接烧灼，体积较大者，可用高频透热圈套勒除器或纤维结肠镜圈套电凝装置，将其圈套后电凝勒除。注意事项：①切勿烧灼过深，以免肠壁穿孔；②圈套息肉时，定位要准，操作要轻，以免误伤黏膜；③烧灼后，应仔细检查是否已全部勒除，创面有无出血，如果有出血可电烙止血。

6. 术后处理

（1）密切观察病情：术后当日，患者常因麻醉、创伤和疼痛，而可能出现不同程度的反应，应密切注意观察。常规每日测量2～4次体温、脉搏、血压和呼吸。术后患者体温可略升高，这是机体对手术刺激的反应，一般不超过38℃，1～2天后可恢复正常，无须处理。如体温持续升高，或3天后开始发热，则应注意查看伤口，找出原因，及时进行处理。

（2）休息与活动：术后，特别是手术结束刚返回病房时，或手术当天需要适当的卧床休息，休息可以减少对伤口的刺激，减轻疼痛，避免出血和虚脱。术后除适当休息外，还应鼓励患者早活动，活动应以患者无不适为度。术后7～10天禁止剧烈活动，避免结扎线脱落期引起大出血。

（3）合理进食：术后一般不需限制饮食，术后第1天应进食易消化软食，以后逐渐恢复正常饮食，应多食蔬菜、水果，忌食辛辣刺激、肥甘厚味之物。如果需控制大便，术后3天进全流食，然后逐渐恢复正常饮食。

（4）疼痛的处理：由于手术损伤和患者思想恐惧，手术当天常有不同程度的疼痛，一般服索米痛片即可镇痛。如果术后24小时感觉肛门括约肌痉挛收缩，或伤口疼痛剧烈，可肌内注射布桂嗪注射液100 mg，必要时可适当配合服用地西泮5 mg，以增强镇痛效果。

（5）抗感染治疗：术后酌情使用抗生素，

但时间在 3 ～ 5 天为宜。

(6) 排便：适当控制排便 2 ～ 3 天。术后 48 小时内未排便者，给予麻子仁丸 10 g 或其他缓泻药，每晚 1 次。有习惯性便秘或术后 3 ～ 4 天尚未排便者，用温盐水 1 000 ml 保留灌肠。

(7) 坐浴：肛门部手术如为开放性创口，第 1 次排便后即开始以温开水，或 1% 苯扎氯铵，或 1 ∶ 5 000 高锰酸钾，或用中药煎汤熏洗坐浴。

(8) 换药：肛门部每日需要排便，造成创面污染；另外要注意伤口引流通畅，因此换药时应做到创面暴露良好，清洗彻底，避免假愈。关于伤口用药，应视病情而定。①术后 1 ～ 2 天，清洗后仅更换外层敷料即可，创面所覆盖的止血油纱条不要强行撕揭，以防损伤出血；②创面肉芽新鲜，分泌物不多者，一般可用生肌散或生肌玉红膏（纱条换药）；③创面组织肿胀、坏死，脓性分泌物多，并伴有恶臭者，除冲洗外，必要时用过氧化氢洗净，拭干后创面用五五丹外敷，以提脓拔毒，祛腐生新；④如伤口周围红肿热痛，应检查其原因，如因窦道无效腔感染，可用氦氖激光等物理疗法处理，或用金黄散软膏等药物外敷，以清热解毒、消肿止痛，如果引流不畅时可扩创引流。

(9) 拆线：腹壁切口一期愈合者，7 天左右拆线；创口感染者，提前间断拆线；年老体弱或创口愈合不佳者，拆线后继续应用腹带；结扎或缝扎线一般 7 天左右脱落，如果过时未脱落，可将其拆除。

第二节　大肠其他常见良性肿瘤

大肠其他常见肿瘤包括平滑肌瘤、脂肪瘤、神经纤维瘤、血管瘤等。中医学属于“息肉”“癥积”“肠蕈”“血瘤”等范畴。

【中医病因病机】

中医学认为，凡因瘀血、浊气或痰湿凝滞，停留于经络组织之中，而产生的赘生物称为“瘤”。如《圣济总录》说：“瘤之为义，流滞而不去也，气血流行不失其常，则形体和平，或无余赘，及郁结壅塞，则乘虚投隙，瘤所以生。”本病可生于人体各处，或发于皮肉之间，或发于筋骨之内，生于人体肠壁者多为良性肿瘤。

【发病特点】

多见于青壮年和儿童；瘤的大小硬度不同，形状不定，有的圆形，有的椭圆形，有的形状不规则；或单发，或群生；有的基底宽广，有的有蒂；瘤体常有外膜包围，生长缓慢，切除后不复发；有部分肿瘤可发生恶变。

1. *纤维瘤*　多生于皮下和黏膜下的结缔组织，成年人多见。瘤体呈圆形，质硬，表面光滑，包膜完整，边缘清晰，与周围组织无粘连，无痛，可移动。有时在肠壁内蔓延，突入肠腔。引起便秘或腹泻，直肠坠重，便出黏液。纤维瘤易恶变成纤维肉瘤，故应早期切除。

2. *脂肪瘤*　多见于成年女性，质软，表面光滑呈分叶状，有蒂而活动，黏膜正常，偶有假性波动感。由皮下组织发生，多生在肛门周围，有时生在黏膜下层，有时生在浆膜下层，脂肪瘤生长缓慢，不易发生恶变。

3. *血管瘤*　由血管组织所发生的肿瘤，称为血管瘤。多发于女性，其病因不明，一般认为是先天性的。位于肛周部位的血管瘤很少见，常在肛周皮肤、肠黏膜和黏膜下层内，因所在部位的不同，其发生可以是单个的，也可以是多发的，大小不一。肛门周围多为毛细血管瘤，色鲜红或暗红，不隆起，形状不规则，边界清楚，逐渐增大。肛管直肠内多为海绵状血管瘤，为扩张性静脉和血管窦，扁平稍隆起，形状不规则，边界不清楚，色紫红，质软，受挤压可缩小，去压后又复隆起，逐渐增加。

4. *平滑肌瘤*　直肠平滑肌瘤比较少见，多由直肠纵肌发起，常发于直肠两侧。其特点是肿瘤基底宽，有时有蒂，有时会突入肠内形成肿块，质硬，与黏膜不粘连，患者有进行性便秘，肛门直肠部沉重感。镜检可见直肠内平滑肌层内凸起。指诊可触到肿块，表面光滑。因有梗阻和恶变成平滑肌肉瘤的危险，故宜及早手术。

【临床表现】

1. 小肿瘤可无任何症状，肿瘤超过 2 cm，可因部分性肠梗阻或完全性肠梗阻而有阵发性腹痛。

2. 有溃疡者可有肠道刺激症状，便血量大但无先兆症状，易发生休克。

3. 腔外型者可在腹部扪到肿块。

4. 肿块位于直肠者，症状、体征出现较早。

5. 肿瘤发生恶性病变者，症状可明显加剧，消耗性体征也更显著。

【专科及辅助检查】

1. 肛门指诊　肿瘤位于直肠下段者，可触到界限清晰的肿块，黏膜光滑，肿物活动度大，中等硬度；如果有恶性病变者，多质硬，表面有溃疡，肿瘤可有周围浸润，活动度变小。

2. 钡剂造影　有肠腔狭窄者，结肠袋消失，肠壁僵直，有明显的钡剂充盈缺损。

3. 内镜检查　黏膜完整者，可观察到突入腔内的球形肿块。表面有溃疡者，呈盘形凹陷，多有出血痕迹，可在边缘部取活组织检查。如果有恶性病变者，表面多有溃疡，活动度变小，周围可有浸润。如果怀疑血管瘤时，避免取活体组织检查，以防出血不止。

4. 选择性腹腔动脉造影　可见到肿块的轮廓，如有出血，可见造影剂外溢于肿块部位。血管瘤时肿块部位血管迂曲变形，毛细血管簇生，可见血池。

5. B 型超声检查　腔外型及混合型者，用生理盐水灌肠后形成不同的声导介质，可观察肿块的部位及大小。

【诊断要点】

1. 小肿瘤可无任何症状，肿瘤超过 2 cm 以上，可因肠梗阻有阵发性腹痛。

2. 腔外型者可在腹部扪到肿块。肿瘤发生恶性病变者，症状可明显加剧，病程加快，消耗性体征也更显著。肿块位于直肠者，症状、体征出现较早。

3. 肿瘤位于直肠下段者，肛诊直接可触到：界限清晰，黏膜光滑，肿物呈中等硬度，活动度大。

4. 位于肠腔上部可用内镜检查，黏膜完整者，可观察到突入腔内的球形肿块，表面有溃疡者，呈盘形凹陷，多有出血痕迹，可在边缘部取活组织检查。

5. 病理检查的结果可明确诊断。

【鉴别诊断】

1. 纤维瘤　多生于皮下和黏膜下结缔组织，成年人多见。瘤体呈圆形，质硬，表面光滑，包膜完整，边缘清楚，与周围组织无粘连，无疼痛，可移动。

2. 脂肪瘤　多见于成年女性，质软，表面光滑呈分叶状，有蒂而活动，黏膜正常，偶有假性波动感。由皮下组织发生，多生在肛门周围，有时生在黏膜下层，有时生在浆膜下方，脂肪瘤生长缓慢，不易发生恶变。

3. 血管瘤　常在肛周皮肤、肠黏膜和黏膜下层内，因所在部位的不同，其发生可以是单个的，也可以是多发的，大小不一。

4. 平滑肌瘤　肿瘤基底宽，有时有蒂，有时会突入肠内，形成肿块，质硬，与黏膜不粘连，患者有进行性便秘，肛门直肠部沉重感。镜检可见直肠内平滑肌层内凸起。指诊可摸到肿块，界限清楚，表面光滑。

5. 家族性结肠息肉病　发病年龄平均 25 岁左右。息肉数目在 100 个以上。息肉大多数仅几毫米，大小差异较小，有家族史。

6. 内痔　以便血、肛内物脱出为主症，质软无蒂，病位在齿线以上直肠柱带区，而息肉质韧，可有蒂。

7. 直肠结肠癌与 Cronkhite-Cansda 综合征的鉴别要点：参见“大肠息肉”。

中医辨证施治、现代非手术治疗、手术治疗均参见“大肠息肉”。

第三节 大肠类癌

一般认为，大肠类癌起源于肠黏膜隐窝深部 Kuluchitstky 细胞（或嗜铬细胞），因具有嗜银性，故又称嗜银细胞癌。结直肠类癌占胃肠道肿瘤的 0.49% ～ 1.8%，近年来发现率呈上升趋势，由于部分瘤细胞有内分泌的功能，可产生具有神经介质功能的 5- 羟色胺，因此近期的资料更支持结肠类癌起源于神经内胚层，认为其属于神经内分泌肿瘤之一。中医学属于“肠蕈”的范畴。

【发病特点】

结肠类癌同样具有恶性肿瘤浸润性生长的特性，可通过淋巴、血液形成局部淋巴结甚至远隔器官的转移，血液转移常在肝形成转移灶，其次是肺。转移率的高低与原发灶大小和原发瘤部位有关。原发瘤＜ 1 cm、有完整包膜者，转移率为 15%，＞ 1 cm 者，50% 以上发生转移，＞ 2 cm 者几乎都伴有区域淋巴结和肝内转移。结肠类癌的转移率最高，达 52% ～ 72%，手术时多有局部淋巴结或肝转移，预后差；直肠类癌的转移率为 17% ～ 35%。

结肠类癌具有多发或多源性肿瘤的特点，有报道类癌合并其他部位恶性肿瘤的发生率为 29% ～ 47%，远较其他肿瘤高（5.1% ～ 7%），而合并肿瘤 50% 以上是在胃肠道。由于并发肿瘤往往较类癌本身有更坏的预后，故存在类癌时，应寻找其他部位是否有恶性肿瘤存在。结肠类癌与肠源性腺癌的区别在于类癌组织主要在黏膜下生长，体积和形态非常一致，不产生黏液（黏液染色均为阴性），通过免疫组化染色与腺癌的区别更为明确。

【临床类型】

1838 年 Merling 首先描述此病，1907 年由 Obendorfer 首先介绍“类癌”这一名词。对于发病原因至今未见明确阐述。

1. 根据胚胎发生学和血液供应分类 Williams 将胃肠道类癌分为：①前肠类癌，包括胃、十二指肠 1、2 段，胰腺；②中肠类癌，包括十二指肠 3、4 段，空回肠，阑尾及升结肠；③后肠类癌，包括左半结肠和直肠。

2. 根据组织学结构分类 可分为腺样型、条索型、实性团块型和混合型。

3. 根据病理学类型 将类癌分为典型类癌和不典型类癌，不典型类癌为低分化类癌，往往提示恶性程度较高，典型类癌的预后明显好于非典型类癌。由于癌细胞对银染色反应的差异，将类癌分为亲银性及非亲银性两类，前肠类癌细胞产生多种激素，因其量不多，所以临床上少有症状。中肠类癌细胞主要分泌 5- 羟色胺等，其分泌量超越了肝的降解能力，尤其是有肝转移时，常常出现类癌综合征的症状。后肠的类癌细胞可分泌多种肽类物质，如生长抑素、脑啡肽、P 物质等，少有类癌综合征的表现。

【临床表现】

1. 早期如果不伴有类癌综合征时无明显临床表现。

2. 瘤体长到一定大小或生长于特殊部位时，常可引起一些肠道功能紊乱如腹痛、腹泻或不同程度的梗阻症状。

3. 瘤体较大时可出现大便习惯的改变、便血两大症状。

4. 肝转移后，可见类癌综合征，如散在的界限清楚的皮肤片状潮红，气喘，局部发生水肿，心跳加快，血压下降，三尖瓣或肺动脉杂音，胸痛等。皮肤潮红多由于情绪激动、过劳或进食而诱发，是类癌综合征最常见的症状之一。

【专科及辅助检查】

1. 肛门指诊 大部分直肠中低位类癌，是通过在体检时的肛门直肠指诊被发现黏膜内有小结节。

2. 胃肠钡剂或气钡双重对比造影 对原发癌的部位诊断是很重要的，经过检查，不仅可明确肿瘤损害的部位，还可发现多个原发灶。

X线上结肠的损害可表现出4种类型：①肿块型，呈多个结节融合；②息肉型，呈充盈缺损样改变；③浸润型，肠段僵硬狭窄；④肠梗阻型，钡剂通过严重受阻。

3. B超及CT检查　与X线检查一样，属于定位性诊断手段，可了解原发瘤的部位和转移瘤的范围。

4. 内镜检查　结肠类癌转移前或未出现类癌综合征时，不论在症状、体征和X线表现上，往往与结肠癌很难鉴别，只有在内镜下的活组织病理学检查方能确诊。

5. 免疫组化检查　通过免疫组化染色与腺癌的区别更为明确。

6. 动脉血管造影　动脉相出现星状的动脉狭窄，静脉相不显形，肿瘤处出现造影剂浓染征象。

7. 潮红激发试验

（1）乙醇激发试验：即时饮10 ml乙醇，加15 ml橘子汁，约1/3的患者在3～4分钟出现皮肤潮红，且持续较久。

（2）诱发试验：静脉注射肾上腺素5～10 μg或去甲肾上腺素15～20 μg后1～2分钟，类癌综合征患者可出现面颈部皮肤潮红，同时可出现结合膜出血、流泪、呼吸增快，本法可出现血压降低及休克症状，故应慎重使用。有严重心脏病或哮喘时应慎做激发试验，有室上性心动过速者更应禁忌。

8. 生化检查

（1）血、尿5-羟吲哚乙酸测定：尿中5-羟吲哚乙酸在24小时内如果大于25 mg属于可疑，达到40 mg可确诊（正常人＜10 mg）；测定血液或血小板中5-羟色胺、5-羟吲哚乙酸、组胺、缓激肽等活性物质（正常时血液5-羟色胺＜80 mg/ml，血液5-羟吲哚乙酸＜20 mg/ml，组胺＜140 mg/ml）也有诊断价值。

（2）血液或血小板组胺活性物质的测定。

（3）尿组胺测定高于正常。

（4）肿瘤组织5-羟色胺浓度测定：对于可疑的类癌每次都应将一部分组织冰冻后，再进行5-羟色胺分析。

（5）缓激肽测定：有条件的实验室可以进行缓激肽测定。

【诊断要点】

1. 早期无明显症状，多在体检时发现黏膜下有结节状肿物。

2. 晚期可有大便习惯改变或便血。

3. 诊断主要靠活检后病理证实。

4. 病理活检有时难与低分化腺癌或印戒细胞癌鉴别，因此确诊往往需要结合免疫组化结果。

【鉴别诊断】

1. 结肠癌　病变主要在黏膜下，组织生长及转移较慢，部分结肠类癌可有类癌综合征表现，活检或免疫组化可明确诊断。

2. 结肠结核　多半是全身结核的一部分，故肠结核多伴有全身症状和肠道及腹部的局部症状和体征。全身症状包括低热、盗汗、乏力、食欲缺乏、消瘦等。局部症状则以腹痛、腹泻和（或）不全梗阻症状为主。

3. 溃疡性结肠炎与克罗恩病　是炎症性疾病（IBD）。溃疡性结肠炎以便次增多，脓血便为主要临床表现。内镜可见黏膜散在溃疡。活动期病理可见腺窝脓肿。

【中医辨证施治】

1. 湿热证

主证：腹痛腹胀，肛门灼热，里急后重，便下黏液，或夹脓血，大便臭秽，口干口苦，或伴有发热、恶心等症。舌质红，苔黄腻，脉滑数。

治则：清热利湿。

方药：槐角地榆汤或清肠饮加减。

2. 瘀毒证

主证：下腹疼痛，痛有定处，里急后重，大便稀溏或脓血黏液。舌质暗红或有瘀斑，苔薄黄，脉弦数。

治则：化瘀解毒。

方药：膈下逐瘀汤或桃红四物汤加减。

3. 脾肾亏虚证

主证：腹痛隐隐，癥积渐大，便下脓血，里急后重，气味腥臭，形体消瘦，面色苍白，声低气怯，纳呆，腰膝酸软，畏寒肢冷。舌质淡胖暗晦，苔白，脉沉细。

治则：补脾益肾。

方药：附子理中汤、四神丸加减。

【现代非手术治疗】

1. 化疗

（1）全身化疗：类癌对化疗多不敏感。常用药物有氟尿嘧啶、链佐星（STZ）、卡莫司汀（BCNU）、洛莫司汀（CCNU）、多柔比星（ADM）、甲氨蝶呤（MTX）、环磷酰胺、白消安（马利兰）和氮烯咪胺（DTIC）。其中氟尿嘧啶和链佐星或氟尿嘧啶和洛莫司汀（CCNU）较为有效。

（2）区域化疗：①动脉插管化疗，采用肝动脉插管氟尿嘧啶被认为是最成功的化疗方法；②腹腔内化疗，应用STZ、MTX、DDP等药物。腹腔内化疗较全身用药好，即使对静脉给药无效的较晚期病例也有效。腹腔内给药，一方面可直接到达肿瘤部位，另外由腹膜吸收进入血液再经血循环到达肿瘤。

2. 放疗　一般认为类癌对放疗不敏感，不宜列为常规治疗方法，但对肝、皮肤和体表淋巴结转移灶考虑区域放疗。

3. 症状治疗　即采用抗体液介质治疗，针对类癌产生的体液介质进行药物治疗，以达到缓解症状的目的。

4. 一般治疗　给患者充足的营养和维生素，特别是烟酸或烟酰胺。如果患者有腹泻，需纠正水及电解质平衡失调。此外，应避免精神刺激，不饮酒，不进食含色氨酸较多的食物，如牛奶、奶酪、橘类水果、菠萝、马铃薯等。禁用肾上腺素、吗啡。

（1）α-甲基多巴：可以干扰儿茶酚胺导致肿瘤释放活性物质过程，2 g/d。

（2）对氯苯丙酸（PcFA）：能抑制色胺酸羧化，对吸收不良和腹泻有特殊疗效。剂量为2～4 g/d，也可用马来酸甲支酞胺1～4 mg，每日3次。赛庚啶4～12 mg，每日3次。

（3）α-肾上腺能阻断药：皮肤潮红者用酚节明10～20 mg，每日3次，以阻断5-羟色胺、激活释放酶的释放；还可用氯丙嗪25 mg，每日3次；丙氯拉嗪5～10 mg，每日3次。拮抗激素和组织胺的共同作用而控制潮红。近年来，有用5-氟色胺酸使类癌综合征的症状缓解的报道。

【手术治疗】

1. 经肛门局部切除术

（1）适应证：直径< 1 cm的低位直肠类癌如果未侵入肌层者可做经肛门局部切除。

（2）禁忌证：体质虚弱或有严重的脏器衰竭，怀疑有恶变可能者。

（3）操作方法：消毒、局麻、扩肛，用两把组织钳将肿物表面的黏膜提起，并从中间切开，显露并锐性剥离，直至将其完整切除，然后用丝线或用0号肠线间断或连续缝合几针，关闭伤口即可。

2. 结肠切除

（1）适应证：直径> 1 cm的，临床高度怀疑恶变但未发现转移的结直肠类癌。

（2）禁忌证：体质虚弱，严重贫血或有严重的脏器衰竭者。

（3）操作方法：结肠类癌按肿瘤标准行右半或左半结肠切除术；直肠类癌位置较高者行Dixon；直肠类癌位置较低者行经腹会阴联合切除Miles术。

3. 术后处理

（1）休息：术后平卧6小时，如情况允许才能起床活动，以免发生意外。结直肠手术如Miles手术，约2周后才可起床活动。

（2）饮食：待麻醉恢复后给流质或半流质，翌日改半流质或普食。应避免进食刺激性食物，并以富含营养、易消化的食物为宜。有习惯性便秘的患者，应鼓励多食纤维素多的新鲜蔬菜。

（3）排便：适当控制排便2～3天。术后48小时内未排便者，麻子仁丸10 g或其他缓泻药，每晚1次。有习惯性便秘或术后3～4天尚未排便者，用温盐水1 000 ml或甘油溶液1 000 ml保留灌肠。

（4）腹部切口拆线：一期愈合者，7天左

右拆线，如果创口感染，提前间断拆线。年老体弱或创口愈合不佳者，拆线后继续应用腹带。

（5）其他：如局部切除或内镜下摘除后的病理诊断为类癌者，属于完整摘除者，或病理检查为良性者仅需密切随访，不宜做进一步处理。

第四节 结 肠 癌

结肠癌（carcinoma of colon）是指源于结肠上皮细胞组织的恶性肿瘤。好发部位依次为乙状结肠、盲肠、升结肠、降结肠、横结肠，多数为腺癌，男性较多见，发病常在40岁以上，国内青壮年结肠癌的发生率有增高的趋势。中医学属于“肠溜、肠蕈”的范畴。

【中医病因病机】

中医学认为，结肠癌发生主要由于饮食不节，虫积骚扰，湿热内蕴，导致经络阻隔，气血瘀滞，津液滞留，痰浊气血聚而成瘤。

【发病机制】

结肠癌确切的发病原因至今尚未完全阐明，一般认为导致结肠发生癌肿的原因与结肠息肉、饮食因素、遗传因素等几个方面有关。

【病理分类】

1. 形态学分类

（1）溃疡型：多见于左侧结肠及直肠。按发病比例，此型占大多数。

（2）菜花型：多见于右侧结肠，在直肠亦不少见。病变呈菜花状生长。

（3）浸润型：多见于脾曲及乙状结肠。此型病变显示肠壁增厚与变硬，常伴有不同程度的肠腔狭窄，临床上易出现肠梗阻症状。

2. 组织学分类　管状腺癌、乳头状腺癌、黏液腺癌、未分化癌、腺鳞癌和鳞状细胞癌。

3. 恶性程度分类　根据分化程度，按Broders法分为Ⅰ～Ⅳ级：Ⅰ级为低度恶性（高分化）；Ⅱ级为中度恶性（中分化）；Ⅲ级为高度恶性（低分化）；Ⅳ级为未分化癌。

4. Dukes分期　见表25-1。

5. 临床分期　与TNM、Dukes分期的对应关系见表25-2。

表25-1　结肠癌Dukes分期

分期		主要特点
A		癌肿浸润深度未穿出肌层，且无淋巴结转移
B		癌肿已穿出深肌层，并可侵入浆膜层、浆膜外或直肠周围组织，但无淋巴结转移
C		癌肿伴有淋巴结转移
	C_1	癌肿伴有肠旁及系膜淋巴结转移
	C_2	癌肿伴有系膜动脉结扎处淋巴结转移
D		癌肿伴有远处器官转移，或因局部广泛浸润或淋巴结广泛转移而切除后无法治愈或无法切除

表25-2　结肠癌临床分期与TNM、Dukes分期的对应关系

临床分期	TNM分期	Dukes分期
0期	$T_{is}N_0M_0$	Dukes A
Ⅰ期	$T_{1\text{-}2}N_0M_0$	Dukes A
Ⅱ期	$T_{3\text{-}4}N_0M_0$	Dukes B
Ⅲ期	任何$TN_{1\text{-}3}M^0$	Dukes C
Ⅳ期	任何T任何NM_1	Dukes D

【扩散途径】　扩散形式与其他恶性肿瘤相似，即直接蔓延、癌种植、沿淋巴扩散、沿血液循环扩散。

【临床表现】

1. 排便习惯和粪便性状改变　常是早期出现的症状，多表现为便秘，或便秘与腹泻交替，大便次数增多，大便不成形或稀便、脓血便或黏液血便。

2. 腹痛　也是结肠癌的早期症状之一，定位不确切，呈持续性隐痛，或仅为腹胀不适。

3. 腹部　肿块生长到一定程度时，腹部可以扪及包块，质地较硬，形状不规则，表面不光滑，早期尚可活动，晚期则粘连活动度较差。

4. 肠梗阻　属于结肠癌较晚期的症状。右半结肠癌因其肠腔大、大便稀薄，较少出现梗阻；而左半结肠癌因其肠腔小，初始出现不全性肠梗阻，表现为下腹部隐痛，或阵发性绞痛，腹胀便秘明显，恶心呕吐少见，肠鸣音亢进；也有以急性完全性梗阻为首发症状。

5. 全身症状　由于肿瘤所致的慢性消耗、慢性失血及毒性物质释放所致，可表现疲倦、无力、消瘦、发热、贫血、体重下降、失眠等全身症状。

6. 其他表现　晚期由于肿瘤间接引起的营养吸收少、能量消耗大、蛋白质合成低等导致低蛋白血症；由于肿瘤压迫和转移，可导致尿血、尿路梗阻，直至肾衰竭；浸润子宫、阴道，可造成阴道出血；肝或腹腔转移可引起黄疸、腹水、感染性腹膜炎；肺转移可引起咯血、呼吸困难；骨转移可引起骨骼疼痛，甚至发生病理性骨折；脑转移引起头痛及意识障碍；肿瘤穿孔可引起急性腹膜炎等。

【辅助检查】

1. 大便隐血试验　大便隐血测定，可作为大肠癌诊断的辅助检查，往往在无症状的早期大肠癌亦可获得阳性结果。

2. 内镜检查　结肠镜检查是对结肠癌确诊的最好方法，通过肠镜可在直视下取活组织检查做病理诊断。纤维结肠镜及电子结肠镜检查时能对大肠黏膜做广泛的直视观察，并能采取活体组织检查，或冲刷做脱落细胞学检查。在肠镜发现肿瘤后，特别是在左半结肠癌管腔有狭窄而不能检查全结肠时，应另行结肠低张力双重对比造影检查。

3. X 线检查　结肠造影检查和结肠低张力双重对比造影检查是常用的诊断方法，检查前需清洁肠道，对于距肛门 25 cm 以上的结肠癌有重要的诊断意义，此技术可清晰显示肠黏膜的肿物、溃疡和狭窄等病变。结肠癌在X线的表现常常是钡剂的充盈缺损、边缘不整齐、龛影、肠壁僵硬、黏膜破坏、肠管狭窄等。

4. 超声检查　可帮助发现大肠癌有无转移和腹腔淋巴结转移的情况。直肠内的超声可测出肿块的范围、侵犯邻近脏器的情况。

5. CT、MRI、PET-CT 检查　有助于了解大肠癌的位置及其他部位的转移扩散情况，同时作为已确诊大肠癌后的 TNM 分期的依据，为选择治疗方案提供意见。

6. 肿瘤标志物　术前CEA水平增高的患者，不但表示病变范围较广，亦表示术后预后较差。术前 CEA 水平升高者一般在术后 1 个月内下降至正常，逾期不降者应疑有残瘤存在，术前 CEA 水平升高者，可于术后每 4 ～ 8 周定期监测 CEA 水平，持续 2 ～ 3 年。然后，每 2 ～ 3 个月测定 1 次，直至第 5 年末。对术后已下降至正常而又再次升高者，尤其是进行性上升较快者，往往表示有复发或转移的可能。

【诊断要点】

结肠癌早期无明显症状，癌肿生长到一定程度，依其生长部位不同而有不同的诊断要点。

1. 右半结肠癌

（1）腹痛：右半结肠癌有 70% ～ 80% 的患者有腹痛，多为隐痛。

（2）贫血：因癌灶的坏死、脱落、慢性失血而引起，有 50% ～ 60% 的患者血红蛋白低于 100 g/L。

（3）腹部肿块：腹部肿块亦是右半结肠癌的常见症状。腹部肿块同时伴有梗阻的病例临床上并不多见。

（4）辅助检查：尤其是病理学的诊断，最终确定肿瘤诊断。

2. 左半结肠癌

（1）便血、黏液血便：70% 以上可出现便血或黏液血便。

（2）腹痛：约 60% 出现腹痛，腹痛可为隐痛，当并发肠梗阻时，亦可表现为腹部绞痛。

（3）腹部肿块：40% 左右的患者可触及左下腹肿块。

（4）辅助检查：有助确诊。

【鉴别诊断】

1. 结肠结核　85% 的肠结核位于回盲部。肠结核病理上可以分为溃疡型和增生型，临床上以溃疡型多见，但两型并不能截然分开。由于肠结核多半是全身结核的一部分，故肠结核多伴有全身症状和肠道及腹部的局部症状和体征。全身症状包括低热、盗汗、乏力、纳差、消瘦等。腹部症状则以肠道感染和（或）不全梗阻症状为主，依据病理类型的不同，其临床症状表现各有侧重。肠结核的诊断依据：①病理证实有结核病变或干酪样变化；②病变组织中发现有结核杆菌；③病变组织经细胞培养或动物接种有结核杆菌生长；④术中发现的病变及肠系膜淋巴结活检证实有结核病变。

2. 结肠息肉　临床上无肠结核常见的临床表现，临床以便血为主要表现，肠镜下可见突出于黏膜的蕈样隆起物，病理最终证实。

3. 溃疡性结肠炎　以直肠和乙状结肠多见，也可累及全结肠。临床表现以便频和黏液脓血便为主，内镜下表现为黏膜的充血、水肿、糜烂、溃疡，急性期病理可见肠腺隐窝脓肿。

4. 克罗恩病　早期可出现全身不适、腹部不适、腹泻、食欲缺乏、原因不明的发热等，而腹部不适、腹泻等多误认为由饮食不洁造成等。90% 的患者病程中出现腹痛和腹泻，腹痛可在进食后加重，排便后缓解。儿童可出现发育迟缓等表现。克罗恩病体检时多无异常，严重者腹部可触及疼痛性包块，并可出现腹腔脓肿、瘘管形成等；严重者可出现可恢复的杵状指和四肢末梢发绀的表现；克罗恩病可伴有肠外症状。典型内镜表现为病灶间有正常黏膜分隔，是其特征性表现。其次有回盲部肠间或肠及皮肤间瘘管形成；鹅卵石样黏膜表现；跳跃式区域性病变；肠襻的隔离；病变不对称性地侵犯肠壁并伴发邻近包块；狭窄肠段黏膜皱襞有溃疡、结节、扭曲和成角；肠腔狭窄；均匀增厚的肠壁水肿表现等。X 线钡剂造影表现是阶段性狭窄。

5. 血吸虫性肉芽肿　血吸虫病肉芽肿导致结肠梗阻的概率为 35%，导致结直肠癌的发生率约为 6%。血吸虫性肉芽肿期中的病变多位于直肠和乙状结肠。临床表现主要为慢性肠梗阻和（或）可触及下腹包块，病变位置低时指诊即可发现病变。诊断主要依据有疫区接触史，内镜、钡剂灌肠造影、粪便虫卵和活组织检查。

6. 其他　如结肠痉挛，但 X 线检查为小段肠腔狭窄，为可复性。阑尾脓肿虽有腹部包块，但 X 线检查包块位与盲肠外，患者有阑尾炎病史；子宫内膜移位虽有便血、腹痛，但与月经有关。

【中医辨证施治】

1. 湿热蕴结证

主证：便下脓血，里急后重，下迫灼痛，大便黏滞恶臭；舌红，苔黄腻，脉弦滑数。

治则：清热利湿，解毒散结。

方药：槐角地榆汤加制南星、夏枯草、半枝莲、白花蛇舌草、山慈菇等。

2. 气滞血瘀证

主证：腹部触及肿块、结节，胸闷胁痛，腹胀嗳气，恶心呕吐，便血紫暗；舌有瘀斑，质暗，脉弦涩。

治则：理气散结，祛瘀降逆。

方药：膈下逐瘀汤加制蜈蚣、制全蝎、制三棱、制莪术等。

3. 气血两虚证

主证：形体消瘦，面色苍白，神疲倦怠，气短乏力，便溏脱肛；舌质淡，苔薄白或花剥，脉沉细无力。

治则：补气养血。

方药：八珍汤加制全蝎、制蜈蚣等。

4. 肝肾阴虚证

主证：头晕目眩，腰膝酸软或胁肋疼痛，形体极瘦，面色无华，耳鸣盗汗，五心烦热，口苦咽干，大便秘结，小便短赤；舌质红，苔黄而光剥，脉细数。

治则：滋养肝肾。

方药：知柏地黄丸加制全蝎、制蜈蚣、制南星、夏枯草等。

5. 脾肾阳虚证

主证：腹胀泄泻，身体倦怠，四肢无力，腰膝酸软，不思饮食，少尿；舌淡，脉弱无力。

治则：温补脾肾。

方药：理中汤合肾气丸加、制全蝎、制蜈蚣、重楼、半枝莲。

【现代非手术治疗】

1. 化疗　结肠癌辅助化疗或肿瘤治疗均以氟尿嘧啶为基础，给药途径有动脉灌注、门静脉给药、静脉给药、术后腹腔置管灌注给药及温热灌注给药等。最新研究还表明术前新辅助化疗对提高手术的切除率和降低局部复发率是有意义的。

（1）适应证：①早期大肠癌根治术后原则上不辅助化疗，如有以下情况酌情化疗。a. 病理类型恶性程度高；b. 有脉管癌栓或淋巴结转移；c. 多发癌灶；d. 青年大肠癌患者（40岁以下）。有其中一项者可辅助化疗。②癌灶浸润至肌层以下的进展期大肠癌术后采用联合化疗。③晚期大肠癌不能手术者，即以化疗治疗为主的综合治疗。④大肠癌患者行化疗的必备条件如下。a. 有明确的病理组织学诊断；b. 一般情况较好，KPS ≥ 60分；c. 心、肝、肾和造血系统无异常，血红蛋白90 g/L以上，白细胞4×10^9/L以上；d. 无活动性消化道出血、胃肠梗阻、穿孔并发症。非肿瘤本身引起的发热，体温＜38 ℃。

（2）禁忌证：①骨髓造血功能低下者；②严重恶病质者；③预计生存时间＜3个月者；④严重感染者；⑤肝肾功能障碍者；⑥心血管功能严重不全者；⑦严重水电解质平衡紊乱者；⑧预计有肠穿孔者。

2. 推荐的化疗方案　化疗方案用量及用法繁多，以下是目前结直肠癌化疗的经典方案，可根据患者的个体情况进行合理选择。最新研究还证实了在这些方案基础上，对于K-ras基因野生型的患者，联合贝西妥昔单抗、帕尼单抗或贝伐单抗疗效更佳（表25-3）。

表25-3　结肠癌化疗推荐方案

方案名称	用药剂量及方法
FOLFOX 4方案	每14天重复
FOLFIRI方案	每14天重复
卡培他滨单药口服方案	3片，每日2次口服，服14天，停7天。每21天重复

3. 放疗　由于放射治疗对于小肠损伤较大，容易引起严重的放射性小肠炎，一般的结肠癌患者不推荐做放射治疗。对于有肝转移不能同期或分期切除的患者，可根据需要酌情选择介入治疗。

4. 生物治疗　大多数生物反应调节药治疗尚处于实验阶段，用于临床治疗者为少数。目前新的治疗方法：A+策略，即全新的Anti-angiogenesis联合抗细胞增殖的治疗策略。从全局出发，不仅针对肿瘤细胞，更要针对肿瘤微环境，尤其是肿瘤血管生成，全方位地打击肿瘤，最大限度地控制和杀灭肿瘤。目前运用A+策略的药物安维汀（贝伐珠单抗注射液，英文商品名Avastin，重组源化单抗-VEGF）抑制血管生成，获准与化疗联用，其主要作用机制是阻断肿瘤生长和在全身扩散必需的血供——“饿死肿瘤”，通过与VEGF特异性结合，阻止其与受体相互作用，发挥对肿瘤血管的多种作用：使现有的肿瘤血管退化，从而切断肿瘤细胞生长所需氧气及其他营养物质；使存活的肿瘤血管正常化，降低肿瘤组织间压，改善化疗药物向肿瘤组织内的传送，提高化疗效果；抑制肿瘤新生血管生成，从而持续抑制肿瘤细胞的生长和转移。

【手术治疗】

1. 右半结肠切除术

（1）适应证：①回盲部癌、阑尾癌、升结肠癌和结肠肝曲癌；②肿瘤可切除或可大部切除；③肿瘤侵及邻近器官，能联合原发灶一并切除或大部分切除，且切除的邻近脏器不影响患者的生存；④患者一般情况好，心肺、肝、肾等重要脏器功能可耐受手术和麻醉的打击；⑤患者和家属愿意接受手术治疗；⑥右侧结肠癌，可行一期手术，但如果病情危重、梗阻严重者，应先做盲肠或结肠造口。

（2）禁忌证：①肿瘤晚期，局部浸润严重、远隔脏器多发转移或多脏器转移，原发灶和（或）转移均无法切除；或有中量以上的腹水。②患者的情况不能耐受手术和麻醉的打击。③患者和家属拒绝手术。

（3）术前准备：①纠正贫血与低蛋白血症。②术前饮食与肠道准备3～5天。a.术前3日少渣半流，术前1天改用流质饮食；b.术前3日起，每晚用甘露醇口服或灌肠1次，术前晚做清洁灌肠；c.术前3～5天口服磺胺类药及甲硝唑等抗生素（于手术前24小时在口服磺胺类药基础上加服新霉素，每次2g，每6小时1次；卡那霉素对胃肠道无明显刺激，不易引起腹泻，优于新霉素。于术前72小时开始口服，每小时1次，每次1g，连服4次，以后每6小时1次，每次1g至手术前；对年老、体弱、手术前后使用抗生素时间较长者，可同时服用制霉菌素每日3次，每次100万U，以抑制真菌生长），口服肠道抗生素者，应同时给予维生素K。③手术日早晨放置胃肠减压管。

（4）操作要点：①开腹、按无瘤原则探查，确定病变部位、与周围组织的关系及清扫的范围。②游离盲肠、升结肠、结肠肝曲；切开右结肠沟腹膜，沿盲肠向上达肝曲。游离胃结肠韧带，分开大网膜进入小网膜囊，将右半结肠和肝曲向中线和左侧牵拉，分离创面的疏松组织。注意保护输尿管、十二指肠降部、精索或卵巢血管。③血管结扎、淋巴结清扫：于血管根部切断回结肠血管、右结肠血管、横结肠血管的右侧支，应做到骨骼化清扫。注意保护断端肠管的血供。④完全游离后，于拟定的部位分别切断回肠和横结肠，移除标本后行消化道重建。⑤消化道重建。行回肠、横结肠端-端或端-侧吻合。吻合技术有手法吻合、吻合器吻合。

2. 横结肠癌切除术

（1）适应证：①进展期横结肠癌；②有梗阻时需先行回盲部造口；③其他同“右半结肠切除术”。

（2）禁忌证：同“右半结肠切除术”。

（3）术前准备：与“右半结肠切除术”基本相同，但手术日早晨放置胃肠减压管；术前应安放留置导尿管。

（4）操作要点：①开腹、按无瘤原则探查，确定病变部位、与周围组织的关系及清扫的范围；②结扎切断结肠中动脉、胃结肠静脉干结肠支，清除相应区域大的淋巴结；③用细纱布条穿过肠壁边缘的肠系膜，扎紧肠腔，控制肿瘤部肠内容物的上下流动，避免造成播散；④游离结肠肝曲，切除大网膜，游离结肠脾曲，切断横结肠系膜根部；⑤完全游离后，于拟定的部位分别切断肠管，移除标本后，行升降结肠和乙状结肠端-端吻合；⑥对于结肠脾曲癌，要切除横结肠左2/3及全部降结肠后，行横结肠和乙状结肠端-端吻合；⑦吻合口附近的盆腔内放置引流，自腹壁切口引出。

（5）术后处理：术后2～3天可取出引流。10天内不能灌肠或服用泻药，需要时可服用液状石蜡。其余同右半结肠切除术。

3. 左半结肠切除术

（1）适应证：①降结肠、乙状结肠癌、或此部位多发性息肉；②肿瘤可切除或可大部切除；③肿瘤侵及邻近器官，能联合原发灶一并切除或大部分切除，且切除的邻近脏器不影响患者的生存；④患者一般情况好，心肺、肝、肾等重要脏器功能可耐受手术和麻醉的打击；⑤患者和家属愿意接受手术治疗；⑥左侧结肠癌合并急性梗阻者，一期切除手术的危险性大，一般宜先做右侧横结肠造口，经2～3周的减压及准备后，再做根治性手术。

（2）禁忌证：①肿瘤晚期，局部浸润严重、远隔脏器多发转移或多脏器转移，原发灶和（或）转移均无法切除，或有中等量以上的腹水；②患者的情况不能耐受手术和麻醉的打击；③患者和家属拒绝手术。

（3）术前准备：与“右半结肠切除术”基本相同，但手术日早晨放置胃肠减压管，术前应安放留置导尿管。

（4）操作要点：①开腹、按无瘤原则探查，确定病变部位、与周围组织的关系及清扫的范围。②结扎肠系膜下A、V脉，沿腹主动脉旁自上而下清除淋巴结。在距肿瘤5～6 cm的上、下两端，用细纱布条穿过肠壁边缘的肠系膜，扎紧肠腔，控制肿瘤部肠内容物的上下流动，避免造成播散。③切开降结肠左侧缘后腹膜，用钝性和锐性分离法，将左侧结肠与肠系膜向中线推开。分离左侧结肠系膜和显露左侧后腹壁时，应注意避免损伤左肾及输尿管。将脾结肠韧带切开，分离结肠脾曲；将胃结肠韧带左侧部分切开，分离横结肠左段。分离时注意避免损伤左肾、脾及胰尾。再将盆腔乙状结肠末段的两侧腹膜切开，分离乙状结肠末段。注意避免损伤膀胱与两侧输尿管。④完全游离后，于拟定的部位分别切断横结肠和乙状结肠末端，移除标本后行消化道重建。⑤消化道重建，行横结肠直肠吻合端-端。吻合技术有手法吻合、吻合器或吻合环。⑥封闭盆腔腹膜。⑦吻合口附近的盆腔内放置引流，自腹壁切口引出。

（5）术后处理：术后2～3天可取出引流。10天内不能灌肠或服用泻药，需要时可服用液状石蜡。其余同“右半结肠切除术”。

4. 腹腔镜辅助下结肠癌根治术　是近年来开始在国内兴起的一种微创手术，具有出血少，并发症低，愈合快，住院时间短等优点。除需要特殊设备、进入腹腔的部位、结扎切断的方法不同外，其手术步骤基本一致，这一方法很快得到普及。

5. 姑息性手术　不能根治的结肠癌手术可根据具体情况行捷径手术或结肠造口术。

（1）适应证：①结肠癌已有肝、肺、脑、脾、肾等远处转移者；②结肠癌已有腹膜及远处淋巴结的广泛转移者；③结肠癌已有广泛粘连、浸润邻近组织和器官已无法全部切除者。

（2）禁忌证：①恶病质，全身状况差不能耐受手术者；②结肠癌已有全身广泛转移者；③结肠癌已有门静脉或腹腔淋巴结被浸润，手术效果差者；④结肠癌已有腹膜广泛种植转移伴有大量腹水者。

（3）操作要点：具体方法有回盲部、横结肠不同部位的造口；有外引流、内短路不同方法的操作。究竟运用哪个方法，需要结合患者的具体情况进行选择，同时要按照手术的要求进行操作。

6. 术后处理与随诊

（1）支持疗法：抗炎、补液、纠正水和电解质平衡。

（2）休息：术后平卧6小时，如情况允许才能起床活动，以免发生意外。结直肠手术如Miles手术约2周后起床活动。

（3）饮食：待麻醉恢复后给流质或半流质，翌日改半流质或普食。以富含营养、易消化的食物为宜，应避免进刺激性食物；有习惯性便秘的患者，应鼓励多吃含纤维素多的新鲜蔬菜。

（4）排便：适当控制排便2～3天。术后3～4天已排气，未排便者，口服麻仁丸6 g，或其他缓泻药，每晚1次。有习惯性便秘或术后3～4天尚未排便者，用温盐水200～1 000 ml保留灌肠。

（5）术后随诊：①术后2年内每3个月随诊1次，特别是第1次随诊应在术后3个月进行。每次随诊应包括病史和详细体检、血CEA、血常规、肝功能测定、粪便隐血检查、胸部X线检查及肝、腹膜淋巴结、盆腔B超扫描。②每年需行1次纤维肠镜检查以发现异时性多原新生物和吻合口复发，中间可加1次钡灌肠检查。如果术前因某种原因未行纤维肠镜和钡灌肠检查，术后6个月应选择其一检查。每年1次CT检查，首次CT和肠镜应在半年内复查。③术后2～5年随诊可延长至每6个月1次。术后5年以上的患者可1年1次，或结合健康体检加重点项目检查。④对于术后接受辅助化疗的患者，CEA及肝功能可增加至1～2年1次。

随诊中发现异常需给予详细检查以早期发现复发、转移病灶。血细胞计数更应常规检查，如果是 DPD 酶缺乏患者或应用了骨髓抑制明显的药物，则至少每周 1 次。

第五节 直 肠 癌

直肠癌是指发生于直肠黏膜上皮的恶性肿瘤，病变部位在齿线以上至乙状结肠—直肠交界处之间。按照病变部位，直肠癌分为高位、中位、低位，一般齿线以上 5 cm 以下是低位，5 ～ 10 cm 是中位，10 cm 以上为高位直肠癌。在大肠癌中 60% ～ 70% 为直肠癌，其中 80% ～ 90% 发生在腹膜反折以下，即通过直肠指诊就可扪及的低位直肠癌。本病属于中医学的“锁肛痔”的范畴。

【中医病因病机】

中医学将此病归属于“锁肛痔”范畴。《外科大成》中说：“锁肛痔，肛门内外如竹节锁紧，形如海蜇，里急后重，便粪细而带匾，时流臭水……此无治法。”这是对肛管直肠癌临床症状的形象描述。中医学认为：“忧思抑郁，脾胃不和；或饮食不节，久泻久痢，损伤脾胃，运化失司；息肉虫积，浸淫肠道等，均可致湿热蕴结，乘虚下注，气滞血瘀，津液滞留，凝结为痰，蕴毒聚积，结而为肿瘤；总之湿热下注，火毒内蕴，结而为肿是病之标；正气不足，脾肾两亏，乃病之本。”

【发病原因】

直肠癌的病因未能阐明，但与下列因素有很大关系（图 25-1）。由图 25-1 不难看出，直肠癌的发生与饮食不节、虫积骚扰，遗传、慢性炎症的刺激有关。

【病理分类】

1. 早期直肠癌癌组织局限于黏膜层及黏膜下层，无淋巴结转移。如果癌组织浸润至黏膜下层，可有 5% ～ 20% 的病例出现局部淋巴结转移。

（1）肉眼分型：①息肉隆起型。在组织学上多为黏膜内癌，多由腺瘤癌变而来，根据形态分为有蒂型和无蒂广基型。②扁平隆起伴溃疡型。肿瘤如小盘状，边缘隆起，表面浅表溃疡，亦为黏膜下层癌。

（2）组织学分型：依其癌组织的生长及浸润范围不同，又可进一步分为原位癌、黏膜内癌及黏膜下癌。

2. 进展期直肠癌

（1）大体类型：包括隆起型、溃疡型、浸润型和胶样型。

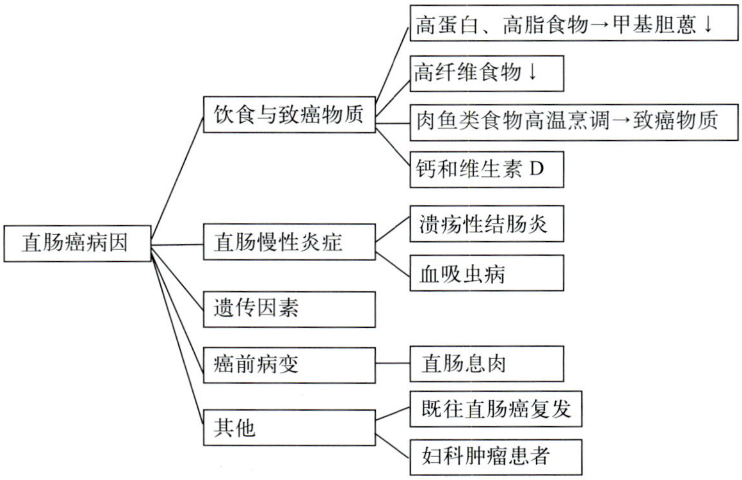

图 25-1 直肠癌发病因素

（2）组织学分型：包括腺癌、未分化癌、鳞腺癌（腺棘细胞癌）、鳞状细胞癌。

【病理分期】 1978年，在我国第一次大肠癌会议上，按照Dukes分期的基本原则，根据解剖、病理的基本理论，修订并通过了我国大肠癌临床病理分期试行方案（表25-4）。

表25-4　我国大肠癌病理分期试行方案

分期		TNM	病变描述
I	0	$T_0N_0M_0$	癌局限于黏膜层
	1	$T_1N_0M_0$	癌侵犯黏膜下层（早期浸润癌）
	2	$T_2N_0M_0$	癌侵犯肌层
	3	$T_3N_0M_0$	癌侵犯浆膜
II		$T_4N_0M_0$	癌侵犯超越肠壁
III	1	$T_{1\sim4}N_1M_0$	伴有肠周淋巴结转移
	2	$T_{1\sim4}N_2M_0$	伴有系膜淋巴结转移
	3	$T_{1\sim4}N_3M_0$	伴有系膜根部淋巴结转移
IV	1	$T_5N_{任何}M_{任何}$	癌广泛侵犯邻近脏器
	2	$T_{1\sim4}N_{任何}M_1$	伴有远处转移

【临床表现】

1. 早期症状　不明显，当肿瘤直径长到1.5 cm以上时，会刺激黏膜分泌增加，大便时有少量黏液随粪便排出。

2. 排便习惯改变　癌肿直接刺激直肠所致。表现为排便次数增多，便意频繁，里急后重；肛门内有下坠感，其不适程度与癌肿大小有关。是直肠癌最常见的早期症状。

3. 便血　癌肿表面溃破后，表现为大便带血，血为鲜红或暗红，量不多，常同时伴有黏液排出。合并感染时有脓血便，并有特殊的臭味。

4. 大便变形　病程后期因肠腔狭窄，粪便形状变细、变扁，并出现腹胀、腹痛、肠鸣音亢进等肠梗阻征象。

5. 晚期表现　除中期症状加重外，因肿瘤的浸润及转移而发生局部、腹部及全身的症状。

（1）局部症状：浸润膀胱、尿道时，可出现血尿、泌尿系感染、直肠膀胱瘘、尿道梗阻等；浸润阴道可引起阴道出血、直肠阴道瘘；肿瘤向后壁浸润，穿透肠壁、骶前间隙，浸润盆壁、骶骨、骶神经丛，可出现坠胀感、骶尾部疼痛。肿瘤向下浸润肛管或肛周组织时，可出现肛门部疼痛、肛门部肿块；累及肛门括约肌时可出现排便失禁等。

（2）腹部症状：因梗阻导致腹部不适、胀气及疼痛。有时由于粪便堆积，在梗阻上段乙状结肠部位，可扪及条索状肿块；急性肠梗阻、下消化道大出血及穿孔后引起弥漫性腹膜炎；肝转移后可引起肝大、黄疸、腹水；另外腹膜后淋巴结转移、闭孔淋巴结转移、腹股沟淋巴结转移等，均可出现相应的症状和体征。

（3）全身症状：出现消瘦、乏力、贫血、低热、体重减轻等恶病质症状，有时还可转移至肺、骨、脑，可出现咯血、骨痛、病理性骨折、头痛、意识障碍等。

【专科及辅助检查】

1. 大便隐血试验　直肠癌初起出血量少，临床上可无症状。多次检查阳性者，有助于大肠癌诊断，应用此法对高危人群筛查，可达到早期诊断的目的。

2. 肛诊、肛门镜或结肠镜检查　可以触到或观察到直肠内癌肿的位置、大小、形态。同时可取病理组织活检或做脱落细胞学检查。

3. 病理学检查　是直肠癌确诊的主要依据。由于直肠癌手术常涉及改道问题，影响患者生存质量，为避免误诊误治，术前或术中一定要取得病理学检查的结果，以指导治疗。

4. 直肠腔内B超检查　以直肠探头进行腔内扫描可见肠壁增厚，表现为低回声或等回声，并向肠腔深处凹陷，局部向肠腔内突起，表面呈菜花状。当肠壁环周均匀性增厚时，狭窄肠腔的回声位于中央，但由于癌肿组织向腔内生长，其范围可变小而不规则。如为局部隆起型，强回声可偏向一侧或在肿块边缘显示。当直肠癌侵及子宫或前列腺时，两者界限不清，原有的强回声边缘中断、消失，相应部位见实性团块。如伴有盆腔淋巴结及其他脏器转移，可出现类圆形低回声结节及转移器官内的团块回声。

5. X线检查　直肠癌并发急性梗阻时，腹部X线透视和腹部平片可见梗阻部位以上肠管充气，胀大。静脉肾盂造影（IVP）可发现输尿管梗阻情况。气钡灌肠对比造影有助于了解和排除大肠的多发癌灶。

直肠癌的影像表现如下。

（1）结节状充盈缺损，多在直肠的内侧壁，圆形光滑或轻度分叶，局部肠壁僵硬，凹入。

（2）菜花状肿块，较大，表面不平，分叶明显，其底宽，肠壁僵硬。

（3）不规则的环状狭窄，管壁僵硬，黏膜中断，分界截然。

（4）不规则的腔内龛影，三角形、长条形等，较浅，周围环堤宽窄不均。

（5）完全性肠梗阻，或肠套叠征象，阻塞近段有时难以显示。应该注意的是，钡灌肠的X线检查有时无法显示直肠病变，易让人们产生无病变的错觉。

6. CT检查　可表现为局限性腔内软组织影，肠壁局限性或全周性增厚。肿瘤密度一般均匀，较大肿瘤可因缺血坏死而出现局灶性低密度区。肿瘤常呈分叶状不对称。如扫描平面与肠管长轴平行，可见管状肠管有局限性壁增厚，与邻近肠管分清楚。如管壁呈环形增厚，在横断面上呈“炸面包圈”样改变。CT术前主要适用于晚期患者的分期，以便采取合适的治疗方案，避免不必要的手术；术后对监测局部复发和远处转移起重要作用。

7. MRI检查　MRI可从3个方位检查盆腔，对显示直肠癌非常理想。在T1加权像上，肿瘤呈低于或等于肠壁组织信号强度的软组织肿块，在T2加权像上肿瘤的信号强度增高，接近或超过脂肪组织的信号强度。在肠管内气体和肠壁外脂肪组织的对比下，肠壁增厚及管腔狭窄易于发现。轴位扫描有利于观察肿瘤与肠腔的关系，矢状位、冠状位扫描有助于确定肿瘤的范围、大小和对邻近结构的影响及盆腔淋巴结转移肿大。使用小视野和直肠内线圈，可观察到肿瘤对黏膜和黏膜下层的侵犯情况。

8. 生化及免疫检查　可见CEA、TPA、CA19-9等异常，但多数只出现于相对晚期。癌胚抗原（CEA）测定已普遍开展，一般认为对评价治疗效果和预后有价值，连续测定血清CEA可用于观察手术或化学治疗效果。手术或化学治疗后CEA明显降低，表示治疗效果良好。如手术不彻底或化学治疗无效，血清CEA常维持在高水平。如手术后CEA下降至正常复又升高，常提示肿瘤复发。

9. 端粒酶活性检测　端粒酶活性可作为结直肠肿瘤的发展程度的检测。结直肠肿瘤细胞分裂较快，端粒酶的活性就高；而细胞分裂较慢的肿瘤组织，端粒酶的活性就低。正常人体内存在着抑制细胞无限增殖的复杂机制：一是细胞周期性控制；二是随着每次细胞分裂而发生端粒进行性缩短所引起的细胞凋亡或程序性死亡。端粒酶活性的强弱与结直肠肿瘤细胞在积液中的生存时间呈正相关。端粒酶的活性是结直肠癌的早期诊断、预后判断的重要指标。从大便脱落细胞中检测端粒酶活性可作为结直肠癌的一种无创的早期诊断方法。

【诊断要点】

1. 临床表现　包括症状和体征、便血和大便性状改变时直肠癌较典型的症状，如出现上述的症状或原有慢性肠道或直肠、肛门疾病的临床症状发生改变或加重，应高度怀疑直肠癌，进一步检查。简单可行的方法是肛门指检，触及肿物是直肠癌最主要的体征。直肠癌的漏诊和误诊，绝大多数是未行直肠指诊。典型的大便习惯和大便性状改变、肛门指诊触及肿瘤，可使90%左右的直肠癌得到临床诊断。

2. 实验室检查　肿瘤标志物CEA、CA19-9的检测可以协助诊断，还可作为治疗后疗效检测的指标。

3. 钡灌肠　尤其是气钡双重对比造影可以帮助判断肿瘤的位置、肿瘤的大小，另外可以发现是否有多原发性大肠癌和（或）伴发大肠息肉或腺瘤，是否需要同时给予处理。

4. 电子结肠镜及组织细胞检查　除可以帮助判断肿瘤的位置、肿瘤大小，可以发现是否有多发性大肠癌和（或）伴发大肠息肉或腺瘤，是否需要同时给予处理外，还可以行组织细胞学检查，做出病理学诊断。术前组织学诊断对需行腹会阴联合切除的直肠癌患者是必需的，切忌凭主观判断，贸然在无组织细胞学结果证实的情况下，实施腹会阴联合切除术。

5. B超、CT、MRI、核素等检查　除可协助判断肿瘤的位置、大小、浸润的深度等肠腔内的情况外，主要是发现肿瘤对肠腔外毗邻脏器和组织的浸润情况、区域淋巴结的转移、远处脏器的转移等，来帮助判断是否采取手术治疗、采取何种手术方式等。

6. 病理诊断　术前经组织学证实为原发性直肠癌。术后有肉眼分型、组织学分类、病理分期确定。

【鉴别诊断】

1. 内痔　可有黏液血便，便次增多等，但痔块柔软，无溃疡，有周期性无痛性出血，病变组织界限清楚。病理检查可以确诊。

2. 直肠绒毛乳头腺瘤　亦有血便，黏液血便，里急后重等，肛诊质地柔软，在直肠镜下可见浅红或深红，形如海绵状，基底较宽的息肉样肿物，一般认为直径超过2 cm多有癌变，需做病理组织检查方可确诊。

3. 直肠良性狭窄　有手术、注射治疗或直肠溃疡等病史。直肠多年狭窄但并无全身逐步出现恶病质的表现。

4. 直肠炎性疾病　细菌性痢疾、阿米巴痢疾、放射性直肠炎、血吸虫性直肠炎、非特异性溃疡性直肠炎等与直肠癌在临床症状上多有相似，但如详细询问病史，认真进行直肠检查如肛诊、内镜、粪便培养及病理组织检查即可鉴别。

【中医辨证施治】

参见“结肠癌”。

【现代非手术治疗】

1. 对症治疗

（1）直肠癌手术期间，抗感染、支持治疗，内服西药对症处理。

（2）直肠癌晚期疼痛者，可内服镇痛药。

（3）全身一般情况差者给予肠内或肠外营养支持，伴有重度贫血者可口服铁剂或补血。

2. 辅助性放射治疗　对巨大而固定的癌肿，估计切除困难，可进行术前放疗，使癌肿缩小，便于手术，增加切除率。对已扩散的癌细胞，术后辅助放疗，可减少术后复发率，以提高（5年）生存率至5年。晚期和术后复发患者采取姑息性放疗，80%可缓解症状，减少痛苦，放射剂量以45 Gy（4500 rad）中等剂量为宜。

3. 辅助性化学治疗　常用药物为氟尿嘧啶，它是一种细胞周期特异性抗代谢药物，对增殖细胞均有杀伤作用。在术中及术后1～2天应用，可消灭术中逸出的癌细胞。因为，即使是癌肿早期，术前伥可能已有远处转移灶存在，这些微小癌转移是导致术后转移和死亡的原因，所以术后最好应用化疗0.5～2年。目前常用的化疗方案为：氟尿嘧啶/LV方案与奥沙利铂/氟尿嘧啶/LV方案。

【手术治疗】

在明确诊断后（病理切片已证实）应尽早进行手术切除，尤其在早期手术（根治性手术），5年生存率比较理想，再加上综合性的治疗（如放化疗、免疫治疗、中医中药治疗）更佳。常用的手术方法有经腹直肠前切除吻合术（Dixon手术）、经腹会阴联合切除术（Miles）、直肠癌经腹切除、左下腹结肠造口术（Hartmann手术）。

1. 经腹直肠前切除吻合术（Dixcn手术）

（1）适应证：乙状结肠癌和直肠上段多发性息肉，癌变等；直肠中、下段直肠癌，切除癌肿下缘2 cm以上后，肛管直肠环完整，无癌肿浸润。

（2）禁忌证：直肠下段直肠癌，切除癌肿下缘2 cm时需要一并切除肛管直肠环，因横断或切除肛管直肠环将不可避免地导致肛门失禁；中、下段直肠癌盆壁有浸润或转移，直肠癌虽能切除，但复发可能性较大者。

（3）操作要点：手术时将乙状结肠或直肠病变根治性切除后，做乙状结肠与直肠的端-端吻合，该术式最突出的优点是符合生理要求，最大缺点是吻合操作较为困难，尤其是肥胖、骨盆狭小等不利因素时更甚。手术将乙状结肠系膜游离，处理肠系膜下动脉，直肠前、后壁分离，切断两侧直肠侧韧带及乙状结肠等步骤与腹会阴联合直肠切除术相同。但对于直乙交界处癌，一般不需要切断直肠侧韧带。在肿瘤上缘 10 ～ 15 cm 切断乙状结肠，处理乙状结肠系膜，注意保留左结肠动脉升支和降支形成的边缘动脉网，必要时游离降结肠及脾区，以保证有足够长度在没有张力的情况下进行肠管吻合。在距肿瘤下缘 3 ～ 5 cm 处切断直肠，移去标本，剥离结肠及直肠远侧断端 2 cm 以内的脂肪组织后，将其进行吻合。术中要注意对输尿管及盆腔其他脏器的保护。由于吻合器的应用，尤其是腹腔镜辅助下的直肠癌切除术时，可使距肛缘 5 cm 以上的直肠癌获得切除，完成低位或超低位吻合，甚至可以行拖出式手术。

2. 经腹会阴联合直肠切除术（Miles）

（1）适应证：巨大的、浸润性的或分化差的距齿状线 5 cm 以内的直肠癌（直肠下段癌）；距齿状线上 3 cm 以内的直肠癌；癌肿下缘位于腹膜返折以下的进展期直肠癌。肛管癌经局部切除加化疗失败的患者；肛管及肛门周围癌。

（2）禁忌证：高龄、体弱，心、肺功能不能耐受手术者；全身出血性病变不能手术者；严重水电解质紊乱，全身衰竭或严重低蛋白血症，糖尿病，未能得到适当处理时；直肠癌局部广泛浸润呈冰冻骨盆无法切除者；直肠癌全身广泛转移者。

（3）操作要点：切除范围包括全部直肠、肛管及癌肿上缘 15 cm 以上的肠管，行腹部永久性人工肛门。①于根部切断肠系膜下动脉，同一水平面切断肠系膜下静脉，切除直肠上动脉和远侧 1 ～ 2 支乙状结肠动脉，扇形切除大部分乙状结肠系膜，切除大部分盆腔后壁腹膜，清除直肠旁淋巴结、部分乙状结肠旁淋巴结、直肠上淋巴结、1 ～ 2 支乙状结肠淋巴结和肠系膜下淋巴结。②清除髂血管鞘，切除直肠侧韧带，清除膀胱侧间隙内脂肪淋巴组织，将 Denonvilliers 筋膜游离至逆切除的直肠侧，清除髂总淋巴结、髂间淋巴结、髂内淋巴结、髂外淋巴结、闭孔淋巴结、直肠中动脉根部淋巴结、直肠中淋巴结和部分膀胱下淋巴结。③切除肛门和一定范围的肛周皮肤，按解剖要求将肛管、直肠与尿道、前列腺、阴道后壁分离，于根部切断直肠下动脉，彻底清除坐骨直肠窝内脂肪，清除直肠下淋巴结，于近盆壁处切断肛提肌，移去标本后止血，骶前置管，另戳口引流；冲洗并关闭会阴切口。④盆腔冲洗后，行左下腹结肠造口。

3. 直肠癌切除结肠造口术（Hartmann）

（1）适应证：直肠癌切除术后，近端结肠造口，远端应用手工或吻合器闭合，适用于直肠癌全身状况较差，不耐受长时间手术者。

（2）禁忌证：同经腹会阴联合直肠切除术（Miles）。

（3）操作要点：在距肿瘤上缘 10 ～ 15 cm，距肿瘤下缘 3 ～ 5 cm 分别切断乙状结肠和直肠，将标本移去，关闭直肠远端残端，并将其残端至于腹膜外后缝合盆底腹膜，同时将乙状结肠近端于左下腹行结肠造口。其他游离、结扎、切断、清扫与 Miles 手术相同。

4. 腹腔镜辅助下直肠癌根治术　是近年来开始在国内兴起的一种微创手术，具有出血少，并发症低，愈合快，住院时间短等优点。除需要特殊设备及进入腹腔的部位，剥离、结扎、切断的方法不同外，其他基本一致，这一方法很快得到普及。

5. 姑息性手术　如果直肠癌有广泛浸润及远处转移或是患者一般情况极差，不能行根治性切除者可考虑行姑息性手术，其手术原则应尽量利用局部切除，恢复肠道的连续性，保留肛门的功能。癌肿不能切除者可考虑做结肠造口术，减少痛苦，其手术方式有直肠癌经会阴切除、结肠腹部造口术、结肠腹腔内短路手术、直肠癌经阴道会阴切除术。

6. 术后处理

（1）休息：术后平卧 6 小时，如情况允许才能起床活动，以免发生意外。结直肠手术如

Miles 手术，约 2 周后才可起床活动。

(2) 饮食：待麻醉恢复后给予流质或半流质，翌日改半流质或普食。应避免进食刺激性食物，并以富含营养、易消化的食物为宜。有习惯性便秘的患者，应鼓励多吃纤维素多的新鲜蔬菜。

(3) 排便：适当控制排便 2 ～ 3 天。术后 48 小时内未排便者，麻子仁丸 10 g 或其他缓泻药，每晚 1 次。有习惯性便秘或术后 3 ～ 4 天尚未排便者，用温盐水 1 000 ml 或甘油溶液 1 000 ml 保留灌肠。

(4) 坐浴：肛门部手术如为开放性创口，第 1 次排便后即开始以温开水，或 1% 苯扎氯铵，或 1 ∶ 5 000 高锰酸钾等坐浴，或用中药煎汤熏洗。常用熏洗药方为祛毒汤。也可随证选药组方，每天 1 剂，煎水坐浴，早、晚各 1 次，每次 20 分钟左右，然后换药。但术后 1 ～ 3 天伤口易出血，熏洗时间不宜过长，可用稍温的药液。

(5) 换药：①术后 1 ～ 2 天，清洗后仅更换外层敷料即可，创面所覆盖的止血油纱条不要强行撕揭，以防损伤出血；②创面肉芽新鲜，分泌物不多者，一般可用生肌散或生肌玉红膏纱条换药；③创面组织肿胀、坏死、脓性分泌物多，并伴有恶臭者，除冲洗外，必要时用过氧化氢洗净，拭干后创面用五五丹或拔毒药外敷，以提脓拔毒祛腐生新；④如伤口周围红肿热痛，应检查其原因，如因窦道无效腔感染，可用氦氖激光等物理疗法处理，或用金黄膏等药物外敷，以清热解毒、消肿镇痛，必要时扩创引流。

第六节　肛　管　癌

肛管癌是消化道末端的肿瘤，女性发病率稍高于男性。通常发生在中年以后，发病率在 1/10 万，占下消化道肿瘤的 4%，在肛管癌中 85% 为鳞癌，15% 为腺癌。中医学属于“锁肛痔”的范畴。

【中医病因病机】

中医学认为，肛周不节，辛辣炙煿，虫积骚扰，余毒刺激等，均会造成局部气血瘀滞，痰湿凝聚，津液滞留所致。

【发病原因】

肛管及其周围不卫生，饮食因素，炎症刺激，遗传因素可能与发病有关。近年来肛管鳞状上皮癌的发病率逐步增高，其中发现人类免疫缺陷病毒（HIV）阳性的患者中，肛管癌的患病率是 HIV 阴性患者的 2 倍。大多数肛管鳞状上皮癌患者可以检测到 HPV DNA。有报道在肛交人群中患肛管癌 35/10 万。

肛管是内外胚层交接之处，以鳞状细胞癌最多见，约占 2/3 以上；按细胞分化程度分高、中和低分化癌，少数为腺癌，至于肉瘤和淋巴瘤在肛管区少见，恶性黑色素瘤在肛管直肠肿瘤中不足 1%。

【转移途径】

肛管癌扩散途径主要是沿淋巴道转移，而且主要是沿直肠上动脉向上方转移至直肠旁淋巴结，汇成直肠上淋巴结，继而转移到肠系膜下动脉周围；肛管癌亦可向侧方淋巴转移至髂内、髂总淋巴结，向下方转移主要向前经过会阴及大腿内侧部皮下组织，到达腹股沟浅淋巴结，少数向后沿臀部外侧经两侧髂嵴进入腹股沟浅淋巴结，最后均汇至腹股沟深淋巴结和髂外、髂总淋巴结，可见腹股沟淋巴结转移，常可成为第 1 站淋巴结转移，与直肠癌有所不同。其次肛管癌局部扩散可侵入肛门括约肌、阴道后壁、会阴前列腺和膀胱，造成肛管阴道瘘或肛管膀胱瘘，所以在行腹会阴联合直肠切除术治疗肛管癌时，会阴部切除范围应较直肠癌手术时广泛，肛管癌第 3 条扩散途径是经血道至肝、肺、骨、腹膜等。

【病理分期】

目前，从国际抗癌协会（Union for International Cancer Coutrol，UICC）的 TNM 分类法（1997）应用最多。分期标准如下。

T——原发肿瘤

T_X 原发肿瘤未能确定。

T_0 无原发肿瘤。

T_{is} 原位癌。

T_1 肿瘤最大直径≤ 2 cm。

T_2 肿瘤最大直径＞ 2 cm。

T_3 肿瘤最大直径＜ 5 cm。

T_4 肿瘤不论大小但已经侵犯邻近器官，如阴道尿道膀胱（仅侵犯括约肌不属于 T_4）。

N——区域淋巴结

N_X 区域淋巴结未能确定。

N_0 无区域淋巴结转移。

N_1 直肠周围淋巴结转移。

N_2 单侧髂内和（或）腹股沟淋巴结转移。

N_3 直肠周围淋巴结和腹股沟淋巴结转移和（或）双侧髂内和（或）双侧腹股沟淋巴结转移。

M——远处转移。

M_X 远处转移未能确定。

M_0 无远处转移。

M_1 有远处转移。

【临床表现】

1. 大便习惯改变　排粪次数增加常伴里急后重或排便不尽感。

2. 粪便性状改变　粪条变细或变形常带有黏液或脓血。

3. 肛门疼痛　是肛管癌主要特征，初时肛门不适，逐渐加重以致持续疼痛，便后更明显。

4. 肛门瘙痒伴分泌物　由于肛管癌组织分泌物多，或由于癌组织侵犯肌肉造成括约肌功能失调，使直肠内液体外流，刺激肛周皮肤，因而有肛门瘙痒及腥臭味分泌物。

5. 肛管内肿块　直肠指检或用肛窥器检查可见肛管内溃疡型肿块或息肉样蕈状肿块，也有浸润型肿块伴肛管狭窄。

6. 腹股沟淋巴结大　肛管癌病者就诊时常可及一侧或双侧腹股沟淋巴结大，多个，质韧实或带有疼痛。

【专科及辅助检查】

1. 直肠指诊　是诊断直肠癌最重要的方法。肛管癌均可以在直肠指诊时触及肛管有结节状突起，质硬，不平整，与下部组织粘连，固定不移，黏膜变厚、糜烂，常有脓血粘于手套上。如已生成溃疡，常在癌变中央凹陷，边缘突起，向外翻，侵及肠壁周围，可形成环状狭窄。

2. 大便隐血试验　大便隐血测定，可作为肛门癌诊断的辅助检查。往往在无症状的早期肛管癌亦可获得阳性结果。

3. 内镜检查　结肠镜、直肠镜检查是对大肠癌确诊的最好方法，通过肠镜可在直视下做活检病理诊断。纤维结肠镜及电子结肠镜检查能对大肠黏膜做广泛的直视观察，并能做电灼及采取活体组织检查，或冲刷做脱落细胞学检查。

4. 影像学检查　B 型超声检查可帮助发现大肠癌有无转移和腹腔淋巴结转移的情况。直肠内的 B 型超声可测出肿块的范围、侵犯邻近脏器的情况。

5. 肿瘤标志物测定　术前 CEA 水平增高的患者不但表示病变范围较广，亦表示术后预后较差。术前 CEA 水平升高者一般在术后 1 个月内下降至正常，逾期不降者应疑有残瘤存留。术前 CEA 水平升高者，可于术后每 4 ～ 8 周定期监测 CEA 水平持续 2 ～ 3 年。然后，每 2 ～ 3 个月测定 1 次，至第 5 年末。对术后已下降至正常而又再次升高者，尤其是进行性较快上升者，往往表示有高度复发的可能。

【诊断要点】

1. 临床表现　肛管部持续性疼痛，排便时疼痛加重，有排便不尽感，或有异物感。累及括约肌时可有便意频繁，里急后重，排便困难，大便失禁，粪条变细变窄，粪中带有黏液及脓血等。

2. 触诊　触及腹股沟多个淋巴结大，质韧坚实或带有疼痛。

3. 肛门指诊　肛管癌指诊可摸到肛门有结节状突起质硬，不平整，与下部组织粘连，固定不移，黏膜变厚、糜烂，常有脓血粘于手套上。

4. 内镜、直肠镜检查　是对大肠癌确诊的最好方法，通过肠镜可在直视下做活检及病理诊断，可以最终确诊。

【鉴别诊断】

1. 内痔　出血是直肠癌的常见症状，易误诊为痔。对便鲜血者应强调做直肠指诊和乙状结肠镜检查。

2. 肠易激综合征　肛管癌患者可有排便规律改变，大便不畅，或便秘、腹泻交替，但没有便前腹痛，便后痛减的肠易激综合征特点。

3. 直肠癌　临床症状相似，且直肠癌可侵犯到肛管处，通过病理检查可以鉴别。直肠癌以腺癌为主，而肛管癌以鳞癌为主，两者虽治疗一样，但前者预后较后者佳。有一半结肠癌可有下腹痛、腹部肿块等，需与阑尾炎、阑尾脓肿、肠结核等相鉴别。

4. 肛门窦道　感染性肛门窦道的硬度与肛管癌相似，在感染时也疼痛，但肛门窦道多发生在肛管前、后正中处，并多与齿线相连，肛管黏膜完整，活组织病理性查可明确诊断。

5. 肛门湿疹　环绕肛门可出现多处皮损，大小不一，表面有细颗粒，病变之间有正常皮肤分隔，质软，临床症状与病理检查均可予以鉴别。

6. 肛门周围克罗恩病　肛周溃疡是克罗恩病的特征。但溃疡时病变表浅，疼痛不重，周围有水肿，基底部覆盖有肉芽组织，不增厚，乙状结肠镜检查可发现直肠部炎症。病理提供可靠的鉴别诊断。

7. 肛门瘙痒症　慢性瘙痒症患者的肛周皮肤呈广泛性增厚，有时误认为癌变。但瘙痒症的局部不会疼痛，皮肤改变广泛但无深部浸润现象。

【中医辨证施治】

1. 湿热蕴结证

主证：肛门坠胀，大便频繁，里急后重，黏液脓血，色绛暗红；舌红，苔黄腻，脉滑数。

治则：清热利湿，活血解毒。

方药：白头翁汤加减。

2. 气滞血瘀证

主证：肛周肿痛，触之坚硬，排便困难，里急后重，大便带血，色泽紫暗，小便不畅；舌紫黯，脉涩。

治则：行气活血，软坚散结。

方药：止痛如神汤加减。

3. 气血衰败证

主证：面色无华，消瘦乏力，气短纳呆，肛门坠胀，排便困难，便中带血，色泽粉红，伴有心烦口干，夜间盗汗；舌红或绛，苔少，脉细弱或细数。

治则：益气补血，扶正祛邪。

方药：八珍汤和右归饮加减。

【中医外治法治疗】

1. 灌肠法：败酱草 30 g，白花蛇舌草 30 g，水煎至 100 ml。保留灌肠，每日 1 次。

2. 坐浴法：苦参 30 g，五倍子 30 g，龙葵 30 g，马齿苋 30 g，败酱草 3 g，黄柏 10 g，土茯苓 30 g，山豆根 30 g，黄药子 30 g，枯矾 3 g，冰片少许。煎水坐浴，每日 2 次。

【现代非手术治疗】

1. 化学治疗　以氟尿嘧啶作为首选药物。一般用静脉注射，可给 12 ～ 15 mg/kg，每日 1 次，共 5 天，以后剂量减半，隔日 1 次，直至有明显的毒性症状如呕吐、腹泻等出现。有肝转移者，可每日用氟尿嘧啶 150 ～ 300 mg，分次口服，总量为 10 ～ 15 g，比静脉给药的疗效稍差。目前多主张联合化疗，但尚无成熟方案。

2. 放射治疗　是肛管癌首选的治疗方法。照射原发灶、盆腔和腹股沟处。总量 30 Gy，每日 2 Gy，每周 10 Gy，共计 3 周。如果再配合第 1 ～ 4 天和第 28 ～ 31 天氟尿嘧啶 1 000 mg/m^2，24 小时持续静脉滴注，第 1 天静脉注射治疗丝裂霉素（MMC）15 mg/m^2 后，治疗结束 6 周，将原发肿瘤再做活检，如果无癌残留则不需手术，如果有癌残留则行根治性切除。

3. 基因治疗　尚在临床观察中，目前基因常用的调控元件是癌胚抗原启动子（pCEA），它可调控癌基因，对 CEA 阳性的肿瘤细胞有特异杀伤作用。

【手术治疗】

手术仍是肛管癌的主要治疗手段之一，主要采用局部切除、根治性切除方法等。

1. 腹会阴联合切除术（Miles 手术）

（1）适应证：肛管癌侵犯齿线以上或侵犯

大部分肛管括约肌组织，需做 Miles 手术。

(2) 禁忌证：参见“右半结肠切除术”。

(3) 操作要点：该方法与直肠癌的不同点是不需要高位结扎系膜下动脉，不需做盆腔淋巴结预防性清扫，但肛周皮肤和脂肪组织应广泛切除，女性患者需将阴道后壁一并切除；如腹股沟淋巴结有转移，应做一期或二期清扫。

2. 局部切除术

(1) 适应证：对于齿线以下肛管癌，未超过肛周 1/3，又未侵犯括约肌的肿瘤，小，表浅，活动度好，无转移，活组织病理检查证实分化良好肛管癌，多可行广泛性局部切除。

(2) 禁忌证：参见“右半结肠切除术”。

(3) 操作要点：最少应切除边缘外 2.5 cm 皮肤和部分肌肉。

3. 术后处理　参见“右半结肠切除术”。

第七节　直肠或肛管恶性黑色素瘤

直肠、肛管恶性黑色素瘤（melanoma of the anorectal region，ARM）是一种较为少见、预后极差的恶性肿瘤。中医学属于“锁肛痔”的范畴。

【中医病因病机】

中医学认为，直肠或肛管恶性黑色素瘤是由肛周不节，辛辣炙煿，虫积骚扰，余毒刺激等造成局部气血瘀滞，痰湿凝聚，津液滞留所致。

【发病机制】

本病来源于黑色素细胞的恶性变，黑色素细胞或其母细胞来源于外胚层的神经嵴细胞，在胚胎发育过程中迁移到皮肤、眼、黏膜表面和神经系统等部位，在某些因素的影响下，如激素代谢失调，化学炎性刺激及高能辐射损伤，使黑色素细胞过度增生而恶变。

【病理分型】

1. 细胞学形态分型　ARM 在组织学上因瘤细胞的双向分化，表现出细胞的多样性。

(1) 上皮样细胞型：最为常见，占绝大多数。瘤细胞大，呈多边形，边界清楚，胞质丰富，核仁大，可含色素颗粒。

(2) 梭形细胞型：似纤维母细胞，呈涡状排列，核杆状形，梭形瘤细胞灶性分布在肿瘤内。

(3) 空泡状细胞型。

(4) 巨细胞型。

2. 根据是否存在色素分型　依据肉眼瘤体色素存在状态将其分为色素性恶性黑色素瘤和非色素性恶性黑色素瘤两种。在临床上约 70% 的病例在瘤细胞内有明显的色素颗粒存在，使肿瘤呈黑色、灰黑色或褐色。30% 的病例瘤体内无肉眼可辨的色素，甚至在光镜下也无法确认色素的存在，酷似肛管直肠息肉和癌，给临床诊断造成困难。这类患者往往需行黑色素染色，利用新鲜组织做多巴反应和酪氨酸酶反应来观察瘤细胞内色素的存在。对于仍不能显示的非色素性恶性黑色素瘤，还需采用 S-100 蛋白配合波形蛋白免疫组化染色及电镜 F 观察瘤细胞内色素性物质进行诊断和鉴别诊断。临床病理分型：恶性雀斑痣；派杰样恶性黑色素瘤；结节型恶性黑色素瘤。这种病理分型在临床上体现出肿瘤恶性程度的递增和预后逐渐下降的特性。

(1) 恶性雀斑痣（leutigo malignant）：又称赫金森黑色素斑，常见于老年人，患处扁平呈棕褐色至黑色。起初为色素不均斑，不隆起，边缘不规则，病变逐渐可扩大至数厘米，发展较缓，局部损害可存在 10 ～ 15 年方发生侵袭性生长，预后较好。

(2) 派杰样恶性黑色素瘤（Pageloid melanoma）：又称表浅扩散型恶性黑色素瘤。此型最为常见，以中年多见，任何部位都可发生，病灶表面隆起不平，呈棕褐色至深棕色或黑色，混有灰白色，病变直径很少超过 2.5 cm，以浸润生长为其特性，常在 1 ～ 2 年后出现浸润、结节、溃疡或出血。浸润的细胞大而圆，胞质亮，似派杰细胞，预后不良。

（3）结节型恶性黑色素瘤（nodular malignant melanoma）：肿瘤呈结节状突起，表面光滑，呈深黑色，生长快，常有溃疡形成，镜下细胞分化差，瘤细胞除向平面生长外，并向下浸润，所以此型恶性程度最高，转移早，预后极差。

【病理分级】 根据肿瘤浸润的深度，Breslow 将其分为 5 级。

Ⅰ级：是指从上皮表面到肿瘤浸润肠壁最深点的厚度＜ 0.76 mm。

Ⅱ级：0.76 ～ 1.50 mm。

Ⅲ级：1.51 ～ 2.25 mm。

Ⅳ级：2.26 ～ 3.00 mm。

Ⅴ级：＞ 3.00 mm。

Stearns 和 Quinn 也综合了大量病例，指出肿瘤厚度＞ 1.7 mm 或 2 mm 以上者，肿瘤多数已转移，85% 在 2 年内死亡，5 年生存率为 0。

【临床表现】

1. 脱垂症状 肛门部有黑色肿块脱出，早期较小，可自行还纳，以后增大，需用手还纳。

2. 便血 肿瘤位置低，易受粪便摩擦或外伤而出血，多为鲜血，或有黑色溢液，恶臭。

3. 肛管直肠刺激症状 由于瘤体向直肠壶腹内突出，刺激直肠壁的感受器，患者常感肛门部坠胀不适，大便习惯改变，便秘和腹泻交替出现。

4. 肿块 一般为 3 ～ 6 cm，位于齿线附近，呈结节状，似菜花，质硬。大部分呈紫黑色或褐黑色。

5. 肛门疼痛 是恶性黑色素瘤的常见症状。肿瘤溃破、感染或侵及肛门周围组织时，可引起肛门疼痛。

6. 直肠黑色素瘤 肉眼多见紫黑色素或褐黑色，无色色素瘤少见，故常被误诊，当“痣”的体积＞ 0.5 cm，就应高度怀疑本病。

【专科及辅助检查】

1. 直肠指诊和肛肠内镜检查 对临床上出现便血、大便习惯改变、肛门不适或肿物脱垂者，应高度重视，认真检查，ARM 70% ～ 90% 位于齿线和肛管，50% ～ 70% 含有色素，所以直肠指诊和肛肠内镜检是相当重要的。

2. 组织病理学检查 为诊断的主要依据。由于黑色素很小或为无色素的黑色素瘤，故取材时应切除整个瘤体，不宜行切取活检，以免造成医源性扩散和活检确诊率低。对无色素的黑色素瘤可采用免疫组化确诊。

【诊断要点】

1. 临床表现 肛门部有黑色肿块脱出，早期较小，可自行还纳，以后增大，需用手还纳；肿瘤位置低，易受粪便摩擦或外伤而出血，多为鲜血，或有黑色溢液，恶臭；由于瘤体向直肠壶腹内突出，刺激直肠壁的感受器，患者常感肛门部坠胀不适，大便习惯改变，便秘和腹泻交替出现；肿块一般为 3 ～ 6 cm，位于齿线附近，呈结节状，息肉状，质硬。大部分呈紫黑色或褐黑色；肿瘤溃破、感染或侵及肛门周围组织时，可引起肛门疼痛。

2. 肛门指诊和内镜检查 可摸到肿块齿线附近，呈结节状，息肉状或菜花状，质硬，指套染有鲜血。内镜检查可见瘤体表面有黑色素沉着。

3. 辅助检查 免疫组化、组织病理学检查是诊断的主要依据。

【鉴别诊断】

1. 血栓外痔 起病突然，肿物局限，伴有疼痛，触之有硬核并使疼痛加重。

2. 肛裂 疼痛多在便时，严重时则成典型的周期性疼痛为主，便后或坐浴时疼痛缓解，肛门外观截石位 6、12 点位有纵行裂口。

3. 息肉 位于直肠末端的息肉，尤其是表面糜烂、坏死易与 ARM 混淆。息肉病史较长，多有蒂，出血味不大，病理可以鉴别。

4. 肛管疣 表现为环绕肛门缘有许多疣状赘生物，大小不一，也可伸入肛管下端，但病变之间有正常皮肤，有分泌物，瘙痒，病变处皮肤无溃疡。

5. 肛门瘙痒症 慢性肛门瘙痒患者的肛周皮肤呈广泛性增厚，有时有小片肛缘皮肤糜烂，病变虽广泛却无侵蚀现象。

6. 非特异性溃疡 可发生于肛门周围并影

响到肛管。病因不清，皮肤可有溃疡，但病变表浅，边缘稍隆起，活检可以证实不是肿瘤。

【中医辨证施治】

1. 湿热下注证

主证：便血、滴血或带血，色泽鲜红或暗红，瘤可脱出不纳，疼痛不重，便中夹有黏液，肛门坠胀，大便不畅，口干，纳呆，小便黄。舌红，苔黄腻，脉滑数。

治则：清热利湿，凉血止血。

方药：龙胆泻肝汤加减。

2. 气滞血瘀证

主证：肿物脱出肛外不能回纳、疼痛剧烈、肿物表面紫暗，兼有腹胀痛、纳呆、嗳气、大便不畅等。舌质暗红、苔黄，脉弦涩。

治则：行气活血，化瘀散结。

方药：少腹逐瘀汤加减。中成药：小金丹，每服 1 丸，每日 2 次。或醒消丸，每服 6 g，每日 2 次。

3. 脾气亏虚证

主证：肿物易于脱至肛外，大便带血，肛门松弛，兼有腹痛绵绵、纳呆、便溏、面色萎黄、心悸乏力；舌质淡、苔薄白，脉细弱。

治则：补脾益气。

方药：参苓白术丸加减。

【中医外治法治疗】

1. 鸦胆子研粉，或砸成油状薄饼，外敷于病灶上，每 1 ～ 2 天换 1 次。

2. 家吉利（即野百合）：研粉，或鲜草捣成糊状，外敷于病灶上，每日换药 2 次。

3. 金花散：升丹 1 份，熟石膏 9 份，研细混匀，敷于患处，涂于恶性黑色素瘤之溃烂表面上，每日换药 1 次。

4. 蟾酥软膏：取蟾酥 10 g，溶于 30 ml 清洗液中，再加 40 g 磺胺软膏，共调均匀，以适量敷肿块处。一般用药 3 天后癌瘤开始坏死脱落，用药 18 天左右，创面可基本愈合。

【现代非手术治疗】

1. 联合化疗方案

（1）BOID [BLM（博莱霉素）+ VCR + CCNU（环己亚硝脲）+ DTIC（氮烯咪胺）]：DTIC 200 mg/（m^2•d），静脉注射，第 1 ～ 5 天，CCNU 800 mg/m^2，口服，第 1 天；VCR 1 mg/m^2，静脉滴注，VCR1 mg/m^2，静脉滴注，第 1、5 天；BLM 为第 1 个疗程 7.5 mg，以后的疗程 15 mg，静脉滴注，第 1、4 天，每 6 周重复。

（2）BELD：上述方案将 VCR 改为 VDS（长春酰胺）3 mg/m^2，静脉滴注，第 1、5 天，即为 BELD 方案。其有效率与 BOLD 方案相当。

（3）CDV 和 BDV 方案 [CCNU（BCNU 卡氮介）+DTIC+VCR]：CCNU 80 ～ 120 mg，每 6 周口服 1 次，或 BCNU 每次 125 mg，静脉注射，每 3 周 1 次；DTIC 200 mg/d，静脉注射，每 3 周连用 5 天。每 6 周重复，有效率为 55%。

2. 免疫治疗　目前最为常见的免疫治疗药物有 BCG（卡介苗）、人成纤维细胞 P 干扰素、人白细胞干扰素等，它们在机体内可能促使患者体内淋巴细胞集中于瘤结节，刺激人体产生自身的免疫反应来限制和防止瘤细胞的播散和转移。

（1）单纯免疫治疗：①皮肤划痕法。即在四肢或其他部位 5 cm×5 cm 皮肤上纵横划痕各 10 条，以表皮微微渗血为度，立即在上面涂上 BCG 70 ～ 150 mg，每周 2 次，4 周为 1 个疗程。②瘤内和瘤周直接注入法。以 BCG 每次 0.1 ～ 0.5 mg，每周注射 1 次。直接注入瘤体或瘤周，延用 1 年后改为每 2 周 1 次，持续 6 个月，然后可联合免疫治疗。Morton 报道 39 例临床 H 期（肿瘤Ⅳ、Ⅴ级）患者，经过免疫治疗，2 年生存率达 40%。

（2）免疫 - 化疗法：即免疫法加化疗药物联合应用，Qmit 报道 1 组病例应用 DTIC+BCG 组随访 43 个月有 67% 无复发，而对照组 57% 无复发，尤其对于有淋巴结转移的患者更有意义。甾体受体存在以来，临床已试用己烯雌酚、他莫昔芬（TAM）和乙酸羟甲黄体酮（MPA）治疗，其有效率为 10% 左右。

3. 放射治疗　ARM 属于放射抗拒肿瘤，尤其是腹腔内转移灶效果更差。对皮肤和体表淋巴结转移灶可采用区域放疗。

【手术治疗】

1. 腹会阴联合直肠根治性切除术

（1）适应证：临床Ⅰ期肿瘤（Ⅰ～Ⅱ级者），临床Ⅱ期肿瘤（Ⅲ级者），在患者全身情况允许时力争行腹会阴联合直肠根治性切除。

（2）禁忌证：参见右半结肠切除术。

（3）操作要点：参见直肠癌 Miles 手术方法。

2. 姑息性切除

（1）适应证：对于 ARM（临床Ⅲ期，肿瘤Ⅳ、Ⅴ级）患者，施行肿瘤姑息性切除术。但转移并不意味着放弃手术治疗。对术前、术中明确的孤立性远处转移灶者，如患者条件允许，应力争手术姑息切除，术后给予化疗、免疫治疗等综合措施。

（2）禁忌证：参考右半结肠切除术。

（3）操作要点：注意只是减瘤或减少症状的手术，不宜超范围切除，以免影响功能，降低生活质量。

3. 术后处理　参见直肠癌的术后处理。如果有其他器官转移灶切除术后，需按不同术式的术后处理原则处置。

第八节　骶尾部畸胎瘤

畸胎瘤（teratoma）起源于潜在多功能的原始胚细胞，多为良性，但恶性倾向随着年龄增长而呈上升趋势。隐形者恶变高于显形。发生部位与胚生学体腔的中线前轴或中线旁区相关，多见于骶尾部，纵隔、腹膜后、性腺部位。骶尾部畸胎瘤位于脊柱下端直肠与骶尾骨之间，囊肿状或实质性肿块，约 15% 的病例合并畸形，多为肛门直肠狭窄或闭锁，其次有骶骨缺损，半侧椎体、脐膨出及其他系统畸形。好发于新生儿和婴儿，本病在我国新生儿的发生率为 1 ∶ 40 000，女孩占绝对多数，为（2 ～ 3）∶ 1。

【发病机制】

畸胎瘤为肿瘤组织，由外、中、内 3 个胚层组织构成，常含有成熟或未成熟的皮肤、牙齿、骨、软骨、神经、肌肉、脂肪、上皮等组织，少数亦可含有胃黏膜、胰、肝、肾、肺、甲状腺及胸腺等组织成分。恶性畸胎瘤常表现为未成熟的不易定型和分辨的组织，畸胎瘤的恶变多表现为神经组织或上皮组织的异常增殖而形成恶性畸胎瘤。

【分型】

见表 25-5。

表 25-5　骶尾部畸胎瘤分型

分型		主要特点
Altman 分型	Ⅰ型	肿瘤主要向外凸起，骶前仅有小部分，约占 45.8%
	Ⅱ型	瘤体的主要部分向外突出，但骶前和盆腔亦有相当部分存在，约占 34%
Altman 分型	Ⅲ型	肿瘤主要位于盆腔和腹腔内的腹膜后，但骶尾部仍可见到肿物，占 8.6%
	Ⅳ型	隐匿型。肿瘤完全在骶前、盆腔及腹膜后，骶尾会阴部见不到肿块，占 9.6%
临床分型	显形	肿瘤由尾骨尖向臀部生长，很少向腹腔方向生长，基底宽大，与臀部及会阴部软组织关系密切，肿瘤明显的显露于会阴部，使两腿外展，肛门向前或侧方移位，容易被早期发现
	隐形	肿瘤位于直肠与尾骨之间，以向腹腔方向生长为主，会阴部一般看不到肿瘤，向前压迫直肠及尿道，较难早期发现
	混合型	肿瘤向腹腔及会阴两个方向生长，呈哑铃状，有时肿瘤包绕尾骨，此型较少见

续表

分型		主要特点
病理分型	良性畸胎瘤	即成熟型畸胎瘤，由成熟的分化组织构成
	恶性畸胎瘤	即恶性畸胎瘤，由胎儿形成期末成熟组织构成，多为神经胶质或神经管样结构，常有未分化、有丝分裂增多的恶性病理表现
	混合型	成熟与未成熟组织两者混合存在

【临床表现】

因患者年龄、肿瘤大小和位置、类型、生长速度、有否恶变、有否继发感染，及对周围器官的压迫推移程度而异。

1. 无痛性肿块　这是畸胎瘤最常见的症状，多为圆形囊性，边界清楚，质地软硬不匀，甚至可扪及骨性结节。骶尾部畸胎瘤常可根据其所在位置分为显形、隐形和混合型 3 种临床类型。通常显形者易被早期发现，肿块呈不规则球形，突出于骶尾部，常偏离正中线，肿块大者，局部皮肤紧张而发亮，有多条迂曲怒张之表浅静脉，有的有色素斑。

2. 压迫和腔道梗阻　盆腔和骶尾部隐形畸胎瘤多因便秘、排便困难、尿潴留而就诊。肿瘤压迫直肠而有排便困难，甚至完全梗阻；压迫骶丛神经者，可使肛门松弛，直肠黏膜脱出。压迫尿道时，尿流细、尿流中断及急性尿潴留。

3. 肿瘤异常急性变化　畸胎瘤当发生继发感染和囊内出血时，肿块常迅速增大，局部明显压痛，并同时伴有发热、贫血、休克等全身感染或失血症状。如当作脓肿而切开引流，伤口长期不愈合而形成慢性窦道，个别病例可扩散为脓毒血症，并因此而死亡。

4. 肿瘤恶变　恶性畸胎瘤和良性畸胎瘤恶变时，常表现为肿瘤迅速生长，失去原有弹性；外生性肿瘤可见浅表静脉怒张、充血，局部皮肤被浸润并伴有皮肤温度增高。可经淋巴和血行转移而向周围组织浸润，可见淋巴结大和肺、骨转移症状，同时出现消瘦、贫血、瘤性发热等全身症状。

【专科及辅助检查】

1. 肛门指诊　多数病例肛门比较松弛，甚至黏膜脱垂，手指易插入。直肠有向前或侧方移位，手指一般不能触到全部肿瘤，直肠黏膜光滑，肿块可为囊性及实质性相间存在，稍有活动。如恶变发生，因有肿瘤浸润，囊感消失，且与周围组织固定。

2. 胎儿甲种球蛋白（α-fetoprotien，AFP）恶性畸胎瘤多呈阳性反应，而良性畸胎瘤则绝大多数为阴性。另外，还有助于监测肿瘤切除是否彻底及术后复发。应注意的是，睾丸肿瘤及卵巢胚胎癌也有很高的阳性率。

3. X 线检查

（1）骶尾部 X 线片：约 60% 的病例可见有钙化点、骨骼及牙齿等，如有恶变发生，可见尾骨破坏，部分病例有骶尾骨发育异常。有时可见直肠骶骨间隙因占位性病变而增宽。如有窦道，行窦道造影可清晰显示肿瘤的大小和位置。

（2）钡剂灌肠检查：正位可显示直肠被推移的方向，侧位可显示直肠被拉长而肠腔变窄，如肿瘤围绕直肠生长，则可见肠腔大范围变窄。

（3）泌尿系造影：尿道与膀胱造影可显示肿瘤与尿道的关系，静脉肾盂造影以观察有否压迫输尿管下端，有否肾盂积水及输尿管迂曲。

4. B 超检查　畸胎瘤含有骨骼，软组织及液体 3 种不同的声波介质，可有不同的回声与声影，借此可以了解肿瘤的大小、与周围组织的关系及恶变的可能性。

5. CT　体层显示清晰，可清楚地观察肿瘤与盆腔各器官的关系及浸润情况，有助于判断手术切除的可能性。

【诊断要点】

1. 病史　患者多因骶尾部肿块而就诊。

2. 临床表现　骶尾部发现无痛性肿块，肿块压迫直肠可引起便秘和排便困难，压迫尿道而出现尿潴留。肛查见肛门松弛，黏膜脱出，直肠移位。

3. 辅助检查　骶尾部 X 线片可见钙化点、骨骼及牙齿等，钡剂灌肠可见充盈缺损。

【鉴别诊断】

1. 脊脑膜膨出　发生在腰骶部中线处，向后方突出，为单房性囊，无实质成分，增加腹压时囊肿可有冲击感，挤压囊肿时婴儿可见囟门突出，X线片可有明显的骶椎裂，肛门指诊骶前无肿物。

2. 神经母细胞瘤　发病年龄较大，多发生于腹膜后，骶尾部少见，肛诊肿块与周围浸润，界限不清，X线片钙化少见，淋巴结转移多见，AFP为阴性，尿中VMA升高（即3-甲氨基-4-羟基扁桃酸）。

3. 脊索瘤　多以骶尾部好发，系神经源性恶性肿瘤，可以发生于任何年龄，但多为成年人，肿块甚硬，常有下肢麻木、大小便失禁等症状。X线片可见溶骨现象，多有相应的神经反射体征。

4. 肛周感染　骶尾部畸胎瘤合并感染时，与肛周脓肿易混淆。畸胎瘤形成慢性窦道时，因其瘘口与肛瘘一样均在肛隐窝处，故易误诊为肛瘘。在对肛周脓肿引流前，应仔细询问病史，作骶尾骨X线检查，以鉴别。

5. 潜毛窦　又称藏毛窦。于骶尾部臀裂的软组织内的一种慢性窦道或囊肿，可见皮肤内卷，囊内伴有肉芽组织、纤维增生，有毛发。常见多毛症，皮脂分泌旺盛，臀部深陷。

【中医辨证施治】

1. 湿热下注证

主证：囊肿破后继发感染，溢脓性黏稠分泌物，色黄或白，局部红肿热痛；大便不爽，小便短赤；舌红、苔黄腻，脉滑数或弦。

治则：清热利湿。

方药：萆薢渗湿汤。

2. 气血两虚证

主证：囊肿破口经久不愈，反复发作；形体消瘦，面色无华，气短懒言；舌淡、苔白，脉细弱无力。

治则：补气补血。

方药：十全大补丸。

【现代非手术治疗】

1. 放射治疗　恶性骶尾部畸胎瘤不能切除或切除不彻底时，放疗可以延缓肿瘤发展及减轻症状，术前可使肿块缩小，容易手术切除，术后放疗可降低局部复发率。放疗时要根据手术所见、淋巴管造影、静脉肾盂造影等判断主动脉旁淋巴结受累情况及肿瘤大小等。设计照射区域及剂量，有人提出每周应照800 cGy，总量为4 000～5 000 cGy。对2岁以下小儿，应采用小剂量为宜，两疗程之间应有较长的休息期。

2. 化学疗法　恶性畸胎瘤不能切除且有转移者可试行化疗。对术后辅助化疗的应用原则：①肿瘤有包膜浸润；②病理不能肯定为良性肿瘤或肿瘤组织中发现未成熟的组织；③有腹水者，可局部用药或全身治疗，常用的化疗方案如下。

a. AVC方案：ADM 40～50 mg/m^{2}静脉注射，VCR 1.5 mg/m^2，静脉注射，第1、8天备用1次，共3次，CTX 600 mg/m^2，静脉注射，第1、8天用，上述药物第21天或第28天重复。共进行18个月左右。

b. BMF方案：BLM每次15～30 mg，静脉注射，每周2次。丝裂霉素（MMC）4 mg，静脉注射。氟尿嘧啶每次500 mg。静脉滴注，每周2次。以上每3周为1个疗程，休息2～4周，再开始第2个疗程。

【手术治疗】

良性肿瘤应早期手术，最好在新生儿期手术，手术操作较简易，效果也好。恶性肿瘤若全身状况良好，病情允许，亦应争取早日手术切除。

1. 经会阴畸胎瘤切除术（Gross法）

（1）适应证：大部分病例可采用此术式，尤以显形及肿瘤较小的混合型为主。

（2）操作方法：采用硬膜外麻醉，小儿则采用全身麻醉。俯卧位，围绕肛门上方做弧形切口或∧形切口，切开皮肤、皮下组织后，钝性分离肌肉层，直至肿瘤外包膜，此时可见迂曲的怒张静脉，小儿结扎止血，至骶尾关节处，可将尾骨全部切除，如有必要，第4、5骶骨亦可切除，但不可切除第3骶骨以上的部分，仔细分离骶中动脉，妥善结扎。此时可牵引肿瘤，小心分离与直肠的粘连，逐渐切下肿瘤。充分止血后，缝合伤口。

（3）注意事项：①切口距肛门应远一点；②沿肿瘤外包膜剥离瘤体；③一定切除全部尾骨；④分离与直肠的粘连，勿剥离肠壁；⑤肿瘤切除后，应彻底止血，仔细修补盆底组织；⑥手术结束时，瘤床部位一定放置引流。

（4）术后处理：术后采用俯卧位及持续导尿。

2. 腹骶联合切口肿瘤切除术

（1）适应证：①肿瘤向盆腔和腹膜后生长；②复发性畸胎瘤；③曾有盆腔感染或合并高位窦道者；④恶性畸胎瘤有腹内转移者。

（2）操作方法：取截石位，经下腹腹直肌旁或经腹直肌切口进腹腔，探查肿瘤与腹腔脏器的关系、切除的可能性及有无转移。决定切除时，切开盆底腹膜与侧腹膜，游离肿瘤上部，找出骶中动脉，切断结扎，向下游离至尾骨处，前方分离与直肠支粘连，此时会阴部可开始手术，游离肿瘤方法仍采用 Gross 法，腹部和会阴部联合操作，逐渐将肿瘤游离，自会阴部切口拖出肿瘤予以切除，修补盆底组织，放置引流管，自会阴引出。

（3）并发症：有马尾神经损伤、尿潴留、肛门失禁、粪漏、伤口裂开、感染等，应注意预防。

附：放射性直肠炎

放射性直肠炎是指直肠或骨盆内脏器进行放射线治疗时或在放疗后引起的直肠炎，肠黏膜可发生糜烂、溃疡或出血。急性期多在放疗后 1 ～ 2 周，可见腹泻、里急后重、便血等症状；晚期多在放疗的 6 个月至数年，可出现便血，甚至合并直肠宫颈瘘或直肠阴道瘘，给患者生活造成很大痛苦与不便。古代中医无此病名，根据其临床表现可归入“久痢”“便血”疾病范围。

【中医病因病机】

中医学认为，放射线的电离辐射是一种热性物质，放射性直肠炎急性期，热邪伤及肠道，肠道蕴热，结合肠道内湿，湿热蕴结于下，肠道传化失常，而发生腹泻、腹痛；湿热滞于肠，气血壅滞，脂膜血络受伤则便血；湿性黏滞，湿热互结，则出现黏液便或泻而不爽。放射性直肠炎患者多处在癌症中后期，体质大多较为虚弱，所以往往表现为虚实相间、寒热交结和瘀滞错杂之象。

【发病机制】

放射性直肠炎的发病机制主要为放射线导致肠上皮细胞增生受抑制、肠黏膜下小动脉受损，引起闭塞性动脉内膜炎和静脉内膜炎，而产生肠壁缺血和黏膜糜烂、溃疡；肠道内的细菌侵入使肠壁组织病损进展，最后导致纤维化、肠管狭窄和黏膜面扭曲等。

【病理改变】

1. 急性放射性肠炎　自腺管细胞有丝分裂减少、小肠绒毛缩短至黏膜不同程度充血和水肿，黏膜变薄，固有层有浆细胞和多形核白细胞的致密浸润。这种黏膜损伤表现为营养物质（特别是脂肪、叶酸、胆盐和维生素 B_{12}）吸收不良，但组织学异常与症状和功能改变不一致。放射性肠损伤的病理进展，表现为肠腺脓肿、上皮细胞脱落，及后期发生的广泛性或局限性黏膜溃疡形成等。

2. 慢性放射性损伤　肠壁血管内皮和结缔组织的损伤往往是亚临床型的，其隐匿期可达数月至数年。病理进展可造成肠壁进行性缺血、黏膜溃疡、肠壁坏死、出血、狭窄。放射治疗后 2 ～ 12 个月，血管损伤最为突出，在这种情况下，如遇急性损伤，不会发生修复。黏膜和黏膜下发生进行性纤维化，肠襻之间及肠管与邻近脏器之间，皆可有致密粘连，并可有窦道、脓肿和瘘管形成。慢性放射性肠炎的病变肠管呈灰白色，肠壁显著增厚，浆膜微血管扩张。肠管显著缩短，系膜增厚挛缩。肠襻相互粘连或与腹壁及盆腔粘连，粘连严重时肠管之间的界限消失，盆腔外观犹如一整块灰白的组织，膀胱、盆腔脏器、直肠和粘连于盆腔的小肠之间无明显间隙，有学者形容为“板状粘连”或“冰冻骨盆”。肠管的柔韧性变差，致使吻合操作困难，钳夹肠管或系膜时黄色的液体可从钳齿内渗出，系膜甚至会在钳夹时断裂。腹膜显著增厚，类似筋膜，并常与相邻器官紧密相连。

【临床表现】

放射性肠炎的症状可在治疗的第1～2周内发生，亦可出现甚迟，多在治疗完成后半年或更长时间发生。早期可有类似溃疡性结肠炎的腹泻，急性胃肠道症状多在停止治疗6周内自行缓解，小肠的症状主要来自肠管纤维性改变，表现为便秘和不全性肠梗阻。肉眼可见的便血、粪形变细、排便困难提示直肠受累严重。直肠流血，为鲜红或暗红色，多在排便时流出，一般是少量出血，偶尔大量出血。破溃后有坏死组织脱落排出，有臭味，肛门直肠部酸痛或灼痛，以后因括约肌受刺激而出现里急后重。

1. 早期症状　由于神经系统对放射线的反应，早期即可出现胃肠道的症状。一般多出现在放疗开始后1～2周内。恶心、呕吐、腹泻、排出黏液或血样便。累及直肠者伴有里急后重。持久便血可引起缺铁性贫血。便秘少见。偶有低热。腹痛型肠易激综合征则提示小肠受累，乙状结肠镜检查可见黏膜水肿、充血，严重者可有糜烂或溃疡。

2. 晚期症状　急性期的症状迁延不愈或直至放疗结束6个月至数年后始有显著症状者，均提示病变延续，终将发展引起纤维化或狭窄。此期内的症状，早者可在放疗后半年，晚者可在10年后甚至30年后才发生，多与肠壁血管炎以及后续病变有关。

3. 直肠指诊　放射性肠炎的早期或损伤较轻者，指诊可无特殊发现。也可只有肛门括约肌挛和触痛。有的直肠前壁可有水肿、增厚、变硬、指套染血。有时可触及溃疡、狭窄或瘘管，有3%严重直肠损害者形成直肠阴道瘘。同时做阴道检查可助于诊断。

【分度标准】

放射性直肠炎分度标准如下。

1. Ⅰ度　肠壁黏膜充血、水肿，临床检查无明显异常。

2. Ⅱ度　直肠壁明显增厚或有溃疡。

3. Ⅲ度　肠壁明显狭窄，出现肠梗阻，肠穿孔和直肠阴道瘘。

【辅助检查】

1. X线检查　肠道钡剂检查有助于病损范围与性质的确定，但征象无特异性。钡剂灌肠示结肠黏膜呈细小的锯齿样边缘，皱襞不规则，肠壁僵硬或痉挛。有时可见肠段狭窄、溃疡和瘘管形成。少数溃疡边缘的黏膜可隆起，其X线征酷似癌肿，其鉴别点是病变段与正常肠段间逐渐移行而无截然的分界线，与癌肿不同。乙状结肠位置较低并折叠成角。从不同角度摄片对鉴别病变性质有重要意义。

2. 内镜检查　在开始的数周内可见肠黏膜充血、水肿、颗粒样改变和脆性增加，触及易出血，直肠前壁为甚。以后有增厚、变硬及特征性的毛细血管扩张、溃疡和肠腔狭窄。溃疡可呈斑片状或钻孔样，大小不等，常位于宫颈水平面的直肠前壁。直肠的狭窄多位于肛缘上方8～12 cm处。有些结肠病变酷似溃疡性结肠炎。增厚变硬的黏膜和环状狭窄的肠段或边缘坚硬的钻孔样溃疡，如周围行细血管扩张不显，均可被误为癌肿。做组织活检可有助于诊断，但慎防穿破。

【临床分级】

肠镜下黏膜病变按Sherman分级分为4级。

1. Ⅰ级　黏膜呈局限或弥漫性充血，血管扩张，组织变脆，容易出血或接触出血，可伴糜烂但无溃疡形成。

2. Ⅱ级　溃疡形成，圆形，不规则形，表面附有灰白色苔样痂皮或坏死物，边缘平坦，无周堤形成。如边缘隆起，有周堤形成，应怀疑有癌变发生。周围仍有血管扩张。

3. Ⅲ级　除了有溃疡和各种程度直肠炎外，同时伴肠腔狭窄。

4. Ⅳ级　除了有直肠炎、溃疡外，伴瘘管形成，最多见是阴道直肠瘘，少数可发生穿孔。

【诊断要点】

1. 急性放射性肠炎　主要根据临床表现。一般无须求证于活检。

2. 慢性放射性肠炎　诊断较困难，特别是在放疗后数年才出现症状，临床医师可能将症状解释为恶性疾病复发。

【诊断标准】

腹腔、盆腔恶性肿瘤术后行放射治疗后，出现以下表现者。

1. 症状特点　腹痛、腹泻，大便呈鲜红色或黏液便，里急后重。

2. 直肠指检　肛门括约肌痉挛与触痛，直肠前壁水肿增厚变硬。

3. 内镜检查　直肠黏膜糜烂、溃疡，溃疡呈斑片状或钻孔状，触之易出血。

4. 病理检查　组织细胞水肿、变性、坏死，并排除恶性肿瘤转移的可能。

【鉴别诊断】

1. 溃疡性结肠炎　无辐射病史，病理检查见隐窝脓肿可资鉴别。

2. 假膜性肠炎　患者无放射性物质照射史，多于病前使用广谱抗生素，一般多在抗生素治疗过程中开始出现症状，少数患者可于停药 1 ～ 10 天后出现，大便培养为难辨梭状芽胞杆菌。

3. 急性缺血性肠炎　多发生于年长者或口服避孕药妇女，临床表现为突发腹痛和便血，结肠镜检查可见病变肠段黏膜的充血水肿、糜烂及出血，多为一过性，少数可遗留肠管狭窄。

【中医辨证施治】

1. 湿热下注证

主证：腹痛，泄下赤白相杂，肛门灼热，小便短赤，苔黄腻，脉滑数。

治则：清热利湿，调气行血。

方药：葛根芩连汤加减，或中成药结肠炎丸，每次 6 g，每日 2 次。

2. 寒湿内停证

主证：泄泻清稀黏液，腹痛肠鸣，里急后重，饮食乏味，头重身困，舌质淡，苔白腻，脉濡缓。

治则：温化寒湿，健脾行气。

方药：胃苓汤加减。

3. 脾胃虚弱证

主证：大便时溏时泻，水谷不化，饮食减少，脘腹胀闷，面色萎黄，肢倦乏力，舌淡苔白，脉细弱。

治则：健脾益胃。

方药：参苓白术散加减，或中成药参苓白术丸，每次 1 袋（6 g 装），每日 2 次。

4. 气血两虚证

主证：临厕腹痛里急，泄下时发时止，大便有黏液或见赤色，面色无华，倦怠嗜卧。舌质淡，脉虚大。

治则：益气养血，消滞健脾。

方药：真人养脏汤加减，或中成药十全大补丸，每次 1 丸，每日 2 次。

【中医外治法治疗】

中药保留灌肠法：以加味三黄汤为基本方。处方：黄柏 15 g，黄连 10 g，黄芩 10 g，公英 30 g，败酱草 30 g，金银花 30 g，石榴皮 20 g，秦皮 18 g，生地榆 18 g，湿热型本方加白头翁 30 g，马齿苋 30 g，延胡索 15 g；脾虚型在本方中去黄连合用参苓白术散。用法：每剂药加水后煎 2 次，共浓缩至药液约 200 ml。药液温度掌握在 36 ～ 40℃，将其置于输液瓶中。连接输液管，末端接无菌导尿管并涂液状石蜡。灌肠前排空大便。臀部垫高，导尿管插入肛门内 30 cm 左右，灌肠时间控制在 30 分钟为宜，边灌肠边用手轻柔腹部，以使药液能均匀分布于肠腔内。灌肠后嘱患者卧床休息 2 ～ 3 小时，每晚保留灌肠 1 次。

【现代非手术治疗】

1. 一般治疗　急性反应期应让患者卧床休息、安静，饮食以无刺激、易消化、营养丰富、多次少餐为原则，有继发感染时，可用抗生素，必要时可给予静脉高营养疗法。

2. 局部用药

（1）保留灌肠：肛门痛可用镇痛栓剂放入肛门内；直肠重度炎症，可用肾上腺皮质激素，加入生理盐水 200 ml 内，保留灌肠；出血的部位较低，可在直视下压迫止血；部位较高或广泛渗血者，可用去甲肾上腺素4～8 mg，加生理盐水200 ml，或用10%葡萄糖酸钙注射液40 ml加入生理盐水60 ml内，保留灌肠。

（2）外用4%甲醛溶液：治疗放射性直肠炎引起的出血已有20年历史，被认为是一种较理想的药物。甲醛透过使蛋白质凝固，在黏膜层新生血管内产生血栓而起到止血作用，且作用表浅，不超过黏膜层。有报道用10%甲醛溶液局部外涂放射性直肠炎的出血点，93%的患者出血停止，认为是可耐受，廉价，无须麻醉、肠道准备及特殊手术器械，可在诊所开展的方法。尽管如此，一些报道仍提示应用甲醛存在较大风险，安全性不容忽视。用甲醛溶液治疗放射性肠炎，可引起肛门狭窄，肛门失禁情况加重，这种情况在治疗肛门癌合并放射性直肠炎时更需注意。

（3）5-氨基水杨酸：早已应用于治疗放射性直肠炎。巴柳氮是新一代5-氨基水杨酸药物，也被认为是治疗放射性直肠炎的理想药物。

（4）其他：常用治疗放射性直肠炎的药物还有硫糖铝、氯化可的松、倍氯米松和甲硝唑等。

（5）内镜与氩离子凝固术：治疗顽固性便血是放射性直肠炎治疗的一个难题，内镜下治疗是一个很有前途的方法，包括内镜下使用甲醛溶液、钇-铝-石榴石激光、钛氧磷酸钾激光和氩离子凝固术，其中氩离子凝固术是一种新型可控制的非接触性电凝技术，用1根探针通过内镜把氩气送至病变直肠黏膜附近，利用高压线网使氩气离子化，产生的能量传递至黏膜表面，使表面加热，选择性地被血红蛋白吸收，能有效凝固黏膜层损伤的血管，起到止血和治疗黏膜病变的作用，却不伤及黏膜下层或肠壁，是一种有效、高效、廉价、安全的治疗方法。

（6）α_2巨球蛋白：近年来，国内对重症者试用α_2巨球蛋白治疗放射性肠炎得到了良好疗效。用法：隔日肌内注射6 ml或每日注射3 ml，1～2周后改为间日肌内注射3 ml，2个月为1个疗程。

（7）高压氧治疗：高压氧治疗可作为放射性直肠炎的一种治疗手段，其作用机制不清，可能与提供充足的氧气，增加组织代谢和改善组织修复有关。高压氧治疗对多数患者都能耐受，并可减轻多数患者的出血、腹泻、肛门疼痛等症状。可作为常规治疗无效后的一种选择。

【手术治疗】

1. 手术指征　①放射性直肠炎伴有严重出血，以内科治疗无效，出血不止者；②放射性直肠溃疡形成，对内科治疗无效，持续不愈，难以与癌肿复发鉴别者；③放射性肠段狭窄，伴有急、慢性梗阻者；④放射性瘘管形成如直肠阴道瘘；⑤放射性肠炎并发穿孔者，不论是游离穿孔或包裹性穿孔；⑥再次出现结直肠癌肿者。

2. 手术选择和处理

（1）对放射性结直肠并发症的手术，惯常选做腹部正中切口，以便进行全面探查和腹部各象限均可选做结肠造口，手术的目的应该始终非常明确。切除和分离应尽量减少，集中在达到手术目的上。受累肠段在肉眼上呈灰白色，肠段常紧密地融合在一起，肠段间广泛纤维化，导致丧失清晰的分离平面。应尽量避免不必要地分离这些肠段。过分积极试行分离这些肠段可损伤血供、肠破裂或瘘管形成。外科医师应该牢记在放射剂量＞4500 cGy时肠愈合功能是受损的，因此任何缝合都有漏和瘘管形成的危险。

（2）慢性放射性直肠炎并发出血或疼痛的直肠溃疡，经内科治疗无效时，是选做结肠造口术的适应证。约有50%的患者在粪便转流后几个月炎症消退，痊愈后可以恢复肠道连续，关闭造口，遗憾的是在造口关闭后约有20%的患者又将出现症状而需再次造口。对直肠阴道瘘患者最好先做结肠造口，待瘘管炎症消退后再做确定性手术。造口手术时几点需注意：①一般不宜选用乙状结肠做造口，因为乙状结肠也是易受放射损害的肠段，即使肉眼用作造口时具有较高坏死、回缩及瘘管形成的发生率；②对以后已做直肠切除的病例，宜做横结肠-

结肠造口；③回肠常是同时受损的肠段，因此做襻式或端工回流造口不是良好的选择；④造口尽可能勿从接受过放射治疗的皮肤上引出，因为这种皮肤的愈合能力极差，造口处有黏膜皮肤裂开的危险；⑤造口肠段系膜应充分游离，避免张力；⑥万一选用的造口肠段已经接受过放射治疗，则应多外置几厘米肠段，以防回缩和造口坏死。

（3）对于放射性直肠炎的手术治疗应谨慎，治疗目标应适当低调。如果外科医师不能熟练地评估放射性肠炎患者的预后、生活质量及姑息治疗的目标，手术中的决策可能会非常不妥。肠狭窄、梗阻、瘘管等后期病变多需外科手术治疗。手术治疗放射性直肠损伤的方法有很多，可经直肠、经阴道、经会阴，或经尾骨闭瘘。切除并吻合的方法有经腹骶手术、经腹肛门拖出式、结肠肛管吻合术。转流手术是最安全的方法。需要注意的是，手术切除后恢复肠道的连续性是重要的，而术后功能情况更重要。事实上，低位吻合后患者的生活质量远不如结肠或回肠造口。

【诊疗进展】

放射性直肠炎是盆腔肿瘤放疗后最常发生的并发症，其症状多在放疗结束后数周乃至数月才出现，很难预防。临床对该病的治疗，单纯西医或中医学方法均难达到理想疗效。西医强调对症及手术治疗，而中医重在辨证，整体调节，对机体不良反应小，作用持久。目前多将两者有机结合，取长补短，提高疗效。

1. *急性期*　以西医治疗为主，中医治疗为辅。在针对局部症状，解痉、镇痛、止血、营养等西药对症治疗的同时，可依据舌、脉、症。中医多辨证为湿热下注或寒湿之证，以健脾和胃、清热利湿或温阳化湿之中药口服，如白术、茯苓、陈皮、白花蛇舌草、黄芩、黄连、桂枝、炮姜等。

2. *慢性期*　以中医治疗为主，出现并发症时以西医治疗为主。慢性期肠道的炎症情况有所缓解，但症状迁延不愈，且出现贫血等全身症状，中药多辨证为脾胃虚弱或气血两虚型，以扶正健脾、益气养血之中药口服，并配合中药灌肠。可口服维生素C、复合维生素B，脾虚者加菠萝蛋白酶10万～20万U，每日4次。小檗碱30mg，每日3次，可有效缓解症状，促进肠道功能恢复。如果出现前述之手术指征，则应积极手术，以免贻误时机。

3. *放疗后并发白细胞减少及血小板减少*　可使症状加重，此时应当重用中药治疗。中医学认为，放疗后引起的白细胞减少（4×10^9/L以下）及血小板减少（10×10^9/L以下），是辐射损伤气血所致，治以益气养阴。养血止血，药用黄芪、黄精、当归、龟甲胶、鳖甲、鸡血藤、仙鹤草等口服，可收到满意疗效。

第 26 章

肛肠先天性疾病

第一节　先天性巨结肠症

先天性巨结肠是病变肠壁神经节细胞缺如的一种肠道发育畸形（图 26-1），是小儿常见的先天性疾病之一。发病率在 1/2000 ～ 1/5000，男女比例约为 4 ∶ 1。

【中医病因病机】

中医学认为先天禀赋不足，胎儿在孕育期间母亲营养不良，或早产或胚胎发育不全至胎儿出生后先天缺陷，脏腑虚弱或脏腑器官畸形而为病，中医学归“便秘”之属。

【发病机制】

先天性巨结肠是一种肠道发育畸形，即外胚层神经嵴细胞没有移行到肠壁内之故。因肠壁内缺少了神经节细胞，只能紧缩不能舒张，结果上部结肠内的粪便和气体在结肠内堆积起来，不能顺利通过和排出，把结肠逐渐扩大，久而久之就形成了结肠特别粗大、膨胀、肥厚的巨结肠症。典型病例可见病变肠段明显分为 3 个节段，即痉挛段、移行段和扩张段。

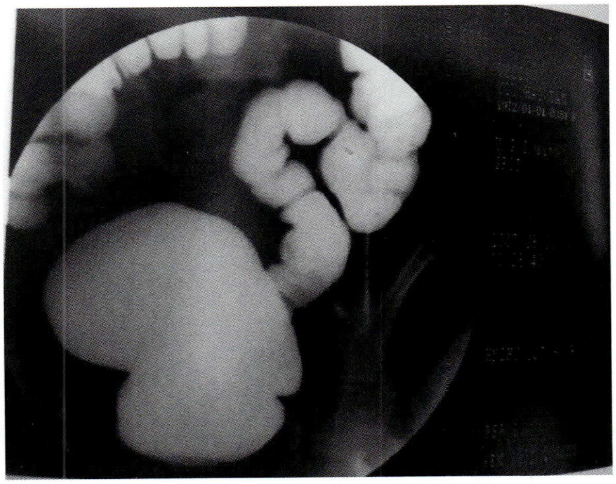

图 26-1　先天性巨结肠

【临床分类】

1. 根据年龄分类　可分为新生儿巨结肠、婴幼儿巨结肠和儿童巨结肠 3 类。

（1）新生儿巨结肠：是指出生后至 2 个月内的患儿，约占全部病例的 2/3，症状极重，并发症多，此期病死率高。

（2）婴幼儿巨结肠：是指 2 个月至 2 岁的患儿，多是新生儿巨结肠的延续病例，并发症较少见并较轻，预后较新生期好。

（3）儿童巨结肠：是指 2 岁以上的患儿，在新生儿期无症状或症状轻微，发展缓慢，预后较好。

2. 根据无神经节细胞延伸范围分类可分为 5 型。

（1）普通型（常见型）：约占 75%，无神经节细胞段从肛门向上延展到乙状结肠远端，其移行区内偶见神经节细胞，经 3 ～ 8 cm 的移行段进入结肠扩张段。

（2）短段型：约占 6%，无神经节细胞段局限于直肠远端。

（3）超短段型：又称内括约肌失迟缓型，约占 2%，病变仅限于直肠末端 3 ～ 4 cm 的内括约肌部分。

（4）长段型：约占 14%，病变肠段延伸到降结肠，脾曲部分（10%），达横结肠（4%）。

（5）全结肠型：约占 3%，病变除全结肠外还累及回肠末端，一般包括末端回肠 30 cm，个别长达 70 cm。有学者认为该型占巨结肠的比例高达 6% ～ 10%。

在临床上，两种分类法常常结合应用。

【临床表现】

1. 新生儿巨结肠　在出生后 1 ～ 6 天内发生急性肠梗阻，主要表现如下。

（1）胎粪排出延迟：24 ～ 48 小时没有胎粪排出，或只有少量胎粪排出，必须灌肠或其他方法处理才有较多的胎粪排出。

（2）腹胀：80% 表现为全腹中等程度腹胀。腹部皮肤发亮，静脉怒张，可见肠型和蠕动波，有时可触及扩张的肠襻，肠鸣亢进，腹胀抬高膈可引起呼吸困难。

（3）呕吐：60% 的病例出现呕吐。呕吐的量及严重程度与便秘、腹胀的轻重成正比，轻者呕吐物为胃内容物、胆汁，重者为粪样物或含血物，严重者可引起继发性失水。

（4）肛查：可触及呈痉挛状态的内括约肌。

2. 幼儿巨结肠　多是新生儿巨结肠的直接延续，临床仍以顽固性便秘和腹胀为主。便秘常需灌肠、塞肛栓或服泻药等辅助排便。腹胀是突出体征，呈蛙状腹。可见乙状结肠肠型，左下腹部可扪及粪石。患儿多见营养不良、消瘦、贫血等。一般无呕吐，食欲和精神随腹胀加重而变差，肛查时直肠空虚。

3. 儿童巨结肠　病史多很典型，多在新生儿期即发生过便秘、腹胀、呕吐等情况，经处理后有时可有数周至数月的缓解期，以后又出现大便秘结，如此反复。腹胀程度与便秘成正比，脐孔平坦或外突，皮肤菲薄，静脉怒张。肠型隐约可见，有时可见蠕动波，肠鸣音亢进，在左下腹有时可触及巨大的粪石。对大多数患儿来说，灌肠已成为生活的一部分。

【辅助检查】

1. X 线检查

（1）直立位腹部 X 线片：适宜新生儿期，摄片前不做灌肠，典型病例见肠腔普遍扩张充气，伴有少数细小液平面。有时见扩张的弧形肠襻，大多数为直肠内无气体，盆腔空白。

（2）钡剂灌肠造影：也比较常用。普通型病例准确率可达 80%。通过钡充盈和排泄过程，可动态观察各段肠管的形态及蠕动功能。

新生儿巨结肠 X 线征象为：X 线片显示结肠梗阻或肠淤张；插肛管有阻力感；患儿对注入钡剂的耐受力较好；有明确的痉挛移行段；排钡功能不全；排钡后结肠内有钡粪相混现象。初次钡剂灌肠漏诊率为 11%。

婴幼儿及儿童巨结肠的 X 线征较为典型，扩张段与狭窄段口径呈现明显差异：直肠、乙状结肠远端细狭，乙状结肠近端及降结肠明显扩张；有时移行段也能清晰显影，呈漏斗状。扩张段结肠袋消失，蠕动减弱，而狭窄段则无蠕动。

2. 肛门直肠测压　正常人直肠肛门抑制反射（rectoaral inhibitory reflex，RIR）阳性。先天性巨结肠患儿由于肛门内括约肌处于痉挛状态，当直肠受到膨胀压力刺激时不能松弛，其 RIR 阴性，肛内压力不降反而升高。有无此反射可区别先天性巨结肠与其他便秘型疾病。测压法无损伤，准确率为 85% ～ 100%，但在新生儿期，由于内括约肌发育尚不完善，测压法的误诊率约为 26%，一般只用于 28 天以上的婴儿。

3. 组织化学检查　如直肠黏膜乙酰胆碱酶组织化学染色检查，是一种快速、可靠、操作较为简便的诊断方法，先天性巨结肠的痉挛肠管黏膜乙酰胆碱酯酶呈强阳性染色，确诊率约为 95%，特别适用于新生儿。

4. 直肠活体组织检查　病理检查是唯一确

诊的方法，可直接证实肌间神经节细胞的缺如，但其要求采取部位较高，应距肛门 4 cm 以上，长 1 ～ 1.5 cm，宽 0.5 cm，深达直肠全肌层。因其为创伤性操作，术后有出血、穿孔、感染等发生的可能性，新生儿、婴儿不宜采用。

5. 肌电图　直肠腔内放入电极，观察直肠壁肌肉电生理活动。正常肠壁肌电图呈节律性慢波以及有重叠在慢波间的表示峰电位的小棘状波。而先天性巨结肠节细胞缺如，峰电位消失，慢波低矮、光滑，呈不规则状。

6. B 型超声　将带有金属头的导管插入乙状结肠内，由导管向肠内注水 150 ～ 200 ml，同时检查，利用超声回声显示病变肠段形态。B 型超声能显示扩张段、移行段、痉挛段病变形态，测量其横径，以及移行段、痉挛段长度，还可测定肠壁厚度，观察到扩张段内容物呈涡流状，并对人体无损伤，可重复使用。因此，显示出有一定优越性。

【诊断要点】

1. 新生儿巨结肠　出生后胎粪排出延迟，有低位肠梗阻表现，经灌肠或指检可诱导大量粪气排出，症状缓解，但不久又出现便秘。结合腹部 X 线片及酶组织化学检查多可确诊。

2. 婴幼儿及儿童巨结肠　病史及临床表现较典型。新生儿期多有便秘腹胀史，以后反复发作并逐渐加重，甚至完全依赖灌肠等处理才能排便。肛管直肠压力测定 RIR 阴性，酶组织化学检查乙酰胆碱酯酶染色阳性对本病有诊断意义。X 线钡剂灌肠及 B 超可以显示病变肠段的口径及长度。肌电图检查也有一定临床意义。对各种检查综合分析仍难确定诊断的可疑病例，可做直肠活体组织检查。

3. 全结肠型　临床诊断相当困难，病史多有便秘、腹胀、呕吐，指检不能诱导排便是其特点。钡剂灌肠显示结肠轮廓与粗细基本正常，但较短小直平，缺乏正常的活动度和柔软性，确诊常需依靠术中或术后病理切片。

4. 短段型及超短段型　症状比普通型轻，一般有便秘，腹胀和呕吐不明显。直肠指检可发现直肠壶腹积粪，肛管与直肠下段有紧缩感。钡剂灌肠见痉挛段仅位于直肠末端，其上即是扩张的直肠。有时很难与其他便秘区分，肛管测压阴性是其特点。

【鉴别诊断】

1. 单纯性胎粪便秘　早期症状与新生儿巨结肠极为相似，多为胎粪栓塞所致，引便措施处理胎便后本病症状缓解，以后即排粪正常，而巨结肠则反复发作，逐渐加重。

2. 先天性肠闭锁　表现为新生儿期急性完全性低位肠梗阻，经灌肠后无排粪或只有少许浅灰色分泌物，腹部直立位 X 线片可见多个大的液平，下腹部空白无气，钡剂灌肠显示细小结肠，不扩张。

3. 新生儿腹膜炎　新生儿可因各种严重感染而发生腹膜炎、中毒性肠麻痹，表现为腹胀、呕吐、便少或腹泻，与巨结肠并发小肠结肠炎类似，常难以鉴别。出生后胎粪排出是否正常是重要的鉴别依据，需结合全身感染情况及 X 线检查等鉴别。

4. 继发性巨结肠　先天性肛门直肠畸形，如狭窄、无肛等，引起的排便不畅、便细、便秘、腹胀，均可使直肠和乙状结肠代偿性扩张。

5. 习惯性便秘　腹胀，但积气不多，可扪及干结粪块，无明显肠蠕动，直肠内大量积粪，肛门括约肌较松，乙状结肠及直肠均有扩大，整个直肠肛管呈圆锥形；而先天性巨结肠患儿腹胀极为严重，肠内大量积气，肠蠕动明显，直肠内空虚无物，括约肌正常，乙直肠段狭小或正常，结肠则扩大，且结肠袋多平塌或消失。

【中医辨证施治】

1. 气机瘀滞证

主证：大便干结或不干，欲便不得出，或便而不爽，肠鸣，腹中胀痛，嗳气，食少纳呆，舌苔薄腻，脉弦。

治则：行气通下。

方药：郁李仁、二丑各 6 g，厚朴、枳壳各 10 g。

2. 气虚阳衰证

主证：大便排出困难，气短乏力，面白神疲，肢倦懒言，四肢不温，腹中冷痛，舌淡苔白，脉沉迟。

治则：补气助阳、行气导滞。

方药：方用党参、黄芪各6g，巴戟天10g，九香虫3g，枳壳、厚朴各10g，广木香6g。

3. 气虚血亏证

主证：大便干结，面色无华，心悸气短，失眠多梦，口唇色淡，舌苔薄白，脉细。

治则：补气养血、润肠通下。

方药：党参10g，当归6g，生熟地、茯苓、肉苁蓉、厚朴、枳实各10g，桃仁6g，红花10g。

【中医外治法治疗】

1. 肛栓（开塞露）和轻泻药　如液状石蜡、蜂蜜、肉苁蓉、番泻叶等润肠通便药物也有所帮助，但不能经常依靠服果导、大黄等刺激性泻药通便，这样会使结肠的应激性减低，反而加重便秘。注意患儿营养和预防感染等。

2. 耳针、穴位注射治则　是调理气机、行气通下、补气助阳。取肾、交感、皮质下、直肠下段等穴位，每日1次，每次30分钟。穴位注射取肾俞穴注射人参液2ml，大肠俞注射新斯的明0.1mg，交替使用，每日1次，1个月为1个疗程。一般治疗2个疗程。

【现代非手术治疗】

1. 灌肠

（1）目的：解除腹胀与便秘。

（2）适应证：诊断未完全肯定者；新生儿和婴儿巨结肠呕吐等症状较轻者；伴有感染或全身情况较差；家长拒绝手术或手术条件不具备者。

（3）操作方法：用一较粗的软肛管，轻柔地插过痉挛段抵达扩张段。先行排气，然后用注射器注入25～30℃的温生理盐水50ml左右，反复注入、抽回，进行冲洗，直到流出液不含粪汁，腹胀缓解为止。每日或隔日灌洗1次。每次注入量与吸出量大致相等。

（4）注意事项：肛管不宜过粗过硬；一般插入15cm；用温生理盐水，忌用清水或高渗盐水，以避免发生水中毒或盐中毒；灌入量与流出量大体相等，防止过多液体滞留在结肠内。

2. 扩肛治疗　肛门直肠扩张，用长15cm，直径为1.9～2.5cm的金属或塑料扩肛器，从小号开始，逐渐扩大，每日扩肛1次，每次30分钟。

【手术治疗】

适应证：新生儿巨结肠非手术治疗无效，症状体征加重；小肠腹膜炎持续状态；肠穿孔、腹膜炎；全结肠无神经节细胞症。

1. 结肠造口术　操作方法为结肠造口术有双腔造口和单腔造口两种术式。双腔造口术造口部位最常选在横结肠或回肠末端距回盲部10cm左右处。单腔造口术造口部位在无神经节细胞肠段的上端，肠腔比较扩大但有正常神经结构的部位，为以后根治术中游离拖出吻合的正常肠段留有余地。根治术时将造口松解游离，拖出肛门吻合。

2. 拖出式直肠乙状结肠切除术（Swenson术式）　是先天性巨结肠的经典术式。操作方法：①切口及探查。左下腹旁正中或经腹直肌切口，上端过脐2～3cm，下端到耻骨上缘。切除范围应包括狭窄段以上10～15cm的结肠。在切除部位缝线做标志。②游离直肠与结肠。切开乙状结肠系膜两侧的腹膜，勿损伤输尿管，充分游离乙状结肠和直肠至肛提肌平面，游离乙状结肠系膜和降结肠至脾曲，使之可下拉至肛门。于膀胱上方切断直肠，切除肥厚扩张的病变肠段，直肠及结肠断端分别缝闭。③直肠外翻，结肠拖出。用长弯钳将远端直肠自肛门翻出。在直肠前壁距齿线1.5～2cm处做一横切口，用长血管钳拉出近端结肠，吻合两残端，术后留置导尿。

3. 乙状结肠切除、直肠后结肠拖出术（Duhamel术式）　是Swenson术式的改良术式之一。操作方法：①切口及探查，同“Swenson术式”。②游离直肠、结肠。在直肠膀胱或直肠子宫腹膜反折之上方 1 cm 处切开腹膜，暴露两侧输尿管，避免术中损伤。游离直肠上段、乙状结肠、降结肠至脾曲，切断结肠左动静脉，在直肠进入小骨盆的稍高处切断，缝闭远端，切除扩大的结肠。③手指游离直肠至盆腔底部。④拖出结肠。术者转至会阴部，手指扩肛。沿黏膜皮肤交界线（Duhamel Ⅰ式）或其上方 0.5 ～ 1 cm 处（Duhamel Ⅱ式）横行切开肛管后半壁，直达直肠后间隙。用长弯钳从肛管后壁切口伸入腹腔，拉出结肠至会阴部。⑤建立新直肠。松解结肠近端的暂时闭合线，切端后半部浆肌层与肛管后半部切口下缘的皮下组织对合缝合，再作结肠后半部全层与肛管皮肤缝合。直肠后半壁与结肠切端前半壁对齐贴紧，用两把 Kocher 钳呈倒“V”形钳夹，钳之一叶在直肠腔内，另一叶在拉下的结肠腔内。两钳顶端靠拢，底部尽量分开，使将来结肠与直肠的贯通口扩大。一般术后约 7 天钳子及钳夹的组织自行脱落，结肠直肠贯通，形成永久性的新直肠。⑥关腹：修补盆腹膜、后腹膜，逐层关闭腹腔。

4. *Duhamel 术式改良术式*　是根据 Duhamel 术式存在的直肠盲袋和中间隔等问题进行的技术和器械的改进。操作方法：①直肠远端不封闭，套叠钳夹吻合术（佘亚雄术式）。切口、探查、分离及切除结肠同“Duhamel 术式”，但直肠远端保留略长些，粗丝线荷包缝合，缝线塞入直肠腔内，引出肛外。分离直肠后间隙，肛门后半部切开，结肠拖出，结肠后半部与肛门后半部吻合。用特制的巨结肠吻合夹，一叶放入直肠腔内，另一叶放入结肠腔内，经夹钳中孔穿出直肠残端的缝线，牵引直肠残端套叠到自己的腔内，最后将夹钳旋紧。1 周左右钳夹的组织坏死随钳子脱落，形成吻合口宽广、无盲袋的新直肠。②直肠后拖出、直肠结肠 Z 形吻合术（Ikeda 术式）。开腹后分离直肠后间隙，游离切除结肠同“Duhamel 术式”。直肠上端用直角钳夹住，暂不封闭。扩肛，齿线上横行切开直肠后壁，结肠拖出，后半壁吻合。平行于直肠上端横行切开结肠前半壁，直肠上端后半壁与结肠前壁切口下缘做间断缝合。钳夹器钳夹整个直肠后壁和切口下方的结肠前壁。直肠上端前半壁与结肠前半壁切口的上缘间断缝合两层。约 1 周钳夹器及钳夹组织脱落，形成新肠腔，吻合口呈“Z”字形。本术式直肠前后壁吻合线相距较远，无狭窄，无盲袋等并发症。③直肠内结肠套出，直肠结肠斜行吻合术（Grob-赖术式）。切口及游离结直肠同“Duhamel 术式”，切断直肠两侧韧带。会阴部充分扩张肛门及直肠下段，将海绵钳或食管扩张器经肛门插入至乙状结肠远端，用粗丝线将肠管紧缚于钳颈上，由会阴牵出，使该段肠管呈套叠状拖出肛外。外鞘做环形切断，用钳固定于肛外。继续拖出结肠至正常肠段。直肠后壁完全拖出肛外，前壁在膀胱顶部反折，修补盆腹膜，逐层关腹。齿线上切除直肠后半壁，同一水平切断结肠后半壁，两者间断吻合。用吻合钳或两把弯全齿钳夹住直肠结肠前壁，切除多余肠段。术后 1 周左右钳夹组织坏死脱落，形成新肠腔。直肠前壁要求保留 5 ～ 7 cm。

5. *直肠黏膜切除，结肠鞘内拖出术（soave 术式）*　对直肠无须做任何游离，仅在盆底以上将直肠的浆肌层切开后剔除直肠之黏膜，然后将完全游离的降结肠和病变的直肠、乙状结肠从直肠的浆肌层管中拖出肛门外予以切除，而不做结肠肛管的直接吻合。比较适用于新生儿及较小婴儿。操作方法：①切口探查，同 Swenson 术式。②分离直肠黏膜。在盆底腹膜平面以上用 0.5% 普鲁卡因在直肠浆肌层与黏膜之间做环形注射，用剪刀和浸有肾上腺素的小纱布球分离黏膜筒至齿线。③结肠拖出。转入会阴部操作，手指扩肛，于齿线上 1 cm 处环形切开黏膜，将完全分离的黏膜由肛门拖出，需切除的病变肠段也一并拖出，使结肠套入直肠浆肌层管内。④吻合。直肠上端浆肌层与结肠壁缝合固定，修补盆腹膜，关腹。会阴部结肠与肛门四周缝合固定，多余结肠外置，术后 2 周切除肛门外的结肠残端。间断扩肛 2 ～ 3 个月。⑤注意事项。Soave 术式不分离盆腔，保留肛门内外括约肌，因此无肛门膀胱失禁、直肠盲袋及吻合口破裂等并发症；但术后要求长时间扩肛。Gross（1970）改良了Soave术式，即先切除膨大结肠，再剥离直肠黏膜，并将直肠肌层沿后正中切口，从肛门拖出结肠吻合。该术式使结肠拖出较为容易，并避免了无神经节细胞的直肠肌层造成的术后腹胀及肠炎等并发症。但需在腹腔内切除降结肠，从而增加了腹腔感染的机会。

6. 直肠后壁括约肌切除术（Thomas术式） 适用于短段型或超短段型巨结肠，由于不经过腹腔操作，损伤很小，新生儿亦可承受。也可作为其他术后的辅助治疗。操作方法：①体位及切口。俯卧位，臀部垫高，肛门与尾骨之间纵行切口3～5cm。②暴露切除直肠肌层。分离肛尾筋膜，牵开耻骨直肠肌，暴露出直肠肌层及肛门内括约肌，手指插入直肠内配合分离肌层，防止损伤肠黏膜而发生粪漏感染。如有损伤应立即予以修补。切除肌层宽度为1～2cm，长度则根据术前钡剂灌肠及活检无神经节细胞肠段而定。狭窄段在6cm以内可以直接切除，6cm以上常需切除尾骨及骶骨下段才能暴露肌层，超过10cm者经尾路切除多有困难。内括约肌及直肠肌层切除后，耻骨直肠肌放回原位，缝合肛尾筋膜，缝合伤口。术后继续灌肠、扩肛治疗3个月左右。以帮助扩大的结肠恢复正常形态和功能。

7. 回肠结肠长型侧侧吻合术（Martin术式） 适用于全结肠无神经节细胞症，手术保留了左半结肠，借此可吸收水分和营养物质，回肠的正常蠕动功能又能够保证肠内粪便的推进和排出，效果较为满意。操作方法：①切口及探查，同"Duhamel术式"。②进腹后先在正常与病变肠段之间切断回肠，近侧切端暂时封闭。按Duhamel术式分离直肠后间隙至肛门。从会阴部切开肛门皮肤黏膜交界的后半圈，从切口内拖出回肠近侧端。回肠后半侧与肛管切口下缘吻合。回肠前半侧与直肠后侧对合，用2把Kocher钳做"∧"形钳夹。③在脾曲处斜行切断结肠，将回肠与降结肠、乙状结肠平行排列，做一长形的回肠结肠侧-侧吻合，直到进入盆腔内Kocher钳夹部的略上方。④远端病变回肠、盲肠、升结肠及横结肠分离切除，缝合盆腹膜，逐层关腹。

第二节 结肠冗长

结肠冗长症（redundant colon）被认为是针对结肠某一段特别冗长而言。结合大肠的正常解剖及临床实践，可认为升结肠、横结肠、降结肠及乙状结肠各段如超过正常长度的35%～40%，即可称为结肠冗长，并将由结肠冗长引起的一系列临床综合征定义为结肠冗长症。一般全部结肠长约150cm，各肠段正常值依次是升结肠15cm、横结肠55cm、降结肠25cm、乙状结肠40cm。小儿乙状结肠在1岁时为20cm，5岁时为30cm，超过此限度称为乙状结肠冗长，它是引起小儿慢性便秘的主要原因。结肠冗长常伴有肠系膜过长，如正常乙状结肠的肠系膜长约13cm，而冗长乙状结肠的肠系膜可长达22cm。

【发病机制】

结肠冗长症是结肠的一种先天性畸形，发病率低，是结肠在发育中因基因再复制而生长过长所致。其原因可能是在胚胎时期增长进度过快，属于先天性异常，并伴有家族遗传因素存在。也有的学者认为，结肠冗长性便秘实际上是结肠慢传输型便秘中的一类。

【临床分型】

1. 根据累及部位及范围分型 可将结肠冗长分为3型。

（1）Ⅰ型：单节肠段的冗长，如乙状结肠冗长、横结肠冗长、降结肠冗长、升结肠冗长。

（2）Ⅱ型：任意两节结肠段的冗长，如降结肠-乙状结肠冗长、横结肠-乙状结肠冗长、

升结肠 - 乙状结肠冗长。

（3）Ⅲ型：任意 3 节以上结肠肠段的冗长，如全结肠冗长、横结肠 - 降结肠 - 乙状结肠冗长。

2. 根据发病率分型　分为全结肠冗长型、横结肠冗长型和乙状结肠冗长型 3 型。结肠冗长多见于有系膜的结肠，最多见于乙状结肠，约占 60%，其次为横结肠。另有少数由于升结肠或降结肠的游离，而表现为右半结肠冗长乃至全结肠冗长。

【临床表现】

结肠冗长主要症状是便秘，它可引起的病症主要有肠扭转、肠梗阻和顽固性便秘。结肠冗长症的便秘多伴有大便周期延长达 3 ～ 9 天、腹胀、腹部隐痛，严重者还有不同程度的失眠、烦躁、食欲缺乏、贫血、消瘦、记忆力下降等全身症状。病程中长期使用多种泻药，甚至加用灌肠清便疗效均不理想。

一般腹痛、腹胀和便秘三联征多是乙状结肠扭转的主要表现。结肠冗长症引起的肠扭转主要是乙状结肠，多发于 60 岁以上的老年人。由于乙状结肠过长而活动度大，乙状结肠系膜过长而黏连、瘢痕收缩、旋转，乙状结肠肠曲两端之间的距离过近，再加上进食大量纤维素性食物，突然体位改变等原因而诱发。可顺时针扭转 180° ～ 540° 或逆时针扭转 180° ～ 360° 。患者有突然的肠绞痛、明显的腹胀和停止排便排气。下腹部可见轮廓明晰的大肠襻，叩诊为明显的鼓音。腹部 X 线片显示马蹄状巨大双腔充气肠襻，圆顶向上。

【辅助检查】

1. 肉眼与显微镜观察　结肠冗长症切除之肠段外观正常，黏膜面光整，黏膜皱襞完好，与正常结肠无明显异常表现。冗长结肠显微镜下改变主要有结肠黏膜轻中度炎症改变，黏膜下层神经丛分为黏膜下内侧丛和黏膜下外侧丛。肌间神经丛仅位于内外肌层之间，而内外肌层和黏膜层均未见异位的神经丛和神经节细胞分布。黏膜下神经丛内神经节细胞体积小，核圆形，核仁多不明显，胞质丰富红染。偶见胞核空淡，有一小核仁的神经节细胞。

2. 腹部 X 线透视　可见结肠明显扩张积气，乙状结肠上升至脾曲，肠管反复折叠，一般可见“Ω”形扩大的肠曲。

（1）乙状结肠冗长（dolichotsigmoid）：乙状结肠盘绕一周后，在盆腔与脾曲之间反复折叠并在中腹部有数个液平面，乙状结肠扭转时有鸟嘴样影。以左髂嵴开始到第一骶椎正位片长度（弯曲肠管长度用软尺沿肠管纵轴测量）为标准，乙状结肠长度超过 40 cm 者即可诊断。

（2）全结肠型结肠冗长：全结肠冗长，肝区及脾曲折叠明显，超过正常横结肠和乙状结肠长度，其活动范围分别在两侧髂嵴连线下方及下腹部。

3. 钡剂灌肠检查　多采用直接对比造影法（Brown 法），将钡剂灌肠至左半结肠或降结肠中部后，直接注入气体，将钡剂推移至盲肠，而后变换体位，达到双重对比造影目的，透视下观察满意效果后点片。如果 X 线检查长度超过正常值或活动超过正常范围可诊断为结肠冗长症。测量方法如下。

（1）以左髂嵴开始至第 1 骶椎正位长度（弯曲肠管长度用软皮尺沿肠管纵轴测量）为标准，乙状结肠超过 40 cm 者即可诊断乙状结肠冗长。

（2）以两侧髂嵴连线水平为标准，横结肠下垂至该连线水平以下者即可诊断横结肠冗长。如果横结肠活动范围超过髂嵴（Jacoby 线），乙状结肠活动范围到达右上腹或下腹部均可诊断为结肠冗长症。

【诊断要点】

1. 病史　患者主诉有严重的便秘病史。

2. 症状和体征　结肠冗长主要症状是便秘，大便周期延长达 3 ～ 9 天，腹胀、腹部隐痛，严重者还有不同程度的失眠、烦躁、食欲缺乏、贫血、消瘦、记忆力下降等全身症状。发生肠扭转时，患者有突然的肠绞痛、明显的腹胀和停止排便排气，下腹部可见轮廓清晰的大肠襻，叩诊为明显的鼓音。

3. 辅助检查　腹部 X 线透视可见结肠明显

扩张积气，乙状结肠上升至脾曲，肠管反复折叠，一般可见 Ω 形扩大的肠曲，腹部X线片显示马蹄状巨大双腔充气肠襻，圆顶向上。

4. 符合钡剂灌肠X线检查诊断标准

（1）横结肠冗长：钡剂灌肠X线检查时，平卧位正常横结肠中点上缘在椎体 T_{11}—S_1 间；立位时平均下降2个椎体。而冗长横结肠在平卧位中点上缘在 L_3 以下，立位时下降4个椎体，常降至 S_3 以下或骶髂关节水平以下。

（2）乙状结肠冗长：正常乙状结肠应在左髂嵴水平以下呈直线形，其肠系膜一般在左髂前上棘和骶骨岬连线以下，而冗长乙状结肠明显突向右下腹部，且表现出蜿蜒、扭曲，有的还呈环状绕圈或骶髂关节水平以下。

（3）乙状结肠扭转：钡剂观察乙状结肠盘绕1周后在盆腔与脾曲之间反复折叠，并在脐区有数个液平面，乙状结肠扭转时有鸟嘴样影。

（4）全结肠冗长：肝曲、脾曲折叠明显，超过正常横结肠和乙状结肠长度，其活动范围分别在两侧髂嵴连线以下及下腹部。

【鉴别诊断】

需要与先天巨结肠、特发性巨结肠、习惯性便秘、内分泌障碍等疾病鉴别，并排除由于直肠前突、直肠黏膜脱垂、会阴下降综合征、盆底痉挛综合征等功能性出口便秘及先天性直肠、乙状结肠缺乏神经节细胞造成的运动功能障碍等疾病。

1. 先天性巨结肠　是病变肠壁神经节细胞缺如的一种肠道发育畸形，症见顽固性便秘和腹胀，典型病例可见病变肠段明显分为3个节段，即痉挛段、移行段和扩张段，而结肠冗长的肠段与正常结肠之间没有明显界限。

2. 直肠前突　为出口梗阻型便秘，因直肠前壁向阴道内突出，使排便时的压力向阴道方向分散而不向肛门，粪块积存于前突内导致排便困难。指诊可触及直肠前壁有明显薄弱松弛的凹陷区，排粪造影可直接显示出直肠前突的宽度和深度，而结肠冗长无此体征。

3. 会阴下降综合征　因长期用力排便或盆底肌肉松弛导致直肠失去固定，脱垂至肛管上端。用力排便时，盆底肌群下降，使肛门直肠角变小，造成排便困难，同时排便时间延长，排便费力，排空不全。检查排便时会阴平面低于坐骨结节平面。排粪造影显示排便动作时肛管直肠角低于耻骨联合尾骨尖连线2.5 cm。

【非手术治疗】　症状轻及无畸形结肠扭转者，一般不需手术治疗，可行非手术治疗，包括灌肠、扩肛、饮食疗法及排便功能训练。非手术治疗适应于病程短，症状轻，钡剂灌肠检查除外无其他并发器质性疾病者。

【手术治疗】

1. 非腹腔镜下手术

(1) 适应证：结肠冗长症患者不并发便秘者，不需要外科手术治疗。具有顽固便秘史，内科治疗无效可考虑外科治疗。目前认为以下情况手术指征宜放宽，以避免错失手术机会：①长期顽固性便秘，反复长时间腹胀、腹痛，大便周期4天以上者；②钡剂灌肠显示结肠冗长，甚至出现曲折、反复折叠或长度超过正常长度的1.5倍；③经过长期规范的非手术疗法，效果不佳或无效；④出现胃纳减退、中度到重度营养不良，影响工作与生活；⑤结肠，特别是乙状结肠过长，易出现肠套叠、肠扭转、肠穿孔、肠梗阻等并发症，应积极手术治疗；⑥伴有原发性高血压、糖尿病、冠心病或呼吸功能不良者。

（2）禁忌证：①年龄＜3岁，因结肠在3岁前尚未发育成熟，部分病例的结肠冗长有可能是暂时的；②有手术禁忌证者；③症状较轻，病程＜1年者。

（3）操作方法：由于冗长结肠与正常结肠之间没有明显界限，因而主张施行扩大范围的切除，具体范围大小视结肠血液供应情况而定，乙状结肠发生急性扭转时应紧急剖腹探查。伴有肠坏死者，做结肠切除术后，可一期吻合或分期吻合。在小儿以Mikulicz结肠切除、结肠造口和延期关闭结肠造口术最为安全。针对具体类型的手术方法：①横结肠型结肠冗长症。行左半结肠切除以消除结肠肝曲及脾曲折叠形成的锐角，然后于小肠系膜后方行横结肠近端与乙状结肠远端吻合，必要时行结肠次全切除。②乙状结肠型结肠冗长症。行乙状结肠全切除，要游离脾曲，在无张力的情况下行降结肠直肠端-端吻合，保持肠管比较直的形式。切忌行乙状结肠部分切除。③全结肠型结肠冗长症。适应于全结肠切除、回肠-直肠吻合，为预防术后解稀便或腹泻，保留部分升结肠较适合。行左或右半结肠切除，消除结肠肝曲及脾曲折叠的锐角，保留1/2横结肠，横结肠与直肠上段吻合。

（4）注意事项：①由于患者长期便秘，结肠中积存大量粪便，因而一定要做好术前肠道准备，充分清洁洗肠；②术中可见部分结肠扩张、膨胀、肠壁变薄呈半透明状，部分结肠则痉挛，肠壁增厚，故手术操作要轻柔；③标本常规病理组织学检查：切除的结肠经常规病理检查常无明显异常，但嗜银染色和电镜检查可发现肠肌间神经节细胞减少、变性、空泡化。

2. 腹腔镜下结肠冗长症切除术　由Fowler于1991年报道，Jacobs同年报道了各类腹腔镜结直肠手术。目前手术方式主要有腹腔镜下结直肠切除术和腹腔镜辅助小切口结直肠切除术。腹腔镜操作器械细长，有利于在狭窄盆腔内进行操作，较手法操作有优越性，创伤小，出血少。具体要点包括如下。

（1）术前肠道准备3天，术前1日禁食，术前清洁灌肠，留置胃肠减压及导尿管。采用气管插管静脉吸入复合麻醉。

（2）建立CO_2人工气腹，进镜常规探查腹腔、盆腔、乙状结肠及肠系膜。检查局部病变情况明确诊断，并确定乙状结肠切除范围。

（3）腹腔镜光源引导下套管针（trocar）穿刺点分别于左右McBurney点和左锁骨中线与双侧髂前上棘连线的交点。

（4）一般先从左侧游离乙状结肠，剪开侧腹膜上至脾曲，下达乙状结肠游离肠系膜处。

（5）解剖出肠系膜下血管，钛夹或塑料夹夹闭并切断肠系膜下血管，超声刀将乙状结肠、降结肠及直肠充分游离，直肠游离至肛提肌平面。

（6）置入切割闭合器，切开并闭合两断端肠管，将左下腹部两处辅助操作口之间切开，切口长3～5 cm，将切断直肠、乙状结肠近端提出切口，以常规手术方式将乙状结肠预切断处切除，近端常规消毒后置入吻合器伞端行荷包缝合结扎，于切口还纳乙状结肠近端，缝合关闭切口。

（7）重新建立人工气腹，于直肠内置入吻合器行直肠、乙状结肠端-端吻合。

（8）乙状结肠切除吻合后生理盐水冲洗腹腔，并探查腹腔、盆腔及手术区域情况。观察吻合口有无张力，术区无活动性出血及渗血，有无腹腔盆腔内脏器损伤，于吻合口旁置腹腔引流管于右下腹部辅助操作口引出并固定。

第三节　先天性肛门直肠畸形

先天性肛门直肠畸形是儿童时期最常见的消化道畸形，包括肛门直肠闭锁、狭窄、肛门直肠瘘、直肠阴道瘘及肛门异位等先天性的多种疾病。其发生率在1∶（1 500～5 000）。男女之比约是1∶1.7。

【中医病因病机】

中医学认为，先天禀赋不足至畸形，分属于肛门皮包、肛门内合、无谷道等病范畴；并已有大量内容记载该病的临床表现、治疗预后等。

【发病机制】

先天性肛门直肠畸形发生病因与遗传和环境有关。在胚胎学上，肛管上部、直肠和部分泌尿生殖器官是胚胎时期后肠的衍生物。在胚胎早期，尾肠和尿生殖窦共同形成一个泄殖腔。直至胚胎第7周末，中胚层才分为泌尿系统和直肠；第8周末，肛膈消失，才形成正常的直肠和肛管。在此过程中，后肠发育障碍是畸形的形成原因。

【临床分类】

1. 解剖学分类

（1）肛门和直肠狭窄：由于尿直肠膈、泄殖腔和泄殖腔膜不正常地偏向背侧，引起直肠肛门狭窄，以致肛门很小，有时仅能使小探针插入。

（2）肛门膜状闭锁：肛管发育正常而肛膜未破。这是由于胚胎发育过程中，原始肛与直肠末端之间肛膜吸收异常或吸收不完全所致。

（3）直肠闭锁：由于尾肠闭塞向上抵达直肠，致使直肠闭锁呈一盲袋，而下端的原肛仍出现，但与直肠不相通；或直肠原肛都出现，但他们之间由一段萎缩的直肠所分隔，造成直肠肛管均闭塞。此段萎缩的直肠可能由于肠内上皮空化受阻，重管化失败，或由于此段肠管的血液供应缺乏所造成。

（4）无肛门：由于原肛未发育或发育紊乱，直肠末端和外面的外胚层之间有一很厚的中胚层结缔组织相隔，造成无肛门和直肠闭锁。患有此症的婴儿往往同时合并有其他发育异常，如直肠尿道瘘、直肠阴道瘘、直肠会阴瘘或直肠前庭瘘等畸形。

2. 国际分类　见表 26-1。

【临床表现】

先天性肛门直肠畸形的症状通常以产后婴儿肛门闭锁、排便困难、哭闹不安而引起注意，但有的直到成年后因长期排便困难而就诊，才发现肛门直肠狭窄。由于种类繁多，临床表现也就不完全一样，症状出现的时间先后也各有不同。无肛门不合并瘘管，或合并细小尿道瘘、阴道瘘者，腹胀、呕吐等低位肠梗阻症状出现较早，这类婴儿在出生后 24 小时后不见胎粪排出，或仅有少许粪便或气体从阴道或尿道排出。哺乳后呕吐，腹胀致膈抬高，呼吸急促困难。

高位或耻骨直肠肌水平以上的肛门直肠畸形，多伴有瘘管存在，男多于女。视诊时可见正常肛门位置皮肤稍凹陷，色泽较周围深，但缺乏正常肛门。女婴伴有阴道瘘者多见，瘘口多位于阴道后穹窿，可见粪便从阴道内溢出，外阴常红肿。男婴多伴有尿道瘘，可见尿道口排气排便。但需区别是膀胱瘘还是尿道瘘。

【辅助检查】

1. 肛查　婴儿 24 小时内未排大便者，应检查会阴部，手指触肛浅窝，患儿哭闹时随腹压增加局部隆起，或有冲动感，则直肠盲端距肛穴较近。

2. X 线检查　于原肛穴处钡剂标记，倒置患儿 3 分钟拍摄其腹部及骨盆侧位片，得到气影与标记间的距离为直肠盲端与肛门皮肤间的距离。

3. B 超　用于各种类型的诊断，尤其是伴有瘘口者。自瘘口注入生理盐水 20 ～ 40 ml，

表 26-1　先天性肛门直肠畸形国际分类法

畸形种类	肛门、直肠状态	主要特点
低位畸形（直肠通过肛提肌）	外口位置正常	肛门狭窄、肛门遮盖（完全性）
	外口在会阴部	肛门皮肤瘘（部分性肛门遮盖）、会阴前肛门
	外口在女性外阴部	肛门外阴瘘、肛门前庭瘘、前庭肛门
中间位畸形	肛门闭锁	肛门闭锁无并发瘘管
	肛门直肠狭窄	直肠尿道球部瘘（男）、直肠前庭瘘（女）、直肠阴道低位瘘（女）
高位畸形（直肠盲端在肛提肌以上）	肛门直肠闭锁	直肠阴道高位瘘、直肠膀胱瘘、直肠尿道瘘、肛门直肠闭锁并发瘘管、肛门直肠闭锁不并发瘘管、直肠泄殖腔瘘
	直肠缺如	
其他畸形	肛膜闭锁、泄殖腔外翻、其他	

头高足低位，使水流向盲端，B超测定盲端位置，如果为膀胱瘘，则膀胱内有细小强回声和较强的光点游动。

【诊断要点】

1. 病史　出生后无胎便，或胎便排出延迟。有呕吐、腹胀等完全性或不完全性梗阻表现。

2. 查体　腹部膨隆似球，腹壁静脉怒张，或腹壁红肿等肠梗阻表现。患儿无肛门或有瘘口但位置偏离肛穴。如果为阴道瘘或泌尿系瘘，则患儿能排胎便，但排出部位不详，此类患儿可无腹胀。

3. X线片　所示确切估计直肠盲端与肛穴皮肤间的距离。

4. 其他　如B超，必要时肌电图检查。

【鉴别诊断】

1. 胎粪黏稠症　肛门位置正常，无异常开口，如以过氧化氢灌肠，即可解除排便困难。

2. 肠梗阻　如小肠闭锁或狭窄、胎便性腹膜炎、新生儿胃肠道穿孔、弥漫性腹膜炎等。

3. 并发畸形　先天性肛门直肠畸形中30%～50%有并发畸形，如先天性心脏病、泌尿生殖系统的缺陷、食管闭锁及肠闭锁等。简单畸形可同时矫治，而复杂畸形应分期矫治。

【手术治疗】

外科治疗的目的是重建具有正常控制功能的排便肛门，方法和时间的选择，根据各种不同的类型和合并瘘管的情况而定。其治疗原则是为了改善术后排便控制功能，避免生命危险。

1. 低位肛门畸形矫正术

（1）适应证：低位肛门畸形又称锁肛，是肛门未能与直肠相通，直肠隔膜尚未消失，或因肛门缘生有纤维带，使肛门完全闭锁。

（2）操作方法：切开隔膜，修剪周缘。如有纤维带狭窄，可将纤维带切除。再将小指深入扩张，然后每天扩张肛门。如膜较厚，切开皮肤至直肠，将直肠黏膜下牵，与皮肤缝合。术后每周扩张2次，直到完全愈合而无狭窄时止。

2. 无肛门畸形矫正术

（1）适应证：胚胎时原始肛发育不全，未向内凹入成为肛门，上部直肠未发育完全，未降至会阴，成为无肛门畸形，有时并有瘘管，可行会阴肛门成形术。

（2）操作方法：留置导尿，在会阴部浅窝处做X形或纵向切口，切开皮肤和皮下组织，于外括约肌深层钝性分离软组织，寻找直肠盲端，在盲端引两根粗线牵引，游离直肠能拉至肛门为止，切开盲端，消毒创缘，将直肠壁与会阴肛周皮肤用3-0号铬制肠线间断缝合，置肛管，修剪周缘。如不能找到直肠，则将切口向前延至阴囊，向后延至尾骨，向深部分离。如仍不能找到直肠，可做结肠造口术，以后再做肛门成形术。

（3）术后处理：术后2～3天拔除肛管，7～10天拆除缝线，第2周开始扩肛，每日1次，至完全愈合而无狭窄时止。

3. Y-V形皮瓣肛管成形术

（1）适应证：齿线下肛管狭窄或瘢痕挛缩，可采用Y-V形皮瓣肛管成形术。

（2）禁忌证：肛周存在炎性病变者禁用。

（3）操作方法：电刀纵行切开后位狭窄环状瘢痕，右示指插入狭窄环上方，与肛外的右拇指合诊了解狭窄程度及范围，分离切口两侧瘢痕。在纵切口外做V形切口，使创面呈Y形，游离Y形全层皮瓣，将皮瓣尖端拉至切口的顶端，用2-0号可吸收缝线间断缝合黏膜和皮肤。消毒窗口，用干纱布压迫创口，外压纱布固定。术后注意预防皮瓣感染及坏死。

4. 直肠内狭窄后方切开术

（1）适应证：直肠狭窄在腹膜平面以下，手指可触及环状狭窄，可行直肠内狭窄后方切开术。

（2）操作方法：术者以手指充分扩肛后，以组织钳将肛缘向前后左右拉开，以显露狭窄段下缘。在后中线将环状狭窄以电刀做纵行切开，深达肌层。手指扩张狭窄，必要时在环状狭窄的后半圈再做2～3个纵行切开。电凝止血。肛内置橡皮管以维持扩肛和排气，术后36～48小时拔除。术后每日扩张狭窄环至切口愈合。

5. 经腹、骶-肛门直肠黏膜下拖出术

（1）适应证：高位畸形手术的关键是在正确的位置上使肠管通过盆膈并重建肛门，可采用经腹、骶-肛门手术，即直肠黏膜下拖出术。

（2）操作方法：俯卧位，盆部抬高，留置导尿。骶骨下部中线切口，切除尾骨，进入肛提肌上间隙。明视下暴露U形吊带前方的通道，在肛门应在的位置做一U形切开，缺口在前方，切口后皮瓣翻向前方，留置环形引流物于U形切口和骶部切口间。患者改成半截石位，在脐下做横切口。游离直肠，在下端横行切开，游离乙状结肠，钝性分离下段直肠残部的黏膜，切去黏膜管，切开直肠肌层囊袋底部，由此处将原来留置的环状引流物经切口提出。扩张通道，由远端直肠肌管拖出游离的乙状结肠-直肠断端，修剪肠壁与周围皮肤做全层缝合。肛门前后皮肤作减张切口，留置导尿10天。

（3）术后处理：术后2周开始轻柔地扩张肛门，直到能顺利通过12号扩肛器。每日扩肛1次，持续3个月，然后逐渐减少扩肛次数，再经过3个月停止。择期送回结肠造口。

6. 直肠阴道瘘手术　处理低位直肠阴道瘘的瘘口在舟状窝内，高位直肠阴道瘘的瘘口在阴道后穹窿，瘘口大者3～5岁时再行手术。手术方式可根据病情选定。

（1）瘘管切除肛门成形术：①适用于低位直肠阴道瘘伴肛门闭锁。②操作方法：于舟状窝瘘口周围环形切开，游离瘘管，将其与阴道后壁全部分离，但不要剪破阴道后壁；然后按会阴肛门成形术做X形切口，找到直肠末端，并尽量游离，将已游离的瘘管拉至皮肤切口，切除瘘管；再将直肠肌层与皮下组织用细丝线间断缝合，直肠黏膜与肛周皮肤用肠线或丝线间断缝合，形成肛门；最后用丝线间断缝合3针，关闭瘘管切口下直肠与阴道间的间隙，并间断缝合阴道舟状窝处切口。

（2）阴道内瘘环切肛门成形术：①适用于低位直肠阴道瘘伴肛门闭锁。②操作方法：先在阴道内围绕瘘口环形切开黏膜，切除瘘管；再沿瘘管将直肠由周围组织游离。然后在肛门原位开一X形切口，再将直肠由切口牵出，并将直肠黏膜与肛门皮肤缝合封闭瘘口。如无括约肌时，择期再做括约肌成形术。

（3）直肠阴道瘘修补术：①适用于直肠、肛管和肛门发育正常，伴有瘘管与舟状窝或阴道相通。临床根据瘘口大小有两种手术方法。②操作方法：对瘘口一般在0.5 cm左右的小型直肠舟状窝或阴道瘘，在明确瘘的部位之后，即以蚊式钳夹住瘘的边缘，然后围绕瘘口切开阴道黏膜（或舟状窝处皮肤）；并将它向外游离1～1.5 cm，以2-0或3-0号铬制肠线对瘘口进行荷包缝合。注意进针时勿穿通直肠黏膜。结扎时将黏膜翻向直肠内，再于其外围做另一荷包缝合，以2-0号铬制肠线对黏膜下组织进行连续褥式缝合，也要注意勿穿通直肠黏膜。最后以2-0号铬制肠线对阴道黏膜（或皮肤切口）做间断缝合。大型直肠舟状窝式阴道瘘的治疗基本上与小型瘘相同。因瘘口较大，其边缘游离更应广泛，使缝合时周围组织张力不致太大，有利于愈合。在瘘口边缘作环形切开后，即应较广泛地游离其周围的阴道黏膜，使原附着于瘘孔附近的直肠壁得到松解。然后以2-0号铬制肠线对直肠壁做褥式缝合1～2层，注意勿穿通直肠黏膜。再以1-0号肠线对阴道黏膜作纵形间断缝合。

第 27 章

肛肠其他疾病

第一节　大肠色素沉着症

大肠色素沉着症（pigmentation of large intestine），又称结肠黑变病（melanosis coli，MC），是指结肠固有膜内巨噬细胞含有脂褐素样物质的一种黏膜色素沉着性病变，结肠镜下可见黏膜呈棕褐色或黑色，中医学无相关病名，属于中医学便秘病的范畴。

【发病机制】

大肠色素沉着症的病因目前尚未完全清楚。约 78% 的患者有便秘史和服用泻药。因泻药中含有番泻苷和大黄酸，属蒽醌类。含有蒽醌类的泻剂及滞留粪便残渣等多种因素诱导细胞凋亡，使结肠上皮细胞受损，凋亡细胞（凋亡小体）和组织碎片被增多的固有层巨噬细胞吞噬，在巨噬细胞的溶酶体内转化为脂褐色或其他色素，这些含有色素的巨噬细胞在固有层内不断聚集，最后形成典型的大肠色素沉着症。随着便秘人数的增加和结肠镜检查率的提高，本病的检出率明显升高。西方国家的检出率约为 10% 或更高，国内资料显示检出率为 0.06% ～ 5.9%。大肠色素沉着症除了可累及结肠之外，食管、胃、十二指肠、回肠等也可有色素沉着。

【临床表现】

1. 长期便秘史。
2. 长期服用蒽醌类泻药史。
3. 有的合并有息肉、肠炎等肠道疾病时，可有相应的临床症状。

【辅助检查】

1. *结肠镜检查*　好发于近端结肠，严重时可累及全结肠。内镜下表现为结肠黏膜光滑，呈棕褐色至黑褐色不同程度色素沉着，边缘和早期病变为黄色或粉红色，呈现出颗粒状、网格状或豹皮、蛇皮样改变，或类似槟榔切面样外观，致使整个肠腔变暗。

2. *病理检查*　组织学特征为大肠黏膜上皮细胞层基本正常，黏膜固有层内有大量密集或散在分布的含有色素颗粒的巨噬细胞或单核细胞浸润及黑色素沉着，严重者胞质内充满黑色素颗粒，细胞核不易看到。

【诊断要点】

1. *病史*　长期便秘史和长期服用蒽醌类泻药史。

2. *结肠镜检查*　可见结肠黏膜呈棕褐色或豹纹状改变（图 27-1）。

3. *病理检查*　可见黏膜固有层内有大量密集或散在分布的含有色素颗粒的巨噬细胞或单核细胞浸润及黑色素沉着。

【鉴别诊断】

棕色肠道综合征（brown bowel syndrome）

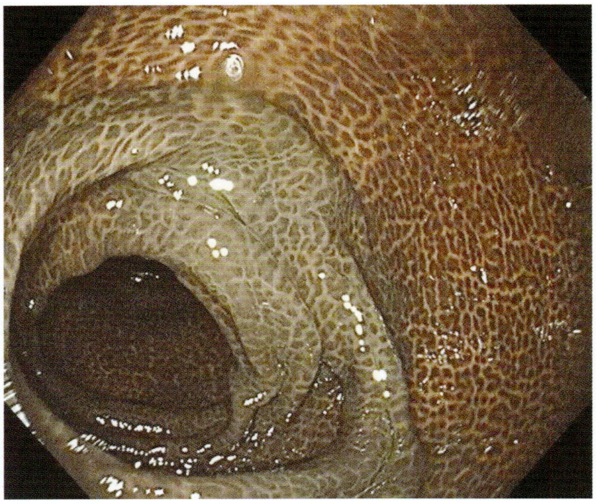

图 27-1 结肠黑变病

多见于乳糜泻（脂肪泻）和维生素 E 缺乏者，由脂褐色素沉积于肠道平滑肌细胞核周围，使小肠和结肠外观完全呈棕褐色所致，但结肠黏膜无色素沉着。

【治疗】

MC 是一种良性、可逆性病变，目前尚无特殊药物治疗方法，习惯性便秘患者应停服蒽醌类泻药，改善饮食结构，多食蔬菜水果，主食以含纤维素高的食物为主。锻炼身体以增加肠蠕动，养成定时排便习惯，如必须服药可应用渗透性通便药或肠道动力药。多数学者认为停用泻药，色素沉着斑块多可自行消退。

第二节　肠道菌群失调症

肠道菌群失调症（alteration of intestinal flora）是指临床上在应用抗生素药物治疗疾病的过程中，由于体内对该抗生素敏感的细菌被杀灭，而耐药或不敏感的菌株却大量繁殖生长，以致引起新的肠道病症，一般以腹泻为主要表现。发病率为 2% ～ 3%，如能及时治疗大多预后良好；需要注意的是，对于衰弱、重症或免疫抑制的患者，本病可能是致命的。本病属于中医学“泄泻”的范畴。

【中医病因病机】

急性泄泻发病急，病程短，乃因邪实，责在脾胃；慢性泄泻起病缓，病程长由于正虚，每及脾肾。审证求因时应分清寒热虚实。一般而言，粪便清稀的多属寒；粪便黄褐秽臭、肛门灼热的多属热；病势急骤，腹部胀痛，泻后痛减的多属实；病程较长，腹痛隐隐，喜按喜温的多属虚。

【发病机制】

人体的胃肠道细菌约有 1014 个，由 30 属约 500 种组成，包括需氧菌、兼性厌氧菌和厌氧菌，形成一个极其复杂的微生态系统，适应在胃肠道内生存，对人类健康有重要影响。人体为肠道内的菌群可分为两类：①常驻菌，又称正常菌群，在肠道内保持一稳定的群体，并非经口摄入；②过路菌，由口摄入并单纯经过胃肠道。常驻菌是使过路菌不能定植的一个因素。临床上在应用抗生素药物治疗疾病的过程中，由于体内对该抗生素敏感的细菌被杀灭，而耐药或不敏感的菌株却大量繁殖生长，以致引起菌群失调。

【临床表现】

1. *病史*　患者多有其他严重疾病，体质虚弱，或长期应用免疫抑制药、激素、接受放射线等，多数患者近期有应用广谱抗生素史。

2. *严重腹泻或慢性腹泻*　在应用抗生素治疗过程中，如突然发生腹泻，或原有腹泻加重，即有可能发生了本症。腹泻多为淡黄绿色水样便，有时如蛋花样。真菌感染可排泡沫样稀便，带黏液，有腥臭味；葡萄球菌感染可排黄绿色稀便，每日 3 ～ 20 余次，伴有腹胀，腹痛一般不显著，吐泻严重者可伴有脱水、电解质紊乱、血尿素氮升高、血压下降；白色念珠菌感染一般多从上消化道开始，蔓延到小肠甚至肛周。鹅口疮常是白色念珠菌肠炎最早的信号，如小肠黏膜糜烂或溃疡，可引起多次的无臭黏液脓性粪便，有时可呈水泻，伴有消化不良，如治疗不及时，可扩散至呼吸道、泌尿系甚至脑组织；铜绿假单胞菌感染能产生蓝绿色荧光素，使粪便带绿色，但并不经常引起腹泻，一般腹痛轻，少数伴有恶心、呕吐，多有水及电解质紊乱，重症可发生休克。

【辅助检查】

1. 菌群分析　为主要检查方法，有定性分析和定量分析两种。

（1）定性分析：从目前检测方法来看，大致上包括直接涂片法、平板活菌计数法、16Sr-RNA 基因探针法及其生物芯片法等，如葡萄球菌炎粪便涂片革兰染色可发现成堆的阳性葡萄球菌及中性多形核细胞，粪便培养可有大量葡萄球菌生长。白色念珠菌肠炎可采取其病理材料直接涂片，经氢氧化钾溶液处理并革兰染色，镜检可见成簇的卵圆形白色念珠菌。革兰染色阳性，细胞内着色不均匀、细菌培养可形成奶油色，表面光滑细菌样菌落，带有酵母气味。但除Ⅲ度比例失调（即菌群交替症）能检出外，其他比例失高则难以分析。因此，除定性检查外，尚需进一步做定量检查，以判断数值是否正常。

（2）定量检查：首先需将粪质均质化，并按一定比例稀释，培养后还需计算各类细胞菌落计数以求出细菌总数值，过程复杂，一般实验室很少采用。正常菌群分析所用的培养基，要求具有高度的选择性，培养方法除需氧培养外，必要时尚需厌氧培养，需氧培养与一般细菌培养相同，厌氧培养则采用生物厌氧法或厌氧缸法。

2. 纤维结肠镜检查　肠黏膜呈弥漫性充血、水肿、血管分支模糊不清或消失。有散在的糜烂溃疡及出血，有时可见黄色假膜附着。

【诊断要点】

1. 病史　有应用抗生素史。

2. 腹泻　多为黄绿色水样便，有时如蛋花汤样或泡沫样，有腥臭味，或有脓血。腹泻次数 5 ～ 10 次或更多。可伴有腹痛、发热。重症患者可出现水、电解质紊乱及休克。

3. 菌群定性、定量分析　检出致病菌。

4. 肠道菌群失调症分度

（1）Ⅰ度：只能从细菌定量发现变化，临床上常无不适或有轻微排便异常，停用抗生素或化疗药物后，无须药物治疗便可自然恢复。

（2）Ⅱ度：不能自然恢复，及时消除诱发原因仍保持原有的失调状态，并转为慢性肠炎。

（3）Ⅲ度：又称菌交替症和二重感染，肠道的原籍常驻菌大部分被抑制，只有少数菌种过度繁殖。葡萄球菌、魏氏梭状芽胞杆菌、变形杆菌、绿脓假单胞菌、白色念珠菌、大肠埃希菌等都可引起Ⅲ度失调。

【鉴别诊断】

1. 葡萄球菌性肠炎　多见于长期应用抗生素（四环素类、氨苄西林等），肾上腺皮质激素和进行肠道手术的老年患者或慢性病患者。

2. 白色念珠菌性肠炎　是肠道菌群失调症最常见的一种。多见于瘦弱的婴儿、消化不良、营养不良、糖尿病、恶性肿瘤、长期应用抗生素或激素的患者。

3. 产气荚膜梭菌性急性坏死性肠炎　产气荚膜梭菌所产生的 β 毒素可引起急性坏死性脓肿、消耗性疾病，使用抗生素、皮质激素等情况下更易发生感染。

4. 摩根菌属肠道感染　变形杆菌在一定条件下可为条件致病菌，如普通变形杆菌、奇异变形杆菌、摩根菌属均可引起食物中毒与腹泻。

5. 铜绿假单胞菌肠道感染　铜绿假单胞菌为条件致病菌，常为继发感染，在婴幼儿、老年人、某些恶性肿瘤、消耗性疾病，以及使用抗生素、皮质激素等情况下最易发生感染。

6. 肺炎克雷伯杆菌肠道感染　当机体抵抗力降低或其他原因，正常寄生在肠道的肺炎克雷伯菌可引起感染，特别是小儿的严重腹泻。

【中医辨证施治】

1. 寒湿内侵证

主证：腹痛肠鸣，大便清稀如水样，脘腹冷痛，口不渴，或有恶寒发热，肢体酸痛，舌淡苔白腻，脉濡。

治则：解表散寒。

方药：藿香正气散加减。

2. 湿热下迫证

主证：泻下急迫，便色黄褐，臭秽，肛门灼热，口渴不欲饮，小便黄，或有发热，舌红，苔黄腻，脉滑数。

治则：清热利湿。

方药：葛根芩连汤加减。

3. 脾胃气虚证

主证：大便溏薄，脘闷，食欲缺乏，气短乏力，面色萎黄，精神倦怠，舌淡，苔薄白，脉缓弱。

治则：益气健脾。

方药：参苓白术散加减。

4. 脾胃虚寒证

主证：泻下清稀，腹痛隐隐，喜温喜按，甚或完谷不化，手足欠温，舌质淡、苔白，脉细缓。

治则：温中健脾。

方药：理中汤加减。

5. 脾肾阳虚证

主证：黎明之前脐腹隐痛，肠鸣即泻，泻后稍安，畏寒肢冷，腰膝酸软，舌淡，苔白，脉沉细无力。

治则：温补脾肾。

方药：四神丸加减。

【中医外治法治疗】

1. 大蒜 100 g，捣烂后加入生理盐水 100 ml，保留灌肠，每日 3 ～ 4 次。

2. 金银花 10 g，栀子 10 g，地榆 15 g，蒲公英 10 g，防风 10 g，黄连 10 g，白芍 10 g，甘草 10 g，水煎 100 ml，保留灌肠，每日 2 ～ 3 次。

【现代非手术治疗】

1. 及时调整抗生素　立即停用原抗生素，根据菌群分析及药敏试验结果调整抗生素。常用抗生素有氟康唑、克林霉素、红霉素、氯唑西林等。

2. 活菌制剂　常用的有乳酸杆菌、双歧杆菌、粪链球菌等制剂，如双歧三联活菌、整肠生、乳酶生、丽珠肠乐等。有报道用健康人大便滤过液保留灌肠，亦有疗效。

3. 菌群促进剂　乳糖可扶植大肠埃希菌，叶酸扶植肠球菌，果酸扶植乳酸杆菌。

4. 收敛止泻药　如小檗碱、十六角蒙脱石、药用炭等可有效减轻症状，一般不单独使用。

5. 增强免疫功能　对于免疫功能缺陷者可针对原发病给予转移因子、免疫核糖核酸、胸腺素等。

【诊疗进展】

随着广谱抗生素的广泛使用，肠道菌群失调症的发病率呈上升趋势，其危害也日益受到重视。对肠道菌群失调症的预防主要是合理使用抗生素，严格控制疗程。预防性使用抗生素一般不宜超过 3 ～ 5 天，用于治疗时不宜超过 7 ～ 10 天，对一些慢性感染或反复发生的感染不宜超过 2 周，尤其对年老体弱或免疫力低下者更应避免长期使用，如确需较长时间使用广谱抗生素时，最好能够做药物敏感试验，选择最敏感的抗生素，并配合使用乳酸菌素或双歧杆菌活菌制剂及 B 族维生素或维生素 C 等，以防肠道菌群失调。同时密切观察，及早发现问题，结合痰、尿、便、分泌物和引流物的检验，根据细菌培养及药敏试验结果来指导用药，一旦发现有菌群失调，应及时更换抗生素，及时治疗。在常规治疗效果不佳时，健康人大便滤过液保留灌肠常能收到较好效果。此外，应积极治疗各种并发症，纠正各种异常状态。对施行大手术患者手术前注意补充营养，亦可肌内注射丙种球蛋白以提高机体免疫功能。有研究表明，溃疡性结肠炎患者肌内注射人免疫球蛋白可使结肠内乳酸杆菌和双歧杆菌增加，某些条件致病菌减少，也可试用注射转移因子免疫核糖核酸、胸腺素等。对术后出现不明原因的发热、腹泻、腹胀等症状要及时检查；有条件时应做细菌培养（包括需氧菌、厌氧菌和真菌培养），及时发现问题，及早进行处理，防止病情进一步恶化。

第三节　肠易激综合征

肠易激综合征（irritable bowel syndrome，IBS）是一种常见的肠道功能性疾病，以腹痛或腹部不适为主要症状，排便后可改善，常伴有排便习惯改变，持续存在或间歇发作，是一种有特殊的病理生理基础、独立性的肠功能紊乱性疾病。其特征是缺乏可解释症状的形态学和生化学异常，但整个肠道对刺激的生理性反应有过度反常现象。IBS在世界范围内，其患病率为10%～20%，在我国一些区域的调查IBS患病率为5.67%～10.9%。患者年龄多为20～50岁，老年后初次发病者极少，女性多见，女：男为2.5：1。IBS按罗马Ⅲ诊断标准分为腹泻型、便秘型、混合型和不定型。目前尚无一种药物能完全有效地治疗各种类型的IBS。中医学属于"腹痛""泄泻""便秘"的范畴。

【中医病因病机】

本病主要由于内伤情志，外感六淫，调养不当，或禀赋不足等原因，导致肝气郁滞、疏泄不利、肝脾不和、脾胃运化失权、升降失调、湿浊阻滞、肠道气机不畅、传导失司而发病。

中医学认为，病位在肠，与脾、胃、肝、肾关系密切，病机变化在早期多数属于实证，肝郁气滞或湿浊阻滞为主，随着病情发展，肝气乘脾，脾虚失运而为虚实夹杂，或寒湿内蕴化热而为寒热夹杂证，病程迁延日久，气血化源不足，肾气失充则为虚证疾病早期。除先天禀赋不足者属虚证之外，大多数属于青壮年，多属于实证，女性多始于郁怒伤肝，肝郁气滞，男性多由于寒湿或饮食劳倦损伤脾胃，继则正气渐亏，或为肝郁脾虚等虚实夹杂，患者多见肠道津亏，脾胃虚弱，乃至脾肾阳虚等证。

【发病机制】

IBS的病因和发病机制复杂，迄今尚未完全清楚。目前认为，本病可能与精神因素、肠道感染、食物因素、内脏感觉异常、胃肠动力学障碍、胃肠道激素与神经肽等有关。IBS的发病是多因素综合的结果，其中心理、社会、环境及情绪因素在致病过程中起着极为重要的作用。

【临床表现】

1. 腹痛　IBS以腹痛为主要症状，可发生于腹部的任何部位，呈局限性或弥漫性，但最多见于左下腹部。腹痛可为胀痛、痉挛痛或钝痛，程度各异。一般在便前加剧，冷食后加重。

2. 腹泻或便秘

（1）以腹泻为主者，常为黏液性腹泻或水样腹泻，一般为2%～3%。多为每日数次甚至十几次，常有排便不尽的感觉。夜间症状不出现，或禁食72小时后症状消失。部分患者有腹泻与便秘交替出现。

（2）以便秘为主者，多见于女性，粪便中黏液较多。早期多为间断性，后期可为持续性，患者长期依赖泻药，亦可短期出现与腹泻交替的现象。

3. 腹胀　腹胀多为日间加重，夜间睡眠减轻，肛门排气或排便后减轻。腹胀常与便秘或腹泻相伴。

4. 伴有症状　IBS患者40%～80%有精神症状，对各种外界反应过激，表现为心烦、焦虑、抑郁、失眠多梦等。其他症状：约50%的患者伴有尿频、尿急、排便不尽的感觉及性功能障碍等。

【辅助检查】

尚无特异性诊断指标，用于排除性诊断的指标常见的有粪便培养和显微镜检查、脂肪定量、X线钡剂灌肠、结肠镜及腹部B超。需进一步检查者可测定甲状腺功能、乳糖氧呼吸试验、胃肠排空时间测定、压力测定等，亦可测定影响大肠运动的有关胃肠激素等。

【诊断要点】

国内外尚无统一的标准。目前临床常用的诊断标准包括Manning标准、罗马标准、中国成都标准及日本川上标准。Manning标准多用于 IBS 的流行病学研究。为了国际交流，目前倾向于以罗马Ⅲ诊断标准（2006 年）为临床科研病例选择的基本诊断标准：反复发作的腹痛或腹部不适，最近 3 个月内每月至少发作 3 天，伴有以下两项或两项以上情况。

1. 排便后症状改善。

2. 发作时伴有排便频率的改变。

3. 发作时伴有粪便性状（外观）改变。

诊断前症状出现至少 6 个月。近 3 个月符合以上诊断标准。腹部不适是指难以用疼痛来形容的不适感。在病理生理研究中，建议在筛选合格受试者时将腹痛或腹部不适的发作频率设定为每周至少 2 天。

推荐使用了 Bristol 粪便性状量表（表 27-1），将 IBS 分为 4 个亚型，即便秘型（IBS with constipation，IBS-C）、腹泻型（IBS with diarrhea，IBS-D）、混合型（mixed IBS，IBS-M）和不定型（unsubtyped IBS，IBS-U）。

表 27-1 推荐使用 Bristol 粪便性状及量

类型	粪便性状及量
便秘型	至少 25% 排便为硬粪或干球粪，糊状或水样粪 < 25%
腹泻型	至少 25% 的排便为松散（糊状）或水样粪，硬粪或干球粪 < 25%
混合型	至少 25% 的排便为硬粪或干球粪，至少的 25% 的排便为松散（糊状）或水样粪
不定型	粪便的性状异常但不符合上述 IBS-C、D、M 标准

【鉴别诊断】

1. *感染性肠病* 包括细菌性痢疾、肠结核、阿米巴痢疾、血吸虫病等。这些多有急性感染史，虽经抗感染治疗，但未治愈，而表现为慢性腹泻、腹痛等症状。鉴别时应根据感染病史、确切的粪便病原体检查结果和抗感染治疗效果而定。

2. *炎症性肠病* 主要包括溃疡性结肠炎（UC）和克罗恩病（CD）。溃疡性结肠炎一般有持续或反复发作的腹泻、黏液脓血便并伴有不同程度不同部位的腹痛、里急后重和不同程度的全身症状，病程多在 4 ~ 6 周，并且可以伴有关节、皮肤、眼、口和肝胆等肠外表现。克罗恩病多为慢性起病，有反复发作的右下腹或脐周疼痛、腹泻，可伴有腹部肿块、梗阻、肠瘘、肛门病变和反复口腔溃疡，及发热、贫血、体重下降、发育迟缓等全身症状。结肠镜检查及黏膜组织学检查可以明确诊断。

3. *肠道肿瘤* 常有排便习惯的改变、腹部不适，多次便隐血试验可呈阳性，或可见便血色暗红，血 CEA 可升高，X 线及结肠镜检查可得到明确诊断。

4. *吸收不良综合征* 主要症状为脂肪泻、贫血和营养不良。典型的粪便为灰白色油脂样或泡沫状，浮于水面，量多而臭，也可为黄色或浅黄色的水样或糊状便。X 线检查 80% 可发现典型的小肠 X 线征，即小肠扩张、分节现象、液体潴留、黏膜皱襞平坦、肠通过时间延迟、一过性肠套叠。

5. *缺血性肠病* 常见于中老年人，由于肠道动脉供血不足导致缺血而出现腹痛、腹胀。腹痛部位较固定，多在左上腹，腹痛与进餐有关，严重者出现便血。X 线钡剂造影检查典型者可见“指压痕征”，选择性血管造影有助于明确诊断。

6. *甲状腺功能亢进* 以腹泻为表现，常易误诊，故原因不明的腹泻应进行甲状腺功能检查。

7. *结肠憩室* 急性发作时有程度不同的局限性腹部疼痛，大多疼痛部位在左下腹。常有便秘或排便频数，或两者兼有，排气后可使疼痛缓解。炎症邻接膀胱可产生尿频、尿急。检查时有低热，轻度腹胀，左下腹触痛，以及左下腹或盆腔肿块，粪便中有隐血，少数粪便中肉眼有血，还有轻至中度白细胞增高。腹部和盆腔 CT 扫描检查为安全的诊断方式。

8. *慢性胰腺炎* 主要表现为腹痛、消瘦、营养不良、腹泻或脂肪痢。多呈间歇性发作，疼痛多位于上腹部，可向背部、双侧季肋部、前胸、肩胛等处放散，饭后或饱餐后可诱发，仰卧位时加重，前倾、坐位减轻。发作时可伴有发热或黄疸。间歇期可无症状，或仅有消化不良表现，可出现食欲缺乏、腹胀、不耐油腻食物等，大便次数频繁、量多，色淡，有恶臭。胰酶测定及腹部CT等可诊断。

【中医辨证施治】

1. 脾虚肝郁证

主证：食后泄泻，便前腹痛、便后痛减，腹胀纳呆，肢冷乏力，失眠健忘，烦躁易怒，舌质淡红，舌苔薄白，脉细弦等。

治则：抑肝扶脾，调畅气机。

方药：痛泻药方加减。

2. 脾肾阳虚证

主证：腹泻腹痛，晨起即泄或食后即泄，畏寒肢冷，腰膝酸软，阳痿早泄，头晕耳鸣，失眠健忘，月经不调，舌淡胖，苔白，脉细或弱等。

治则：温肾补脾，固肠止泻。

方药：四神丸合附子理中汤加减。

3. 脾胃虚弱证

主证：大便时溏，水谷不化，不思饮食，食后脘闷不舒，稍进油腻或刺激性食物则大便次数明显增多，上腹部隐痛，面色萎黄，精神疲惫，舌淡，苔白，脉缓弱。

治则：健脾和胃，益气止泻。

方药：参苓白术散加减。

4. 阴虚血燥证

主证：大便干结，少腹胀痛，口苦咽干，五心烦热、失眠健忘、头晕目涩、舌红少津或舌裂，苔少或苔剥，脉细或涩等。

治则：滋阴养血，润肠通便。

方药：一贯煎合麻仁润肠丸加减。

5. 饮食积滞证

主证：腹泻不爽，腹中胀痛，纳呆食少，嗳腐噫气，食后脘胀，舌质淡红，苔厚腻。

治则：消食导滞。

方药：保和丸加减。

6. 寒热错杂证

主证：腹痛或肠鸣，便下黏腻不畅，或夹泡沫，或腹泻与便秘交替，烦闷不欲饮食，脘腹喜暖，口干，舌红、苔腻，脉弦滑。

治则：寒热平调，调理肠胃。

方药：乌梅丸加减。

【中医外治法治疗】

中医外治法主要包括针刺、艾灸、按摩、穴位注射、耳穴贴压等方法，常用穴位有脾俞、肾俞、肝俞、大肠俞、天枢、中脘、足三里、太冲等，根据辨证采用不同手法补泻调理。

【现代非手术治疗】

应根据主要症状类型，对症治疗，提高患者生活质量；应根据症状严重程度，进行分级治疗，注意治疗措施的个体化和综合调整饮食和生活方式。在考虑药物治疗前，应建议IBS患者调整生活方式和饮食习惯，缺乏运动、营养不良、饮水不足、膳食纤维摄入缺乏或过量，及排便时间局促都与IBS发病相关，接受健康宣教，改变不良的饮食习惯和生活方式，不失为有效经济的首选治疗方法。

1. 便秘型　推荐使用渗透性缓泻药及肠道促动力药。渗透性缓泻药分无机盐类、双糖类等，如硫酸镁、乳果糖及聚乙二醇，通过增加肠道内局部渗透压，提高肠道内液体的保有量，使大便软化，促进其在肠道内的推动和排泄；5-羟色胺4受体激动药代表药物为替加色罗，可使肠道运动速度加快，以促进粪便排泄，还可降低肠道敏感性，但存在增加心血管缺血事件的风险。其他非特殊性的促动力药，有多潘立酮、胃复安和莫沙必利。

2. 腹泻型　主要有哌替啶类似物及吸附性止泻药。哌替啶类似物常用药物有洛哌丁胺，它是一种阿片受体激动药，在治疗IBS时应给予较低剂量，长期应用需注意腹胀和便秘的不良反应。吸附性止泻药，如双八面体蒙脱石等，可吸附肠道内的水分和致病菌，有助于保护肠道黏膜调整肠道运动功能。

3. 腹痛为主要症状　主要有解痉药及5-羟色胺3受体拮抗药。

（1）解痉药：常用药物包括抗胆碱能药（如阿托品、普鲁苯辛、东莨菪碱等）、选择性肠道平滑肌钙离子通道拮抗药（如匹维溴铵、奥替溴铵等），及离子通道调节药（马来酸曲美布汀）。

（2）5- 羟色胺 3 受体拮抗药：包括恩丹西酮、格雷司琼、阿洛司琼和西兰司琼，通过肠道神经系统降低内脏敏感性，以减轻腹痛症状。

4. *肠腔内菌群失调* 应用微生态调节药，但疗效并不一致，多为辅助应用。常用的有枯草杆菌和肠球菌肠溶胶囊、双歧杆菌、嗜酸乳杆菌及肠球菌三联制剂、地衣芽胞杆菌胶囊。

5. *心理治疗* 各种形式的心理治疗，如认知行为治疗、心理疏导、催眠疗法、生物反馈和放松疗法有一定的疗效。

6. *精神类药物* 仅伴有严重抑郁症或焦虑症时被推荐精神类药物包括选择性 5- 羟色胺再摄取抑制药（氟西汀、帕罗西汀）和三环类抗抑郁药（阿米替林、地昔帕明），可提高 IBS 症状的缓解率，但因不良反应明显而需慎用；门诊密切随访使用抗抑郁治疗标准剂量以下的三环类抗抑郁药，可调节胃肠运动和分泌功能降低内脏对疼痛的敏感性。

【诊疗进展】

IBS 的诊断是一种排除性的诊断，即通过长时间、多方面检查排除器质性疾病后做出诊断，往往给患者造成沉重的经济和心理负担。自 1978 年 Manning 标准诞生以来，相继诞生了 Kruis 标准、Drossman 标准、罗马标准、罗马Ⅱ标准等。罗马Ⅲ标准诞生前我国推荐采用的 IBS 诊断标准是罗马Ⅱ标准，但其诊断 IBS 的真实性难以令人满意。Vandvik 等报道罗马Ⅱ标准诊断 IBS 的符合率仅为 58%。2006 年罗马Ⅲ标准做了进一步更新，罗马Ⅲ标准是基于西方人群的研究资料而修订的，而我国的 IBS 发病机制与临床特点不完全与西方相同，由于文化背景及社会生活习惯等方面的差异会造成对 IBS 认识的不同，该标准诊断 IBS 的真实性有待临床验证。结肠癌、溃疡性结肠炎等肠道严重器质性病变与 IBS 在临床症状上有相似性和重叠性。临床实践中如果严格执行罗马标准，有漏诊或把严重器质性病变误诊为 IBS 的风险，需结合临床、必要的辅助检查和随诊结果进一步修正诊断。

IBS 作为一种慢性心身性疾病，多方向治疗已成共识。所谓“认知疗法”就是以建立个人正确认知目标，通过认知教育和行为技术纠正患者曲解的认识，达到正确认知的重建，缓解或消除心理障碍及躯体症状的一种心理治疗方法。认知疗法采取的形式类似于课堂教学，而且强调“患者组”概念，即 1 次集中 3 ～ 4 例一起进行认知教育。治疗一般为 12 周，前 8 周每周 2 次，后 4 周每周 1 次，先后由指导记日记、交流信息、鼓励患者提问质疑、转移注意力放松训练、调查问卷、自我交谈、家庭作业等方式完成。

在 IBS 治疗中，生物反馈治疗通过对患者进行排便训练，从而达到纠正便秘的目的。便秘型 IBS，其排便时的自我控制感可能因患者处理症状的不适当的方式或精神焦虑等因素而丧失。IBS 患者常存在结、直肠及肛门盆底肌运动失调而导致便秘，这在便秘患者中占到 70%。临床研究证实，生物反馈治疗是盆底肌张力下降的有效率可达到 77%，在慢性便秘患者的治疗中有良好的效果。

第四节　骶尾部藏毛窦

藏毛窦（pilonidal sinus）为一种少见疾病，多在青春期后 20 ～ 30 岁发病，几乎都是男性，而且肥胖和毛发浓密者易发。这类窦道最常见于肛门后尾骨处背侧，称为骶尾部藏毛窦（sacroiliac pilonidal sinus）（图 27-2）。

【中医病因病机】

中医学称为“尾闾发、尾闾窦道、鹳口疽”，病机为三阴亏损，督脉经浊气湿痰流结而成。

【发病机制】

内藏毛发是其特征。大多数通常表现为骶

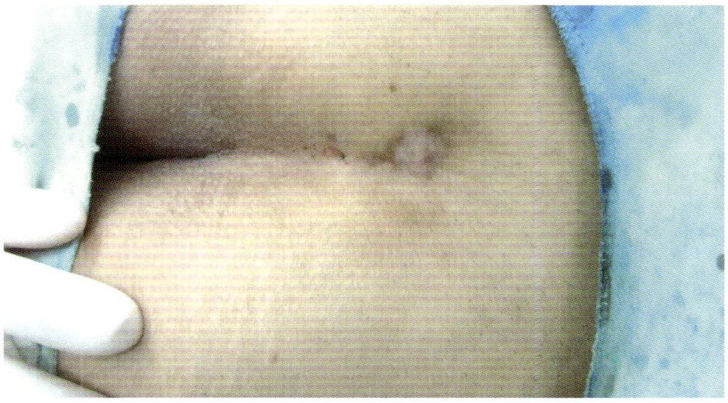

图 27-2 藏毛窦

尾部反复脓肿，多能自动破溃，也有经外科手术引流，待炎症消退后形成窦道。其发病机制尚存在争议，目前多数学者更倾向于后天性学说。

1. *先天性假说* 认为尾部藏毛窦是骶尾部髓管囊性残留或骶尾中央缝畸形发育导致皮肤内涵物形成囊肿，藏毛囊里的毛发被解释为内陷的上皮存在毛囊的缘故。

2. *后天性假说* 现大多数学者认为，藏毛窦是因走路时臀部的扭动和摩擦，特别是多毛的男性，使臀中裂之间的毛发刺入附近的皮肤，形成短管道，而毛发仍然与其根部相连，短管道随即皮化，当毛发由原来的毛囊脱落后，被皮化短管道产生的引力吸入。因而提出第 1 阶段为刺入性窦道，第 2 阶段为吸入性窦道。毛发聚集于皮下脂肪内成为异物。一旦有细菌感染，即形成慢性感染或脓肿。

后天性学说认为，藏毛窦的病因为松动的毛发、导致毛发进入吸力及皮肤损伤。尾部藏毛窦极少恶变，即使恶变也多为分化良好的鳞状细胞癌。如果窦道伤口出现溃疡易破、生长较快、出血及真菌样边缘时应高度警惕癌变。

【临床表现】

可表现为骶尾部急性脓肿，破溃后形成慢性窦道或暂时愈合，终又穿破，反复发作。藏毛囊肿如无继发感染常无症状，只是骶尾部凸起，有的感觉骶尾部疼痛和肿胀。

【专科及辅助检查】

1. *局部检查* 骶尾部正中可见一个或几个藏毛凹陷或窦，有一小束毛发由窦外口伸出。藏毛窦窦口多在臀沟处，窦道的走行方向，多向头颅侧，很少向下朝向肛管。静止期在骶尾部中线皮肤处可见不规则小孔，直径为 1 ～ 10 mm。周围皮肤红肿，常有瘢痕，有的可见毛发。探针可探入 3 ～ 4 cm，有的可深入 10 cm，挤压时可排出稀淡臭液体。内藏毛发是其特点，但不是唯一标准。临床上有许多病例窦道内找不到毛发可能与以下因素有关。

（1）毛发随脓液自行排出。

（2）有切开引流手术史，毛发可能在以往手术中排出。

（3）毛发过于细小，无法分辨。

2. *肛门指诊及探针检查* 肛内后正中或稍偏一侧骶前可触及肿物，有时触痛。探针可从窦口探入，深度不一。

3. *经直肠腔内超声* 在超声下藏毛窦显示为低回声区域或管道，窦道末端距肛管直肠较远，且窦道总体走向趋于颅侧，无内口。

【诊断要点】

主要诊断标志是骶尾部急性脓肿或有渗出物流出的慢性窦道；也可表现为骶尾部急性脓肿，穿破后形成慢性窦道；或暂时愈合，终又穿破，如此反复发作。局部表现有疼痛、压痛和炎症浸润，检查时在中线位见到藏毛腔。

【鉴别诊断】

1. *肛周脓肿及肛瘘* 肛周红肿疼痛，起病较急，疼痛较剧，骶尾部无相应窦口及毛发。肛瘘外口可扪及通向肛门的条索状瘘管，肛管直肠内有内口。

2. *慢性化脓性汗腺炎* 病变范围较广泛，呈弥漫性或结节状，皮肤常有许多窦道溃口，且有脓液。其区别主要是病变在皮肤及皮下组织，窦道不与肛管直肠相通。

3. *骶尾部脊索瘤* 是一种少见的肿瘤，它起源于胚胎脊索残余组织、颅底，及骶尾等好发部位。恶性程度较低，极易发生局部复发。主要表现为腰骶部疼痛、肿块，及骶神经压迫症状。脊索瘤的 X 线表现主要为溶骨性破坏，其他尚有骨质膨胀性改变、肿瘤破坏区钙化病灶、软组织肿块、骨破坏区边缘部分硬化等。组织病理学分为典型性、软骨样及肉瘤样（低分化）3种。

【中医辨证施治】

1. 火毒蕴结证

主证：骶尾部包块红肿热痛，畏寒，发热，口干，烦躁，舌红、苔黄，脉滑数。

治则：清热解毒透脓。

方药：仙方活命饮加减。

2. 正虚邪恋证

主证：骶尾部反复流脓水，间歇性胀痛不适，午后低热，乏力，咽干，舌红、苔黄，脉细。

治则：扶正解毒。

方药：托里消毒散加减。

【中医外治法治疗】

1. 术前　有破溃者可予康复新液外敷或四黄膏或如意金黄散外敷，祛毒汤煎汤外洗。

2. 术后　可予止痛如神汤熏洗坐浴，九华膏等祛腐生肌药物加强创面换药，并可予神灯等局部照射促进创面愈合。

【现代非手术治疗】

1. 抗感染　只作为手术治疗的辅助手段。因病原体常为厌氧菌和需氧菌混合感染，厌氧菌为主，建议应用可抗厌氧菌的广谱抗生素。

2. 硬化疗法　向窦道内注入腐蚀性药物，破坏窦内上皮，使窦腔闭合。但疼痛剧烈，复发率高，应用者不多。一般选用80%酚溶液或无水乙醇注射，存在治疗周期较长、皮肤烧伤、脂肪坏死、严重疼痛、无菌脓肿等并发症，且有一定的复发率。

【手术治疗】

是治疗尾部藏毛窦的主要方法。手术方式应根据窦道数量、分布，及有无并发感染决定。手术方式及选择的原则如下。

1. 切除缝合术　无感染或病灶局限，可完整切除病灶，伤口一期缝合。

2. 切开引流、二期根治手术　并发严重感染及脓肿时，先行抗感染治疗，待炎症控制再行手术治疗；或局麻下行切开引流，二期根治手术，这样可明显缩小切除范围；窦道较小。

3. 皮瓣移位重建术或“Z”字形缝合术　如切除范围较大，可应用皮瓣移位重建术或Z形缝合术，防止伤口裂开。该法可使臀沟或后正中沟变平，减少相互摩擦，防止缝合口裂开，减少复发，适用于切除范围大、缝合张力高的病例。但因其技术要求较高，且转移皮瓣不易存活，故难以广泛采用。

4. 部分切除缝合术　适用于窦道反复感染，多个窦口，全部切除后创口不宜缝合者。切开皮肤、窦道达骶尾筋膜，清除全部病变组织，可吸收线缝合切口两侧皮肤、皮下组织及筋膜，中间部分开放，由肉芽组织填充愈合，适用于病变较大较深、全层缝合后张力过高的病例。

5. 切除创口开放术　即切除窦道后敞开伤口，让其自然生长。应用时当注意切除范围过大致愈合缓慢，愈合后形成瘢痕大，影响骶尾部功能。本法优点是引流通畅，不易继发感染，复发率低。缺点是愈合时间偏长，患者痛苦较大。

6. 不对称切除皮内缝合术　偏离病变中心1～2 cm做一纵行切口，游离皮下组织至骶骨筋膜，完整切除病变组织，可吸收线缝合皮下、皮肤做皮内缝合，缝合后中线被牵拉偏离1.5～2.0 cm。该术阻断了尾部藏毛窦后天形成机制，使臀沟变平，防止毛发刺入皮肤，同时使局部产生的吸力消失，皮内缝合，避免了间断缝合法使缝针多次刺入皮肤所导致的早期毛发附着而复发，并发症和复发率低。

7. 袋状缝合术　适用于单个囊肿或窦道、位置较浅或并发感染、腔隙较大者。即将窦道顶部皮肤切除，清理腔内肉芽组织、毛发等，切口边缘与其下囊壁间断缝合。

【诊疗进展】

有少数病例采用藏毛窦烧灼术，方法简单，适用于单个窦道且窦道表浅者。切开窦道表面皮肤，用苯酚或硝酸银烧灼窦道壁，需烧灼彻底，创面可缝合或开放。舒涛等在骶麻下行本法，用苯酚棉球烧灼藏毛窦壁3次，术后换药治愈，随访未见复发。本法损伤较小，伤口容易愈合。

笔者采用手术与中药药膏煨脓长肉生肌治疗相结合的方法治疗多窦道、有大范围炎症的骶尾部藏毛窦收到良好效果。具体方法：将窦道顶部皮肤切除做枣核性切口，尽量清理腔内各窦道分支、毛发等，压迫止血，术后第2天开始换药，填敷清热解毒类中药如四黄膏，利用其煨脓长肉，使潜在脓肿积聚通过手术创口引流于外，潜在窦道显露，换药（1～2周）至肉芽组织新鲜，无炎症，再行部分窦道清除及切口缝合。

第五节　肛门直肠神经官能症

肛门直肠神经官能症（anorectal neurosis）是以肛门直肠的幻觉症状为主诉的精神障碍性疾病，多见于平时精神较紧张多疑、情志不畅、心情急躁，或性格内向的人群。患者自觉肛门直肠有异常感觉，但各种专科检查无器质性改变，属于中医学“肠郁”的范畴。主诉症状常随情绪波动而进退，意志转移或暗示治疗症状可缓解。属于精神障碍性疾病，肛门直肠无器质性改变。

【中医病因病机】

中医学认为，本病为郁怒不畅，肝失调达，气失疏泄，而致肝气郁结，甚则化火；或肝郁抑脾，营血渐耗，心脉失养，神失所藏，而致心神不安；或久郁伤脾，气血不足，心脾两虚，累及于肾，心肾亏虚，阴虚火旺至心神不宁。

【发病机制】

现代医学对本病的认识尚不十分明了，但精神因素在发病机制上有着重要作用，一般认为，神经症是由于心理应激超过了患者的反应能力，此类患者过分注重自身的感受，对改变生活习惯十分敏感。身体患病时，过分忧虑和焦急，疑病，如遇精神创伤，局部疼痛刺激，或以往曾受到肛肠疾病的折磨等，均可引起大脑功能暂时失去平衡，自主神经功能紊乱，周围神经反射受到障碍，肛门直肠神经活动失调而发病。

【临床表现】

主要症状是经常觉得有肛内疼痛、灼热、坠胀、肛周放射痛，便意频频，有的感到肛内有异物阻塞感和直肠蠕动感，严重时肛门疼痛难忍，也有的自觉肛门有特殊臭味等。症状多呈阵发性发作，时好时差，情绪抑郁或急躁多语，甚者几欲轻生，严重影响个人及家庭生活、工作与学习。

【专科及辅助检查】

各项专科检查及辅助检查如指检、肛门镜、电子结肠镜肠镜、盆腔超声、腰椎或盆腔CT、磁共振等，均无与自述症状相对应的器质性病理改变存在。

【诊断要点】

1. 以肛门直肠的异常感觉为主诉，其主诉症状常随情绪变化加重，注意力集中时症状加重，专科检查及辅助检查无器质性病变。

2. 常对自身的各种生理征象或变化过分关注，疑虑重重，医师对其异常感觉的解释常不足以消除其固有的认识。

3. 已排除可能引发肛门直肠异感的其他器质性疾病。

4. 病程较长，且缠绵不愈，短者亦超过半年以上。如果患病3个月以内可称神经症性反应（过渡性诊断）。

【鉴别诊断】

1. 肛门瘙痒症　以肛门、阴囊或女阴瘙痒为主要表现，也可发生于其他部位，如手、耳、背部等，瘙痒多呈阵发性，夜间加重，长期搔抓可使肛门皱褶肥厚，部分患者可见肛周放射状皲裂。

2. 各种肛门直肠疼痛性疾病　如嵌顿痔、肛裂、肛周脓肿、肛窦炎、肛门直肠肿瘤、直肠炎、辛辣食物刺激等。

【中医辨证施治】

1. 湿热下注证

主证：肛门直肠坠胀、灼痛或瘙痒；心烦易怒，口苦，便秘，小便短赤；舌淡红，苔黄腻，脉弦滑。

治则：清热利湿。

方药：龙胆泻肝汤加减。

2. 肝郁化火证

主证：肛门灼热，为针刺样，便秘；尿少，性情急躁，胸闷腹痛；舌红，苔黄燥，脉弦数。

治则：清热润燥，疏肝解郁。

方药：玉女煎合金铃子散加减。

3. 阴虚脏躁证

主证：肛门直肠下坠、麻木感或便秘；情绪淡漠，或坐卧不安、心烦失眠，疲乏无力；舌淡，苔薄白，脉细弦。

治则：滋养阴血，安神定志。

方药：甘麦大枣汤加当归、白芍、栀子仁。

【中医外治法治疗】 针灸常选择阳陵泉、三阴交、长强、足三里等穴位强刺激。

【现代非手术治疗】

1. 精神疗法　争取让患者了解本病的性质，解除患者的疑虑，不把精力专注于病情上，保持愉快心情，减轻其思想负担和精神紧张。指导患者建立乐观的情绪、良好的生活习惯，注意劳逸结合，保证充足的睡眠。健康的兴趣和爱好能够转移注意力，缓解焦虑，如参加各种文化娱乐活动和体育锻炼。

2. 药物治疗　兴奋性高者可选用地西泮等；失眠较重者可选用阿普唑仑、艾司唑仑等；兴奋性降低者可选用溴化钠咖啡因合剂等。腹痛、腹泻时，可用解痉药，如阿托品等；自主神经功能紊乱，可服用谷维素、维生素 B_1、复合维生素 B 等。

【手术治疗】

一般无须手术治疗，如果同时伴有肛门等器质性病变，可以做相应手术。不过一定慎重手术。

【诊疗进展】

肛门直肠神经官能症临床并不罕见，随着我国现代化建设进程的深化，人们生活水平不断提高，社会压力也不断增加，导致本病发病率提高。由于患者描述的症状没有客观证据，常得不到有效治疗，或被拒之门外，这给患者带来更大困扰，患者常怀疑医师的检查结果而到处求医。部分患者患有其他慢性疾病，有效治疗这些伴发疾病常可使本病症状得到不同程度改善。关注患者躯体和心理功能的恢复也相当重要，所以要认真分析每一位就诊者的具体情况，对不同患者采取相应的多种治疗方法，这就要求各学科（肛肠病学、疼痛学、内外科学、精神病学、康复医学、行为医学和护理学）之间的配合。医师应分别辨证治疗，并认真做好说服解释工作，消除患者种种疑虑，不要用简单的方法来应付患者，是治好本病的关键。

第六节　结肠憩室病

结肠憩室（diverticulum of the colon）是结肠壁向外凸出形成袋状，可以是单个，但更多是一连串由肠腔向外的囊状突出。结肠憩室可分为真性与获得性两类。真性憩室是结肠壁的先天性全层薄弱，憩室壁含有肠壁各层；获得性憩室又称假性憩室，多因肠腔内压力增高导致黏膜及黏膜下层通过肠壁肌层薄弱处疝出而成。临床以获得性憩室多见。有多个憩室存在并有症状时称为结肠憩室病，中医学属于“腹痛”“便血”的范畴。

【中医病因病机】

中医学认为，主要是外感湿邪，内传入里；饮食不节，肠胃受伤；情志失调，气滞血瘀，导致经络阻滞而为病；或为阴血素亏，脏腑失于濡养而为病。

【发病机制】

现代医学认为，结肠憩室的发生需要两个条件，即肠壁有薄弱缺陷（单发或多发）和肠内压增高，其原因与以下因素有关。

1. 低纤维素饮食　由于肠道蠕动功能减弱

而产生较多的气体，导致肠腔内压增高。

2. 肥胖　由于肠壁有大量脂肪浸润，使局部肌层变得薄弱，从而为憩室形成创造了条件。

3. 老年退行性变　肠壁的胶原成分减少，伴随环形平滑肌代偿性增厚，导致肠壁抗张力明显减弱，如果又有长期的便秘，使肠腔内压力增高，则容易发生结肠憩室。

4. 先天性发育异常或肠壁肌层发育不良

5. 炎症因素　结肠憩室是1层或1层以上的肠壁的囊样突出，根据组织学上的不同，可分为真性或假性两种。所谓真性憩室，也就是先天性憩室，包括肠壁全层。结肠的真性憩室甚为少见，一般为单发、较大，好发部位在盲肠或升结肠。假性憩室是后天性的，结肠憩室绝大多数属于此类，是结肠黏膜和黏膜下层经肠壁层薄弱部分疝出形成囊袋，部位多在降结肠和乙状结肠。有多个憩室存在并有症状时称为憩室病。

【临床表现】

超过80%有结肠憩室的人并无症状，与憩室有关的症状，实际上是其并发症——急性憩室炎和出血的症状，如腹痛、便血等。

1. 急性憩室炎　急性发作时有程度不同的局限性腹部疼痛，可呈刺痛、钝痛和绞痛，大多疼痛部位在左下腹，偶尔位于耻骨上、右下腹，或整个下腹部。患者常有便秘或排便频数，或两者兼有，排气后可使疼痛缓解。炎症邻接膀胱可产生尿频、尿急，还可伴有恶心和呕吐。体检时有低热、轻度腹胀、左下腹触痛，及左下腹或盆腔肿块，粪便中有隐血，少数粪便中肉眼有血，但在有憩室周围炎存在时罕有发生大出血者。此外，还有轻至中度白细胞增高。

（1）急性憩室炎并发脓肿：急性憩室炎最常见的并发症是发生脓肿或蜂窝织炎，可以位于肠系膜、腹腔、盆腔、腹膜后、臀部或阴囊。直肠指检时可扪及一有触痛肿块，如憩室引起脓肿还会伴有不同程度的脓毒血症表现。

（2）急性憩室炎并发弥漫性腹膜炎：当一个局限的脓肿破裂或憩室游离穿孔入腹腔后，可造成化脓性或粪性腹膜炎。大多数这类患者表现为急腹症和不同程度的脓毒性休克。据报道，化脓性腹膜炎的病死率为6%，而粪性腹膜炎的病死率则高达35%。

（3）急性憩室炎伴有瘘管形成：在所有急性憩室炎的患者中约有2%发生瘘管，但在最终为憩室病进行手术的患者中则有20%存在瘘管。内瘘可能来自相邻器官与病变炎症结肠和邻接的肠系膜黏着，可有或无脓肿存在。

（4）急性憩室炎并发肠梗阻：国外在大肠梗阻中由憩室病引起者约占10%，国内憩室病引起完全性结肠梗阻者不多见，但由于水肿、痉挛和憩室炎的炎症变化所致的部分梗阻则是常见的。

2. 憩室出血　表现为便血，血色鲜红或暗红，或仅为大便隐血试验阳性，偶见大量出血导致休克甚至死亡者，几乎无腹痛或仅有轻度腹部绞痛。

【专科及辅助检查】

1. X线检查　常用的有钡剂灌肠法和气钡双重对比造影，可显示突出于肠腔外的袋状影像。憩室炎表现为肠壁不整齐，肠腔有轻度狭窄，有时在肠腔外可见钡影，这是憩室炎穿孔后形成的小脓肿所致。在炎症较重或腹膜刺激征存在时不宜行钡剂灌肠检查，以防憩室穿孔并发钡剂性腹膜炎，必要时可以水溶性造影剂低压灌肠摄片。此外，腹部X线检查可于穿孔时发现膈下游离气体影，并发肠梗阻时可见肠管扩张、气液平面影。虽然目前内镜检查较为流行，但是我们认为在评估憩室性疾病时，钡剂灌肠检查是最有用的。

2. 纤维结肠镜检查　可见憩室开口，结肠黏膜有红斑、水肿和痉挛，有时还可见出血、脓性分泌物及肠腔狭窄。在急性期不宜做此检查。

3. CT　诊断较为精确，能够准确显示肠壁的厚度及腔外病变的范围。这对于早期发现并发症及明确脓肿范围、瘘管位置等有较大帮助。

4. 其他检查　出现腹部或盆腔肿块时，可用B超来进一步明确包块部位及性质，并可用于引导脓肿的穿刺引流。选择性血管造影有助于憩室出血的定位诊断。

【诊断要点】

1. 临床表现　如腹痛、便血等。

2. 辅助检查　通过纤维结肠镜、钡剂灌肠造影等发现结肠憩室。

3. 除外引发相关症状的其他疾病　如急性阑尾炎、克罗恩病、肿瘤等疾病。

【鉴别诊断】

1. 急性阑尾炎　典型表现为转移性右下腹痛，常伴有恶心、呕吐、发热，查体可见右下腹麦氏点压痛、反跳痛，腹部B超可发现阑尾水肿或包块形成。

2. 结肠癌　表现为腹部包块、便血或黏液脓血，纤维结肠镜检查可见肠腔内占位性病变，病理检查有助于明确诊断。

3. 缺血性肠病　老年人合并心血管病或血液有高凝倾向，突然出现腹痛、血便伴有腹部压痛和轻度肌紧张时，应考虑急性缺血性肠病的可能，血管造影、多普勒超声血管检查有价值。

4. 克罗恩病　可与结肠憩室并存，右半结肠的肉芽肿性结肠炎和结肠憩室炎在X线片上易混淆。憩室炎X线片显示的病变肠管一般较短（3～6 cm），边界清楚，囊内有粪石，类似脓肿影，可有短窦道，伴有肠壁外缺损。

【中医辨证施治】

1. 肝气郁结证

主证：腹痛胀闷不舒，走窜不定，或痛引两胁；伴有腹泻或便秘；舌质淡红，苔白或薄黄，脉弦。

治则：疏肝理气。

方药：四逆散合六磨汤加减。

2. 湿热蕴结证

主证：腹痛剧烈，腹胀，拒按，左少腹可扪及包块，便血色鲜红或黄褐色，发热，不恶寒，自汗，大便秘结，小便短赤；舌质红，苔黄腻，脉弦数。

治则：清热利湿，解毒化瘀。

方药：枳实导滞丸合大黄牡丹汤加减。

3. 热毒壅盛证

主证：腹部剧痛，腹胀，拒按，腹满痞硬，矢气不通；壮热口渴，面红目赤，小便赤涩；舌质红绛，舌苔厚、黄燥或黄腻，脉洪数。

治则：清热解毒，凉血化瘀。

方药：仙方活命饮合大黄牡丹汤加减。

4. 瘀血内结证

主证：腹痛，痛处固定，腹部可扪及包块，大便溏薄，或便秘与腹泻交替；舌淡紫，苔黄腻，脉弦涩。

治则：理气活血，软坚散结。

方药：桃仁承气汤加减。

5. 血虚肠燥证

主证：腹痛隐隐，大便燥结，时有便血，色暗红；口干舌燥，心烦失眠或午后潮热；舌红少苔，脉细数。

治则：益血生津，润肠通便。

方药：麻子仁丸加减。

【现代非手术治疗】

1. 单纯憩室　如症状不重，无须特殊治疗，平时在膳食中增加粗纤维特别是麦麸类食物能增加粪便体积，保持大便通畅，降低肠腔内压，缓解本病症状。

2. 憩室炎　包括禁食、补液、抗感染，经治疗多数患者炎症可以控制。合并出血者宜输血、补液、药物止血，多数可停止出血。

【手术治疗】

憩室炎需待炎症控制后进行充分肠道准备择期手术，合并穿孔、肠梗阻、大出血等需急诊手术。

1. 适应证

（1）憩室炎合并游离穿孔。

（2）腹腔脓肿形成并逐渐扩大。

（3）出血速度超过500 ml/8 h或反复大出血者。

（4）合并肠腔狭窄或肠梗阻。

（5）憩室炎反复发作或经非手术治疗无效。

（6）肠外瘘形成。

2. 禁忌证

（1）严重心肺功能损害，心律失常，3个月内患有心肌梗死者。

（2）伴有严重肝肾疾病、严重糖尿病、出血性疾病、恶病质不能耐受手术者。

3. 手术方法

（1）Ⅰ期切除吻合术：适用于一般状况好，肠道准备充分的择期手术或部分结肠憩室合并大出血的急诊手术。

（2）Ⅱ期切除吻合术：即首次切除病变肠段，近端结肠造口，远端结肠关闭，二次手术重建肠道连续性，适用于憩室穿孔、脓肿形成合并肠梗阻而全身情况不佳者。

（3）单纯脓肿切开引流术或结肠造口术：适用于脓肿形成，或憩室穿孔引发弥漫性腹膜炎或合并肠梗阻而病情危重的患者。

【诊疗进展】

结肠憩室病临床中并不多见，且无特异性症状，常易误诊。本病无感染存在者一般较少选择手术，出现憩室炎时应选择广谱抗生素，是否需要住院及给药方式可根据感染程度而定。首次发生感染控制后一般不需手术，再发感染即便已经控制亦建议手术治疗。并发游离穿孔、脓肿、梗阻、肠瘘者应选择手术，除非存在手术禁忌证。是否选择分期手术应视腹腔污染程度及患者全身状况而定。国外有报道指出，并发脓肿者可在超声或CT引导下行经皮穿刺引流，成功引流后择期行选择性切除；如引流失败则提示手术。由于这种脓肿的部位均较深，对穿刺的定位技术要求很高，其成功的关键在于能否找到安全而直接的穿刺路径，建议没有操作经验的医师不要轻易尝试。不论是内瘘还是外瘘均应在除外肿瘤后选择手术切除。结肠膀胱瘘最为多见，约占一半，其次是结肠皮肤瘘，多为结肠切除后吻合口瘘，而结肠子宫瘘、结肠输尿管瘘及结肠输卵管瘘等则较为少见。内瘘手术相对复杂，术前肠道准备要充分，对于复杂性内瘘应与泌尿科、妇科等相关科室协作治疗。肠梗阻经非手术治疗无效可选择手术治疗，但应注意排除并发肿瘤之可能。

第七节 大肠子宫内膜异位症

子宫内膜异位症是一种由于在子宫外出现具有生长活性及功能的子宫内膜组织所导致的病变，病变侵犯结肠和直肠者称为大肠子宫内膜异位症（colorectal endometriosis）。本病75%发生于20～40岁的女性患者，个别长期接受雌激素治疗的男性患者（如前列腺癌的雌激素治疗）也有报道，肠道子宫内膜异位症的患者占5.4%。病变多在紧靠盆腔的肠段，左侧累及乙状结肠和直肠，在直肠-子宫陷窝内可有紫红色结节和粘连；右侧常累及阑尾及回肠末段。病变一般位于浆膜层，有时累及肌层，很少破坏黏膜，但透壁性浸润可导致黏膜溃疡及穿孔。典型症状是月经周期相关性下腹部疼痛及肠道刺激症状。中医学属于“痛经”“癥瘕”“腹痛”的范畴。

【发病机制】

其发病机制尚不清楚，主要发病学说有“输卵管反流和种植学说”“体腔上皮化生学说”等。

【临床表现】

由于浸润肠壁的子宫内膜受卵巢激素的影响，典型症状是月经来潮前1～2天下腹部、后盆部、阴道或后背部疼痛，常放射到直肠和会阴区，并伴有下坠感和肠道刺激症状，如腹泻等。这些症状常在2～3天后减轻，月经后期或结束后缓解。子宫内膜异位组织在直肠壁生长，形成的结节状肿块能导致肠壁增厚、狭窄，但因为异位组织极少累及直肠黏膜，故病理组织学检查不易取到相应的组织来源来证实其病理改变，故术前诊断较为困难，早期误诊率高。妇科检查时可触到阴道直肠隔增厚，甚至形成团块，直肠指诊扪及直肠狭窄处组织增厚，并可能有触痛结节，似直肠癌表现。有15%～20%的患者没有自觉症状，但可能有周期性肠道功能异常、性交困难、排便疼痛、直肠出血、肠梗阻等病理表现。

【辅助检查】

1. 基础体温　子宫内膜异位症患者多伴有卵巢功能失调，常表现为黄体功能不健；亦有卵泡不破裂黄素化，均可呈现双向体温，但其表现为温差小、高温相短、体温上升延缓的黄体功能不健全的征象。

2. 催乳素（PRL）　子宫内膜异位症常与功能性高催乳素血症并存。

3. 子宫内膜抗体（endometrial antibody，EM-Ab）　鉴于子宫内膜异位症患者可能存在自身免疫功能异常，故患者血中EM-Ab往往升高，但其与CA125相似，特异性有限，凡有上皮性病变者亦可呈阳性。如结合病史，特别是进行性痛经，则EM-Ab的测定有助于本病的诊断。

4. X线　钡剂灌肠造影取决于病变对肠壁的浸润程度，表现为肠腔外压迫肠壁或肠腔内充盈缺损，但以肠外压迫最为常见。本病特征X线表现较少，但发生在典型部位者，结合病史仍可能诊断。本病的典型表现为该处肠腔不规则狭窄与正常肠段缺乏明确的界限，病变肠段一般在2～5 cm，狭窄的肠腔内常有多数大小不一的息肉样改变。双重对比检查可见病变肠段黏膜呈城垛状，组成直肠子宫陷窝的肠前壁改变更为明显，并常有一恒定的弧形压迹，为粘连性肿块或子宫压迫所致。Gordon认为城垛状黏膜形态可能是子宫内膜侵犯肠壁的唯一X线表现，且也有助于发现被遗漏的肠外或肠壁内小肿块。他又提出只有肠腔外肿块的压迫性改变未必有肠壁浸润，如同时存在城垛状黏膜才是大肠子宫内膜异位的可靠依据。

5. 纤维结肠镜检查　多数可发现肠道狭窄或受压而不发生溃疡。有便血者外压隆起黏膜可见有糜烂，活检超过半数可确诊。虽然该检查的确诊率并不理想，但是有重要的鉴别诊断意义。

6. 腹腔镜检查　使用腹腔镜不仅可以观察浆膜面的病灶，而且可活检得以确诊。

7. MRI　因其对盆腔软组织成像优于CT，是近年国外较常用在深度浸润型子宫内膜异位症的检查方式，有学者总结实体肿物型表现为T加权像时呈低强度信号，混有小斑片状强信号区，这些小斑片区为小的出血灶，T加权像呈均质低信号，增强时强化，符合组织学检查时病变中有大量纤维组织的特点。尽管受到诸多限制，但磁共振成像可以直接描述深度盆腔子宫内膜异位症，在判定深部浸润性子宫内膜异位症时，磁共振成像是较好的辅助手段。

8. 经阴道超声　该方法是常用的子宫内膜异位症辅助诊断方法，但较少应用于直肠子宫内膜异位症患者。然而，近来Marc等研究指出，虽然经阴道超声在直肠子宫内膜异位症检查中应用尚少，且不能精确描述病灶浸润直肠壁深度及与肛管的距离，但是可以探测整个盆腔内脏器，包括膀胱、子宫及其韧带、直肠陷窝、双卵巢、直肠阴道隔及结直肠，诊断宫底韧带与结直肠内异症的准确度为77%～97%，应是评价直肠子宫内膜异位症的首选方法。

【诊断要点】

主要依靠病史及症状、体征，并辅以必要的检查。对周期性便血、下腹痛、腹泻等肠道症状伴有不育、进行性痛经和性交痛病史，特别是妇科检查拟诊为子宫内膜异位症者，应考虑存在大肠子宫内膜异位症的可能。盆腔检查时要注意子宫直肠陷凹、子宫骶骨韧带、直肠阴道隔及直肠情况，注意有无触痛性结节、肿块或直肠狭窄等。按病变程度可分为轻、中、重3度。

1. 轻度　病变主要为腹膜上的表浅病变，卵巢、输卵管正常或基本正常。

2. 中度　卵巢已有明显病变，伴有轻度黏膜粘连或腹膜病变有较深的浸润。

3. 重度　卵巢异位囊肿直径在2 cm以上，伴有严重粘连或直肠子宫陷凹闭锁，以及生殖道以外的器官受累。

【鉴别诊断】

1. 直肠、乙状结肠癌 病变肠段呈局限性环行狭窄，与正常肠段分界清晰，黏膜破坏，症状呈进行性加重。

2. 腹腔转移性肿瘤 盆腔种植也可产生与本病相似的改变，但它常同时伴有不同程度的腹水和（或）有原发病灶的存在。慢性结肠炎、盆腔区放疗后的直肠乙状结肠放射性纤维收缩有时也可误诊为本病。

【中医辨证施治】

1. 气滞血瘀证

主证：渐进性痛经，经前期或经期小腹胀痛，痛处固定，经来不畅，淋漓不尽，或经来量多，血色紫黯有块，块下则痛减，胸胁乳房作胀，或腹中有块，固定不移，经期肿块胀痛明显，舌质紫黯，舌边或有瘀点，脉弦涩或弦缓。

治则：理气活血，逐瘀止痛。

方药：膈下逐瘀汤。

2. 寒凝血瘀证

主证：经前或经行小腹绞痛、冷痛、坠胀痛，拒按，喜温畏寒。经量少，色紫黯，或经血淋漓不净，或见月经后期，不孕，形寒肢冷，或大便不实，面色苍白。舌紫黯苔薄白，脉沉紧。

治则：温经散寒，活血，祛淤止痛。

方药：少腹逐瘀汤。

3. 气虚血瘀证

主证：经前或经后腹痛，喜按喜温。经量或多或少，色淡，质稀或夹血块，或婚久不孕，面色少华，神疲乏力，大便不实。舌淡黯边有齿痕，苔薄白或白腻，脉细无力。

治则：益气活血，祛瘀止痛。

方药：举元煎合失笑散。

4. 瘀热互结证

主证：下腹结块，平时小腹隐痛，经期加重，灼痛难忍，拒按，得热痛增。月经量多，色红或深红，质黏，带下量多，色黄质黏味臭，口苦咽干，烦躁不宁。舌质紫黯，舌边尖有瘀斑、瘀点，苔黄腻，脉濡数或滑数。

治则：清热活血，化瘀止痛。

方药：清热调血汤。

【现代非手术治疗】

对于症状较轻，尚未有严重肠道表现的患者，可以考虑药物非手术治疗缓解症状，但不能达到根治目的。药物治疗也作为辅助治疗方法用于术前准备，以减少病灶血供、缩小病灶体积、减少术中出血、降低手术难度。主要包括以下几类。

1. 孕激素周期疗法 用于痛经明显而病变较轻且无生育要求者或未婚妇女。常用药物有炔诺酮、甲基炔诺酮、甲羟孕酮等。

2. 假孕疗法 采用含有雌、孕激素的甾体药物造成假孕的疗法，使异位内膜转化为蜕膜，继而间质水肿，内膜坏死、萎缩。常用的药物有乙酸黄体酮、甲羟孕酮、甲地孕酮、18-甲基炔诺酮等，一般常用剂量为避孕剂量的4倍以上，并辅以一定量的雌激素（常用炔雌醇），以防止子宫内膜脱落出血；一旦发生突破性出血，可将雌激素剂量增大。一般主张持续给药6～12个月。

3. 假绝经疗法 是目前治疗子宫内膜异位症最有效的方法。用丹那唑400～800 mg/d，分2～4次口服；一般从月经第5天开始服药，当出现闭经后剂量逐渐减少至每天200 mg，疗程6个月。或者应用孕三烯酮（是一种抗雌激素类药物），剂量为每周2次，每次2.5 mg，于周期的第1周开始服用，连续6个月；如在治疗后1个月未发生闭经，则增加剂量，每周3次，每次2.5 mg，停药后月经平均在33天内恢复。不良反应少而且轻，不影响肝功能，生育力的恢复与丹那唑相仿。

4. 促性腺激素释放激素激动药（GnRHa）诱导的药物性垂体切除 GnRHa连续应用耗竭垂体GnRH，从而使卵巢分泌黄体生成素（LH）与尿促卵泡素（FSH）水平急剧下降，暂时产生类似绝经的表现，适用于不能使用甾体类激素治疗的患者及合并有肌瘤的患者，可有效改善症状，减小病灶。其代表药物有丙瑞林、戈舍瑞林。据报道，GnRHa治疗后症状改善率为

85% ～ 90%。主要不良反应有血管运动性症状、阴道干燥和可逆性的骨密度降低。

5. 阿替洛尔（TMX） 一种合成非甾体类抗雌激素药，常用量每次 10 mg，每日 2 次，连服 6 个月。不抑制排卵，在治疗过程中能受孕，动物实验表明无致畸作用，不良反应少，价格低廉，主要适用于症状明显而体征较轻的患者。

6. 米非司酮（RU486） 为孕激素抑制药，具有抑制排卵、诱发黄体溶解、干扰子宫内膜完整性的作用，长期低剂量应用效果好。用法为 10 mg/d，月经第 1 天开始，连续应用 6 个月为 1 个疗程。

7. 雄激素 对子宫内膜异位症的痛经有特效。常用甲睾酮 5 mg，每日 2 次口服；或丙酸睾酮 25 mg，肌内注射，每周 2 次，2 ～ 3 个月后停药观察。每月剂量不能超过 300 mg。否则可发生男性化表现。

8. 放射治疗 放射线对异位的子宫内膜破坏作用并不明显，其作用机制在于破坏卵巢组织，从而消除卵巢激素的影响，使异位的子宫内膜萎缩，达到治疗目的；适用于不能耐受激素治疗，且不宜行手术治疗的患者，如合并严重的心肺疾病等。

【手术治疗】

1. 姑息性手术 主要用于年轻、有生育要求者。保留子宫及附件（尽量保留双侧），只是切除病灶，分离粘连，重建卵巢，修复组织。近年来应用显微外科手术，切除异位病灶，仔细缝合创面，重建盆腔腹膜，仔细止血，彻底冲洗，使手术效果臻于完善，提高手术后妊娠成功率，降低复发率。非根治性手术的重要目的之一为妊娠足月分娩，故术前应对夫妇双方进行彻底的不孕检查。术后复发者仍可再次采用保守手术，仍可获得疗效。

（1）腹腔镜手术：通过腹腔镜检查可明确诊断，随着器械及技术的进步，几乎能完成开腹手术所有操作，具有手术时间短、术后恢复快等优点，逐渐成为手术治疗首要选择。在腹腔镜下可用 CO_2 激光器或氦 - 氖激光器烧灼病灶，即在耻骨联合上 2 cm 处做第二切口，激光刀通过这切口的套管进入盆腔，在腹腔镜直视下烧灼病灶。也可经腹腔镜穿刺吸出囊液，再用生理盐水冲洗，然后注入无水乙醇 5 ～ 10 ml，固定 5 ～ 10 分钟后吸出，最后用生理盐水冲洗后吸出。在腹腔镜下还可行输卵管通液检查。

（2）B 超下行卵巢内膜样囊肿穿刺术：对剥离术后或腹腔镜下穿刺后复发病例，可考虑超声下穿刺术及药物治疗。

（3）剖腹姑息性手术：用于较严重病灶黏连患者，尤其是无腹腔镜设备医疗机构或腹腔镜掌握不熟练者，皆可实行剖腹手术分离黏连，挖除卵巢子宫内膜样囊肿，尽可能保留正常的卵巢组织。如病灶仅限于一侧且较重，另一侧正常，有学者主张将病侧附件切除。这样做妊娠率较保留病侧卵巢后的妊娠率高。还可做简单子宫悬吊术。是否做骶前神经切除值得商榷。

2. 半根治手术 无生育要求，病灶严重，而年龄较轻者（< 45 岁），可行子宫和病灶全切，但尽可能保留一侧正常的卵巢组织，以避免绝经期症状过早出现。一般认为半根治术后复发率低，后遗症少。切除子宫可去除具有活力的子宫内膜细胞种植的来源，从而可减少复发机会。但因保留了卵巢仍有可能复发。

3. 根治性手术 年龄接近绝经期，尤其是病情重，有过复发者，应实行全子宫及双侧附件切除。手术时尽可能避免卵巢内膜囊肿破裂。囊液流出时应尽快吸尽、冲洗。术后出现更年期综合征者，可用镇静药及尼尔雌醇。腹壁、会阴切口处发生子宫内膜异位症者，应彻底切除，否则会复发。特别需要提出的是，大肠子宫内膜异位症的手术应该是盆腔子宫内膜异位症的一部分，主要包括以下两种。

（1）直肠、结肠部分切除术：适合位于子宫直肠陷凹、子宫骶骨韧带及直肠结肠浆膜面的结节切除及部分结、直肠切除。由于操作难度不大，有学者主张可通过腹腔镜辅助下经阴道切除。Abrao 等曾分析 6 例结直肠内异症患者，接受腹腔镜辅助经阴道节段性直肠乙状结肠切除术后随访 1 年情况，结果 5 例临床症状完全缓解，仅 1 例为部分改善。

（2）切除受累肠管的根治性手术（Dixon 术式）：多数学者认为本病虽为良性病变，但直肠壁的子宫内膜异位症病灶具有向周围组织侵犯的恶性生长倾向，随每次月经周期而不断增大，可致肠腔狭窄，甚至肠梗阻。另一方面，虽然肠道子宫内膜异症罕见恶变，但仍有可能性，而肠管切除是预防病变发生恶性转变的唯一方法。故累及结直肠壁肌层或更深的较大内异症灶需行根治性肠管切除术，可选择 Dixon 术式，该术为根治直肠病变和减少复发的有效方法，吻合器使用具有操作简便、费时少、术后并发症少等优点。

【诊疗进展】 大肠子宫内膜异位症是肛肠科临床少见疾病。1860 年由 Roktansky 首次发现子宫内膜异位症。1909 年 Mackenrodt 首先对阻塞性乙状结肠子宫内膜异位症做了肠切除。1 个世纪以来，随着人们对本病认识的不断深入，相关报道逐步增多，诊断和治疗手段也有所改进。随着 MRI、经阴道超声、腹腔镜检查等的普及，大肠子宫内膜异位症的诊断变得容易了。但是，子宫内膜异位症的治疗始终是一个棘手的问题，肛肠专科医师对于本病的药物治疗手段并不熟悉，单纯的切除大肠病灶也不能解决问题。所以，加深对疾病本质的认识，争取早期诊断，增进跨科室合作是更好地解决问题的必由之路。

第八节　肛管直肠痛

肛管直肠痛是指肛门直肠及周围以疼痛为主的一种症状。导致肛门直肠痛的原因比较复杂，本节讨论的是无器质性病变的功能性肛门直肠痛，又称自发性肛管直肠痛（essential anorectal pain，EAP）。其特点是患者诉述肛管直肠有疼痛或剧痛，但在内镜检查及 X 线检查时，无任何异常发现，临床诊断及治疗都较困难。中医学属于“谷道痛”“魄门痛”的范畴，早在《五十二病方》中即有记载。《太平圣惠方》中记载：“治五痔下血疼痛，里急不可忍。”

【中医病因病机】

中医学认为，湿热风燥等邪侵袭、七情郁结、劳倦内伤等，可致肛门局部气血瘀滞，经络阻塞，不通则痛。

【发病机制】

本病病因仍不清楚，有学者认为由肛提肌痉挛、乙状结肠直肠套叠或精神忧郁性紊乱引起。最常发生在夜间，有的在淋浴时间过长、寒冷、腹泻和读书阅报时突然发生。有些患者同时患偏头痛，兼有自主神经功能障碍，多无阳性体征，因此提示本病似乎属于自主神经疾病之列。本病多数伴有某种肛门直肠疾病，但这些并不一定是真正的原因。

【临床表现】

根据疼痛特点可分为急性疼痛和慢性疼痛。急性疼痛持续时间较短，多为数秒至 20 ～ 30 分钟。典型表现为患者在肛门直肠部位出现一种严重的、撕裂样的或痉挛性的阵发性疼痛，以致可从睡眠中痛醒，达到高峰后逐渐减弱，最后消失。这种痛可以非常剧烈，甚至可以导致晕厥。自觉疼痛发生在肛门以上 5 ～ 10 cm 处。约 60% 的患者有多脏器症状，合并肠易激综合征、消化性溃疡或炎症性肠病。慢性疼痛常常表现为肛管内或会阴区疼痛，可以向大腿的前部、中部或后部发散，常为顿痛，坐时痛感或沉重坠感增剧，站立或平卧时减轻。

【辅助检查】

尚无特异性诊断指标，用于排除性诊断的检查常见的有经直肠超声、盆腔 CT、前列腺超声等。肛管直肠动力学测定及盆底肌电图检查常有一定的辅助意义。慢性肛门痛或痉挛性肛门痛患者，动力学检查示肛门内括约肌静息压（internal anal sphincter basal pressure，IASP）增高，肛门外括约肌（external anal sphincter,

EAS）压力升高，直肠感知阈值增加。盆底肌电图示盆底肌痉挛和（或）峰值收缩。

【诊断要点】

罗马 Ⅲ 标准中把功能性肛门直肠痛分为慢性肛门痛（chronic proctalgia）和痉挛性肛门痛（proctalgia fugax），两种类型常同时存在。其中慢性肛门痛有两种亚型：肛提肌综合征（levator ani syndrome）和非特异性功能性肛门直肠痛（unspecified functional anorectal pain ）。

1. 慢性肛门直肠痛

（1）慢性或反复发作的肛门直肠痛。

（2）疼痛持续至少 20 分钟。

（3）排除其他引起肛门直肠痛的原因：缺血、炎性肠病、隐窝炎、肌间脓肿、肛裂、痔、前列腺炎和尾骨痛（以上症状诊前至少 6 个月出现，持续至少 3 个月）。亚型：①肛提肌综合征，符合慢性肛门痛诊断标准，并且从后部牵拉耻骨直肠肌时可引起触痛；②非特异性功能性肛门直肠痛，符合慢性肛门痛诊断标准，从后部牵拉耻骨直肠肌时不会引起触痛。

2. 痉挛性肛门直肠痛

（1）反复发作的位于肛门区和直肠下段的疼痛。

（2）发作持续数秒至数分钟。

（3）发作间期无肛门直肠疼痛。

诊断痉挛性肛门直肠痛症状持续时间必须要满 3 个月，PF 症状持续时间可少于 3 个月。

【鉴别诊断】

1. 尾骨痛　是指腰部下端及尾骨的疼痛，常见于妇女老年人和过度疲劳的患者。疼痛会因为不当体位或长时间的站立、弯曲等姿势引发。疼痛主要在尾骨，坐于坚硬平板时疼痛加重，痛多在晚上发生或突然发生，盆腔部有重力感，烧灼感，并有里急后重。检查时尾骨剧烈触痛。

2. 肛门内括约肌肥厚　是一种遗传性肛门括约肌病，主要表现为严重的肛门部疼痛，肥大的肛门内括约肌，并伴随便秘，疼痛一般发生在夜间，肛内超声可以确诊肥大肛门内括约肌，厚度可达 7 mm。

3. 梨状肌综合征　梨状肌因急、慢性损伤，致炎性改变，刺激或压迫神经，而产生会阴部痛，臀部酸胀、发沉，自觉患肢稍短，轻度跛行，大腿后外侧及小腿外侧有放射性疼痛。触诊时，在梨状肌体表投影区有明显的深在性压痛，梨状肌张力试验阳性。

【中医辨证施治】

1. 湿热蕴结证

主证：肛门部坠痛，里急后重，大便黏腻不爽，小便黄，舌质红，舌苔厚腻，脉弦滑等。

治则：清热利湿，健脾理气。

方药：止痛如神汤加减。

2. 气滞血瘀证

主证：肛内痛有定处，夜间加重，疼痛剧烈，烦躁或抑郁，月经不调，舌暗，苔白，脉细或涩等。

治则：活血化瘀，理气止痛。

方药：血府逐瘀汤加减。

3. 阳虚寒凝证

主证：肛门疼痛绵绵，脸色无华，唇色淡暗，大便稀溏，腰膝酸软，寒战汗出，舌质淡胖、苔白滑，脉沉细无力。

治则：温阳解凝，益气止痛。

方药：真人养脏汤加减。

【中医外治法治疗】

1. 灌肠法　白头翁汤保留灌肠，每晚 1 次。

2. 坐浴法　祛毒汤坐浴。

3. 其他　如针刺、艾灸、按摩、穴位注射等方法，常用穴位有长强、八髎、承山、至阳、命门、腰阳关；百会、合谷、太冲、阳陵泉、神门、大肠俞、足三里等。

【现代非手术治疗】

尚没有公认的疗效确切的治疗方案，对于痉挛性肛门直肠痛的治疗，多数患者疼痛发作时间非常短，治疗仅为安慰患者，给予解释。

1. 手指按摩肛提肌并适当扩肛。

2. 温水坐浴，肛管压降低可能是其改善症状的原因。

3. 生物反馈训练，以缓解痉挛症状，降低肛管内压。

4. 镇静药可以消除焦虑症状，并能使肌肉痉挛缓解。

5. 肉毒杆菌素用盐水稀释后，分 4 个点注射到肌内，使肌肉痉挛缓解。

6. 采用物理治疗仪进行局部治疗，常有一定的效果。

7. 心理和精神类药物治疗。

【手术治疗】

部分切断耻骨直肠肌，可使疼痛缓解，但容易产生液体、气体和大便失禁的并发症。因此，应尽量避免手术治疗。另外，如各种治疗都无效，一些外科医师主张部分阴部神经切断或进行阴部神经阻滞。

【诊疗进展】

近来有研究表明，吸入沙丁胺醇是一种肾上腺素能激动药，可缩短直肠痛的发作时间。另一些学者建议，使用可乐定或硝酸异戊酯。部分阴部神经切断或进行阴部神经阻滞也具有一定疗效。高野正博通过对 68 例痉挛性肛门痛患者的回顾性研究发现，其中 55 位沿阴部神经有触痛点。55 例都一致肯定指诊时引起疼痛的部位、性质、程度与疼痛真正发作时相似。在利用神经阻滞药物后，65% 的患者疼痛能够完全消失，25% 的患者症状得以缓解。这些都说明痉挛性肛门直肠痛的发病机制是阴部神经痛。Katsinelos 认为，肉毒杆菌对治疗 PF 有着较好的疗效，肉毒杆菌素用盐水稀释后分 4 个点注射到肌肉中，观察后发现患者没有造成肛门失禁，而疼痛全被改善。

第九节　孤立性直肠溃疡综合征

孤立性直肠溃疡综合征（solitary rectal ulcer syndrome，SRUS）是一种少见的慢性、非特异性肛肠良性疾病，临床以血便、黏液便、排粪困难及肛门坠胀疼痛为主要表现。文献中尚未见恶变报道。需要指出的是，这一综合征不一定是孤立的，也不仅限于直肠。属于中医学“便血”的范畴。

【发病机制】

发病可能与直肠黏膜脱垂、缺血、损伤、便秘、肠道炎症、血管异常、细菌或病毒感染等因素有关。SRUS 最明显的组织学改变是固有层血管闭塞，由纤维化及黏膜肌层的纤维向肠腔生长所致。黏膜下可能有异位腺体，内有黏膜充填及衬有正常结肠上皮。此外，常可见浅表性黏膜溃疡、腺管组织不规则及上皮增生等。朱丽音等根据其病理学的研究指出，SRUS 的典型组织学改变：①黏膜表面糜烂或浅溃疡形成；②黏膜肌层增生肥厚、平滑肌细胞向固有膜内生长，并围绕肠腺；③固有膜内纤维组织增生；④腺体变性、破坏及增生反应；⑤部分有黏膜层及黏膜下层黏液池形成。

【临床表现】

成年人多见，男女差别不大。最常见的是便血，色鲜红，量少，偶有大量便血而需输血治疗。常有黏液便，污染内裤。另一重要症状是在摒便时有肛管梗阻感，便次多，便不尽感，有时需用手指插入直肠以助排便。几乎都有摒便史。偶有轻微疼痛，位于会阴部、骶部及左髂窝等处，或有里急后重等。

【专科及辅助检查】

1. 直肠指诊　可扪及增厚、较硬而活动的黏膜溃疡，触痛，有时硬变的直肠黏膜边缘隆起，周围呈结节状，亦可触及息肉状物。易被误诊为息肉或癌。偶可在直肠下端扪到环状狭窄。做排粪动作时可扪及脱垂顶端，指套带血迹及有黏液。

2. 直肠镜或结肠镜检查　镜下可见直肠壁黏膜充血、溃疡和息肉状改变等。病变的部位大多数位于直肠前壁或前侧壁，从肛管直肠交界处到乙状结肠均可发现病灶，但多数在直肠 7 ～ 10 cm。溃疡从数毫米至数厘米大小，边界线清楚，边缘不规整，周围有轻度炎症改变。

有时直肠无明显溃疡，仅见一粗糙炎性区域，亦有多个溃疡存在的情况。

3. X 线检查

（1）钡剂灌肠：可发现直肠狭窄、黏膜颗粒粗、直肠瓣增厚等；并非特异性检查，不易与癌及炎性疾病相鉴别。

（2）排粪造影：可发现直肠内脱垂、直肠前突，盆底痉挛、会阴下降、肠疝和直肠脱垂等变化。可用于明确 SRUS 排粪障碍的原因，并可指导治疗。

4. 直肠肛门测压和肌电测定　多数患者肛管静息压无变化，肛管最大收缩压下降，部分病例可发现做排粪动作时耻骨直肠肌反常收缩等情况，有助于明确 SRUS 的病因。

5. 组织活检　这是区别 SRUS 与肿瘤、炎症肠病及其确诊的唯一可靠依据。其特征性表现是固有层血管闭塞，由纤维化及黏膜肌层增生的肌纤维充填并向肠腔内生长。黏膜下常有异位腺体呈囊性扩张，故本病有时被称为深部囊性结肠炎。根据其病理变化，可分为两期：①溃疡前期，表现为黏膜固有层由成纤维细胞和排列规则的肥大黏膜肌层代替，以后黏液腺间平滑肌进一步肥厚并排列不规则，黏膜肌层和固有层增厚；②溃疡期，始为肠腔表面息肉样变及上皮下毛细血管扩张，继之溃疡形成，伴有纤维蛋白等渗出物，类似假膜性肠炎，并出现典型黏膜固有层纤维化闭塞、黏膜肌层排列紊乱增厚，以及黏膜下腺体异位或形成囊性扩张。

本综合征较晚期病变常有明显纤维肌组织增生且直肠腺体有一定程度的增生，有时增生的腺体尚有一定的异型性，并移入直肠黏膜下增生的纤维平滑肌组织内，故易误诊为癌。因此，这是临床及病理上易被误诊的疾患。

【诊断要点】

根据临床表现特点和组织学改变特征，并结合内镜等检查常可做出诊断。一般认为当具有下列情况时应考虑为 SRUS。

1. 以血便、黏液便、排粪障碍及肛门疼痛等为主要表现。

2. 内镜检查可见直肠前壁或前侧壁黏膜有局限性糜烂或溃疡。

3. 病理学检查结果符合前述本征组织学改变的基本特征。

【鉴别诊断】

由于本征患者直肠固有膜内平滑肌及纤维结缔组织围绕肠腺生长，腺体细胞具有一定的异型性，腺体大小不一，加之内镜活检取材组织较小并有破碎，故易与肠癌混淆。当腺体增生反应明显时，易与腺瘤混淆。应注意鉴别诊断，必要时反复取活检以明确诊断。当 SRUS 合并痔时与单纯痔不易区别，两者的区别点在于痔核硬化结节间可见残留的痔性扩张血管，血管周围纤维化明显，黏膜下层纤维组织中的平滑肌增生不明显；而 SRUS 是在黏膜层腺体间及黏膜肌层纤维组织增生。

1. 克罗恩病　可累及胃肠道的任何部位，内镜下见节段性全壁炎；裂隙状溃疡（刀切样纵行溃疡）；非干酪坏死性结节病样肉芽肿。X 线造影可见肠黏膜的鹅卵石样改变。肠壁因慢性炎症而增厚，引起管腔狭窄。如果发生在肛管直肠部位，伴有腹泻、腹痛、便血或便秘等，易与 SRUS 混淆。

2. 溃疡性结肠炎　病变呈弥漫分布，肠黏膜有多发性浅溃疡，形体各异，大小不等，附有脓血性分泌物，黏膜充血、水肿；黏膜粗糙呈颗粒状，质地脆，触之易出血；可见炎性息肉。活组织学可见炎性反应，糜烂、溃疡、隐窝脓肿、腺上皮增生及杯状细胞减少等变化。主要症状为腹泻伴有黏液脓血便。

3. 直肠癌　SRUS 溃疡型与 Borrmann Ⅱ型肠癌外观相似，前者直径多在 3.0 cm 以内，边缘黏膜有弹性，光整，血管纹理清晰。后者边界不整，质脆硬，易出血，附有污垢苔。隆起型 SRUS 直径多在 2.0 cm 以内，边界清，周边黏膜质地软，有弹性；直肠癌以隆起型多见。而直肠癌多呈不规则菜花状，涉及范围大，多在 3.0 cm 以上，环绕肠壁生长，边界不清，肠腔狭窄常见。

【中医辨证施治】

1. 热毒内结证

主证：便血鲜红，大便秘结，肛门灼热，口干舌燥，或伴有腹胀、腹痛，舌红苔黄，脉滑数。

治则：清热解毒，凉血止血。

方药：清营汤。

2. 湿热蕴结证

主证：大便带血，色鲜红或暗红，夹杂秽浊黏液，伴有腹胀满闷，大便黏滞不爽，舌苔黄腻，脉濡数。

治则：清热除湿。

方药：地榆散。

3. 中气不足证

主证：便血色暗淡或紫黯，面色少华，脘腹不舒，或伴有脱肛，头晕目眩，食欲缺乏，神疲乏力，舌质淡、苔薄白，脉细缓。

治则：补中益气。

方药：补中益气汤。

4. 脾阳虚衰证

主证：大便下血，色紫黯或暗黑，腹痛隐隐，喜温喜按，怯寒肢冷，食少便溏，舌质淡、苔薄白，脉沉迟无力。

治则：温阳健脾。

方药：黄土汤。

5. 肝肾阴虚证

主证：大便下血，量少色红，伴有两颧红赤，五心烦热，夜寐不安，形体消瘦，或骨蒸盗汗，舌质红绛，脉细数。

治则：滋阴降火。

方药：六味地黄汤。

【现代非手术治疗】

一般以非手术治疗为主。

1. 各种容积性泻药。

2. 各种通便中成药，如麻仁润肠丸 6～12 g 口服，每日 2 次。

3. 外用药物：①栓剂，如肛泰栓、马应龙麝香痔疮栓、化痔栓、太宁栓等；②膏剂，如肛泰膏、马应龙麝香痔疮膏等；③便血重者可采用云南白药保留灌肠；④大便困难者可予以开塞露纳肛。

4. 抗生素、激素灌肠治疗无效时，可针对患者排粪困难应用高纤维饮食、容积性泻药等一般治疗，其不但可软化大便，使便柱增粗，减轻用力排粪及肛门疼痛等，减少或避免直肠脱垂的发生，达到促进溃疡愈合的效果，而且还可帮助患者养成避免用力排粪的习惯。此外，尚可予生物反馈训练、增加户外活动等。有学者报道用硫糖铝保留灌肠，可明显改善症状，但组织学上无明显变化。

【手术治疗】

主要针对包括直肠内套叠和脱垂及盆底肌的痉挛性收缩等情况。

1. 手术指征　直肠脱垂、排粪造影有直肠内脱垂、经非手术治疗无效。

2. 手术方法　目前多主张采用消痔灵注射术、直肠固定术、Delorme 术及直肠腔缩小等术式治疗内套叠和脱垂，辅以生物反馈法训练正常肌肉的异常收缩。局部切除常易复发，外科手术并不能改善肛门和直肠的敏感性及排粪障碍，生物反馈训练，有助于消除症状，特别是经直肠固定术后仍存在症状者。

【诊疗进展】

自 1870 年由 Gruveilhier 在慢性便秘患者中发现以来，国外文献已有许多病例报道，尤其是英国和日本文献报道较多。国内在 1991 年才有个别病例报道。需要指出的是，SRUS 是一个相当复杂的问题，常与其他出口梗阻型便秘伴随出现，许多患者还伴随有明显的精神问题。St.Mark 医院的一篇报道称，用手术治疗 81 个病例，最终治愈率为 30%，因此选择手术时应谨慎。此外，当进行内镜检查时如发现典型病变，应高度警惕直肠内脱垂等疾病的存在。

第 28 章

肛肠疾病的预防保健

第一节　概　　述

讲到肛肠病，大家都会想到“十人九痔”，可见肛肠病在人群中发病率之高。该处所讲的“痔”是泛指所有的肛肠病，包括痔、肛裂、肛瘘、肛门直肠周围脓肿、直肠脱垂、肛管直肠癌等。中医治病讲究“治未病”，要求不但要治病，而且要防病，阻挡病变发生的趋势，达到“治病十全”的“上工之术”。朱震亨在《格致余论》中说：“与其求疗于有病之后，不如摄养于无疾之先；盖疾成而后药者，徒劳而已，是故已病而不治，所以为医家之怯；未病而先治，所以明摄生之理……此圣人不治已病治未病之意也。”肛肠病也一样，可通过预防而减少疾病的发生或延缓疾病的发展。

一、肛肠病诱发因素

1. 体质因素　中医学认为“邪之所凑，其气必虚”，当机体功能状况差时，抗病能力亦低下，易遭受外感五淫侵袭而罹患疾病。

2. 情志内伤　人体生理功能受精神支配，当遭受七情损伤时亦可使脏腑功能失调、气血逆乱而发病。如溃疡性结肠炎、肠易激综合征等均与情志内伤有关。

3. 饮食因素　饮食不节、嗜食辛辣炙煿肥甘厚腻之品，过食生冷，过度饮酒，均可诱发肛肠病的发生，如痔、肛门直肠周围脓肿等。

4. 解剖因素　因人直立的时间较长，肛门部位于消化道末端，血液回流较差，易造成局部淤血，又肛门直肠交界处肛窦开口向上，易滞留粪便残渣引起局部持续充血或感染。

5. 排便不规律　便秘、腹泻、大便时过度用力等，均可加重肛门局部的刺激，而导致疼痛、出血、水肿、皮肤裂伤、感染等症状出现。

6. 其他　如劳累、久坐、妇女妊娠，可促使肛门局部血液淤积、回流障碍，而加重局部病变。

二、预防保健措施

1. 积极锻炼身体，增强抗病能力　中医学认为“正气存内，邪不可干”。锻炼身体如做操、打拳、散步、打球、游泳、爬山等，可增强体质，提高机体抵御外邪的能力。对于久坐、久站工作的人，要尽量安排时间活动下肢和臀部肌肉，使气血通畅，减少局部气血瘀滞。

2. 避免情志刺激，保持精神愉快　调摄精神意志，思想上安闲清静，精与神守持于内，避免过度的情志变动，戒怒少思，心胸开朗，乐观愉快，使精神处在最佳状态，这样就能达到补养真气、防病于未然的目的。

3. 饮食调理　我国伟大的医学家孙思邈在《千金方》中记载："饮食不节，醉饱无时，恣食肥腻，胡椒辛辣……乃生五痔。"所以平时饮食要有节制、有规律，关键要有合理的膳食结构，"五谷为养，五果为助，五畜为益，五菜为充"。多吃蔬菜水果；晨起饮蜂蜜水或温水一杯；忌食辛辣刺激食物如酒、辣椒、芥末等，大热之物如狗肉、羊肉、鳖等不可食。另外不偏食，饮食要五谷杂粮粗细搭配，荤素均衡，吃时细嚼慢咽。

4. 注意劳逸结合和起居调摄　《内经》云："久视伤血，久卧伤气，久坐伤肉，久立伤骨，久行伤筋。"提示应当劳逸结合、锻炼适度，才能气血调畅、疏郁散结、脏腑得养、阴阳互守。古人曾指出担轻负重可以引起痔。临床中常注意到患者每在过度劳累时痔发作。所以预防肛门疾病要适当休息，注意劳逸结合。经常站立劳动者，适当坐卧休息；久坐久蹲者，要注意增加站立、行走等活动。另外，房事不可过度，犯病时或治疗期间要杜绝房事。

5. 养成良好的排便习惯　良好的排便习惯包括排便基本定时、有规律（每日或隔日定时大便1次），排便时用力适当，耗时不长，排出通畅，不干燥不稀薄，便后有轻松感，平时注意不要人为地抑制便意感，便时不要读书看报、吸烟等。排便最佳时间为晨起或早餐后，早晨起床后因身体直立可引起结肠运动，饭后由于食物的刺激可加速胃肠蠕动，亦可产生大便感。

6. 便后肛门处理

（1）收缩肛门：排便后有意识地做3～5次肛门收缩，可增强括约肌功能，消除其疲劳，缓解里急后重症状，有利于轻度脱垂的肛肠病如内痔、脱肛的还纳。

（2）还纳脱出物：一些肛肠病如内痔、脱肛、息肉等，便后可脱出肛外，轻者可自行回缩，对重者如不能回缩应立即送回，防止肛周组织炎症水肿，使还纳困难。

（3）清洗坐浴：是肛门保健的措施之一。可用温热清水或中药坐浴，配合肛门收缩，每次15～20分钟。中药坐浴熏洗方可根据具体情况酌情选用清热解毒、燥湿止痒、消肿镇痛等药物，用坐浴的方法不仅可以洗净肛门皮肤皱褶内的大便残渣，而且能促进局部血液循环，减轻局部水肿和疼痛，对预防肛门疾病的发生有重要作用。

7. 肛门功能锻炼　加强肛门功能锻炼，不仅可以促进局部的血液循环，减少痔静脉的淤血扩张，而且可以增强肛门直肠部的抗病能力，避免或减少肛门直肠疾病的发生，即使发生也可以不使其发展，或可以促进其恢复；已做肛门直肠部手术者，可以减少复发的机会，有利于功能恢复；对于肛门括约肌受到损伤的患者，加强锻炼亦利于功能的恢复。因此，加强肛门功能锻炼的具体方法如下。

（1）导引法：导引是修炼者以自力引动肢体所做的俯仰屈伸运动（常和行气、按摩等相配合），与现代的柔软体操相近似，是锻炼形体的一种养生术，属于气功中之动功。道教根据古人所谓"流水不腐，户枢不蠹"的道理，认为人体也应适当运动，通过运动，可以帮助消化，通利关节，促进血液循环，达到祛病延年的目的。古代导引一般徒手进行，也有的辅助以简单的器械。具体做法是，左下肢足部踏地，右下肢屈膝，两手抱住右膝关节下方犊鼻至足三里部位，然后两手及双上肢用力使右腿膝部尽量向身躯牵拉，稍停片刻后进行调换，右下肢足部踏地，左下肢屈膝，连续操作28次。此法如能坚持每天做1～2遍，不仅能预防痔疮的发生，亦可疗虚损劳伤之病。三国时期的华佗把导引术式归纳总结为五种方法，名为"五禽戏"，即虎戏、鹿戏、熊戏、猿戏、鸟戏。

（2）肛门运动法：此法可增强肛门括约肌紧张力、减轻痔出血和脱出症状、促进局部血液循环，减轻疼痛，使排便通畅。方法：收缩肛门5秒，再舒张5秒，收缩肛门时深吸气、舒张肛门时深呼气，如此连续进行5分钟，每日3～5次。

（3）体疗九法：用于痔核脱出、脱肛及肛门括约肌收缩无力的患者。对肛裂、炎性外痔、嵌顿痔禁用。

①松身提肛法：仰卧位，两腿交叉，全身各部高度松弛，不要紧张用力。然后臀部和大腿用力夹紧，同时肛门如忍大便状，缓缓用力上提，两腰眼亦做成向下与床相接触状弯腰，这样全身放松与提肛交替进行。根据健康状况可做 10 ～ 30 次，然后可配合呼吸运动，提肛时吸气，全身放松时呼气。

②骨盆高举法：仰卧屈膝位，使足跟靠近臀部，两手放在头下，以足掌和肩部作支点，使骨盆高举，同时收缩肛门，放松时骨盆下放，熟练后亦可配合呼吸，提肛时吸气，放松时呼气。

③腹肌旋转法：仰卧位，两腿自然伸展，以气海穴为中心腹肌做旋转动作，顺时针旋转 20 ～ 30 次，逆时针旋转 20 ～ 30 次，先顺后逆的旋转。练习此方法时臀、腰等处配合则较易进行。

④双臂上举法：仰卧位，两臂放躯干旁，全身放松，两臂上举，同时吸气，手掌举至头上时要正好将气吸完，两臂在身前放下还原，同时配合呼气，此势可连续做 6 次。

⑤叉腿站坐法：两腿交叉坐于床边或座椅上，全身放松，两腿保持交叉站立，同时收臀、夹腿、提肛，坐下还原时全身放松，可连续做 20 ～ 30 次。

⑥站式交腿法：站式两腿交叉，收臂、夹腿、提肛，两腿仍保持交叉，全身尽可能放松，如此反复，一般 20 ～ 50 次。

⑦收臀击腹法：站式两腿交叉，收臀、夹腿、提肛，同时吸气，待气吸满后，两拳轻握轻击小腹部，同时呼气，如此击腹 20 ～ 40 次。注意击腹的力量一定由轻开始，慢慢加重，千万不要在开始几天时间用力叩击。叩击时如果腹部感到不适，说明用力过大，要减轻些，孕妇禁用此法。此势最好在脱肛基本控制后练习，疗效很好。

⑧握拳鞠躬法：两腿并拢，两拳松握，自胸前两侧上提至乳部，同时抬头挺胸吸气，气吸满后，上体呈鞠躬状前俯，同时两拳变紧握，沿两腋旁向身体后下方伸出，并随势做深呼吸。如此连续 6 次。

⑨举臂呼吸法：两腿并拢，两臂自左右侧上举至头上方，同时两足跟提起做深长呼吸，两臂在体前自然落下，同时足跟亦随之下落踏实，并做深长呼吸。可连续做 6 次。

第二节　预防保健

古人云："欲得长生，肠中常清；欲得不死，肠中无滓。"意即人体的肠道与健康关系密切，大便通畅对人体是非常有益的。而现代社会中，便秘患者呈日益增多的趋势，成为困扰广大患者的一个重大疾病。

一、便秘的分类

1. 功能性便秘

（1）精神因素影响：人体排便受意识随意控制，当情绪紧张或因肛门疾病疼痛影响，患者有意抑制便意感，久之直肠壁对粪便的刺激不敏感，形成直肠型便秘，长期如此即为习惯性便秘。

（2）肠道紧张性降低：年老体弱、久病重病、产后、营养缺乏、食量不足者，肠管运动迟缓，肠内容物下传无力，时间延长，水分吸收过多而造成便秘。

（3）长期应用泻药的影响：长期应用泻药或灌肠剂，加重肠道自身运动减弱，造成粪便传输减慢，大便中水分吸收过多而变干，引起继发性便秘。

2. 器质性便秘

（1）肠道狭窄：因肠道肿物、先天性狭窄，或术后吻合口狭窄，导致大便通过困难，于肠道中停留时间延长而致便秘。

（2）出口梗阻：由于直肠前突、内套叠、会阴下降综合征、耻骨直肠肌综合征等，造成排便困难，引起便秘。

二、便秘的主要危害

1. *易患结肠癌*　临床研究发现，便秘患者结肠癌的发病率是正常人的4倍多，严重便秘患者约10%的人患结肠癌。究其原因：①由于干硬大便直接对肠黏膜产生机械性刺激作用；②肠道内一部分尚未消化的高脂肪饮食，会引起胆汁分泌增多，生成脱氧胆酸等致癌物质。如果排便正常，则能及时将这些致癌物质或有害物质不断随粪便排出体外。所以，防癌先防"秘"。

2. *引起肛肠疾病*　肛门大部分的疾病或多或少都与便秘有关系，很多疾病可由便秘直接导致，因为发生便秘时，可出现排便困难，粪便干燥，用力排便等，这样可直接引起或加重肛门直肠疾患，如直肠炎、肛裂、痔等。

3. *胃肠神经功能紊乱*　人们每天要从饮食中吸取必要的营养素，以维持正常的生命活动和生活、生产活动。便秘时，粪便潴留，有害物质吸收可引起胃肠神经功能紊乱而致食欲缺乏、腹部胀满、嗳气、口苦、肛门排气减少等表现。

4. *形成粪便积蓄性溃疡*　由于便秘患者几天不解大便，粪便中的水分被肠道吸收，粪便就会变得干硬，较硬的粪块压迫肠腔，造成缺血性溃疡，严重者可引起肠穿孔。

5. *诱发心、脑血管疾病*　临床上关于中老年人因便秘而造成的心、脑血管疾病发作有逐年增多趋势，可加重患者的病情，甚至带来严重后果。最多见的肺气肿、肺心病，常因便秘而咳喘加重；患高血压、动脉硬化、冠心病等心脑血管病的老年人，常因便秘，用力排便，增加腹压，或用力过猛使血压骤升，造成脑血管破裂而发生脑出血等急性脑血管病。患冠心病者，常因便秘，排便用力过猛，腹压升高，血压升高，心跳加快，心肌耗氧增加而引起心绞痛发作，被称为"便秘性心绞痛"；或发生急性心肌梗死、心律失常、主动脉瘤或心脏室壁瘤破裂而猝死。所以，临床上经常出现中老年人治好了原发病，而由于忽视便秘的治疗，最后猝死在马桶上。

6. *引起性生活障碍*　由于每次长时间用力排便，引起耻骨直肠肌痉挛，肌纤维缺血而导致老化、弹性下降，肛门收缩过紧及盆腔底部痉挛性收缩的缘故，以致不射精或性欲减退，性生活没有高潮等。

7. *影响大脑功能*　便秘时代谢产物久滞于消化道，由于细菌的作用产生大量有害物质，如甲烷、酚、氨、组胺、硫化氢、乳酸、醋酸等，这些物质部分扩散进入中枢神经系统，干扰大脑功能，表现为记忆力下降、注意力分散、思维迟钝等。

8. *引发早衰*　便秘主要的特点就是粪便在大肠中停留的时间过久，易于发酵腐败，产生大量气体；便秘者不能将其及时排出体外，结果被吸收入血。有学者认为这种长期的自体中毒会促使人的早衰或未老先衰，影响健康长寿，这就是衰老学说中一派所主张的自身中毒学说。

9. *引起皮肤灰暗，脸上生暗疮、雀斑等*　由于粪便在肠道存留时间过长，致使毒素在血液中循环，从而引发一系列皮肤病，尤其是年轻女性易出现痤疮、暗疮、色素沉着等。

10. *其他*　易使妇女发生痛经、阴道痉挛，并生产尿潴留、尿路感染等症状。

三、便秘的预防保健措施

1. *调理饮食结构*　根据大便情况及时调理饮食结构，以防治大便秘结，这是最简单易行的方法。

（1）注意饮食量：只有足够的容量，才能在肠道内形成渣滓刺激肠蠕动，使粪便正常通行排出体外。

（2）注意饮食质量：主食不宜过于精细，注意经常吃粗粮杂粮，因为粗粮杂粮消化后残渣多，可增加对肠管的刺激，利于排便。副食宜多食含纤维素多的蔬菜水果，如蘑菇、银耳、木耳、韭菜等，因为纤维素不易被消化吸收，可增加粪便体积，提高肠管内压力，刺激肠蠕动，有利于排便。

（3）注意多喝水：当感觉口渴时，机体的细胞已经严重缺水。每日应饮水 1 500 ～ 3 000 ml，以白水为宜。起床后或早饭前喝一杯水还有轻度通便作用。另外，食用核桃仁、花生仁类食物，亦有润肠通便作用。

2. 形成良好的排便习惯　排便要定时，不要经常抑制排便感。对容易发生便秘的人，大便时间更应合理。排便最佳时间为晨起或早餐后，早晨起床后因身体直立反射引起结肠运动，餐后由于食物的刺激可加速胃肠蠕动，亦可产生大便感。平时注意不要人为地抑制便意感，排便时不要读书看报、吸烟等。

3. 积极锻炼身体　参加各种体育活动，体力劳动、练气功等都可增强胃肠蠕动，增进健康，预防便秘。

4. 及时治疗有关疾病　有些疾病可引起便秘，应及时治疗。

第三节　中医与结肠微生态环境

食物能提供人体能量，还能治病、健身益寿。食物的天然成分中包括提供人体热量的糖类、脂肪、蛋白质 3 种营养素，以及维生素、矿物质、膳食纤维和水。膳食纤维（dietary fiber）是糖类中的一类非淀粉类多糖，主要成分来自植物细胞壁，包括纤维素、半纤维素、果胶和非多糖成分的木质素等。膳食纤维主要存在于蔬菜、水果和杂粮中。由于不能被人体消化吸收，会随着粪便排出体外，因此人们过去把膳食纤维视为食物残渣和废物。但是，现在人们已对它刮目相看，并将它排在人体营养素之后，称为第七营养素。

【分类】

膳食纤维种类很多，大致可以分为非水溶性和水溶性两大类。非水溶性膳食纤维主要来源于植物的叶、茎和豆类食物的外皮，化学成分主要是多糖聚合物，如纤维素、半纤维素，还含有非多糖聚合物，如木质素。水溶性膳食纤维多来源于水果、藻类和多种植物创伤处的分泌物，化学成分包括果胶、藻胶及黏质等。

1. 不溶性纤维　主要包括纤维素（cellulose）、半纤维素（hemicellulose）、木质素（lignin）。

（1）纤维素：化学结构与直链淀粉相似，但是 β1 → 4 糖苷键不能被人体内淀粉酶所水解，故不能被肠内微生物分解。其为植物细胞壁的主要成分，具有亲水性，在肠内起吸收水分的作用。

（2）半纤维素：是有多种糖基组成的多糖，为谷类纤维的主要成分，包括戊聚糖（pentosan）、木聚糖（xylan）、阿拉伯木糖和半乳聚糖（galactan）及一类酸性半纤维素如半乳糖醛酸（galacturonic acid）、葡萄糖醛酸（glucuronic acid）等，半纤维素及某些混杂多糖能被肠内微生物分解。半纤维素中有些成分可溶，在谷类中可溶半纤维素称为戊聚糖，另外还有（1 → 3）和（1 → 4）β-D 葡聚糖，可形成黏稠液，并具有降低血清胆固醇的作用。半纤维素大部分不可溶，有一定生理作用，如增加粪便体积、促进排便、防止便秘和结肠癌等。半纤维素具有与离子结合的特性。

（3）木质素：是植物木质化过程中形成的非糖类，由苯丙烷单体聚合而成，不能被人和动物消化吸收。食物中木质素含量较少，主要存在于蔬菜木质化部分和种子中，如草莓籽、老萝卜等植物中。

2. 可溶性纤维　是指既能溶于水，又可吸水膨胀，并能被大肠中微生物酵解的一类纤维。常存在于植物细胞间质中。

（1）果胶（pectin）：是被甲酯化至一定程度的半乳糖醛酸多聚体，是无定形的物质，存在于水果和蔬菜的软组织中，在热溶液中可溶解，遇酸性溶液呈胶态。果胶在柑橘类和苹果中含量较多。其分解产生甲醇和果胶酸，在食品加工中作为增稠剂制作果冻、色拉调料、冰淇淋和果酱等。

（2）树胶（gum）和黏胶（mucilage）：是由

不同单糖及其衍生物组成。阿拉伯胶（arabic gum）、瓜拉胶（guar gum）均属此类，可用于食品加工中的稳定剂。可分散于水中，具有黏稠性，起到增稠剂的作用。

3. 抗性淀粉（resistant starch，RS）　是不能被哺乳动物消化酶所消化的淀粉。改变人体可利用的淀粉是通过工业加工改造，改变其特性，以达到保健目的。还可使淀粉前明胶化及部分水解，或糊精化，使淀粉黏度降低，改变其口感、形状与外观。其不能被人体小肠酶溶解，能被大肠微生物利用。

【主要作用】

1. 增强肠蠕动功能，有利于排便

（1）大多数纤维素能促进肠蠕动，使肠肌肉保持健康和张力，还可使粪便中的水分增多而体积增加和变软，有增强肠蠕动利于粪便排出的作用。反之，粪便少而硬，肠蠕动缓慢，容易造成便秘。长期便秘使肠内压增加，肠壁易生憩室而患肠憩室病（diverticulosis）和痔。西方国家肠憩室病患病率高达 50%。

（2）食物纤维中的多糖组分在大肠内被细菌酵解而产生低碳链的脂肪酸，如丁酸可作为大肠细胞的能源。发酵作用使肠内容物的 pH 降低，可使 pH 降至 4.8 ～ 5.0，有益于减少毒素和致癌物产生。此外，食物纤维实际上稀释进入肠内的毒素，也加快了毒素排出。

（3）食物纤维影响大肠功能作用，包括缩短肠内时间、增加粪便量及排便次数，稀释大肠内容物及为正常存在于大肠内的菌群提供可发酵的底物。

2. 控制体重和减肥　膳食纤维特别是可溶性纤维，可减缓食物由胃进入肠内的速度和吸水作用，从而产生饱腹感而减少能量摄入，起到控制体重和减肥的作用。

3. 减低血糖和血胆固醇　大多数可溶于水的膳食纤维如果胶、树胶及羧甲基纤维等可降低胆固醇，尤其是低密度脂蛋白。可溶性纤维可减少小肠对糖的吸收，使血糖不至于因进食而快速升高，从而降低餐后血糖。另外，可减少体内胰岛素释放，可吸附胆汁酸、脂肪等，可降低血脂。

4. 预防结肠癌　摄入抗性淀粉可增加粪便含量，通便，对有害物质起到“清道夫”的作用，可及时稀释潜在的致癌物质，从而抑制结肠癌等的发生。抗性淀粉在大肠内产生大量短链脂肪酸，主要是丁酸。丁酸产生与结肠癌发生呈负相关。丁酸的作用：一是抑制体内肿瘤细胞系 G1 阶段的生长与增殖；二是诱导肿瘤细胞分化产生与正常细胞相似的表型；三是可改变某些致癌基因或其产物的表达。

5. 影响脂质代谢　高胆固醇时诱发各类心血管疾病的重要因素，膳食纤维降低胆固醇的作用已被证实，认为与食物纤维阻碍消化系统内脂肪微粒体形成、胆固醇肠肝循环受阻及大肠内产生大量短链脂肪酸相关，也与肝内胆固醇合成受阻有关。有研究证实抗性淀粉有降低胆固醇与三酰甘油的效果。抗性淀粉降低胆固醇作用主要是由胆汁酸类化合物排泄亢进，而导致生物合成基质供给速度不平衡所致。

【吸收和代谢】

食物纤维在口腔、胰腺及肠内受到细菌产生的酶所酵解而分解为单糖，然后又生成短链脂肪酸，主要是乙酸、丙酸和丁酸及气体如 CO_2、H_2 和 CH_4，少部分的膳食纤维未被酵解而成为粪便的一部分。某些可溶的食物纤维易被水解，然而有些可溶纤维，如藻酸盐或鹿角菜聚糖就难以被酵解，食物纤维在人类大肠的酵解度列于表 28-1。

表 28-1　各种食物纤维在人肠内的酵解度

食物纤维组分	酵解度（%）
纤维素	20 ～ 80
半纤维素	60 ～ 90
果胶	100
瓜尔豆胶	100
麦麸	50
抗性淀粉	100
菊酚、低聚糖	100（如果摄入不过量）

【需要量】

1. 摄入量与粪便重量的关系　每日摄入非淀粉多糖不超过 32 g 时，其摄入量与粪便重量呈剂量 - 反应关系。每天粪便重量低于 150 g 时，伴有疾病的危险性增加。这也是用粪便重量作为预测适宜纤维摄入量的生理学指标。因此，在研究膳食纤维与健康 / 疾病的关系时，往往会得出不同的结论，在评价食物纤维的适宜摄入量时也有不同的推荐量。

2. 美国 FDA 专家建议　美国健康成年人的食物纤维推荐量为每人每日 20 ～ 35 g，或以每人每 4.18 MJ（1 000 kcal）能量计为 10 ～ 13 g，相当于每天 20 ～ 35 g；其中不溶性纤维占 70% ～ 75%，可溶纤维占 25% ～ 30% 为宜，并且认为应提供天然食物纤维，而不是纯纤维素。此推荐量的低限是可以保持纤维对肠功能起到作用的量，上限为不致因食物纤维的摄入过多而起有害作用的量。

3. 我国营养学会建议　中国居民摄入的食物纤维量及范围：低能量饮食 7.52 MJ（1 800 kcal）25 g/d，中等能量饮食 10.03 MJ（2 400 kcal）为 30 g/d，高能量饮食 11.70 MJ（2 800 kcal）为 35 g/d。

【食物纤维含量】

专家建议，每日摄入膳食纤维 30 ～ 40 g，但这并不意味着饮食中所有谷物都必须是整粒的，也不意味着你所选择的每一种水果、蔬菜都必须是高膳食纤维的，在饮食中大约有半数谷物为全粒就可以。我国的玉米面、莜面、燕麦面、高粱米、小豆、绿豆、豇豆、薯类、柿子、青椒、韭菜、空心菜、苋菜、油菜、黄豆芽、竹笋等粮食、蔬菜含膳食纤维较多；大白菜、小白菜、油菜、莴笋、萝卜等各种蔬菜也都是膳食纤维的来源；水果中的苹果、梨、香蕉、花生、干果等膳食纤维含量也很高。因此多吃杂粮、蔬菜和水果是满足膳食纤维需要量的重要途径。而且，在保持肠道内容物正常状态及维持消化道正常的基础上，谷物中的膳食纤维比水果和蔬菜中的有效性更高。部分食物中膳食纤维的含量见表 28-2。

表 28-2　食物中膳食纤维的含量（g/100 g）

项目	总膳食纤维	不可溶膳食纤维	可溶性膳食纤维
大麦	12.14	7.05	5.02
高纤维谷物	33.30	30.52	2.78
燕麦	16.90	9.73	7.17
黄豆、麸皮	67.56	60.53	6.90
杏子	1.12	0.59	0.53
李子	9.37	4.17	5.07
葡萄干（无核）	3.10	2.37	0.73
胡萝卜	3.92	2.81	1.10
青豆	3.03	2.01	1.02
洋芫茜	3.01	2.37	0.64

第四节　结肠微生态环境

结直肠是消化道的最后一段，包括盲肠、升结肠、横结肠、降结肠、乙状结肠和直肠。通过肛管，开口于肛门。食物通过小肠消化吸收后，未消化吸收的食物残渣，随同在小肠未吸收的消化液等呈食糜状，每天有 800 ～ 1 500 ml 排入大肠。在小肠未得到消化的食物如纤维素等在大肠内被细菌消化。大肠较长，各段功能稍有不同。右半结肠的主要功能是吸收，左半结肠则是形成和储存粪便。直肠和肛管无消化作用，但能控制粪便的排出。

【主要菌群】

人类的大肠内没有重要的消化活动，它的消化作用，不是大肠的分泌物，而是在大肠中生活的细菌。消化道的细菌来自空气和食物，胃和小肠的细菌数量较少，从回肠末端细菌数量开始增多，结肠内最多。大肠中有数以亿万计的细菌，约有 400 多个菌种。据分析在大肠里形成的粪便中，死的和活的细菌约占粪便固体总量的 20% ～ 30%，每 1 g 粪便中就约有 10 万个细菌，这实在是十分惊人的数字。粪便中厌氧菌为需氧菌的 100 ～ 10 000 倍，主要菌种有革兰氏阴性厌氧类杆菌、梭形杆菌、乳酸杆菌、革兰氏阳性厌氧芽胞杆菌类、多种厌氧球菌。另外还有一类庞大的菌群，其中的大肠埃希菌、变形杆菌、产气杆菌、抗酸菌和酵母菌等，这些杆菌在肠道内一般不致病，而且对人体很重要。

【细菌来源】

胎儿大肠里没有细菌，吃母乳的新生儿，肠道里仅有一些乳酸杆菌和双歧杆菌，当小儿摄食后才会在肠道里出现各种各样的细菌，肠道里的细菌主要是由饮食和空气经口进入的。吃进去的细菌大多数都能被胃酸杀死，胃和小肠里细菌是很少的，当小部分细菌进入大肠后则来到了另外一个天地，这里环境呈中性或弱碱性，加上食物残渣通过的速度又很慢，这对于细菌的繁殖和生活真是得天独厚适宜之地。于是各种菌在这里安家落户，大量繁殖，迅速成为数以亿万计的家族，成了代代定居在大肠里的常宿菌株。这些常宿在大肠里的菌株绝大多数是怕与氧气接触的厌氧菌，需要氧气生活的需氧菌仅占 0.1% ～ 1.0%，为数非常少。厌氧菌中数量最多的是大肠埃希菌，约占 70%；其他是产气杆菌、链球菌、变形杆菌、葡萄球菌、乳酸杆菌及双歧杆菌、芽胞杆菌等。

【主要作用】

1. 分解、发酵作用　大肠里常宿细菌有很多的益处。这些细菌中含有的酶，能分解进入大肠的食物残渣和植物纤维素，通过发酵作用把纤维素和糖类分解成乳酸、醋酸、二氧化碳和甲烷等；还可使脂肪分解成脂肪酸、甘油和胆碱等；通过腐败作用有些细菌能使蛋白质分解成氨基酸、肽、氨、硫化氢、组胺和吲哚等，使粪便有臭味。其中的营养成分为机体吸收利用，无用的部分变成粪便排出体外。细菌在这里实际上参与了消化作用。

2. 维生素合成作用　肠内细菌的另一个重要作用是能够利用肠内存在的较简单物质合成人体必需的维生素 B 复合体（如维生素 B_1、维生素 B_2 和叶酸等）和维生素 K，它们在肠内吸收后为机体利用。维生素 B 复合体具有广泛的生理作用，参与了机体内许多生化代谢，缺了它就会引起贫血、营养不良、周围性神经炎等疾病。维生素 K 参与血液的凝固，缺了它就会引起凝血酶降低，使机体受损伤后易于出血。出生不久的婴儿易于发生出血现象，就是因为婴儿大肠中常宿细菌尚未定居，不能生产维生素 K 的缘故。

【动态平衡】

1. 菌群调节　人体消化道内的细菌构成一个巨大而复杂的生态系统。大肠内的菌群组成在正常情况下是稳定的，微生物之间的相互作用是调节结肠固有菌群的重要因素。另外，机体通过肠蠕动将肠内容物连同细菌一起向下排送，也达到了肠道细菌繁殖，并使之保持在一定范围内的目的。

2. 平衡维持　结肠内各菌群之间，不仅保持着一个平衡状态，而且互相之间可以制约，维持着相对的平衡，不会给人体带来损害，所以被称为正常菌群。当因生病、受凉、过度疲劳等使机体防御能力减弱时，一部分寄居在人体的正常菌群，也会因失去了平衡，而引起某些疾病。如长期大量使用或滥用广谱抗生素，使肠道里对药物敏感的细菌被抑制，而不敏感的细菌如耐药性葡萄球菌、白色念珠球菌等则可大量繁殖，会引起许多病变，临床上把这种细菌之间相对平衡被破坏后引起的疾病称为菌群失调症。

3. 相互制约　肠道菌群还能产生各种物质抑制其他菌种生长，甚至以此作为自身调节的方式控制自身生长，如大肠菌素和短链脂肪酸等，都具有抑制细菌繁殖的作用。任何抗生素都可导致结肠菌群的改变，如何改变取决于药物的抗菌谱及其在肠腔内的浓度。选择性结肠手术须预防性应用抗生素，如新霉素和红霉素，可减少术后伤口感染。血细胞减少的患者预防性口服不易吸收的抗生素，如庆大霉素、万古霉素和制霉菌素等，可降低感染的发生。这些抗生素抑制革兰氏阴性需氧菌，对厌氧菌则不起作用。已证明药物不会促进致病微生物的生长。

4. 维生素合成　结肠中的细菌能合成微量的维生素，主要是维生素B族复合物和维生素K，对人体代谢和维持某些功能具有重要作用。但是长期或不适当地使用抗生素，就会导致维生素的合成和吸收不良，引起维生素缺乏或其他疾病。

附录A

方剂索引

一　画

乙字汤（经验方）

组成：柴胡，升麻，甘草，黄芩，大黄，当归。

功用：清热祛湿、凉血解毒，用于湿热肠风下血、痔疮肿痛者。

用法：水煎服。

二　画

人参归脾丸（经验方《济生方》）

组成：人参，麸炒白术，茯苓，炙甘草，炙黄芪，当归，木香，远志，龙眼肉，炒酸枣仁。

功用：益气补血，健脾养心。凡心悸，神疲，头晕，健忘，食少，腹胀，便溏等。证属心脾两虚，气血不定诸症皆可应用。

用法：口服。一次1丸，一日2次。

二味拔毒散（《医宗金鉴》）

组成：明雄黄，白矾各等份，共研细末。

功用：提脓祛腐。用于风湿诸疮、红肿痛痒、疥痱等。

用法：鹅翎蘸扫患处。

二妙丸（《丹溪心法》）

组成：苍术（米泔水浸），黄柏（酒炒），研为细末，水煮面糊为丸，如梧桐子大。

功用：清热化湿。用于湿疮、臁疮等证，属于湿热内盛者。

用法：每服9g，用淡盐汤送下。

八珍汤（《正体类要》）

组成：人参，白术，茯苓，甘草，当归，白芍，地黄，川芎。

功用：补气养血。用于气血两虚，营卫不和，疮疡脓水清稀，久不收敛者。

用法：水煎服。

八宝丹（《疡医大全》）

组成：珍珠，牛黄，象皮，琥珀，煅龙骨，轻粉，冰片，煅炉甘石。

功用：生肌敛疮。一切溃疡，脓腐已净而需收口者。

用法：每用少许，掺疮面，上以膏药或油膏盖贴。

九华膏（经验方）

组成：滑石，月石，龙骨，川贝，冰片，朱砂。

功用：消肿止痛，生肌润肤。用于内、外痔发炎及内痔术后。

用法：外用。

九一丹（《医宗金鉴》）

组成：熟石膏9份，升丹1份，共研极细末。

功用：提脓祛腐。用于一切溃疡流脓未尽者。

用法：掺于疮口中，或用药线蘸药插入，外盖膏药或药膏，每日换药1～2次。

七三丹（经验方）

组成：熟石膏7份，升丹3份，共研细末。

功用：提脓祛腐。用于流痰、附骨疽、瘰疬、有头疽等证。

用法：掺于疮口上，或用药线蘸药插入疮中，外用膏药或油膏盖贴。

七贤散（《外科正宗》）

组成：茯苓，山药，牡丹皮，山茱萸，熟地黄，人参，黄芪，煨姜，大枣。

功用：补气敛疮。用于肠痈溃后疼痛，淋漓不已，或精神减少，饮食无味，面色萎黄，四肢无力，自汗盗汗，睡卧不宁。

用法：口服。

十灰丸（《普济方》）

组成：锦灰，黄绢灰，马尾灰，艾叶灰，藕节灰，莲蓬灰，油发灰，赤松皮灰，棕榈灰，蒲黄灰。

功用：清热凉血止血。适用热胜出血，内痔、直肠息肉、肛肠病术后出血，血色鲜红，为喷射状，口苦，尿黄，便干者。

用法：等分为细末，用醋煮糯米，糊为丸，如桐子大，每服70丸，加至100丸，空心米饮送下。

十全大补丸（《太平惠民和剂局方》）

组成：党参，白术，茯苓，炙甘草，当归，川芎，熟地黄，白芍，黄芪，肉桂。

功用：补气补血。用于疮疡气血虚弱，溃疡脓液清稀者。

用法：口服。

三　画

大承气汤（《伤寒论》）

组成：生大黄，枳实，厚朴，芒硝（冲服）。

功用：通大便，泻实热。适用于疮疡实热阳证、便结里实及肠梗阻等。

用法：水煎服。

大黄牡丹汤（《金匮要略》）

组成：大黄，牡丹，桃仁，瓜子，芒硝。

功用：泻热逐瘀，散结消痈。用于热毒蕴结于肠、气血瘀滞不通所致肠痈。

用法：水煎服。

大黄附子汤（《金匮要略》）

组成：大黄，附子，细辛。

功用：温里散寒，通便止痛。用于寒积腹痛，便秘腹痛，发热，手足不温。

用法：水煎服。

大黄䗪虫丸（《金匮要略》）

组成：大黄，土鳖虫，水蛭，虻虫，生地黄，黄芩，桃仁，杏仁，干漆，蛴螬，白芍，甘草。

功用：活血破瘀，通经消痞。用于血瘀内停，腹部肿块，肌肤甲错，目眶黯黑，潮热羸瘦，经闭不行。

用法：口服，水蜜丸一次3g，小蜜丸一次3～6丸，大蜜丸一次1～2丸，一日1～2次。

三品一条枪（《外科正宗》）

组成：白砒，明矾，雄黄，乳香。

功用：祛腐蚀窃。用于瘰疬、痔、肛漏等。

用法：将药条插入患处。

三物备急丸《金匮要略》

组成：大黄，干姜，巴豆。

功用：攻急逐寒。主治寒凝积滞，卒然心腹胀痛，痛如锥刺，气急口噤，甚至暴厥，不省人事，大便秘结，肢冷脉伏者。可用于急性单纯性肠梗阻、食物中毒等疾患而见上述症状者。对于实热积滞及虚寒性便秘等疾病不宜用。

用法：以温水送服。

三黄汤（《备急千金要方》）

组成：大黄，黄芩，甘草，栀子。

功用：清热解毒、泻下通便。主治下焦热结，不得大便者。

用法：水煎口服或水煎保留灌肠。

三妙丸（《医学正传》）

组成：苍术，黄柏，牛膝。

功用：清热化湿，用于湿疮、臁疮等证，属于湿热内盛者。

用法：每服9g，淡盐汤送下。

三黄膏（《普济方》）

组成：皂角，斑蝥，巴豆，黄柏。

功用：清热解毒，消肿止痛。用于疮疡初起，红肿热痛，轻度烫伤。

用法：外用，摊于纱布上贴于患处或直接涂患处。

三黄洗剂（经验方）

组成：大黄，黄柏，黄芩，苦参共研细末，加蒸馏水 100 ml，医用石炭酸 1 ml。

功用：清热，止痒，收涩。用于急性皮肤病、疖病等有红肿焮痒渗液者。

用法：用时摇匀，以棉花蘸药汁搽患处，每日 4～5 次。

小败毒膏（《经验方》）

组成：蒲公英，大黄，黄柏，赤芍，金银花，醋乳香，木鳖子，陈皮，天花粉，白芷，当归，甘草。

功用：清热解毒，消肿止痛。用于疮疡初起，红肿热痛。

用法：口服，一次 10～20 g，一日 2 次。或外用：贴用。

小承气汤（《伤寒论》）

组成：大黄，厚朴，枳实。

功用：轻下热结。用于阳明腑实证。大便不通，谵语潮热，脘腹痞满，舌苔老黄，脉滑而疾；痢疾初起，腹中胀痛，里急后重者，亦可用。

用法：水煎服。

四 画

六味地黄丸（《小儿药证直诀》）

组成：熟地黄，山萸肉，干山药，丹皮，白茯苓，泽泻。上药为末，糊丸如梧桐子大。

功用：补肾水，降虚火。用于阴虚所致便秘。

用法：每日服 9 g，淡盐汤送下，或水煎服。

六磨汤（《世医得效方》）

组成：大槟榔，沉香，木香，乌药，枳壳，大黄。

功用：理气止痛，通腑泄热。用于气滞腹急、大便秘涩而有热者。

用法：水煎服。

六柱饮（《张氏医通》）

组成：人参，茯苓，炮附子，煨木香，诃子肉，豆蔻。

功用：温补脾肾。用于滑脱不止，泻利完谷者。

用法：水煎服。

六神丸（《雷氏方》）

组成：珍珠粉，犀牛黄，麝香，雄黄，蟾酥，冰片，百草霜。

功用：清热解毒，消肿止痛。主治咽喉肿痛或溃疡，白喉，扁桃体炎，口疮，痈疽，疔疮。

用法：口服。每次 10 粒，每日 2 次。

牛黄解毒丸（经验方）

组成：人工牛黄，雄黄，石膏，大黄，黄芩，桔梗，冰片，甘草。

功用：清热解毒。主治大便秘结，头晕目赤，咽干咳嗽，风火牙痛，牙龈肿痛，口舌生疮，目赤肿痛等。

用法：温开水送服，每次 1 丸，每日 2～3 次。

如意金黄散（《医宗金鉴》）

组成：天花粉，黄柏，大黄，姜黄，白芷，紫厚朴，陈皮，甘草，苍术，天南星。

功用：清热解毒，消肿止痛。用于一切疮疡阳证。

用法：可用葱汁、酒、醋、麻油、蜜、菊花露、丝瓜叶捣汁调敷。

内疏黄连汤（《医宗金鉴》）

组成：黄连，山栀，黄芩，桔梗，木香，槟榔，连翘，芍药，薄荷，甘草，当归，大黄。

功用：清火解毒，除里热，治痈疽、痔等里热实者。

用法：水煎，饭前服。

升丹（《医宗金鉴》）

组成：水银，火硝，白矾，雄黄，朱砂，皂矾。用升华方法制成，主要成分是氧化汞。

功用：提脓祛腐。

用法：掺疮口中，也可用药线蘸药插入，一般用熟石膏稀释成九一丹，八二丹，七三丹，五五丹应用。

五妙水仙膏（经验方）

组成：黄柏，紫草，五倍子，生石灰，碳酸钠。

功用：清热解毒，去腐生新。主治寻常疣、毛囊炎、结节性痒疹、神经性皮炎等。

用法：涂搽患处。

五味消毒饮（《医宗金鉴》）

组成：银花，野菊花，紫花地丁，天葵子，蒲公英。

功用：清热解毒。用于疔疮初起，壮热憎寒者。

用法：水煎服。

五倍子膏（《朱仁康临床经验集》）

组成：五倍子末，黄柏末，轻粉。

功用：薄肤，止痒。用于慢性阴囊湿疹、神经性皮炎。

用法：薄敷患处，每日 1 ～ 2 次。

五五丹（经验方）

组成：熟石膏 5 份，升丹 5 份，共研细末。

功用：提脓祛腐。用于流痰，附骨疽，瘰疬等证，溃后腐肉难脱，脓水不净者。

用法：掺于疮口中，或用药线蘸药插入，外盖膏药或油膏，每日换药 1 ～ 2 次。

五虎丹（经验方）

组成：水银，火硝，皂矾，白矾，食盐。共研末，入罐，置炭炉上溶化复胎。待冷，将罐口倒置一瓷盘内，用 5 寸宽桑皮纸搓条涂上浆糊围合盘罐口，外用煅石膏粉调糊围住不让泄气。将盘罐置装满黄沙土之大缸钵中，留罐底于沙外约 2 cm。先置 1 ～ 2 块燃炭于罐底上文火烧 1 小时，继用 5 ～ 6 块燃炭文武火烧 1 个半小时，再则用燃炭武火烧 1 小时。灭火，取盘罐，见盘内如雪花样银汁白霜即成，装瓶备用，或制成引条备用。外用插入疮头引流化腐。

功用：提脓祛腐，清热消肿。主治颜面疔疮、手足疔疮。

用法：外用。

五仁丸（《普济方》）

组成：桃仁，杏仁，柏子仁，松子仁，郁李仁，陈皮。

功用：润肠通便。用于津液枯竭，大肠秘涩。

用法：研细末炼蜜丸，梧桐子大，每服 50 丸，空心米饮汤送下。

五倍子汤（《疡科选粹》）

组成：五倍子，朴硝，桑寄生，莲房，荆芥。

功用：消肿止痛。用于治疗痔、脱肛等。

用法：煎汤熏洗患处。

止痛如神汤（《外科启玄》）

组成：秦艽，桃仁，皂角子，苍术，防风，黄柏，当归尾，泽泻，槟榔，熟大黄。

功用：清热，祛风，除湿。用于诸痔发作时肿胀痒痛者。

用法：水煎服。

止痒熏洗汤（经验方）

组成：防风，当归，荆芥，白芷，藁本，苍耳子，川芎，苦参。

功用：祛风通络止痒，补血祛瘀。主治风寒湿邪侵袭所致皮肤瘙痒者。

用法：煎汤外洗。

止血散（《普济方》）

组成：皂角刺，胡桃仁，破故纸，槐花。

功用：收敛止血。主治肠风下血或在便前或在便后。

用法：每服 2 钱，米饮送下。

少腹逐瘀汤（《医林改错》）

组成：小茴香，干姜，延胡索，没药，当归，川芎，官桂，赤芍，蒲黄，五灵脂。

功用：活血祛瘀，温经止痛。主治血瘀结于下焦少腹。

用法：水煎服。

开噤散（《医学心悟》）

组成：人参，黄连，石菖蒲，丹参，石莲子，茯苓，陈皮，冬瓜仁，荷蒂。

功用：健脾益气，清热利湿。用于噤口痢疾。火盛气虚，下痢呕逆，食不得入。

用法：水煎服。

丹栀逍遥丸（《和剂局方》）

组成：柴胡，白芍，茯苓，当归，白术，甘草，薄荷，生姜，丹皮，栀子。

功用：清肝解郁。用于瘾疹、红斑狼疮等属于肝郁化火者。

用法：每服 6 g，每日 2 次。

乌梅丸（《伤寒论》）

组成：乌梅，细辛，干姜，黄连，当归，

炮附子，蜀椒，桂枝，人参，黄柏。

功用：温脏驱蛔，寒热平调。胆道蛔虫症及过敏性结肠炎证属寒热错杂者。

用法：每服6 g，一日2次，开水送下。

五　画

玉女煎（《景岳全书》）

组成：生石膏，熟地黄，麦冬，知母，牛膝。

功用：清胃热，滋肾阴。主治阴虚胃热证，症见头痛，牙痛，齿松牙衄，烦热干渴，舌红苔黄而干。亦治消渴、消谷善饥等。

用法：水煎服。

玉红膏（《外科证治全书》）

组成：轻粉，飞丹，黄柏，象皮。

功用：止痛，生肌。用于无名肿毒。

用法：临用以桑皮纸薄薄摊贴。

仙方活命饮（《医宗金鉴》）

组成：穿山甲，皂角刺，当归尾，甘草，银花，赤芍，乳香，没药，天花粉，陈皮，防风，贝母，白芷。

功用：清热散风，行瘀活血。用于一切痈疽肿疡、溃疡等。

用法：水煎服。

归脾汤（《济生方》）

组成：人参，白术，黄芪，当归身，炙甘草，茯神，远志，酸枣仁，青木香，龙眼肉，生姜，大枣。

功用：养心健脾，益气补血。治岩、乳痰等疮，久溃不敛、气血两亏、心脾衰弱、心烦不寐者。

用法：水煎服。

归脾丸

即上方（归脾汤）诸药除龙眼肉、生姜、大枣外，共研细末和匀，另将龙眼肉、生姜、大枣煮。入药末共捣，和丸。

功用：同上（归脾汤）。

用法：每日服9 g，用温开水送下。

龙胆泻肝汤（《兰室秘藏》）

组成：龙胆草，黄芩，栀子，泽泻，木通，车前子，当归，生地黄，柴胡，甘草。

功用：清肝火，利湿热。用于肝胆经实火湿热所致乳头破碎，乳发、湿疹、丹毒、足癣、阴肿、囊痈、耳疹等症。

用法：水煎服。

生肌散（经验方）

组成：制炉甘石，滴乳石，滑石，血珀，朱砂，冰片，研极细末。

功用：生肌收口。用于痈疽溃后脓水将尽者。

用法：掺疮口中，外盖膏药或药膏。

生肌白玉膏（亦名白玉膏，经验方）

组成：熟石膏90%，制炉甘石10%，加黄凡士林制成75%的软膏。

功用：润肤、生肌、收敛。用于溃疡腐肉已尽，疮口不敛者。

用法：将膏少许匀涂纱布上外敷，并可掺其他生肌药粉于药膏上，效果更佳。

生肌玉红膏（《外科正宗》）

组成：当归，白芷，白蜡，轻粉，甘草，紫草，血竭，麻油。

功用：活血祛腐，解毒镇痛，润肤生肌。用于一切疮疡溃烂脓腐不脱，疼痛不止，新肌难生者。

用法：将膏匀涂纱布上，敷贴患处，并依溃疡局部情况，可掺提脓祛腐药于膏上同用，效果更佳。

功劳去火片（《中国药典》）

组成：功劳木，黄柏，黄芩，栀子。

功用：清热解毒。适用于实热火毒、三焦热盛之急性肠炎等症。

用法：口服，糖衣片一次5片，薄膜衣片一次3片，一日3次。

四物汤（《仙授理伤续断秘方》）

组成：熟地黄，归身，白芍，川芎。

功用：养血补血。用于疮疡血虚之证。

用法：水煎服。

四物消风饮（《医宗金鉴》）

组成：生地黄，当归，荆芥，防风，赤芍，川芎，白癣皮，蝉蜕，薄荷，独活，柴胡 红枣。

功用：养血祛风。

用法：水煎服。

四逆散（《伤寒论》）

组成：柴胡，芍药，枳实，甘草。

功用：疏肝理脾，缓急止痛。用于气机郁滞所致诸症。

用法：水煎服。

四神丸（《证治准绳》）

组成：肉豆蔻，五味子，补骨脂，吴茱萸。

功用：温肾暖脾，固肠止泻。用于脾肾虚寒所致慢性腹泻，肠结核等症见久泻、五更泄泻、腹痛不思饮食、食不消化，腰酸肢冷。

用法：每服 6 ～ 9 g，饭前服。

四磨汤（《重订严氏济生方》）

组成：人参，槟榔，沉香，天台乌药。

功用：顺气降逆，消积止痛。用于气滞、食积证，症见脘腹胀满、腹痛、便秘。

用法：水煎服。

四妙勇安汤（《验方新编》）

组成：玄参，当归，金银花，甘草。

功用：和营止痛，清热解毒。用于热毒型血栓性闭塞性脉管炎。

用法：水煎服。

四黄膏《朱仁康临床经验集》

组成：黄连，黄芩，土大黄，黄柏，芙蓉叶，泽兰叶，共研细末，另用麻油 500 ml，入锅加温，加入黄蜡 125 g 熔化，离火再加入上述药末调和成膏。

功用：清热解毒，消肿止痛。治疗一切阳证肿毒红肿热痛者。

用法：外敷。

白降丹（《医宗金鉴》）

组成：朱砂，雄黄，水银，硼砂，火硝，食盐，白矾，皂矾。

功用：腐蚀，平胬。治溃疡脓瘀难去，或已成瘘管，脓疡成脓不能自溃，以及赘疣，瘰疬等证。

用法：疮大者用 0.15 ～ 0.18 g，小者用 0.03 ～ 0.06 g，以清水调涂疮头上；亦可和米糊为条，插入疮口中，外盖膏药。

白头翁汤（《伤寒论》）

组成：白头翁，黄柏，黄连，秦皮。

功用：清热解毒，凉血止痢。

用法：水煎服。

白及散（《世医得效方》）

组成：白及。

功用：收敛止血。用于各种血证。

用法：不拘多少，撒于创面。

失笑散（《和剂局方》）

组成：五灵脂，蒲黄。

功用：活血祛瘀，散结止痛。

用法：水煎，饭前热服。

皮炎膏（《外伤科学》）

组成：炉甘石，黄连末，冰片。

功用：敛疮，止痒。用于亚急性皮炎，湿疹。

用法：直接外涂皮损处，每日 2 ～ 3 次。

加味香连丸（《胎产秘书》）

组成：木香，姜黄连，黄芩，黄柏，白芍，当归，姜厚朴，麸炒枳壳，槟榔，醋延胡索，吴茱萸，炙甘草。

功用：祛湿清热，化滞止痢。用于湿热凝结引起的红白痢疾，腹痛下坠。

用法：口服。每次 6 g，每日 3 次。

加味三黄汤《医醇剩义》

组成：黄连，黄芩，黄柏，连翘，丹皮，山栀，赤芍，薄荷。

功用：清热解毒凉血，用于实火。气分偏盛，壮火升腾，发热错语，口燥咽干，便结烦躁。

用法：水煎服或灌肠。

甘麦大枣汤（《金匮要略》）

组成：甘草，小麦，大枣。

功用：养心安神，补脾和中。主治癔病心阴不足者。

用法：水煎服。

六　画

安宫牛黄丸（《温病条辨》）

组成：牛黄，郁金，犀角，黄芩，黄连，栀子，雄黄，朱砂，冰片，麝香，珍珠粉。研极细末，炼蜜为丸，金箔为衣，以蜡护之。

功用：清心解毒，宣窍安神。用于疔疮走黄及疮疡神昏谵语、狂躁痉厥之热盏者。

用法：每服1丸，脉虚者，人参汤送下；脉实者，银花薄荷汤送下。病重、体实者，每日3次。

托里消毒散（《医宗金鉴》）

组成：人参，川芎，当归，白术，银花，茯苓，白芷，皂角刺，甘草，桔梗，黄芪。

功用：补益气血，托毒消肿。用于疮疡体虚邪盛，脓毒不易外达者。

用法：水煎服。

托里透脓汤（《医宗金鉴》）

组成：人参，白术，穿山甲，白芷，升麻，甘草，当归，黄芪，皂角刺，青皮。

功用：扶正祛邪，托里透脓。用于痈疽，气血亏损，将溃时，紫陷无脓，跟足散大者。

用法：水煎温服。

西黄丸（《外科证治》）

组成：牛黄，麝香，乳香，没药，黄米饭捣烂为丸。

功用：清热解毒，活血散瘀，消肿止痛。用于痈疽疔毒、瘰疬、流注、癌肿等。

用法：口服，一次3 g，一日2次。

地黄饮子（《圣济总录》）

组成：熟地黄，巴戟天，山茱萸，石斛，肉苁蓉，炮附子，五味子，肉桂，茯苓，麦门冬，菖蒲，远志，生姜，大枣。

功用：滋肾阴，补肾阳，开窍化痰。用于下元虚衰、痰浊上泛之喑痱证。

用法：水煎服。

地榆散（《太平圣惠方》）

组成：地榆，黄连，水牛角，茜草，黄芩，栀子。

功用：清热利湿，凉血止痢。主治伤寒，日晡即壮热腹痛，便痢脓血。

用法：水煎服。

冲和膏（《外科正宗》）

组成：紫荆皮（炒），独活，赤芍，白芷，石菖蒲。研成细末。

功用：疏风散寒，活血定痛。用于疮疡半阴半阳证。

用法：葱汁，陈酒调敷。

红玉膏（《医宗金鉴》）

组成：紫草，红花，当归，黄蜡。

功用：清热解毒，活血消肿。用于余毒留滞经络所致痈疮。

用法：摊贴患处。

阳和解凝膏（《外科证治全生集》）

组成：鲜牛蒡子根叶梗，鲜白凤仙梗，川芎，川附，桂枝，大黄，当归，川乌，肉桂，草乌，地龙，僵蚕，赤芍，白芷，白蔹，白及，乳香，没药，续断，防风，荆芥，五灵脂，木香，香橼，陈皮，苏合油，麝香，菜油。

功用：温经和阳，祛风散寒，调气活血，化痰通络。用于一切疮疡阴证、乳癖。

用法：摊贴患处。

阳和汤（《外科证治全生集》）

组成：麻黄，熟地黄，白芥子（炒研），炮姜炭，甘草，肉桂，鹿角胶。

功用：温经散寒，化痰补虚。用于流痰及一切阴疽、漫肿平塌、不红不热者。

用法：水煎服。

回阳玉龙膏（《外科正宗》）

组成：草乌，干姜，赤芍，白芷，南星，肉桂。研细末。

功用：温经活血，散寒化痰。用于一切阴证疮疡。

用法：热酒调敷，亦可掺于膏药内贴之。

地榆槐角丸（《万病回春》）

组成：当归，生地黄，川芎，白芍，黄连，条芩，黄柏，栀子，连翘，地榆，槐角，防风，荆芥，枳壳，茜根，侧柏叶，茯神，陈皮。

功用：凉血祛风润燥。用于肠风，脏毒，痔疮便血。

用法：上为细末，酒糊为丸，如梧桐子大，每服70丸，空心白滚水送下或加细茶亦可。

芍药汤（《素问病机气宜保命集》）

组成：芍药，当归，黄连，肉桂，槟榔，木香，炙甘草，大黄，黄芩。

功用：清热燥湿，调和气血。用于肠道湿热蕴结者。

用法：水煎服。

当归饮子（《外科正宗》）

组成：当归，川芎，白芍，生地黄，防风，白蒺藜，荆芥，何首乌，黄芪，甘草。

功用：养血祛风。用于血虚风燥型的瘾疹、湿疹、牛皮癣、白屑风等。

用法：水煎服。

伤湿止痛膏（经验方）

组成：生草乌，生川乌，乳香，没药，生马钱子，丁香，肉桂，荆芥，防风，老鹳草，香加皮，积雪草，骨碎补，白芷，山柰，干姜，水杨酸甲酯 薄荷脑，冰片，樟脑，芸香浸膏，颠茄流浸膏。辅料：橡胶，立德粉，松香，羊毛脂，凡士林，液体石蜡。

功用：驱风散寒，祛湿通络，活血止痛。用于关节痹痛、跌扑闪挫等症。

用法：将伤湿止痛膏剪至合适大小，敷贴患处。

血府逐瘀汤（《医林改错》）

组成：桃仁，红花，当归，生地黄，川芎，赤芍，牛膝，桔梗，柴胡，枳壳，甘草。

功用：活血去瘀，行气止痛。主治血瘀内阻，血行不畅，用于脱疽、白疕、急腹症血瘀者。

用法：水煎服。

七　画

补中益气汤（《脾胃论》）

组成：黄芪，人参，炙甘草，归身，橘皮，升麻，柴胡，白术。

功用：补中益气。治疮疡元气亏损，肢体倦怠，饮食少思，内痔脱垂和脱肛等。

用法：共研粗末，水煎服。

补脾益肠丸（经验方）

组成：黄芪，党参，砂仁，白芍，当归，白术，肉桂，延胡索，荔枝核，干姜，炙甘草，防风，木香，补骨脂，煅赤石脂。

功用：补中益气，健脾和胃，涩肠止泻，止痛止血。脾虚泄泻证，临床表现为腹泻腹痛、腹胀、肠鸣、黏液血便或阳虚便秘等证，以及慢性结肠炎、溃疡性结肠炎、结肠过敏见有上述证候者。

用法：口服。每次 6 g，每日 3 次；儿童酌减；重症加量或遵医嘱。30 日为 1 个疗程，一般连服 2 ～ 3 个疗程。

附子理中汤（《阎氏小儿方论》）

组成：人参，干姜，白术，炙甘草，附子。

功用：温补脾肾。用于疮疡及附睾结核伴有神疲纳呆、便泄肢冷者。

用法：水煎服。

附桂理中汤（《三因方》）

组成：附子，肉桂，人参，白术，甘草，干姜。

功用：温补脾肾，回阳救逆。主治脉微肢厥，昏睡露睛，或寒中内脏之霍乱吐利、转筋、口噤、四肢强直等脾肾阳虚之阴寒重证。

用法：水煎服。

祛毒汤（《万病回春》）

组成：五倍子（川文蛤），花椒，防风，侧柏叶，枳壳，葱白，苍术，瓦松，马齿苋，甘草，皮硝。

功用：祛风除湿，杀虫止痒。适用于痔漏。痔未破或已破及成漏者。

用法：水煎熏洗。

连翘败毒丸（经验方）

组成：金银花，连翘，大黄，紫花地丁，蒲公英，栀子，白芷，黄芩，赤芍，浙贝母，桔梗，玄参，关木通，防风，白藓皮，甘草，蝉蜕，天花粉。

功用：清热解毒，消肿止痛。用于疮疖溃烂、灼热发热、流脓流水、丹毒疱疹、疥癣痛痒。

用法：口服。每次 9 g，每日 1 次。

连理汤（《证因脉治》）

组成：人参，白术，甘草，干姜，黄连。

功用：温中祛寒，兼清郁热，用于脾胃虚寒，腹痛泄泻，呕吐酸水，苔白舌边红者。

用法：水煎服。

扶正消瘤片（经验方）

组成：人参，三七，蚤休，狼毒，薏苡仁，甲珠，蜈蚣，黄药子，仙鹤草，牛黄，黄芪，鹿角胶，硼砂，紫河车。

功用：扶正消瘤。用于肿瘤术前术后或放疗前后。

用法：每服6～10片，每日3次，可长期连续服用。

扶正抗癌冲剂（经验方），

药物组成：人参，黄芪，白术，茯苓，龙葵，白花蛇舌草，半枝莲，女贞子，白英，西洋参，山药。

功用：益气健脾，清热解毒消肿。用于各种肿瘤术前、术后或放化疗前后。

用法：上药制成冲剂，口服，每次1包，日服2包。

苁蓉润肠丸（《证治准绳》）

组成：肉苁蓉，沉香，麻子仁。

功用：滋阴润肠。用于津液亏、肠道秘结者。

用法：糊丸如梧桐子大，每服70丸，空心米饮送下。老年人及虚弱者皆可服用。

八　画

苦参汤（《疡科心得集》）

组成：苦参，蛇床子，白芷，银花，菊花，黄柏，地肤子，大菖蒲。

功用：祛风除湿，杀虫止痒。用于阴痒、阴蚀、白疕、麻风等症。

用法：水煎去渣，临用亦可加猪胆汁4～5滴，一般洗2～3次即可。

炉甘石洗剂（经验方）

组成：炉甘石，氧化锌，石炭酸，甘油，水（或饱和石灰水）加至100 ml。

功用：消炎止痒。用于无渗出的急性瘙痒性皮肤病。

用法：充分摇匀后，直接外涂，亦可加入5%硫黄或1%冰片或薄荷等。

泻肝安神丸（经验方）

组成：龙胆，黄芩，姜栀子，珍珠母，牡蛎，龙骨，柏子仁，炒酸枣仁，远志，当归，地黄，麦冬，盐蒺藜，茯苓，盐炙车前子，盐炙泽泻，甘草。

功用：清肝泻火，重镇安神。用于失眠、心烦、惊悸及神经衰弱。

用法：口服，一次6 g，一日2次。

知柏地黄丸（《医宗金鉴》）

组成：熟地黄，山萸肉，山药，泽泻，茯苓，丹皮，知母，黄柏。

功用：滋阴降火。用于复发性口疮、红斑狼疮阴虚内热证。

用法：每日9 g，分2次吞服。

青吹口散（经验方）

组成：煅人中白，川黄连，黄柏，薄荷叶，青黛，冰片，煅石膏，硼砂。

功用：清热解毒，敛疮止痛。用治口腔、舌面、牙龈、咽喉破碎、疳疮、湿疮、臁疮、糜烂作痒、渗出不多者。

用法：用药少许，吹敷患处。

青蒿鳖甲汤（《温病条辨》）

组成：青蒿，鳖甲，生地黄，知母，丹皮。

功用：养阴清热。用于疮疡、肛漏、肛周脓肿等见夜热早凉，热退无汗，热自阴来者。

用法：水煎服。

青蒿鳖甲散（《活人方》）

组成：人参，黄芪，白术，生地黄，鳖甲，龟版胶，青蒿，地骨皮，秦艽，知母，川芎，牡丹皮，黄柏。

功用：滋阴潜阳。用于骨蒸内热，或寒热似疟，或朝凉暮热，渐至痰红烦嗽，肌消骨瘘，郁热生虫，夜多异梦，而成痨瘵。

用法：每服3～5钱，早、晚空心以百沸汤送下。

青黛散（《杂病源流犀烛》）

药物组成：黄连，黄柏，牙硝，青黛，朱砂，雄黄，牛黄，硼砂，冰片。

功用：祛湿止痒。用于肛门湿疹、瘙痒症

等渗液较多。

用法：研末外用。

青黛散油膏

组成：青黛散 75 g，凡士林 300 g。

功用：同青黛散，兼有润肤作用。

用法：将药膏涂于纱布上贴之，或蘸药搽于患处。

参苓白术散（《和剂局方》）

组成：党参，茯苓，白术，山药，炙甘草，扁豆，莲子肉，薏苡仁，桔梗，砂仁。

功用：健脾渗湿，用于脾虚型湿疹、脓疱疮等。

用法：水煎服。

参附汤（《妇人良方》）

组成：人参，熟附子。

功用：回阳救逆，用于休克阳气将脱、四肢厥冷、气短呃逆、喘满汗出、脉微细者。

用法：水煎服。

驻车丸（《外台秘要》）

组成：黄连，炮姜，当归，阿胶。

功用：滋阴，止痢。用于久痢伤阴，赤痢腹痛，里急后重，休息痢。

用法：口服，一次 6 ～ 9 g，一日 3 次。

固肠止泻丸（结肠炎丸）（经验方）

组成：乌梅，干姜，黄连，罂粟壳，木香，延胡索。

功用：调和肝脾，涩肠止痛。用于肝脾不和，泻痢腹痛，慢性非特异性溃疡性结肠炎见上述症候者。

用法：口服一次 4 g（浓缩丸），或一次 5 g（水丸），一日 3 次。

固本益肠片（经验方）

组成：党参，白术，炮姜，山药，黄芪，补骨脂，当归，白芍，延胡索，木香，地榆，赤石脂，儿茶，甘草。

功用：健脾温肾，涩肠止泻。主治脾虚或脾肾阳虚所致久泄久痢，适用于慢性腹泻、慢性结肠炎、溃疡性结肠炎等。

用法：口服。一次 8 片，一日 3 次，小儿酌减或遵医嘱。30 天为 1 个疗程，连服 2 ～ 3 个疗程。

硼酸洗剂（经验方）

组成：硼酸 3 ～ 4 g，水加至 100 ml。

功用：渗湿，止痒。用于皮炎、急性湿疹及化脓性皮肤病糜烂、渗出较多者。

用法：冷湿敷或热湿敷。

肾气丸（《金匮要略》）

组成：熟地黄，山药，山萸肉，茯苓，丹皮，泽泻，附子（炮），桂枝。

功用：温补肾阳，用于肾阳不足证。

用法：每服 6 g，每日 2 次。

金花散（《三因极一病证方论》）

组成：郁金，黄芩，甘草，山栀子，大黄，黄连，糯米。

功用：清热，解毒，消肿，治疗一切阳证肿毒。

用法：为末，蜜和冷水调，以鹅毛拭患处。

金黄散（《医宗金鉴》）

组成：大黄，黄柏，姜黄，白芷，南星，陈皮，苍术，厚朴，甘草，天花粉。共研细末。

功用：清热除湿，散瘀化痰，止痛消肿。用于一切疮疡阳证。

用法：可用葱汁、酒、醋、麻油、蜜、菊花露、丝瓜叶捣汁调敷。

金黄膏

组成：凡士林 8/10，金黄散 1/10，调匀成膏。

功用：同金黄散。

用法：将药膏摊敷料上，贴患处，或涂患处。

金铃子散（《素问病机气宜保命集》）

药物：金铃子，元胡。

功用：疏肝泄热，活血止痛。主治肝郁化火证，心胸胁肋诸痛，时发时止，口苦，舌红苔黄，脉弦数。

用法：水煎服。

拔毒散（《太平惠民和剂局方》）

药物组成：石膏，甘草，黄柏，寒水石，芭蕉汁。

功用：拔毒消肿，散热定痛。用于热毒丹肿游走不定。

用法：研末水调外用。

九 画

举元煎《景岳全书》

组成：人参，炙黄芪，炙甘草，升麻，白术。

功用：益气升提。主治气虚下陷、血崩血脱、亡阳垂危等证。

用法：水煎服。

保和丸（《丹溪心法》）

组成：山楂，神曲，半夏，茯苓，陈皮，连翘，莱菔子。

功用：消食和胃。主治食积停滞，胸脘痞满，腹胀时痛，嗳腐吞酸，恶食，或呕吐泄泻。

用法：口服，水丸一次 6 ～ 9 g，大蜜丸一次 1 ～ 2 丸，一日 2 次；小儿酌减。

枯痔散（经验方）

组成：白砒，白矾，月石，硫黄，雄黄。

功用：腐蚀。一般用于内痔。

用法：将药粉掺涂患处。

枯痔钉（经验方）

组成：①第一步，取红砒、明矾（捣碎），混合均匀后，置瓦壶内，四面用炭火烘，火力需猛，烧 2 ～ 3 小时（黑烟消逝，白烟出现即可），将瓦壶取出，待冷却后，可得雪白的明矾与砒的化合物。②第二步，a. 明矾与砒的化合物 4 份，朱砂 1 份，雄黄 2 份，没药 1/2 份。b. 米饭（干米计算）8 份（先煮成糊状）。把 a 项的 4 种成分先混合，捣碎，研成均匀粉末，并取出一成，与 b 项的米糊两成混合调匀，如太干可和开水，至可能搓成铁钉状的药锭，比火柴梗稍细些，一头尖，一头平，长约 3.2 cm，直径约 0.1 cm。经过阴干或烘干，并可用紫外线照射 1 小时消毒备用。

功用：腐蚀痔核。

用法：插于痔核部。

枯痔液（经验方）

组成：明矾（硫酸铝钾），石炭酸（酚），黄连，普鲁卡因，枸橼酸钠，甘油 20 ml，蒸馏水加至 100 ml。

功用：使内痔硬化或坏死脱落。

用法：注射于痔核内。

活血止痛散（《赵炳南临床经验集》）

组成：土鳖虫，当归，乳香，自然铜，三七，香附。

功用：活血散瘀，消肿止痛。用于跌打损伤，血瘀肿痛。

用法：温开水送服，一次 1.5 g，一日 2 次。

活血散瘀汤（《外科正宗》）

组成：当归尾，赤芍，桃仁（去皮尖），大黄（酒炒），川芎，苏木，丹皮，枳壳（麸炒），瓜蒌仁，槟榔。

功用：活血逐瘀。

用法：水煎服。

除湿胃苓汤（《外科正宗》）

组成：防风，苍术，白术，茯苓，陈皮，厚朴，猪苓，山栀，木桶，泽泻，滑石，甘草，肉桂。

功用：健脾，利湿，止痒。用于脾虚湿蕴型湿疹。

用法：水煎服。

济川煎（《景岳全书》）

组成：当归，牛膝，酒肉苁蓉，泽泻，升麻，枳壳。

功用：温肾益精、润肠通便。常用于习惯性便秘、老年便秘、产后便秘等属于肾虚精亏肠燥者。

用法：水煎服。

真人养脏汤（《太平惠民和剂局方》）

组成：人参，当归，白术，肉豆蔻，肉桂，炙甘草，白芍药，木香，诃子，罂粟壳。

功用：涩肠止泻，温中补虚。用于久泻久痢。泻痢无度，滑脱不禁，甚至脱肛坠下者。

用法：水煎温服。

透脓散（《外科正宗》）

组成：当归，生黄芪，炒山甲，川芎，皂角刺。

功用：透脓托毒。用于痈疽诸毒内脓已成、不易外溃者。

用法：水煎服。

注：本方一般适用于实证。因此，使用时

亦可去黄芪，以免益气助火。

珍珠散（经验方）

组成：煅石决明，煅龙骨，煅白石脂，煅石膏，珍珠，麝香，冰片。

功用：祛腐生肌，收湿敛疮。用于痈疡溃烂，流脓溢水，新肉不久，久不收口。

用法：外撒创面。

独参汤（《景岳全书》）

组成：人参。

功用：大补元气

用法：水煎服。

香砂六君子汤（《古今名医方论》）

组成：人参，白术，茯苓，甘草，陈皮，半夏，砂仁，木香，加生姜。

功用：益气健脾，行气化痰，用于治疗气虚痰饮，呕吐痞闷，脾胃不和，变生诸证者。

用法：水煎服。

香连丸（《仁斋直指》）

组成：木香，黄连。

功用：清热化湿，行气止痛。用于冷热不调泻痢。

用法：为末，醋糊丸，桐子大，每服30丸。

神犀丹（《温热经纬》）

组成：犀角，石菖蒲，黄芩，生地黄，银花，金汁，连翘，板蓝根，香豉，元参，花粉，紫草。

功用：清热开窍，凉血解毒，用于温热暑疫，邪入营血证。高热昏谵，斑疹色紫，口咽糜烂，目赤烦躁，舌紫绛等。

用法：凉开水化服，每日2次，小儿减半。

神功内托散（《外科正宗》）

组成：当归，白术，黄芪，人参，白芍，茯苓，陈皮，附子，木香，炙甘草，川芎，炒山甲，煨姜，大枣。

功用：温补托里。痈疽疮疡日久，气血两虚，寒邪凝滞，不肿不痛，不能腐溃。

用法：水煎服。

胃苓汤《丹溪心法》

组成：甘草，茯苓，苍术，陈皮，白术，官桂，泽泻，猪苓，厚朴，生姜，大枣。

功用：健脾祛湿，用于脾虚湿胜，致成黄疸，或大便泄泻，小便清涩，不烦不渴。

用法：水煎服。

枳实导滞丸（《普济方》）

组成：大黄，枳实，神曲（炒），茯苓，黄芩，黄连，白术，泽泻。

功用：消导化积，清热祛湿。主治湿热积滞证，症见脘腹胀满，下痢泄泻，或大便秘结，小便短赤，舌苔黄腻，脉沉实。

用法：上为细末，汤浸蒸饼为丸，如梧桐子大。每服50～70丸，空腹时用温水送下。

祛毒汤（经验方）

组成：五倍子，蒲公英，生侧柏叶，川椒，苦参，朴硝，苍术，地榆，防风，黄柏，赤芍，生甘草。

功用：清热燥湿，泻火解毒。多用于肛肠术后湿热下注者。

用法：煎汤熏洗患处。

荆防败毒散（《仁斋直指》）

组成：羌活，前胡，人参，枳壳，茯苓，荆芥，防风，桔梗，川芎，牛蒡子，薄荷，独活，甘草。

功用：发汗解表，散风祛湿。主治外感风寒湿邪；痢疾、疮疡有风寒湿表证者。

用法：水煎服。

十　画

消风散（《外科正宗》）

组成：当归，生地黄，防风，蝉蜕，知母，苦参，胡麻，荆芥，苍术，牛蒡子，石膏，甘草，木通。

功用：疏风，清热，去湿。用于湿疹、接触性皮炎、牛皮癣之属于风热者。

用法：水煎服。

消瘤丸（经验方）

药物组成：生黄芪，小麦，当归，丹皮，赤芍，海藻，桂枝，昆布，桃仁，大黄，山甲珠，川贝母，甘草。

功用：化痰散结。各种肿物证属痰湿凝结者。

用法：上药并研细末，以蜜为丸，早晚各

服 30 g。

桂枝茯苓丸（《金匮要略》）

组成：桂枝，茯苓，牡丹，桃仁，芍药。

功用：活血化淤，缓消癥块。用于淤血阻滞证。

用法：口服，每次 1 丸，每日 1 ～ 3 次。

真人养脏汤（《太平惠民和剂局方》）

组成：人参，当归，白术，肉豆蔻，肉桂，炙甘草，白芍药，木香，诃子，罂粟壳。

功用：涩肠固脱，温补脾肾。主治久泻久痢，脾肾虚寒证（泻痢无度，滑脱不禁，甚至脱肛，或下痢赤白，或大便脓血，里急后重，日夜无度，臆脐腹疼痛，喜温喜按，倦怠食少）。

用法：水煎服。

秦皮汤（《外台秘要》）

组成：秦皮，黄连，白头翁，阿胶。

功用：清热燥湿，涩肠止泻，用于疗伤寒腹中微痛不止，下利。

用法：水煎服。

益胃汤（《温病条辨》）

组成：沙参，麦门冬，细生地黄，玉竹，冰糖。

功用：养胃益阴。用于疮疡、皮肤病属胃阴不足者。

用法：水煎服。

柴胡疏肝散（《景岳全书》）

组成：柴胡，陈皮，川芎，香附，枳壳，芍药，甘草。

功用：疏肝和胃，理气止痛。用于肝气郁结，横逆犯胃所致腹痛、腹胀、腹泻、或大便时溏时结诸症。

用法：水煎服。

逍遥丸（《和剂局方》）

组成：柴胡，当归，白芍，炒白术，茯苓，薄荷，生姜，炙甘草 。

功用：舒肝健脾。用于肝郁脾虚证。

用法：口服。一次 8 丸，一日 3 次。

凉血消风散（《朱仁康临床经验集》）

组成：生地黄，当归，荆芥，蝉衣，苦参，白蒺藜，知母，生石膏，生甘草。

功用：祛风清热。用于血热生风生燥所致的白屑风、瘾疹、风热疮。

用法：水煎服。

凉血地黄汤（《外科大成》）

组成：细生地黄，当归尾，地榆，槐角，黄连，天花粉，生甘草，升麻，赤芍，枳壳，黄芩，荆芥。

功用：清热凉血，用于内痔出血、血栓痔属于血热妄行者。

用法：水煎服。

润肠汤（《证治准绳》）

组成：当归，甘草，生地黄，麻仁，桃仁泥。

功用：养血清热润肠。用于疮疡阴虚内热、肠燥便结者。

用法：水煎服。

脏连丸（《证治准绳》）

组成：黄连（研净末），公猪大肠（肥者一段，长 1.2 尺）。将黄连末装入大肠内，两头以线扎紧，放砂锅内，下酒 1 250 ml，慢火熬之，以酒干为度。将药肠取起，共捣如泥。如嫌湿，再晒 1 小时许，复捣为丸，如梧桐子大。

功用：清化大肠湿热。用于痔疮无论新久，便血作痛，肛门重坠。

用法：每服 3 ～ 9 g，空心温开水送下。

桃仁承气汤（《伤寒全生集》）

组成：桃仁，桂枝，甘草，大黄，芒硝，枳实，丹皮。

功用：破血下瘀。常用于急性盆腔炎、附件炎、肠梗阻等属瘀热互结下焦者。

用法：水煎服。

桃红四物汤（《医宗金鉴》）

组成：当归，赤芍，生地黄，川芎，桃仁，红花。

功用：养血、活血、祛瘀，用于疮疡皮肤病、脱疽之属于血瘀者。

用法：水煎服。

秦艽苍术汤（《兰室秘藏》）

组成：秦艽，桃仁，皂角仁，苍术，防风，黄柏，当归尾，泽泻，槟榔，大黄。

功用：清热燥湿，润肠活血止痛。治疗痔

疾大便秘涩大痛者。

用法：水煎服。

海藻玉壶汤（《医宗金鉴》）

组成：海藻，陈皮，贝母，连翘（去心），昆布，半夏（制），青皮，独活，川芎，当归，甘草，海带。

功用：化痰，消坚，开郁。用于肉瘿、石瘿。

用法：水煎，饭前服之。

桑菊饮（《温病条辨》）

组成：桑叶，菊花，杏仁，桔梗，甘草，薄荷，连翘，芦根。

功用：疏风清热。用于风热型瘾疹。

用法：水煎服。

十一画

清营汤（《温病条辨》）

组成：犀角（磨粉冲服），生地黄，玄参，竹叶心，金银花，连翘，黄连，丹参，麦冬。

功用：清营解毒、泄热养阴。用于有头疽、发颐、丹毒、药疹、红斑性狼疮、急腹症等热入营分、邪毒内陷者。

用法：水煎服。

清瘟败毒饮（《疫疹一得》）

组成：生石膏，生地黄，犀角，黄连，栀子，桔梗，黄芩，知母，玄参，连翘，甘草，丹皮，鲜竹叶。

功用：清热凉血解毒。用于接触性皮炎、药物性皮炎、红斑性狼疮而热毒炽盛者。

用法：水煎服。

清肠饮（《辨证录》）

组成：银花，当归，地榆，麦冬，元参，生甘草，薏苡仁，黄芩。

功用：活血解毒，滋阴泻火。用于大肠痈。

用法：水煎服。

清热调血汤（《古今医鉴》）

组成：当归，川芎，白芍，生地黄，黄连，香附，桃仁，红花，延胡索，牡丹皮，蓬莪术。

功用：清热除湿，化瘀止痛。主治瘀热互结证。

用法：水煎服。

黄连解毒汤（《外台秘要》）

组成：黄连，黄芩，黄柏，山栀。

功用：清热解毒。用于疮疡阳症、烧伤、药疹、虫咬皮炎及急腹症里热证者。

用法：水煎服。

麻仁润肠丸（经验方）

组成：火麻仁，炒苦杏仁，大黄，木香，陈皮，白芍。

功用：润肠通便。用于肠胃积热，胸腹胀满，大便秘结。

用法：口服。一次 1 ～ 2 丸，一日 2 次。

麻子仁丸（《伤寒论》）

组成：麻子仁，芍药，枳实，大黄，厚朴，杏仁。为末，炼蜜为丸，如梧桐子大。

功用：润肠通便。用于胃强脾弱，津亏便秘。

用法：每服 30 丸，每日 3 次。

黄芪汤（《金匮翼》）

组成：黄芪，麻仁，白蜜，陈皮。

功用：补气润肠。气虚性便秘，大便并不硬，虽有便意，但排便困难，便后乏力，面白神疲，脉弱。

用法：水煎服。

黄连阿胶汤（《伤寒论》）

组成：黄连，黄芩，芍药，阿胶，鸡子黄。

功用：养阴散热，降火归元。少阴病，心中烦，不得卧；邪火内攻，热伤阴血，下利脓血。

用法：水煎服。

黄连膏（《医宗金鉴》）

组成：黄连，当归，黄柏，生地，姜黄，麻油，黄蜡。

功用：润燥，清热，解毒，止痛。用于疮疡阳证者。

用法：摊纱布上，外敷疮面。

黄土汤（《金匮要略》）

组成：甘草，干地黄，白术，炮附子，阿胶，黄芩，灶中黄土。

功用：温阳健脾，养血止血。大便下血，血色晦暗，四肢不温，面色萎黄。

用法：水煎服。

银翘散（《温病条辨》）

组成：银花，连翘，牛蒡子，桔梗，薄荷，鲜竹叶，荆芥，淡豆豉，生甘草，鲜芦根。

功用：疏风清热。用于疮疡焮红肿痛，邪气在表，头昏少汗，发热重、恶寒轻者。

用法：水煎服。

萆薢化毒汤（《疡科心得集》）

组成：萆薢，当归，丹皮，牛膝，防己，木瓜，薏苡仁，秦艽。

功用：清热利湿。用于湿热所致疮疡。

用法：水煎服。

萆薢渗湿汤（《疡科心得集》）

组成：萆薢，苡仁，黄柏，赤苓，丹皮，泽泻，滑石，通草。

功用：清热利湿。用于脚湿气、下肢丹毒及湿疮等症。

用法：水煎服。

痔血丸（经验方）

组成：大黄，象牙屑，胡黄连，制乳香，制没药，桃仁，刺猬皮（制），地榆炭，雄黄，醋穿山甲，当归，荆芥穗，郁李仁，炒槐花，石决明，芒硝，滑石。

功用：消肿解毒，通便止血。用于内痔出血，外痔肿痛。

用法：口服，一次1丸，一日2次。

疏风清热饮（《朱仁康临床经验集》）

组成：荆芥，防风，牛蒡子，白蒺藜，蝉衣，生地黄，丹参，赤芍，山栀，黄芩，银花，连翘，生甘草。

功用：疏风清热。用于荨麻疹、湿疹、接触性皮炎之属于风热者。

用法：水煎服。

理中汤（《伤寒论》）

组成：人参，白术，炙甘草，干姜。

功用：温中散寒。治疗脾胃虚寒证，自利不渴，呕吐腹痛，腹满不食及中寒霍乱，阳虚失血，如吐血、便血或崩漏，胸痞虚证。

用法：水煎服。

清凉膏（《普济方》）

组成：栀子仁，黄连，白芷，生地黄，葱白，黄蜡，麻油。

功用：清热解毒，生肌止痛。治水火烫伤。

用法：外涂疮上。

十二画

提肛散（《外科正宗》）

组成：川芎，当归身，白术，人参，黄芪，陈皮，甘草，升麻，柴胡，黄芩，白芷。

功用：健脾益气，升提固脱。主治气虚肛门下坠及脱肛、便血、脾胃虚弱等症。

用法：水煎服。

鹅黄散（《外科正宗》）

组成：轻粉，石膏，黄柏各等份，研细末。

功用：解毒止痛，收湿敛疮。主治杨梅疮，溃烂成片，脓秽多而疼痛甚者。

用法：外撒创面。

葛根黄芩黄连汤（《伤寒论》）

组成：葛根，甘草（炙），黄芩，黄连。

功用：解表清里。主治表证未解，热邪入里所致痢疾、腹泻等。

用法：水煎服。

紫金锭（又称玉枢丹《外科正宗》）

组成：山慈姑，红大戟，千金子霜，五倍子，麝香，雄黄，朱砂。

功用：化痰开窍，辟秽解毒，消肿止痛。主治感受秽恶痰浊及无名肿毒。

用法：口服，每次0.5克，每日2次。

痛泻要方（《丹溪心法》）

组成：白术，白芍，陈皮，防风。

功用：补脾柔肝，祛湿止泻。用于脾虚肝旺之痛泻。肠鸣腹痛，大便泄泻，泻必腹痛，泻后痛缓者。

用法：水煎服。

普济消毒饮（《东垣十书》）

组成：黄芩（酒炒），黄连（酒炒），陈皮（去白），甘草（生），玄参，连翘，板蓝根，马勃，鼠粘子，薄荷，僵蚕，升麻，柴胡，桔梗。

功用：清热解毒，疏风消肿。用于疮疡阳

证及颜面丹毒、发颐等。

用法：水煎服。

舒肝溃坚汤（《医宗金鉴》）

组成：夏枯草，僵蚕，香附，石决明，当归，白芍，陈皮，柴胡，川芎，穿山甲，红花，姜黄，生甘草。

功用：疏肝行气，活血消肿。用于筋疬、石疽。

用法：水煎服。

舒肝散（经验方）

组成：当归，白芍，柴胡，香附，白术，茯苓，栀子，牡丹皮，薄荷，甘草。

功用：舒肝理气，散郁调经。用于肝气不舒的两胁疼痛，胸腹胀闷，月经不调，头痛目眩，心烦意乱，口苦咽干，以及肝郁气滞所致的面部黧黑斑（黄褐斑）等。

用法：口服，一次 10 g，一日 2 次，开水或生姜汤送服。

舒痔丸（经验方）

组成：炒槐角，地榆炭，麸炒枳实，炒槐米，当归，黄芩，甘草，牡丹皮，胡黄连，象牙屑，大黄，荆芥炭，茯苓，地黄，制乳香，刺猬皮（炒、去刺）。

功用：凉血止血，清热导滞。用于痔出血，肛门肿痛，大便干燥，脱肛下坠。

用法：上为细末，炼蜜为丸。口服，一次 15 ～ 20 粒，一日 2 次。

越鞠丸（《丹溪心法》）

组成：苍术，香附，川芎，神曲，栀子。

功用：行气解郁。用于气、血、痰、火、湿、食郁滞，胸膈痞闷，脘腹胀痛，吞酸呕吐，饮食不化。

用法：水煎服。

十三画

槐花散（《普济本事方》）

组成：槐花，柏叶，荆芥穗，枳壳。

功用：清热燥湿，凉血止血。用于肠风，脏毒，痔疮便血，证属湿热内蕴者。

用法：用清米饮调下 6 g，空腹时服。

槐角丸（《太平惠民和剂局方》）

组成：槐角，地榆，当归，防风，黄芩，枳壳。

功用：清肠止血。用于肠风便血。

用法：糊丸如梧桐子大，每服 30 丸，米饮调下，不拘时。

裸花紫珠片（经验方）

组成：取裸花紫珠，加水煎煮两次，第 1 次 2 小时，第 2 次 1 小时，合并煎液滤过，滤液浓缩成稠膏状，干燥成干浸膏，加适理辅料，制成颗粒，压片，包糖衣，即得。

功用：消炎，解毒，收敛，止血。用于细菌感染引起的炎症，急性传染性肝炎，呼吸道和消化道出血。

用法：口服，一次 3 ～ 5 片，一日 3 ～ 4 次。

锡类散（《赵炳南临床经验集》）

组成：西瓜霜，生硼砂，生寒水石，青黛，冰片，珍珠，硇砂，牛黄。

功用：清热利咽，消肿止痛。

用法：口服。

十四画

膈下逐瘀汤（《医林改错》）

组成：五灵脂，当归，川芎，桃仁，丹皮，赤芍，乌药，元胡，甘草，香附，红花，枳壳。

功用：活血祛瘀，行气止痛。

用法：水煎服。

十五画及以上

增液汤（《温病条辨》）

组成：玄参，麦冬，细生地黄。

功用：增液润燥。用于阳明温病、津亏便秘证。

用法：水煎服。

藿香正气水（《中国药典》）

组成：苍术，陈皮，厚朴，白芷，茯苓，大腹皮，生半夏，甘草浸膏，广藿香，紫苏叶。

功用：解表祛暑，化湿和中。用于外感风寒，内伤湿滞，夏伤暑湿，头痛昏重，脘腹胀痛，呕吐泄泻；胃肠型感冒。

用法：1 支，口服，每日 2 次。

附录 B

肛肠疾病名词中英文对照及国际、国内编码一览表

序号	西医病名	国际 ICD10	中医病名	国家中医 TCD
1	痔 (hemorrhoids)	I84	痔病 (hemorrhoidal disease)	BWG001
2	内痔 (internal hemorrhoids)	I84.202	内痔病 (internal hemorrhoids disease)	BWG002
3	外痔 (external hemorrhoids)	I84.501	外痔病 (external hemorrhoids disease)	BWG003
4	混合痔 (mixed hemorrhoids)	I84.102	混合痔 (mixed hemorrhoids)	BWG004
5	肛裂 (anal fissure)	K60.201	肛裂病 (anal fissure disease)	BWG030
6	肛瘘 (anal fistula)	K60.301	肛漏病 (anal fistula disease)	BWG050
7	肛门脓肿 (anal abscess)	K61.002	肛痈 (anal carbuncle)	BWG040
8	直肠黏膜脱垂 (prolapse of rectal mucosa)	K62.302	脱肛病 (prolapse of the anus disease)	BWG060
9	直肠脱垂 (rectal prolapse)	K62.302	脱肛病 (prolapseof the anus disease)	BWG060
10	肛周乳头状瘤 (perianal papilloma)	D23.511	悬珠痔 (fibropapilloma of anus)	BWG020
11	肛门狭窄 (anal steno sis)	K 62.401	肛门狭窄病 (anal stenosis)	BWG130
12	直肠狭窄 (stricture of rectum)	K62.402	肛门狭窄病 (anal stenosis)	BWG130

续表

序号	西医病名	国际 ICD10	中医病名	国家中医 TCD
13	大便失禁 (fecal incontinence)	R15.01	肛门失禁病 (anal incontinence diseases)	BWG120
14	会阴部坏死性筋膜炎 (fasciitis)	A48.0（气性坏疽）		
15	直肠阴道瘘 (rectovaginal fistula)	N82.302	肛漏病 (anal fistula disease)	BWG050
16	毛囊炎 (folliculitis)	L73.901		
17	肛门湿疹（湿疹） (anal eczema)	L30.902		
18	肛门瘙痒症 (anal itching)	L29.001	肛门湿疡病 (anal eczema disease)	BWG070
19	肛周神经性皮炎 (perianal nerve dermatitis)			
20	肛门癣			
21	肛门周围化脓性汗腺炎（化脓性汗腺炎） (anal suppurative hidradenitis)	L73.2		
22	肛门尖锐湿疣 (anal condyloma acuminates)	A63.001	肛门臊疣病 (anal sao wart disease)	BWG070
23	肛门直肠淋病 (anorectal gonorrhea)	A54.901		
24	直肠性病性淋巴肉芽肿（性病性淋巴肉芽肿） (anorectal lymphogranuloma venereum)	A55.01		
25	肛门直肠梅毒（初期肛门梅毒） (anorectal syphilis)	A51.1		
26	肛门单纯疱疹（单纯疱疹） (anal herpes simplex)	B00.902		
27	艾滋病 (AIDS)	B24. 01		
28	阿米巴痢疾 (amoebic dysentery)	K06.0		
29	肠结核 (intestinal tuberculosis)	K93.001 A18.301		
30	放射性直肠炎 (radiation proctitis)	K62.701		

续表

序号	西医病名	国际 ICD10	中医病名	国家中医 TCD
31	溃疡性结肠炎 (ulcerative colitis)	K51.902	久泄病 (chronic diarrhea disease)	BNW240
32	克罗恩病 (Crohn’s disease)	K50.9		
33	功能性便秘 (functional constipation)	K59.001	便秘病 (constipation disease)	BNP001
34	直肠前突 (rectocele)	K62.812	便秘病 (constipation disease)	BNP001
35	盆底失弛缓综合征 (anismus)	K62		
36	会阴下降综合征 descending perineum syndrome)	N90.9		
37	结肠慢传输型便秘 (colonic slow transit constipation)	K59.0	便秘病 (constipation disease)	BNP001
38	大肠息肉 (colorectal polyps)	K63.501	悬珠痔 (fibropapilloma of anus)	BWG010
39	大肠类癌 (large intestinal carcinoid)	C18.9 M87200/3	肠癌病（bowel disease）	BNA009
40	结肠癌（colonic carcinoma）	原 C18.9 继发 C78.5	肠癌病（bowel disease）	BNA009
41	直肠癌 (rectal cancer)	原 C20 继发 C78.5	肠癌病 (bowel disease)	BNA009
42	纤维瘤 (fibroma)	D21.9		
43	平滑肌瘤 (leiomyoma)	D21.9		
44	血管瘤 (haemangioma)	D18.0		
45	脂肪瘤 (lipoma)	D17.9		
46	肛管直肠恶性黑色素瘤 (直肠恶性黑色素瘤)	C43.907	悬珠痔 (fibropapilloma of anus)	BWG010
47	肛管及肛门周围恶性肿瘤 (肛门恶性肿瘤) (malignant neoplasm of anus)	C21.001	锁肛痔 (anal locaking hemorrhoids)	BWA060
48	先天性巨结肠症 (congenital megacolon)	Q43.1		
49	结肠冗长 (redundant colon)			

续表

序号	西医病名	国际 ICD10	中医病名	国　家 中医 TCD
50	先天性肛门直肠畸形 (congenital malformations of the anus and rectum)			
51	先天性肛门闭锁 (congenital anal atresia)	Q42.301		
52	骶尾部畸胎瘤 (sacrococcygeal teratoma)	良 M9080/0 恶 M9080/3		
53	大肠色素沉着症（结肠黑变病） (melanosis coli)	K63.806		
54	肠道菌群失调症 (intestinal tract dysbacteriosis)	K59.8		
55	肠易激综合征 (irritable bowel syndrome)	K63.8		
56	骶尾部藏毛窦 (sacrococcygeal hide mao dou)	L05		
57	肛门直肠神经官能症 (anorectal neurosis)	F48.9		
58	结肠憩室病 (diverticular disease of the colon)	K57.301		
59	大肠子宫内膜异位症 (colorectal endometriosis)			
60	肛管直肠痛（anorectal pain）			
61	孤立性直肠溃疡综合征			

参考文献

[1] 黄乃健 . 中国肛肠病学 . 济南：山东科学技术出版社 , 1996.

[2] 黄乃健 . 中医肛肠病学 . 北京：科学出版社 , 1996: 1-14.

[3] 胡伯虎，李宁汉 . 使用痔瘘学 . 北京：科学技术文献出版社 , 1988: 1-8.

[4] 宋太平，巩跃生，魏淑娥，等 . 新编大肠肛门病学 . 北京：人民卫生出版社 , 2018: 1-12

[5] 石雪梅，朱光宇 . 中医学的脏腑是解剖的脏腑 . 中国中医基础医学杂志 , 2004, 10 (3): 27-29.

[6] 黄胜白 . 二千年前中国的人体解剖学 . 中医杂志 , 1955, 第四号 : 42-43.

[7] 何振中，王体 .《内经图》图式源流初考 . 山东中医药大学学报 , 2015, 39(5): 443-447.

[8] 史仁杰 . 对《伤寒杂病论》与肛肠科有关证治的认识 . 辽宁中医杂志 , 2006, 33(3): 284-285.

[9] 张树剑 . 校以古书—宋代中医学解剖图的立场 . 中国中医基础医学杂志 , 2016, 22(9): 1187-1189.

[10] 汪伟，张佳乐，侯勇 . 基于《兰室秘藏 • 痔漏门》探析李东垣治痔学术思想 . 浙江中医药大学学报 , 2017, 41(1): 57-58.

[11] 田振国，韩宝 . 中医肛肠三十年 . 北京：中医古籍出版社 , 2010: 42-47.

[12] 翟敏，孙建华 . 中医肛肠病病因、病机古文献探析 . 杭州：浙江中医药大学出版社 , 2009: 9.

[13] 王业皇 . 肛肠科疾病中医治疗全书 . 广州：广州科技出版社 , 2000: 45.

[14] 李彪，龚景林 . 新编中医外科学 . 北京：人民军医出版社 , 1999: 20.

[15] 任建国 . 中医肛肠病学 . 北京：科学出版社 , 2002: 30.

[16] 柏连松 . 痔瘘病的中医治疗思路与经验 . 上海中医药大学学报 , 2008, 22(5).

[17] 田振国，张虹玺，隋楠 . 中医肛肠原创优势科技资源挖掘与发展思路 // 中华中医药学会肛肠分会学术年会暨全国流调行业发布会 . 2015.

[18] 任东林，范小华 . 中西医外科治疗肛肠疾病的优势比较 . 岭南现代临床外科 , 2009, 9(6): 413-414.

[19] 赵富元 . 中药外用以法辨治肛肠病经验浅析 . 光明中医 , 2012(1): 163-164.

[20] 穆云，王玉 . 浅谈中医“治未病”思想及其在现代痔病防治体系中的应用探讨 . 中医临床研究 , 2012(24): 118-119.

[21] 李国栋，寇玉明 . 中西医临床肛肠病学 . 北京：中国中医药出版社 , 1996.

[22] 聂青和 . 感染性腹泻病 . 北京：人民卫生出版社 , 2000.

[23] 赵宝明，李民山 . 肛门直肠病诊断治疗学 . 北京：中国协和医科大学出版社 , 2001.

[24] 胡伯虎 . 大肠肛门病治疗学 . 北京：科学技术文献出版社 , 2001.

[25] 陈文彬 . 诊断学 .5 版 . 北京：人民卫生出版社 , 2001.

[26] 张燕生，刘仍海 . 肛肠病手册 . 北京：人民卫生出版社 , 2004.

[27] 安阿玥 . 肛肠病学 .2 版 . 北京：人民卫生出版社 , 2005.

[28] 邝贺龄 . 内科疾病鉴别诊断学 .4 版 . 北京：人民卫生出版社 , 2005.

[29] 丁义江 . 丁氏肛肠病学 . 北京：人民卫生出版社 , 2006.

[30] 景湘川 . 肛肠病诊断与治疗 . 北京：人民军医出版社 , 2006.

[31] 陆金根 . 中西医结合肛肠病学 . 北京：中国中医药出版社 , 2009.

[32] 金虎 . 现代肛肠病学 . 北京：人民军医出版社 , 2009.

[33] 中华医学会麻醉学分会，中华医学会麻醉学分会老年麻醉学组 . 中国老年患者围术期麻醉管理指导意见 . 国际麻醉学与复苏杂志 , 2014, 35(10): 870-881, 901.

[34] M Jette, K Sidney, G Blumchen. Metabolic equivalents(METS)in exercise testing, exercise prescription and evaluationg of functional capacity. Clin. Cardiol. 1990(13): 555-565.

[35] Emmanuelle Duceppe, Joel Parlow, Paul MacDonald, et al. Canadian Cardiovascular Society Guidelines on Perioperative Cardiac Risk Assessment and Management for Patients Who Undergo Noncardiac Surgery. Canadian Journal of Cardiology, 2017(33):

17-32.
[36] 中国高血压防治指南修订委员会，高血压联盟（中国）中华医学会心血管病学分会，中国医师协会高血压专业委员会，等．中国高血压防治指南 2018 年修订版．中国心血管杂志，2019, 24(1): 24-56.
[37] 邓小明，曾因明，黄宇光．米勒麻醉学．8 版．北京：北京大学医学出版社，2017.
[38] 梁繁荣，王华．针灸学．北京：中国中医药出版社，2016.
[39] 邓小明，姚尚龙，于布为，等．现代麻醉学．4 版上下)(精). 北京：人民卫生出版社，2017.
[40] 李乃卿．西医外科学．北京：中国中医药出版社，2003.
[41] 冯艺．临床麻醉系列丛书——疼痛分册．北京：北京大学医学出版社，2010.
[42] 张东铭．肛裂的现代概念．大肠肛门病外科杂志，2001, 7(4): 1-5.
[43] McCallion K, Gardiner KR.Progress in the understanding treatment of chronic anal fissure.Postgrad Med J, 2001, 77(914): 783-758.
[44] Utzig MJ, Kroesen AJ, Buhr HJ.Concepts in pathogenesis and treatment of chronic anal fissure; a review of the literature.Am J Gastroenterol, 2003, 98(8); 988-974.
[45] 邓森田，朱国平，宋继刚．芍药甘草汤治疗肛裂疼痛的临床研究．现代中医药，2004(4): 38-39.
[46] 张镇国，夏忆澄．肛裂合剂治疗肛裂 110 例．中国民间疗法，2004, 12(7): 44-45.
[47] 梁瑞文，游志华．增液汤治疗血热肠燥型肛裂 61 例．福建中医药，2006, 37(6): 25.
[48] 韦物．纯注射疗法治疗肛裂 125 例体会．右江民族医学院学报，2004, 26(5): 730.
[49] 刘建宁．肛裂新法治疗初探．西藏医药杂志，2005, 26(3): 21.
[50] 陈洁，刘桂荣．针刺及穴位注射急性肛裂 85 例．中医杂志 .2003, 25(5): 45.
[51] 朱春伟．复方丹参注射液局部注射治疗肛裂．浙江中医杂志，2008, 43(9): 538.
[52] 刘仍海，张燕生，张书信，等．中医挂线疗法治疗肛裂 120 例临床观察．中医杂志，2010, 51(5): 416-418.
[53] 李东冰，白宝忠，赵雅茹，等．长强穴埋线治疗肛裂 117 例临床观察．中国针灸，1996, 6(7): 5.
[54] 梁瑞文．微波配合中药治疗肛裂 50 例临床观察．福建医药杂志，2005, 27(6): 96-97.
[55] 张洪达，荣英．苯酚溶液腐蚀疗法治疗肛裂 180 例．中国社区医师，2005, 7(12): 33.
[56] 马春莱，哈楠林．硝酸甘油膏治疗慢性肛裂．现代中西医结合杂志，2004, 13(1): 59-60.
[57] 陈兴长．复方硝酸甘油膏治疗肛裂 103 例临床观察．福建医药杂志，2006, 28(2): 83.
[58] Maria G, Cassetta E, Gui D, et al.A comparison of botulinum toxin and saline for the trealment of chronic anal fi ssure, N Ennl J Med, 1998, 338(4): 217-220.
[59] A yantude AA, Debrah SA. Current concepts in anal fi ssures, World J Surg, 2006, 30(12): 2246-2260.
[60] 田洪裕，徐加鹤，史美甫，等．硝苯地平凝胶治疗肛裂．中国新药与临床杂志，2004; 23(1): 37-39.
[61] 巫全胜，钱宁，吴曙光．血虚肠燥型慢性肛裂病大鼠动物模型的制作．江西中医学院学报，2008, 20(4): 88-89.
[62] 田振国．新编肛肠病学．沈阳：辽宁科技出版社，2001: 94.
[63] Parks AG.Pathogenesis and treatment of fistula-in-ano.Br Med J, 1961, 52: 463.
[64] Goligher JC.Aeritique of anal glandular infection in the aetilogy and treatment of idioPathic anorectal abscesses and fistular.Br J Surs, 1967, 54: 977.
[65] Shafik AD.Non-surgical repair of rectovaginal fistula.ColonRectum, 1977, 23: 170.
[66] Shafik AD.Non-surgiealrePairofreetovaginalfistula. ColonRectum, 1980, 2: 236.
[67] 杨向东，张峰，安敏，等．肛周脓肿的治疗进展．中国肛肠病杂志，2002, 22(5): 36.
[68] 杨军，杨森．福爱乐医用胶粘堵治疗肛瘘 10 例临床观察．临床外科杂志，2004, 12(3): 180.
[69] Lunniss PJ.Scintigraphic assessment of colonic transit.Br J Surg, l993, 80(6): 802-804.
[70] Bruce G, Wolff, J ames W, et al.The ASCRS Textbook of Colon and Rectal Surgery.New York: Springer, 2007: 215-227.
[71] Chihiro Kosugi, Norio Saito, Yoshitaka Kimata, et al.Rectovaginal fistulas after rectal cancer surgery: incidence and operative repair by gluteabfold flap repair.Surgery, 2005, 137(3): 329-336.
[72] Rex JC Jr, Khubchandani IT.Rectovaginal fistula: complication of low anterior resection.Dis Colon Rectum, 1992, 35: 354-356.
[73] 王韬，张连阳，黄显凯，等．直肠阴道瘘 23 例临床治疗．重庆医学，2007, 36(6): 530.
[74] Lowry AC.Rectovaginal fistula.In: Beck DE, Wexner SD, eds Fundamentals of anorectal surgery.2nd ed Philadelphia: Saunders, 1998: 174-186.

[75] 马冲，王刚．直肠移动瓣技术在中低位直肠阴道瘘中的应用．中国实验诊断学，2008, 12(1): 112-113.

[76] 胡阶林，彭努中，谢国星，等．成人直肠阴道瘘经阴道修补术（附 4 例报告）. 江西医药，2004, 39(1): 1-2.

[77] 王韬，张连阳．直肠阴道瘘 23 例临床治疗．重庆医学，2007, 36(6): 530-531.

[78] 邱辉忠．经切开肛门括约肌的直肠阴道瘘修补术（附 4 例报告）. 中国实用外科杂志，1998, 18(5): 298.

[79] 张东铭．盆底肛直肠外科理论与临床．北京：人民军医出版社，2011: 178-180.

[80] 韩宝，史兆岐，刘光亮，等．直肠内外注射法治疗直肠脱垂的临床研究．中国医药学报，2004, 19(增刊): 91-93.

[81] 韩宝，聂广军．消痔灵注射治疗直肠脱垂 266 例．人民军医，2008, 51(3): 165.

[82] 吕成国，徐志刚，侯绪春．注射疗法治疗直肠脱垂临床观察．黑龙江医学，2000(2): 54.

[83] 余瑛．注射疗法治疗直肠脱垂 46 例临床体会．宁夏医学杂志，2000, 22(8): 483.

[84] 张翠云．消痔灵治疗小儿直肠黏膜脱垂 37 例观察．实用中医药杂志，1996, 12(2): 5.

[85] 李华山，李国栋．消痔灵双层四步注射治疗成人完全性直肠脱垂 117 例．大肠肛门病外科杂志，2003, 9(3): 183-184.

[86] 殷立新，潘一滨，刘艳．消痔灵双层注射治疗成人完全性直肠脱垂临床疗效评价（附 23 例报告）. 江西医药，2007, 42(12): 1128-1130.

[87] 韩宝，徐慧岩．消痔灵经肛门内外注射法治疗直肠脱垂 84 例．世界中西医结合杂志，2011, 5(5): 413-414.

[88] 任翔英，汤浩．吻合器在直肠脱垂治疗中的应用．现代实用医学，2003, 15(7): 447-448.

[89] 张连阳，刘宝华，童卫东，等．圆形吻合器直肠黏膜环切术治疗直肠黏膜脱垂．中国普外基础与临床杂志，2008, 15(1): 61-62.

[90] 郑新，郑志杰，周本世，等 .PPH 治疗直肠黏膜脱垂及直肠前突所致出口梗阻型便秘．腹部外科，2004, 17(5): 298-299.

[91] 马慧．吻合器痔上黏膜环切治疗直肠内脱垂的效果．齐鲁医学杂志，2004, 19(3): 245-247.

[92] 涂经楷，傅仲学，张胜本 .PPH 结合直肠黏膜纵行缝合术治疗直肠黏膜内脱垂与脱垂痔．临床外科杂志，2007, 15(11): 763-764.

[93] 邱磊，廖健南，谢沛标，等 .PPH 加黏膜柱状缝合、直肠周围高位注射治疗完全性直肠脱垂．大肠肛门病外科杂志，2005, 11(2): 120-121.

[94] 徐靖平，王华，余雁，等．吻合器痔上黏膜环切术双荷包治疗成人直肠脱垂效果分析．实用医院临床杂志，2008, 5(1): 61.

[95] Zganjer M, Cizmic A, Cigit I, et al.Treatment of rectal prolapse in children with cow milk injection sclerotherapy: 30-year experience.World J Gastroenterol, 2008, 14(5): 737-740.

[96] Shah A, Parikh D, Jawaheer G, et al.Persistent rectal prolapse in children: sclerotherapy and surgical management.Pediatr Surg Int, 2005, 21(4): 270-273.

[97] Abes M, Sarihan H.Injection sclerotherapy of rectal prolapse in children with 15 percent saline solution.Eur J Pediatr Surg, 2004, 14(2): 100-102.

[98] Sasaki Y, Iwai N, Kimura O, et al.The treatment of rectal prolapse in children with phenol in almond oil injection.Eur J Pediatr Surg, 2004, 14(6): 414-417.

[99] Fahmy MA, Ezzelarab S.Outcome of submucosal injection of different sclerosing materials for rectal prolapse in children.Pediatr Surg Int, 2004, 20(5): 353-356.

[100] Hachiro Y, Kunimoto M, Abe T, et al.Aluminum potassium sulfate and tannic Acid injection in the treatment of total rectal prolapse: early outcomes. Dis Colon Rectum, 2007, 50(11): 1996-2000.

[101] 黄乃健，李殿伟，王立柱，等．直肠脱垂动物标本的采集和动物模型的建立．中国肛肠病杂志，2006, 26: 11-13.

[102] 张燕生，刘仍海，李薇，等．“消痔灵”注射加肛管紧缩术治疗完全性直肠脱垂．北京中医药大学学报（中医临床版），2004, 11(2): 23-24.

[103] 刘高峰，郭海青．括约肌折叠加消痔灵注射液注射治疗直肠脱垂 26 例分析．中国误诊学杂志，2008, 8(3): 701-702.

[104] Theuerkauf FJ Jr, Beahrs OH, Hill JR. Rectal prolapse.Causation and surgical treatment.Ann Surg, 1970, 171(6): 819-835.

[105] Yannis Raftopoulos, et al.Dis Colon Rectum. June, 2005, 48(6): 1200-1206.

[106] Madiba TE, Baig MK, Wexner SD.Surgical management of rectal prolapse.Arch Surg, 2005, 140(1): 63-73.

[107] 李华山，李国栋，李东冰，等．消痔灵双层四步注射治疗成人完全性直肠脱垂的疗效评价—附 36 例报告．首都医科大学学报，2006, 27(6): 789-791.

[108] 李华山，王晓峰，李国栋，等．消痔灵注射治疗完全性直肠脱垂．中华临床医师杂志(电子版)，2008, 2(10): 1181-1183.
[109] 康新年，代明盛，赵宝明．手术配合消痔灵治疗直肠前突．中国中西医结合外科杂志，2009, 15(6):262.
[110] 倪钢．经直肠闭式修补术治疗直肠前突便秘 80 例临床分析．中国医药指南，2010, 8(1):66.
[111] 张光发，林丽妍，林丽云．痔上黏膜环行切除钉合术治疗直肠前突 65 例．第四军医大学学报，2009, 30(3):239.
[112] 翁立平，季利江．PPH 治疗直肠前突所致出口梗阻型便秘的临床研究．结直肠肛门外科，2010, 16(1):10.
[113] 尹淑慧，赵克，侯庆香，等．吻合器经肛直肠切除术与经阴道手术治疗直肠前突的比较．中国普外基础与临床杂志，2010, 17(2):129.
[114] 何康玲，程远峰．经阴道补片植入治疗中重度直肠前突．实用医药杂志，2010, 47(5):427.
[115] 曹绥平．经会阴行补片无张力修补术治疗直肠前突．延安大学学报(医学科学版)，2009, 7(4):47-48.
[116] 韩宝，贾海翔．注射固定法治疗直肠前突综合征 88 例．中医杂志，2003, 44(12): 175-176.
[117] 张东铭．盆底与肛门病学．贵阳：贵州科技出版社，2000:284-288.
[118] 陆金根．大肠肛门病新进展．上海：上海中医药大学出版社，2003:1-6.
[119] 王振彪，吴佐周．会阴下降综合征的发病与中西医结合治疗．辽宁中医杂志，2008, 35(12):1886-1887.
[120] 张仲景(汉)．伤寒论．上海：上海科学技术出版社，1983.
[121] 张仲景(汉)．金匮要略．北京：中医古籍出版社，1997.
[122] 巢元方(隋)．诸病源候论．北京：中医古籍出版社，1999.
[123] 孙思邈(唐)．备急千金要方．北京：中医古籍出版社，1999.
[124] 朱肱(宋)．类证活人书．天津：科学技术出版社，2003.
[125] 窦材(宋)．扁鹊心书．北京：中医古籍出版社，1992.
[126] 太平惠民和剂局(宋)．和剂局方．北京：人民卫生出版社，1985.
[127] 张锐(宋)．鸡峰普济方．上海：上海科学技术出版社，1987.
[128] 刘完素(金)．素问玄机原病式．北京：人民卫生出版社出版，1956.
[129] 张元素(金)．医学启源．北京：人民卫生出版社，1978.
[130] 李杲(金)．兰室秘藏．天津：天津科技出版社，2000.
[131] 戴元礼(明)．证治要诀．上海：商务印书馆，1995.
[132] 沈金鳌(清)．杂病源流犀烛．北京：中医古籍出版社，1994.
[133] 周学海(清)．读医随笔．北京：中国中医药出版社，1997.
[134] 许绍衡，韩俊雁，李春燕，等．用硫糖铝建立小鼠便秘模型．中国药理学会通讯，2001, 18(2):34.
[135] 万锦州，马锦星，刘卉．一种简易的小鼠便秘模型．中国药理学通报，1994, 10(1):71.
[136] 许海尘，林琳，张红杰，等．慢传输型便秘模型的建立及其机制探讨．医学研究生学报，2004, 17(6):502.
[137] 王朝晖，赵延红，肖美芳，等．大鼠便秘模型制作的初步实验研究．现代中医药，2004(3):53.
[138] 李仪奎，王钦茂，周金黄，等．中药药理实验方法学．上海：上海科学技术出版社，1991:2320-2323.
[139] 刘海峰，何俊堂，汪兴伟，等．大鼠慢传输型便秘模型的建立及其结肠肌电变化检测．解放军医学杂志，2004, 15 (12):887.
[140] 张连阳，高峰，童卫东，等．大鼠泻剂结肠模型的建立．华人消化杂志，1998, 6(10):864.
[141] Douglas A, Drossman R.The functional gastrointestinal disorders and the Rome Ⅲ process.Gastroenterology, 2006, 130:1377-1390.
[142] 王大全，傅传刚，孟荣贵，等．中国实用外科杂志，2009, 29（3）：248.
[143] 喻德洪．现代肛肠外科学．北京：人民军医出版社，1997: 363-364.
[144] 李雨农．中华肛肠病学．重庆：科学技术文献出版社重庆分社：1990:713-737.
[145] 张启瑜．钱礼腹部外科学．北京：人民卫生出版社，2006: 443-451.
[146] 皮执民，刘栋才，赵华．肛肠外科手术学．北京：军事医学科学出版社，2008: 130-176.
[147] 韩少良，倪士昌．大肠肛门疾病外科治疗．北京：人民军医出版社，2006: 81-86.
[148] 袁景化，赵中辛．原发性结肠冗长引起顽固性便秘的外科治疗．腹部外科，1996；9(4): 173-174.
[149] 哈尼帕・伊斯坎德尔．原发性结肠冗长的外科治疗．罕少疾病杂志，2001:8(4): 6-7.
[150] 胡伯虎．大肠肛门病治疗学．北京：科学技术文献出版社，2001: 419-429.

[151] 高志祥，吴丽娥．急性腹泻与肠道菌群变化研究．职业与健康，2005, 21(4):537.

[152] 周殿元，潘令嘉．肠道菌群失调及治疗．胃肠病学，2001, 6(4):2-4.

[153] 李梦东．实用传染病学．北京：人民卫生出版社，1994:401-416.

[154] 李联侨，吴斌，柯丹红，等．新生儿医院内肠道感染的相关因素分析及微生态制剂的预防作用．中国微生态学杂志，2006, 18(4):80-84.

[155] 史皆然，戚好文．头孢哌酮治疗下呼吸道感染致肠道菌群失调的防治．中华医院感染杂志，2002, 12(4):262-264.

[156] 谢慧能，黄建中，吴玉蕊．医源性肠道真菌感染24 例．实用儿科临床杂志，2000, 15(3):161-162.

[157] 冯羡菊，秦东春．一例严重的肠菌群失调症的临床治疗分析．中国微生态学杂志，1998, 10(5):295.

[158] VANDVIK P O, AABAKKEN L, FARUP P G. Diagnosing irritable bowel syndrome:poor agreement between generalpractitioners and the Rome Ⅱ criteria.Scand J Gastroenterol, 2004, 39(5):448-453.

[159] 李延青，杨云生，陈建．肠易激综合征．北京：中国医药科技出版社，2005: 221-223.

[160] 舒涛，李国栋，邱剑锋．藏毛窦一例．江苏医药，2008, 34(5):440.

[161] Baron R, Wasner G, Lindner V.Optimal treatment of phantom limp pain in the elderly.Drugs Aging, 1998, 12(5): 361.

[162] 马文元．医学心理学．大连：大连出版社，1993: 58-59.

[163] Siddall P, Cousins MJ.Introduction to pain mechanisms: implications for neural blockade.Third edition Philadelphia: Lippincott-Raven, 1998: 675-673.

[164] 杨玉刚，杨向东，黑燕子．幻肛痛的理论探讨．结直肠肛门外科杂志，2010, 16(2): 123-125.

[165] Ercoli FR, Milgrim LM, Nosher JL, et al. Percutaneous catheter drainage of abscesses associated with enteric fistulae.Am Surg, 1988, 54:45.

[166] Greco RS, k Kamath C, Nosher JL.Percutaneous drainage of peridiverticular abscess followed by primary sigmoidectomy.Dis Colon Rectum, 1982, 25:53.

[167] Mueller PR, Saini S, Wittenburg J, et al.Sigmoid diverticular abscesses:percutaneous drainage as an adjunct to surgical resection in 24 cases.Radiology, 1987, 164:321.

[168] Colcock BP, Stahmann FD.Fistulas complicating diverticular disease of the sigmoid colon.Ann Surg, 1973, 175:838.

[169] Hain JM, Sherck DG, Cleary RK.Salpingocolonic fistula ulosis secondary to diverticulitis.Am Surg, 1996, 62:984.

[170] Del Frate C, Girometti R, Pittino M, et al.Deep retroperitoneal pelvic endometriosis: MR imaging appearance with laparoscopic correlation.radiographics, 2006, 26(6): 1705-1718.

[171] Marc B, Romain D, Annie C, et a1.Transvaginal sonography and rectal endoscopic sonography for the assessment of pelvic endometriosis: a preliminary comparison.Human Reproduction, 2003, 18(8): 1686-1692.

[172] Kanvallaris A, Koehler C, Kuehne-Heid R. Hjstopathological extent of rectal invasion by reetovaginal endometriosis.Human Reproduction, 2003, 18(6): 1323-1327.

[173] Williams TJ.Pratt J H.Endomet riosis in 1 000 consecutive celiotomies: incidence and management. Am J Obstet Gynecol, 1997, 129(3): 245-250.

[174] Abrao MS, Sagae UE, Gonzales M, et a1.Treatment of rectosigmoid endometriosis by laparoscopically assisted vaginal rectosigmoedectomy.Int J Gynaecol Obstet, 2005, 91(1): 27-31.

[175] 丁康，丁曙晴．功能性肛门直肠痛的诊治．结直肠肛门外科，2008, 14(3): 147-150.

[176] Marvin LC [美]. 杜如，昱王彬，王建平主译．结肠与直肠外科学 .5 版．北京：人民卫生出版社，2009: 448.

[177] Zargar SA, Khuroo MS, Mahajan R.Sucralfate retention enemas in solitary rectal ulcer.Dis Colon Rectum, 1991, 34: 45.

[178] 杨新庆，王立勇．直肠孤立性溃疡综合征．中国实用外科杂志，1994, 14(9): 522-523.

[179] Sitzler PJ, Kamm MA, Nicholls RJ, et al.Long-term clinical outcome of surgery for solitary rectal ulcer syndrome.Br J Surg, 1998, 85: 1246.

[180] 蔡东联．实用营养学．北京：人民卫生出版社，2005:46-52.

[181] 徐广飞，谢英彪．中国人膳食平衡手册．北京：人民军医出版社，2008: 39-42.

[182] 高宣亮，秦洁贞．食物的药理和疗效．北京：中国医药科技出版社，2003: 124-126.

[183] 何志谦．人类营养学．3 版．北京：人民卫生出版社，2008: 98-111.

[184] 荫士安，汪之顼，王茵．现代营养学．2 版．北京：人民卫生出版社，2008: 96-102.